Stephan Petrasch · Gerhard Ehninger

Update
Hämatologie / Onkologie
2021

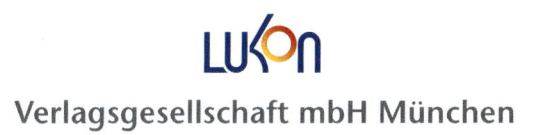

LUKON

Verlagsgesellschaft mbH München

Auslieferung:
LUKON Verlagsgesellschaft mbH
Landsberger Str. 480a
81241 München
Tel.: 089/820737-0
Fax: 089/820737-17
E-mail: info@lukon.de
Internet: www.lukon.de

Bibliografische Information der Deutschen Bibliothek

Die Deutsche Bibliothek verzeichnet diese Publikation in der Deutschen Nationalbibliografie; detaillierte bibliografische Daten sind im Internet über http://dnb.ddb.de abrufbar.

Das Werk einschließlich aller seiner Teile ist urheberrechtlich geschützt. Jede Verwertung außerhalb der Grenzen des Urheberrechts bedarf der vorherigen schriftlichen Einwilligung des Verlages.
Sind gesetzlich geschützte Warennamen ohne besondere Kennzeichnung (Warenzeichen) aufgeführt, berechtigt dies nicht zur Annahme, dass es sich um einen freien Warennamen handelt.

ISSN: 1861-4019
ISBN-Printwerk: 978-3-933012-73-9
ISBN E-Book: 978-3-933012-74-6

© 2021 by LUKON Verlagsgesellschaft mbH, Landsberger Str. 480a, 81241 München

Printed in Germany

Redaktion: Dr. med. Sonja Schneider, Hamburg, Sabrina Kempe, Dresden, Tina Schreck, Ludger Wahlers, München
Anzeigen: Lisa Westermann, München
Umschlaggestaltung: Charlotte Schmitz, Haan
Layout, Satz und Digitalisierung der Abbildungen: L42 AG, Berlin

Colloquium Onkologie   Band 29

Reihenherausgeber
Gerhard Ehninger, Dresden
Friedrich Overkamp, Berlin

Update Hämatologie / Onkologie 2021

Bandherausgeber
Stephan Petrasch, Wesel
Gerhard Ehninger, Dresden

163 Abbildungen

100 Tabellen

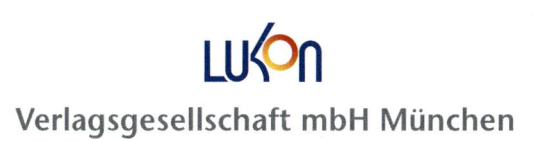

LUKON
Verlagsgesellschaft mbH München

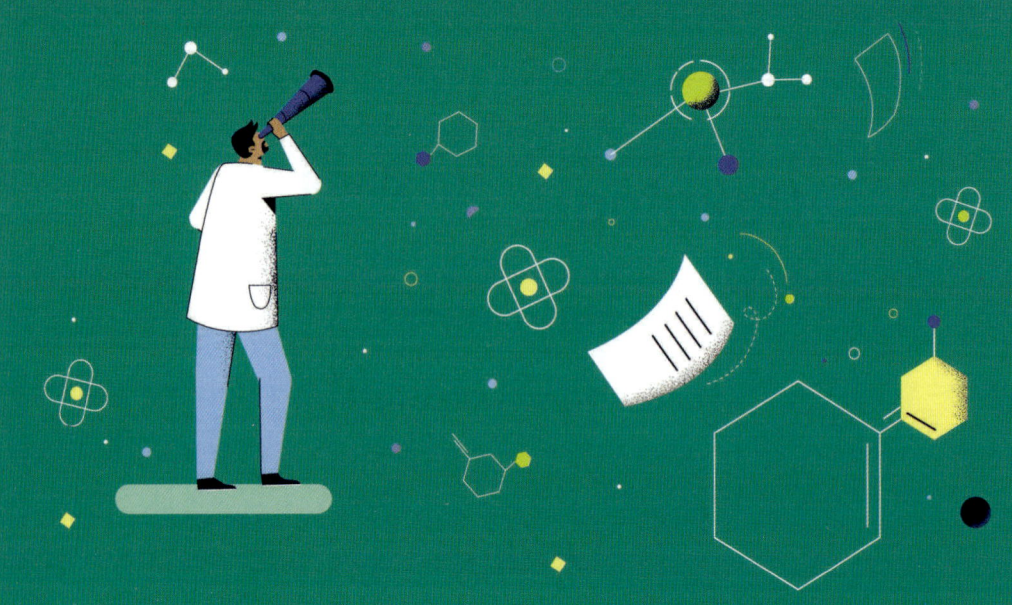

Unsere Vision:
Nicht der Tumor wächst, sondern die **Überlebenschancen.**

Als eines der führenden Gesundheitsunternehmen gehen wir in der Krebstherapie auch einen neuen, personalisierten Weg – mit der Immunonkologie. Dabei stärken wir das Immunsystem in der Fähigkeit, Krebszellen zu entdecken und zu bekämpfen. Unser Ziel ist es, mit dieser innovativen Therapie möglichst viele Tumorarten zu behandeln und dem Leben so neue Perspektiven zu ermöglichen.

**Weitere Informationen finden Sie auf:
www.msd.de**

MSD

MSD Sharp & Dohme GmbH, Lindenplatz 1, 85540 Haar. www.msd.de

DE-NON-01875

Inhaltsverzeichnis

Leukämien und Blutstammzelltransplantation 1
RAINER ORDEMANN, NAEL ALAKEL, CHRISTOPH RÖLLIG, JOHANNES SCHETELIG,
KATJA SOCKEL, MORITZ MIDDEKE, FRIEDRICH STÖLZEL

Lymphome 67
DOMINIK WOLF

Weichgewebesarkome und Gastrointestinale Stromatumoren (GIST) . . 91
BERND KASPER

Update Dermatoonkologie 107
CHRISTOFFER GEBHARDT

Hirntumoren 125
MICHAEL WELLER

Kopf-Hals-Tumoren 141
PHILIPPE SCHAFHAUSEN

Mammakarzinom und Gynäkologische Tumoren 155
ANJA WELT

Lungenkarzinome 299
MARTIN WOLF

Urologische Tumoren 405
THOMAS OTTO

Gastrointestinale Tumoren 555
STEPHAN PETRASCH

Supportivtherapie 605
ULRICH SCHULER

Tumorschmerztherapie 645
ULRICH SCHULER, BARBARA SCHUBERT, RAINER SABATOWSKI

Palliativmedizin und angrenzende Fragestellungen 663
ULRICH SCHULER

Autorinnen, Autoren und Herausgeber 687

Vorwort der Herausgeber

Liebe Kolleginnen, liebe Kollegen,

auch im zweiten Jahr der Pandemie war das Interesse an unserem Update Hämatologie/Onkologie ungebrochen. Im Juni und August haben nahezu 2.000 Ärztinnen und Ärzte die Gelegenheit genutzt, sich online über die praxisrelevanten Fortschritte in allen wichtigen Entitäten zu informieren. Mitte August in Duisburg waren zusätzlich zum digitalen Event auch Präsenzbesucher zugelassen. Wir haben gelernt, dass beide Formate ihre Vorteile haben, die sich durchaus gegenseitig ergänzen: Die Gelegenheit zur persönlichen Begegnung bei Präsenzveranstaltungen, der fachliche und informelle Austausch: all das hat für uns einen hohen Stellenwert. Gleichzeitig sind die Vorteile des digitalen Formats für die Wissensvermittlung unübersehbar. Wir werden diese Aspekte bei der Planung 2022 sicher berücksichtigen.

Doch nun zum vorliegenden Buch, das wie bereits seit Jahren, ebenfalls in zwei Versionen erscheint, als Printwerk und als E-Book. Das Werk soll Ihnen den praktisch-klinischen Alltag erleichtern und ist möglicherweise auch ein guter Begleiter bei der Vorbereitung auf hämato-onkologische Zusatzqualifikationen. Wie gewohnt sind die 13 Beiträge weit mehr als bloße Zusammenfassungen der Veranstaltungsvorträge. Die Autoren haben ihre Manuskripte dankenswerterweise auf den aktuellen Stand des Wissens und in eine zitierfähige Form gebracht. Auch die Zusatzbeiträge zum malignen Melanom, zu ZNS-Tumoren, Hals-Kopf-Tumoren und Weichgewebesarkomen sind mit eigenen Kapiteln vertreten.

Wir wünschen Ihnen eine gewinnbringende Lektüre und freuen uns auf Ihre Rückmeldungen, die Sie am einfachsten per E-Mail (Update@Lukon.de) an den Verlag weitergeben können.

Wesel/Dresden, im Oktober 2021

Prof. Dr. med. Stephan Petrasch
Prof. Dr. med. Gerhard Ehninger

Leukämien und Blutstammzelltransplantation

Rainer Ordemann, Nael Alakel, Christoph Röllig, Johannes Schetelig, Katja Sockel

1	**Akute Leukämie**	2
1.1	Akute Myeloische Leukämie	2
1.2	Akute Lymphatische Leukämie	13
2	**Myelodysplastische Syndrome**	26
2.1	Molekulare Diagnostik	26
2.2	Niedrigrisiko-MDS	27
2.3	Hochrisiko-MDS	30
2.4	Was es sonst noch gab	33
2.5	Literatur	34
3	**Myeloproliferative Neoplasien**	37
3.1	Chronische myeloische Leukämie (BCR-ABL1-positive MPN)	37
3.2	BCR-ABL1-negative myeloproliferative Neoplasien	45
4	**Allogene Stammzelltransplantation**	54
4.1	Indikation	54
4.2	Spenderauswahl	56
4.3	Prävention von Rezidiven nach Allo-SZT bei FLT3-ITD AML	60
4.4	GvHD-Prävention und -Therapie	60

1 Akute Leukämie

1.1 Akute Myeloische Leukämie

Christoph Röllig, Rainer Ordemann

Die Onkopedia-Empfehlungen zur Therapie der AML sind in diesem Jahr aktualisiert worden [25]. Aktuelle Entwicklungen der zytogenetischen und molekularen Diagnostik wurden mit aufgenommen und bieten leitliniengerechte Empfehlungen zu diagnostischen und therapeutischen Vorgehensweisen.

1.1.1 Klassische Chemotherapie

In einer randomisierten Studie verglich die spanische Studiengruppe PETHEMA bei neudiagnostizierten älteren AML-Patienten ab 65 Jahren eine dosisreduzierte Kombinationschemotherapie aus Fludarabin, Cytarabin und Filgrastim (FLUGA, n=141) mit Azacitidin (n=142). Die CR/CRi-Rate (33% versus 29%; p=0,41) und die Frühmortalität unterschieden sich nicht signifikant. Allerdings traten nach FLUGA vermehrt hämatologische Toxizitäten auf. Das Gesamtüberleben (ÜL) unterschied sich signifikant, mit einem 1Jahres-ÜL von 27% versus 47% und einem medianen Überleben von 4,1 versus 9,8 Monaten (p=0,005) zugunsten von Azacitidin. Die Langzeitergebnisse waren mit einem 3-Jahres-ÜL von 5% und 10% allerdings für beide Ansätze schlecht [33].

Die Hinzunahme von Gemtuzumab-Ozogamicin (GO) zur ICE-ATRA-Induktionschemotherapie konnte in der AMLSG-0909-Studie die kumulative Rezidivinzidenz signifikant senken, bei allerdings erhöhter Toxizität und Frühmortalität in der Gruppe der Über-70Jährigen [27]. Eine Analyse der NPM1-basierten Messbaren Resterkrankung (MRD) zeigte nun, dass die antileukämische Aktivität von GO sich auch anhand von signifikant niedrigeren Transkriptionszahlen im Interventionsarm belegen lässt. So war der Anteil von Patienten, die nach Ende der Therapie MRD-negativ waren, im GO-Arm signifikant erhöht (56% versus 41%; p=0,01) [15].

Eine Landmark-Analyse der Midostaurin-Zulassungsstudie RATIFY zum Zeitpunkt des Beginns der Erhaltungstherapie fand wenig Evidenz für die Wirksamkeit der Substanz in der Erhaltungstherapie [18].

Eine retrospektive französische Analyse bestätigte in einem Vergleich einer Cytarabin-basierten Konsolidierungstherapie (HiDAC) an den Tagen 1-3-5 (n=129) gegenüber 1-2-3 (n=92) den bereits beschriebenen identischen antileukämischen Effekt der beiden Schemata bei allerdings signifikant verkürzter Neutropenie- und

Thrombozytopenie-Dauer mit einer durchschnittlichen Differenz von 3–4 Tagen und einer Hospitalisierungsdauer von 32 gegenüber 41 Tagen (p<0,0001) [12, 14].

Patienten mit sekundärer AML nach Vorbehandlung einer myeloischen Neoplasie mit hypomethylierenden Substanzen (HMA) sprechen generell schlechter auf Standard- Chemotherapien an als De-novo-AMLs ohne entsprechende Vorbehandlung. In einer retrospektiven Analyse verglichen amerikanische Forscher die Ergebnisse dreier verschiedener intensiver Induktionstherapien, nämlich Cladribin+Cytarabin±Mitoxantron (CLAG/M, n=114) oder Daunorubicin+Ara-C (DA 7+3, n=93) oder CPX-351 (n=34). Die CR-Raten betrugen 53%, 32% und 41% – damit war CLAG/M signifikant besser als DA, ohne signifikante Unterschiede zwischen den anderen Vergleichskonstellationen. Die Langzeitüberlebensraten unterschieden sich jedoch nicht, wobei die Raten an allogen transplantierten Patienten sich mit 40%, 37% und 50% ähnelten. Das mediane Gesamtüberleben der drei Therapie-Schemata lag bei 7,3 versus 7,6 versus 7,1 Monaten [30].

CPX-351, eine liposomale Formulierung von Cytarabin und Daunorubicin, ist zugelassen für die Primärtherapie der AML mit Myelodysplasie-assoziierten Veränderungen (AML-MRC nach WHO) und therapieassoziierter AML für die Induktion und Konsolidierung. Die Zulassung erfolgte auf den Ergebnissen der Studie von Lancet et al., erschienen im Journal of Clinical Oncology 2018 [16]. Nun sind die finalen 5-Jahres-Daten publiziert worden, die den signifikanten Vorteil für den Wirkstoff im Vergleich zu der klassischen 7+3-Chemotherapie bestätigen [17]. Auch eine Post-hoc-Analyse, publiziert im Blood Advances 2021 von Lin et al., bestätigt ein längeres medianes Gesamtüberleben der Patienten, die mit CPX-351 behandelt worden sind. Der Effekt war in Kombination mit einer anschließenden konsolidierenden allogenen Stammzelltransplantation in der randomisierten Zulassungsstudie besonders stark ausgeprägt [19].

Für die intensive Rezidivtherapie der AML sind viele mögliche Kombinationen publiziert, aber vergleichende Studien gibt es kaum. Um diesem Problem zu begegnen, verglichen amerikanische Forscher retrospektiv zwei Standard-Ansätze in der intensiven Salvage der AML: die Kombination aus mittelhochdosiertem Cytarabin mit Mitoxantron und Etoposid (MEC, n=87) und die Kombination aus höherdosiertem Cytarabin mit Mitoxantron (Variationen von HAM, n=68). Im Gesamtansprechen gab es mit 44% versus 54% keinen signifikanten Unterschied (p=0,1). Die Rate allogener Stammzelltransplantationen (SZT) war nach HAM signifikant höher als nach MEC (31% versus 54%) und es traten seltener gastrointestinale Grad-3/4-Toxizitäten und febrile Neutropenien nach HAM auf. Das Gesamtüberleben unterschied sich nicht signifikant (median 5,3 nach MEC versus 6,5 nach HAM; p=0,35) [4].

1.1.2 Venetoclax

Mit hohen Ansprechraten in Kombinationstherapien hat Venetoclax bereits in den vergangenen Jahren Aufsehen erregt und wird weiterhin intensiv in verschiedenen Studien evaluiert.

Im Bereich der Primärtherapie wurde die randomisierte VIALE-A-Studie nun vollpubliziert, die die Wirksamkeit von Azacitidin mit Venetoclax oder Placebo bei Patienten mit neudiagnostizierter AML ohne Eignung für eine intensive Induktionstherapie untersuchte. Mit CR/CRi-Raten von 66% versus 28% ($p<0,001$) und einem medianen Gesamtüberleben von 14,7 versus 9,6 Monaten (HR: 0,66; $p<0,001$) war die Venetoclax-Azacitidin-Kombination Azacitidin deutlich und signifikant überlegen. Dieser Effekt zeigte sich in fast allen untersuchten Subgruppen. Auf der Basis dieser Ergebnisse erteilte die EMA der Substanzkombination Venetoclax plus HMA Ende Mai 2021 die Zulassung [8].

Die Kombination aus Venetoclax mit niedrigdosiertem Cytarabin (LDAC) in der Erstlinientherapie unfitter Patienten verfehlte in der randomisierten VIALE-C-Studie die Signifikanz für den vordefinierten primären Endpunkt nach 12 Monaten Nachbeobachtung und wurde deshalb nicht zugelassen [35].

Die Kombination von Venetoclax mit semi-intensiver Induktionstherapie bei älteren fitten Patienten wurde in der Phase-I/II-Studie CAVEAT untersucht. Fitte Patienten ab 60 Jahre wurden mit Cytarabin für 5 Tage plus Daunorubicin für 2 Tage (5+2) behandelt. Sieben Tage vor Start von 5+2 wurde Venetoclax aufdosiert und dann für weitere 7 Tage parallel und im Anschluss an die Chemotherapie in steigenden Dosen bis auf 600 mg/Tag appliziert. Bei den 51 behandelten Patienten lag die CR/CRi-Rate bei 72% (97% bei De-novo-AML und 43% bei sAML). Die Hauptnebenwirkungen waren hämatologisch, mit einer verzögerten thrombozytären Regeneration vor allem nach den Konsolidierungszyklen [5]. Die Kombinierbarkeit von Venetoclax mit einer Standard-Induktion aus 7+3 ist derzeit noch Gegenstand einer Phase-I-Studie in den USA.

In allen genannten Studien zeigen Patienten mit NPM1-, IDH- und SRSF2-Mutationen ein besonders gutes Ansprechen auf die Venetoclax-Kombinationen. Auch für FLT3-mutierte Patienten sind zum Teil hohe Ansprechraten beschrieben [1].

In den vergangenen Monaten wurde eine Reihe von Fallserien zum Einsatz der Venetoclax-Kombinationen mit Azacitidin oder LDAC in der rezidiviertrefraktären Situation (r/r) publiziert. Eine Metaanalyse von sieben Studien mit insgesamt 224 Patienten (219 davon mit r/r AML) ergab für die Venetoclax-Monotherapie eine CR/CRi-Rate von 21% und für die Kombinationstherapie mit HMA/LDAC eine CR/CRI-Rate von 33%. Eine vorangegangene HMA- Therapie war nicht mit einem schlechteren Ansprechen auf Venetoclax verbunden [3].

Eine retrospektive Analyse des Memorial-Sloan Kettering Cancer Center an 86 rezidivierten AML-Patienten, die mit einer Kombination aus Venetoclax und HMA oder LDAC behandelt wurden, ergab folgende Ergebnisse:
1. Die Ansprechraten für die Azacitidin-Kombination sind signifikant höher als für die LDAC-Kombination (CR/CRi/MLFS 49% versus 15%, p=0,008).
2. Ebenso ist das Gesamtüberleben für die Aza-Kombination deutlich länger (median 25 versus 4 Monate, p=0,003).
3. Die Höhe des Ansprechens auf Venetoclax-Kombinationen wurde durch eine vorangegangene HMA-Vortherapie nicht negativ beeinflusst.
4. Auch bei Patienten nach vorangegangener HMA-Therapie waren die Ansprechraten auf die Venetoclax-Azacitidin-Kombination höher als auf die Venetoclax-LDAC-Kombination.
5. Ungünstige prognostische Faktoren waren ≥ 3 Vortherapien, vorangegangene allogene SZT, ungünstige Zytogenetik oder das Vorliegen von Mutationen in den Genen für TP53, RAS, SF3B1, EZH2 [28].

Insgesamt sind diese Ergebnisse begrenzt verallgemeinerungsfähig, weil bei einer monozentrischen retrospektiven Analyse vor allem Effekte einer Selektionsbias und die begrenzte Fallzahl die Verlässlichkeit der Ergebnisse beeinträchtigen können.

Eine ebenfalls beforschte Einsatzmöglichkeit von Venetoclax im Rezidiv ist die Kombination mit intensiver Salvage-Therapie, denn sie gilt weiterhin als Standard in der Behandlung fitter Patienten, meist überbrückend zur allogenen SZT. Die Kombination mit FLAG-Ida in einer Phase-I/II-Studie am MD Andersson Cancer Center erforderte wegen erhöhter Toxizität eine Dosisreduktion von Cytarabin von 2 g auf 1,5 g und eine Verminderung der Venetoclax-Tage von 21 auf 14. In der neu etablierten Kombination wurden 39 Patienten mit r/r AML behandelt. Davon erreichten 67% eine CR/CRi/CRh [1].

Weitere Kombinationsmöglichkeiten für Venetoclax sind die Hinzunahme von Decitabin über 10 Tage oder die Kombination mit weiteren neuen Substanzen als Triplett-Therapie. Die Kombination aus 10 Tagen Decitabin mit Venetoclax an 168 älteren Patienten ergab bei neudiagnostizierten Patienten eine CR/CRi-Rate von 84% und bei r/r AML eine CR/CRi-Rate von 42% [10]. Die Hinzunahme eines FLT3-Inhibitors zur Venetoclax-HMA-Kombination geht mit deutlich verlängerten Zeiten bis zur Blutbild-Regeneration einher, bislang ist die Zahl derartig behandelter Patienten jedoch noch gering [21].

Ein Rezidiv nach initialer Therapie mit HMA und Venetoclax ist durch die Selektion biologisch ungünstiger und besonders resistenter Zellpopulationen gekennzeichnet und mit einer sehr schlechten Prognose von median 2,4 Monaten Gesamtüberleben assoziiert [22].

Ähnlich den kleinen Fallberichten zu verschiedenen Einsatz- und Kombinationsmöglichkeiten von Venetoclax bei der AML häufen sich retrospektive Analysen, die mit oder ohne Matching- Techniken einen Vergleich zwischen der Wirksamkeit intensiver Standard- Induktionschemotherapie und der Venetoclax-HMA-Kombination anstellen. Die Ergebnisse sind widersprüchlich. So gibt es Analysen, die die intensive Chemotherapie im Vorteil sehen [2], solche mit vergleichbaren Überlebenskurven [26] und solche, die eine Venetoclax-HMA-Kombination als überlegen ansehen [21]. Gemeinsam ist allen Vergleichen ihre schlechte Übertragbarkeit in die klinische Routine, weil Selektionseffekte und kleine Fallzahlen die Aussagekraft stark einschränken. Definitive Ergebnisse können nur von prospektiven randomisierten Studien erwartet werden, die sich derzeit in den USA und Deutschland in Planung befinden.

1.1.3 Ivosidenib und Enasidenib

Die IDH1- beziehungsweise IDH2-Inhibitoren Ivosidenib beziehungsweise Enasidenib stellen bei der IDH1- beziehungsweise IDH2- mutierten rezidivierten oder refraktären AML als Monotherapie eine weitere therapeutische Option dar. Auf der Basis der Arbeit von Roboz et al. wurde die Indikation von Ivosidenib im April 2019 von der FDA auch auf die Primärtherapie von IDH1-mutierten Patienten, die nicht für eine intensive Chemotherapie geeignet sind, ausgeweitet [24].

Nun wurden erste Studien publiziert, die die Kombination der IDH1- beziehungsweise IDH2-Inhibitoren mit Zytostatika oder HMA untersuchen. Stein et al. kombinierten Ivosidenib (n=60) oder Enasidenib (n=91) mit einer intensiven Induktions- und Konsolidierungs-Chemotherapie. Die Kombinationstherapie wurde gut toleriert, das Gesamtansprechen lag bei 77% (Ivosidenib) beziehungsweise bei 74% (Enasidenib, Abb. 1). Über PCR-Diagnostik konnte bei 39% beziehungsweise 23% eine mIDH1/2-Clearance dokumentiert werden [29].

DiNardo et al. untersuchten in einer multizentrischen Phase-Ib-Studie die Sicherheit und die Effektivität einer Kombinationstherapie von Ivosidenib und 75 mg/m^2 Azacitidin Tag 1–7 alle 28 Tage bei Patienten mit neudiagnostizierter mIDH1 AML. Insbesondere die hämatologische Toxizität hinsichtlich einer Neutropenie Grad ≥ 3 wurde in 22% der Fälle beschrieben, eine Anämie und eine Thrombopenie Grad ≥ 3 in jeweils 13%. Ein Differenzierungssyndrom (Grad 1–4) wurde bei 17% der Patienten gesehen. Das Gesamtansprechen lag bei 78,3%, die Rate an CR bei 60,9%. 10 der 14 Patienten, die eine hämatologische CR erreichten, zeigten eine mIDH1- Clearance über PCR-Technologie. Somit kann bereits in der Phase-I-Studie von einem guten Ansprechen ausgegangen werden [11].

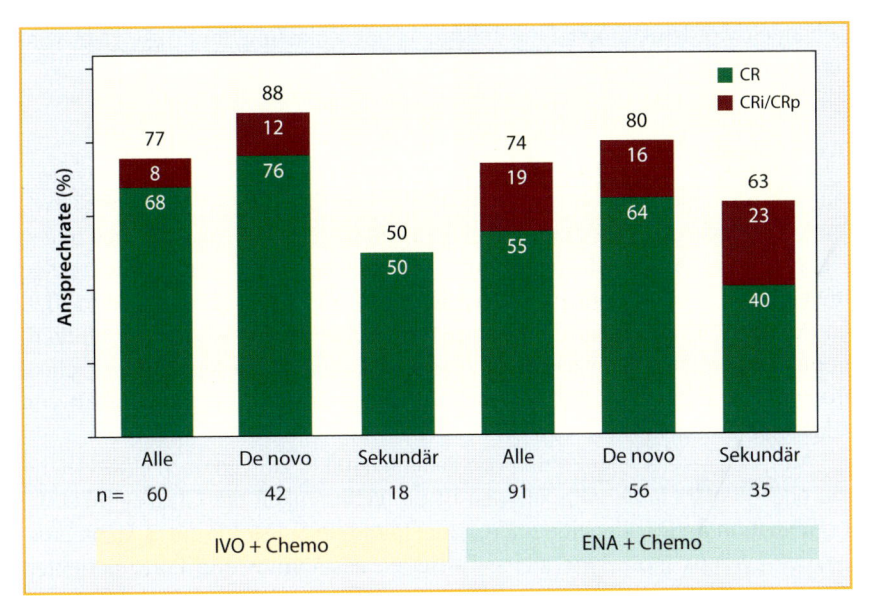

Abbildung 1: *Ivosidenib (IVO) oder Enasidenib (ENA) in Kombination mit intensiver Chemotherapie bei Patienten mit neudiagnostizierter AML: Bestes Ansprechen zu jeglichem Zeitpunkt. CR komplette Remission, CRi/CRp komplette Remission mit unvollständigen Thrombozyten oder unvollständiger hämatologischer Erholung. Adaptiert nach [29].*

1.1.4 CC-486 (orales Azacitidin)

Die Ergebnisse der QUAZAR-Studie zum Einsatz von CC-486 (orales Azacitidin) als Erhaltungstherapie wurden mittlerweile vollpubliziert. Neben ihrer Zulassungsrelevanz werden sie auch Auswirkungen auf die klinische Praxis haben. Ältere Patienten ≥ 55 Jahre mit intermediärem oder ungünstigem genetischen Risiko mit CR/CRi nach intensiver Induktionstherapie mit oder ohne vorherige Konsolidierungstherapie, die sich aber für eine allogene Stammzelltransplantation nicht eigneten, wurden in der 1:1 randomisiert-kontrollierten QUAZAR-Studie mit der oralen Azacitidin-Formulierung CC-486 versus Placebo bis zum Krankheitsprogress, Tod oder intolerabler Toxizität behandelt. CC-486 führte zu einer signifikanten Verlängerung des medianen Gesamtüberlebens auf 24,7 Monate gegenüber 14,8 Monaten mit Placebo (HR: 0,69; p=0,0009). Gemäß dem derzeitigen Follow-up nähert sich der Anteil von Patienten mit einer Langzeitremission nach 5 Jahren zwischen beiden Studienarmen wieder an und liegt bei ca. 25% [34]. Auf der Basis dieser Daten erteilte die FDA CC-486 im September 2020 die Zulassung für den Einsatz als Erhaltungstherapie für Patienten in CR/CRi nach intensiver Induktion, die nicht mit einer kurativen Postremissionstherapie behandelt werden können. Eine entsprechende Zulassung durch die EMA wird für den Sommer 2021 erwartet.

1.1.5 Glasdegib

Auf der Basis der randomisierten BRIGHT-AML-003-Studie, die eine signifikante Verlängerung des Gesamtüberlebens durch die Hinzunahme des oralen Hedgehog-Inhibitors Glasdegib zu LDAC-Therapie bei neudiagnostizierten unfitten AML/MDS-Patienten gezeigt hatte, wurde die Substanzkombination 2020 von der EMA zugelassen [7]. Retrospektive Subgruppenanalysen der Studienpopulation ergaben Hinweise dafür, dass auch Patienten, die keine CR erreichen, trotzdem bezüglich ihres Überlebens und der Transfusionspflichtigkeit von Glasdegib profitierten [6].

Angesichts steigender Zahlen von Patienten mit Rezidiven nach HMA-Therapie oder Venetoclax-Kombinationen ist die Wirksamkeit der Glasdegib-LDAC-Kombination im Rezidiv eine interessante klinische Frage, für die es keine prospektive Evidenz gibt. Zwei kleine Fallserien aus Vilnius und Porto berichten entsprechende klinische Erfahrungen. Die litauische Fallsammlung beinhaltet 31 Patienten mit median 2 Vortherapien, davon 61% mit intensiver Vorbehandlung und 45% mit vorangegangener Venetoclax-Therapie. Von 29 auswertbaren Patienten erreichten 6 eine CR/CRp (21%), das mediane Gesamtüberleben aller Patienten betrug 3,9 Monate [38]. Die portugiesische Fallsammlung umfasst lediglich 6 stark vortherapierte rezidivierte Patienten, von denen 4 eine Stable Disease erreichten (66%) und nach 6 Monaten noch am Leben waren [31].

1.1.6 Neue Substanzen

Die klinische Entwicklung im Bereich der Immuntherapien fokussiert sich derzeit auf zielgerichtete Ansätze gegen CD33, CD123 und CD47. Von Ansätzen gegen das CD47 ist der monoklonale Antikörper Magrolimab am weitesten in der klinischen Entwicklung fortgeschritten, bislang jedoch ohne große publizierte Studienergebnisse.

Cusatuzumab ist ein monoklonaler Antikörper, welcher gegen den Tumornekrosefaktor-Liganden CD70 gerichtet ist. Der Antikörper unterbricht die Signalkaskade CD70–CD27, worüber sich Blasten gegenseitig stimulieren. Somit wird die Proliferation leukämischer Stammzellen unterdrückt, eine myeloische Differenzierung induziert und eine komplementvermittelte Zytotoxizität gefördert. Die Arbeit ist nun im Journal *Nature Medicine* publiziert worden. Die Ergebnisse sind vielversprechend. Insbesondere konnte demonstriert werden, dass die Gabe von HMA die Expression von CD70 hochreguliert und dieser Resistenzmechanismus mittels der Kombinationstherapie mit Cusatuzumab durchbrochen werden kann [23].

Der bispezifische CD123-CD3-Antikörper Flotetuzumab wurde nach einer Dosisfindung an 30 Patienten mit r/r AML eingesetzt und erzielte hier CR/CRp bei 27% der Patienten [32].

Sogenannte UniCAR-T-Zellen bedürfen eines löslichen Adapters (TMs), welcher eine Brückenfunktion zwischen UniCAR-T-Zelle und Leukämie-Zelle übernimmt und somit die Aktivierung und Expansion ermöglicht. Aufgrund der kurzen pharmakokinetischen Halbwertzeit des löslichen Adapters kann mit der Infusion die UniCAR-T-Zelle rasch an- und abgeschaltet werden. Kollegen von GEMoaB aus Dresden konnten erstmalig demonstrieren, dass UniCAR-T-Zellen im Patienten über die Gabe von löslichen Adaptern in die Proliferation und Expansion gehen und nach Absetzen des Adapters wieder in den Ruhemodus übergehen. Im Rahmen der „First-in-human"-Phase-I-Studie (NCT04230265), einer Dosisfindungsstudie zur Untersuchung der Sicherheit und Aktivität von UniCAR-T-CD123 bei Patienten mit rezidivierter/refraktärer CD123-positiver akuter Leukämie, konnten erste Daten bei drei Patienten generiert werden [36].

Präklinische Hinweise für eine mögliche Wirksamkeit des Bruton-Kinase-Inhibitors Ibrutinib bei der AML bildeten die Basis für eine randomisierte Phase-II-Studie der HOVON-SAKK bei neudiagnostizierten unfitten AML/MDS-Patienten. Dazu wurden 144 Patienten randomisiert mit 10 Tagen Decitabin plus/minus Ibrutinib behandelt. Die Hinzunahme von Ibrutinib war gut verträglich und führte zu einer CR/CRi-Rate von 41% gegenüber 50% im Kontrollarm. Das mediane Gesamtüberleben betrug im Ibrutinib-Arm 11,0 gegenüber 11,5 Monate im Vergleichsarm (p=0,48). Ibrutinib führte damit nachweislich nicht zu einer Wirksamkeitsverstärkung von Decitabin bei neudiagnostizierten unfitten AML-Patienten [13].

1.1.7 Was es sonst noch gab

Eine chinesische Studie untersuchte den Einfluss der Persönlichkeit und der Erfahrung auf die Entscheidung für eine intensive oder weniger intensive Therapie bei älteren AML-Patienten. Dazu wurden hämatologisch tätigen Ärztinnen und Ärzten Fallvignetten vorgelegt und ihre Therapieempfehlung abgefragt. Zusätzlich wurden Persönlichkeitstests, z. B. zu den Ausprägungen der Big Five, Alter, Erfahrung, Geschlecht und andere Charakteristika erhoben. Informationen von 529 hämatologisch tätigen Kollegen wurden ausgewertet, darunter 40% „attending physicians" (Assistenzärzte), 35% „associate chief physicians" (Fachärzte) und 25% „chief physicians" (Chefärzte). In multivariaten Analysen stellten sich folgende Variablen als prädiktiv für die Empfehlung einer eher intensiven Therapie heraus: fachliche Position, Extrovertiertheit und Gewissenhaftigkeit. Ärzte mit höherer Ausprägung empfahlen häufiger eine intensive Therapie. Nach der Zuordnung der Assistenzärzte in eine Junior-Gruppe und der Fach- und Chefärzte in eine Senior-Gruppe zeigte sich, dass die Persönlichkeitseigenschaften Extrovertiertheit, Gewissenhaftigkeit und Aufgeschlossenheit in der Junior-Gruppe signifikanten Einfluss auf die Empfehlung einer intensiven Therapie hatten, während diese Persönlichkeitseigenschaften in der Senior-Gruppe die Therapieempfehlung weniger stark bestimmten. Die Autoren schlussfolgern daraus, dass das größere Wissen und die umfangreichere klinische Erfahrung bei Ärzten in höherer Position den Einfluss der Persönlichkeit auf die Therapieempfehlung reduzieren. Darüber hinaus legen die Ergebnisse nach Einschätzung der Autoren die Empfehlung nahe, weniger erfahrene Hämatologen mit hoher Extraversion, Gewissenhaftigkeit oder Aufgeschlossenheit mögen ihre Therapieentscheidung für eine intensive Therapie häufiger kritisch reflektieren und die Wünsche, Präferenzen und Werte ihrer Patienten besonders stark berücksichtigen [37].

1.1.8 Literatur

[1] Aldoss I, Zhang J, Mei M, et al. (2020) Venetoclax and hypomethylating agents in FLT3-mutated acute myeloid leukemia. Am J Hematol doi: 10.1002/ajh.25929. Online ahead of print

[2] Begna KH, Gangat N, Al-Kali A, et al. (2021) Acute myeloid leukemia after age 70 years: A retrospective comparison of survival following treatment with intensive versus HMA ± venetoclax chemotherapy. Am J Hematol 96(4):E108–E111

[3] Bewersdorf JP, Giri S, Wang R, et al. (2020) Venetoclax as monotherapy and in combination with hypomethylating agents or low dose cytarabine in relapsed and treatment refractory acute myeloid leukemia: a systematic review and meta-analysis. Haematologica 105(11):2659–2663

[4] Christian S, Arain S, Patel P, et al. (2020) A multi-institutional comparison of mitoxantrone, etoposide, and cytarabine vs high-dose cytarabine and mitoxantrone therapy for patients with relapsed or refractory acute myeloid leukemia. Am J Hematol 95(8):937–943

[5] Chua CC, Roberts AW, Reynolds J, et al. (2020) Chemotherapy and Venetoclax in Elderly Acute Myeloid Leukemia Trial (CAVEAT): A Phase Ib Dose-Escalation Study of Venetoclax Combined With Modified Intensive Chemotherapy. J Clin Oncol 38(30):3506–3517

[6] Cortes JE, Heidel FH, Fiedler W, et al. (2020) Survival outcomes and clinical benefit in patients with acute myeloid leukemia treated with glasdegib and low-dose cytarabine according to response to therapy. J Hematol Oncol 13(1):92

[7] Cortes JE, Heidel FH, Hellmann A, et al. (2019) Randomized comparison of low dose cytarabine with or without glasdegib in patients with newly diagnosed acute myeloid leukemia or high-risk myelodysplastic syndrome. Leukemia 33(2):379–389

[8] DiNardo CD, Jonas BA, Pullarkat V, et al. (2020) Azacitidine and Venetoclax in Previously Untreated Acute Myeloid Leukemia. N Engl J Med 383(7):617–629

[9] DiNardo CD, Lachowiez CA, Takahashi K, et al. (2021) Venetoclax Combined With FLAG-IDA Induction and Consolidation in Newly Diagnosed and Relapsed or Refractory Acute Myeloid Leukemia. J Clin Oncol 39(25):2768–2778
[10] DiNardo CD, Maiti A, Rausch CR, et al. (2020) 10-day decitabine with venetoclax for newly diagnosed intensive chemotherapy ineligible, and relapsed or refractory acute myeloid leukaemia: a single-centre, phase 2 trial. Lancet Haematol 7(10):e724–e736
[11] DiNardo CD, Stein AS, Stein EM, et al. (2021) Mutant Isocitrate Dehydrogenase 1 Inhibitor Ivosidenib in Combination With Azacitidine for Newly Diagnosed Acute Myeloid Leukemia. J Clin Oncol 39(1):57–65
[12] Dumas P-Y, Bertoli S, Bérard E, et al. (2020) Delivering HDAC over 3 or 5 days as consolidation in AML impacts health care resource consumption but not outcome. Blood Adv 4(16):3840–3849
[13] Huls G, Chitu DA, Pabst T, et al. (2020) Ibrutinib added to 10-day decitabine for older patients with AML and higher risk MDS. Blood Adv 4(18):4267–4277
[14] Jaramillo S, Benner A, Krauter J, et al. (2017) Condensed versus standard schedule of high-dose cytarabine consolidation therapy with pegfilgrastim growth factor support in acute myeloid leukemia. Blood Cancer J 7(5):e564
[15] Kapp-Schwoerer S, Weber D, Corbacioglu A, et al. (2020) Impact of gemtuzumab ozogamicin on MRD and relapse risk in patients with NPM1-mutated AML: results from the AMLSG 09-09 trial. Blood 136(26):3041–3050
[16] Lancet JE, Uy GL, Cortes JE, et al. (2018) CPX-351 (cytarabine and daunorubicin) liposome for injection versus conventional cytarabine plus daunorubicin in older patients with newly diagnosed secondary acute myeloid leukemia. J Clin Oncol 36(26):2684–2692
[17] Lancet JE, Uy GL, Newell LF, et al. (2020) Five-year final results of a phase III study of CPX-351 versus 7+3 in older adults with newly diagnosed high-risk/secondary AML. J Clin Oncol 38(Suppl 15):7510
[18] Larson RA, Mandrekar SJ, Huebner LJ, et al. (2021) Midostaurin reduces relapse in FLT3-mutant acute myeloid leukemia: the Alliance CALGB 10603/RATIFY trial. Leukemia. doi: 10.1038/s41375-021-01179-4. Online ahead of print
[19] Lin TL, Rizzieri DA, Ryan DH, et al. (2021) Older adults with newly diagnosed high-risk/secondary AML who achieved remission with CPX-351: phase 3 post hoc analyses. Blood Adv 5(6):1719–1728
[20] Maiti A, DiNardo CD, Daver NG, et al. (2021) Triplet therapy with venetoclax, FLT3 inhibitor and decitabine for FLT3-mutated acute myeloid leukemia. Blood Cancer J 11(2):25
[21] Maiti A, Qiao W, Sasaki K, et al. (2021) Venetoclax with decitabine vs intensive chemotherapy in acute myeloid leukemia: A propensity score matched analysis stratified by risk of treatment-related mortality. Am J Hematol 96(3):282–291
[22] Maiti A, Rausch CR, Cortes JE, et al. (2021) Outcomes of relapsed or refractory acute myeloid leukemia after frontline hypomethylating agent and venetoclax regimens. Haematologica 106(3):894–898
[23] Riether C, Pabst T, Höpner S, et al. (2020) Targeting CD70 with cusatuzumab eliminates acute myeloid leukemia stem cells in patients treated with hypomethylating agents. Nat Med 26(9):1459–1467

[24] Roboz GJ, DiNardo CD, Stein EM, et al. (2020) Ivosidenib induces deep durable remissions in patients with newly diagnosed IDH1-mutant acute myeloid leukemia. Blood 135(7):463–471
[25] Röllig C, Beelen DW, Braess J, et al. (2021) Onkopedia-Leitlinie Akute Myeloische Leukämie. https://www.onkopedia.com/de/onkopedia/guidelines/akute-myeloische-leukaemie-aml/@@guideline/html/index.html
[26] Salhotra A, Aribi A, Ngo D, et al. (2021) Outcome of secondary acute myeloid leukemia treated with hypomethylating agent plus venetoclax (HMA-Ven) or liposomal daunorubicin-cytarabine (CPX-351). Am J Hematol 96(6):E196–E200
[27] Schlenk RF, Paschka P, Krzykalla J, et al. (2020) Gemtuzumab ozogamicin in NPM1-mutated acute myeloid leukemia: Early results from the prospective randomized AMLSG 09-09 phase III study. J Clin Oncol 38(6):623–632
[28] Stahl M, Menghrajani K, Derkach A, et al. (2021) Clinical and molecular predictors of response and survival following venetoclax therapy in relapsed/refractory AML. Blood Adv 5(5):1552–1564
[29] Stein EM, DiNardo CD, Fathi AT, et al. (2021) Ivosidenib or enasidenib combined with intensive chemotherapy in patients with newly diagnosed AML: a phase 1 study. Blood 137(13):1792–1803
[30] Talati C, Goldberg AD, Przespolewski A, et al. (2020) Comparison of induction strategies and responses for acute myeloid leukemia patients after resistance to hypomethylating agents for antecedent myeloid malignancy. Leuk Res 93:106367
[31] Tavares M, Chacim S, Mariz JM (2021) Compassionate use of glasdegib in combination with low-dose cytarabine for relapsed, refractory acute myeloid leukemia or high-risk myelodysplastic syndrome. Ann Hematol 100(3):837–839
[32] Uy GL, Aldoss I, Foster MC, et al. (2021) Flotetuzumab as salvage immunotherapy for refractory acute myeloid leukemia. Blood 137(6):751–762
[33] Vives S, Martínez-Cuadrón D, Bergua Burgues J, et al. (2021) A phase 3 trial of azacitidine versus a semi-intensive fludarabine and cytarabine schedule in older patients with untreated acute myeloid leukemia. Cancer 127(12):2003–2014
[34] Wei AH, Döhner H, Pocock C, et al. (2020) Oral Azacitidine Maintenance Therapy for Acute Myeloid Leukemia in First Remission. N Engl J Med 383(26):2526–2537
[35] Wei AH, Strickland SA Jr, Hou J-Z, et al. (2019) Venetoclax Combined With Low-Dose Cytarabine for Previously Untreated Patients With Acute Myeloid Leukemia: Results From a Phase Ib/II Study. J Clin Oncol 37(15):1277–1284
[36] Wermke M, Kraus S, Ehninger A, et al. (2021) Proof of concept for a rapidly switchable universal CAR-T platform with UniCAR-T-CD123 in relapsed/refractory AML. Blood 137(22):3145–3148
[37] Wu X, Jiang Y-N, Zhang Y-L, et al. (2021) Impact of Physicians' Personalities and Behavioral Traits on Treatment-Related Decision-making for Elderly Acute Meyloid Leukemia. J Gen Intern Med 2021. doi: 10.1007/s11606-020-06467-w. Online ahead of print
[38] Zucenka A, Maneikis K, Pugaciute B, et al. (2021) Glasdegib in combination with low-dose Cytarabine for the outpatient treatment of relapsed or refractory acute myeloid leukemia in unfit patients. Ann Hematol 100(5):1195–1202

1.2 Akute Lymphatische Leukämie

Nael Alakel, Rainer Ordemann

1.2.1 Risikoadaptierte Therapieoptimierung

Die akute lymphatische Leukämie (ALL) ist eine komplexe Erkrankung und erfordert komplexe Therapiestrategien. Insbesondere die risikoadaptierte Therapieoptimierungsstudie 08/2013 der GMALL bietet für Erwachsene mit neudiagnostizierter akuter lymphatischer Leukämie oder lymphoblastischem Lymphom (LBL) zielgerichtete und individualisierte Studien an. Unterschiedliche Kohorten und unterschiedliche Wirksubstanzen werden untersucht. Geprüft wird zum Beispiel der Stellenwert der pegylierten Asparaginase in der Induktions- und Konsolidierungstherapie.

Asparaginase ist ein wichtiges Therapeutikum in der Behandlung der akuten lymphatischen Leukämie. Als Nebenwirkungen der Asparaginase werden insbesondere Gerinnungsstörungen, Lebertoxizität sowie die Pankreatitis und Hypertriglyzeridämien beschrieben. Aber vor allem die allergische Hypersensitivität gegenüber PEG-Asparaginase kann eine konsequente Behandlung mit diesem wichtigen Therapeutikum verhindern. Die skandinavische und baltische ALL-Gruppe untersuchte nun die Effektivität und Sicherheit von Eryaspase. Hierbei handelt es sich um Asparaginase, welche in Erythrozyten verkapselt ist. Bei ALL-Patienten, die eine Überempfindlichkeit gegenüber pegylierter Asparaginase entwickelten, konnte demonstriert werden, dass Eryaspase gut vertragen wird und eine anhaltende Asparaginase-Enzymaktivität ermöglicht. Von 55 Patienten hatten nur 2 Patienten eine allergische Reaktion, sodass die Eryaspase-Behandlung abgebrochen werden musste. 54 Patienten demonstrierten eine anhaltende Enzymaktivität 14 Tage nach der ersten Infusion. Die Aufrechterhaltung einer adäquaten Asparaginase-Behandlung bei Überempfindlichkeit gegenüber PEG-Asparaginase bleibt mit Eryaspase bei den meisten Patienten somit möglich [18].

Die 08/2013-GMALL-Studie untersucht auch den Stellenwert von Nelarabin für die Hochrisiko-T-ALL und als Konsolidierung für die Standardrisiko der T-ALL bei Erwachsenen.

Der Purinanalogon führt in der Konsolidaton vor allem bei pädiatrischen Patienten mit T-ALL zu einem signifikant besserem krankheitsfreien Überleben. Das konnte aktuell Dunsmore et al. in einer randomisierten pädiatrischen Studie erneut demonstrieren [5].

Im weiteren Fokus der GMALL-Therapieoptimierungsstudie steht die Untersuchung des molekularen Therapieansprechens, welches für die Risikostratifizierung und Behandlung der Patienten endscheidend ist.

Gökbuget et al. demonstrierten über die BLAST-Studie, dass die messbare Resterkrankung (MRD) der stärkste Prädiktor für ein Rezidiv ist. Darüber hinaus konnte die Arbeitsgruppe zeigen, dass bei Patienten nach Induktionstherapie mit noch nachweisbarer molekularer Resterkrankung über die Gabe von Blinatumomab Patienten in eine MRD-Negativität überführt werden können [7]. Darauf erfolgte die Zulassung von Blinatumomab auch für die Monotherapie von Erwachsenen in der ersten oder zweiten vollständigen hämatologischen Remission mit messbarer Restkrankheit über 10-3. Die aktuelle Auswertung der Blast-Studie bestätigt, dass Blinatumomab bei molekularem Therapieversagen beziehungsweise Rezidiv die Patienten in eine molekulare und anhaltende Remission führen kann [9]. Das mediane Überleben der Patienten lag bei 36 Monaten. Die Patienten, die unter Blinatumomab eine MRD-Negativität erreicht hatten, zeigten ein signifikant besseres Überleben als die Patienten, die unter Blinatumomab keine Negativität erreicht hatten.

Aktuell bietet die deutsche ALL-Studiengruppe die MolAct1-Blina-Studie an. Hierbei handelt es sich um eine multizentrische, einarmige Phase-II-Studie zur Bestimmung der Wirksamkeit, Sicherheit und Verträglichkeit von Blinatumomab bei erwachsenen Patienten mit molekularem Therapieversagen oder molekularem Rezidiv nach mindestens erfolgter Induktion und Konsolidation I. Eine MRD-Positivität wird definiert, wenn die molekulare Resterkrankung quantifizierbar positiv ist über 10-4. In der MolAct1-Studie werden auch Patienten nach allogener Transplantation rekrutiert. Bei molekularem Therapieversagen oder Rezidiv erhalten Patienten mindestens einen Zyklus Blinatumomab. Eine ZNS-Prophylaxe mit intrathekaler Therapie ist ebenfalls vorgesehen. Primärer Endpunkt ist das molekulare Ansprechen nach einem Zyklus. Insbesondere die Remissionsdauer und das Gesamtüberleben werden analysiert. Erste Daten der Studie wurden im Rahmen der ASH-Jahrestagung 2020 präsentiert. Bisher wurden insgesamt 64 erwachsene Patienten mit MRD-Positivität >10-4 mit 1–4 Zyklen Blinatumomab behandelt. 67% der Patienten erreichten eine komplette molekulare Remission. Das 2-Jahres-Gesamtüberleben lag bei 70%. Diese Studie zeigt, dass Blinatumomab auch bei niedriger MRD-Positivität und bei molekularem Therapieversagen nach allogener Blutstammzelltransplantation wirksam ist [10].

Die Definition weiterer Mutationen und deren Einfluss auf die Entwicklung der Erkrankung nehmen ebenfalls einen immer wichtigeren Stellenwert in der Einschätzung der individuellen Prognose ein. So konnte zum Beispiel die GMALL-Studiengruppe auf der letzten amerikanischen Jahrestagung ASH demonstrieren, dass insbesondere die TLX1-Mutation mit einer günstigen Prognose assoziiert ist [22].

1.2.2 Blinatumomab

Die Tower-Studie, publiziert im *New England Journal of Medicine* 2017, führte zur Zulassung des bispezifischen CD3-/CD19-Antikörpers Blinatumomab [15]. Topp und Kollegen werteten gepoolte Langzeitdaten zweier Phasen-II-Studien aus, in welchen stark vorbehandelte r/r ALL- Patienten unter anderem mit Blinatumomab behandelt worden waren [37, 38]. Die Analyse bestätigte, dass eine Heilung unter Blinatumomab möglich ist, meist nach konsolidierender allogener Blutstammzelltransplantation, aber auch bei Patienten mit MRD-Negativität ohne anschließende Transplantation [39].

Martinelli et al. konnten 2017 zeigten, dass der bispezifische Antikörper Blinatumomab auch bei der BCR/ABL1-positiven B-ALL wirksam ist. Die finale Auswertung der ALCANTARA-Studie, einer internationalen, multizentrischen Phase-II-Studie, bestätige die Effektivitäts- und Sicherheitsdaten von Blinatumomab in rezidivierter beziehungsweise refraktärer (r/r) Ph+ ALL [19, 20].

Bei pädiatrischen Patienten mit Rezidiv der ALL ist die Prognose besonders ungünstig. Standardbehandlung in der Rezidivsituation ist eine intensive chemotherapeutische Re-Induktion sowie Konsolidierung, gefolgt von einer allogenen Blutstammzelltransplantation. Zwei wichtige Arbeiten sind aktuell im *JAMA* publiziert worden, die beide unabhängig voneinander zeigen, dass in der pädiatrischen Rezidivbehandlung Blinatumomab einen wichtigen Stellenwert einnehmen wird. Die jungen Patienten profitieren signifikant durch Blinatumomab über eine Verminderung der Krankheitslast sowie die signifikante Reduzierung chemotherapeutischer Toxizität.

Die Studie von Brown et al. der US-amerikanischen Children's Oncology Group in Baltimore wurde bereits beim letzten Update 2020 vorgestellt. Die Arbeit ist nun als Vollpublikation erschienen [3].

Auch die Arbeit von Locatelli et al. ist als Vollpublikation erschienen. Die Daten können als „praxis changing" gewertet werden. Im Rahmen der Phase-III-Studie wurden 108 pädiatrische Patienten bei rezidivierter B-ALL 1:1 in einen Chemotherapie-Arm und einen Blinatumomab-Arm randomisiert. Patienten erhielten entweder eine konsequente Polychemotherapie mit drei Therapieblöcken, oder Patienten erhielten nur zwei Chemotherapie-Zyklen und als dritten Therapieblock 15 µg/m/d Blinatumomab für 4 Wochen. Die Rekrutierung wurde vorzeitig beendet, weil sich bei den Interimsanalysen frühzeitig ein signifikanter Vorteil für den Blinatumomab-Arm zeigte (Abb. 2). Das ereignisfreie Überleben nach 24 Monaten lag bei 27,1% (95%CI 13,2–43,0) in dem Chemotherapie-Arm und bei 66,2% (95%CI 50,1–78,2) in der Blinatumomab-Gruppe [17].

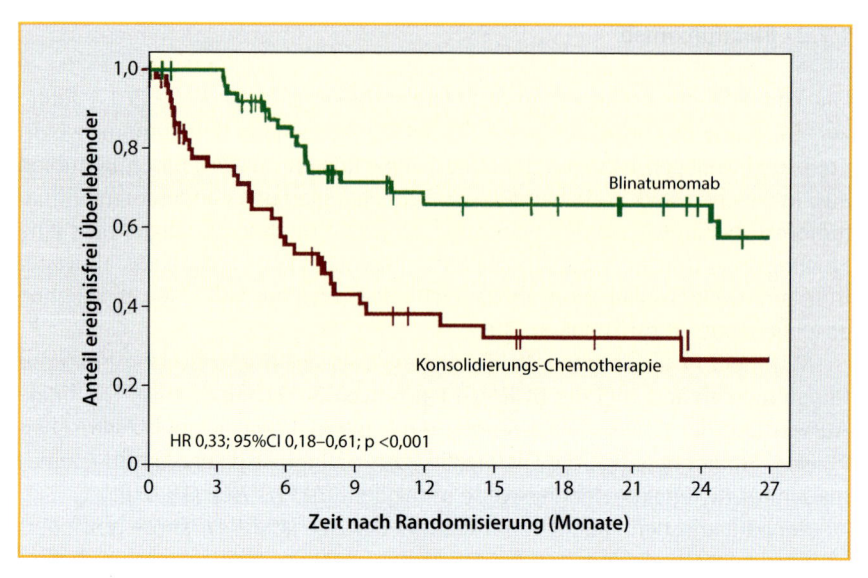

Abbildung 2: Effekt von Blinatumomab versus Chemotherapie auf das ereignisfreie Überleben von Kindern mit erstem Rezidiv einer Hochrisiko-B-ALL. Adaptiert nach [17].

Die Studie wird dazu führen, dass pädiatrische Patienten nicht mehr den dritten Zyklus Chemotherapie vor allogener Blutstammzelltransplantation, sondern Blinatumomab erhalten werden.

Blinatumomab wird von der GMALL auch für die Erstlinientherapie geprüft. Insbesondere älteren Patienten kann eine intensive Polychemotherapie häufig nicht zugemutet werden. Die BOLD-Studie untersucht bei Patienten über 55 Jahre und CD19-positiver De-novo-ALL die Effektivität und die Sicherheit einer dosisreduzierten Induktionsphase, gefolgt von einer Induktionstherapie mit Blinatumomab. Die Daten sind vielversprechend [8].

Die Arbeitsgruppe um Short et al. hat Blinatumomab ebenfalls in die Erstlinientherapie integriert, um die Intensität der Chemotherapie zu reduzieren und zugleich das Überleben der Patienten zu verlängern. Auch diese Ergebnisse sind vielversprechend. Die Studie rekrutiert aktuell noch. Patienten erhalten sequenziell das Hyper-CVAD-Protokoll abwechselnd mit Hochdosis-MTX und Cytarabin für bis zu 4 Zyklen. Patienten mit CD20+ ALL erhalten zusätzlich 8 Dosen Ofatumumab oder Rituximab. Nach 2 Zyklen Hyper-CVAD werden die Patienten mit Blinatumomab behandelt. 39 Patienten wurden bisher behandelt. 34 Patienten konnten ausgewertet werden. Unter 28 Patienten mit aktiver Erkrankung bei Studieneintritt erreichten 100% eine hämatologische CR, 82% der Patienten bereits nach dem ersten Zyklus. Durchflusszytometrische MRD-Negativität erreichten 33 der 34 ausgewerteten Patienten (97%). Die Mortalität nach 60 Tagen lag bei 0%. Mit einem medianen Follow-up von 22 Monaten lag die 2-Jahres-Remission bei 79% und das Gesamtüberleben bei 86% [30].

1.2.3 Inotuzumab-Ozogamicin

Inotuzumab-Ozogamicin, ein gegen CD22 gerichtetes Immunkonjugat, ist für Patienten mit rezidivierter beziehungsweise refraktärer CD22-positiver B-ALL auf dem Boden der Daten der INO-VATE-Studie zugelassen [13]. Patienten mit r/r B-Vorläufer-ALL hatten unter Inotuzumab eine signifikant höhere Wahrscheinlichkeit, eine hämatologische CR/Cri zu erreichen, als Patienten, die eine Standard-Chemotherapie erhalten hatten (73,8% versus 30,9%, p<0,001). Das 2 Jahres-Überleben lag bei 22,8% versus 10,0%. Auch Inotuzumab bietet sich insbesondere als Brückentherapie hin zur allogenen Stammzelltransplantation an [14].

Auch die Daten von Jabbour et al., publiziert in *Cancer* 2021, zeigen, dass die Kombination einer dosisreduzierten Polychemotherapie (Mini-CVAD) mit Inotuzumab über eine verminderte Toxizität und ein geringes VOD-Risiko zu einer anhaltenden Effektivität führen kann [11]. Badar et al. verglichen retrospektiv die Effektivität von Blinatumomab und Inotuzumab. 276 Patienten mit r/r ALL wurden analysiert, die entweder mit Blinatumomab oder mit Inotuzumab behandelt worden waren. Das Erreichen einer kompletten beziehungsweise inkompletten Remission lag in der Blinatumomab-Gruppe bei 65% und in der Inotuzumab-Gruppe bei 67% (p=0,73). Auch wenn die Aussagekraft der Studie begrenzt ist, sehen die Autoren vergleichbare Effektivität dieser Substanzen [1].

Inotuzumab wurde nun auch im Rahmen einer Phase-I-Studie bei pädiatrischen Patienten geprüft. In der Dosisfindungsstudie konnte bei stark vorbehandelten pädiatrischen Patienten eine gute Verträglichkeit und antileukämische Wirksamkeit dokumentiert werden. Die ermittelte Dosis lag bei 1,8 mg/m^2 pro Kurs [2].

Mit der INITIAL-1-Studie, einer Phase-II-Studie, untersucht die GMALL für Patienten >55 Jahre und CD22-positiver De-novo-ALL die Effektivität von Inotuzumab-Ozogamicin in der Erstlinien-Induktionstherapie. Die Daten der Interimsanalyse wurden auf der ASH-Jahrestagung 2020 präsentiert. Patienten erhielten als Induktion drei Zyklen Inotuzumab sowie eine intrathekale Prophylaxe, gefolgt von einer dosisreduzierten Chemotherapie als Konsolidierung- und Erhaltungstherapie. In die Studie wurden nur Philadelphia-Chromosom-negative (Ph-) und CD22+ ALL-Patienten rekrutiert. Bisher wurden 31 Patienten eingeschlossen. Die Ergebnisse sind ermutigend. 94% der Patienten erhielten drei Zyklen Inotuzumab (29/31). Inotuzumab war als Induktionstherapie unter den analysierten Patienten sehr effektiv. Alle Patienten erreichten eine hämatologische CR, 74% der Patienten erreichten eine über eine PCR-Diagnostik ermittelte MRD-Negativität. Das

Gesamtüberleben nach 1 Jahr lag bei 87% der Patienten. Bei keinem der Patienten wurde eine VOD beobachtet. Die Autoren spekulierten, dass nach Inotuzumab in Zukunft auf eine intensive Chemotherapie in dieser Patientengruppe verzichtet werden kann [33].

Kollegen aus dem MD Anderson Cancer Center analysierten die Korrelation zwischen Wirksamkeit von Inotuzumab und CD22-Expression. Die Auswertung zeigte, dass bei einer CD22-Expression von über 70% mit einer signifikant besseren Effektivität zu rechnen ist [25].

Stock und Kollegen untersuchten die Wirksamkeit von Inotuzumab bei Patienten mit Philadelphia-Chromosom-positiver rezidivierter beziehungsweise refraktärer ALL. Gepoolte Daten der Phase-I/II-1010-Studie sowie der INO-VATE-Studie wurden ausgewertet. Die Ergebnisse, welche in diesem Jahr in *Cancer* publiziert worden sind, bestätigen, dass Inotuzumab auch für Ph+ ALL-Patienten im Rezidiv eine wichtige Therapieoption darstellt [34].

1.2.4 Philadelphia-Chromosom-positive ALL

Die Philadelphia-positive ALL war vor der Einführung der Tyrosinkinase-Inhibitoren (TKI) und der Option einer allogenen Stammzelltransplantation prognostisch besonders ungünstig. Aber auch für diese Entität haben sich die Behandlungsergebnisse in den letzten Jahren deutlich gebessert.

Die GMALL-Studiengruppe bietet für diese Patienten, die nach Konsolidierung I ein molekulares Therapieversagen aufweisen, die MolAct2-Studie mit Ponatinib als zielgerichtete Therapie an.

Patienten mit BCR/ABL1-positiver ALL werden aktuell mit TKI in Kombination mit Chemotherapie behandelt. Ob TKI der Zweit- beziehungsweise Drittgeneration im Vergleich zu Imatinib günstiger sind, wird geprüft.

2018 wurden die Langzeitergebnisse einer Kombinationstherapie von Chemotherapie und Ponatinib im *Lancet Oncology* publiziert. Aufgrund eindrucksvoller Effektivitätsdaten diskutieren Jabbour et al. die Kombinationstherapie mit Ponatinib als möglichen Standard bei der BCR/ABL1-positiven ALL [12]. Die aktuell rekrutierende, multizentrische PhALLCON-Studie vergleicht in der Erstlinie Ponatinib versus Imatinib 2:1-randomisiert in Kombination mit einer dosisreduzierten Chemotherapie die Wirksamkeit.

Auf der ASH-Jahrestagung 2020 präsentierte die spanische Studiengruppe PETHEMA die Daten ihrer Phase-II-PONALFIL-Studie [25]. Patienten mit Ph+ ALL wurden in der Erstlinie mit Ponatinib in Kombination mit Chemotherapie behandelt. Alle Patienten (26/26) erreichten eine komplette Remission und 65% eine molekulare Remission während der Induktionstherapie. Somit zeigte sich eine hohe antileukämische Wirksamkeit bei akzeptablem Toxizitätsprofil.

RIGHT TKI, RIGHT TIME*

- Machen Sie ICLUSIG® zu Ihrer 1. Option nach einem TKI der 2. Generation.#
- Mit ICLUSIG® ist die CCyR-Rate bei CP-CML Patienten nach Versagen eines Zweitgenerations-TKI doppelt so hoch wie mit einem weiteren Zweitgenerations-TKI (60 % vs. 22–26 %).[1,+]

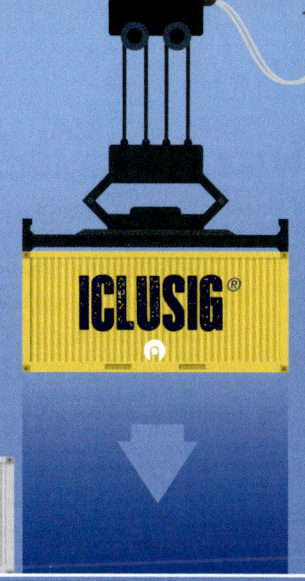

SECOND GENERATION

ICLUSIG®

Iclusig® 15 mg Filmtabletten / Iclusig® 30 mg Filmtabletten / Iclusig® 45 mg Filmtabletten
Wirkstoff: Ponatinib

▼ Dieses Arzneimittel unterliegt einer zusätzlichen Überwachung. Dies ermöglicht eine schnelle Identifizierung neuer Erkenntnisse über die Sicherheit. Angehörige von Gesundheitsberufen sind aufgefordert, jeden Verdachtsfall einer Nebenwirkung zu melden. Hinweise zur Meldung von Nebenwirkungen, siehe Abschnitt 4.8 der Fachinformation.

Bevor Sie Iclusig® verschreiben, lesen Sie bitte die vollständige Fachinformation (FI).

Qualitative und quantitative Zusammensetzung: Jede Filmtablette enthält 15 mg bzw. 30 mg bzw. 45 mg Ponatinib (als Hydrochlorid). Sonstige Bestandteile mit bekannter Wirkung: Jede Filmtablette enthält 40 mg (Iclusig 15 mg) bzw. 80 mg (Iclusig 30 mg) bzw. 120 mg (Iclusig 45 mg) Lactose-Monohydrat. Vollständige Auflistung der sonstigen Bestandteile: Tablettenkern: Lactose-Monohydrat, Mikrokristalline Cellulose, Poly(O-carboxymethyl)stärke – Natriumsalz, hochdisperses Siliciumdioxid, Magnesiumstearat. Tablettenüberzug: Talkum, Macrogol 4000, Poly(vinylalkohol), Titandioxid (E171). **Anwendungsgebiete:** Iclusig ist indiziert bei erwachsenen Patienten mit
- chronischer myeloischer Leukämie (CML) in der chronischen Phase, akzelerierten Phase oder Blastenkrise, die behandlungsresistent gegenüber Dasatinib bzw. Nilotinib sind, die Dasatinib oder Nilotinib nicht vertragen und bei denen eine anschließende Behandlung mit Imatinib klinisch nicht geeignet ist, oder bei denen eine T315I-Mutation vorliegt.
- Philadelphia-Chromosom-positiver akuter Lymphoblastenleukämie (Ph+ ALL), die behandlungsresistent gegenüber Dasatinib sind, die Dasatinib nicht vertragen und bei denen eine anschließende Behandlung mit Imatinib klinisch nicht geeignet ist, oder bei denen eine T315I-Mutation vorliegt.

Siehe Abschnitt 4.2 der FI zur Beurteilung des kardiovaskulären Status vor Beginn der Behandlung und Abschnitt 4.4 der FI zu Situationen, in denen eine alternative Behandlung erwogen werden kann. **Gegenanzeigen:** Überempfindlichkeit gegen den Wirkstoff oder einen der sonstigen Bestandteile. **Nebenwirkungen:** Sehr häufige Nebenwirkungen (≥ 1/10): Infektionen der oberen Atemwege, Anämie, verminderte Thrombozytenzahl, verminderte Neutrophilenzahl, verminderter Appetit, Schlaflosigkeit, Kopfschmerzen, Schwindel, Hypertonie, Dyspnoe, Husten, Bauchschmerzen, Durchfall, Erbrechen, Verstopfung, Übelkeit, erhöhte Lipasewerte, erhöhte Alaninaminotransferase, erhöhte Aspartataminotransferase, Hautausschlag, Trockenheit der Haut, Juckreiz, Knochenschmerzen, Arthralgie, Myalgie, Gliederschmerzen, Rückenschmerzen, Muskelspasmen, Abgeschlagenheit, Asthenie, peripheres Ödem, Fieber, Schmerzen. Häufige Nebenwirkungen (≥ 1/100 bis < 1/10): Pneumonie, Sepsis, Follikulitis, Zellulitis, Panzytopenie, febrile Neutropenie, verminderte Zahl weißer Blutzellen, verminderte Lymphozytenzahl, Hypothyreose, Dehydratation, Flüssigkeitsretention, Hypokalzämie, Hyperglykämie, Hyperurikämie, Hypophosphatämie, Hypertriglyceridämie, Hypokaliämie, Gewichtsverlust, Hyponatriämie, zerebrovaskuläres Ereignis, Hirninfarkt, periphere Neuropathie, Lethargie, Migräne, Hyperästhesie, Hypoästhesie, Parästhesie, transitorische ischämische Attacke, Verschwommensehen, trockenes Auge, periorbitales Ödem, Augenlidödem, Konjunktivitis, Sehverschlechterung, Herzinsuffizienz, Myokardinfarkt, kardiale Stauungsinsuffizienz, koronare Herzkrankheit, Angina pectoris, Perikarderguss, Vorhofflimmern, verminderte Ejektionsfraktion, akutes Koronarsyndrom, Vorhofflattern, periphere arterielle Verschlusskrankheit, periphere Ischämie, periphere Arterienstenose, Claudicatio intermittens, tiefe Venenthrombose, Hitzewallungen, plötzliche Hautrötung („Flushing"), Lungenembolie, Pleuraerguss, Epistaxis, Dysphonie, pulmonale Hypertonie, Pankreatitis, erhöhte Amylasewerte im Blut, gastroösophageale Refluxkrankheit, Stomatitis, Dyspepsie, geblähter Bauch, abdominale Beschwerden, Mundtrockenheit, Magenblutung, erhöhtes Bilirubin im Blut, erhöhte alkalische Phosphatase im Blut, erhöhte Gamma-Glutamyltransferase, juckender Hautausschlag, exfoliativer Hautausschlag, Erythem, Alopezie, Hautabschälung, nächtliches Schwitzen, Hyperhidrose, Petechien, Ekchymose, Hautschmerzen, exfoliative Dermatitis, Hyperkeratose, Hauthyperpigmentierung, Muskel- und Skelettschmerzen, Nackenschmerzen, die Skelettmuskulatur betreffende Brustschmerzen, erektile Dysfunktion, Schüttelfrost, grippaler Infekt, nicht kardial bedingte Schmerzen in der Brust, tastbarer Knoten, Gesichtsödem. Gelegentliche Nebenwirkungen (≥ 1/1.000 bis < 1/100): Tumor-Lyse-Syndrom, Hirnarterienstenose, Hirnblutung, intrakranielle Blutung, posteriores reversibles Enzephalopathiesyndrom, Retinalvenenthrombose, Netzhautvenenverschluss, Verschluss einer Netzhautarterie, Myokardischämie, Herzbeschwerden, ischämische Kardiomyopathie, Koronararterienspasmus, linksventrikuläre Dysfunktion, schlechte periphere Durchblutung, Milzinfarkt, venöse Embolie, Venenthrombose, hypertensive Krise, Nierenarterienstenose, Lebertoxizität, Leberversagen, Ikterus. Nebenwirkungen mit nicht bekannter Häufigkeit: Aneurysmen und Arteriendissektionen. Hinweise zu ausgewählten Nebenwirkungen: Bei Patienten, die mit Iclusig behandelt wurden, sind schwerwiegende Gefäßverschlüsse, einschließlich kardiovaskuläre, zerebrovaskuläre und periphere Gefäßereignisse und Venenthrombosen aufgetreten. In allen Patientengruppen wurde häufig über eine Myelosuppression berichtet. In Zusammenhang mit BCR-ABL-Tyrosinkinase-Inhibitoren wurden Hepatitis-B-Reaktivierungen beobachtet. Einige Fälle führten zu akutem Leberversagen oder zu fulminanter Hepatitis, die eine Lebertransplantation notwendig machten oder zum Tod führten. Bei einigen BCR-ABL-Tyrosinkinase-Inhibitoren wurde über schwere Hautreaktionen (wie das Stevens-Johnson Syndrom) berichtet. **Warnhinweise:** Enthält Lactose. Siehe Packungsbeilage für weitere Informationen. Die in der Flasche befindliche Dose mit Trockenmittel darf nicht geschluckt werden. **Verkaufsabgrenzung:** Verschreibungspflichtig (Österreich: Rezept- und apothekenpflichtig). **Pharmakotherapeutische Gruppe:** antineoplastische Mittel, Proteinkinase-Inhibitoren, ATC-Code: L01XE24 **Inhaber der Zulassung:** Incyte Biosciences Distribution B.V., Paasheuvelweg 25, 1105 BP Amsterdam, Niederlande. **Weitere Informationen:** Ausführliche Informationen zu Warnhinweisen und Vorsichtsmaßnahmen für die Anwendung, Wechselwirkungen, Schwangerschaft und Stillzeit, Nebenwirkungen sowie Dosierung und Art/Dauer der Anwendung entnehmen Sie bitte der veröffentlichten Fachinformation (Zusammenfassung der Merkmale des Arzneimittels). **Stand:** 08/2019

---

*ICLUSIG® ist indiziert bei erwachsenen Patienten mit
- CML in der chronischen Phase, akzelerierten Phase oder Blastenkrise, die behandlungsresistent gegenüber Dasatinib bzw. Nilotinib sind, die Dasatinib oder Nilotinib nicht vertragen und bei denen eine anschließende Behandlung mit Imatinib klinisch nicht geeignet ist, oder bei denen eine T315I-Mutation vorliegt.
- Ph+ ALL, die behandlungsresistent gegenüber Dasatinib sind, die Dasatinib nicht vertragen und bei denen eine anschließende Behandlung mit Imatinib klinisch nicht geeignet ist, oder bei denen eine T315I-Mutation vorliegt.

Wenn eine anschließende Behandlung mit Imatinib klinisch nicht geeignet ist. + Die Daten beziehen sich auf die Drittlinientherapie nach Versagen mindestens eines TKI der zweiten Generation. Gemäß der Zulassung von ICLUSIG® schlossen die TKI der Vortherapie Dasatinib und Nilotinib ein.
CCyR: komplettes zytogenetisches Ansprechen; CML: chronische myeloische Leukämie; TKI: Tyrosinkinase-Inhibitor.
Referenzen: **1.** Lipton JH et al. Leuk Res 2015; 39(1):58–64.

Incyte

ICLUSIG®
(Ponatinib) Filmtabletten

Sasaki et al. analysierten retrospektiv bei Ph+ ALL-Patienten drei verschiedene TKIs (Imatinib versus Dasatinib versus Ponatinib) in Kombination mit Polychemotherapie. Insgesamt wurden 204 Patienten mit dem Hyper-CVAD (Cyclophosphamid, Vincristin, Doxorubicin und Dexamethason) und einem TKI behandelt – entweder mit Imatinib, Dasatinib oder Ponatinib. Eine tiefe molekulare Remission (CMR) innerhalb von 3 Monaten wurde in 57% der Fälle erreicht. Eine CRM erreichten unter Imatinib 32%, unter Dasatinib 52% und unter Ponatinib 74% der Patienten. Die Autoren schlossen aus ihren Auswertungen, dass Ponatinib bei Patienten mit Ph+ ALL der effektivste Tyrosinkinase-Inhibitor zum Erreichen einer CMR und Verhinderung einer Progression ist [27].

Short et al. publizierten erste Daten einer Dosisfindungsstudie, in welcher die Kombinationstherapie mit Ponatinib, Venetoclax und Dexamethason bei rezidivierter beziehungsweise refraktärer Ph-positiver ALL geprüft wird. Die Kollegen berichteten von 9 Patienten, die bereits zahlreiche Vortherapien erhalten hatten [31]. Die Toxizität war akzeptabel. Hauptnebenwirkung war die konsekutive Neutropenie. Trotz Phase I konnten bereits eindrucksvolle Effektivitätsdaten gewonnen werden. Fünf der 9 Patienten (56%) erreichten eine CR (n=4) oder eine Cri (n=1). Vier Patienten (44%) erreichten eine CMR. Nach einer medianen Beobachtungszeit von 13 Monaten war das mediane Gesamtüberleben (OS) noch nicht erreicht. Das OS der Patienten lag nach 1 Jahr bei 72%. Auch wenn die Zahl der Patienten sehr gering ist, sind die Daten vielversprechend und deuten darauf hin, dass die Kombination von Ponatinib mit Venetoclax in einer so fortgeschrittenen Krankheitssituation, aber möglicherweise auch in einer früheren Therapielinie untersucht werden sollte. Die Autoren spekulierten, ob in Zukunft eine Behandlung der Ph+ ALL mit einem TKI, einem Bcl2-Inhibitor und dem bispezifischen Antikörper Blinatumomab ohne Gabe einer Chemotherapie erfolgen wird.

Die italienische Studiengruppe GIMEMA präsentierte als Vollpublikation im *New England Journal of Medicine* die Daten einer Phase-II-Studie zur Chemotherapie-freien Erstlinienbehandlung der Ph+ ALL. In der Studie wurden 63 Patienten rekrutiert und mit Dasatinib 140 mg/Tag und Steroiden in der Induktionstherapie behandelt. Als Konsolidierung wurden Dasatinib und Blinatumomab verabreicht. Nach Ende der Dasatinib-Induktion am Tag 85 hatten 29% der Patienten eine MRD-Negativität erreicht, nach zwei Zyklen Blinatumomab 60%. Das Gesamtüberleben (OS) lag bei 95%, das krankheitsfreie Überleben (DFS) bei 88%. Bei nur sehr kurzer Beobachtungszeit ist nun eine separate Studie geplant, die den längerfristigen Verlauf unter einer Chemotherapie-freien Induktion und Konsolidierung prüfen wird [6].

Einen negativen Einfluss auf das OS und DFS hatte insbesondere die IKZF1-Deletion. Diese prognostisch ungünstige Veränderung konnte aktuell von Simonin et al. für die T-ALL bestätigt werden [32].

Die Arbeitsgruppe des Knight Cancer Institute at Oregon Health & Science University raten bei der Kombination von Src/ABL-Inhibitoren und bispezifischen Antikörper jedoch zur Vorsicht. Leonardt et al. demonstrierten in vitro, dass über Src/ABL-Inhibitoren wie Dasatinib und Ponatinib die über Blinatumomab vermittelte T-Zell-Aktivierung mit Proliferation und Sekretion von IFN-γ und damit erfolgte Elimination von CD19+ B-Zellen inhibiert wird [17].

1.2.5 CAR-T-Zellen

Autologe genmodifizierte T-Zellen, die einen chimären Antigenrezeptor (CAR) exprimieren und sich gegen das Oberflächenantigen CD19 auf B-Zellen richten, stellen bei rezidivierten beziehungsweise refraktären Erkrankungen eine immer wichtigere Therapieoption dar. Drei CAR-T-Zell-Produkte sind von der europäischen Arzneimittel-Agentur (EMA) zugelassen.

Tisagenlecleucel (Kymriah®) ist auf dem Boden der von Grupp et al. 2018 im *New England Journal of Medicine* (NEJM) publizierten Daten für Patienten <26 Jahre mit r/r BVorläufer-ALL zugelassen worden [21]. 2020 wurden Real-World-Daten zu Wirkung und Nebenwirkung von Tisagenlecleucel publiziert, die die Daten der NEJM-Arbeit bestätigen [23]. Hauptnebenwirkungen der CAR-T-Zell-Therapie sind das sogenannte Zytokinfreisetzungssyndrom (CRS) und die Neurotoxizität (ICANS, „immune cell-associated neurotoxicity syndrome"). Aber auch die Hämatotoxizität ist eine häufige Nebenwirkung der CAR-T-Zell-Therapie [41]. Bei schwerem Zytokinfreisetzungssyndrom kann es zu erheblichen Gerinnungsproblemen kommen. Im Januar 2021 sind therapeutische Optionen, die auf dem Boden klinischer Daten der ELIANA- und ENSIGN-Studien entwickelt worden sind, im *Blood Advances* publiziert worden [4].

Brexucabtagen autoleucel (Tecartus®) ist von der europäischen Kommission im Dezember 2020 für die Behandlung von erwachsenen Patienten mit rezidiviertem oder refraktärem Mantelzell-Lymphom zugelassen worden. Im Rahmen der ZUMA-4-Studie, einer rekrutierenden Phase-I/II-Studie, wird Brexucabtagen autoleucel aktuell für pädiatrische Patienten mit rezidivierter beziehungsweise refraktärer B-ALL geprüft. Die Studie rekrutiert in den USA, Kanada, Frankreich und in den Niederlanden an insgesamt 23 Zentren [41].

Bei der ZUMA-3-Studie handelt es sich um eine multizentrische Phase-I/II-Studie der Zelltherapie mit Brexucabtagen autoleucel für Patienten über 18 Jahre mit rezidivierter oder refraktärer B-Vorläufer-ALL. Die Daten der Phase-I-Studie wurden aktuell in *Blood* publiziert. Primärer Endpunkt war die dosislimitierende Toxizität (DLT) innerhalb der ersten 28 Tage nach Infusion von KTE-X19. Für 54 Patienten wurde das CAR-T-Zell-Produkt hergestellt, 45 Patienten erhielten das Zellprodukt. Bereits in der Phase I konnte nach KTE-X19-Infusion eine hohe

Response-Rate mit einer zu erwartenden und tolerablen Toxizität ermittelt werden. Die Gesamtansprechrate lag nach Infusion von 1×106 Zellen/kg bei 83%. Aktuell läuft die Phase II mit 1×106 Zellen/kg. Aufgrund der Toxizität werden in der Phase II bei neurologischen Ereignissen frühzeitig Steroide und bei isoliertem CRS frühzeitig Tocilizumab appleziert [29].

Bereits 2020 wurden im *Blood Advances* erste Daten publiziert, die darauf hinweisen, dass Patienten nach einer Blinatumomab-Behandlung ein geringeres Ansprechen auf eine CAR-T-Zell-Therapie zeigen als Patienten, die vor der CAR-T-Zell-Therapie nicht mit dem bispezifischen Antikörper behandelt worden waren [24].

Auf der amerikanischen Jahrestagung 2020 ist eine retrospektive, multizentrische Arbeit von Taraseviciute et al. vorgestellt worden, die diese Beobachtung bestätigt. Insgesamt wurden 420 Patienten ausgewertet. 75 Patienten hatten vor der CAR-T-Zell-Therapie eine Behandlung mit Blinatumomab erhalten. Diese Patientenkohorte hatte eine signifikant höhere Rate an Therapieversagen im Vergleich zu den Patienten, die zuvor kein Blinatumomab erhalten hatten (18,3% versus 7,0%; p=0,0052). Das rezidivfreie Überleben (RFS) nach 6 Monaten war für die Blinatumomab-Kohorte ebenfalls signifikant ungünstiger (63,4% [95%CI 49,6–74,4) versus 81,1% (95%CI 76,3–85,0). Das ereignisfreie Überleben (EFS) nach 6 Monaten lag bei 49,7% (95%CI 37,8–60,5) versus 72,1% (95%CI 67,1–76,6).

Ein Resistenzmechanismus, welcher von den Autoren diskutiert worden ist, liegt in dem Antigen-Escape-Mechanismus der Leukämiezellen, die eine verminderte CD19-Expression aufweisen [35].

Schultz et al. präsentierten auf der amerikanischen Jahrestagung 2020 die Ergebnisse einer retrospektiven Analyse der Real-World-Daten des Real-World-CAR-Konsortiums. Pädiatrische Patienten mit r/r B-ALL wurden ausgewertet, die mit kommerziell verfügbaren Tisagenlecleucel behandelt worden sind. Die Effektivitätsdaten hinsichtlich des Gesamtüberlebens und ereignisfreien Überlebens der ELIANA-Studie konnten im klinischen Alltag bestätigt werden. Die Rate an CRS und Neurotoxizität war niedriger als in der ELIANA-Studie. Die Autoren sehen den Grund hierzu in der geringeren Krankheitslast der Patienten [28]. Auch die Arbeitsgruppe um Park et al. vom Memorial Sloan-Kettering Cancer Center sehen eine hohe Tumorlast als Risikofaktor für einen ungünstigen Verlauf an. Deren Publikation ist im April 2021 im *Blood* erschienen und diskutiert insbesondere auch Management von Rezidiven nach CAR-T-Zell-Therapie [42].

1.2.6 Was es sonst noch gab

Die Children's Oncology Group COG stellte auf der amerikanischen Jahrestagung 2020 die Daten der AALL1231-Studie vor. Im Rahmen der Phase-III-Studie wurde die Wirksamkeit des Proteasomen-Inhibitors Bortezomib zusätzlich zur modifizierten intensivierten aBFM-Induktionstherapie bei T-ALL geprüft. Die COG-Studie konnte 824 Patienten evaluieren. Die Studie zeigte gute Wirksamkeitsdaten von Bortezomib, insbesondere bei Patienten mit Standardrisiko und intermediären Risiko, obwohl auf eine prophylaktische Schädelbestrahlung verzichtet wurde. Es konnte eine Verbesserung des Gesamtüberlebens und des ereignisfreien Überlebens nach 3 Jahren Beobachtungszeit dokumentiert werden. Die Autoren raten, Bortezomib zur Standardtherapie der pädiatrischen De-novo-T-ALL aufzunehmen [36].

1.2.7 Literatur

[1] Badar T, Szabo A, Dinner S, et al. (2021) Sequencing of novel agents in relapsed/refractory B-cell acute lymphoblastic leukemia: Blinatumomab and inotuzumab ozogamicin may have comparable efficacy as first or second novel agent therapy in relapsed/refractory acute lymphoblastic leukemia. Cancer 127(7):1039–1048
[2] Brivio E, Locatelli F, Lopez-Yurda M, et al. (2021) A phase 1 study of inotuzumab ozogamicin in pediatric relapsed/refractory acute lymphoblastic leukemia (ITCC-059 study). Blood 137(12):1582–1590
[3] Brown PA, Ji L, Xu X, et al. (2021) Effect of Postreinduction Therapy Consolidation With Blinatumomab vs Chemotherapy on Disease-Free Survival in Children, Adolescents, and Young Adults With First Relapse of B-Cell Acute Lymphoblastic Leukemia: A Randomized Clinical Trial. JAMA 325(9):833–842
[4] Buechner J, Grupp SA, Hiramatsu H, et al. (2021) Practical guidelines for monitoring and management of coagulopathy following tisagenlecleucel CAR T-cell therapy. Blood Adv 5(2):593–601
[5] Dunsmore KP, Winter SS, Devidas M, et al. (2020) Children's Oncology Group AALL0434: A phase III randomized clinical trial testing nelarabine in newly diagnosed T-cell acute lymphoblastic leukemia. J Clin Oncol 38(28):3282–3293
[6] Foà R, Bassan R, Vitale A, et al. (2020) Dasatinib-Blinatumomab for Ph-Positive Acute Lymphoblastic Leukemia in Adults. N Eng J Med 383(17):1613–1623
[7] Gökbuget N, Dombret H, Bonifacio M, et al. (2018) Blinatumomab for minimal residual disease in adults with B-cell precursor acute lymphoblastic leukemia. Blood 131(14):1522–1531
[8] Gökbuget N, Stoltefuß A, Schwartz S, et al. (2020) Dose reduced chemotherapy in combination with Blinatumomab for newly diagnosed older patients with PH-negative B-precursor ALL: first results oft he BOLD trial. EHA Library. N. 06/12/20; 294333; EP414
[9] Gökbuget N, Zugmaier G, Dombret H, et al. (2020) Curative outcomes following blinatumomab in adults with minimal residual disease B-cell precursor acute lymphoblastic leukemia. Leuk Lymphoma 61(11):2665–2673
[10] Gökbuget N, Wermann WK, Schwartz S, et al. (2020) Interim Results of a Multicenter, Single-Arm Study to Assess Blinatumomab in Adult Patients (pts) with Minimal Residual Disease (MRD) of B-Precursor (BCP) Acute Lymphoblastic Leukemia (GMALL-MOLACT1-BLINA). Blood ASH, 136 (Suppl 1):39–40

[11] Jabbour E, Sasaki K, Short NJ, et al. (2021) Long-term follow-up of salvage therapy using a combination of inotuzumab ozogamicin and mini-hyper-CVD with or without blinatumomab in relapsed/refractory Philadelphia chromosome-negative acute lymphoblastic leukemia. Cancer 127(12):2025–2038

[12] Jabbour E, Short NJ, Ravandi F, et al. (2018) Combination of hyper-CVAD with ponatinib as first-line therapy for patients with Philadelphia chromosome-positive acute lymphoblastic leukaemia: long-term follow-up of a single-centre, phase 2 study. Lancet Haematol 5(12):e618–e627

[13] Jabbour E, Stelljes M, Advani AS et al. (2020) Impact of salvage treatment phase on inotuzumab ozogamicin treatment for relapsed/refractory acute lymphoblastic leukemia: an update from the INO-VATE final study database. Leuk Lymphoma 61(8):2012–2015

[14] Kantarjian HM, DeAngelo DJ, Stelljes M, et al. (2019) Inotuzumab ozogamicin versus standard of care in relapsed or refractory acute lymphoblastic leukemia: Final report and long-term survival follow-up from the randomized, phase 3 INO-VATE study. Cancer 125(14):2474–2487

[15] Kantarjian H, Stein A, Gökbuget N, et al. (2017) Blinatumomab versus Chemotherapy for Advanced Acute Lymphoblastic Leukemia. N Engl J Med 376(9):836–847

[16] Leonard JT, Kosaka Y, Malla P, et al. (2021) Concomitant use of a dual Src/ABL kinase inhibitor eliminates the in vitro efficacy of blinatumomab against Ph+ ALL. Blood 137(7):939–944

[17] Locatelli F, Zugmaier G, Rizzari C, et al. (2021) Effect of Blinatumomab vs Chemotherapy on Event-Free Survival Among Children With High-risk First-Relapse B-Cell Acute Lymphoblastic Leukemia: A Randomized Clinical Trial. JAMA 325(9):843–854

[18] Lynggaard LS, Højfeldt SG, Moeller L, et al. (2020) NOR-GRASPALL2016 (NCT03267030): Asparaginase Encapsulated in Erythrocytes (eryaspase) – a Promising Alternative to Peg-Asparaginase in Case of Hypersensitivity. Blood ASH, Abstract 467

[19] Martinelli G, Boissel N, Chevallier P, et al. (2017) Complete Hematologic and Molecular Response in Adult Patients With Relapsed/Refractory Philadelphia Chromosome-Positive B-Precursor Acute Lymphoblastic Leukemia Following Treatment With Blinatumomab: Results From a Phase II, Single-Arm, Multicenter Study. J Clin Oncol 35(16):1795–1802

[20] Martinelli G, Boissel N, Chevallier P, et al (2021) Long-term follow-up of blinatumomab in patients with relapsed/refractory Philadelphia chromosome-positive B-cell precursor acute lymphoblastic leukaemia: Final analysis of ALCANTARA study. Eur J Cancer 146:107–114

[21] Maude SL, Laetsch TW, Buechner J, et al. (2018) Tisagenlecleucel in Children and Young Adults with B-Cell Lymphoblastic Leukemia. N Engl J Med 378(5):439–448

[22] Neumann M, Bastian L, Hänzelmann S, et al. (2020) Molecular Subgroups of T Cell Acute Lymphoblastic Leukemia in Adults Treated According to GMALL Protocols. Blood ASH, Abstract 395

[23] Pasquini MC, Hu Z-H, Curran K, et al. (2020) Real-world evidence of tisagenlecleucel for pediatric acute lymphoblastic leukemia and non-Hodgkin lymphoma. Blood Adv 4(21):5414–5424

[24] Pillai V, Muralidharan K, Meng W, et al. (2019) CAR T-cell therapy is effective for CD19- dim B-lymphoblastic leukemia but is impacted by prior blinatumomab therapy. Blood Adv 3(22):3539–3549
[25] Rafei H, Kantarjian HM, Sasaki K, et al. (2020) CD22 Expression Level As a Predictor of Survival in Patients (Pts) with Relapsed/Refractory (R-R) Acute Lymphoblastic Leukemia (ALL) Treated with Inotuzumab Ozogamicin (INO) in Combination with Low-Intensity Chemotherapy (mini-hyper-CVD) with or without Blinatumomab: Results from a Phase 2 Study. Blood ASH 136(Suppl 1):23–25
[26] Ribera J-M, García O, Montesinos P, et al. (2020) Ponatinib and Chemotherapy in Young Adults with De Novo Philadelphia Chromosome-Positive Acute Lymphoblastic Leukemia. Results of Ponalfil Clinical Trial after Completion of Recruitment. Blood ASH 136(Suppl 1):29–30
[27] Sasaki K, Kantarjian HM, Short NJ, et al. (2021) Prognostic factors for progression in patients with Philadelphia chromosome-positive acute lymphoblastic leukemia in complete molecular response within 3 months of therapy with tyrosine kinase inhibitors. Cancer 127(15):2648–2656
[28] Schultz LM, Baggott C, Prabhu S, et al. (2020) Disease Burden Impacts Outcomes in Pediatric and Young Adult B-Cell Acute Lymphoblastic Leukemia after Commercial Tisagenlecleucel: Results from the Pediatric Real World CAR Consortium (PRWCC). Blood ASH, Abstract 468
[29] Shah BD, Bishop MR, Oluwole OO, et al. (2021) KTE-X19 anti-CD19 CAR T-cell therapy in adult relapsed/refractory acute lymphoblastic leukemia: ZUMA-3 phase 1 results. Blood 138(1):11–22
[30] Short NJ, Kantarjian HM, Ravandi F, et al. (2020) Hyper-CVAD and Sequential Blinatumomab in Adults with Newly Diagnosed Philadelphia Chromosome-Negative B-Cell Acute Lymphoblastic Leukemia: Results from a Phase II Study. Blood ASH, Abstract 464
[31] Short NJ, Konopleva M, Kadia T, (2021) An effective chemotherapy-free regimen of ponatinib plus venetoclax for relapsed/refractory Philadelphia chromosome-positive acute lymphoblastic leukemia. Am J Hematol 96(7):E229–E232
[32] Simonin M, Lhermitte L, Dourthe M-E, et al. (2021) IKZF1 alterations predict poor prognosis in adult and pediatric T-ALL. Blood 137(12):1690–1694
[33] Stelljes M, Raffel S, Wäsch R, et al. (2020) First Results of an Open Label Phase II Study to Evaluate the Efficacy and Safety of Inotuzumab Ozogamicin for Induction Therapy Followed By a Conventional Chemotherapy Based Consolidation and Maintenance Therapy in Patients Aged 56 Years and Older with Acute Lymphoblastic Leukemia (INITIAL-1 trial). Blood 136(Suppl 1):12–13
[34] Stock W, Martinelli G, Stelljes M, et al. (2021) Efficacy of inotuzumab ozogamicin in patients with Philadelphia chromosome-positive relapsed/refractory acute lymphoblastic leukemia. Cancer 127(6):905–913
[35] Taraseviciute A, Steinberg SM, Myers RM, et al. (2020) Pre-CAR Blinatumomab Is Associated with Increased Post-CD19 CAR Relapse and Decreased Event Free Survival. Blood 136(Suppl 1):13–14
[36] Teachey DT, Devidas M, Wood BL, et al. (2020) Cranial Radiation Can be Eliminated in Most Children with T-Cell Acute Lymphoblastic Leukemia (T-ALL) and Bortezomib

Potentially Improves Survival in Children with T-Cell Lymphoblastic Lymphoma (T-LL): Results of Children's Oncology Group (COG) Trial AALL1231. Blood ASH 136(Suppl 1):266
[37] Topp MS, Gökbuget N, Stein AS, et al. (2015) Safety and activity of blinatumomab for adult patients with relapsed or refractory B-precursor acute lymphoblastic leukaemia: a multicentre, single-arm, phase 2 study. Lancet Oncol 16(1):57–66
[38] Topp MS, Gökbuget N, Zugmaier G, et al. (2014) Phase II trial of the anti-CD19 bispecific T cell-engager blinatumomab shows hematologic and molecular remissions in patients with relapsed or refractory B-precursor acute lymphoblastic leukemia. J Clin Oncol 32(36):4134–4140
[39] Topp MS, Gökbuget N, Zugmaier G, et al. (2021) Long-term survival of patients with relapsed/refractory acute lymphoblastic leukemia treated with blinatumomab. Cancer 127(4):554–559
[40] Wang M, Munoz J, Goy A, et al. (2020) KTE-X19 CAR T-Cell Therapy in Relapsed or Refractory Mantle-Cell Lymphoma. N Eng J Med 382(14):1331–1342
[41] Wayne AS, Michel G, Lee DW, et al. (2020) ZUMA-4: A Phase 1/2 Multicenter Study of KTE-X19 in Pediatric and Adolescent Patients With Relapsed/Refractory B Cell Acute Lymphoblastic Leukemia or Non-Hodgkin Lymphoma. Blood ASH 136(Suppl 1):42
[42] Wudhikarn K, Flynn JR, Rivière I, et al. (2021) Interventions and Outcomes of Adult Patients with B-ALL Progressing After CD19 Chimeric Antigen Receptor T Cell Therapy. Blood 13; doi: 10.1182/blood.2020009515. Online ahead of print

2 Myelodysplastische Syndrome

Katja Sockel, Rainer Ordemann

Eine progrediente Insuffizienz der drei hämatopoetischen Zellreihen prägt das myelodysplastische Syndrom (MDS). Die anhaltende Pathologie proliferativer und apoptotischer Eigenschaften der hämatopoetischen Progenitorzellen sowie ein proinflammatorisches Mikromilieu der Stammzellnische führen zu einer Akkumulation von genomischen Schäden.

2.1 Molekulare Diagnostik

Die molekulargenetische Diagnostik ist inzwischen ein integraler Bestandteil der MDS-Diagnostik und hat nicht nur diagnostischen Wert, sondern vor allem auch prognostische Implikationen. So lassen sich bei ca. 90% der MDS-Patienten molekulare Mutationen nachweisen. Zu den häufigsten Mutationen bei MDS-Patienten gehört die Mutation des Tumorsuppressorgens p53 (TP53), welche als eine der prognostisch ungünstigsten Mutation gewertet wird.

Bernard et al. konnten im letzten Jahr nach Auswertung von mehr als 3000 Patientenproben zeigen, dass nicht alle p53-Mutationen gleichermaßen mit einer ungünstigen Prognose assoziiert sind, sondern lediglich Mutationen mit einem sogenannten Multi-Hit-Zustand. Etwa zwei Drittel der p53-mutierten Patienten mit einer biallelischen Mutation müssen mit einem schlechteren Therapieansprechen, einer höheren Progressionsrate und einem niedrigeren Gesamtüberleben rechnen. Dagegen unterschieden sich Patienten mit monoallelischen Mutationen nicht von TP53-Wildtyp-Patienten hinsichtlich Gesamtüberleben, Progressionsrate und Therapieansprechen [2]. Die Studienautoren vermuten, dass eine normale Kopie von TP53 ausreicht, um einen ausreichenden Schutz gegen DNA-Schäden zu gewährleisten. Die Bestimmung des TP53-Allelstatus ist somit von großer Bedeutung zur exakten prognostischen Einordnung und auch für die daraus folgende Therapieentscheidung. Zukünftige Revisionen des IPSS-R-Prognosescores sollten diesen Unterschied zwischen biallelischen und monoallelischen TP53-Mutationen berücksichtigen.

Die ungünstige Pathogenese der p53-Mutation ist bisher nicht vollständig verstanden. Die Arbeitsgruppe von Sallman et al. aus Florida hat nun neue Erkenntnisse hinsichtlich des immunologischen Mikroenvironments in *Blood* publiziert. 30 Patienten mit p53-mutiertem MDS beziehungsweise sekundärer AML wurden mit Patienten ohne p53-Mutation verglichen. Die Gruppe konnte eine signifikant höhere PD-L1-Expression auf hämatopoetischen Stammzellen von p53-mutierten Patienten nachweisen, assoziiert mit einer Hochregulierung von MYC und einer Runterregulierung vom MYC-negativen Regulator miR-34a. Zugleich imponierten eine verminderte Anzahl an Knochenmark-infiltrierenden OX40+ zytotoxischen T-Zellen und Helfer- T-Zellen und eine Expansion von immunsuppressiven regulatorischen T-Zellen (Tregs). Die Autoren spekulierten in ihrer Blood-Publikation, dass insbesondere immuntherapeutische Ansätze bei Patienten mit p53-Mutation eine Rationale finden [19].

2.2 Niedrigrisiko-MDS

Bei ca. zwei Drittel aller Niedrigrisiko-MDS-Patienten findet sich eine symptomatische Anämie als vordergründiges Problem. Nachdem für diese Patienten lange Zeit nur Erythropoetin alpha (bei Serum-Epo-Spiegel <200 U/l) beziehungsweise im Falle eines MDS mit isolierter del (5q) die immunmodulatorische Substanz Lenalidomid zur Verfügung stand, wurde im Juni 2020 nun der Erythrozyten-Reifungs-Aktivator Luspatercept (Reblozyl®) zugelassen. Die MEDALIST-Studie zeigte, dass Luspatercept bei Patienten mit transfusionspflichtigem Niedrigrisiko-MDS und Ringsideroblasten zu einer signifikanten Verminderung der

Transfusionspflichtigkeit führt [8]. Im Gegensatz zu Erythropoetin reguliert Luspatercept als Transforming-Growth-Factor-beta (TGF-ß)-Liganden-Hemmer vor allem die terminale Differenzierung und Ausreifung der erythropoetischen Vorläuferzellen. Die Gabe erfolgt in einer Dosis von 1,0–1,75 mg/kg alle 3 Wochen subkutan. Nach den zuletzt berichteten Langzeitdaten der MEDALIST-Studie konnte bei ca. 47% der Patienten eine über 8 Wochen anhaltende Transfusionsfreiheit bei gleichzeitig guter Verträglichkeit erreicht werden [7].

In einer kleinen retrospektiven Subgruppenanalyse, deren Daten beim ASH 2020 präsentiert wurden, zeigte sich auch ein gutes Ansprechen für Patienten, welche zur Gruppe der MDS/MPN-Überlappungssyndrome, speziell zur Gruppe der MDS/MPN-RS-T (ehemals RARS-T), gehören. Hier konnte eine 8-wöchige Transfusionsfreiheit bei 64% der Patienten erreicht werden. Es zeigte sich kein Hinweis für eine Häufung thromboembolischer Komplikationen [14].

Derzeit befinden sich zahlreiche weitere Studien mit Luspatercept in Vorbereitung beziehungsweise Durchführung. So wird der Einsatz von Luspatercept im Rahmen der Phase-III-COMMANDS-Studie geprüft. Hierbei wird Luspatercept randomisiert gegen Erythropoetin (ESA) bei ESA-naiven transfusionspflichtigen Patienten unabhängig vom Ringsideroblasten-Status geprüft (NCT03682536). Weiterhin ist die Kombination mit Lenalidomid bei Non-del(5q)-Patienten in Planung sowie der frühzeitige Einsatz von Luspatercept nicht erst bei Transfusionspflicht, sondern bereits bei Auftreten einer symptomatischen Anämie (Hb <10 g/dl oder <6,2 mmol/l).

Zytogenetische Veränderungen finden sich bei ca. 50% aller MDS-Patienten. Eine der häufigsten chromosomalen Aberrationen stellt dabei die Deletion 5q dar, welche entweder isoliert oder kombiniert mit weiteren Aberrationen bei ca. 30% der Patienten vorkommt [11].

Für Niedrigrisiko-MDS-Patienten mit einer isolierten del(5q) steht im Falle einer transfusionspflichtigen Anämie die immunmodulatorische Substanz Lenalidomid als therapeutische Substanz zur Verfügung. Lenalidomid führt bei ca. 60% der Patienten zur Transfusionsfreiheit und bei einem Teil der Patienten auch zum zytogenetischen Ansprechen [6].

Häufig bemerken Patienten jedoch bereits vor Erreichen der Transfusionspflicht Anämie-Symptome, welche zur relevanten Beeinträchtigung im Alltag führen. Somit stellt sich die Frage nach einem frühzeitigen Einsatz von Lenalidomid bei Patienten mit noch nicht transfusionsbedürftiger Anämie. Diese Frage wurde in der randomisierten Sintra-REV-Phase-III- Studie adressiert, deren Interimsanalyse beim ASH 2020 veröffentlicht wurde. In der Patientengruppe mit nicht transfusionsabhängigem Niedrigrisiko-MDS und Anämie (Hb <12 g/dl) und Nachweis einer del(5q) wurde Lenalidomid (LEN) versus Placebo über einen Zeitraum von 2 Jahren verabreicht. Die Patienten erhielten dabei nicht die bei

MDS typische Dosis von 10 mg/Tag, sondern aufgrund des frühzeitigen Einsatzes eine dosisreduzierte Form von 5 mg/Tag. Nach einem medianen Follow-up von 25 Monaten konnte ein sehr gutes hämatologisches Gesamtansprechen von 72% sowie ein zytogenetisches Ansprechen von 80% dokumentiert werden. Die Transfusionspflicht an sich war im Lenalidomid-Arm (27,5%) deutlich reduziert im Vergleich zum Placebo-Arm (57,1%). Auch die Zeit bis zur Transfusionspflicht konnte unter Lenalidomid-Gabe deutlich herausgezögert werden (6,3 Jahre Lena-Arm versus 2,89 Jahre im Placebo-Arm, p=0,023). Ob sich diese guten Daten auch in einen Überlebensvorteil übersetzen werden, bleibt aufgrund des kurzen Follow-up von 25 Monaten momentan noch offen. Jedoch mussten auch unter der niedrigen Dosis von 5 mg die bekannten Lenalidomid-Nebenwirkungen wie Hämatotoxizität, Diarrhoe sowie Hauttoxizität beobachtet werden [4].

Weitere Medikamente für Niedrigrisiko-MDS-Patienten befinden sich aktuell in fortgeschrittener Studienprüfung. Eines der erfolgversprechendsten Therapeutika ist der Telomeraseinhibitor Imetelstat. Die Phase-II/III-IMerge-Studie untersucht Imetelstat bei transfusionsbedürftigen Niedrigrisiko-Patienten. Steensma et al. publizierten 2021 im *Journal of Clinical Oncology* die Daten der Phase-II-Studie. 57 Patienten, die auf ESA refraktär beziehungsweise unverträglich waren, konnten rekrutiert werden. 38 Patienten hatten keine del(5q) und waren noch nicht mit hypomethylierenden Substanzen oder mit Lenalidomid behandelt worden. Primärer Endpunkt der Studie war die Bluttransfusionsunabhängigkeit ≥ 8 Wochen.

Diesen erreichten unter Imetelstat 37% der Patienten, die mediane Transfusionsunabhängigkeit lag bei 65 Wochen. Unter den 38 Patienten ohne del(5q) und Vorbehandlung lag der Anteil der Patienten bei 42%. Die mediane Dauer einer Transfusionsfreiheit lag bei 86 Wochen (Abb. 3). Über eine Reduktion zytogenetisch abnormaler Klone beziehungsweise mutierter Allele konnte unter Therapie auch ein krankheitsmodifizierender Effekt durch Imetelstat festgestellt werden. Die Studie zeigte jedoch eine relevante Hämatotoxizität bei etwa zwei Drittel der Patienten. Insbesondere die induzierte Neutropenie führte zu einer Dosisreduktion beziehungsweise Pausieren der Therapie. Meistens war die Panzytopenie nach 4 Wochen reversibel [20], siehe Abbildung 3.

Im Rahmen einer Poster-Präsentation wurde auf dem ASH 2020 der aktuell rekrutierende Phase-III-Teil der IMerge-Studie vorgestellt, in der die Wirksamkeit und die Sicherheit von Imetelstat bei Niedrigrisiko-MDS nun placebokontrolliert untersucht wird [16].

Garcia-Manero et al. publizierten im *JCO* die Ergebnisse der Erhaltungstherapie mit oral verfügbaren HMA CC-486 bei transfusionsabhängigen Niedrigrisiko-MDS-Patienten. In der Phase III wurden Patienten 1:1 randomisiert, CC-486 versus Placebo für 21 Tage alle 4 Wochen. Primärer Endpunkt war auch hier die

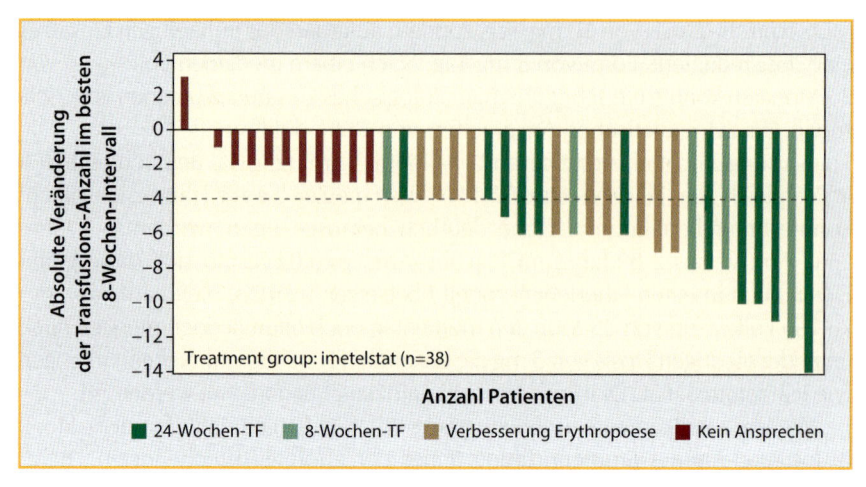

Abbildung 3: *Transfusionspflichtigkeit unter Imetelstat bei Patienten mit Niedrigrisiko-MDS. TF Transfusionsfreiheit. Adaptiert nach [20].*

Bluttransfusionsunabhängigkeit. 216 transfusionsabhängige Niedrigrisiko-Patienten wurden rekrutiert. Im CC-486-Arm und im Placebo-Arm erreichten 31% beziehungsweise 11% der Patienten eine Transfusionsunabhängigkeit (p=0,0002), mit einer medianen Dauer von 11,1 beziehungsweise 5,0 Monaten. Einen Hb-Anstieg von mehr als 1,5 g/dl zeigten im CC-486-Arm 24,3% der Patienten, im Placebo-Arm 6,5%. Somit wurde der primäre Endpunkt der Studie erreicht. Das Gesamtüberleben war bei fehlender Teststärke in der Interimsanalyse nicht unterschiedlich. Im Verum-Arm sind jedoch innerhalb der ersten 56 Tage 16 Patienten meist an Infektionen, im Placebo-Arm 6 Patienten verstorben [9].

2.3 Hochrisiko-MDS

Der Bcl-2-Inhibitor Venetoclax hat in Kombination mit HMA oder niedrigdosiertem Cytarabin in der jüngsten Vergangenheit durch hohe Remissionsraten bei der AML für Aufsehen gesorgt. Ball et al. analysierten retrospektiv 44 MDS-Patienten, die mit HMA und Venetoclax behandelt worden waren und konnten ein hohes Gesamtansprechen von 59% dokumentieren. 14% der MDS-Patienten erreichten eine komplette Remission (CR), 27% eine Knochenmarkremission mit verbesserten hämatologischen Werten [1]. Erwartet wurden nun die MDS-Ergebnisse der Azacitidin/Venetoclax (Aza/Ven)-Phase-I-Studie. Entgegen dem Applikationsschema bei der AML mit 28-tägiger Venetoclax-Einnahme wird bei MDS aufgrund von lebensbedrohlichen infektiösen Komplikationen, welche unter der 4wöchigen Gabe beobachtet wurden, nur die 14-tägige Venetoclax-Einnahme empfohlen. Auch beim MDS zeigten sich sehr gute Gesamtansprechraten von 79%, einschließlich 40% Komplettremissionen. Die mediane Zeit bis zum Erreichen der kompletten Remission lag bei 2,6 Monaten und ist somit deutlich schneller, als wir es von der Azacitidin-Monotherapie kennen, wo ein Ansprechen meist erst nach 3–6 Monaten beobachtet wird. Häufigste und sehr relevante Nebenwirkung waren die Hämatotoxizität (Neutropenie Grad 3/4 bei 82%) und febrile Neutropenien (49%), welche zur Zyklusverschiebung bei 95% aller Patienten führte. Während das mediane Gesamtüberleben noch nicht erreicht war, lag die Dauer des Ansprechens bei ca. 14,8 Monaten [10]. Ergebnisse von fortgeschrittenen Phase-II/III-Studien werden zeigen, ob sich diese Therapie auch in einen Überlebensbenefit im Vergleich zur bisherigen Standardtherapie mit Azacitidin übersetzt.

Auch ermutigend sahen die Ergebnisse der Kombination Aza/Ven in der Rezidivsituation aus. Hier konnte eine hohe CR-Rate mit 40% erreicht werden. Das mediane progressionsfreie Überleben lag bei 9 Monaten – mit dem Wissen, dass das Gesamtüberleben nach HMAVersagen ansonsten lediglich bei 5,6 Monaten liegt, stellt die Kombination Aza/Ven in der Rezidivsituation definitiv eine sehr vielversprechende Therapieoption dar. Interessant waren die molekularen Subanalysen der Studie, welche ein besonders gutes Ansprechen bei Patienten mit IDH2-Mutation zeigten. Demgegenüber musste bei Patienten mit p53-Mutation ein besonders schlechtes Ansprechen (lediglich 5,1 Monate) beobachtet werden [22].

Eine weitere interessante Kombinationstherapie stellt die Kombination aus Pevonedistat und Azacitidin dar. Im Rahmen der Pevonedistat-2001-Studie wurde bei unbehandeltem Hochrisiko- MDS und CMML sowie oligoblastärer AML (Blasten 20–30%) die Kombinationstherapie untersucht. Pevonedistat (MLN4924) ist ein selektiver NEDD8-Inhibitor, der über eine sogenannte Neddylierung zu einer DNA-Schädigung und somit zu einem apoptotischen Zelluntergang von malignen Zellen führt. In der Studie wurde Pevonedistat zusätzlich zu Azacitidin an den Tagen 1, 3 und 5 eines 28Tage-Zyklus intravenös verabreicht.

120 Patienten wurden 1:1 randomisiert, die Ergebnisse der Phase-II-Studie wurden aktuell in *Leukemia* publiziert. Obwohl der primäre Endpunkt einer signifikanten Verbesserung des Gesamtüberlebens nicht erreicht wurde, fand sich ein nummerischer Trend im Gesamtüberleben (21,8 Monate versus 19,0 Monate; p=0,334) und Ereignis-freien Überleben (median 21,0 versus 16,6 Monate; p=0,076) für die Kombinationstherapie. Dieser Trend war besonders deutlich in der Gruppe der Hochrisiko-MDS-Patienten ausgeprägt, zudem zeigte sich bei den Hochrisiko-MDS-Patienten unter der Kombinationstherapie ein deutlich

besseres Gesamtansprechen (ORR 79,3% Aza/Pevo versus 56,7% Aza mono) und eine fast doppelt so hohe CR-Rate (51,7% Aza/Pevo versus 26,7% Aza Mono). Besonders herauszuheben ist dabei die Dauer des Ansprechens, welches mit 34,6 Monaten unter Kombinationstherapie knapp dreimal so lang wie unter der Aza-Monotherapie (13,1 Monate) lag. Die Wirkung war hier unabhängig vom p53-Mutationsstatus [21]. Die anschließende Phase-III-Panther-Studie hat bereits fertig rekrutiert, und die Daten werden aktuell ausgewertet.

Wie bereits erwähnt, ist die TP53-Mutation mit einer schlechten Prognose, einem höheren Transformationsrisiko und einem schlechten Ansprechen auf Therapien verbunden. Daher liegen große Erwartungen in den p53-Reaktivator Eprenetapopt (APR-246). APR-246 führt beim mutierten p53 zu einer Proteinrekonformation und ermöglicht somit einen Zellzyklus-Arrest und eine Apoptose.

Zwei Phase-I- beziehungsweise II-Studien mit Eprenetapopt wurden im Mai 2021 im *Journal of Clinical Oncology* publiziert. Cluzeau et al. publizierten die Daten der französischen MDS-Arbeitsgruppe. 52 Patienten mit p53-Mutation (34 MDS, 18 AML) wurden mit APR-246 behandelt. Unter den MDS-Patienten zeigten 62% ein Gesamtansprechen (ORR), 47% der Patienten erreichten eine CR. Unter den AML-Patienten lagen die ORR bei 33% und die CR-Rate bei 17%. 73% der Responder erreichten eine TP53-Negativität [5].

Sallman et al. publizierten die Ergebnisse einer Phase-I/II-Studie, in welcher 55 Patienten mit p53-Mutation (40 MDS, 11 AML, 4 MDS/MPN) analysiert wurden. In dieser prognostisch ungünstigen Gruppe konnte eine Ansprechrate von 71% beobachtet werden, einschließlich 44% Komplettremissionen. Unter den MDS-Patienten lag die Ansprechrate bei 73% (n=29), 50% (n=20) erreichten eine CR und 58% (23/40) zeigten eine zytogenetische Response. Das mediane Gesamtüberleben lag bei 10,8 Monaten. Patienten, die eine Response aufwiesen, zeigten ein signifikant besseres Überleben mit 14,6 Monaten im Vergleich zu den Patienten, die keine Response zeigten 7,5 Monate [18].

Leider ließen sich diese guten CR-Raten in der Phase-III-Studie nicht reproduzieren. Die Firma kündigte zum Jahreswechsel an, dass der primäre Endpunkt, eine signifikante Verbesserung der CR-Rate, nicht erreicht werden konnte (Aza/Eprenetapopt CR: 33,3% (95%CI 23,1–44,9) versus Aza mono 22,4% (95%CI 13,6–33,4; p=0,13). Hier ist die komplette Veröffentlichung der Studiendaten abzuwarten, ob es vielleicht doch eine Subgruppe gibt, die besonders von dem Medikament profitieren könnte.

Weiterhin laufen aktuell fortgeschrittene Studien zu dem TIM3-Antikörper Sabatolimab (MBG453). Auf leukämischen Stammzellen findet man eine erhöhte Expression von TIM3, welche als Immuncheckpoint fungieren. MBG453 fungiert als Antikörper gegen TIM3 und induziert somit als Checkpoint-Inhibitor eine immunologische Reaktion gegen leukämische Stammzellen.

Phase-I-Studiendaten bei Hochrisiko-MDS-Patienten zeigten ein Gesamtansprechen von 64% (51% mCR/CR). Dabei ist vor allem auf den hohen Anteil von Patienten mit „Very high risk"-MDS hinzuweisen, bei denen sich ähnlich gute Ansprechraten zeigten wie in der Gesamt-MDS-Kohorte. Die Verträglichkeit war gut, immunvermittelte Nebenwirkungen (Exanthem, Diarrhö, Myalgie) traten bei ca. 23% der Patienten auf [3]. Die Substanz wird aktuell in Kombination mit hypomethylierenden Substanzen als Phase-II- und Phase-III-Studien getestet. Zu nennen ist die Stimulus-MDS2-Studie, eine Phase-III-Studie, die Azacitidin mit oder ohne MBG453 für Patienten mit Intermediär- und Hochrisiko-MDS oder CMML-2 untersucht.

2.4 Was es sonst noch gab

Bei den MDS-/MPN-Overlap-Syndromen, speziell der chronisch-myelomonozytären Leukämie (CMML), sind die therapeutischen Optionen weiterhin sehr beschränkt. Während bei der dysplastischen Form (Leukozyten <13 Gpt/l) in fortgeschrittenen Stadien die hypomethylierende Substanz Azacitidin zur Verfügung steht, liegt bei der proliferativen Form (>13 Gpt/l) keine Zulassung für hypomethylierende Substanzen vor. Hier ist medikamentös lediglich der Einsatz von Hydroxyurea möglich.

In verschiedenen retrospektiven Studien wurde immer wieder ein Benefit hypomethylierender Substanzen auch für Patienten mit proliferativem Subtyp beschrieben, so zuletzt in einer aktuell im *Lancet* publizierten, großen retrospektiven Studie mit 949 CMML-Patienten [17].

Inzwischen existieren genau zu dieser Fragestellung (Vergleich Decitabin versus Hydroxyurea bei proliferativer CMML) auch prospektive Daten, welche beim letzten ASH 2020 vorgestellt wurden. In der DACOTA-Studie zeigte sich ein signifikant besseres Gesamtansprechen unter Decitabin (ORR: 63% [DAC] versus 34% [HU]; p=0,0002). Im primären Endpunkt, dem ereignisfreien Überleben (EFS 12,6 Monate [DAC] versus 10,3 Monate [HU], p=0,46), und ebenso im Gesamtüberleben fand sich jedoch kein signifikanter Unterschied (18,4 Monate [DAC] versus 23,1 Monate [HU], p=0,73). Somit ist die bisherige Therapie mit Hydroxyurea weiterhin als solide Erstlinientherapie bei fortgeschrittener, proliferativer CMML anzusehen [13].

Auch bei der MDS-Erkrankung wird die Künstliche Intelligenz (KI) zunehmend Einzug halten bei Diagnostik und Therapiefindung. Nagata et al. publizierten wichtige Entwicklungen hinsichtlich des maschinellen Lernens (ML) und der Künstlichen Intelligenz (KI) [15]. Die Publikation wurde in derselben Blood-Ausgabe von Torsten Haferlach kommentiert [12]. Die Arbeitsgruppe von Nagata konnte demonstrieren, dass Algorithmen des maschinellen Lernens Muster erkennen und diagnostisch sowie prognostisch relevante Assoziationen zwischen genetischen Varianten und zytomorphologischen Veränderungen bei myelodysplastischen Syndromen (MDS) identifizieren können. Die über KI verlaufende Verknüpfung der Multidimensionalität molekularer Datensätze mit der Komplexität phänotypischer Merkmale wird in Zukunft die Prognose und die resultierenden therapeutischen Möglichkeiten auch der MDS-Patienten grundsätzlich beeinflussen.

2.5 Literatur

[1] Ball BJ, Famulare CA, Stein EM, et al. (2020) Venetoclax and hypomethylating agents (HMAs) induce high response rates in MDS, including patients after HMA therapy failure. Blood Adv 4(13):2866–2870

[2] Bernard E, Nannya Y, Hasserjian RP, et al. (2020) Implications of TP53 allelic state for genome stability, clinical presentation and outcomes in myelodysplastic syndromes. Nat Med 26(10):1549–1556

[3] Brunner AM, Esteve J, Porkka K, et al. (2020) Efficacy and Safety of Sabatolimab (MBG453) in Combination with Hypomethylating Agents (HMAs) in Patients with Acute Myeloid Leukemia (AML) and High-Risk Myelodysplastic Syndrome (HR-MDS): Updated Results from a Phase 1b Study. Blood ASH 136(Suppl 1):1–2

[4] Cadenas FL, Lumbreras E, Xicoy B, et al. (2020) Phase 3 Study of Lenalidomide (LEN) Vs Placebo in Non-Transfusion Dependent (TD) Low Risk Del(5q) MDS Patients – Interim Analysis of the European Sintra-REV Trial. Blood ASH 136(Suppl 1):28–29

[5] Cluzeau T, Sebert M, Rahmé R, et al. (2021) Eprenetapopt Plus Azacitidine in TP53-Mutated Myelodysplastic Syndromes and Acute Myeloid Leukemia: A Phase II Study by the Groupe Francophone des Myélodysplasies (GFM). J Clin Oncol 39(14):1575–1583

[6] Fenaux P, Giagounidis A, Selleslag D, et al. (2011) A randomized phase 3 study of lenalidomide versus placebo in RBC transfusion-dependent patients with Low-/Intermediate-1-risk myelodysplastic syndromes with del5q. Blood 118(14):3765–3776

[7] Fenaux P, Mufti GJ, Buckstein R, et al. (2019) Assessment of Longer-Term Efficacy and Safety in the Phase 3, Randomized, Double-Blind, Placebo-Controlled MEDALIST Trial of Luspatercept to Treat Anemia in Patients (Pts) with Revised International Prognostic Scoring System (IPSS-R) Very Low-, Low-, or Intermediate-Risk Myelodysplastic Syndromes (MDS) with Ring Sideroblasts (RS) Who Require Red Blood Cell (RBC) Transfusions. Blood 134:841

[8] Fenaux P, Platzbecker U, Mufti GJ, et al. (2020) Luspatercept in Patients with Lower-Risk Myelodysplastic Syndromes. N Engl J Med 382(2):140–151

[9] Garcia-Manero G, Santini V, Almeida A, et al. (2021) Phase III, Randomized, Placebo-Controlled Trial of CC-486 (Oral Azacitidine) in Patients With Lower-Risk Myelodysplastic Syndromes. J Clin Oncol 39(13):1426–1436

[10] Garcia JS, Wei AH, Borate U, et al. (2020) Safety, Efficacy, and Patient-Reported Outcomes of Venetoclax in Combination with Azacitidine for the Treatment of Patients with Higher-Risk Myelodysplastic Syndrome: A Phase 1b Study. Blood ASH 136(Suppl 1):55–57

[11] Haase D, Germing U, Schanz J, et al. (2007) New insights into the prognostic impact of the karyotype in MDS and correlation with subtypes: evidence from a core dataset of 2124 patients. Blood 110(13):4385–4395

[12] Haferlach T (2020) Human and artificial intelligence to illuminiate MDS. Blood 136(20):2243–2244

[13] Itzykson R, Santini V, Chaffaut C, et al. (2020) Decitabine Versus Hydroxyurea for Advanced Proliferative CMML: Results of the Emsco Randomized Phase 3 Dacota Trial. Blood 136(Suppl 1):53–54

[14] Komrokji RS, Platzbecker U, Fenaux P, et al. (2020) Efficacy and Safety of Luspatercept Treatment in Patients with Myelodysplastic Syndrome/Myeloproliferative Neoplasm with Ring Sideroblasts and Thrombocytosis (MDS/MPN-RS-T): A Retrospective Analysis from the MEDALIST Study. Blood ASH, Abstract 3111

[15] Nagata Y, Zhao R, Awada H, et al. (2020) Machine learning demonstrates that somatic mutations imprint invariant morphologic features in myelodysplastic syndromes. Blood 136(20):2249–2262

[16] Platzbecker U, Fenaux P, Steensma DP, et al. (2020) Imerge: A Phase 3 Study to Evaluate Imetelstat in Transfusion-Dependent Subjects with IPSS Low or Intermediate-1 Risk Myelodysplastic Syndromes (MDS) That Is Relapsed/Refractory to Erythropoiesis-Stimulating Agent (ESA) Treatment. Blood ASH, Abstract 3113

[17] Pleyer L, Leisch M, Kourakli A, et al. (2021) Outcomes of patients with chronic myelomonocytic leukaemia treated with non-curative therapies: a retrospective cohort study. Lancet Haematol 8(2):e135–e148

[18] Sallman DA, DeZern AE, Garcia-Manero G, et al. (2021) Eprenetapopt (APR-246) and Azacitidine in TP53-Mutant Myelodysplastic Syndromes. J Clin Oncol 39(14):1584–1594

[19] Sallman DA, McLemore AF, Aldrich AL, et al. (2020) TP53 mutations in myelodysplastic syndromes and secondary AML confer an immunosuppressive phenotype. Blood 136(24):2812–2823

[20] Steensma DP, Fenaux P, Van Eygen K, et al. (2021) Imetelstat Achieves Meaningful and Durable Transfusion Independence in High Transfusion-Burden Patients With Lower-Risk Myelodysplastic Syndromes in a Phase II Study. J Clin Oncol 39(1):48–56

[21] Sekeres MA, Watts J, Radinoff A, et al. (2021) Randomized phase 2 trial of pevonedistat plus azacitidine versus azacitidine for higher-risk MDS/CMML or low-blast AML. Leukemia 35(7):2119–2124

[22] Zeidan AM, Pollyea DA, Garcia JS, et al. (2020) A Phase 1b Study Evaluating the Safety and Efficacy of Venetoclax in Combination with Azacitidine for the Treatment of Relapsed/Refractory Myelodysplastic Syndrome. Blood 134(Suppl 1):565

Colloquium Senologie 2021 2022

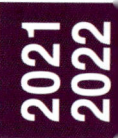

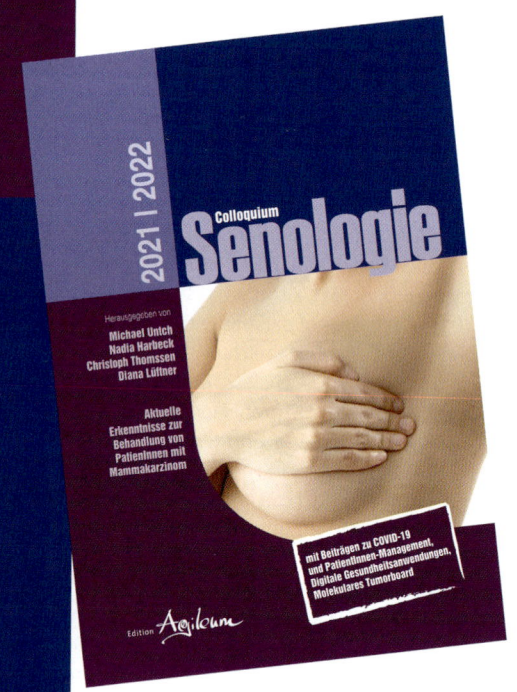

Das Handbuch für alle Ärztinnen und Ärzte, die sich der Behandlung von Frauen (und Männern!) mit Brustkrebs widmen.

Herausgegeben von Michael Untch, Nadia Harbeck, Christoph Thomssen und Diana Lüftner

Ausgewählte Highlights der aktuellen Ausgabe

- PatientInnen-Management in der Pandemie
- Digitale Gesundheitsanwendungen
- Molekulares Tumorboard
- Aussagekräftige Daten zum Mammographie-Screening-Programm
- Alle praxisverändernden Entwicklungen von der ASCO-Jahrestagung 2021
- Neue Überblicksbeiträge zur Therapie des frühen und des fortgeschrittenen Mammakarzinoms
- Updates von Epidemiologie über Pathologie, Sonderformen des Mammakarzinoms bis hin zu Supportivtherapie und Komplementärmedizin

ISBN 978-3933012715 | Printwerk: 39,50 €
E-Book: 24,50 €

Das Werk ist im Fachbuchhandel oder im LUKON-Onlineshop erhältlich.

Im Onlineshop ist auch eine kostenfreie Leseprobe verfügbar.

www.Lukon.de/onlineshop/

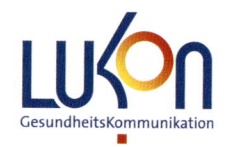

LUKON GesundheitsKommunikation

LUKON Verlagsgesellschaft mbH
Landsberger Straße 480 a · 81241 München
Fon: 089-820 737 0 · Fax: 089-820 737 17
www.LUKON.de

3 Myeloproliferative Neoplasien

Rainer Ordemann

3.1 Chronische myeloische Leukämie (BCR-ABL1-positive MPN)

3.1.1 Neues und Altes zu den Tyrosinkinase-Inhibitoren

Mit Asciminib steht uns in naher Zukunft eine neue therapeutische Option für die Behandlung von CML-Patienten zur Verfügung. Asciminib ist ein oral verfügbarer BCR-ABL1-Inhibitor, welcher nicht im Bereich der ATP-Tasche des BCR-ABL1-Moleküls greift, sondern an der Myristoyl-Bindungsstelle von *ABL1* ansetzt (STAMP – Specifically Targeting the ABL Myristoyl Pocket). Hughes et al. publizierten 2019 die Asciminib-Daten der multizentrischen Phase-I- Dosiseskalationsstudie im *New England Journal of Medicine*. In dieser Studie konnte neben einer guten Verträglichkeit der Substanz bereits eine eindrucksvolle Effektivität demonstriert werden. Insbesondere auch stark vorbehandelte Patienten mit T315I-Mutation profitierten signifikant [10]. Nun wurden die Ergebnisse der ersten Phase-III-Studie von Hochhaus et al. im Rahmen der Late-Breaking-Abstract-Sitzung der virtuellen ASH-Jahrestagung 2020 vorgestellt [8]. Bei der ASCEMBL-Studie wurde der STAMP-Inhibitor Asciminib mit Bosutinib 2:1 randomisiert. Primärer Endpunkt war das Erreichen einer guten molekularen Remission (MMR) nach 24 Wochen. 233 Patienten mit Philadelphia-Chromosom (Ph)-positiver CML in chronischer Phase (CML-CP), die zuvor mit zwei oder mehr Tyrosinkinase-Inhibitoren (TKIs) behandelt worden waren und wegen Resistenz beziehungsweise Unverträglichkeit den TKI wechseln mussten, wurden rekrutiert. 157 Patienten wurden mit Asciminib, 76 Patienten mit Bosutinib behandelt. Hinsichtlich der Effektivität war Asciminib dem Bosutinib bei günstigerem Sicherheitsprofil signifikant überlegen. Nach 24 Wochen erreichten 25,5% der Asciminib-Patienten eine MMR, dagegen erreichten unter Bosutinib 13,2% der Patienten eine MMR. Somit verdoppelte der STAMP-Inhibitor fast die Rate einer guten molekularen Remission im Vergleich zu Bosutinib (Abb. 4).

Eine tiefe molekulare Remission erreichten Patienten unter Asciminib ebenfalls doppelt so häufig.

In Deutschland ist eine Phase-IIIb-Studie geplant. Aktuell wird von der deutschen CML-Studiengruppe die FAsciNation-Studie angeboten, eine prospektive, nichtrandomisierte Phase-II-Kohortenstudie. Es wird die Wirksamkeit von Asciminib in Kombination mit Imatinib, Nilotinib oder Dasatinib untersucht. Die FDA hat dem Medikament im Februar 2021 bereits den Status als „Durchbruchthera-

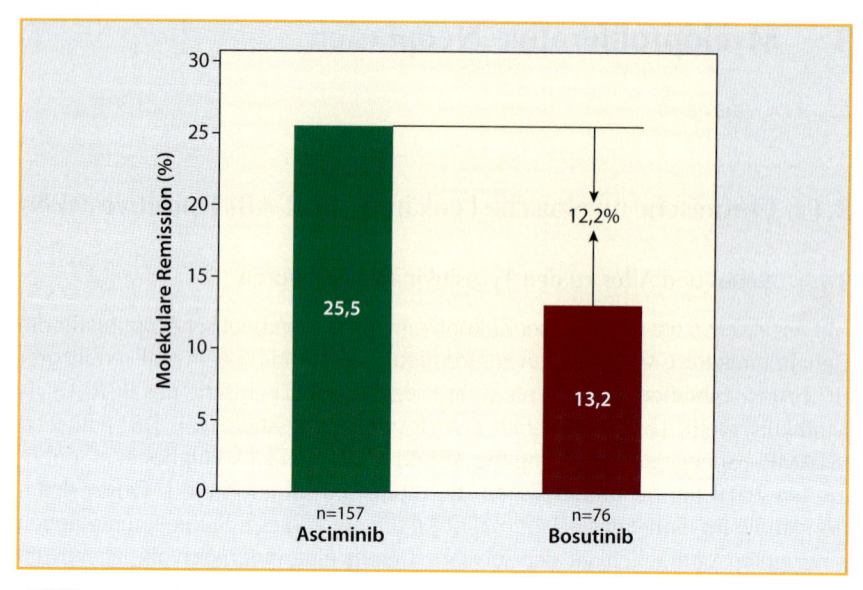

Abbildung 4: *Molekulare Remission unter Asciminib versus Bosutinib in der Phase-III-Studie ASCEMBL. Adaptiert nach [8].*

pie" gewährt, sodass mit einer beschleunigten Zulassung als Drittlinientherapie zu rechnen ist.

Ponatinib, ein Drittgenerations-TKI, welcher insbesondere bei der sogenannten Gatekeeper-Mutation T315I den malignen Zellklon zurückdrängen kann, hatte im Rahmen der PACE-Studie zu eindrucksvollen Ergebnissen geführt [4]. Aufgrund des kardiovaskulären Nebenwirkungsprofils wurde die Studie jedoch abgebrochen. In den letzten Jahren konnten mit zunehmender Erfahrung im Umgang mit der Substanz und entsprechender Dosisanpassung die Nebenwirkungen reduziert werden. Saussele und Kollegen publizierten 2020 ein Konsensus-Papier mit Empfehlungen im Umgang mit Ponatinib [23].

Dass Ponatinib für Patienten mit unzureichendem Ansprechen auf Erst- beziehungsweise Zweitgenerations- TKI oder T315I-Mutation eine attraktive Substanz ist, zeigt auch die OPTIC-Studie. Aktuelle Daten wurden auf der ASH-Jahrestagung 2020 präsentiert. Es handelt es sich um eine randomisierte Phase-II-Studie für CML-Patienten in chronischer Phase. 283 Patienten wurden rekrutiert, die mit ≥2 TKIs vorbehandelt worden waren oder eine T315I-Mutation aufwiesen. Die Patienten wurden 1:1:1 randomisiert und erhielten Ponatinib-Startdosen von 15 mg versus 30 mg versus 45 mg täglich. Die Startdosis konnte nach Erreichen eines BCR/ABL-Werts <1% reduziert werden. Primärer Endpunkt war das Erreichen einer BCR/ABL-Last <1% mit Monat 12. Die Interimsanalyse nach einem medianen Follow-up von 21 Monaten bestätigte, dass 45 mg die effektivste Dosis ist. Patienten mit 45 mg Ponatinib und hohem Risikoprofil (ohne komplette hämatologische Remission, ≥ 3 TKIs Vorbehandlung oder T315I-Mutation) profitierten am deutlichsten im Vergleich zu Patienten, die nur mit 30 mg beziehungsweise 15 mg behandelt wurden. Unter einer täglichen Dosis von 45 mg erreichten den primären Endpunkt 47,3% der behandelten Patienten, dagegen erreichten unter 30 mg 33,3% der Patienten und unter 15 mg nur 23,3% der Patienten den primären Endpunkt. Zugleich konnte demonstriert werden, dass eine konsequente Dosisreduktion nach Erreichen einer kompletten zytogenetischen Remission (CCyR) die kardiovaskulären Langzeitnebenwirkungen signifikant reduziert [5].

Brümmendorf und Kollegen stellten auf der amerikanischen Jahrestagung die finalen 5Jahres- Daten der BFORE-Studie vor [3]. Auch nach 5 Jahren zeigt sich in dem Head-to-Head-Vergleich, dass Bosutinib dem Imatinib in der Erstlinientherapie hinsichtlich des molekularen Ansprechens überlegen ist. Ein signifikant höheres molekulares Ansprechen wurde insbesondere bei Patienten in den höheren Sokal-Risikogruppen nachgewiesen. Im Bosutinib- Arm wurden außerdem weniger Akzelerationen beziehungsweise Blastenkrisen beschrieben als im Imatinib-Arm. Auch nach 5 Jahren wurden keine neuen und unerwarteten Nebenwirkungen dokumentiert.

Hochhaus et al. publizierten in *Leukemia* die Ergebnisse der BYOND-Studie, eine einarmige Phase-IV-Studie. Diese bestätigt, dass die Mehrheit von Patienten, die gegenüber anderen TKI- Vorbehandlungen resistent beziehungsweise intolerant sind, unter einer Bosutinib-Behandlung noch deutlich profitieren kann. 163 Patienten wurden rekrutiert. Kumulativ erreichten eine CCyR 80,6% und eine MMR 70,5% der Patienten. Keiner der Patienten erlitt einen Progress der Erkrankung hinsichtlich einer Akzeleration beziehungsweise einer Blastenphase. Das Nebenwirkungsprofil zeigte keine neuen Aspekte. Die häufigste Nebenwirkung war die Diarrhö mit 87,7%, welche aber unter Dosisanpassung gut beherrschbar war [9].

Dass Bosutinib auch bei älteren Patienten eine effektive und vom Sicherheitsprofil akzeptable Therapie ist, konnten die italienischen Kollegen anhand von Real-Life-Daten von 101 CML-Patienten demonstrieren, die an 23 italienischen Zentren mit Bosutinib in der Zweitlinie behandelt worden waren und retrospektiv ausgewertet wurden [13].

Die Zweitgenerations-TKI Nilotinib und Dasatinib induzieren im Vergleich zu Imatinib schneller und anhaltend eine tiefe molekulare Remission (DMR) [6,12]. Nun haben japanische Kollegen im Rahmen einer prospektiven Phase-III-Studie erstmalig Nilotinib versus Dasatinib in der Erstlinientherapie verglichen [15]. Die Kollegen konnten in der CML212-Studie keinen signifikanten Unterschied in Hinblick auf das Erreichen der molekularen Remission zwischen beiden Zweitgenerations-TKI feststellen. Innerhalb der Intention-to-treat (ITT)-Population erreichten bis Monat 18 33% der Nilotinib-Patienten versus 30,8% der Dasatinib-Patienten eine MR4,5. Auch hinsichtlich des progressionsfreien Überlebens und des Gesamtüberlebens wurden nach 18 Monaten keine Unterschiede gefunden. Keine Unterschiede wurden auch hinsichtlich des Absetzens wegen Unverträglichkeit beziehungsweise Progress dokumentiert. Außerdem bestätigte die Arbeit die bekannten Nebenwirkungsprofile der TKIs. Unter Dasatinib wurden etwas häufiger eine Hämatotoxizität und Pleuraergüsse beschrieben, unter Nilotinib häufiger eine hepatobiliäre beziehungsweise pankreatische Toxizität. Ob im weiteren Verlauf in Bezug auf eine therapiefreie Remission ein Unterschied gesehen wird, wird in einer fortlaufenden Studie von den japanischen Kollegen adressiert.

3.1.2 Absetzstudien

Als therapeutisches Ziel der CML-Therapie wird immer häufiger das Erreichen einer therapiefreien Remission (TFR) angestrebt. Voraussetzung hierfür ist die schnelle und tiefe molekulare Remission (DMR). Die aktuellen Onkopedia-Leitlinien und die von Hochhaus et al. publizierten ELN-Leitlinien bieten hierzu die entsprechenden Empfehlungen [7].

Akutell konnte die australische CML-Studiengruppe in *Blood* bestätigen, dass das schnelle und tiefe molekulare Ansprechen und somit die initiale Kinetik des molekularen Ansprechens mit einer erhöhten Chance auf eine TFR korrelieren [21].

Die bisher größte Absetzstudie ist die internationale Euro-SKI-Studie, die prognostische Faktoren für die anhaltende TFR herausarbeiten konnte. Die Dauer der TKI-Therapie sowie eine frühe molekulare Remission sind entscheidend [24]. Die Euro-SKI- sowie auch schon die STIM-Studie zeigten, dass die meisten Rezidive in den ersten sechs Monaten nach Absetzen der TKIs auftreten [14]. Die schwedische Arbeitsgruppe publizierte nun die finalen Daten der AFTER-SKI-Studie. Es konnte bestätigt werden, dass nach TKI-Absetzen ein spätes Rezidiv nach 36 Monaten TFR mit ca. 10% der Fälle sehr selten ist. Zugleich konnte die Gruppe demonstrieren, dass das Nichterreichen einer molekularen Tiefe von MR4 zum Monat 36 prädiktiv ist für den Verlust einer MMR im weiteren Verlauf [18].

Die Absetzstudien NAUT (CML VIII) und ENDURE (CML IX) der deutschen CML-Studiengruppe sind Stand März 2021 kurz vor dem Ende der Rekrutierung. Die NAUT-Studie prüft prospektiv das erneute Absetzten nach einem beziehungsweise zwei vorgehenden erfolglosen Absetzversuchen. Voraussetzung zum Absetzen ist eine zweijährige Therapie mit Nilotinib sowie das Erreichen einer stabilen DMR. Die ENDURE-Studie untersucht randomisiert, ob eine 15-monatige

Erhaltungstherapie mit pegyliertem Interferon nach Absetzen des TKI zu einer erhöhten Rate an TFR führt.

Die LAST-Studie, eine der größten US-amerikanischen Absetzstudien, ist 2021 in *JAMA Oncology* als Vollpublikation erschienen [1]. Die Studie untersuchte nicht nur die Rate der Therapie-freien Remissionen, sondern auch die Lebensqualität der CML-Patienten nach Absetzen von TKIs. 172 Patienten konnten rekrutiert werden. Nach einem medianen Follow-up von 24 Monaten lag die TFR bei 61%. Gründe der erneuten Therapie mit TKIs waren insbesondere der Verlust der MMR, aber bei wenigen Patienten auch die Entzugssymptomatik. Über eine Online-gestützte Befragung und Dateneingabe zur Lebensqualität konnte erstmalig gezeigt werden, dass 80% der Patienten eine verminderte Fatigue und ca. 35% eine geringere depressive Verstimmung angaben. 87,5% hatten weniger Diarrhö, und 21% der Patienten weniger Schlafstörungen. Die Erkenntnisse der LAST-Studie helfen somit, mit den Patienten noch besser über mögliche Pros und Kontras einer Absetz-Strategie zu diskutieren.

Die 5-Jahres-Daten der ENESTfreedom-Studie wurden aktuell in *Leukemia* publiziert. Diese bestätigen die Sicherheit des Absetzens von Nilotinib nach einer Behandlung von CMLPatienten mit Nilotinib über 3 Jahre. In der einarmigen Studie wurden Patienten, die über zwei Jahre mit Nilotinib in der Erstlinie behandelt wurden und eine Remissionstiefe von MR4,5 erreicht hatten, für 1 Jahr weiter mit Nilotinib konsolidiert und dann einer Absetzstrategie zugeführt. 81 von 190 Patienten erreichten eine anhaltende TFR (42,6%). Patienten, die die MMR verloren hatten, wurden erneut mit Nilotinib behandelt. 90 von 91 Patienten erreichten eine erneute MMR (98,9%). Ein CML-Progress wurde nicht beobachtet [17].

Auch die die 5-Jahres-Analyse der ENESTop-Studie wurde aktuell in *Leukemia* publiziert. Die Studie untersuchte die therapiefreie Remission bei Patienten, die unter Imatinib zunächst keine ausreichende Remission erreicht hatten und erst nach Umsetzen auf Nilotinib in eine MR4,5 gelangten. Die Langzeitdaten der ENESTop-Studie bestätigen die Sicherheit der therapiefreien Remission bei CML-Patienten, die erst unter Zweitlinientherapie mit Nilotinib eine tiefe Remissionstiefe erreichten und somit für ein Absetzen des TKIs geeignet waren. Auf das kardiovaskuläre Nebenwirkungsprofil von Nilotinib wurde nochmals hingewiesen [11].

3.1.3 Was es sonst noch gab

Die COVID-19-Pandemie hat die internationale CML Foundation veranlasst, die Auswirkungen der Pandemie auf das Krankheitsgeschehen der CML-Patienten zu untersuchen. Rea und Kollegen präsentierten auf der ASH-Jahrestagung 2020 erste Ergebnisse der CANDID-Studie, einer nicht interventionellen retrospektiven und prospektiven Beobachtungsstudie [16]. Ziel der Studie ist die Untersuchung von COVID-19-Infektionen bei CML-Patienten, insbesondere die Analyse prädisponierender Faktoren für einen schweren Verlauf. 201 Patienten wurden bisher analysiert. Die meisten CML-Patienten waren unter TKI-Behandlung (81,5%), 14 Patienten waren in therapiefreier Remission (TFR). Zehn Patienten hatten noch keine Behandlung erhalten, da erst unter einer COVID-19-Infektion die Diagnose einer CML gestellt worden war. 6,5% der Patienten waren asymptomatisch, 93,5% symptomatisch. Unter den symptomatischen Patienten entwickelten 58% der Patienten ein mildes, 20% ein moderates und 21% einen schweren Krankheitsverlauf. Die Mortalität der CML-Patienten lag bei Auswertung bei 10%. Bei schweren Verläufen mit Organversagen und maschineller Beatmung lag die Mortalität bei ca. 50%. Die CML hatte per se keinen Einfluss auf den Verlauf einer COVID-19-Infektion. Nur das Alter konnte als Risikofaktor für eine Mortalität definiert werden. Keinen Einfluss auf den COVID-Krankheitsverlauf hatte die Wahl der Tyrosinkinase-Inhibitoren-Therapie. Somit sollte eine TKI-Therapie-Unterbrechung bei einer COVID-Infektion routinemäßig nicht erfolgen.

In den letzten Jahren hat insbesondere die „New Generation Sequencing" (NGS)-Technologie für die frühzeitige Identifizierung von molekularen Resistenzmustern bei Therapieversagen eine wichtige Stellung eingenommen. Die NGS-Technologie ermöglicht es nicht nur, sehr viel früher Resistenzmutationen zu identifizieren, sondern auch Mutationen als klonale Marker für die Risikostratifizierung bei Diagnosestellung zu nutzen. Die Arbeitsgruppe um Branford hat hierzu wichtige Arbeiten geleistet [2]. Das Auftreten von zusätzlichen Mutationen zum Zeitpunkt der CML-Diagnose ist mit einem ungünstigen Verlauf assoziiert. In einer Kohorte von nacheinander behandelten CML-Patienten in chronischer Phase, rekrutiert aus der TIDEL-II-Studie, untersuchten Shanmuganathan et al. unter 160 Patienten retrospektiv den Einfluss auftretender Mutationen auf den weiteren Verlauf. Es konnte gezeigt werden, dass die Mutationsereignisse einen prädiktiven Wert für eine Progression oder eine Blastenkrise, für die Entwicklung resistenzvermittelnder Mutationen in der Kinasedomäne des BCR-ABL-Gens sowie das verzögerte Erreichen einer molekularen Remission hatten [22].

Auch in der Diagnostik und der Therapieentscheidung bei der CML wird die Künstliche Intelligenz Einzug halten. Kollegen vom MD Anderson Cancer Center, Houston, publizierten ihre Erfahrungen mit Künstlicher Intelligenz, optimale Behandlungsempfehlungen für Patienten mit chronischer CML zu entwickeln. Hierzu schufen die Kollegen um Cortes et al. das LEukemia Artificial Intelligence Program (LEAP). Anhand von Trainings- beziehungsweise Validierungskohorten sowie Testkohorten wurden über ein sogenanntes LEAP-CML-CP-Modell unter

Verwendung von 101 Variablen optimale TKI-Behandlungen vorgeschlagen. Die Auswahl der Behandlung gemäß der personalisierten LEAP-CML-CP-Empfehlung war in diesem Modell mit einer besseren Überlebenswahrscheinlichkeit assoziiert als die Behandlung mit einer nicht vom LEAP-CML-CP empfohlenen Therapie. Dieser Ansatz könnte nach Aussage der Autoren den Weg in eine neue Ära der personalisierten Behandlungsempfehlungen für Patienten mit malignen Erkrankungen ebnen [1].

Die Arbeitsgruppe von Riether et al. im Inselspital in Bern demonstrierte in vitro und im Mausmodell, dass CD93 ein wichtiger Regulator für die Proliferation und Selbsterneuerung von Leukämie-Stammzellen, nicht jedoch für die gesunde hämatopoetische Stammzelle ist. Über ein Screening-Verfahren identifizierte die Arbeitsgruppe das Antiemetikum Metoclopramid als effizienten Blocker der CD93-Signalisierung. Tatsächlich konnte die Arbeitsgruppe zeigen, dass Metoclopramid die Selbsterneuerung von CML-Stammzellen hemmt. Die Blockade der intrazellulären Domäne des Transmembran-Proteins CD93 führt über den Transkriptionsregulator SCYL1 zu einer Hemmung der Selbsterneuerung von CML-Stammzellen und zu einer Verlängerung des Überlebens von Mäusen mit CML signifikant. Unter Nilotinib kam es zudem zu einer synergistischen Wirkung [19].

3.1.4 Literatur

[1] Atallah E, Schiffer CA, Radich JP, et al. (2021) Assessment of Outcomes After Stopping Tyrosine Kinase Inhibitors Among Patients With Chronic Myeloid Leukemia: A Nonrandomized Clinical Trial. JAMA Oncol 7(1):42–50

[2] Branford S, Kim DDH, Apperley JF, et al. (2019) Laying the foundation for genomically- based risk assessment in chronic myeloid leukemia. Leukemia 33(8):1835–1850

[3] Brümmendorf TH, Cortes JE, Milojkovic D et al. (2020) Bosutinib Versus Imatinib for Newly Diagnosed Chronic Phase Chronic Myeloid Leukemia: Final 5-Year Results from the Bfore Trial. Blood ASH, Abstract 46

[4] Cortes JE, Kim D-W, Pinilla-Ibarz J, et al. (2018) Ponatinib efficacy and safety in Philadelphia chromosome-positive leukemia: final 5-year results of the phase 2 PACE trial. Blood 26;132(4):393–404

[5] Cortes JE, Apperley J, Hochhaus A, et al. (2020) Outcome By Mutation Status and Line of Treatment in Optic, a Dose-Ranging Study of 3 Starting Doses of Ponatinib in Patients with CP-CML. Blood 136(Suppl 1):44–45

[6] Cortes JE, Saglio G, Kantarjian HM, et al. (2016) Final 5-Year Study Results of DASISION: The Dasatinib Versus Imatinib Study in Treatment-Naive Chronic Myeloid Leukemia Patients Trial. J Clin Oncol 34(20):2333–2340

[7] Hochhaus A, Baccarani M, Silver RT, et al. (2020) European LeukemiaNet 2020 recommendations for treating chronic myeloid leukemia. Leukemia 34(4):966–984

[8] Hochaus A, Boquimpani C, Rea D, et al. (2020) Efficacy and Safety Results from ASCEMBL, a Multicenter, Open-Label, Phase 3 Study of Asciminib, a First-in-Class STAMP Inhibitor, vs Bosutinib (BOS) in Patients (Pts) with Chronic Myeloid Leukemia

in Chronic Phase (CML-CP) Previously Treated with ≥2 Tyrosine Kinase Inhibitors (TKIs). Blood ASH, Abstract LBA-4
[9] Hochhaus A, Gambacorti-Passerini C, Abboud C, et al. (2020) Bosutinib for pretreated patients with chronic phase chronic myeloid leukemia: primary results of the phase 4 BYOND study. Leukemia 34(8):2125–2137
[10] Hughes TP, Mauro MJ, Cortes JE, et al. (2019) Asciminib in Chronic Myeloid Leukemia after ABL Kinase Inhibitor Failure. N Engl J Med 381(24):2315–2326
[11] Hughes TP, Clementino NCD, Fominykh M, et al. (2021) Long-term treatment-free remission in patients with chronic myeloid leukemia after second-line nilotinib: ENESTop 5-year update. Leukemia 35(6):1631–1642
[12] Kantarjian HM, Hughes TP, Larson RA, et al. (2021) Long-term outcomes with frontline nilotinib versus imatinib in newly diagnosed chronic myeloid leukemia in chronic phase: ENESTnd 10-year analysis. Leukemia 35(2):440–453
[13] Latagliata R, Attolico I, Trawinska MM, et al. (2021) Bosutinib in the real-life treatment of chronic myeloid leukemia patients aged >65 years resistant/intolerant to previous tyrosine-kinase inhibitors. Hematol Oncol 39(3):401–408
[14] Mahon FX, Réa D, Guilhot J, et al. (2010) Discontinuation of imatinib in patients with chronic myeloid leukaemia who have maintained complete molecular remission for at least 2 years: the prospective, multicentre Stop Imatinib (STIM) trial. Lancet Oncol 11(11):1029–1035
[15] Matsumura I, Ohtake S, Atsuta Y, et al. (2020) Nilotinib vs. Dasatinib in achieving Mr4.5 for newly diagnosed chronic myeloid leuemia: results of the prospective randomized phase 3 study, JALSG CML212. Blood 136(Suppl 1):40–41
[16] Rea D, Mauro MJ, Cortes JE, et al. (2020) COVID-19 in Patients (pts) with Chronic Myeloid Leukemia (CML): Results from the International CML Foundation (iCMLf) CML and COVID-19 (CANDID) Study. Blood ASH, Abstract 649
[17] Radich JP, Hochhaus A, Masszi T, et al. (2021) Treatment-free remission following frontline nilotinib in patients with chronic phase chronic myeloid leukemia: 5-year update of the ENESTfreedom trial. Leukemia 35(5):1344–1355
[18] Richter J, Lübking A, Söderlund S, et al. (2021) Molecular status 36 months after TKI discontinuation in CML is highly predictive for subsequent loss of MMR-final report from AFTER-SKI. Leukemia 35(8):2416–2418
[19] Riether C, Radpour R, Kallen NM, et al. (2021) Metoclopramide treatment blocks CD93- signaling-mediated self-renewal of chronic myeloid leukemia stem cells. Cell Rep 34(4):108663
[20] Sasaki K, Jabbour EJ, Ravandi F, et al. (2020) The LEukemia Artificial Intelligence Program (LEAP) in chronic myeloid leukemia in chronic phase: A model to improve patient outcomes. Am J Hematol 96(2):241–250
[21] Shanmuganathan N, Pagani IS, Ross DM, et al. (2021) Early BCR-ABL1 kinetics are predictive of subsequent achievement of treatment-free remission in chronic myeloid leukemia. Blood 137(9):1196–1207
[22] Shanmuganathan N, Wadham C, Shahrin NH, et al. (2020) Mutated Cancer-Related Genes Detected at Diagnosis of CML and a Novel Class of Variant Associated with the Philadelphia Translocation Are Both Independent Predictors of Inferior Outcomes. Blood 136(Suppl 1):46–47

[23] Saussele S, Haverkamp W, Lang F, et al. (2020) Ponatinib in the Treatment of Chronic Myeloid Leukemia and Philadelphia Chromosome-Positive Acute Leukemia: Recommendations of a German Expert Consensus Panel with Focus on Cardiovascular Management. Acta Haematol 143(3):217–231
[24] Saussele S, Richter J, Guilhot J, et al. (2018) Discontinuation of tyrosine kinase inhibitor therapy in chronic myeloid leukaemia (EURO-SKI): a prespecified interim analysis of a prospective, multicentre, non-randomised, trial. Lancet Oncol 19(6):747–757

3.2 BCR-ABL1-negative myeloproliferative Neoplasien

Williams et al. adressierten die interessante Frage, zu welchem Zeitpunkt MPN-Treibermutationen im Krankheitsverlauf erworben werden und somit detektierbar sind. Die Arbeitsgruppe der University of Cambridge untersuchte anhand von Zellkolonien von 10 Patienten mit Philadelphia-Chromosom-negativen myeloproliferativen Neoplasien die phylogenetische Dynamik der Erkrankung. Mittels Genomsequenzierungen konnte die Herkunft der mutierten myeloischen Zellen verfolgt werden. Über mathematische Modelle wurde die Hämatopoese bis zurück zur Embryogenese rekonstruiert. Die Ergebnisse überraschten, die Mutationen wurden bereits in utero oder in der Kindheit erworben. Zugleich konnten die unterschiedlichen klonalen Wachstumsraten rekonstruiert werden. Expandierende Klone nehmen im Verlauf zusätzliche krebsassoziierte Mutationen auf und beschleunigen somit ihre Expansion. Die Autoren spekulierten, ob in Zukunft durch genetische Analysen und durch das Erkennen unterschiedlicher Wachstumsdynamiken von Treibermutationen eine frühzeitige Intervention das Auftreten von Krankheitssymptomen möglicherweise verzögert beziehungsweise verhindert werden kann [32].

3.2.1 JAK-Inhibitoren

Auf dem Boden der COMFORT-Studien wurde 2012 Ruxolitinib für Patienten mit Primärer Myelofibrose und krankheitsbedingter Splenomegalie oder Symptomen zugelassen [11]. Ruxolitinib ist seit 2015 auch für die Behandlung der Polycythaemia vera (PV) bei Intoleranz oder Resistenz gegenüber Hydroxyurea zugelassen [29]. 2020 wurde im *Lancet* die finale Analyse der RESPONSE-Studie publiziert. Die Analyse bestätigte die Effektivitäts- sowie Sicherheitsdaten von Ruxolitinib bei PV-Patienten auch nach einer Beobachtungszeit von 5 Jahren [14].

Auch die RESPONSE-2-Studie konnte die Überlegenheit von Ruxolitinib bei Patienten mit PV mit HU-Resistenz beziehungsweise Intoleranz gegenüber der BAT bestätigen. Im Vergleich zur RESPONSE- Studie wurde bei der RESPONSE-2-Studie Ruxolitinib bei PV-Patienten geprüft, die keine Splenomegalie aufweisen [23]. Als

Posterpräsentation auf der ASH Jahrestagung 2020 wurden die finalen 5-Jahres-Daten präsentiert. Unter den Ruxolitinib-Patienten konnte eine signifikante Verminderung der Phlebotomien sowie eine langanhaltende Hämatokrit-Kontrolle bestätigt werden. Die Daten unterstützen den Einsatz von Ruxolitinib als Zweitlinientherapie bei PVPatienten, die nicht von einer HU-Behandlung profitieren [22].

Anfang 2021 erfolgte die EU-Zulassung für den neuen Kinasehemmer Fedratinib (Inrebic®) für Patienten mit Splenomegalie oder krankheitsbedingter Symptomatik bei primärer Myelofibrose, Post-Polycythaemia-vera-Myelofibrose oder Post-Essenzieller Thrombozythämie- Myelofibrose. Somit steht neben Rituximab ein weiterer Kinase-Inhibitor zur Verfügung. Die Zulassung erfolgte auf dem Boden der Daten der Phase-III-JAKARTA- und Phase-II-JAKARTA-2-Studien [27].

Ein Update der JAKARTA-2-Studie von Harrison et al. bestätigte die Effektivitäts- und Sicherheitsdaten von Fedratinib [12]. Auch Fedratinib ist oral verfügbar und muss nur einmal täglich eingenommen werden. Da in den Studien in seltenen Fällen eine Enzephalopathie aufgetreten war, werden die Kontrolle von Vitamin B1 und die Einnahme von Thiamin empfohlen.

Momelotinib, ein weiterer JAK-Inhibitor, führte im Vergleich zu Ruxolitinib im Rahmen der Simplify-Studien zu einer verminderten Transfusionsbedürftigkeit. Das günstigere Transfusionsprofil unter Momelotinib wird möglicherweise über eine Einflussnahme auf das Hepcidin vermittelt [21]. Aktuell wird Momelotinib im Rahmen der Phase-III-MOMENTUM-Studie geprüft. 180 MF-Patienten mit Zustand nach JAK-Inhibitor-Vorbehandlung, die symptomatisch beziehungsweise anämisch sind, werden doppelblind 2:1-randomisiert mit Momelotinib oder Danazol [30].

Pacritinib ist ein weiterer JAK2- und FLT3-Inhibitor, der in den Phasen-III-Studien PERSIST-1 und -2 geprüft worden ist. Die Daten der PAC203-Studie sind nun als Vollpublikation in *Blood Advances* erschienen. Pacritinib 100 mg einmal täglich, 100 mg zweimal täglich oder 200 mg zweimal täglich wurden bei 161 MF-Patienten geprüft, die resistent auf Ruxolitinib waren oder Unverträglichkeiten gegenüber Ruxolitinib hatten. Insbesondere Pacritinib mit 200 mg BID zeigte bei guter Verträglichkeit eine Aktivität. Bei Patienten mit schwerer Thrombozytopenie war ebenfalls eine gute klinische Aktivität hinsichtlich Verringerung der Milzgröße und der Reduktion der klinischen Symptomlast zu verzeichnen [7].

Für Pacritinib und auch für Momelotinib wird eine FDA-Zulassung erwartet.

3.2.2 Imetelstat, Navitoclax und Idasanutlin

Eine weitere neue Substanz ist der Telomerase-Inhibitor Imetelstat, welcher bei klonalen Progenitorzellen eine Apoptose induzieren kann [25]. Tefferi et al. konnten bereits 2015 im *New England Journal of Medicine* die Wirksamkeit von

Imetelstat bei Myelofibrose demonstrieren [28]. Imetelstat wird im Rahmen der IMbark-Studie geprüft, einer randomisierten Phase-II-Studie für Intermediärrisiko-2- oder Hochrisiko-Myelofibrose. Zwei verschiedene Dosen werden verglichen, Imetelstat 9,4 mg/kg alle 3 Wochen (n=59) versus 4,7 mg/kg alle 3 Wochen (n=48). Nach 24 Wochen Behandlung zeigten in der 9,4 mg-Kohorte 10% der Patienten eine Rate der Milzgrößenreduktion >35%, unter 4,7 mg konnte diese Milzgrößenreduktion nicht beobachtet werden. Unter 9,4 mg hatten 32% der Patienten eine Symptomverbesserung von >50%, nur 6% der Patienten unter 4,7 mg konnten von einer Symptomverbesserung berichten. Und unter 9,4 mg/kg erreichten 25% der Patienten eine Transfusionsunabhängigkeit nach 12 Wochen und 43% der Patienten zeigten eine Reduktion der Knochenmarkfibrose [19]. Auch die Reduktion der JAK2-Allel-Last war unter der 9,4-mg-Dosis deutlich stärker ausgeprägt, somit kann von einer krankheitsmodellierenden Wirkung ausgegangen werden kann [18]. Auf dem Boden dieser Datenlage wird aktuell die Phase-III-IMpactMF-Studie angeboten, welche bei Patienten mit Intermediärrisiko-2- oder Hochrisiko-Myelofibrose, die refraktär gegenüber JAK2-Inhibition sind, die Wirksamkeit und Sicherheit von 9,4 mg Imetelstat im Vergleich zur besten verfügbaren Therapie prüft. Primärer Endpunkt der Studie ist das Gesamtüberleben der Patienten.

Navitoclax ist ein BCL-XL- und BCL2-Inhibitor. Präklinische und klinische Arbeiten zeigen, dass die Kombination von JAK2- und BCL-XL/BCL-2-Inhibition im Vergleich zu einer JAK-Inhibitor-Monotherapie zu einem vermehrten apoptotischen Zelluntergang von malignen Zellen führt [5,32]. Auf der amerikanischen Jahrestagung 2020 wurden Daten einer multizentrischen Phase-II-Studie vorgestellt, in welcher Patienten mit Myelofibrose nach Ruxolitinib-Versagen mit der Kombinationstherapie Ruxolitinib plus Navitoclax behandelt wurden [24]. 34 Myelofibrose-Patienten wurden bisher ausgewertet. Eine signifikante Reduktion der Milzgröße konnte bei 27% und eine signifikante Symptombesserung bei 30% der Patienten dokumentiert werden. Zugleich wurde bei 46% der Patienten eine Reduktion der JAK2- beziehungsweise CALR-Allel-Last von über 10% dokumentiert. Eine Besserung der KM-Fibrose wurde in 29% der Fälle diagnostiziert. Häufigste Nebenwirkungen waren eine Thrombopenie mit 88%, eine Diarrhö mit 68% und eine Fatique-Symptomatik mit 62%. Aktuell wird die Transform-2-Studie angeboten. Hierbei handelt es sich um eine randomisierte, offene Phase-III-Studie zur Bewertung der Wirksamkeit und Sicherheit von Navitoclax in Kombination mit Ruxolitinib im Vergleich zur besten verfügbaren Therapie bei Patienten mit rezidivierter beziehungsweise refraktärer Myelofibrose.

Idasanutlin als ein MDM2-Antagonist führt zu einem verminderten Abbau von p53, sodass es zu einer vermehrten Apoptose von Tumorzellen kommt [26]. Mittels einer Phase-I-Studie konnten Mascarenhas et al. bei Patienten mit PV/ET bei guter Verträglichkeit ermutigende Wirksamkeitsdaten beschreiben [19]. Auf der vergangenen ASH-Jahrestagung 2020 bestätigten Mascarenhas et al. über eine Phase-II-Studie die Wirksamkeitsdaten. Unter 27 Patienten mit HU-Resistenz beziehungsweise Intoleranz und nach Ruxolitinib-Behandlung konnte ein Trend zur Symptomverbesserung dokumentiert werden. Jedoch führten insbesondere gastrointestinale Nebenwirkungen unter Idasanutlin häufig zu einem Abbruch der Behandlung [17]. In einer weiteren Publikation demonstrierte die Arbeitsgruppe, dass eine Behandlung mit Idasanutlin eine vorrübergehende Expansion von TP53-mutierten Zellklonen ermöglicht. Diese Expansion war nach Absetzen von Idasanutlin wieder rückläufig [16].

3.2.3 Hepcidin-Mimetikum

Primäre Therapie der Polycythaemia vera ist der Aderlass und die Applikation von niedrigdosierter Acetylsalicylsäure. Aderlässe führen rasch zur Senkung des Hämatokrits und somit zur Verhinderung einer Hyperviskosität. Der dabei eintretende Eisenmangel ist „gewollt" und wird grundsätzlich nicht substituiert [9]. Hierbei kann es jedoch zu einem symptomatischen Eisenmangel kommen, welcher für die Patienten belastend sein kann. Um diesen symptomatischen Eisenmangel zu vermeiden, wird sich in Zukunft möglicherweise ein Hepcidin-Mimetikum anbieten. Das in der Leber gebildete Peptid Hepcidin nimmt eine wichtige Rolle bei der Eisenregulation ein. Hepcidin vermindert die Aktivität von Ferroportin. Ferroportin wiederum ermöglicht die Resorption von Eisen aus der Nahrung und setzt Eisen über die Makrophagen frei. Bei hohen Eisenwerten im Serum wird Hepcidin hochreguliert. Es führt durch Bindung an dem Ferroportin zu einer verminderten Resorption von Eisen im Darm und zu einer verminderten Freisetzung von Eisen durch Makrophagen in die Blutzirkulation und somit zu einer Senkung des Serumeisens. In Vorarbeiten konnte demonstriert werden, dass PTG-300, ein Hepcidin-Mimetikum, über die Bindung an Ferroportin zu einer Reduktion des Serumeisens, zu einer Auffüllung der Eisenspeicher und zu einer konsekutiven Verminderung der Erythropoese führt [4]. Nun wurde PTG-300 in einer Phase-II-Studie bei PV-Patienten geprüft. Die aktuellen Daten dieser innovativen Strategie wurden auf der virtuellen ASH- Jahrestagung 2020 vorgestellt. Primärer Endpunkt war die Reduktion der notwendigen Aderlässe. Achtzehn PV-Patienten wurden mit dem subkutan zu applizierenden Mimetikum über einen Zeitraum von 5 bis 54 Wochen behandelt. Die Therapie wurde insgesamt gut toleriert, bei 15 von 18 Patienten konnte bei Erhaltung des Hämatokritwerts unter 45% auf eine Aderlass-Therapie verzichtet werden. Auch kam es unter Berücksichtigung des „Total Symptom Scores" zu einer signifikant klinischen Besserung [15]. Allerdings fehlen noch belastbare Sicherheitsdaten.

3.2.4 Interferon

Interferon wird schon seit vielen Jahren für die Behandlung der Patienten mit MPN genutzt. Mit Ropeginterferon alfa-2b (Besremi®) steht ein neues Arzneimittel zur Behandlung erwachsener Patienten mit Polycythaemia vera zur Verfügung. Die Zulassung erfolgte aufgrund der überzeugenden Ergebnisse der PROUD-/CONTI-PV-Studien, die eine signifikante Überlegenheit von Ropeginterferon (Ropeg) gegenüber Hydroxyurea (HU) oder bester verfügbarer Therapie (BAT) zeigten. Auf der ASH-Jahrestagung 2020 präsentierten Gisslinger et al. die Langzeitdaten (60 Monate) der Proud- und Continuation-PV-Studie. 254 Patienten mit Polycythaemia vera wurden 1:1 zwischen Ropeginterferon alfa-2b (Ropeg) und Hydroxyurea (HU) 1:1-randomisiert. Nach 12 Monaten wurden die Patienten in die CONTI-PV- Studie überführt, mit der Option, von Hydroxyurea auf BAT zu wechseln. Eine komplette hämatologische Remission (hCR) unter Ropeginterferon wurde in 56% erreicht, im Gegensatz zu Patienten, die alternativ die beste verfügbare Therapie erhielten und in 44% eine hCR erreichten. Die Phlebotomie-Unabhängigkeit lag im Ropeginterferon-Arm bei 81,8%, im Kontrollarm bei 63,2%. Die Ergebnisse zeigten auch das krankheitsmodifizierende Potenzial von Ropeginterferon in der Behandlung der PV. So lag im Monat 60 die mediane JAK2V617F-Allel-Last unter Interferon bei 8,5% und in der Kontrollgruppe bei 44,5%. Hinsichtlich thromboembolischer Ereignisse konnten keine Unterschiede zwischen beiden Therapiearmen detektiert werden. Sekundäre Malignome traten in der Ropeg-Gruppe nicht auf, unter HU wurden 5 Patienten mit sekundärem Malignom beschrieben. Im Ropeg-Arm entwickelte ein Patient eine Myelofibrose, im Kontrollarm zwei Patienten eine Myelofibrose und zwei Patienten eine akute Leukämie [10].

Abu-Zeinah et al. von der Weill-Cornell-Klinik in New York werteten in einer unizentrischen retrospektiven Studie 470 PV-Patienten aus, die bis zu 45 Jahre (median 10 Jahre) unter Beobachtung waren [1]. Von den Patienten wurden 93 Patienten primär mit rekombinantem IFN-α behandelt, 189 mit Hydroxyurea und 133 nur mit Phlebotomien. 55 Patienten wurden mit anderen Therapien behandelt. Unter den Patienten mit Hochrisiko-PV lebten nach primärer Phlebotomie nach 20 Jahren noch 14%, nach HU noch 40% und nach IFN-α noch 66% (p=0,016). Das Myelofibrose-freie Überleben war im Interferon-Arm ebenfalls vom Trend her besser im Vergleich zum HU- oder Phlebotomie-Arm. Dieser Vorteil wurde überraschenderweise auch bei Patienten mit Niedrigrisiko-PV gesehen. Das Myelofibrose-freie Gesamtüberleben nach 20 Jahren lag bei Phlebotomie-Therapie bei 55%, unter HUTherapie bei 65% und nach IFN-α bei 84% (p=0,0011). Das Gesamtüberleben in der Niedrigrisiko-Gruppe war unter Interferon tendenziell besser, statistisch jedoch nicht signifikant.

Barbui et al. publizierten im März 2021 im *Lancet* Ergebnisse, die ebenfalls für eine frühere Interferon-Behandlung bei PV-Patienten sprechen. Die Studiengruppe untersuchte den Einfluss von pegyliertem Interferon bei Patienten mit Niedrigrisiko-PV. Primärer Endpunkt der Studie war ein anhaltender Hämatokritwert unter 45% ohne Krankheitsprogress. Die Interimsanalyse erfolgte zu einem Zeitpunkt, als 50 Patienten in der jeweiligen Gruppe analysiert werden konnten. 50 Patienten erhielten die Standardtherapie (Aderlass und ASS) versus 50 Patienten, die Ropeginterferon alfa-2b alle 2 Wochen zusätzlich zur Standardtherapie erhielten. Die Response-Rate war in der experimentellen Gruppe signifikant günstiger als in der Standardgruppe. 42 von 50 Patienten (84%) erreichten den primären Endpunkt, in der Standardgruppe waren es 30 von 50 Patienten (60%); p=0,0075 (Abb. 5). 16% der Patienten der experimentellen Gruppe blieben über die 12-Monats-Periode Phlebotomie-frei. Aufgrund der hochsignifikanten Ergebnisse wurde die Rekrutierung abgebrochen. Das Nebenwirkungsprofil war günstig. Häufigste Nebenwirkungen in der Interferon-Gruppe waren die Neutropenie (8%) und Hautsymptome (4%) [3].

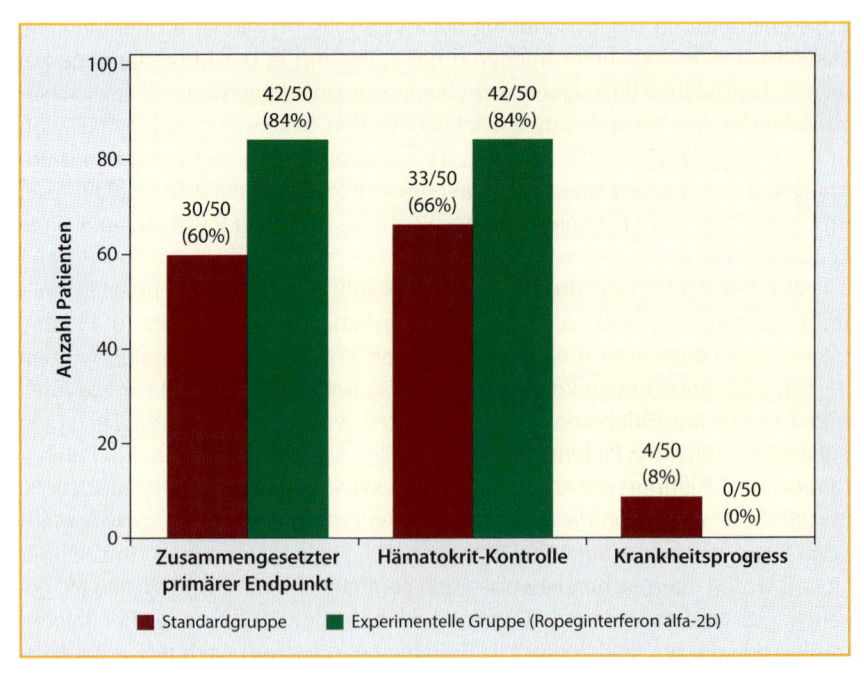

Abbildung 5: *Ropeginterferon alfa-2b versus Phlebotomie bei Niedrigrisiko-Patienten mit Polycythaemia vera. Adaptiert nach [3].*

De Oliveira et al. vom Saint-Louis-Hospital der Universität Paris zeigten anhand einer retrospektiven Untersuchung, dass IFN-α im Rahmen der MPN-Behandlung erfolgreich abgesetzt werden kann. Die Arbeitsgruppe spekuliert, dass in Zukunft auch bei der MPN-Behandlung die therapiefreie Remission als primäres Ziel einer IFN-α-Behandlung genannt wird, vergleichbar mit der CML-Therapie [6].

3.2.5 Was es sonst noch gab

Bei Patienten mit unklarer Polyglobulie beziehungsweise Erythrozytose und Ausschluss einer JAK2-Mutation finden sich oft keine Ursachen für eine mögliche sekundäre Polyglobulie. Somit bleibt die Pathogenese häufig ungeklärt. Differenzialdiagnostisch kann auch eine familiäre Erythrozytose diskutiert werden. Über eine Keimbahnmutations-Analyse lässt diese sich jedoch nur sehr selten bestätigen. Nun sind in *Blood Advances* von Wouters et al. Daten publiziert worden, die anhand einer Subanalyse einer großen niederländischen Lifeline-Kohorte bei 51 von 133 Patienten mit Erythrozytose eine klonale Hämatopoese zeigen. Nur bei 7 der 133 Fälle (5,3%) konnte eine für die Polycythaemia vera charakteristische JAK2-Mutation demonstriert werden. Häufiger als die JAK2-Mutation wurden folgende Mutationen detektiert: BCOR/BCORL1 (16%), DNMT3A (14%), TP53 (10%), TET2 (6%) und ASXL1 (5%). In deutlich geringerem Anteil waren auch RUNX1, CALR, CSF3R, SF3B1, EZH2 und NRAS mutiert. Bei JAK2-Mutation wurde auch eine Leuko- oder Thrombozytose gesehen. Die anderen Mutationen waren nur mit einer isolierten Erythrozytose assoziiert. Beachtenswert ist, dass die gesamte Subkohorte klonaler Erythrozytosen mit erhöhter kardiovaskulärer Mortalität assoziiert war (Hazard Ratio: 2,2) [33].

Auch bei Patienten mit Myelofibrose ist die Anämie eine große Herausforderung. Gerds et al. konnten auf der amerikanischen Jahrestagung 2020 zeigen, dass auch Myelofibrose-Patienten von der Gabe von Luspatercept profitieren können. Patienten mit primärer MF beziehungsweise Post-ET- oder Post-PV-MF wurden im Rahmen der Phase-II-Studie ACE-536-MF-001 mit Luspatercept behandelt. Die Zwischenauswertung der Studie konnte eine verminderte Transfusionsbedürftigkeit bei akzeptable Nebenwirkungsprofil demonstrieren [8].

Die Arbeitsgruppe um Kralovics et al. in Wien untersuchte unterschiedliche zielgerichtete Moleküle, die direkt an dem mutierten Calreticulin (CALR) greifen. Über ein aufwendiges Screening-System gelang ihnen, Hämatoxylin-Verbindungen zu identifizieren. Diese Moleküle binden an die N-Glykan-Bindungsdomäne und verhindern darüber die Interaktion von CALR und dem Thrombopoetin-Rezeptor. Dadurch wird der JAK2-STAT5-Signalweg von CALR- mutierten Zellen unterbrochen. Die Autoren sehen hier ein großes therapeutisches Potenzial einer CALR-Inhibitor-Therapie [13].

Barbui et al. analysierten den Krankheitsverlauf von 175 Patienten mit myeloproliferativer Neoplasie und COVID-19-Infektion. In einem Zeitraum von Februar bis Juni 2020 und einem medianen Follow-up von 50 Tagen zeigte sich eine signifikant erhöhte Mortalität unter Myelofibrose-Patienten, bei denen während der Corona-Infektion Ruxolitinib abgesetzt worden war. Die Autoren sehen insbesondere den Entzug von Ruxolitinib als Ursache für die erhöhte Letalität und nennen den möglichen „cytokine storm" als verantwortlich für ein Multiorganversagen. Die Autoren betonen, dass trotz der retrospektiven Analyse und einer begrenzten Fallzahl diese Beobachtung in der Behandlung der MPN-Patienten unter Rituximab dringend zu berücksichtigen ist [2].

3.2.6 Literatur

[1] Abu-Zeinah G, Krichevsky S, Cruz T, et al. (2020) Interferon in Polycythemia Vera (PV) Yields Improved Myelofibrosis-Free and Overall Survival. Blood ASH, Abstract 480
[2] Barbui T, Vannucchi AM, Alvarez-Larran A, et al. (2021) High mortality rate in COVID-19 patients with myeloproliferative neoplasms after abrupt withdrawal of ruxolitinib. Leukemia 35(2):485–493
[3] Barbui T, Vannucchi AM, De Stefano V, et al. (2021) Ropeginterferon alfa-2b versus phlebotomy in low-risk patients with polycythaemia vera (Low-PV study): a multicenter, randomised phase 2 trial. Lancet Haematol 8(3):e175–e184
[4] Casu C, Nemeth E, Rivella S (2018) Hepcidin agonists as therapeutic tools. Blood 131(16):1790–1794
[5] Chen J, Jin S, Abraham V, et al. (2011) The Bcl-2/Bcl-X(L)/Bcl-w inhibitor, navitoclax, enhances the activity of chemotherapeutic agents in vitro and in vivo. Mol Cancer Ther 10(12):2340–2349
[6] De Oliveira RD, Soret-Dulphy S, Zhao L-P, et al. (2020) Interferon-Alpha (IFN) Therapy Discontinuation Is Feasible in Myeloproliferative Neoplasm (MPN) Patients with Complete Hematological Remission. Blood ASH, Abstract 48
[7] Gerds AT, Savona MR, Scott BL, et al. (2020) Determining the recommended dose of pacritinib: results from the PAC203 dose-finding trial in advanced myelofibrosis. Blood Adv 4(22):5825–5835
[8] Gerds AT, Vannucchi A, Passamonti F, et al. (2020) Duration of Response to Luspatercept in Patients (Pts) Requiring Red Blood Cell (RBC) Transfusions with Myelofibrosis (MF) – Updated Data from the Phase 2 ACE-536-MF-001 Study. Blood ASH, Abstract 2992
[9] Ginzburg YZ, Feola M, Zimran E, et al. (2018) Dysregulated iron metabolism in polycythemia vera: etiology and consequences. Leukemia 32(10):2105–2116
[10] Gisslinger H, Klade C, Georgiev P, et al. (2020) Long-Term Use of Ropeginterferon Alpha-2b in Polycythemia Vera: 5Year Results from a Randomized Controlled Study and Its Extension. Blood ASH, Abstract 481
[11] Harrison C, Kiladjian J-J, Al-Ali HK, et al. (2012) JAK inhibition with ruxolitinib versus best available therapy for myelofibrosis. N Engl J Med 366(9):787–798

[12] Harrison CN, Schaap N, Vannucchi AM, et al. (2020) Fedratinib in patients with myelofibrosis previously treated with ruxolitinib: An updated analysis of the JAKARTA2 study using stringent criteria for ruxolitinib failure. Am J Hematol 95(6):594–603
[13] Jia R, Balligand T, Atamanyuk V, et al. (2021) Hematoxylin binds to mutant calreticulin and disrupts its abnormal interaction with thrombopoietin receptor. Blood 137(14):1920–1931
[14] Kiladjian J-J, Zachee P, Hino M, et al. (2020) Long-term efficacy and safety of ruxolitinib versus best available therapy in polycythaemia vera (RESPONSE): 5-year follow up of a phase 3 study. Lancet Haematol 7(3):e226–e237
[15] Kremyanskaya M, Ginzburg Y, Kuykendall, A et al. (2020) PTG-300 Eliminates the Need for Therapeutic Phlebotomy in Both Low and High-Risk Polycythemia Vera Patients. Blood ASH, Abstract 482
[16] Marcellino BK, Farnoud N, Cassinat B, et al. (2020) Transient expansion of TP53 mutated clones in polycythemia vera patients treated with idasanutlin. Blood Adv 4(22):5735–5744
[17] Mascarenhas J, Higgins B, Anders D, et al. (2020) Safety and Efficacy of Idasanutlin in Patients (pts) with Hydroxyurea (HU)-Resistant/Intolerant Polycythemia Vera(PV): Results of an International Phase II Study. Blood ASH, Abstract 479
[18] Mascarenhas J, Komrokji R, Cavo M, et al. (2020) Favorable Overall Survival with Imetelstat Treatment Correlates with Other Clinical Benefits in Intermediate 2 or High Risk Myelofibrosis Relapsed/Refractory to Janus Kinase Inhibitor. Blood ASH, Abstract 53
[19] Mascarenhas J, Lu M, Kosiorek H, et al. (2019) Oral idasanutlin in patients with polycythemia vera. Blood 134(6):525–533
[20] Mascarenhas J, Komrokji RS, Covo M, et al. (2020) Potential Disease-Modifying Activity of Imetelstat Demonstrated By Reduction in Cytogenetically Abnormal Clones and Mutation Burden Leads to Clinical Benefits in Relapsed/Refractory Myelofibrosis Patients. Blood ASH, Abstract 346
[21] Oh ST, Talpaz M, Gerds AT, et al. (2020) ACVR1/JAK1/JAK2 inhibitor momelotinib reverses transfusion dependency and suppresses hepcidin in myelofibrosis phase 2 trial. Blood Adv 4(18):4282–4291
[22] Passamonti F, Palandri F, Saydam G, et al. (2020) Long-Term Effect of Ruxolitinib (RUX) in Inadequately Controlled Polycythemia Vera (PV) without Splenomegaly: 5Year Results from the Phase 3 Response-2 Study. Blood ASH, Abstract 2987
[23] Passamonti F, Griesshammer M, Palandri F, et al. (2017) Ruxolitinib for the treatment of inadequately controlled polycythaemia vera without splenomegaly (RESPONSE-2): a randomised, open-label, phase 3b study. Lancet Oncol 18(1):88–99
[24] Pemmaraju N, Garcia JS, Potluri J, et al. (2020) The Addition of Navitoclax to Ruxolitinib Demonstrates Efficacy within Different High-Risk Populations in Patients with Relapsed/Refractory Myelofibrosis. Blood ASH, Abstract 52
[25] Röth A, Harley CB, Baerlocher GM (2010) Imetelstat (GRN163L) – telomerase-based cancer therapy. Recent Results Cancer Res 184:221–234
[26] Shangary S, Wang S (2008) Targeting the MDM2-p53 interaction for cancer therapy. Clin Cancer Res 14(17):5318–5324

[27] Talpaz M, Kiladjian J-J (2021) Fedratinib, a newly approved treatment for patients with myeloproliferative neoplasm-associated myelofibrosis. Leukemia 35(1):1–17
[28] Tefferi A, Lasho TL, Begna KH, et al. (2015) A pilot study of the telomerase inhibitor imetelstat for myelofibrosis. N Engl J Med 373(10):908–919
[29] Vannucchi AM, Kiladjian JJ, Griesshammer M, et al. (2015) Ruxolitinib versus standard therapy for the treatment of polycythemia vera. N Engl J Med 372(5):426–435
[30] Verstovsek S, Chen C-C, Egyed M, et al. (2021) MOMENTUM: momelotinib vs danazol in patients with myelofibrosis previously treated with JAKi who are symptomatic and anemic. Future Oncol 17(12):1449–1458
[31] Waibel M, Solomon VS, Knight DA, et al. (2013) Combined targeting of JAK2 and Bcl-2/Bcl-xL to cure mutant JAK2-driven malignancies and overcome acquired resistance to JAK2 inhibitors. Cell Rep 5(4):1047–1059
[32] Williams N, Lee J, Moore L, et al. (2020) Driver Mutation Acquisition in Utero and Childhood Followed By Lifelong Clonal Evolution Underlie Myeloproliferative Neoplasms. Blood ASH, Abstract LBA-1
[33] Wouters HJ, Mulder R, van Zeventer IA, et al. (2020) Erythrocytosis in the general population: clinical characteristics and association with clonal hematopoiesis. Blood Adv 4(24):6353–6363

4 Allogene Stammzelltransplantation

Johannes Schetelig, Moritz Middeke, Friedrich Stölzel

4.1 Indikation

4.1.1 Überlebensvorteil für Patienten mit MDS

Es ist selten, dass eine Indikation zur Allo-SZT durch kontrollierte Studien zweifelsfrei gesichert ist. Solche Studien sind sehr schwer durchführbar, besonders wenn die Allo-SZT, als potenziell kurative Therapie, mit einer lebensverlängernden Therapie ohne kurative Perspektive verglichen wird. Ganz abgesehen von medizinethischen Fragen, akzeptieren Patienten die Teilnahme an solchen Studien oft nicht, wenn eine echte Wahlmöglichkeit besteht.

Die US-amerikanische BMT-CTN-Studie, registriert unter dem Code NCT02016781, ist so eine seltene Studie [32]. In den USA haben Patienten einen sehr unterschiedlichen Krankenversicherungsschutz. Die Basis-Versicherung Medicare erstattete bisher nicht die Kosten für eine Allo-SZT für Patienten mit Intermediärrisiko- oder Hochrisiko-MDS. Bisher gab es auch keine kontrollierten Studien zu dieser Frage, die einen Vorteil für transplantierte Patienten hätten zeigen können. Zwischen 2014 und 2018 wurde Patienten an den Studienzentren eine Allo-SZT unter der Bedingung der Studienteilnahme angeboten, wenn sie einen verwandten oder unverwandten HLA-kompatiblen Spender hatten. Diese Art der „biologischen Randomisation" wird formal korrekt als „biological assignment" bezeichnet. Wenn die Zuordnung zur Therapie aufgrund biologischer Kriterien erfolgt, die nicht direkt mit dem Endpunkt assoziiert ist, dann werden mit diesem Design Patienten so auf zwei Studienarme verteilt, dass die Risiken balanciert sind und der Vergleich der Studienarme zu einer korrekten Schätzung des Therapieeffekts, hier der Allo-SZT, führt.

Insgesamt wurden 384 Patienten mit einem Alter zwischen 50 und 75 Jahren mit einem primären MDS (Intermediärrisiko 2 oder Hochrisiko nach IPSS) eingeschlossen, die fit für eine Transplantation nach reduzierter Konditionierung waren. Für 260 Patienten konnte ein 8/8kompatibler Spender innerhalb von 90 Tagen gefunden werden. Die Kontrollgruppe bestand aus 124 Patienten ohne HLA-kompatiblen Spender. Im Vergleich der Studienarme nach Intent- to-Treat konnte ein großer Vorteil für das Leukämie-freie Überleben (36% versus 22%; p=0,007) und das Überleben (48% versus 28%; p=0,0004) gezeigt werden. Im Vergleich nach tatsächlich erfolgter Behandlung („as-treated") war dieser Vorteil noch größer und betrug für das Leukämie-freie Überleben 39% versus 11% (p<0,0001) und das Überleben 47% versus 16% (p<0,0001). In den Subgruppenanalysen war der Effekt nahezu homogen in allen wesentlichen Subgruppen zu finden. Diese Studienergebnisse sind enorm hilfreich für Aufklärungsgespräche, weil sie unter Bezug auf eine kontrollierte Studie erlauben, den Therapieeffekt der Allo-SZT abgesichert zu quantifizieren.

Von einer Studie mit ähnlichem Design hatte Nicolaus Kröger auf dem Kongress der Amerikanischen Gesellschaft für Hämatologie im Dezember 2018 berichtet [23]. DieVidazaAllo-Studie hatte den Verlauf von Patienten mit und ohne HLA-kompatiblen Spender verglichen. Patienten mit Spendern erhielten 6 Zyklen Vidaza (5-Azacitidin) und wurden nachfolgend allogen transplantiert. Patienten ohne Spender wurden mit Azacytidin bis zu einem Progress oder einer schweren Komplikation behandelt. Die Studie wurde – aus unklaren Gründen – vorzeitig abgebrochen. Bis zu diesem Zeitpunkt waren 190 Patienten im Alter zwischen 55 und 70 Jahren mit Hochrisiko-MDS eingeschlossen worden. Eine wichtige Erkenntnis war, dass circa ein Drittel der Patienten nicht die SZT erreichte, weil es unter Vidaza zu Komplikationen oder Krankheitsprogress gekommen war. Eine zweite wichtige Erkenntnis resultiert aus dem Überlebensvorteil für die Patienten mit HLAkompatiblem Spender, von denen nach 3 Jahren noch 49% lebten gegenüber 22% der Patienten ohne HLA-kompatible Spender. Die Ergebnisse der Studie sind leider noch nicht vollpubliziert, belegen aber auch den Vorteil der Allo-SZT.

Es kann festgestellt werden, dass der Überlebensvorteil für Patienten mit MDS und intermediärem oder hohem Risiko durch eine AlloSZT in unabhängigen prospektiv kontrollierten Studien bewiesen werden konnte [23, 32].

4.1.2 Neue Therapieansätze bei ALL könnten Hochrisiko-Definition ändern

Keine neue Evidenz gibt es zur Indikationsstellung zur Allo-SZT für Patienten mit ALL. Standard ist die Allo-SZT für Patienten mit Hochrisiko-ALL. Die Definition von Hochrisiko ist Gegenstand fortwährender Forschung und Entwicklung. Unbestritten ist die Indikation spätestens in zweiter kompletter Remission. In erster kompletter Remission besteht eine Indikation für Patienten mit messbarer Resterkrankung, aber auch weitere Patientengruppen, die sich durch ein sehr hohes Rezidivrisiko auszeichnen. In diesem Kontext sind zwei bemerkenswerte Publikationen erschienen, die auch die Definition von Hochrisiko-ALL erneut verändern könnten.

Die italienische Studiengruppe GIMEMA hat in einer Phase-II-Studie gezeigt, dass Patienten (24–82 Jahre) mit Philadelphia-Chromosom-positiver (Ph+) ALL durch eine chemotherapiefreie Behandlung mit Dasatinib und Blinatumomab zu 98% eine komplette Remission erreichen [12]. Circa zwei Drittel aller Patienten erzielten eine molekulare Remission mit dieser Behandlung. Die Langzeitergebnisse waren trotz Rezidiven gut. Möglicherweise infolge der gut verträglichen Induktions- und Konsolidierungstherapie war die Mortalität nach konsolidierender Allo-SZT extrem niedrig. Diese Studiendaten lassen die alternativen Hypothesen zu, dass die Sterblichkeit nach Allo-SZT bei wenig belastender Vorbehandlung sehr gering ausfällt, andererseits aber eine konsolidierende Allo-SZT bei deutlich gesteigerter Effektivität von Induktions- und Konsolidierungstherapien überflüssig werden könnte. In diese Richtung weisen Daten von Josep-Maria Ribera für Patienten mit Ph- ALL, die in einer spanischen Registerstudie keinen Überlebensvorteil für transplantierte Patienten zeigen konnten, die durch die vorangegangene Therapie ein sehr niedriges MRD-Niveau erreicht hatten [38].

Die Indikation zur Allo-SZT für Patienten mit ALL wird angesichts der Vielzahl von genetisch und immunphänotypisch definierter Untergruppen und neuer hocheffektiver Immuntherapien und zielgerichteter Therapien auch in den nächsten Jahren weiter debattiert werden müssen.

4.2 Spenderauswahl

4.2.1 Transplantation von haploidenten Spendern besser als Nabelschnurblut-SZT

Klar ist jedoch mittlerweile, dass für Erwachsene die Ergebnisse von Nabelschnurblut-SZTs schlechter als die Ergebnisse haploidenter SZT sind [14]. In der BMT-CTN-1101-Studie wurden erwachsene Patienten mit malignen hämatologischen Erkrankungen und einer Indikation zur Allo-SZT randomisiert zwischen Haplo-

SZT und Nabelschnurblut-SZT. 368 Patienten im Alter zwischen 18 und 70 Jahren wurden zwischen Juni 2012 und Juni 2018 randomisiert. Patienten erhielten zur Nabelschnurblut-SZT zwei Produkte (dUCB). Von haploidenten Spenden wurde Knochenmark transplantiert und Post-Transplant-Cyclophosphamid (PTCY) als GvHD-Prophylaxe gegeben. Zum Zeitpunkt der Präsentation betrug die mediane Nachbeobachtungsdauer circa 2 Jahre. Der primäre Studienendpunkt, das 2-Jahres-progressionsfreie Überleben war nicht signifikant verschieden (35% nach dUCB, 41% nach Haplo-KMT; p=0,4). Das Gesamtüberleben war signifikant besser nach Haplo-KMT als nach dUCB (2-Jahres-OS 46% nach dUCB und 57% nach Haplo-KMT, p=0,04). Dieser Vorteil für Haplo-KMT entstand vorrangig durch eine höhere Nicht-Rezidiv-bedingte Sterblichkeit (NRM) (18% nach dUCB, 11% nach Haplo-KMT; p=0,04). Die 2Jahres-Rezidivrate war mit 47% und 48% nahezu identisch in beiden Armen. Diese Studie ordnet die Nabelschnurblut-SZT als nachrangige Option gegenüber allen anderen Spenderoptionen ein.

4.2.2 Gibt es eindeutige Unterschiede mit Blick auf das Überleben zwischen haploidenten Verwandten, HLAidenten Geschwistern und HLA-kompatiblen unverwandten Spendern?

Die Ergebnisse nach allogener SZT von einem HLA-identen Geschwister, einem haploidenten Verwandten oder einem HLA-kompatiblen unverwandten Spender unterschieden sich in den meisten bislang publizierten Analysen nicht signifikant [9, 24, 37]. Prospektive, randomisierte Studien gibt es zur Frage der Auswahl zwischen diesen drei Spendergruppen nicht. Metaanalysen publizierter retrospektiver Studien geben keinen Hinweis auf signifikante Unterschiede hinsichtlich der Überlebensraten [2, 15, 30].

4.2.3 Haplo- versus HLA-idente Geschwister?

Aus China gibt es prospektive Studien zum Vergleich der Ergebnisse von Transplantationen mit haploidenten und identen verwandten Spendern, die keine statistisch signifikanten Vorteile für das Leukämie-freie Überleben zeigten, wohl aber ein höheres Risiko für GvHD nach haploidenter Allo-SZT [43, 44]. In den zitierten Studien wurde GvHD-Prophylaxe bei haploidenten Spendern mit ATG, CSA, MMF und MTX betrieben.

Entgegengesetzte Ergebnisse zeigt eine Metaanalyse aus Minnesota zum Einsatz haploidenter Spender in Verbindung mit PTCY [30]. Nach haploidenter SZT wurde weniger cGvHD, aber eine höhere nicht-Rezidiv-bedingte Sterblichkeit verglichen mit HLA-identer Geschwister-SZT gefunden. Auch für Patienten mit

Hodgkin-Lymphomen zeigt sich jedoch kein homogener Vorteil durch Transplantation von haploidenten Spendern [1, 7, 16]. Die Transplantation von HLA-identen Geschwistern bleibt also erste Wahl.

4.2.4 Haplo versus unverwandt?

Bisher war in den meisten Registeranalysen PTCY nur im Kontext der Haplo-SZT analysiert worden. Seit vielen Jahren ist jedoch bekannt, dass PTCY auch als GvHD-Prophylaxe im Kontext bei HLA-kompatiblen SZT eingesetzt werden kann [20, 25, 31].

Im letzten Jahr wurden nun zwei retrospektive Studien zu Ergebnissen nach Haplo-SZT und HLA-kompatibler unverwandter SZT publiziert, in denen PTCY in beiden Armen zur GvHD- Prophylaxe eingesetzt worden war. Eigentlich erlauben nur diese Vergleiche, den Einfluss des Spenders selbst abzuschätzen. Die Ergebnisse sind überraschend.

Die größere der beiden Studien wurde vom CIBMTR durchgeführt [17]. Gooptu et al. analysierten Daten von 2036 Haplo-SZTs und 284 HLA-kompatiblen (HLA-A, -B, -C und DRB1) unverwandten SZTs mit PTCY als GvHD-Prophylaxe bei erwachsenen Patienten mit akuter Leukämie oder myelodysplastischen Syndromen zwischen 2011 und 2018. Nach Haplo-SZT trat mehr akute GvHD Grad III–IV auf als nach HLA-kompatibler unverwandter SZT, und im Kontext dosisreduzierter Konditionierung war die nicht-Rezidiv-bedingte Sterblichkeit und Gesamtsterblichkeit nach Haplo-SZT höher als nach unverwandter SZT.

Die Acute Leukemia Working Party der EBMT analysierte den Einfluss des Spendertyps im Kontext der GvHD-Prophylaxe mit PTCY bei erwachsenen Patienten mit akuter AML, die zwischen 2009 und 2019 transplantiert worden waren. Battipaglia et al. präsentierten die Daten erstmals auf dem virtuellen EBMT Meeting 2021. Bisher wurden Daten von 647 Patienten nach haploidenter Knochenmarktransplantation, 949 Patienten nach haploidenter peripherer Blutstammzelltransplantation (PBSZT) und 155 Patienten nach partiell gematchter unverwandter (mmUD) PBSZT untersucht. Haplo-PBSZT und mmUD-PBSZT unterschieden sich nicht mit Blick auf die Inzidenz akuter und chronischer GvHD. Weniger GvHD trat aber nach Haplo-KMT auf. Die Rezidivinzidenz war in allen drei Gruppen gleich. Nicht-Rezidiv-bedingte Mortalität aber war nach mmUD-PBSZT signifikant seltener als nach Haplo-SZT. Dieser Vorteil für mmUD-PBSZT übersetzte sich auch in ein besseres Leukämie-freies und Gesamtüberleben.

Diese Daten lassen vermuten, dass die Ergebnisse der HLA-kompatiblen oder partiell kompatiblen unverwandten SZT durch Verwendung von PTCY als GvHD-Prophylaxe verbessert werden können und möglicherweise haploidenten SZTs überlegen sind.

4.2.5 Kriterien für die Wahl zwischen mehreren haploidenten Spendern

Zum Kreis der möglichen haploidenten Spender zählen auch zweit- oder drittgradige Verwandte [11]. Mehrere Gruppen haben Empfehlungen für die Auswahl haploidenter Spender publiziert [8, 18, 33, 42]. Mangels großer Studien zu diesem Thema gibt es derzeit wenige harte Kriterien für die Auswahl.

Die größte Bedeutung haben Spender-spezifische Antikörper (DSA, donor specific antibodies). Spezifität, Titer und funktionelle Relevanz müssen berücksichtigt werden. Haploidente Spender, gegen deren HLA-Merkmale der Patient hochtitrige, funktionell-relevante DSAs im Blut hat, sollten vermieden werden [10, 28]. Wenn das nicht möglich ist, muss eine „Desensibilisierungsbehandlung" vor Transplantation durchgeführt werden.

Jüngere haploidente Spender sind mit besseren Ergebnissen haploidenter SZTs assoziiert [27, 40]. Aufgrund der engen Korrelation von Spenderalter und Verwandtschaftsverhältnis bleibt unklar, welche Bedeutung das Verwandtschaftsverhältnis hat.

Auf dem ASH 2020 wurden Daten der ersten großen CIBMTR-Studie zu immungenetischen Kriterien für die Auswahl haploidenter Spender vorgestellt [13]. Die Studie ist noch nicht publiziert, und die praktische Anwendbarkeit kann derzeit schlecht abgeschätzt werden, weil bereits Alter und DSA starke Selektionskriterien darstellen. Dennoch lohnt die Auseinandersetzung mit den immungenetischen Merkmalen, die in der Studie identifiziert wurden:

▶ HLA-DRB1 – Für dieses Gen sollten Patient und haploidenter Spender nicht „zufällig" ident sein. DRB1-Differenzen in GvH-Richtung waren in Daten der Johns Hopkins Universität mit einem geringeren Rückfallrisiko und besserem ereignisfreien Überleben assoziiert [21]. Diese Assoziation fand sich auch in der CIBMTR-Studie [13].
▶ HLA-DPB1 – Haploidente Spender mit nicht permissiven HLA-DPB1-Differenzen sollten gegenüber permissiven HLA-DPB1-Differenzen oder HLA-DPB1-Identität zur Verringerung des Rückfallrisikos bevorzugt werden [13, 40].
▶ HLA-B-Leader-Sequenzen – Haploidente Spender mit gleichen HLA-B-Leader-Sequenzen wie der korrespondierende Patient sollten bevorzugt werden [13, 35, 36]. Für die Interpretation dieser Assoziation ist folgende Information wichtig: HLA-E-Moleküle präsentieren Peptide, die aus anderen HLA-Klasse-I-Molekülen entstehen. Die Stabilität der Bindung der Peptide an HLA-E hängt von der Aminosäuresequenz ab. HLA-B-Gene tragen in ihren Leader-Sequenzen einen Dimorphismus, der die Stabilität der Bindung von HLA-B-Peptiden an HLA-E beeinflusst. Mit einer Serie von Publikationen hat Effie Petersdorf in den letzten Jahren den Einfluss von HLA-B-Leader-Sequenzen von Patient und Spender auf das Risiko für GvHD beschrieben [35, 36]. Im Kontext haploiden-

ter SZT könnten kompatible HLA-B-Leader-Sequenzen mit geringerer Sterblichkeit verbunden sein, wenngleich kein direkter Einfluss auf das GvHD-Risiko gezeigt werden konnte [13].

Zusammenfassend bleibt festzustellen, dass die Berücksichtigung hochtitriger, funktionell wirksamer DSAs oberste Priorität für die Auswahl haploidenter Spender behält. Immungenetische Merkmale könnten in Zukunft mehr Bedeutung gegenüber dem Spenderalter bekommen.

4.3 Prävention von Rezidiven nach Allo-SZT bei FLT3-ITD AML

Der orale Multikinase-Inhibitor Sorafenib besitzt nachgewiesene Wirksamkeit bei AML. Experimentelle Daten belegen darüber hinaus eine immunmodulatorische Wirkung von Sorafenib nach allogener SZT [26]. Im Mausmodell wurden unter Sorafenib-Therapie verstärkte IL-15-Produktion leukämischer FLT3-ITD-mutierter Blasten, eine Expansion CD8positiver, CD107a-positiver, IFN-γ-positiver T-Zellen und langfristige Krankheitskontrolle gezeigt. In der SORMAIN- Studie wurde Sorafenib als Erhaltungstherapie nach allogener Stammzelltransplantation über 24 Monate untersucht [5]. Primärer Endpunkt war das rezidivfreie Überleben. Trotz kleiner Fallzahl zeigt sich ein signifikanter Vorteil mit Blick auf das ereignisfreie Überleben und das Gesamtüberleben für die mit Sorafenib behandelten Patienten.

Angesichts der relativ hohen Rezidivrate von AML mit FLT3-ITD und der Evidenz mehrerer retrospektiver Studien, dieser prospektiv randomisierten Studie, sowie experimenteller Daten sollte Patienten mit FLT3-ITD eine Erhaltungstherapie mit einem FLT3-Inhibitor angeboten werden. Dies kann in der Situation einer Transplantation im Erkrankungsrezidiv Gilteritinib sein, wenn es zur Remissionsinduktion vor SZT eingesetzt wurde [34]. Bei Transplantation in erster Remission sollte Sorafenib über 24 Monate nach Einholung einer Kostenübernahme durch die Krankenkasse angeboten werden [29, 39]. Diese Empfehlung ist jetzt auch in einem aktuellen Konsensus der EBMT festgehalten [3, 6].

4.4 GvHD-Prävention und -Therapie

4.4.1 PROGRESS-Studien

Unter der Überschrift PROGRESS-Trials werden vom Bone Marrow Transplant – Clinical Trial Network (BMT-CTN) Studien mit PTCY als GvHD-Prophylaxe bei Patienten mit (partiell) HLA-kompatiblen verwandten oder unverwandten Spendern durchgeführt. Zwei randomisierte Studien zur GvHD-Prophylaxe wurden bereits abgeschlossen und publiziert:

Die PROGRESS-I-Studie des (BMT-CTN 1203) war eine dreiarmige, randomisierte Phase-II-Studie, in der die hochdosierte Gabe von Cyclophosphamid (kurz: Post-Transplant Cyclophosphamide, PTCY) untersucht wurde [4]. Verglichen wurden:
- PTCY plus Tacrolimus/Mycophenolatmofetil (Tacro/MMF)
- Bortezomib plus Tacrolimus/Methotrexat (Tacro/MTX)
- Maraviroc plus Tacro/MTX

Zusätzlich wurden Registerdaten als Kontrolle mit in die Analyse einbezogen. Primärer Endpunkt war das GvHD-/rezidivfreie Überleben, kurz GRFS. Relevante Ereignisse für diesen Endpunkt waren das Auftreten von akuter GvHD Grad III–IV, chronische GvHD mit dem Bedarf für systemische Immunsuppression, Rezidiv oder Tod. Im multivariablen Modell war das GRFS für die mit PTCY+Tacro/MMF behandelten Patienten besser (Hazard Ratio: 0,72; p=0,044).

Ergebnisse der randomisierten Progress-II-Studie wurden auf dem TCT-Meeting 2021 präsentiert (Late breaking Abstract 1, Marcelo C. Pasquini, TCT 2021). In dieser dreiarmigen Studie wurden zwei alternative Möglichkeiten für eine Calcineurin-Inhibitor-freie GvHD- Prophylaxe mit einem Standard verglichen:
- Knochenmark plus PTCY
- CD34-selektierte PBSZT
- Knochenmark plus Tacro/MTX (Kontrollarm)

Insgesamt 346 Patienten wurden eingeschlossen, 327 erhielten eine allogene SZT, davon 300 entsprechend des Studienprotokolls. Primärer Endpunkt war die chronische GvHD (moderate/severe) und rezidivfreie Überleben (CRFS) 12 Monate nach Randomisierung. Die drei Therapiearme unterschieden sich nicht signifikant mit Blick auf den primären Endpunkt. Patienten mit CD34-selektierten PBSZ hatten trotz weniger GvHD ein schlechteres Gesamtüberleben aufgrund anderer therapiebedingter Komplikationen. Knochenmark + PTCY war mit Blick auf den primären Endpunkt und wichtige sekundäre Endpunkte nicht dem Standard Knochenmark + Tacro/MTX überlegen.

In der PROGRESS-III-Studie wird PTCY + Tacro/MMF randomisiert gegen Tacro/MTX als GvHD-Prophylaxe im Kontext einer peripheren Blutstammzelltransplantation verglichen. Diese Studie rekrutiert gegenwärtig Patienten in den USA. Ergebnisse dieser Studie werden nicht vor 2023 erwartet.

4.4.2 REACH-Studien

Ruxolitinib ist ein Januskinase (JAK)-1- und -2-Inhibitor, der primär in der Behandlung von Osteomyelofibrose und Polycythemia vera eingesetzt wird. Januskinasen sind Signalmoleküle bei der Generierung von T-Zell-Immunantworten [41]. Die Blockade der JAK-1-/-2-Signalwege durch Ruxolitinib resultiert deshalb in reduzierter Proliferation von TEffektor-Zellen. Gleichzeitig kommt es zur Expansion von regulatorischen T-Zellen und zur Herunterregulation pro inflammatorischer Zytokine. Die Gabe von Ruxolitinib unterdrückt GvHD bei Mäusen. Diese Effekte konnten auch bei erwachsenen Patienten und Kindern nach allogener SZT reproduziert werden [22]. In einer größeren retrospektiven Studie bei steroidrefraktärer akuter und chronischer GvHD betrug die Gesamtansprechrate für akute GvHD circa 80%. Die Firma Novartis hat Ruxolitinib im Rahmen der Studien *Ruxolitinib in Patients With Refractory GVHD After Allogeneic Stem Cell Transplantation* (REACH) entwickelt.

Die REACH1-Studie (NCT02953678) war eine offene, einarmige Phase-II-Studie für Kinder ab 12 Jahren und Erwachsene mit steroidrefraktärer akuter GvHD Grad III–IV [19]. Insgesamt 71 Patienten wurden in die Studie eingeschlossen, von denen 68% an einer Grad-3/4-aGvHD litten. Von den Studienteilnehmern zeigten nach 4 Wochen 55% ein Ansprechen, davon 27% eine komplette Remission. Im weiteren Studienverlauf wurde eine komplette Remission bei insgesamt 56% der Studienteilnehmer erreicht. Das Überleben nach 6 Monaten betrug 51%. Angesichts der hohen Mortalität steroidrefraktärer akuter GvHD waren dies gute Ergebnisse.

Die REACH2-Studie war dann die internationale Zulassungsstudie für steroidrefraktäre akute GvHD (NCT02913261), in der eine Therapie mit Ruxolitinib gegenüber verschiedenen Behandlungsalternativen randomisiert verglichen wurde, die als „Best available Therapy" zusammengefasst waren. Die Ergebnisse dieser Studie wurden Anfang 2020 voll publiziert [46]. In der Studie wurden 309 Patienten randomisiert. Die Ansprechrate akuter GvHD an Tag 28 betrug unter Ruxolitinib 62% verglichen mit 39% im Kontrollarm (p<0,001). Die Rate dauerhaften Therapieansprechens an Tag 56 war ebenfalls höher in der Ruxolitinib-Gruppe (40% versus 22%; p<0,001). Krankheitsrückfälle bis 18 Monate nach Studienstart waren in beiden Armen nicht signifikant verschieden (13% in der Ruxolitinib-Gruppe versus 19% in der Kontrollgruppe). Nicht-Rezidiv-bedingte Sterblichkeit bis 18 Monate war ebenfalls nicht verschieden (49% in der Ruxolitinib-Gruppe und 51% in der Kontrollgruppe). Das ist enttäuschend, weil man erwarten konnte, dass sich die bessere aGvHD-Kontrolle mit Ruxolitinib in einen Überlebensvorteil übersetzt.

In der REACH3-Studie schließlich wurden die Wirksamkeit und die Sicherheit von Ruxolitinib bei steroidrefraktärer oder steroidabhängiger chronischer GvHD randomisiert verglichen mit verschiedenen Behandlungsalternativen untersucht. Die ersten Ergebnisse dieser Studie wurden auf dem ASH 2020 von Robert Zeiser vorgestellt [45]. Insgesamt 329 Patienten wurden randomisiert (Ruxolitinib, n=165 und Best available Therapy [BAT], n=164). Nach NIH- Kriterien hatten 48% eine moderate cGvHD und 52% eine schwere cGvHD. Die Studientherapie wurde aufgrund Therapieversagen abgebrochen bei 15% der mit Ruxolitinib und 43% der mit BAT behandelten Patienten. Die Studie erreichte ihren primären Endpunkt mit einem Gesamtansprechen 6 Monate nach Randomisation von 50% versus 26% (p=0,0001). Die CR-Raten betrugen 7% und 3%. Im Ruxolitinib-Arm starben 31 Patienten (19%) und im BAT-Arm 27 Patienten (16%). Die Haupttodesursache war cGvHD in Kombination mit Infektionen in beiden Armen.

Ruxolitinib wurde durch die FDA für die Behandlung von steroidrefraktärer akuter GvHD zugelassen. Eine Zulassung auch für die Behandlung von steroidrefraktärer chronischer GvHD durch die FDA wird erwartet. Zulassungen durch die EMA sind noch nicht erfolgt. Die Studien dürfen als großer Erfolg gewertet werden angesichts weniger kontrollierter Studien in diesen Indikationen überhaupt. Die Sterblichkeit bleibt jedoch ein Problem. Der Infektprävention muss unter Ruxolitinib große Aufmerksamkeit gewidmet werden. Es wäre wünschenswert, wenn weiter in die Medikamentenentwicklung in diesen Indikationen investiert würde.

4.4.3 Literatur

[1] Ahmed S, Kanakry JA, Ahn KW, et al. (2019) Lower Graft-versus-Host Disease and Relapse Risk in Post-Transplant Cyclophosphamide-Based Haploidentical versus Matched Sibling Donor Reduced-Intensity Conditioning Transplant for Hodgkin Lymphoma. Biol Blood Marrow Transplant 25(9):1859–1868

[2] Arcuri LJ, Aguiar MTM, Ribeiro AAF, et al. (2019) Haploidentical Transplantation with Post-Transplant Cyclophosphamide versus Unrelated Donor Hematopoietic Stem Cell Transplantation: A Systematic Review and Meta-Analysis. Biol Blood Marrow Transplant 25(12):2422–2430

[3] Bazarbachi A, Bug G, Baron F, et al. (2020) Clinical practice recommendation on hematopoietic stem cell transplantation for acute myeloid leukemia patients with FLT3-internal tandem duplication: a position statement from the Acute Leukemia Working Party of the European Society for Blood and Marrow Transplantation. Haematologica 105(6):1507–1516

[4] Bolaños-Meade J, Reshef R, Fraser R, et al. (2019) Three prophylaxis regimens (tacrolimus, mycophenolate mofetil, and cyclophosphamide; tacrolimus, methotrexate, and bortezomib; or tacrolimus, methotrexate, and maraviroc) versus tacrolimus and methotrexate for prevention of graft-versus-host disease with haemopoietic cell transplantation with reduced-intensity conditioning: a randomised phase 2 trial with a non-randomised contemporaneous control group (BMT CTN 1203). Lancet Haematol 6(3):e132–e143

[5] Burchert A, Bug G, Fritz LV, et al. (2020) Sorafenib Maintenance After Allogeneic Hematopoietic Stem Cell Transplantation for Acute Myeloid Leukemia With FLT3-Internal Tandem Duplication Mutation (SORMAIN). J Clin Oncol 38(26):2993–3002
[6] Burchert A (2021) Maintenance therapy for FLT3-ITD-mutated acute myeloid leukemia. Haematologica 106(3):664–670
[7] Castagna L, Busca A, Bramanti S, et al. (2020) Haploidentical related donor compared to HLA-identical donor transplantation for chemosensitive Hodgkin lymphoma patients. BMC Cancer 20(1):1140
[8] Ciurea SO, Champlin RE (2013) Donor selection in T cell-replete haploidentical hematopoietic stem cell transplantation: knowns, unknowns, and controversies. Biol Blood Marrow Transplant 19(2):180–184
[9] Ciurea SO, Zhang MJ, Bacigalupo AA, et al. (2015) Haploidentical transplant with posttransplant cyclophosphamide vs matched unrelated donor transplant for acute myeloid leukemia. Blood 126(8):1033–1040
[10] Ciurea SO, Cao K, Fernandez-Vina M, et al. (2018) The European Society for Blood and Marrow Transplantation (EBMT) Consensus Guidelines for the Detection and Treatment of Donor-specific Anti-HLA Antibodies (DSA) in Haploidentical Hematopoietic Cell Transplantation. Bone Marrow Transplant 53(5):521–534
[11] Elmariah H, Kasamon YL, Zahurak M, et al. (2018) Haploidentical Bone Marrow Transplantation with Post-Transplant Cyclophosphamide Using Non-First-Degree Related Donors. Biol Blood Marrow Transplant 24(5):1099–1102
[12] Foà R, Bassan R, Vitale A, et al. (2020) Dasatinib-Blinatumomab for Ph-Positive Acute Lymphoblastic Leukemia in Adults. N Engl J Med 383(17):1613–1623
[13] Fuchs EJ, McCurdy SR, Solomon SR, et al. (2020) Improving Donor Selection for Haploidentical Stem Cell Transplantation with Post-Transplant Cyclophosphamide through Selective HLA-Mis/Matching. Blood 136(Suppl 1):24–26
[14] Fuchs EJ, O'Donnell PV, Eapen M, et al. (2021) Double unrelated umbilical cord blood vs HLA-haploidentical bone marrow transplantation: the BMT CTN 1101 trial. Blood 137(3):420–428
[15] Gagelmann N, Bacigalupo A, Rambaldi A, et al. (2019) Haploidentical Stem Cell Transplantation With Posttransplant Cyclophosphamide Therapy vs Other Donor Transplantations in Adults With Hematologic Cancers: A Systematic Review and Meta-analysis. JAMA Oncol 5(12):1739–1748
[16] Gauthier J, Poiré X, Gac AC, et al. (2018) Better outcome with haploidentical over HLA-matched related donors in patients with Hodgkin's lymphoma undergoing allogeneic haematopoietic cell transplantation-a study by the Francophone Society of Bone Marrow Transplantation and Cellular Therapy. Bone Marrow Transplant 53(4):400–409
[17] Gooptu M, Romee R, St Martin A, et al. (2021) HLA Haploidentical versus Matched Unrelated Donor Transplants with Post-Transplant Cyclophosphamide based prophylaxis. Blood doi: 10.1182/blood.2021011281. Online ahead of print
[18] Handgretinger R (2014) Haploidentical transplantation: the search for the best donor. Blood 124(6):827–828
[19] Jagasia M, Perales MA, Schroeder MA, et al. (2020) Ruxolitinib for the treatment of steroid-refractory acute GVHD (REACH1): a multicenter, open-label phase 2 trial. Blood 135(20):1739–1749

[20] Kanakry CG, Bolaños-Meade J, Kasamon YL, et al. (2017) Low immunosuppressive burden after HLA-matched related or unrelated BMT using posttransplantation cyclophosphamide. Blood 129(10):1389–1393
[21] Kasamon YL, Luznik L, Leffell MS, et al. (2010) Nonmyeloablative HLA-haploidentical bone marrow transplantation with high-dose posttransplantation cyclophosphamide: effect of HLA disparity on outcome. Biol Blood Marrow Transplant 16(4):482–489
[22] Khandelwal P, Teusink-Cross A, Davies SM, et al. (2017) Ruxolitinib as Salvage Therapy in Steroid-Refractory Acute Graft-versus-Host Disease in Pediatric Hematopoietic Stem Cell Transplant Patients. Biol Blood Marrow Transplant 23(7):1122–1127
[23] Kroeger N, Sockel K, Wolschke C, et al. (2018) Prospective Multicenter Phase 3 Study Comparing 5-Azacytidine (5-Aza) Induction Followed By Allogeneic Stem Cell Transplantation Versus Continuous 5-Aza According to Donor Availability in Elderly MDS Patients (55–70 years) (VidazaAllo Study). Blood 132(Suppl 1):208
[24] Leung W, Campana D, Yang J, et al. (2011) High success rate of hematopoietic cell transplantation regardless of donor source in children with very high-risk leukemia. Blood 118(2):223–230
[25] Luznik L, Bolaños-Meade J, Zahurak M, et al. (2010) High-dose cyclophosphamide as single-agent, short-course prophylaxis of graft-versus-host disease. Blood 115(16):3224–3230
[26] Mathew NR, Baumgartner F, Braun L, et al. (2018) Sorafenib promotes graft-versus-leukemia activity in mice and humans through IL-15 production in FLT3-ITD-mutant leukemia cells. Nat Med 24(3):282–291
[27] McCurdy SR, Zhang MJ, St Martin A, et al. (2018) Effect of donor characteristics on haploidentical transplantation with posttransplantation cyclophosphamide. Blood Adv 2(3):299–307
[28] McCurdy SR, Luznik L. (2019) How we perform haploidentical stem cell transplantation with posttransplant cyclophosphamide. Blood 134(21):1802–1810
[29] Metzelder S, Wang Y, Wollmer E, et al. (2009) Compassionate use of sorafenib in FLT3-ITD-positive acute myeloid leukemia: sustained regression before and after allogeneic stem cell transplantation. Blood 113(26):6567–6571
[30] Meybodi MA, Cao W, Luznik L, et al. (2019) HLA-haploidentical vs matched-sibling hematopoietic cell transplantation: a systematic review and meta-analysis. Blood Adv 3(17):2581–2585
[31] Mielcarek M, Furlong T, O'Donnell PV, et al. (2016) Posttransplantation cyclophosphamide for prevention of graft-versus-host disease after HLA-matched mobilized blood cell transplantation. Blood 127(11):1502–1508
[32] Nakamura R, Saber W, Martens MJ, et al. (2020) A Multi-Center Biologic Assignment Trial Comparing Reduced Intensity Allogeneic Hematopoietic Cell Transplantation to Hypomethylating Therapy or Best Supportive Care in Patients Aged 50–75 with Advanced Myelodysplastic Syndrome: Blood and Marrow Transplant Clinical Trials Network Study 1102. Blood 136(Suppl 1):19–21
[33] Patriarca F, Luznik L, Medeot M, et al. (2014) Experts' considerations on HLA-haploidentical stem cell transplantation. Eur J Haematol 93(3):187–197
[34] Perl AE, Martinelli G, Cortes JE, et al. (2019) Gilteritinib or Chemotherapy for Relapsed or Refractory FLT3-Mutated AML. N Engl J Med 381(18):1728–1740

[35] Petersdorf EW, Carrington M, O'HUigin C, et al. (2020) Role of HLA-B exon 1 in graft-versus-host disease after unrelated haemopoietic cell transplantation: a retrospective cohort study. Lancet Haematol 7(1):e50–e60
[36] Petersdorf EW, Stevenson P, Bengtsson M, et al. (2020) HLA-B leader and survivorship after HLA-mismatched unrelated donor transplantation. Blood 136(3):362–369
[37] Piemontese S, Ciceri F, Labopin M, et al. (2017) A comparison between allogeneic stem cell transplantation from unmanipulated haploidentical and unrelated donors in acute leukemia. J Hematol Oncol 10(1):24
[38] Ribera JM, Morgades M, Ciudad J, et al. (2021) Chemotherapy or allogeneic transplantation in high-risk Philadelphia chromosome-negative adult lymphoblastic leukemia. Blood 137(14):1879–1894
[39] Rollig C, Serve H, Huttmann A, et al. (2015) Addition of sorafenib versus placebo to standard therapy in patients aged 60 years or younger with newly diagnosed acute myeloid leukaemia (SORAML): a multicentre, phase 2, randomised controlled trial. Lancet Oncol 16(16):1691–1699
[40] Solomon SR, Aubrey MT, Zhang X, et al. (2018) Selecting the Best Donor for Haploidentical Transplant: Impact of HLA, Killer Cell Immunoglobulin-Like Receptor Genotyping, and Other Clinical Variables. Biol Blood Marrow Transplant 24(4):789–798
[41] Spoerl S, Mathew NR, Bscheider M, et al. (2014) Activity of therapeutic JAK 1/2 blockade in graft-versus-host disease. Blood 123(24):3832–3842
[42] Wang Y, Chang Y-J, Xu L-P, et al. (2014) Who is the best donor for a related HLA haplotype-mismatched transplant? Blood 124(6):843–850
[43] Wang Y, Liu QF, Xu LP, et al. (2015) Haploidentical vs identical-sibling transplant for AML in remission: a multicenter, prospective study. Blood 125(25):3956–3962
[44] Wang Y, Liu QF, Xu LP, et al. (2016) Haploidentical versus Matched-Sibling Transplant in Adults with Philadelphia-Negative High-Risk Acute Lymphoblastic Leukemia: A Biologically Phase III Randomized Study. Clin Cancer Res 22(14):3467–3476
[45] Zeiser R, Polverelli N, Ram R, et al. (2020) Ruxolitinib (RUX) Vs Best Available Therapy (BAT) in Patients with Steroid-Refractory/Steroid-Dependent Chronic Graft-Vs-Host Disease (cGVHD): Primary Findings from the Phase 3, Randomized REACH3 Study. Blood 136(Suppl 1):22–24
[46] Zeiser R, von Bubnoff N, Butler J, et al. (2020) Ruxolitinib for Glucocorticoid-Refractory Acute Graft-versus-Host Disease. N Engl J Med 382(19):1800–1810

Lymphome

Dominik Wolf

1	**Einleitung**	69
2	**Übersicht Lymphome**	69
2.1	COVID-19 und Lymphome	70
2.2	Indolente Lymphome	72
2.3	Aggressive B-NHL	77
2.4	Morbus Hodgkin	82
2.5	Myelom/Plasmazell-Erkrankungen	83
3	**AL-Amyloidose**	85
4	**Literatur**	86

GENAU HINSEHEN KANN LEBEN RETTEN

iMCD IM FOKUS

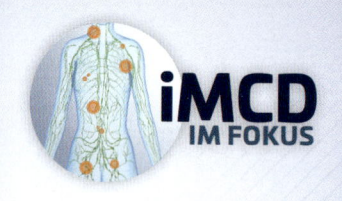

www.imcd-im-fokus.de

- Expertenwissen aus erster Hand
- Hilfreiche Materialien zur Diagnose
- Vorträge, Interviews, e-Learnings
- Scientific Exchange
- Kompaktes Hintergrundwissen

Auf www.imcd-im-fokus.de finden Sie Antworten auf Ihre Fragen rund um die Diagnose und Therapie des iMCD. **Kompakt und exklusiv für medizinische Fachkreise.**

---

*Idiopathischer multizentrischer Morbus Castleman (iMCD)

ist eine sehr seltene lymphoproliferative Erkrankung mit potentiell lebensbedrohlicher Symptomatik.[1]

Patienten mit iMCD haben eine ähnlich schlechte Prognose wie bei malignen Tumorerkrankungen.[2]

Die 5-Jahres-Mortalitätsrate nach Diagnose liegt mit den bisherigen Therapien bei 35% und die 10-Jahres-Mortalitätsrate sogar bei 60%.[3]

1. Fajgenbaum DC et al. Blood 2014; 123: 2924–2933.
2. van Rhee F et al. Hematol Oncol Clin N Am 2018; 32: 89–106.
3. Fajgenbaum DC et al. Blood 2017; 129: 1646–1657.

EUSA Pharma (Germany) GmbH
Elsenheimerstraße 41 · 80687 München

EUSAPharma

1 Einleitung

Wie im vorangegangenen Jahr geht es mir in diesem Artikel für das Colloquium Onkologie 29/Update 2021 nicht darum, die Leitlinien für Lymphome wiederzugeben. Diese sind beispielsweise bei Onkopedia, NCCN oder ESMO nachzulesen, wobei viele dieser Empfehlungen regelmäßig upgedated werden und somit hochaktuell sind. Ein Beispiel sind die aktualisierten Leitlinien zur Diagnostik, Therapie und Nachsorge des DLBDL von Onkopedia unter der Leitung von Georg Lenz aus Münster[1]. In Ergänzung zu den Leitlinien und Empfehlungen der verschiedenen Fachgesellschaften soll diese Zusammenfassung Leserinnen und Lesern aktuelle Themen näherbringen, um damit den „Update"-Charakter widerzuspiegeln. Letztlich geht es um Informationen zu wichtigen Zukunfts-gerichteten Änderungen Verständnis und in der Therapie von Lymphomen, selbst wenn diese (noch) nicht praxisverändernd sind. Hierbei wird insbesondere auf Entwicklungen der jüngeren und der jüngsten Zeit eingegangen. Die Inhalte dieses Kapitels bauen daher auf dem Wissen der aktuellen Leitlinien auf und werden diese zum Teil in den nächsten Monaten und Jahren auch verändern. Die Auswahl der Themen ist subjektiv und sicher nicht umfassend. Es sind für das Jahr 2021 vor allem Dinge ausgewählt worden, die in der letzten Ausgabe dieses Buches etwas zu kurz gekommen sind.

2 Übersicht Lymphome

Die aktuelle WHO-Klassifikation der Lymphome beinhaltet eine Unmenge an Untergruppen, was die Bedeutung der Hämato- oder besser noch: der Lympho-Pathologie in der korrekten Diagnostik der Erkrankungen verdeutlicht. Die Klassifikation zeigt aber auch die dynamischen Entwicklungen im Bereich der molekularen Diagnostik. Letztere ist nur an ihrer Schnittstelle mit der Klinik, genauer: in der komplexen Zusammenschau von Symptomatik, Morphologie (Zytologie), FACS, Histologie, Zytogenetik und Molekulargenetik sinnvoll zu interpretieren.

---

1 https://www.onkopedia.com/de/onkopedia/guidelines/diffuses-grosszelliges-b-zell-lymphom/@@guideline/html/index.html

2.1 COVID-19 und Lymphome

Die COVID-19-Pandemie hat die medizinischen Versorgungssysteme global an den Rand der Belastbarkeit geführt. Für Hämato-OnkologInnen nicht überraschend haben Patientinnen und Patienten mit der Diagnose Krebs plus COVID-19 ein schlechteres Überleben im Vergleich zu KrebspatientInnen ohne eine SARS-CoV2-Infektion [45]. Abhängig von der konkreten Krebserkrankung gibt es allerdings Unterschiede bezüglich des Risikos eines schweren Verlaufs. Insbesondere PatientInnen mit Lymphomen haben eine signifikant erhöhte Case Fatality Rate. Ebenfalls nicht überraschend ergab sich in der von Sharafeldin et al. vorgenommenen sehr großen Auswertung von 398 579 erwachsenen Krebspatientlnnen (von denen 63 413 [15,9%] COVID-19–positiv waren) auch, dass ein steigender Charlson Comorbidity Index (CCCI) signifikant mit erhöhter Mortalität assoziiert ist [45].

Interessanterweise konnten wir in eigenen Untersuchungen zeigen, dass PatientInnen mit Krebserkrankungen (darunter auch eine relativ große Myelom- und CLL-Kohorte) überraschenderweise die Belastung durch die Gefahr einer möglichen SARS-CoV2-Infektion in Sachen Lebensqualität sehr gut verarbeitet haben. Dazu passen die Ergebnisse sequenzieller Lebensqualitätsanalysen von PatientInnen vor und während der Pandemie: Sie ergaben lediglich eine relativ geringe Belastung durch die Pandemie. Die Einstellung „ich habe ja Krebs, was kann mich das noch schocken" war hier oft zu hören, und KrebspatientInnen fühlen sich oft bereits durch die Diagnose und die Therapie verletzlicher und leben damit eher zurückgezogen. Sie entwickeln ein besonderes Bewusstsein für potenzielle Infektionsrisiken, die ein hohes Maß an Sozialkontakten mit sich bringt [19].

Eine Vielzahl an Fragen ergibt sich derzeit im klinischen Alltag sicher auch hinsichtlich der Impfungen. Wer soll wann mit welchem Impfstoff versorgt werden? Die Verfügbarkeit der verschiedenen Impfstoffe hat nun zu breiten Impfempfehlungen bei Krebspatienten geführt, wobei die Empfehlungen hier oft nur wenig Evidenz-basiert sind, da Patienten mit aktiver Krebserkrankungen oder jene unter Krebs-spezifischen Therapien nachvollziehbarerweise in den Zulassungsstudien nicht eingeschlossen waren. Aktuelle Daten zeigen, dass PatientInnen nach einer B-Zell-depletierenden Therapie (also etwa mit gegen CD20 gerichteten monoklonalen Antikörpern oder CD19-CAR-T-Zellen), aber auch unter immunmodulierenden Therapien wie beispielsweise BTK-Inhibitoren nur zu einem geringen Anteil eine serologische Antwort auf die Impfung aufbauen.

Einer israelischen Untersuchung von CLL Patienten nach der Impfung mit dem BionTech-Impfstoff Comirnaty zeigte, dass Geimpfte vor allem unter laufenden Therapien deutlich schlechter als Behandlungs-naive oder Behandlungsfreie-freie Patienten ansprechen (Abb. 1) [15].

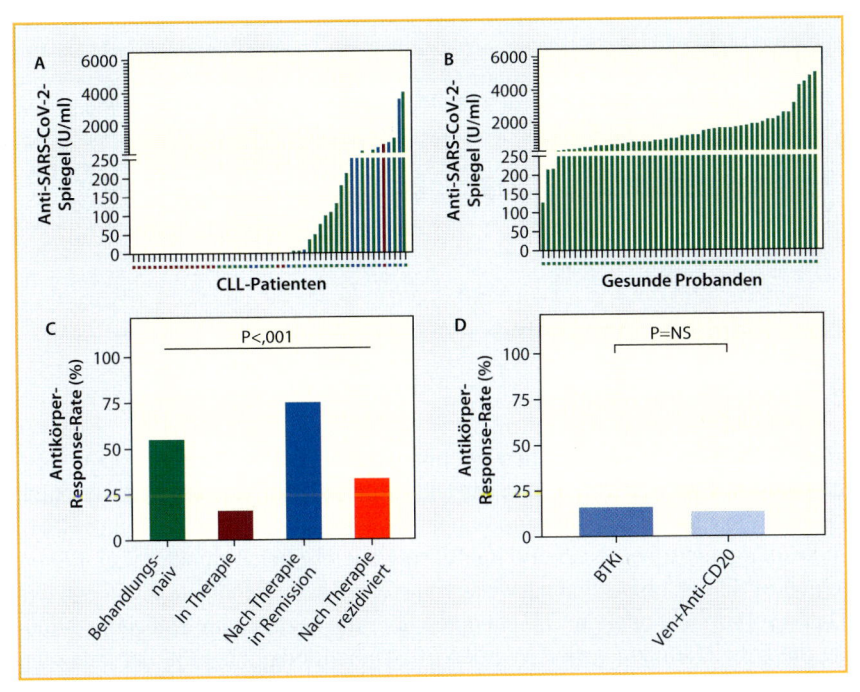

Abbildung 1: *Anti-SARS-CoV-2-Antikörper-Response in* **A** *CLL-Patienten (n=52) und* **B** *gesunden Probanden (n=52). Die Farben der Balken markieren unterschiedliche Patientengruppen: grün = Behandlungs-naiv, rot = in Therapie, blau = in Remission nach Therapie, hellrot = rezidiviert nach Therapie.* **C** *Anti-SARS-CoV-2-Antikörper-Response in Abhängigkeit zum Krankheitsstatus.* **D** *Anti-SARS-CoV-2-Antikörper-Response in CLL-Patienten, unter BTK-Inhibitor- und Venetoclax+Anti-CD20-Antikörper-Therapie. – Zu betonen ist, dass keine Daten zu der Frage vorliegen, inwieweit durch die Impfung nicht zusätzlich zur Antikörperproduktion auch T-Zell-vermittelte und durch angeborene Immunität mediierte Immunantworten zumindest partiell induziert werden, die dann eventuell einen partiellen Schutz vor allem vor schweren Infektionsverläufen vermitteln. Adaptiert nach [15].*

Wertung

Aus meiner Sicht muss gesagt werden, dass systematische Daten hinsichtlich der Infektionsraten von geimpften, serologisch nicht oder nur schlecht respondierenden Lymphom-PatientInnen und von nicht geimpften Lymphom-PatientInnen bisher nicht vorliegen. Es könnte durchaus sein, dass zwar die serologische Immunantwort ausbleibt, die Induktion einer T-Zell- oder durch die angeborene Immunantwort vermittelten Immunität zumindest einen teilweisen Schutz vermittelt, der eventuell sogar ausreicht, schwere Verläufe zu verhindern. Aus meiner Sicht ist daher beispielsweise die Empfehlung erst 3 oder 6 Monate nach Therapieende (z.B. mit Rituximab) zu impfen, nicht durch ausreichende

> Evidenz abgesichert. Ich empfehle allen PatientInnen sich impfen zu lassen, sobald ein Impfstoff verfügbar ist. Erwogen werden kann (auch dies ist aber nicht Evidenz-basiert) bei diesen PatientInnen auch eine 3. Boosterimpfung im Abstand von 3–6 Monaten nach der 2. Impfung. Dies sollte jedoch optimalerweise im Rahmen von klinischen Studien erfolgen. Falls diese nicht verfügbar sind sollten die Ergebnisse zumindest im Rahmen von Registern erfasst und dann systematisch ausgewertet werden.

2.2 Indolente Lymphome

2.2.1 CLL-Erstlinientherapie

Die Behandlung der Chronischen Lymphatischen Leukämie ist durch die Verfügbarkeit neuer Substanzen in den letzten 5 Jahren revolutioniert worden. Nach einer sauberen Risikoklassifikation anhand genetischer (Zytogenetik und FISH), molekulargenetischer (NGS und IGHV) sowie klinischer Parameter (CLL-IPI) erfolgt die Prüfung, ob beziehungsweise wann eine Therapieindikation vorliegt. Die Daten von unbehandelten CLL-Patienten über die letzten Jahre spiegeln eindeutig die Entwicklungen wider: Wurden 2014 noch lediglich 14% der Patienten upfront mit BTK-Inhibitoren behandelt, so waren dies 2019 bereits zirka 65%. Zeitgleich kam die Chemo-Immuntherapie (beispielsweise mit FCR oder R-Benda) immer weniger zum Einsatz. Diese Entwicklungen basierten auf einer Vielzahl von randomisierten Phase-III-Studien, die den Vorteil von BTK-Inhibitoren gegenüber der Chemo-Immuntherapie zeigen konnten:

➤ ECOG-1912-Trial: Vorteile für junge fitte Patienten [44],
➤ Alliance-202-Trial: Vorteile für ältere, unfitte Patienten [51],
➤ Illuminate-Trial: Vorteile für ältere, unfitte Patienten [31].

Neuere BTK-Inhibitoren wie das Acalabrutinib zeigen ebenfalls einen klaren Vorteil gegenüber der Chemo-Immuntherapie und wurden auf der Basis dieser Daten auch zugelassen [46].

Zudem konnte die DCLLSG unter der Leitung von Michael Hallek bei älteren Patienten den Standard einer „fixed duration" Upfront-Therapie mit Venetoclax/Obinutuzumab etablieren [12]. Hierbei folgte im experimentellen Arm auf Venetoclax/Obinutuzumab nach 6 Zyklen eine Venetoclax-Erhaltung für weitere 6 Zyklen, wodurch sich die Rate an MRD (minimal residual disease) erhöhen lässt, wie Al-Sawaf et al. in der CLL14-Studie zeigen konnten: Im experimentellen Arm lag die MRD $<10^{-4}$ bei 74%, im Kontrollarm mit 6-mal Chlorambucil/Obinutuzumab, gefolgt von 6-mal Chlorambucil, nur bei 32% [1].

Da Cross-Studien-Vergleiche obsolet sind, macht es Sinn, sich an dieser Stelle über die Upfront Situation Gedanken zu machen, und zwar hinsichtlich der konzeptionellen Unterschiede. Hier wäre vor allem das fixed-duration Ven/Obi, gefolgt von Ven gegenüber dem kontinuierlich zu gebenden BTK-Inhibitor zu nennen. Im Sinne einer *shared decision* ist dies mit dem Patienten zu erörtern. Dazu kommt die bessere Wirksamkeit von BTK-Inhibitoren (BTKi) bei TP53-Mutation und/oder 17p-Deletion. Perspektivisch ist allerdings zu sagen, dass die Kombination der beiden Konzepte (BTKi/Ven) zeitnah in der Klinik ankommen wird, da die MRD-Induktionsraten der Kombination (wenngleich bisher noch nicht randomisiert getestet) sehr hoch ist. Die CAPTIVATE Studie hat bei 164 CLL-PatientInnen <70 Jahre nach einer Ibrutinib-lead-in-Phase eine Kombination Ven/Ibr für 12 Zyklen geprüft. Randomisiert wurde nach MRD in einen Placebo-versus-Ibr-Arm (MRD $<10^{-4}$) und einen Ibr-versus- Ven/Ibr-Arm (MRD $>10^{-4}$) [49]. Hierbei können sehr hohe MRD Negativitätsraten erreicht werden (bis zu 66% im Knochenmark), wobei zu prüfen sein wird, ob nicht zusätzlich ein gegen CD20 gerichteter monoklonaler Antikörper zur Erreichung des optimalen Therapieerfolges notwendig ist, wenn man die 74%-MRD<10^{-4}-Rate der CLL-14 Studie mit der 69%-MRD<10^{-4}-Rate der CAPTIVATE im peripheren Blut vergleicht.

Letztlich können diese Fragen nur strukturiert und prospektiv randomisiert sinnvoll beantwortet werden, wie beispielsweise in der aktuell rekrutierenden CLL-17-Studie der DCLLSG: Vergleich der Erstlinien-Standards Venetoclax/Obituzumab versus Ibrutinib versus der experimentellen Kombination Ibrutinib/Venetoclax in fitten CLL-Patienten (NCT04608318).

> **Wertung**
>
> Aus meiner Sicht hat damit die Chemo-Immuntherapie (CIT) zwar nicht komplett ihre Stellung verloren, ist aber in der Sequenz derzeit nur mehr nach BTKi und Venetoclax/Obinutuzumab einzusetzen. Da viele Patientinnen aber über die Jahre auch ein 3. Rezidiv ihrer Erkrankung erleiden, ist die CIT weiterhin eine wertvolle Therapie-Option. Sie wird neben den neuen kostenintensiven Therapien weiterhin einen hohen Stellenwert haben.

Vor einer Therapie mit BTKi oder Venetoclax/Obinutuzumab kann es bei sehr hohen Lymphozytenzahlen darüber hinaus sinnvoll sein, ein Debulking mit 1–2 Zyklen Bendamustin durchzuführen. Passend zu diesem Konzept konnte die DCLLSG kürzlich zeigen, dass durch ein sequenzielles Debulking mit Bendamustin bei high-risk CLL (TP53-Mutation und/oder 17p-Deletion) und anschließend entweder Ibrutinib/Ofatumomab oder Ibrutinib/Obinotuzumab oder Venetoclax/Ofatumomab eine hohe Ansprechrate erreicht werden kann. Zudem war in der Behandlungsgruppe Bendamustin Debulking gefolgt von Venetoclax/Ofatumumab ein MRD-Niveau <10^{-4} in 82% der zugegebenermaßen kleinen Patientengruppen erreicht worden. Beachtlich war aber auch, dass trotz des genetischen Hochrisiko-Profils einige der MRD-negativen Patienten eine langanhaltende Remission ohne weitere Erhaltungstherapie erreicht haben [8], so dass auch mit fixed duration Behandlungskonzepten wie beispielsweise Chemo gefolgt von Venetoclax/Anti-CD20-Antikörper ein langanhaltendes Therapie-freies Intervall erreicht werden kann. Darüber hinaus zeigen diese Daten auch, dass ein tiefes MRD-Niveau den negativen Einfluss einer genetischen ungünstigen Subgruppe überkommen kann.

2.2.2 R/R Rezidivierende/Refraktäre CLL

Auch im Behandlungsalgorithmus der rezidivierenden/refraktären CLL haben Ibrutinib und Venetoclax einen festen Platz, je nachdem welche Therapiestrategie in der Erstlinie verfolgt wurde. Nicht vergessen werden darf, dass bei einer fixed duration Therapie bei einem Rezidiv nach langanhaltender Remission auch die Erstlinientherapie wiederholt werden kann.

Basierend auf den Daten der MURANO-Studie ist der Stellenwert von Venetoclax/Obinutuzumab gegenüber R-Benda klar untermauert; auch das kürzlich publizierte 4-Jahres-Update zeigt weiterhin die haushohe Überlegenheit der neuen Kombination gegenüber der Chemo-Immuntherapie [21]. Gleiches gilt für die BTK-Inhibitoren im Vergleich zum Beispiel gegen Anti-CD-20-Antikörper [3]. Eine weitere Optimierung vor allem hinsichtlich der kardialen Verträglichkeit stellen die neuen BTK-Inhibitoren Acalabrutinib [46] und Zanubrutinib [16] dar. Beide haben signifikant weniger kardiale Toxizität bei mindestens vergleichbarer oder sogar besserer Wirksamkeit. Als Beispiel sei hier die beim EHA 2021 als Late Breaking Abstract präsentierte ALPINE-Studie genannt: Zanubrutinib konnte in der ersten Zwischenauswertung an 400 der insgesamt 600 PatientInnen mit R/R CLL, die mit mindestens einer Therapielinie vorbehandelt waren, eine bessere Wirksamkeit gegenüber Ibrutinib zeigen: ORR 78% versus 62%; ereignisfreies 12-Monats-Überleben 95% versus 84% (HR 0,4). Im OS zeigte sich nicht überraschend kein Unterschied, wohingegen das Toxizitätsprofil von Zanubrutinib vor allem hinsichtlich des Vorhofflimmerns mit 2,5% versus 10% deutlich besser war [16].

Eine Substanz der Zukunft stellt der „Super-BTK-Inhibitor" LOXO-305 dar – hier zeigte sich in einer großen Studie an 170 CLL/SLL PatientInnen (die größtenteils mit BTKi, Venetoclax und Anti-CD20-Antikörpervorbehandelt waren) eine PR-Rate von 50% bei einer ORR von 63% [29]. Die 12-Monats-PFS-Rate liegt bei zirka 70%, was für diese schwer vorbehandelte Population sehr beachtlich ist.

2.2.3 CAR T Zellen und BiTES in der CLL, beim Mantelzell-Lymphom und beim follikulären Lymphom

Die Einführung der CD19-gerichteten CAR-T-Zellen stellt einen Meilenstein in der Behandlung von lymphatischen Neoplasien dar. Auch in der Behandlung der r/r CLL zeigen sich nun ermutigende Daten, vor allem in der Kombination mit dem BTK-Inhibitor Ibrutinib. Passend zur stark anti-inflammatorischen Wirkung von BTK-Inhibitoren in der GvHD und der COVID-19-assoziierten Hyperinflammation, sind BTK-Inhibitoren in der Kombination mit CAR-T-Zellen durch die Anti-Lymphom-Wirkung nicht nur hinsichtlich der Wirksamkeit ein interessanter Kombinationspartner, sondern führen auch zu einer deutlichen Reduktion relevanter CAR-T-Zell-typischer Nebenwirkungen wie Zytokin-Release-Syndrom (CRS) und Immuneffektorzell-assoziiertes Neurotoxizitätssyndrom (ICANS).

Die ORR betrug unter Monotherapie von Lisocabtagen Maraleucel (Liso-Cel) in der Transcend-CLL-004-Studie 82% (CR Rate 68%) und unter der Kombination von Lisocel plus BTK-Inhibitor 95% (CR Rate 63%) [47, 50]. Auch die hohe Rate an MRD-Negativität von 80% im Kombinationsarm ist beachtlich und das PFS mit 13 Monaten im Median ebenfalls sehr vielversprechend. Die Therapie ist derzeit nicht zugelassen, man darf aber wie bei anderen indolenten Lymphomen auch für die r/r CLL noch einiges an positiven Studiendaten und dann auch die Zulassung erwarten.

Beim follikulären und beim Marginalzonen-NHL (MZL) zeigen sich in der Studie ZUMA-5 überragende Daten zum CD19-CAR-T-Zellprodukt Axicabtagen Ciloleucel (Axi-Cel) [18]. Die ORR bei allen 104 Patienten liegt in dieser im Median mit 3 Therapien vorbehandelten Population bei insgesamt 92% mit 76% CR. Für das follikuläre NHL ergab sich eine ORR von 94% und eine CR-Rate von 80%, für das Marginalzonen-NHL lagen die Werte bei 85% und 60%. 55% der 124 Patienten mit follikulärem NHL entsprachen der prognostisch sehr ungünstigen POD24-Gruppe.

John Gribben hat beim EHA 2021 eine Propensity Score Matching Analyse der PatientInnen mit follikulärem NHL aus der Scholar-5-Kohorte präsentiert. Es zeigt sich ein dramatischer Unterschied ZUMA-5-Studie und Scholar-5-Kohorte hinsichtlich ORR (94% versus 50%), CR (79% versus 30%) und auch zwischen PFS sowie OS (Abb. 2) [13]. Die ZUMA-5-Daten werden durch die ELARA-Studie beim follikulären NHL untermauert (ORR 83%, CR 65%) [41]. Auf Basis dieser Daten gibt es für das follikuläre NHL auch eine Zulassung von Axi-Cel durch die FDA für Patienten mit r/r follikulärem NHL nach mindestens 2 Therapielinien inklusive Anti-CD20-Antikörper und Alkylans. Die Zulassung durch die EMA steht noch aus.

Bereits in den hiesigen Empfehlungen eingeschlossen ist die CAR-T-Zelltherapie gegen CD19 bei indolenten NHLs beim Mantelzell-Lymphom. KTE-X19 hat

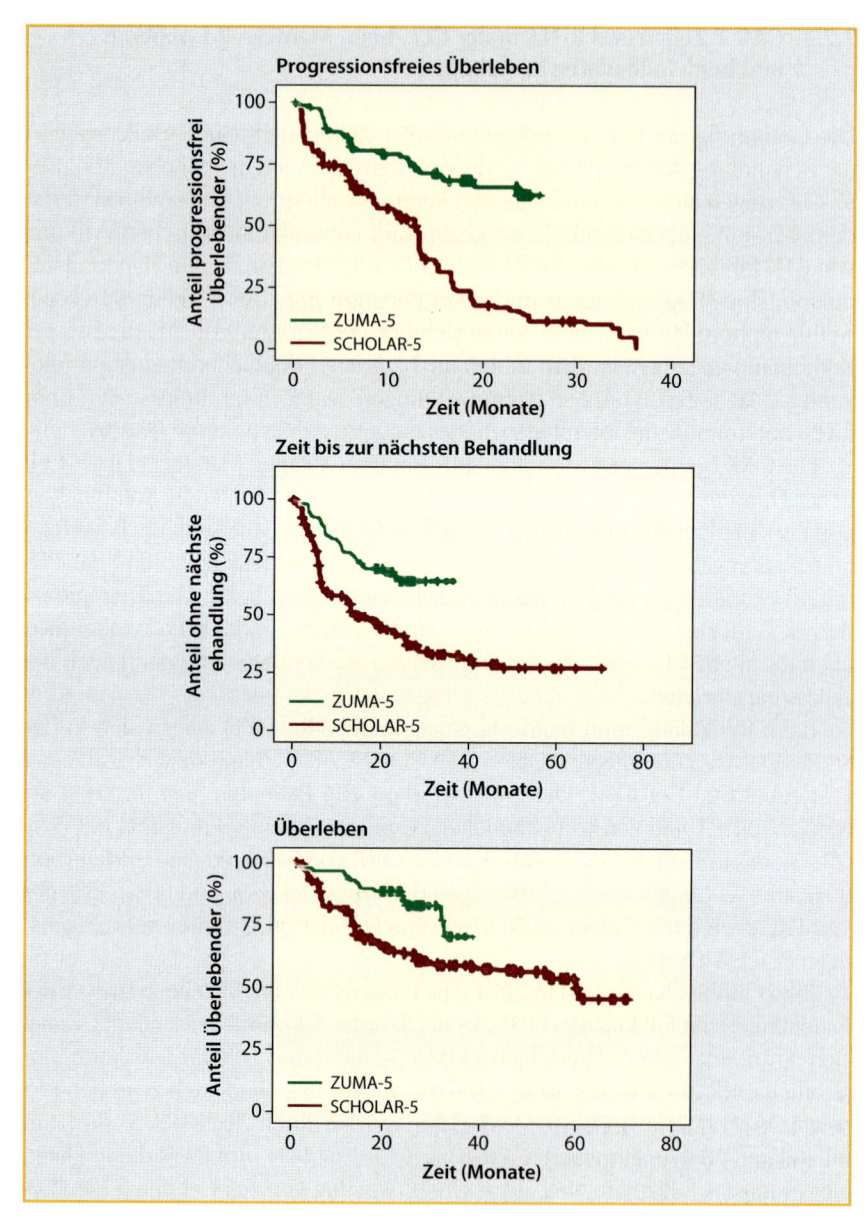

Abbildung 2: Propensity Score Match Analyse von PatientInnen mit follikulärem NHL nach Therapie mit Axi-Cel im Rahmen der ZUMA-5 Studie versus der Scholar-5-Kohorte: Unterschiede im progressionsfreien Überleben, in der Zeit bis zur nächsten Behandlung und im Gesamtüberleben. Adaptiert nach [13].

basierend auf der nicht randomisierten Phase-II-Studie ZUMA-2 eine ORR von 93 % bei einer CR-Rate von 67 % gezeigt [48]. Das PFS nach 12 Monaten liegt bei zirka 65 %, das mediane OS wurde noch nicht erreicht, die 1-Jahres-OS-Rate liegt bei etwa 85 %. Hierbei profitieren alle Subgruppen, inklusive PatientInnen mit TP53-mutierter, hochproliferativer Erkrankung und auch PatientInnen >65 Jahre. Auf dieser Basis ist KTE-X19 für das R/R Mantelzell-NHL nach mindestens 2 Therapielinien inklusive eines BTK-Inhibitors zugelassen. Inwieweit hier der frühere Einsatz sinnvoll ist, wird die Zukunft entscheiden, vor allem da wir ja – basierend auf den Daten der über das europäische Mantelzell-Lymphom-Netzwerk ausgerollten TRIANGLE Studie – BTK-Inhibitoren möglicherweise schon in der Erstlinie inkludiert haben werden. Hier wird dann auch die Wertigkeit der autologen peripheren Blutstammzell-Transplantation (APBSCT) hinterfragt, die ja Teil unseres derzeitigen Standards bei den transplantablen fitten PatientInnen darstellt, und zwar mit 3-mal R-CHOP/3-mal R-DHAP, BEAM und APBSCT, gefolgt von 3-jähriger R-Erhaltungstherapie.

2.3 Aggressive B-NHL

2.3.1 Neues zur Molekularbiologie des DLBCL

Angestoßen durch die genetische Subklassifikation des DLBCL gemäß des Modells „Cell of Origin (COO)" in ABC- und GCB-Typ-DLBCL [26, 6] folgte in den Jahren 2017 und 2018 mit Hilfe der Anwendung modernster molekularer Charakterisierungstechniken (NGS) in einigen Parallelarbeiten [37, 40, 5] eine sehr komplexe und in der Klinik aktuell noch nicht brauchbare Subklassifikation der DLBCL. Durch diese tiefere Charakterisierung zeigte sich, dass die grobe Einteilung nach COO (GCB- versus ABC-DLBCL) nicht ausreichend diskriminiert hinsichtlich klinisch relevanter Endpunkte wie beispielsweise des PFS. Chapuy et al. haben zum Beispiel 6 Cluster (0–5) identifizieren können, die sich durch ihre molekulare Signatur maßgeblich unterscheiden [5]:

- ▶ Cluster 0 hat keinen genetischen Driver,
- ▶ Cluster 1 ist durch strukturelle Varianten von BCL6 charakterisiert,
- ▶ Cluster 2 durch häufige TP53-Mutationen,
- ▶ Cluster 3 durch BCL2-Mutation ist zu 95 % ein GCG-DLBCL,
- ▶ Cluster 4 durch eine Immune Evasion Signatur und gehört auch vornehmlich zu GCB-DLBCL und
- ▶ Cluster 5 der häufig BCL-2 hoch exprimiert und Mutationen in CD79B und MYD88 trägt, sowie dieser Cluster sich fast immer als ABC-DLBCL präsentiert.

Interessant ist bei dieser Neueinteilung, dass beispielsweise Cluster 3 und 4 fast immer GCB-DLBCLs sind, die sich aber durch diese Neueinteilung nochmal deutlich und signifikant hinsichtlich Ihres PFS unterscheiden (Cluster 4 ist deutlich besser als Cluster 3), so dass diese molekulare Schärfung des COO-Konzepts letztlich mehr Aussagekraft besitzt als die „einfache" Zuordnung zu ABC versus GCB, basierend auf dem Hans-Classifier.

Da die genannten genetischen Klassifikationen allesamt mit primärem Tumormaterial definiert werden müssen, konnten nun zuletzt anhand eines deutlich „handlicheren" Genpanels und mithilfe der Sequenzierung zirkulierender Tumor DNA (ctDNA) die wichtigsten Cluster der LK-Proben auch an Patienten-Plasma nachvollzogen werden. Eingesetzt wurden Analysen von SNVs, SCNAs und SVs [10]. Zuvor hatten Scherer et al. bereits die COO-Genetik an ctDNA mittels Personalized Profiling by Deep Sequencing (CAPP-Seq) zeigen [39]. Die Gruppe von Alizadeh et al. konnten hierbei auch durch CAPP-Seq an ctDNA die tieferen genetischen Klassifikatoren durch schmalere Genpanels beschreiben [23].

Diese Methodik wird in der nahen Zukunft klinische Entscheidungen mitsteuern, da beispielsweise gezeigt werden konnte, dass die Kombination von CAPP-Seq an ctDNA bei DLBCL-Patienten in Kombination mit PET-basiertem Response-Assessment als dynamische Marker unter DLBCL-Therapie eine drastische Aufteilung hinsichtlich des klinischen Endpunkts Überleben definieren kann [22]. CAPP-Seq kann hier parallel zur Bildgebung und zu klinischen Kontrollen als Instrument fungieren, das ähnlich der individualisierten MRD-Diagnostik bei der ALL oder der molekularen Verlaufsdiagnostik bei der CML optimales Ansprechen zu definierten Landmark-Zeitpunkten erfassen kann. Durch die Kombination von PET-CT und CAPP-Seq kann man bei PatientInnen, die zu Beginn der Erkrankung völlig vergleichbar erschienen, im Verlauf früh das EFS zum Monat 24 mit hoher Treffsicherheit vorhersagen. Diese Information könnte dazu beitragen, PatientInnen früh zu identifizieren, die sich derzeit erst viel später nach Erhalt toxischer und limitiert wirksamer Therapien als „klassische" r/r DLBCL klinisch herausfiltern lassen. In genau dieser Situation werden die hoch wirksamen neuen Therapieoptionen (siehe unten) für das r/r DLBCL im Sinne von CAR-T-Zelltherapie, BiTEs und neuer Antikörper-Wirkstoff-Konjugate Ihren optimalen Platz haben.

2.3.2 Upfront Therapie des DLBCL

Die alleinige Standardtherapie mit 6–8-mal R-CHOP +/− 2-mal R führt bei zirka 45%–50% der Patienten zur Kuration. Das Gesamtüberleben ist dank potenziell kurativer Salvage-Optionen (vor allem R-ICE oder R-DHAP und daran anschließende HD-Chemotherapie mit autologer Stammzelltransplantation) mit zirka 60%–65% gut, jedoch verliert man weiterhin 35–40 von 100 PatientInnen an

NEU beim R/R DLBCL

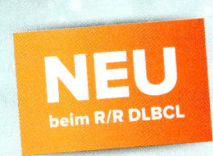

Jetzt greifbar für Patienten, die für eine autologe Stammzelltransplantation nicht infrage kommen[1]

MINJUVI® + Lenalidomid nach R-CHOP beim R/R DLBCL[1]:

Mediane Ansprechdauer von über 3,5 Jahren[2]

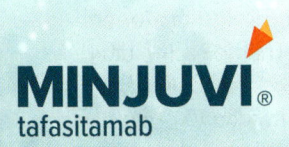

MINJUVI®
tafasitamab

MINJUVI® wird angewendet in Kombination mit Lenalidomid gefolgt von einer MINJUVI®-Monotherapie für die Behandlung bei erwachsenen Patienten mit rezidiviertem oder refraktärem diffusem großzelligem B-Zell-Lymphom (diffuse large B-cell lymphoma, DLBCL), für die eine autologe Stammzelltransplantation (ASZT) nicht infrage kommt.[1]

R/R DLBCL: refraktäres oder rezidiviertes diffuses großzelliges B-Zell-Lymphom;
R-CHOP: Rituximab + Cyclophosphamid + Doxorubicin + Vincristin + Prednison.
1 Aktuelle Fachinformation MINJUVI®. **2** Duell J et al., Haematologica. 2021; [Epub ahead of Print] doi:10.3324/haematol.2020.275958.

MINJUVI 200 mg Pulver für ein Konzentrat zur Herstellung einer Infusionslösung. Wirkstoff: Tafasitamab
▼ Dieses Arzneimittel unterliegt einer zusätzlichen Überwachung. Dies ermöglicht eine schnelle Identifizierung neuer Erkenntnisse über die Sicherheit. Angehörige von Gesundheitsberufen sind aufgefordert, jeden Verdachtsfall einer Nebenwirkung zu melden. Hinweise zur Meldung von Nebenwirkungen, siehe Abschnitt 4.8 der Fachinformation.
Bevor Sie MINJUVI verschreiben, lesen Sie bitte die vollständige Fachinformation (Zusammenfassung der Merkmale des Arzneimittels).
Qualitative und quantitative Zusammensetzung: Eine Durchstechflasche mit Pulver enthält 200 mg Tafasitamab. Nach Rekonstitution enthält jeder ml der Lösung 40 mg Tafasitamab. Tafasitamab ist ein humanisierter CD19-spezifischer monoklonaler Antikörper, der Immunglobulin-G (IgG)-Subklasse, hergestellt in Säugetierzellen (Ovarialzellen des chinesischen Hamsters) mittels rekombinanter DNA-Technologie. Sonstiger Bestandteil mit bekannter Wirkung: Jede Durchstechflasche von MINJUVI enthält 7,4 mg Natrium. Vollständige Auflistung der sonstigen Bestandteile: Natriumcitrat (Ph.Eur.), Citronensäure-Monohydrat, Trehalose-Dihydrat, Polysorbat 20. **Anwendungsgebiete:** MINJUVI wird angewendet in Kombination mit Lenalidomid gefolgt von einer MINJUVI-Monotherapie für die Behandlung bei erwachsenen Patienten mit rezidiviertem oder refraktärem diffusem großzelligem B-Zell-Lymphom (diffuse large B-cell lymphoma, DLBCL), für die eine autologe Stammzelltransplantation (ASZT) nicht infrage kommt. **Gegenanzeigen:** Überempfindlichkeit gegen den Wirkstoff oder einen der sonstigen Bestandteile. **Nebenwirkungen:** Sehr häufige Nebenwirkungen (≥1/10): Bakterielle, Virus- und Pilzinfektionen, einschließlich opportunistische Infektionen mit tödlichem Ausgang (z.B. bronchopulmonale Aspergillose, Bronchitis, Pneumonie und Harnwegsinfektion), Febrile Neutropenie, Neutropenie, Thrombozytopenie, Anämie, Leukopenie, Hypokaliämie, Appetit vermindert, Dyspnoe, Husten, Diarrhoe, Obstipation, Erbrechen, Übelkeit, Abdominalschmerz, Ausschlag (beinhaltet verschiedene Arten von Ausschlag, z. B. Ausschlag, makulo-papulöser Ausschlag, Ausschlag mit Juckreiz, erythematöser Hautausschlag), Rückenschmerzen, Muskelspasmen, Asthenie (einschließlich Unwohlsein), Ermüdung, Ödem peripher, Fieber. Häufige Nebenwirkungen (≥1/100, <1/10): Sepsis (einschließlich neutropenische Sepsis), Basalzellkarzinom, Lymphopenie, Hypogammaglobulinämie, Hypokalzämie, Hypomagnesiämie, Kopfschmerzen, Parästhesie, Dysgeusie, Exazerbation einer chronisch-obstruktiven Lungenerkrankung, Nasenverstopfung, Hyperbilirubinämie, Transaminasen erhöht (beinhaltet ALT und/oder AST erhöht), Gamma-Glutamyltransferase erhöht, Pruritus, Alopezie, Erythem, Hyperhidrosis, Arthralgie, Schmerz in einer Extremität, Schmerzen des Muskel- und Skelettsystems, Kreatinin im Blut erhöht, Schleimhautentzündung, Gewicht erniedrigt, C-reaktives Protein erhöht, Reaktion im Zusammenhang mit einer Infusion. **Verkaufsabgrenzung:** Deutschland: Verschreibungspflichtig. Österreich: Rezept- und apothekenpflichtig, wiederholte Abgabe verboten. **Pharmakotherapeutische Gruppe:** Antineoplastische Mittel, monoklonale Antikörper, ATC-Code: L01XC35. **Inhaber der Zulassung:** Incyte Biosciences Distribution B.V., Paasheuvelweg 25, 1105 BP Amsterdam, Niederlande. **Weitere Informationen:** Ausführliche Informationen zu Warnhinweisen und Vorsichtsmaßnahmen für die Anwendung, Wechselwirkungen, Schwangerschaft und Stillzeit, Nebenwirkungen sowie Dosierung und Art/Dauer der Anwendung entnehmen Sie bitte der veröffentlichten Fachinformation (Zusammenfassung der Merkmale des Arzneimittels). **Stand:** 08/2021

© 2021 Incyte Biosciences Germany GmbH, Planegg/Martinsried. Alle Rechte vorbehalten.

DE/TAFACD19/P/21/0026; Stand: August 2021.

einem DLBCL! Diese Daten werfen 2 Fragen auf, von denen bislang nur die erste beantwortet werden kann:
1. Wie viele der durch R-CHOP-Gabe allein geheilten PatientInnen werden mit 6 Zyklen (+/- 2 R-Monogaben) übertherapiert?
2. Wie kann man für jene PatientInnen, die nach der unter 1 genannten Therapie ein Rezidiv entwickeln, die Upfront Therapie optimieren?

Es ist weiterhin zu betonen, dass die von der deutschen NHL-Studiengruppe durchgeführte Landmark-Studie FLYER – eine Phase-III-Nicht-Unterlegenheits-Studie – eindrücklich gezeigt hat, dass PatientInnen im Alter <60 Jahre im Stadium I/II ohne Risikofaktoren (IPI 0) und ohne Tumor Bulk (definiert als <7,5 cm) mit 4-mal R-CHOP plus 2-mal R ausreichend versorgt sind [35]. Es zeigt sich durch die Deeskalation (minus 2-mal CHOP) weder im PFS noch im OS ein relevanter Unterschied zwischen den beiden Armen, so dass dies für die jungen PatientInnen in frühen Stadien ohne Risikofaktoren und/oder Bulk der neue Therapiestandard ist.

Deutlich unklarer ist nun die Situation hinsichtlich der Therapie-Optimierung des Erstlinienstandards 6-mal R-CHOP (+/– 2-mal R). Die Reihe an formal negativen Studien – R-CHOP versus G-CHOP: GOYA Phase III [43]; R-CHOP versus RV-CHOP: REMoDL-B Phase III [9]; R-CHP versus R2-CHOP: ROBUST [34] ; R-CHOP versus Ibrutinib/R-CHOP: Phoenix Phase III [52] etc. – wurde nun weiter ergänzt durch die CAVALLI Studie, in der Venetoclax in der Dosierung von 800 mg (Zyklus 1 Tag 4–10, dann in den Folgezyklen Tag 1–10) mit entweder 6-mal R-CHOP plus 2-mal R oder 8-mal R-CHOP appliziert wurde [32]. Hierbei zeigte sich bei guter Verträglichkeit in dieser nicht randomisierten Studie im Vergleich zur GOYA-Studie zwar ein tendenziell besseres PFS und ORR, dies genügt aber sicher nicht, um dies als „Durchbruch" bezeichnen zu können.

2.3.3 Rezidivtherapie des DLBCL

Die wichtigsten Neuerungen gibt es im Feld des r/r DLBCL. Hierbei ist wichtig, die Definition für refraktäres DLBCL zu beachten: in der Regel spricht man hier von PatientInnen, die als bestes Ansprechen unter Standard of Care eine Progression oder lediglich eine stabile Erkrankung (SD) erreichen, oder die im ersten Jahr nach einer Hochdosistherapie mit APBSCT rezidivieren. Für jüngere und fitte Patienten ist im ersten Rezidiv weiterhin die Salvage-Chemo-Immuntherapie mit R-CHOP oder R-ICE – die Gleichwertigkeit wurde in der CORAL-Studie gezeigt [14] – gefolgt von einer Hochdosischemotherapie mit autologem Stammzell-Support der Standard. Herausgefordert wird dieser Standard in 2 großen randomisierten Phase-III-Studien durch CD19-CAR-T Zellen (ZUMA-7 und BELINDA), deren Ergebnisse bisher aber leider noch nicht vorliegen.

Im zweiten Rezidiv steht aber neben der Option der CAR-T-Zellen (Tisagenlecleucel, Axicabtagene Ciloleucel und zuletzt auch Lisocabtagene Maracel) auch Polatuzumab-Rituximab-Bendamustin zur Verfügung [42]. Letzteres erwies sich gegenüber der alleinigen Kombination von Rituximab und Bendamustin als deutlich überlegen, wobei die Hazard Ratio (HR) bezüglich PFS bei 0,36 und für das OS bei 0,42 lag. Zudem deutet sich bei PFS- und OS-Rate bei 35% und 40% ein Plateau an, so dass hier eventuell ein Teil der Patienten sogar langfristig profitiert.

Wichtig ist zu beachten, dass Polatuzumab/R-Benda eine signifikante Lymphopenie induziert, so dass zum einen Prophylaxen mit Aciclovir und Lidaprim empfohlen sind. Vor allem müssen im Fall der grundsätzlichen Option einer nachfolgenden CAR-T-Zelltherapie die Zellen vorab gesammelt werden, da ansonsten die Ausbeute im Apheresat zu gering sein kann. Ein qualitativ ausreichend wirksames Präparat ließe sich dann nicht mehr herstellen. Die Strategie, bei Patienten mit nicht zu hoher Dynamik und ausreichend Zeit eine Apherese zu machen (für die Herstellung von CAR-T-Zellen), und erst dann Polatuzumab/R-Benda als Debulking-Therapie zu nutzen, wird derzeit von vielen Zentren praktiziert.

Betrachtet man nun die CAR-T-Zelldaten für die im Detail etwas unterschiedlich konstruierten CD19-CAR-T-Zellen, so zeigen sich nur marginale Unterschiede in der Wirksamkeit, so dass hier keinem der Produkte aus dieser Sicht der Vorzug gegeben werden sollte. Es wird wohl eher das Nebenwirkungsprofil (weniger Neurotoxizität) bei Tisa-Cel versus Axi-Cel und vor allem die Verfügbarkeit eines Produktions-Slots sein, der die Wahl des entsprechenden Produktes bestimmt. Aus klinischer Sicht essenziell ist der rechtzeitige Zuweisungszeitpunkt der KandidatInnen zur Evaluation einer eventuellen CAR-T-Zelltherapie. Diesbezüglich ist neben der Zahl der Vortherapien [36] auch eine gute Kommunikation zwischen ZuweiserIn und Zentrum notwendig, die nur durch kontinuierliche Interaktion sichergestellt werden kann.

Wie bei der Planung einer allogenen Stammzelltransplantation ist es immer wichtig, das Gesamtkonzept im Auge zu behalten und zu diskutieren, vor allem hinsichtlich des Timings der Apherese und der Auswahl der optimalen Bridgingtherapie. Auch ein möglicher Studieneinschluss sollte geprüft werden.

Ergänzend zu den Entwicklungen im Bereich der CAR-T-Zellen zeigen sich aber auch bei den Antikörpern sehr wirksame zusätzliche Therapieoptionen. Von der EMA und der FDA zugelassen ist beispielsweise der Affinitäts-gereifte CD19-Antikörper Tafasitamab, der in der Kombination mit 12 mg Lenalidomid pro Tag an den Tagen 1–21 eines 28-tägigen Rhythmus in der L-MIND Studie hohe Wirksamkeit zeigen konnte. Die ORR beim r/r DLBCL beträgt 60% mit einer CR-Rate von 42,5% und einem medianen PFS in dieser prognostisch sehr ungünstigen Gruppe von 12 Monaten und einem 12-Monats-OS von 74% [38].

Zudem zeigen sich vergleichbar mit Brentuximab auch im r/r DLBC gute Ansprechraten bei Verwendung des Antikörper-Wirkstoff-Konjugats Loncastuximab: ORR 70% mit einer CR-Rate von 35% % [4]. Insgesamt stehen damit neben den CAR-T-Zellen für das r/r DLBCL sehr interessante Therapieoptionen sowohl für die Bridging-Situation vor der CAR-T-Zelltherapie als auch für die Rezidiv-Situation nach CAR-T zur Verfügung.

Ergänzt wird die komplexe Therapiesituation zudem durch die Entwicklungen im Bereich der bispezifischen, T-Zell adressierenden monoklonalen Antikörper (BiTEs). Mit Glofitamab steht neben einer Reihe anderer Therapiemöglichkeiten nun in einem sogenannten Named-Patient-Programm ein potenter CD19/CD3-BiTE zur Verfügung. Die ORR ist mit 63% und die CR-Rate von 40% im r/r DLBCL ebenfalls sehr vielversprechend [17]. Auch Glofitamab wird in einzelnen schwerst Therapie-refraktären Pateinten vor oder nach CAR-T-Zelltherapie eine wirkungsvolle Ergänzung sein. Allerdings besteht wie beim Loncastuximab bislang noch keine FDA- und auch keine EMA-Zulassung.

2.4 Morbus Hodgkin

Im deutschsprachigen Raum ist die Risiko-adaptierte Therapie des M. Hodgkin etabliert. Bisher waren die Standards bei den Early-favorable Stadien 2-mal ABVD, gefolgt von 20 Gy IS-RT, in den fortgeschrittenen Stadien (fitte Patienten) dann PET-2-adaptiert 4–6 Zyklen BEACOPPesk und 30 Gy RT zur Therapie PET-positiver Restbefunde. Bei den intermediären Stadien gab es zuletzt eine hoch relevante Neuerung basierend auf den Daten der HD17-Studie der GHSG. Die Studiengruppe konnte zeigen, dass bei negativem PET4 (Abschluss-PET nach 2-mal BEACOPPesk und 2-mal ABVD) auf die IS-RT ohne Nachteil hinsichtlich des PFS verzichtet werden kann [2]. Damit ist ein weiterer Schritt der PET-basierten Therapie-Deeskalation beim M. Hodgkin gelungen. Die aktuelle Studiengeneration testet eine Vielzahl an Strategien weiterer Deeskalationen mit der frühen Integration von Checkpoint-Inhibitoren oder des randomisierten Vergleichs BrECADD versus BEACOPPesk bei den fortgeschrittenen Stadien (HD21).

In der ersten Rezidiv-Situation wird in der Regel (wenn nicht zeitlich sehr spät nach der Ersttherapie) eine Salvagetherapie mit DHAP, gefolgt von einer Hochdosistherapie mit APBSCT (+/– einer Brentuximab-Erhaltung) angeschlossen. Die Prognose im nächsten Rezidiv ist dann allerdings sehr schlecht. In genau dieser Situation wurde nun in der KEYNOTE-204-Studie randomisiert Brentuximab

	Pembrolizumab	Brentuximab-Vedotin
Ereignisse n (%)	81 (53,6)	88 (57,5)
Medianes OS, Mo (95%CI)	13,2 (10,9–19,4)	8,3 (5,7–8,8)
Statistik	HR 0,65; 95%CI 0,48–0,88; p=0,00271	

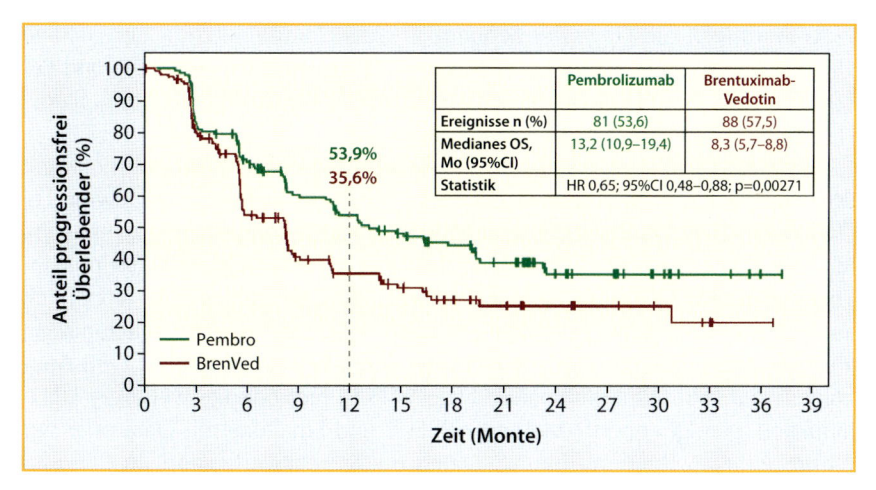

Abbildung 3: *Progressionsfreies Überleben in der Studie KEYNOTE-204. Die PD-1-Blockade ist besser verträglich und wirksamer als Brentuximab Vedotin, zumindest im zweiten Rezidiv. Adaptiert nach [24].*

gegen den PD-1-Blocker Pembrolizumab getestet. Neben einer deutlich besseren Verträglichkeit (vor allem hinsichtlich der PNP-Raten) zeigt sich auch ein klarer Vorteil von Pembrolizumab im PFS: 12-Monats-Rate 54% versus 46%; HR 0,65 (Abb. 3) [24]. Somit ist in dieser Situation in jedem Fall der Checkpoint-Antikörper gesetzt, vor allem wenn die PatientInnen nach der APBSCT nicht analog der ARTHERA-Studie mit Brentuximab erhalten wurden.

2.5 Myelom/Plasmazell-Erkrankungen

Das Multiple Myelom ist eine hochkomplexe Erkrankung, deren Behandlungs-Optionen aufgrund ihrer Vielfalt zunehmend unübersichtlich werden. Relevante Neuigkeiten bestehen derzeit vor allem in der Erkenntnis, dass bei den älteren nicht Transplantations-fähigen Patienten die Kombination Dara-RD gegenüber RD nicht nur zu tieferen Remissionsraten und einem verbesserten PFS, sondern auch zu einem verlängerten OS führen. Nach einem medianen Follow-up von 56 Monaten ergeben sich folgende Werte: ORR 93% versus 82% (sCR-Rate 35% versus 15%), 5-Jahres-PFS-Rate 53% versus 29%, 5-Jahres-OS-Rate 66% versus 53% [11]. Bei der Bewertung ist allerdings zu beachten, dass diejenigen PatientInnen aus dem RD-Standardarm, die im weiteren Verlauf progredient waren, nur in knapp der Hälfte der Fälle dann auch Daratumumab erhalten haben.

Damit bleibt die Frage der Sequenz – Muss Dara wirklich in der Erstlinie eingesetzt werden? – weiter unbeantwortet. Trotzdem muss man aufgrund der Datenlage für diese PatientInnen-Gruppe an Dara-RD analog der MAIA Studie [11] als Standard festhalten.

Grundsätzlich ist es essenziell, die Risikokonstellation (R-ISS, Genetik mit der Frage nach del17p und/oder p53-Mutation, Amplifikation 1q, Zugewinn 1q, Double hit, EM-Erkrankung, PZ-Leukämie etc.) bei Diagnosestellung zu erfassen. Für Transplantations-fitte PatientInnen bleibt in jedem Fall die HD-Melphalan-Therapie mit APBSCT ein integraler Bestandteil der Erstlinientherapie, wobei sich auch hier die Quadruplet-Kombination zunehmend durchzusetzen scheinen. Mit anderen Worten: Auch hier erscheint der frühe Einsatz von Anti-CD38-Antikörpern sinnvoll. Die Kombination Dara-VTD ist hier beispielsweise der VTD-Induktion, gefolgt von HD-Mel mit APBSCT und Erhaltung mit Dara oder nur Observation (2. Randomisierung, Daten noch nicht vorliegend) in PFS und Remissionstiefe überlegen [30].

In jedem Fall sollte das Ziel der Therapie sein, eine stabile (sustained) MRD zu erreichen, da das PFS in der Hochrisiko-Kohorte mit stabiler MRD-Negativität vergleichbar war mit dem PFS Patienten ohne Hochrisiko. Mit anderen Worten: Die MRD-Negativität kann initiale Hochrisiko-Charakteristika ausgleichen [25]. Unter diesem Aspekt hat die GSMMG in der Kohorte des neu diagnostizierten Hochrisiko-Myeloms die CONCEPT-Studie platziert. Sie prüft die Kombination von Isatuximab (CD38-Antikörper) mit 6-mal KRd, gefolgt von einer einfachen oder (wenn keine CR erreicht) doppelten Hochdosis-Melphalan-Therapie mit APBSCT und daran anschließender Isatuximab-KRd-Konsolidierung und Isatuximab-KR-Erhaltung. Unter diesem nicht randomisierten modernen Total-Therapie-Konzept zeigen sich beeindruckende CR- und sCR-Raten in der Zwischenauswertung mit 20 von 33 MDR-Negativitäten und einer PFS-Rate nach 12 und 24 Monaten von 80% und 76% [27].

> **Wertung**
>
> Somit muss festgehalten werden, dass die Therapie-Intensivierung mit Quadruplet-Induktion, APBSCT nach HD-Mel (einfach oder sequenziell), gefolgt von einer Konsolidierung und intensivierten Erhaltung wahrscheinlich in Zukunft das Ziel der „sustained MRD-Negativität" am besten erreichen lässt. Zu bedenken ist hier aber, dass sich die Situation dann in der r/r MM-Situation deutlich schwieriger gestaltetet.

Gerad bezüglich des r/r Multiplen Myeloms gibt es nun aber durch die kürzlich publizierten Daten der KarMMa CAR-T-Studie Hoffnung, da die Ansprechraten vor allem in der hohen Dosiskohorte exzellent waren: 82% ORR bei sehr intensiv vorbehandelten PatientInnen [33]. Auch das PFS ist deutlich besser als alles, was

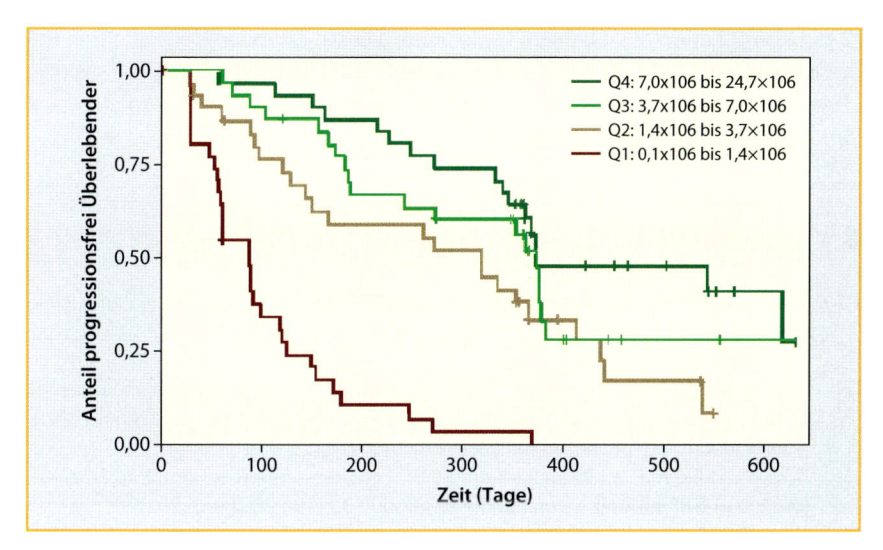

Abbildung 4: *Progressionsfreies Überleben in der KarMMa-Studie nach Dosis-Quartilen – ein Beispiel effektiver BCMA-CAR-T-Zelltherapie. Ein klares PFS-Plateau ist bislang leider ausbleibend. Adaptiert nach [33].*

man sonst mit alternativen Therapien in dieser Situation erreichen kann (Abb. 4). Bestätigt werden die Daten durch die CARTITUDE-Studie mit ebenfalls 97% ORR und 67% sCR-Rate [28].

Ergänzend oder alternativ dazu sind auch im r/r Multiplen Myelom hochinteressante Daten zu „extended half-life BiTEs" beim EHA 2021 präsentiert worden [7]. Das Präparat Elranatamab hat in einer intensivst vorbehandelten Kohorte und einer häufig pentarefraktären Situation eine Dosis-abhängige ORR mit bis zu 83% in der höchsten Dosiskohorte (gesamt 70%) gezeigt. Das PFS der Responder ist bei zugegebenermaßen sehr kleiner PatientInnen-Anzahl extrem ermutigend, und wir alle dürfen sehr gespannt auf die weitere Entwicklung dieser Substanz in Phase II und III blicken.

3 AL-Amyloidose

Abschließend ist zu sagen, dass auch die letztes Jahr schon angeführten Daten aus der ANDROMEDA-Studie sich massiv konsolidiert haben mit einer Verdopplung des Organansprechens in der Dara-Kombination [20]. Wichtig zu wissen ist auch, dass es sich hier um eine subkutane Applikationsform von Daratumumab handelt, wobei die Nebenwirkungen keine neuen Aspekte hervorbrachten. Damit ist die Kombination aus Dara-VCD als neuer Therapiestandard für Patienten mit therapiepflichtiger AL-Amyloidose zu werten und damit nun auch die erste in USA und Brasilien zugelassenen Therapie für PatientInnen mit AL-Amyloidose. Die Zulassung der EMA steht leider noch aus.

4 Literatur

[1] Al-Sawaf O, Zhang C, Robrecht S, et al. (2020) Clonal Dynamics after Venetoclax-Obinutuzumab Therapy: Novel Insights from the Randomized, Phase 3 CLL14 Trial. ASH 2020, abstr 127
[2] Borchmann P, Plütschow A, Kobe C, et al. (2021) PET-guided omission of radiotherapy in early-stage unfavourable Hodgkin lymphoma (GHSG HD17): a multicentre, open-label, randomised, phase 3 trial.Lancet Oncol 22(2):223–234
[3] Byrd JC, Hillmen P, O'Brien S, et al. (2019) Long-term follow-up of the RESONATE phase 3 trial of ibrutinib vs ofatumumab. Blood 133 (19): 2031–2042
[4] Caimi PF, Ai W, Alderuccio JP, et al. (2021) Loncastuximab tesirine in relapsed or refractory diffuse large B-cell lymphoma (LOTIS-2): a multicentre, open-label, single-arm, phase 2 trial. Lancet Oncol 22(6):790–800
[5] Chapuy B, Stewart C, Dunford AJ, et al. (2018) Molecular subtypes of diffuse large B cell lymphoma are associated with distinct pathogenic mechanisms and outcomes. Nature Med 24(5):679–690
[6] Compagno M, Lim WK, Grunn A, et al. (2009) Mutations of multiple genes cause deregulation of NF-kappaB in diffuse large B-cell lymphoma. Nature 459(7247):717–21
[7] Costell C, Raje N, Bahlis N, et al. (2021) MAGNETISM-1: Phase 1 study of Elranatamab (PF-06863135), a B-Cell maturation Antigen (BCMA) targeted CD3-engaging bispecific antibody, for patients with relapsed or refractory multiple myeloma (MM). EHA 201, abstr S192
[8] Cramer P, Tausch E, von Treskow J, et al. (2021) Durable Remissions Following Combined Targeted Therapy in Patients with CLL Harboring TP53 Deletions and/or Mutations. Blood.2020010484. doi: 10.1182/blood.2020010484. Online ahead of print
[9] Davies A, Cummin TE, Barrans S, et al. (2019) Gene-expression profiling of bortezomib added to standard chemoimmunotherapy for diffuse large B-cell lymphoma (REMoDL-B): an open-label, randomised, phase 3 trial. Lancet Oncol 20(5):649–662
[10] Esfahani MS, Alig S, Kurtz DM, et al. (2019) Towards Non-Invasive Classification of DLBCL Genetic Subtypes By Ctdna Profiling. Blood 134 (Suppl_1): 551
[11] Facon T, Kumar SK, Plesner T, et al. (2021) Overall survival results with Daratumumab, Lenalidomide and Dexamethasone in Transplant-ineligible newly diagnosed multiple Myeloma: Phase 3 MAIA study. EHA 2021, abstr LB1901
[12] Fischer K, Al-Sawaf O, Bahlo J, et al. (2019) Venetoclax and Obinutuzumab in Patients with CLL and Coexisting Conditions. N Engl J Med 380:2225–2236
[13] Ghione P, Patel A, Bobillo S, et al. (2021) A comparison of clinical outcomes from Zuma-5 (Axicabtagene Ciloleucel) and the international Scholar-5 external control cohort in relapsed/refractory Follicular Lymphoma (r/r FL). EHA 2021, abstr LB1904

[14] Gisselbrecht C, Glass B, Mounier N, et al. (2010) Salvage Regimens With Autologous Transplantation for Relapsed Large B-Cell Lymphoma in the Rituximab Era. J Clin Oncol 28(27): 4184–4190
[15] Herishanu Y, Avivi I, Aharon A, et al. (2021) Efficacy of the BNT162b2 mRNA COVID-19 vaccine in patients with chronic lymphocytic leukemia. Blood 137(23):3165–3173
[16] Hillmen P, Eichhorst B, Brown JR, et al. (2021) First interim analysis of alpine study: results of a phse 3 randomized study of Zanubrutinib vs Ibrutinib in patients with relapsed/refractory chronic lymphocytic leukemia / small lymphocytic lymphoma. EHA 2021, abstr LB1900
[17] Hutchings M, Carlo-Stella C, Bachy E, et al. (2020) Glofitamab Step-up Dosing Induces High Response Rates in Patients with Hard-to-Treat Refractory or Relapsed Non-Hodgkin Lymphoma. ASH 2020, abstr 403
[18] Jacobson C, Chavez JC, Sehgal AR, et al. (2020) Primary Analysis of Zuma-5: A Phase 2 Study of Axicabtagene Ciloleucel (Axi-Cel) in Patients with Relapsed/Refractory (R/R) Indolent Non-Hodgkin Lymphoma (iNHL). ASH 2020, abstr 700
[19] Kaiser U, Vehling-Kaiser U, Schmidt J, et al. (2021) The tumor patient in the COVID-19 pandemic–an interview-based study of 30 patients undergoing systemic antiproliferative therapy. PLOS ONE https://doi.org/10.1371/journal.pone.0256047
[20] Kastritis E, Sanchorawala V, Palladini G, et al. (2021) Updated results from Phase 3 ANDROMEDA study of patients with newly diagnosed light chain Amyloidosis treated with Bortezomib, Cyclophosphamid, and Dexamethason plus subcutaneous Daratumumab. EHA 2021, abstr S189
[21] Kater AP, Wu JQ, Kipps T, et al. (2020) Venetoclax Plus Rituximab in Relapsed Chronic Lymphocytic Leukemia: 4-Year Results and Evaluation of Impact of Genomic Complexity and Gene Mutations From the MURANO Phase III Study. J Clin Oncol 38(34):4042–4054
[22] Kurtz DM (2019) Prognostication with circulating tumor DNA: is it ready for prime time? Am Soc Hematol Educ Program. 2019(1): 47–52 doi: 10.1182/hematology.2019000013
[23] Kurtz DM, Scherer F, Jin MC, et al. (2018) Circulating Tumor DNA Measurements As Early Outcome Predictors in Diffuse Large B-Cell Lymphoma. J Clin Oncol 36 (28):2845–2853
[24] Kuruvilla J, Ramchandren R, Santoro A, et al. (2021) Pembrolizumab versus brentuximab vedotin in relapsed or refractory classical Hodgkin lymphoma (KEYNOTE-204): an interim analysis of a multicentre, randomised, open-label, phase 3 study. Lancet Oncol 22(4):512–524
[25] Lahuerta J-J, Paiva B, Vidriales M-B, et al. (2017) Depth of Response in Multiple Myeloma: A Pooled Analysis of Three PETHEMA/GEM Clinical Trials. J Clin Oncol 35(25):2900–2910
[26] Lenz G, Wright GW, Emre NCT, et al. (2008) Molecular subtypes of diffuse large B-cell lymphoma arise by distinct genetic pathways. Proc Natl Acad Sci U S A 105(36):13520–13525
[27] Leypoldt L, Besemer B, Asemissen AM, et al. (2021) Updated interim analysis oft he GMMB-CONCEPT trial investigating Isatuximab, Carfilzomib, Lenalidomide, and Dexamethasone (ISA-KRD) in front-line treatment of High-Risk Multiple Myeloma. EHA 2021, abstr S183

[28] Madduri D, Berdeja JG, Usmani SZ, et al. (2020) CARTITUDE-1: Phase 1b/2 Study of Ciltacabtagene Autoleucel, a B-Cell Maturation Antigen–Directed Chimeric Antigen Receptor T Cell Therapy, in Relapsed/Refractory Multiple Myeloma. ASH 2020, abstr 177

[29] Mato AR, Pagel JM, Coobs CC, et al. (2020) LOXO-305, A Next Generation, Highly Selective, Non-Covalent BTK Inhibitor in Previously Treated CLL/SLL: Results from the Phase 1/2 BRUIN Study. ASH 2020, abstr 542

[30] Moreau P, Attal M, Hulin C, et al. (2019) Bortezomib, thalidomide, and dexamethasone with or without daratumumab before and after autologous stem-cell transplantation for newly diagnosed multiple myeloma (CASSIOPEIA): a randomised, open-label, phase 3 study. Lancet 394(10192):29–38

[31] Moreno C, Greil R, Demirkan F, et al. (2019) Ibrutinib plus obinutuzumab versus chlorambucil plus obinutuzumab in first-line treatment of chronic lymphocytic leukaemia (iLLUMINATE): a multicentre, randomised, open-label, phase 3 trial. Lancet Oncol 20(1):43–56

[32] Morschhauser F, Feugier P, Flinn IW, et al. (2021) A phase 2 study of venetoclax plus R-CHOP as first-line treatment for patients with diffuse large B-cell lymphoma. Blood 137(5):600–609

[33] Munshi NC, Anderson LD, Sha N, et al. (2021) Idecabtagene Vicleucel in Relapsed and Refractory Multiple Myeloma. N Engl J Med 384:705–716

[34] Nowakowski GS, Chiapella A, Gascoyne RD, et al. (2021) ROBUST: A Phase III Study of Lenalidomide Plus R-CHOP Versus Placebo Plus R-CHOP in Previously Untreated Patients With ABC-Type Diffuse Large B-Cell Lymphoma. J Clin Oncol 39 (12):1317–1328

[35] Poeschel V, Held G, Ziepert M, et al. (2019) Four versus six cycles of CHOP chemotherapy in combination with six applications of rituximab in patients with aggressive B-cell lymphoma with favourable prognosis (FLYER): a randomised, phase 3, non-inferiority trial. Lancet 394 (10216): 2271–2281

[36] Radford J, White E, Castro FA, et al. (2019) Treatment Patterns and Outcomes in Patients with Relapsed or Refractory Diffuse Large B-Cell Lymphoma: Experience from a Single UK Centre. Blood 134 (Suppl_1): 2917

[37] Reddy A, Zhang J, Davis NS, et al. (2017) Genetic and Functional Drivers of Diffuse Large B Cell Lymphoma. Cell 171(2):481–494.e15

[38] Salles G, Duell J, Barca EG, et al. (2020) Tafasitamab plus lenalidomide in relapsed or refractory diffuse large B-cell lymphoma (L-MIND): a multicentre, prospective, single-arm, phase 2 study. Lancet Oncol 21 (7): 978–988

[39] Scherer F, Kurtz DM, Newman AM, et al. (2016) Distinct biological subtypes and patterns of genome evolution in lymphoma revealed by circulating tumor DNA. Sci Transl Med 8(364):364ra155

[40] Schmitz R, Wright GW, Huang DW, et al. (2018) Genetics and Pathogenesis of Diffuse Large B-Cell Lymphoma. N Engl J Med 378:1396–1407

[41] Schuster SJ, Dickinson M, Dreyling M, et al. (2021) Efficacy and safety of Tisagenlecleucel in adult patients with relapsed/revractory follicular lymphoma: primary analysis of the Phase 2 ELARA trial. EHA 2021, abstr S210

[42] Sehn LH, Herrera AF, Flowers CR, et al. (2020) Polatuzumab Vedotin in Relapsed or Refractory Diffuse Large B-Cell Lymphoma. J Clin Oncol 38(2): 155–165

[43] Sehn LH, Martelli M, Trneny M, et al. (2020) A randomized, open-label, Phase III study of obinutuzumab or rituximab plus CHOP in patients with previously untreated diffuse large B-Cell lymphoma: final analysis of GOYA. J Hematol Oncol 13(1):71
[44] Shanafelt TD, Wang XV, Kay NE, et al. (2019) Ibrutinib–Rituximab or Chemoimmunotherapy for Chronic Lymphocytic Leukemia. N Engl J Med 381:432–443
[45] Sharafeldin N, Su J, Madhira V, et al. (2021) Outcomes of COVID-19 in cancer patients: Report from the National COVID Cohort Collaborative (N3C). J Clin Oncol 39 (suppl 15; abstr 1500)
[46] Sharmann JP, Egyed M, Jurczak W, et al. (2020) Acalabrutinib with or without obinutuzumab versus chlorambucil and obinutuzumab for treatment-naive chronic lymphocytic leukaemia (ELEVATE-TN): a randomised, controlled, phase 3 trial. Lancet 395 (10232): 1278–1291
[47] Siddiqi T, Soumerai JD, Dorritie KA, et al. (2020) Updated Follow-up of Patients with Relapsed/Refractory Chronic Lymphocytic Leukemia/Small Lymphocytic Lymphoma Treated with Lisocabtagene Maraleucel in the Phase 1 Monotherapy Cohort of Transcend CLL 004, Including High-Risk and Ibrutinib-Treated Patients. ASH 2020, abstr 546
[48] Wang M, Munoz J, Goy AH, et al. (2020) One-Year Follow-up of ZUMA-2, the Multicenter, Registrational Study of KTE-X19 in Patients with Relapsed/Refractory Mantle Cell Lymphoma. ASH 2020, abstr 1120
[49] Wierda W, Tam CS, Allan JN, et al. (2020) Ibrutinib (Ibr) Plus Venetoclax (Ven) for First-Line Treatment of Chronic Lymphocytic Leukemia (CLL)/Small Lymphocytic Lymphoma (SLL): 1-Year Disease-Free Survival (DFS) Results From the MRD Cohort of the Phase 2 CAPTIVATE Study. ASH 2020, abstr 123
[50] Wierda WG, Dorritie KA, Munoz J, et al. (2020) Transcend CLL 004: Phase 1 Cohort of Lisocabtagene Maraleucel (liso-cel) in Combination with Ibrutinib for Patients with Relapsed/Refractory (R/R) Chronic Lymphocytic Leukemia/Small Lymphocytic Lymphoma (CLL/SLL). ASH 2020, abstr 544
[51] Woyach JA, Ruppert AS, Heerema NA, et al. (2018) Ibrutinib Regimens versus Chemoimmunotherapy in Older Patients with Untreated CLL. N Engl J Med 379:2517–2528
[52] Younes A, Sehn LH, Johnson P, et al. (2019) Randomized Phase III Trial of Ibrutinib and Rituximab Plus Cyclophosphamide, Doxorubicin, Vincristine, and Prednisone in Non-Germinal Center B-Cell Diffuse Large B-Cell Lymphoma. J Clin Oncol 37(15):1285–1295

Weichgewebesarkome und Gastrointestinale Stromatumoren (GIST)

Bernd Kasper

1	Zusammenfassung	92
2	Einleitung	92
3	Substanzentwicklungen und klinische Studienlandschaft für Patienten mit Weichgewebesarkomen	94
3.1	Palbociclib, Milademetan und Selinexor	95
3.2	Tazemetostat und Pexidartinib	96
3.3	Immuntherapeutische Ansätze	97
3.4	T-Zell-Therapieansätze	97
3.5	TRK-Inhibition durch Larotrectinib	98
4	Kombinationstherapien für Patienten mit Leiomyosarkomen	99
5	Update Gastrointestinale Stromatumoren	99
6	Key Points	100
7	Literatur	101

1 Zusammenfassung

Weichgewebesarkome sind mit etwa 1% aller malignen Erkrankungen seltene Tumoren des mesenchymalen Gewebes, deren Therapie über Jahrzehnte auf wenige zugelassene Medikamente wie Doxorubicin oder Ifosfamid beschränkt blieb. Zahlreiche klinische Studien und Substanzentwicklungen wie Trabectedin, Pazopanib und Eribulin haben jedoch das therapeutische Spektrum in der Behandlung von Patienten mit lokal fortgeschrittenen und/oder metastasierten Weichgewebesarkomen in den letzten Jahren bereichert und die Prognose der Patienten signifikant verbessert. Sie sollen in der folgenden Übersicht zusammen mit neuesten Ergebnissen von der diesjährigen ASCO-Jahrestagung dargestellt werden.

2 Einleitung

Weichgewebesarkome sind seltene Tumoren des mesenchymalen Gewebes und machen circa 1% aller Tumorerkrankungen im Erwachsenenalter aus; die Inzidenz liegt bei 5–6 Fällen/100 000 Einwohner im Jahr. Sie sind durch eine Vielzahl unterschiedlicher histologischer Subtypen mit spezifischen Eigenschaften und klinischen Charakteristika gekennzeichnet. Die derzeit gültige WHO-Klassifikation wurde entscheidend durch die Beschreibung molekularer Merkmale einzelner Subtypen ergänzt [54]. Das Rückgrat der systemischen Therapie für Patienten mit lokal fortgeschrittenen und/oder metastasierten Weichgewebesarkomen bildet nach wie vor eine konventionelle Chemotherapie bestehend aus Doxorubicin und/oder Ifosfamid, als Monotherapie, sequenziell oder in Kombination. Seit den frühen 80er-Jahren wurde in zahlreichen klinischen Studien versucht, durch Doxorubicin-basierte Kombinationstherapien das Gesamtüberleben der Patienten zu verbessern; allerdings konnte keine der Studien eine statistisch signifikante Verlängerung des Gesamtüberlebens der Patienten nachweisen. Auch die Studie der European Organisation for Research and Treatment of Cancer (EORTC)/Soft Tissue and Bone Sarcoma Group (STBSG) 62 012, die eine Kombinationschemotherapie aus Doxorubicin und hochdosiertem Ifosfamid mit einer Standard-Doxorubicin-Monotherapie randomisiert verglich, konnte den primären Endpunkt, Verlängerung des Gesamtüberlebens, nicht erreichen (14,3 Monate für die Kombination versus 12,8 Monate für Doxorubicin alleine), auch wenn die Kombination aus Doxorubicin plus Ifosfamid die Ansprechrate nahezu verdoppelte (27% versus 14%) und das mittlere progressionsfreie Überleben (PFS) signifikant verlängerte (7,4 versus 4,6 Monate), allerdings bei deutlich höherer Toxizität im

Arm der Kombinationschemotherapie [2]. Leider konnten die anfangs vielversprechenden Ergebnisse für den Anti-PDGFRalpha-Antikörper Olaratumab in der Phase-III-Studie (ANNOUNCE) nicht reproduziert werden [50]. In der Zweit- und Drittlinientherapie stehen mit Trabectedin [13], Pazopanib [52] und Eribulin [47] drei Zulassungen mit signifikanter Aktivität und guter Verträglichkeit bei Subtypen von Weichgewebesarkomen zur Verfügung. Darüber hinaus werden weitere Substanzen vorzugsweise bei bestimmten histologischen Subtypen eingesetzt wie beispielsweise Taxane bei Angiosarkomen oder Dacarbazin bei Leiomyosarkomen [6].

Erst in jüngster Zeit wurden Daten zu innovativen Therapiekonzepten beispielsweise zu Angiogenese-Inhibitoren vorgelegt [48]. Die aktualisierte Abbildung 1 zeigt eine schematische Darstellung der Therapieoptionen für Patienten mit fortgeschrittenen beziehungsweise metastasierten Weichgewebesarkomen.

Weichgewebesarkome sind vor allem im fortgeschrittenen Stadium durch eine ungünstige Prognose charakterisiert [8, 3]. In der Mehrzahl der Fälle kommt es im Krankheitsverlauf zu einer Tumorprogression oder zur Fernmetastasierung mit einer mittleren Überlebenszeit von 12–15 Monaten. Daher besteht das wesentliche Therapieziel im metastasierten Stadium – also in der palliativen Situation – darin, die Überlebenszeit der Patienten durch Medikamente mit

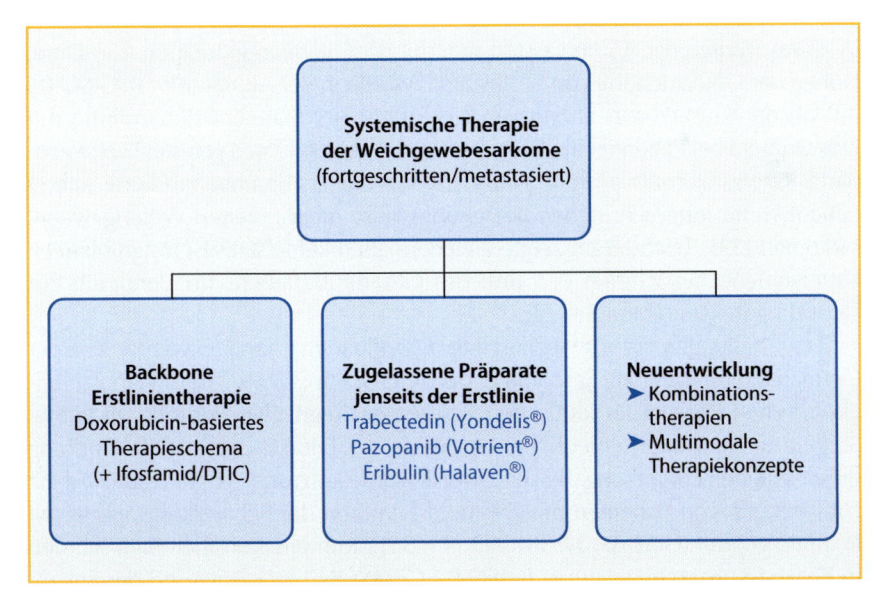

Abbildung 1: Schematische Darstellung der aktuellen Therapieoptionen beim lokal fortgeschrittenen beziehungsweise metastasierten Weichgewebesarkom.

akzeptablen Nebenwirkungen und einer guten Lebensqualität für die Patienten zu verlängern. Hier wird insbesondere die Notwendigkeit der Entwicklung neuer, wirksamer Substanzen sowie der Einsatz multimodaler Therapiestrategien deutlich [39].

3 Substanzentwicklungen und klinische Studienlandschaft für Patienten mit Weichgewebesarkomen

Die Studienlandschaft in Europa wird einerseits durch die Soft Tissue and Bone Sarcoma Group (STBSG) der European Organisation for Research and Treatment of Cancer (EORTC) geprägt (https://www.eortc.org/research_field/soft-tissue-bone/). Darüber hinaus haben sich in Europa zahlreiche nationale Sarkom-Studiengruppen herausgebildet und eigene Aktivitäten und Studienprotokolle entwickelt. In Deutschland stehen mit der Arbeitsgruppe Weichteilsarkome/GIST/Knochentumoren der Arbeitsgemeinschaft Internistische Onkologie in der Deutschen Krebsgesellschaft e.V. (AIO) (https://www.aio-portal.de/index.php/ueber-uns-294.html) sowie der German Interdisciplinary Sarcoma Group (GISG; http://www.gisg.de/) zwei nationale Studiengruppen zur Verfügung.

Zwei Studien der AIO befassten sich mit der Patientenpopulation ≥60 Jahre. Neben der Untersuchung von Trofosfamid wurde in der AIO-Studie 01/GISG-05 (EPAZ) der Einsatz von Pazopanib gegenüber der Standard-Behandlung mit Doxorubicin bei Patienten im Alter von mindestens 60 Jahren getestet [32]. Pazopanib erwies sich als probate Alternative in der Erstlinienbehandlung älterer Patienten mit fortgeschrittenen beziehungsweise metastasierten Weichgewebesarkomen [23]. Trofosfamid zeigte gleichermaßen keine statistisch signifikanten Unterschiede hinsichtlich PFS und des Gesamtüberlebens im Vergleich zur Doxorubicin-Monotherapie [24].

Fragestellungen mit vorwiegend interdisziplinärem Charakter werden von der German Interdisciplinary Sarcoma Group (GISG; http://www.gisg.de/) in zahlreichen frühen Phasen der klinischen Testung evaluiert. Das Portfolio an GISG-Studien umfasst unterschiedliche Aspekte in der Erforschung und Behandlung dieser seltenen Erkrankung. Beispielsweise wurde aufgrund der geringen Evidenz zur Therapie von Patienten mit Desmoid-Tumoren die Behandlungsoption mit Imatinib geprüft (GISG-01 DESMOID [34, 35]). Kombinationstherapien wurden in Phase-I-Konzepten evaluiert (GISG-02 GEMYON [36]). Aufgrund der Seltenheit der Erkrankung wurden radiologische Charakteristika und das radiologische Tumoransprechen analysiert (GISG-08 Y-IMAGE [4]). Aufgrund des interdisziplinären Charakters der GISG sind sogenannte Cross-border-Studien über mehrere Fachdisziplinen hinweg wie beispielsweise Kombination von Radiotherapie und Angiogenese-Inhibitoren von großem Interesse (GISG-03 SUNRASE [29] und GISG-04 NOPASS [46]). Die gezielte Therapie von Angiosarkomen durch die Kombination von Taxanen und Pazopanib wurde in einer binationalen Studie in Deutschland und Österreich evaluiert (GISG-06 EVA [43]). Projekte zur Evaluierung der Lebensqualität in dieser Patientengruppe – hier gibt es bisher mehr oder weniger keine Daten – erfreuen sich großen Interesses (GISG-12 YonLife [26]).

Eine Studie zur Etablierung eines geriatrischen Assessments in der Patientenpopulation der ≥60-Jährigen unter Behandlung mit Trabectedin in der Erstlinientherapie – bei nicht möglicher Verabreichung einer Doxorubicin-Standardtherapie („unsuited") – rekrutiert derzeit (GISG-13 E-TRAB). In dieser Studie wird ein umfangreiches geriatrisches Assessment durchgeführt: Instrumental Activities of Daily Living (IADL), Mini Nutritional Assessment (MNA), Charlson Comorbidity Index (CCI), Geriatric Depression Scale, Time up & Go. Der prädiktive Wert zweier unterschiedlicher geriatrischer Screening-Instrumente (G8, CARG Prediction Tool) hinsichtlich ungeplanter Hospitalisierung, des Auftretens von Grad-4-Toxizitäten und des frühzeitigen Todes während der ersten 6 Monate werden darüber hinaus untersucht [25]. Zusätzlich erfolgt eine explorative Analyse zu Patient Reported Outcomes (PRO) mittels des EORTC-QLQ-C30-Fragebogens sowie ausgewählter Themenbereiche der PRO-CTCAE-Fragen direkt an die Patienten [17].

Neben einer retrospektiven Analyse Trabectedin-behandelter Patienten (GISG-14 ReTraSarc [45]) untersucht NiTraSarc (GISG-15 [44]) die Kombination von Trabectedin plus Nivolumab bei Anthrazyklin-vorbehandelten Patienten. Zudem haben wir mit GISAR ein nationales German Interdisciplinary Sarcoma Registry etabliert (GISG-18). Die GISG entwickelt eigene Therapieprotokolle, beteiligt sich aber auch an internationalen Studien und nutzt internationale Verbindungen zu Forschungs- und Studiennetzwerken. GISG-13 profitiert beispielsweise als D/A/CH-Projekt von der Einbindung von Zentren aus Deutschland, Österreich und der Schweiz.

3.1 Palbociclib, Milademetan und Selinexor

Bei gut differenzierten und de-differenzierten Liposarkomen wurden Palbociclib, ein selektiver CDK4/CDK6-Inhibitor, und DS-3032b, ein MDM2-Inhibitor, in Phase-I/II-Studien getestet [15, 16]. Der neuere und potentere CDK4-Inhibitor Abemaciclib wurde ebenfalls in einer Phase-II-Studie in der Subgruppe der de-differenzierten Liposarkome bei 30 Patienten untersucht. Der primäre Endpunkt der Studie wurde nach 12 Wochen mit einer PFS-Rate von 76% erreicht; das mediane PFS lag bei 30,4 Wochen [14]. Eine weitere Testung in Phase III erfolgt derzeit mit dem MDM2-Inhibitor Milademetan (DS-3032b von Rain Therapeutics) in der Zweitlinie im Vergleich zu Trabectedin bei 160 Patienten mit de-differenzierten Liposarkomen.

Selinexor, ein Nuclear Export Protein Inhibitor mit innovativem Wirkmechanismus, konnte in Phase I vielversprechende Ergebnisse in der Gruppe der de-differenzierten Liposarkome zeigen [21]. Die Phase-II-Ergebnisse der kombinierten Phase-II/III-Studie SEAL (n=56) zeigten eine Verlängerung des PFS für Selinexor mit 5,6 Monaten im Vergleich zu 1,8 Monaten für Placebo, wenn auch statistisch nicht signifikant (p=0,21) [20]. Der Phase-III-Anteil der doppelblinden, randomisierten SEAL-Studie (n=285) unter Beteiligung europäischer Zentren erreichte den primären Endpunkt mit einer statistisch signifikanten PFS-Verlängerung, allerdings lediglich mit 2,83 Monaten für Selinexor im Vergleich zu 2,07 Monaten für Placebo (p=0,023) bei guter Verträglichkeit und einfacher 2-mal wöchentlicher oraler Verabreichung [19].

3.2 Tazemetostat und Pexidartinib

Für Tazemetostat, einen EZH2(enhancer of zeste homolog 2)-Inhibitor, wurde im Januar 2020 von der amerikanischen Zulassungsbehörde FDA eine beschleunigte Zulassung für die Behandlung von Patienten ≥16 Jahre mit lokal fortgeschrittenen oder metastasierten epithelioiden Sarkomen ausgesprochen, die sich nicht für eine komplette Resektion eignen. Tazemetostat erreichte in der Phase-II-Studie eine Ansprechrate von 15%, in zwei Drittel der Fälle über einen Zeitraum von mehr als 6 Monaten. Die empfohlene Dosierung ist 800 mg oral 2-mal täglich. Tazemetostat ist damit die erste zugelassene, zielgerichtete Therapie zur Behandlung von Patienten mit epithelioiden Sarkomen [27].

Pexidartinib wurde von der FDA im August 2019 als Breakthrough-Therapie und Orphan Drug zugelassen für die orale Behandlung von Patienten mit symptomatischem tenosynovialem Riesenzelltumor (TGCT), der mit starker Morbidität und Funktionseinschränkungen einhergeht und operativ nicht behandelt werden kann. Der Tyrosinkinase-Inhibitor Pexidartinib hemmt den Kolonie-stimulierenden Faktor-1-Rezeptor (CSF1R) und wirkt antineoplastisch, immunmodulierend und als Makrophagen-Checkpoint-Inhibitor. Die Zulassung beruht auf den Ergebnissen der Phase-III-Studie ENLIVEN, die ihren primären Endpunkt erreichte: Die Gesamtansprechrate lag unter Pexidartinib bei 39,3% und unter Placebo bei 0% (p<0,0001) [49]. Bei einigen Patienten kam es unter Pexidartinib allerdings zu schweren Lebertoxizitäten; eine Zulassung der europäischen Behörde EMA wurde daher nicht erteilt [33].

3.3 Immuntherapeutische Ansätze

Die bisher größte klinische Phase-II-Studie zur Immuntherapie bei Sarkomen wurde von der amerikanischen Studiengruppe Sarcoma Alliance for Research Through Collaboration (SARC) durchgeführt. 80 Patienten mit Knochen- und Weichgewebesarkomen wurden mit dem Checkpoint-Inhibitor Pembrolizumab behandelt. Bei 40 Patienten mit Weichgewebesarkomen zeigte sich eine objektive Ansprechrate von 18% über alle Subtypen hinweg. Vielversprechende Ergebnisse konnten insbesondere für die Subgruppe der pleomorphen, undifferenzierten Sarkome mit einer Ansprechrate von 40% erreicht werden, die Liposarkome zeigten eine Ansprechrate von 20%. Der primäre Endpunkt hinsichtlich des Ansprechens wurde allerdings für keine der Kohorten erreicht [51]. Der zusätzliche Einschluss von jeweils 30 Patienten in diese beiden Kohorten führte zu einer Ansprechrate von 23% (9/40) für undifferenzierte Sarkome und 10% (4/39) für die Liposarkome. Das mediane PFS lag für die Subgruppe der pleomorphen, undifferenzierten Sarkome bei 3 Monaten beziehungsweise bei 2 Monaten für die Liposarkome [5]. Es erscheint unwahrscheinlich, dass eine Monotherapie mit einem alleinigen Checkpoint-Inhibitor eine effektive Wirkung in der heterogenen Entität der Sarkome erzielen kann. Daher werden Zweifachkombinationen wie beispielsweise Doxorubicin plus Pembrolizumab [38] oder Sunitinib plus Nivolumab (IMMUNOSARC [40]) oder sogar Dreifachkombinationen wie beispielsweise Trabectedin plus Nivolumab plus Ipilimumab [18] auf Sicherheit und Wirksamkeit untersucht. Zudem scheinen nur ausgewählte Sarkom-Subtypen wie beispielsweise die alveolären Weichgewebesarkome (ASPS) von einer Immuntherapie zu profitieren [1]. Zukünftige Ansätze müssen die Selektion der Patienten sowie optimale Kombinationen von Checkpoint-Inhibitoren mit Chemotherapie, Radiotherapie oder zielgerichteten Substanzen evaluieren. Auch in Deutschland werden derzeit immuntherapeutische Ansätze bei Weichgewebesarkomen untersucht: MEDISARC (AIO-STS-0415 [22]) evaluiert die Kombination von Durvalumab plus Tremelimumab versus einer Doxorubicin-Monotherapie in der Erstlinienbehandlung fortgeschrittener Weichgewebesarkome; NiTraSarc (GISG-15 [44]) untersucht die Kombination von Trabectedin plus Nivolumab bei Anthrazyklin-vorbehandelten Patienten mit metastasierten Weichgewebesarkomen.

3.4 T-Zell-Therapieansätze

Sogenannte T-Zell-therapeutische Ansätze zeigen zuletzt vor allem in der Subgruppe der Patienten mit Synovial-Sarkomen interessante und vielversprechende Effektivitätsdaten. Hierbei werden T-Zellen mittels Leukapherese isoliert, außerhalb des Körpers transduziert und expandiert sowie nach einer Lymphozyten-depletierenden Chemotherapie wieder re-infundiert. In einer Phase-I-Studie „first-in-human" mit ADP-A2M4-SPEAR™-T-Zellen (Adaptimmune) konnten bei 16 HLA-A*02-positiven Patienten mit Synovial-Sarkomen eine Ansprechrate von 44% sowie eine Krankheitskontrolle von rund 90% erreicht werden [53]. Erste Ergebnisse der Kohorte 1 der einarmigen offenen Phase-II-Studie (SPEARHEAD-1; n=45) mit ADP-A2M4-SPEAR™-T-Zellen bei Patienten mit fortgeschrittenem Synovial-Sarkom (n=29) und myxoid/rundzelligem Liposarkom (n=4) bestätigen die Phase-I-Daten mit einer Ansprechrate von 41% (12/29) und einer Krankheitskontrolle von 86% (25/29) für die Subgruppe der Synovial-Sarkome (myxoid/rundzellige Liposarkome: 25% [1/4] Ansprechrate, 75% [3/4] Krankheitskontrolle) [11]. GSK verfolgt mit seinem autologen T-Zell-Produkt mit dem NY-ESO-1-spezifischen T-Zell-Rezeptor in einem Master-Studienprotokoll (IGNYTE-ESO [10]) einen ähnlichen Therapieansatz bei Synovial-Sarkomen und myxoid/rundzelligen Liposarkomen, bei denen NY-ESO-1 zu 70%–90% exprimiert wird. Die beim ASCO-Jahreskongress 2021 präsentierte Interimsanalyse in der Subgruppe der myxoid/rundzelligen Liposarkome (n=10) zeigte nach hochdosierter Lymphodepletion eine vergleichbar hohe Ansprechrate von 40% mit 4 bestätigten partiellen Remissionen [9]; weitere Ergebnisse zur Aktivität dieses vielversprechenden Therapieansatzes vor allem bei Patienten mit Synovial-Sarkomen folgen.

3.5 TRK-Inhibition durch Larotrectinib

Larotrectinib stellt die erste tumoragnostische Zulassung in Europa dar und basiert auf der Inhibition der NTRK(Neurotrophe Tyrosin-Rezeptor-Kinase)-Genfusionen. Die zuletzt in der Entität der Sarkome präsentierte gepoolte Analyse aus drei klinischen Phase-I- beziehungsweise -II-Studien mit Larotrectinib umfasst 25 adulte Patienten mit Weichgewebesarkomen (n=19), gastrointestinalen Stromatumoren (GIST, n=4) und Knochensarkomen (n=2). Die Gesamtansprechrate als primärer Endpunkt der Studien lag in diesem Kollektiv bei insgesamt 72% (68% für Weichgewebesarkome, 100% für GIST und 50% für Knochensarkome). Das mittlere PFS lag bei 28,3 Monaten, das OS bei 44,4 Monaten bei guter Verträglichkeit und keinen unerwarteten Nebenwirkungen [37]. Diese exzellenten Ergebnisse unterstreichen die Sinnhaftigkeit, Sarkom-Patienten mit solchen seltenen NTRK-Genfusionen zu identifizieren, um ihnen eine potenziell hochwirksame Therapie mit einem TRK-Inhibitor zugänglich zu machen. Die Herausforderung liegt jedoch in der Identifikation der Patienten sowie der Implementierung einer praktikablen Teststrategie; in dieser Hinsicht können die Empfehlungen des World Sarcoma Network herangezogen werden [12].

4 Kombinationstherapien für Patienten mit Leiomyosarkomen

Wie oben ausgeführt bildet eine konventionelle Doxorubicin-basierte Chemotherapie nach wie vor das Rückgrat der systemischen Behandlung von Patienten mit lokal fortgeschrittenen und/oder metastasierten Weichgewebesarkomen. Darüber hinaus ist Trabectedin in Europa seit 2007 eine etablierte Zweitlinientherapie in der Behandlung dieser Patientengruppe. Von Interesse sind natürlich mögliche Kombinationstherapien. Die französische Sarkom-Gruppe hat daher in einer einarmigen Phase-II-Studie die Kombination aus Doxorubicin plus Trabectedin in der Erstlinientherapie fortgeschrittener/metastasierter (uteriner versus nicht-uteriner) Leiomyosarkome untersucht (LMS-02): für die uterinen Leiomyosarkome lag das Ansprechen bei 60%, für die nicht-uterinen Leiomyosarkome bei 40% [41]. Die finalen Ergebnisse der LMS-02-Studie zeigten bei 108 Patienten im mittleren Alter von 59 Jahren ein mittleres PFS von 10,1 Monaten und ein Gesamtüberleben von 34,4 Monaten [42]. Die Ergebnisse der randomisierten Phase-III-Studie (LMS-04) zur Kombination von Doxorubicin plus Trabectedin versus Doxorubicin alleine in der Erstlinientherapie metastasierter Leiomyosarkome werden beim ESMO-Kongress 2021 erwartet. Die Kombination aus Doxorubicin plus Trabectedin erweist sich somit als äußerst effektive Erstlinientherapie in der Subgruppe der Leiomyosarkome.

Basierend auf Ergebnissen der Grundlagenforschung zu charakteristischen Defekten der DNA-Reparaturwege bei Leiomyosarkomen [7] untersucht derzeit eine Reihe von klinischen Studien PARP(Poly ADP-Ribose-Polymerase)-Inhibitor-basierte Ansätze. Die orale Therapiekombination des PARP-Inhibitors Olaparib plus Temozolomid konnte in einer Phase-II-Studie (NCI 10250) vielversprechende Aktivität bei Patientinnen mit uterinem Leiomyosarkom (n=22) mit einer Ansprechrate von 27%, einem mittleren PFS von 6,9 Monaten und einer mittleren Dauer des Ansprechens von 12 Monaten erzielen [28].

5 Update Gastrointestinale Stromatumoren

Gastrointestinale Stromatumoren (GIST) sind die häufigsten mesenchymalen Tumoren des Gastrointestinaltrakts. In der adjuvanten Behandlung von Hochrisiko-GIST-Patienten gilt eine Therapie mit Imatinib 400 mg täglich über 3 Jahre als der Standard. Die Langzeit-Follow-up-Daten der SSGXVIII/AIO-Studie zeigten ein 10-Jahres-Gesamtüberleben von 81,6% im 3-Jahres-Arm versus 66,8% im 1-Jahres-Arm (HR 0,50; p=0,003). Damit können 50% Todesfälle in der ersten

Dekade durch eine 3-jährige Imatinib-Therapie im Vergleich zur 1-jährigen Gabe verhindert werden [30].

GIST-Patienten in der fortgeschrittenen Krankheitssituation werden nahezu ausnahmslos mit Tyrosinkinase-Inhibitoren behandelt. An zugelassenen Substanzen stehen bisher Imatinib, Sunitinib und Regorafenib zur Verfügung. Die meisten Patienten entwickeln allerdings Resistenzen, sodass weitere Therapieentwicklungen notwendig erscheinen.

Ripretinib, ein KIT- und PDGFRalpha-Kinase-Switch-Control-Inhibitor, wurde in der Phase-III-Studie INVICTUS bei 129 GIST-Patienten getestet, die mindestens mit Imatinib, Sunitinib und Regorafenib vorbehandelt waren. Die Studie konnte den primären Endpunkt hinsichtlich der Verlängerung des PFS erreichen: Ripretinib zeigte ein mittleres PFS von 6,3 Monaten (27,6 Wochen) im Vergleich zu einem Monat (4,1 Wochen) im Placebo-Arm und reduzierte das Risiko von Krankheitsprogression oder Tod signifikant um 85% (p<0,0001). Auch das Gesamtüberleben war unter Ripretinib versus Placebo verbessert (15,1 Monate versus 6,6 Monate; p=0,0004). Ripretinib zeigte sich gut verträglich; die Nebenwirkungen entsprachen denen aus bereits publizierten Studien [2]. Auf dieser Datengrundlage erfolgte die FDA-Zulassung bereits im Mai 2020. Mit der europäischen Zulassung von Ripretinib in der Viertlinie wird noch in diesem Jahr gerechnet.

Ein weiterer Tyrosinkinase-Inhibitor, Avapritinib, ist von der FDA für nicht resektable oder metastasierte GIST zugelassen für Patienten mit nachgewiesener PDGFRA-Exon-18-Mutation sowie von der EMA ausschließlich für Patienten mit PDGFRA-D842V-Mutation.

6 Key Points

- ▶ Diagnostik und Therapie von Patienten mit Weichgewebesarkomen und GIST sollten nur an erfahrenen Sarkom-Zentren mit entsprechender Expertise erfolgen.
- ▶ In Deutschland haben sich zertifizierte Sarkom-Zentren als Modul eines bestehenden Onkologischen Zentrums gemäß den Richtlinien der Deutschen Krebsgesellschaft e.V. etabliert. Auf europäischer Ebene besteht EURACAN als europäisches Referenznetzwerk für seltene solide Tumoren im Erwachsenenalter mit einer dezidierten Domain für Sarkome.
- ▶ Der Standard in der Erstlinientherapie von Patienten mit fortgeschrittenen und/oder metastasierten Weichgewebesarkomen bleibt eine Doxorubicin-basierte Chemotherapie.

- Die Kombination aus Doxorubicin plus Trabectedin erweist sich als effektive Erstlinie in der Subgruppe der Leiomyosarkome; randomisierte Daten stehen aus.
- Mit Trabectedin, Pazopanib und Eribulin stehen jenseits der Erstlinientherapie wirksame und gut verträgliche Medikamente in der metastasierten Situation zur Verfügung.
- Der PARP-Inhibitor Olaparib plus Temozolomid zeigt vielversprechende Aktivität bei fortgeschrittenen uterinen Leiomyosarkomen.
- Tazemetostat ist für die Behandlung lokal fortgeschrittener oder metastasierter epithelioider Sarkome zugelassen.
- Selinexor ist eine potenziell neue Therapieoption bei Patienten mit vorbehandelten de-differenzierten Liposarkomen.
- TRK-Inhibitoren wie beispielsweise Larotrectinib zeigen hohe Aktivität in der wenn auch kleinen Population NTRK-positiver Sarkome.
- Innovative Behandlungsstrategien wie beispielsweise T-Zell-Therapien werden in klinischen Studien vor allem in der Population der Synovial-Sarkome geprüft.
- Ripretinib und Avapritinib sind Neuzulassungen für fortgeschrittene GIST-Patienten.
- Wenn immer möglich, sollten Patienten in ein laufendes Studienprotokoll eingeschlossen werden. Hier bestehen zudem zahlreiche Möglichkeiten für internationale Kooperationen.

7 Literatur

[1] Blay JY, Penel N, Ray-Coquard I, et al. (2021) High clinical activity of pembrolizumab in chordoma, alveolar soft part sarcoma (ASPS) and other rare sarcoma histotypes: The French AcSé pembrolizumab study from Unicancer. J Clin Oncol; 39 (suppl 15; abstr 11520)

[2] Blay JY, Serrano C, Heinrich MC, et al. (2020) Ripretinib in patients with advanced gastrointestinal stromal tumours (INVICTUS): a double-blind, randomised, placebo-controlled, phase 3 trial. Lancet Oncol; 21: 923–934

[3] Blay JY, van Glabbeke M, Verweij J, et al. (2003) Advanced soft-tissue sarcoma: a disease that is potentially curable for a subset of patients treated with chemotherapy. Eur J Cancer; 39: 64–69

[4] Buonadonna A, Benson C, Casanova J, et al. (2017) A noninterventional, multicenter, prospective phase IV study of trabectedin in patients with advanced soft tissue sarcoma. Anticancer Drugs; 28: 1157–1165

[5] Burgess MA, Bolejack V, Schuetze S, et al. (2019) Clinical activity of pembrolizumab (P) in undifferentiated pleomorphic sarcoma (UPS) and dedifferentiated/pleomorphic

liposarcoma (LPS): Final results of SARC028 expansion cohorts. J Clin Oncol; 37 (suppl 15; abstr 11015)
[6] Casali PG, Abecassis N, Bauer S, et al. (2018) Soft tissue and visceral sarcomas: ESMO-EURACAN Clinical Practice Guidelines for diagnosis, treatment and follow-up. Ann Oncol; 29 Suppl 4: iv51–iv67
[7] Chudasama P, Mughal SS, Sanders MA, et al. (2018) Integrative genomic and transcriptomic analysis of leiomyosarcoma. Nat Commun; 9: 144
[8] Clark MA, Fisher C, Judson I, et al. (2005) Soft-tissue sarcomas in adults. N Engl J Med; 353: 701–711
[9] D'Angelo SP, Druta M, Van Tine BA, et al. (2021) Safety and efficacy of letetresgene autoleucel (lete-cel; GSK3377794) in advanced myxoid/round cell liposarcoma (MRCLS) following high lymhodepletion (Cohort 2): Interim analysis. J Clin Oncol; 39 (suppl 15; abstr 11521)
[10] D'Angelo SP, Noujaim JC, Thistlethwaite F, et al. (2021) IGNYTE-ESO: A master protocol to assess safety and activity of letetresgene autoleucel (lete-cel; GSK3377794) in HLA-A*02+ patients with synovial sarcoma or myxoid/round cell liposarcoma (Sub-studies 1 and 2). J Clin Oncol; 39 (suppl 15; abstr TPS11582)
[11] D'Angelo SP, Van Tine BA, Attia S, et al. (2021) SPEARHEAD-1: A phase 2 trial of afamitresgene autoleucel (Formerly ADP-A2M4) in patients with advanced synovial sarcoma or myxoid/round cell liposarcoma. J Clin Oncol; 39 (suppl 15; abstr 11504)
[12] Demetri GD, Antonescu CR, Bjerkehagen B, et al. (2020) Diagnosis and management of tropomyosin receptor kinase (TRK) fusion sarcomas: expert recommendations from the World Sarcoma Network. Ann Oncol; 31: 1506–1517
[13] Demetri GD, Chawla SP, von Mehren M, et al. (2009) Efficacy and safety of trabectedin in patients with advanced or metastatic liposarcoma or leiomyosarcoma after failure of prior anthracyclines and ifosfamide: results of a randomized phase II study of two different schedules. J Clin Oncol; 27: 4188–4196
[14] Dickson MA, Koff A, D'Angelo SP, et al. (2019) Phase 2 study of the CDK4 inhibitor abemaciclib in dedifferentiated liposarcoma. J Clin Oncol; 37 (suppl 15; abstr 11004)
[15] Dickson MA, Schwartz GK, Keohan ML, et al. (2016) Progression-Free Survival Among Patients With Well-Differentiated or Dedifferentiated Liposarcoma Treated With CDK4 Inhibitor Palbociclib: A Phase 2 Clinical Trial. JAMA Oncol; 2: 937–940
[16] Dickson MA, Tap WD, Keohan ML, et al. (2013) Phase II trial of the CDK4 inhibitor PD0332991 in patients with advanced CDK4-amplified well-differentiated or dedifferentiated liposarcoma. J Clin Oncol; 31: 2024–2028
[17] Dueck AC, Mendoza TR, Mitchell SA, et al. (2015) Validity and Reliability of the US National Cancer Institute's Patient-Reported Outcomes Version of the Common Terminology Criteria for Adverse Events (PRO-CTCAE). JAMA Oncol; 1: 1051–1059
[18] Gordon EM, Chua VS, Kim TT, et al. (2021) A phase 2 study using ipilimumab, nivolumab, and trabectedin for previously untreated metastatic soft tissue sarcoma. J Clin Oncol; 39 (suppl 15; abstr 11562)
[19] Gounder MM, Razak AA, Somaiah N, et al. (2020) A phase 2/3, randomized, double blind, crossover, study of Selinexor versus placebo in advanced unresectable de-differentiated liposarcoma (DDLS). Presented at the virtual annual meeting of the Connective Tissue Oncology Society (CTOS)

[20] Gounder MM, Somaiah N, Attia S, et al. (2018) Phase 2 results of selinexor in advanced de-differentiated (DDLS) liposarcoma (SEAL) study: A phase 2/3, randomized, double blind, placebo controlled cross-over study. J Clin Oncol; 36 (suppl 15; abstr 11512)

[21] Gounder MM, Zer A, Tap WD, et al. (2016) Phase IB Study of Selinexor, a First-in-Class Inhibitor of Nuclear Export, in Patients with Advanced Refractory Bone or Soft Tissue Sarcoma. J Clin Oncol; 34: 3166–3174

[22] Grünwald V, Bauer S, Hermes B, et al. (2019) A randomized phase II study of durvalumab and tremelimumab compared to doxorubicin in patients with advanced or metastatic soft tissue sarcoma (MEDISARC, AIO-STS 0415). J Clin Oncol; 37 (suppl; abstr TPS11075)

[23] Grünwald V, Karch A, Schuler M, et al. (2020) Randomized Comparison of Pazopanib and Doxorubicin as First-Line Treatment in Patients with Metastatic Soft Tissue Sarcoma Age 60 Years or Older: Results of a German Intergroup Study J Clin Oncol; 38: 3555–3564

[24] Hartmann JT, Kopp HG, Grünwald V, et al. (2020) Randomised phase II trial of trofosfamide vs. doxorubicin in elderly patients with untreated metastatic soft-tissue sarcoma. Eur J Cancer; 124: 152–160

[25] Hentschel L, Rentsch A, Lenz F, et al. (2016) A questionnaire study to assess the value of the vulnerable elders survey, G8, and predictors of toxicity as screening tools for frailty and toxicity in geriatric cancer patients. Oncol Res Treat; 39: 210–216

[26] Hentschel L, Richter S, Kopp HG, et al. (2020) Quality of life and added value of a tailored palliative care intervention in patients with soft tissue sarcoma undergoing treatment with trabectedin: a multicentre, cluster-randomised trial within the German Interdisciplinary Sarcoma Group (GISG). BMJ Open; 10: e035546

[27] Hoy SM (2020) Tazemetostat: First Approval. Drugs; 80: 513–521

[28] Ingham M, Allred JB, Gano K, et al. (2021) NCI protocol 10250: A phase II study of temozolomide and olaparib for the treatment of advanced uterine leiomyosarcoma. J Clin Oncol; 39 (suppl 15; abstr 11506)

[29] Jakob J, Simeonova A, Kasper B, et al. (2016) Combined sunitinib and radiation therapy for preoperative treatment of soft tissue sarcoma: results of a phase I trial of the German interdisciplinary sarcoma group (GISG-03). Radiat Oncol; 11: 77

[30] Joensuu H, Eriksson M, Sundby Hall K, et al. (2020) Survival Outcomes Associated With 3 Years vs 1 Year of Adjuvant Imatinib for Patients With High-Risk Gastrointestinal Stromal Tumors: An Analysis of a Randomized Clinical Trial After 10-Year Follow-up. JAMA Oncol; 6: 1241–1246

[31] Judson I, Verweij J, Gelderblom H, et al. (2014) Doxorubicin alone versus intensified doxorubicin plus ifosfamide for first-line treatment of advanced or metastatic soft-tissue sarcoma: a randomised controlled phase 3 trial. Lancet Oncol; 15: 415–423

[32] Karch A, Koch A, Grünwald V, et al. (2016) A phase II trial comparing pazopanib with doxorubicin as first-line treatment in elderly patients with metastatic or advanced soft tissue sarcoma (EPAZ): study protocol for a randomized controlled trial. Trials; 17: 312

[33] Kasper B (2021) The challenge of drug approval in rare cancers. Cancer; 127: 837–839

[34] Kasper B, Gruenwald V, Reichardt P, et al. (2016) Correlation of CTNNB1 Mutation Status with Progression Arrest Rate in RECIST Progressive Desmoid-Type Fibromatosis

Treated with Imatinib: Translational Research Results from a Phase 2 Study of the German Interdisciplinary Sarcoma Group (GISG-01). Ann Surg Oncol; 23: 1924–1927

[35] Kasper B, Gruenwald V, Reichardt P, et al. (2017) Imatinib induces sustained progression arrest in RECIST progressive desmoid tumors –final results of a phase II study of the German Interdisciplinary Sarcoma Group (GISG). Eur J Cancer; 76: 60–67

[36] Kasper B, Reichardt P, Pink D, et al. (2015) Combination of trabectedin and gemcitabine for advanced soft tissue sarcomas: results of a phase I dose escalating trial of the German Interdisciplinary Sarcoma Group (GISG). Mar Drugs; 13: 379–388

[37] Kummar S, et al. (2020) Presented at the virtual annual meeting of the Connective Tissue Oncology Society (CTOS)

[38] Livingston MB, Jagosky M, Robinson MM, et al. (2020) A pilot study evaluating the safety, tolerability, and efficacy of doxorubicin and pembrolizumab in patients with metastatic or unresectable soft tissue sarcoma. J Clin Oncol; 38 (suppl 15; abstr 11519)

[39] Nagar SP, Mytelka DS, Candrilli SD, et al. (2018) Treatment Patterns and Survival among Adult Patients with Advanced Soft Tissue Sarcoma: A Retrospective Medical Record Review in the United Kingdom, Spain, Germany, and France. Sarcoma: 5467057

[40] Palmerini E, Lopez-Pousa A, Grignani G, et al. (2020) IMMUNOSARC: a collaborative Spanish (GEIS) and Italian (ISG) sarcoma groups phase I/II trial of sunitinib and nivolumab in advanced soft tissue and bone sarcoma: Results from the phase II part, bone sarcoma cohort. J Clin Oncol; 38 (suppl; abstr 11522)

[41] Pautier P, Floquet A, Chevreau C, et al. (2015) Trabectedin in combination with doxorubicin for first-line treatment of advanced uterine or soft-tissue leiomyosarcoma (LMS-02): a non-randomised, multicentre, phase 2 trial. Lancet Oncol; 16: 457–464

[42] Pautier P, Floquet A, Chevreau C, et al. (2020) A single-arm multicenter phase II trial of doxorubicin (Doxo) in combination with trabectedin (Trab) given as first-line treatment to patients with metastatic/advanced uterine (U-LMS) and soft tissue leiomyosarcoma (ST-LMS): Final results of the LMS-02 study. J Clin Oncol; 38 (suppl; abstr 11506)

[43] Pink D, Andreou D, Bauer S, et al. (2021) Treatment of angiosarcoma with pazopanib and paclitaxel: Results of the EVA (Evaluation of Votrient® in Angiosarcoma) phase II trial of the German Interdisciplinary Sarcoma Group (GISG-06). Cancers (Basel); 13: 1223

[44] Pink D, Andreou D, Flörcken A, et al. (2021) Efficacy and safety of nivolumab and trabectedin in pretreated patients with advanced soft tissue sarcomas (STS): Preliminary results of a phase II trial of the German Interdisciplinary Sarcoma Group (GISG-15, NiTraSarc) for the non-L sarcoma cohort. J Clin Oncol; 39 (suppl 15; abstr 11545)

[45] Pink D, Richter A, Andreou D, et al. (2020) Which patients with pre-treated locally advanced or metastatic sarcoma benefit most from trabectedin treatment: First results of a retrospective study of the German Interdisciplinary Sarcoma Group (GISG-14 – ReTraSarc). J Clin Oncol; 38 (suppl 15; abstr 11554)

[46] Ronellenfitsch U, Karampinis I, Dimitrakopoulou-Strauss A, et al. (2019) Preoperative pazopanib in high-risk soft tissue sarcoma: phase II window-of-opportunity study of the German Interdisciplinary Sarcoma Group (NOPASS/GISG-04). Ann Surg Oncol; 26: 1332–1339

[47] Schöffski P, Chawla S, Maki RG, et al. (2016) Eribulin versus dacarbazine in previously treated patients with advanced liposarcoma or leiomyosarcoma: a randomised, open-label, multicentre, phase 3 trial. Lancet; 387: 1629–1637
[48] Sleijfer S, Ray-Coquard I, Papai Z, et al. (2009) Pazopanib, a multikinase angiogenesis inhibitor, in patients with relapsed or refractory advanced soft tissue sarcoma: a phase II study from the European Organisation for Research and Treatment of Cancer – Soft Tissue and Bone Sarcoma Group (EORTC Study 62043). J Clin Oncol; 27: 3126–3132
[49] Tap WD, Gelderblom H, Palmerini E, et al. (2019) Pexidartinib versus placebo for advanced tenosynovial giant cell tumour (ENLIVEN): a randomised phase 3 trial. Lancet; 394: 478–487
[50] Tap WD, Wagner AJ, Schöffski P, et al. (2020) Effect of Doxorubicin plus Olaratumab vs Doxorubicin plus Placebo on Survival in Patients with Advanced Soft Tissue Sarcomas: The ANNOUNCE Randomized Clinical Trial. JAMA; 323: 1266–1276
[51] Tawbi HA, Burgess M, Bolejack V, et al. (2017) Pembrolizumab in advanced soft-tissue sarcoma and bone sarcoma (SARC028): a multicentre, two-cohort, single-arm, open-label, phase 2 trial. Lancet Oncol; 18: 1493–1501
[52] Van der Graaf WT, Blay JY, Chawla SP, et al. (2012) Pazopanib for metastatic soft-tissue sarcoma (PALETTE): a randomised, double-blind, placebo-controlled phase 3 trial. Lancet; 379: 1879–1886
[53] Van Tine BA, et al. (2019) Presented at the annual meeting of the Connective Tissue Oncology Society (CTOS), Tokyo
[54] WHO Classification of Tumours Editorial Board (2020) Soft Tissue and Bone Tumours. WHO Classification of Tumours. 5th Edition, Vol 3

Update Dermatoonkologie

Christoffer Gebhardt

1	**Malignes Melanom**	108
1.1	Aktualisierte Leitlinie	108
1.2	Adjuvante Therapie des Melanoms	108
1.3	Neoadjuvante Therapie des Melanoms	111
1.4	Therapie des nicht resektablen, metastasierten Melanoms	112
1.5	Therapie des mukosalen Melanoms	118
1.6	Therapie des Uveamelanoms	119
2	**Kutanes Plattenepithelkarzinom (CSCC)**	120
2.1	Aktualisierte Leitlinie	120
2.2	Therapie des fortgeschrittenen CSCC	120
3	**Basalzellkarzinom (BCC)**	120
3.1	Aktualisierte Leitlinie	120
3.2	Therapie des fortgeschrittenen BCC	120
4	**Merkelzellkarzinom (MCC)**	121
4.1	Aktualisierte Leitlinie	121
4.2	Therapie des fortgeschrittenen MCC	121
5	**Literatur**	122

1 Malignes Melanom

Seit 2011 hat die Behandlung des nicht resektablen, metastasierten Melanoms einen atemberaubenden Fortschritt erlebt. Auch in den letzten Monaten haben sich durch klinische Studien und Grundlagenforschung eine ganze Reihe neuer Erkenntnisse ergeben, die im Folgenden in Kürze aufgeführt werden. Neben Originalarbeiten sowie den Abstracts und Präsentationen auf den großen Jahreskongressen dieses Jahres ist die im Juli 2020 aktualisierte S3-Leitlinie „Diagnostik, Therapie und Nachsorge des Melanoms" als Referenz hervorzuheben [27]. Die Zeiten, in der die Chemotherapie der Goldstandard der Melanomtherapie war, sind seit Zulassung der Immun-Checkpoint-Inhibitoren (Anti-CTLA-4- beziehungsweise Anti-PD-1-Antikörper) und zielgerichteten Therapie mit BRAF- und MEK-Inhibitoren in den Jahren 2011 und folgenden endgültig vorbei (Abb. 1). Betrug das mediane Gesamtüberleben eines Patienten mit nicht resektablem, metastasiertem Melanom mit oder ohne DTIC/Dacarbazin-Therapie 7–9 Monate, beträgt dieses nun mehr als 3 Jahre bei zuvor nicht für möglich gehaltenen Ansprechraten und Langzeitüberleben für rund 30%–40% aller Patienten in dieser Situation.

Im Folgenden sind die wichtigsten Studienergebnisse aufgelistet, die auf den großen Jahreskongressen der vergangenen zwölf Monate vorgestellt wurden: ASCO 2020, ESMO 2020, AACR 2021, ASCO 2021. Ferner sind die aktualisierten Leitlinien, weitere wichtige Veröffentlichungen des letzten Jahres sowie aktuell laufende klinische Studien in der folgenden Darstellung berücksichtigt worden.

1.1 Aktualisierte Leitlinie

Im Juli 2020 wurde die S3-Leitlinie „Diagnostik, Therapie und Nachsorge des Melanoms" aktualisiert (AWMF-Register-Nummer: 032/024OL).

1.2 Adjuvante Therapie des Melanoms

Durch die Zulassung von gleich drei Therapien (Dabrafenib plus Trametinib, Nivolumab und Pembrolizumab) für die adjuvante Behandlung des resezierten, metastasierten Melanoms im Stadium III (AJCC 8. Auflage) hat sich das Behandlungsarmamentarium für diese Erkrankungssituation geradezu revolutionär weiterentwickelt. Die Therapien werden über 1 Jahr gegeben. Dabrafenib plus Trametinib wird oral verabreicht, Nivolumab alle 2 beziehungsweise 4 Wochen intravenös und Pembrolizumab alle 3 beziehungsweise 6 Wochen intravenös. Eine große Herausforderung ist die Wahl der individuell geeignetsten Behandlung – Immuntherapie oder gezielte Therapie –, ohne direkte Vergleichsdaten zur Hand zu haben. Hier wird empfohlen, die relativen Vorzüge und Risiken beider Optionen, insbesondere bezüglich der Toxizität und dem Behandlungsregime, dem Patienten zu kommunizieren und eine Patienten-orientierte Entscheidung zu treffen.

Die neuen adjuvanten Therapien lösen damit Interferon-alpha ab, dessen Einsatz nur noch im Stadium II des Melanoms sinnvoll erwogen werden könnte. Favorisiert werden sollte jedoch ein Einschluss in die in diesem Stadium zurzeit laufenden, erfolgversprechenden Studien zu Pembrolizumab (KEYNOTE-716) und Nivolumab (CheckMate76K und NivoMela). Zudem haben beide Hersteller von Interferon-alpha-2a beziehungsweise -2b die Produktion eingestellt. Lediglich ein Präparat mit pegyliertem Interferon-alpha-2a (Pegasys®, Roche) ist noch im Handel, jedoch ohne Zulassung beim Melanom.

Zu den drei Behandlungsoptionen wurden im vergangenen Jahr (ASCO 2020, ESMO 2020, AACR 2021 und ASCO 2021) Updates vorgestellt:

Besonders beeindruckt hat das beim ASCO 2020 vorgestellte 5-Jahres-Update der **COMBI-AD Studie** (Phase III), welche zur Zulassung der BRAF- und MEK-Inhibitor Kombination Dabrafenib plus Trametinib in der adjuvanten Therapie des lokoregionär metastasierten, komplett resezierten, BRAF V600-mutierten Melanoms (Stadium III, AJCC 8. Auflage) in 2018 geführt hat [13]. Das 5-Jahres-RFS der Behandlungsgruppe (Dabrafenib plus Trametinib über 12 Monate) lag bei 52% versus 36% im Placebo-Arm (HR 0,51 (95%CI 0,42–0,61)). Die Effektivität zeigte sich über nahezu alle Subgruppen, insbesondere auch in allen Sub-Stadien IIIA–D, wobei lediglich im Stadium IIIA wohl aufgrund einer niedrigen Patientenzahl keine Signifikanz erreicht wurde.

Das 4-Jahres-Update der **CheckMate 238-Studie** (Phase III), welche 2018 zur Zulassung von Nivolumab (anti-PD-1) beim komplett resezierten Melanom im Stadium III und IV geführt hat, wurde beim ESMO 2020 vorgestellt [34]. Rund 20% der Patienten in dieser Studie befanden sich im resezierten Stadium IV, das Stadium IIIA war nicht eingeschlossen. Das 4-Jahres-RFS betrug 58% versus 45% im Ipilimumab-Kontrollarm (HR 0,71; 95%CI 0,60–0,86), das 4-Jahres-OS 78% versus 77% (HR 0,87; 95,03%CI 0,66–1,14). Auch hier zeigte sich die Effektivität über nahezu alle Subgruppen, insbesondere auch in allen Sub-Stadien IIIB–D, wobei im Stadium IV wohl aufgrund niedriger Patientenzahl keine Signifikanz erreicht wurde.

Auch das 3,5-Jahres-Update der vergleichbar aufgebauten **KEYNOTE-054-Studie** (Phase III) bestätigt den Trend für die PD-1 Antikörper [8]. Diese Studie hatte 2018 zur Zulassung von Pembrolizumab (anti-PD-1) ebenfalls in der adjuvanten Therapie des lokoregionär Lymphknoten-metastasierten, komplett resezierten Melanoms (Stadium III, AJCC 8. Auflage) geführt [34]. Das 3-Jahres-RFS betrug 63,7% versus 44,1% im Placebo-Kontrollarm (HR 0,56; 95%CI 0,47–0,68). Das 3,5-Jahres-DMFS betrug 65,3% versus 49,4% (HR 0,60; 95%CI 0,49–0,73). Auch hier zeigte sich die Effektivität über nahezu alle Subgruppen, insbesondere auch in allen Sub-Stadien IIIA–D, wobei auch hier im Stadium IIIA wohl aufgrund niedriger Patientenzahl keine Signifikanz erreicht wurde. Auf dem ASCO-Jahreskongress 2021 nun wurden erstmals Daten der Crossover- und der Rechallenge-Kohorte vorgestellt, die darauf hindeuten, dass Pembrolizumab auch nach einem resezierten, zweiten Rezidiv wirksam ist und zumindest einige Patienten auch von einer erneuten Pembrolizumab-Therapie profitieren [7].

Das von vielen erwartete Überschneiden der RFS-Kurven in der adjuvanten Melanomtherapie mit Immun-Checkpoint-Blockern – neben Pembrolizumab auch das ebenfalls für das resezierte Stadium III (und IV) zugelassene Nivolumab – und zielgerichteter Therapie scheint sich demnach nicht zu entwickeln. Beide Therapiekonzepte scheinen in der adjuvanten Therapie des Stadium-III-Melanoms eine möglicherweise vergleichbar gute, langanhaltende Wirksamkeit zu erreichen. Für die aktuelle, individuelle Therapieentscheidung bei BRAF-mutierten Melanomen in der Adjuvanz werden deshalb Unterschiede in der Toxizität und in den Therapieregimen eine wichtige Rolle spielen.

Im Zusammenhang mit den neuen adjuvanten Therapien ist auf die 8. Auflage des Tumorklassifikationssystems des American Joint Committee on Cancer (AJCC) hinzuweisen, die eine größere Trennung zwischen den Stufen IIIA–D bietet. Im Stadium IIIA sind nun alle T1b-Tumoren enthalten, die bisher als Stadium IIIB eingestuft wurden. Auch die 5-Jahres-Überlebensrate nach den Kriterien der AJCC-Richtlinie hat sich geändert. Die Stadium-IIIA-Melanom-spezifische 5-Jahres-Überlebensrate liegt bei 93% im Vergleich zu 78% in der 7. Auflage. Im Stadium IIIC liegt die Zahl bei 69% für die aktualisierte Version gegenüber 40% in der vorhergehenden. Das Stadium IIID wurde für T4b-Tumoren mit einer Beteiligung von N3-Knoten neu eingeführt, die zuvor als Stadium IIIC klassifiziert wurden. Die 5-Jahres-Überlebensrate für das Stadium IIID nach AJCC-Richtlinien beträgt 32%.

Die Mehrzahl der Rezidive im Stadium III sind Fernmetastasen mit 32,1% versus 18,2% lokoregionäre Metastasen [8] (KEYNOTE-054-Studie, Placebo-Arm). Patienten mit einem Fern-Rezidiv während oder nach der adjuvanten Anti-PD-1-Therapie benötigen wohl eine Änderung der Therapie. Hierbei scheint allein die BRAFi/MEKi-Kombination hohe Ansprechraten zu generieren, bleibt jedoch auf die BRAF-mutierten Patienten beschränkt [21]. Bei einem Fern-Rezidiv nach adjuvanter Therapie mit Dabrafenib plus Trametinib scheinen Immun-Checkpoint-Inhibitoren ähnlich wie in der Therapie-naiven Erstliniensituation zu wirken

[23]. Für Patienten mit BRAF-Wildtyp erreicht lediglich eine Kombination aus CTLA-4- und PD-1-Antikörpern wie bei Ipilimumab/Nivolumab akzeptable Ansprechraten [3].

Bedeutend für die Therapie des resezierten, (oligo-)fernmetastasierten Melanoms (NED no evidence of disease) ist die beim ESMO-Kongress 2019 vorgestellte, viel beachtete, dreiarmige **IMMUNED-Studie** (Phase II), bei der die Patienten bis zu 1 Jahr lang IPI plus NIVO, NIVO oder Placebo erhielten [29]. Das 2-Jahres-RFS ergab für IPI plus NIVO 70%, für NIVO 42% und für Placebo 14% (HR 0,56; 95%CI 0,36-0,88). Die Toxizität unterscheidet sich deutlich: Behandlungs-bedingte Grad-3/4-Nebenwirkungen fanden sich bei IPI plus NIVO zu 70,9%, bei NIVO zu 26,8% und bei Placebo zu 5,9%. Beachtlich ist, dass 50% der Patienten im IPI-plus-NIVO-Arm lediglich 2 Infusionen erhielten und 79% aufgrund von Nebenwirkungen die Therapie abbrechen mussten [29]. Die herausragend gute Wirksamkeit der Kombination aus Ipilimumab und Nivolumab für diese (relative kleine) Patientengruppe hat die klinische Praxis geändert.

Basierend auf diesen Daten war die Veröffentlichung der **Checkmate-915-Studie** mit Spannung erwartet worden. In der Placebo-kontrollierten, doppelblinden Phase-III-Studie sollte Nivolumab in einer Dosierung von 240 mg alle 2 Wochen in Kombination mit Ipilimumab 1 mg/kg alle 6 Wochen (NIVO plus IPI) im Vergleich zu Nivolumab allein (NIVO) in einer Dosierung von 480 mg alle 4 Wochen über 1 Jahr bei insgesamt 1943 Patienten mit vollständig reseziertem Melanom im Stadium IIIB/C/D oder Stadium IV untersucht werden [17]. Die RFS-Rate nach 3 Jahren lag für NIVO plus IPI bei 70% (95%CI 45–85) gegenüber 75% (95%CI 50–89) für NIVO. Die RFS-Rate nach 2 Jahren für NIVO plus IPI versus NIVO lag bei 80% (95%CI 55–92) beziehungsweise 75% (95%CI 50–89). Damit ist die duale Checkpoint-Blockade aus Nivolumab und Ipilimumab in der Adjuvanz wohl ad acta gelegt.

1.3 Neoadjuvante Therapie des Melanoms

Ein weiteres Highlight brachte die Vorstellung eines 2-Jahres-Updates der **OpACIN-neo-Studie** (Phase I/II) zur Neoadjuvanz beim ASCO 2020 [26]. Hier erhielten Patienten (n=83) mit einem operablen, lokoregionär metastasierten Melanom zunächst 2-malig Ipilimumab (anti-CTLA-4) plus Nivolumab (anti-PD-1) in 2 unterschiedlichen Dosierungen und 3 Armen:
Arm A: 2-mal IPI 3 mg/kg plus NIVO 1 mg/kg Q3W;
Arm B: 2-mal IPI 1 mg/kg plus NIVO 3 mg/kg Q3W;
Arm C: 2-mal IPI 3 mg/kg Q3W, gefolgt von 2-mal NIVO 3 mg/kg Q2W.

Anschließend wurden die Metastasen operiert und auf pathologisches Ansprechen hin untersucht. Die Patienten erhielten anschließend keine adjuvante Therapie. Das 2-Jahres-RFS betrug für die Gesamtkohorte 83,6% und für Patienten aller Arme mit einer pathologisch kompletten oder partiellen Response (pCR, near pCR und pPR) beeindruckende 96,6%. Interessant ist, dass der Arm B mit der niedrigeren Toxizität (2-mal IPI 1 mg/kg plus NIVO 3 mg/kg Q3W) vergleichbar gute Ansprechraten zeigte wie die toxischeren Arme A und C [26]. Eine Zulassungsstudie für dieses neoadjuvante Therapiekonzept ist in Vorbereitung und könnte die komplettierende Lymphknoten-Dissektion (bei pCR) und vielleicht gar die adjuvante Therapie für diese besondere Patientengruppe obsolet werden lassen.

Wie bei beim ASCO-Kongress 2021 berichtet, hat mit der Kombination aus Nivolumab (NVO) und dem **Anti-LAG-3(lymphocyte-activation gene 3)- Antikörper Relatlimab (RELA)** eine neuartige duale Kombination ihre Wirksamkeit und gute Verträglichkeit bei Patienten mit Melanom gezeigt (siehe 1.4.3), auch im neoadjuvanten Setting. In dieser Studie erhielten nun 30 PD-1- und LAG-3-naive Patienten mit reseziertem Melanom im Tumorstadium IIIB und IIIC oder IV 2 Dosen einer neoadjuvanten Therapie mit RELA (160 mg) plus NIVO (480 mg) q4w. Bei der anschließenden Operation fand sich eine hohe Rate an pathologischen Komplettremissionen (pCR) von 59%, danach folgte eine adjuvante Therapie mit 10 Dosen RELA/NIVO [1]. Die Kombination war dabei bemerkenswert verträglich. In der adjuvanten Phase wurden keine Nebenwirkungen von Grad 3 oder höher dokumentiert [1]. Die neue Kombination wird in weiteren Studien evaluiert.

1.4 Therapie des nicht resektablen, metastasierten Melanoms

1.4.1 Zielgerichtete Therapie

Seit 2015 sind die BRAF-Inhibitor/MEK-Inhibitor-Kombinationen Vemurafenib plus Cobimetinib sowie Dabrafenib plus Trametinib zugelassen zur Erstlinientherapie des nicht resektablen, metastasierten Melanoms. Im Herbst 2018 wurde die Kombination Encorafenib plus Binimetinib zugelassen (Tab. 1). Das Nebenwirkungsspektrum ist für alle drei Kombinationen distinkt.

Zusammengefasste Daten aus zwei randomisierten Phase-III-Studien (**COMBI-D** und **COMBI-V**) mit der Kombination aus dem BRAF-Inhibitor Dabrafenib und dem MEK-Inhibitor Trametinib zeigten ein 5-Jahres-Gesamtüberleben (OS) von 34% bei 563 auswertbaren Patienten mit inoperablem oder metastasiertem Melanom und Nachweis einer BRAF V600E/K-Mutation [19]. Nach 5 Jahren betrug die PFS-Rate 19%. Somit bietet die Dabrafenib/Trametinib-Kombination in der Erstlinienbehandlung eine nachhaltige Kontrolle für BRAF-V600-mutierte metastasierte Melanom-

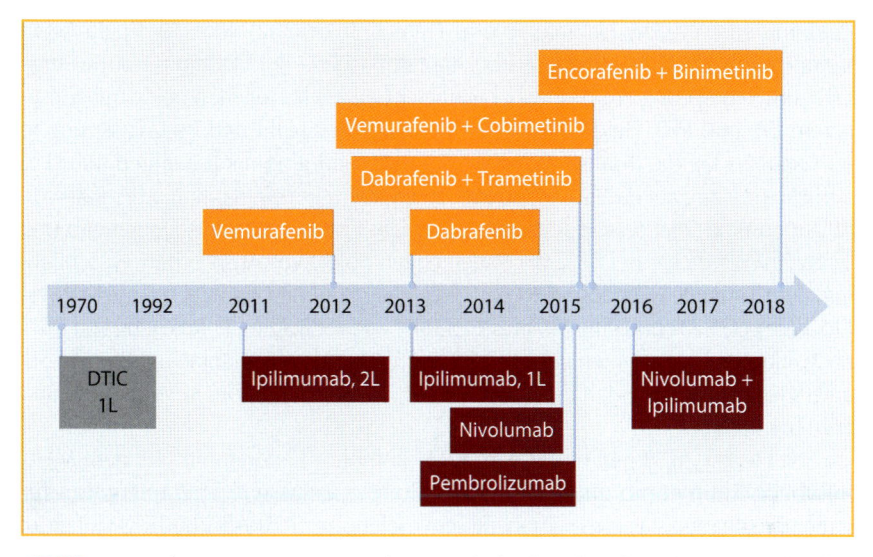

Abbildung 1: Zulassungen neuer Systemtherapeutika für die Behandlung des nicht resektablen, metastasierten Melanoms.

Tabelle 1: Zielgerichtete Therapeutika für die Behandlung des nicht resektablen, metastasierten Melanoms. Adaptiert nach [6, 9, 25].

Wirkstoffe	ORR	TRAE (Grad 3/4)	Medianes PFS, Monate	Medianes OS, Monate	1-Jahres-OS-Rate	5-Jahres-OS-Rate
Dabrafenib + Trametinib [25]	69%	48%	11,4	25,6	74%	34%
Vemurafenib + Cobimetinib [9]	70%	77%	12,3	22,3	75%	31%
Encorafenib + Binimetinib [6]	75%	47%	14,9	33,6	76%	34,7%

Patienten, so die auf der ASCO-Jahrestagung 2019 berichtete Analyse [19]. Patienten, die komplette Antworten erzielten, hatten die besten Chancen, einen langfristigen Nutzen zu erzielen. Dies sind der größte Datensatz und die längste Nachbeobachtung bei bisher unbehandelten Patienten mit BRAF-V600-mutiertem, inoperablem oder metastasiertem Melanom, das mit BRAF- und MEK-Inhibitoren behandelt wurde. In der COMBI-D-Studie waren 423 Patienten, die randomisiert entweder Dabrafenib plus Trametinib (n=211) oder Dabrafenib plus Placebo (n=212) erhielten. In der COMBI-V-Studie erhielten die eingeschlossenen 704 Patienten randomisiert entweder Dabrafenib plus Trametinib (n=352) oder das Single-Agent Vemurafenib (n=352). Die bereits bekannten Baseline Prädiktoren – normwertige LDH und eine geringe (<3) Anzahl beteiligter Organe korrelierten beide mit günstigerem OS und PFS. Bei Patienten mit normwertiger LDH und Metastasierung in <3 Organen lag die 4-Jahres-PFS-Rate bei 33% und ging nach 5 Jahren auf 31% zurück. In Bezug auf das Gesamtüberleben ergaben sich eine 4-Jahres-OS-Rate von 58% und eine 5-Jahres-OS-Rate von 55%. Die Kombination aus Dabrafenib und Trametinib erreichte bei 68% der Patienten ein objektives Ansprechen, einschließlich der Complete Response (CR) bei 19%. Patienten mit CRs hatten eine 4-Jahres-PFS-Rate von 52% und eine 5-Jahres-PFS-Rate von 49%. Die OS-Rate ging von 76% nach 4 Jahren bei Patienten mit einer CR auf 35% und bei Patienten mit PR oder SD auf 18% zurück. Die 5-Jahres-OSrate lag bei 71% nach CR, bei 32% nach PR und bei 16% bei SD.

Seit Herbst 2018 gibt es mit dem BRAF-Inhibitor Encorafenib und dem MEK-Inihibitor Binimetinib eine dritte ab Erstlinie zugelassene Therapieoption für Patienten mit metastasiertem, inoperablem Melanom mit BRAF-V600E/K-Mutation. In einem 5-Jahres-Update der randomisierten, offenen, dreiarmigen, zweigeteilten **COLUMBUS-Studie** (Phase III) hatten Patienten, die der Kombination Encorafenib/Binimetinib zugeordnet waren, ein 5-Jahres-OS von 35% gegenüber 26% für Vemurafenib [5].

> **Wertung**
>
> Damit sind alle drei zugelassenen BRAFi-plus-MEKi-Kombinationen als sichere und rasch wirksame Therapie des nicht resektablen, metastasierten, BRAF-mutierten Melanoms etabliert. Langanhaltende Effekte finden sich besonders bei Patienten mit niedriger LDH und niedriger Tumorlast. In der aktuellen Therapieentscheidung werden die deutlich unterschiedlichen Toxizitäten und Therapieschemata/Einnahmeregime eine wichtige Rolle spielen.

1.4.2 Immuntherapie

Bei der ASCO-Jahrestagung 2021 wurden die vielbeachteten 6,5-Jahres-Daten der dreiarmigen **Check-Mate 067-Studie** (Phase III, n=945) vorgestellt [35], die zur Zulassung von Ipilimumab (anti-CTLA-4) plus Nivolumab (anti-PD-1) beim nicht resektablen, metastasierten Melanom geführt haben. Dies ist die längste Nachbeobachtung einer Phase-III-Zulassungsstudie beim Melanom. Die drei Arme waren:
Arm A: Ipilimumab plus Nivolumab (NIVO+IPI),
Arm B: Nivolumab (NIVO) und
Arm C: Ipilimumab (IPI).

Mit diesen Checkpoint-Inhibitoren haben wir bereits in der Vergangenheit beeindruckende Remissionsraten sehen können, vor allem auch sehr langanhaltende Remissionen. Nach 6,5 Jahren hat sich dieser Trend nun bestätigt (Tab. 2). Die Gesamtansprechrate (ORR) der randomisierten Patienten zeigte einen klaren Vorteil zugunsten der beiden Arme A und B mit NIVO plus IPI beziehungsweise NIVO: Unter NIVO plus IPI lag die ORR bei 68%, unter NIVO bei 45% und unter IPI bei 19%. Auch beim 6,5-Jahres-OS (NIVO plus IPI 49%, NIVO 42%, IPI 23%), beim 6,5-Jahres-PFS (NIVO plus IPI 34%, NIVO 29%, IPI 7%) und bei den Komplettremissionen (NIVO plus IPI 22%, NIVO 19%, IPI 6%) zeigte sich ein Vorteil für die Arme A und B [35]. Auch wenn aufgrund einer Unterpowerung Arm A und B keinen Vergleich zulassen, so war dennoch die Kombination Ipilimumab plus Nivolumab der Nivolumab-Monotherapie überlegen (OS: HR 0,84; 95%CI 0,67–1,04). Besonders für Aufsehen gesorgt hat das nun erreichte mediane OS für den Arm NIVO plus IPI von 72,1 Monaten und die berichteten Raten des Melanom-spezifischen Überlebens (MSS): NIVO plus IPI 56%, NIVO 48%, IPI 27%. Demgegenüber steht eine hohe Toxizität mit Grad-3/4-Nebenwirkungen (NIVO plus IPI 59%, NIVO 23%, IPI 28%) [35]. Bei den meisten Patienten, die 6,5 Jahre nach Therapiebeginn noch am Leben sind, ist von einer funktionellen Heilung auszugehen – eine wirklich fantastische Nachricht!

Die Kombination von Nivolumab und Ipilimumab führt zudem zu einem dauerhaften intrakraniellen Ansprechen bei Patienten mit metastasierendem Melanom und asymptomatischen Hirnmetastasen, wie Daten der **ABC-Studie (Phase II)** zeigen [18], in der Patienten mit Hirn-Metastasen untersucht wurden. In der Nivolumab/Ipilimumab-Kohorte lag das intrakranielle progressionsfreie Überleben bei Patienten mit asymptomatischen, nicht vortherapierten Hirn-Metastasen nach 5 Jahren bei 46% gegenüber 6% in der Nivolumab-Monotherapie-Kohorte.

Tabelle 2: Immun-Checkpoint-Inhibitoren für die Behandlung des nicht resektablen, metastasierten Melanoms. Adaptiert anch [16, 35].

Wirkstoffe	ORR	TRAE (Grad 3/4)	Medianes PFS, Monate	Medianes OS, Monate	1-Jahres-OS-Rate	5-Jahres-OS-Rate
Pembrolizumab [16]	47%	17,7%	11,6	38,7	68%	**43,3%**
Nivolumab [35]	45%	24%	6,9	36,9	65%	**44%**
Nivolumab + Ipilimumab [35]	58%	59%	11,5	**72,1**	73%	**52%**

> **Wertung**
>
> Die Behandlung von Hirn-Metastasen hat sich durch die Immuntherapie, aber auch durch die zielgerichtete Therapie wesentlich verbessert. Wir erreichen mit beiden Therapiekonzepten hohe Ansprechraten. Allerdings ist die kombinierte Immuntherapie (Nivolumab/Ipilimumab) in der Lage, eine deutlich länger anhaltende Remission zu vermitteln, und stellt demnach den aktuellen Goldstandard dar.

Ein 3-Jahres-Update der Nachbeobachtung zur **KEYNOTE-006-Studie** (Phase III), welche zur Zulassung von Pembrolizumab (anti-PD-1) beim nicht resektablen, metastasierten Melanom geführt hat, gibt zusätzlich Sicherheit auf die Frage nach Therapieabbruch bei erreichter CR oder PR [16]. Von den Patienten (12,4%, n=103/834), die unter 2-jähriger Therapie mit Pembrolizumab eine CR beziehungsweise PR erreichten, ergab das 3-Jahres-OS 100% beziehungsweise 94,9%, wobei Patienten mit einer SD nur ein 3-Jahres-OS von 66,7% aufwiesen. Welche Überlebenschancen Patienten haben, die vor Ablauf der 2 Jahre mit einem klinischen Benefit oder aufgrund von Toxizität eine anti-PD-1-Therapie beenden, soll die bald in Deutschland startende DISCO-Studie beantworten.

Insbesondere in der Erstlinientherapie werden deshalb bei BRAF-mutierten Patienten zunehmend Checkpoint-Inhibitoren eingesetzt. Dies könnte sich durch den sinnvollen Einsatz molekularer Diagnostik möglicherweise für einen Teil der Patienten ändern, zum Beispiel durch Einsatz der ctDNA-Diagnostik, die dazu dient, den idealen switch point von zielgerichteter auf eine nachfolgende Immuntherapie zu bestimmen. In der aktuellen Therapieentscheidung spielen die deutlich unterschiedlichen Toxizitäten und Therapieschemata/Einnahmeregime eine wichtige Rolle.

1.4.3 Neue Kombinationen: LAG-3 AK, Triplet-Therapie und andere

Die Behandlung mit einer gezielten Therapie hat die Ergebnisse bei Patienten mit BRAF-mutantem, inoperablem oder metastasiertem Melanom verbessert; viele Patienten erleben jedoch ein Fortschreiten der Erkrankung, und neue Behandlungsstrategien sind notwendig, um langanhaltende Remissionen zu ermöglichen. Besonders Patienten mit erhöhter LDH und rascher Tumorkinetik haben bei zielgerichteter Therapie und bei Immun-Checkpoint-Inhibition mit niedrigen Ansprechraten zu rechnen.

Als eines der meistbeachteten Highlights im Bereich der Dermatoonkologie wurden auf dem ASCO-Kongress 2021 die Daten der **Zulassungsstudie RELATIVITY-047** (Phase III, n=714) beim metastasierten, nicht resektablen Melanom vorgestellt (15). In dieser zweiarmigen Studie wurde die Kombination des LAG-3-Antikörpers Relatlimab (RELA) und des PD-1-Antikörpers Nivolumab (jeweils als Fixdosis in einem gemeinsamen Infusionsgefäß) gegen eine Nivolumab-Monotherapie getestet. Berichtet wurde entsprechend dem Studienplan zunächst nur das PFS; die Daten zur ORR und zum PFS stehen aus.

Das mediane PFS im Kombinationsarm betrug 10,12 Monate versus 4,63 Monate im Monotherapie-Arm (HR 0,75; 95%CI 0,62–0,92). Dieser Vorteil von NIVO plus RELA versus NIVO betraf weitgehend alle Subgruppen und war insbesondere unabhängig von PD-L1- oder LAG-3-Expression, LDH-Status und M-Substadium. Die Toxizität war moderat mit einer Rate an Grad-3/4-Nebenwirkungen von 18,9% für NIVO plus RELA und 9,7% für NIVO sowie wenigen therapiebedingten Abbrüchen: NIVO plus RELA 14,6%, NIVO 6,7% [15]. Die Kombination NIVO plus RELA wird wohl noch Ende 2021 oder Anfang 2022 zur Erstlinientherapie des metastasierten, nicht resektablen Melanoms unabhängig von BRAF-, PD-L1- oder LAG-3-Status zugelassen werden.

Während Patienten mit Hirnmetastasen, Uvea- beziehungsweise Mukosa-Melanomen, Patienten mit rascher Kinetik, hoher Tumorlast, erhöhter LDH und nach PD-1-Versagen weiterhin oft NIVO plus IPI in der Erstlinie erhalten werden, könnten Patienten, die derzeit eine PD-1-Monotherapie erhalten, nach der Zulassung NIVO plus RELA bekommen. Die Kombination RELA plus NIVO zeigt auch im neoadjuvanten Setting bei Patienten mit resezierbarem Melanom im Stadium III eine erfolgversprechende Wirksamkeit bei guter Verträglichkeit [15]. Dem Konzept einer Triplett-Therapie aus der Kombination von Anti-PD-1-Antikörpern mit BRAF- und MEK-Inhibitoren zur Behandlung von Patienten mit BRAF-V600-mutiertem Melanom liegt eine potenziell synergistische Aktivität zwischen BRAF-Inhibition und Anti-PD-1-Therapie zugrunde. Zu diesem Triplett-Ansatz wurden 2020 zwei Studien (COMBI-i und TRILOGY) vorgestellt.

Die Kombination von Anti-PD-1-Antikörpern mit BRAF- und MEK-Inhibitoren könnte die Progression bei Patienten mit BRAF-V600-mutiertem Melanom verzögern, da sie eine potenzielle synergistische Aktivität zwischen BRAF-Inhibition und Anti-PD-1-Therapie aufweist. Frühere klinische Studien haben eine Verbesserung der Ansprechraten durch Zugabe von Spartalizumab (anti-PD-1) zu Dabrafenib (BRAF-Inhibitor) und Trametinib (MEK-Inhibitor) als Triplette im Vergleich zur Dublette ohne Spartalizumab gezeigt.

Die erste Auswertung der **TRILOGY-Studie** (Phase III, IMspire 150), in der das Triplett Vemurafenib plus Cobimetinib (BRAFi plus MEKi) und Atezolizumab (Anti-PD-L1) versus Vemurafenib plus Cobimetinib allein beim metastasierten, nicht resektablen, BRAF-V600-mutierten Melanom untersucht wurde, liegt schon vor [11]: Es findet sich nach rund 19 Monaten Follow-up ein signifikanter, aber recht geringer Vorteil im PFS von circa 4,5 Monaten für die Triplette bei nur moderat höherer Toxizität. Die Daten waren die Basis für die Zulassung des Tripletts Vemurafenib/Cobimetinib/Atezolizumab für die Erstlinientherapie des

BRAF-mutierten, nicht resektablen, metastasierten Melanoms im Juli 2020 in den USA. Eine Einreichung zur Zulassung in Europa wird wohl nicht angestrebt.

Auf der ESMO-Jahrestagung 2020 wurde die **COMBI-i-Studie** (Phase III; n=532) vorgestellt, die mit negativen Daten überraschte [20]: Die Erstlinientherapie mit dem Triplett aus Dabrafenib plus Trametinib (BRAFi plus MEKi) und Spartalizumab (Anti-PD-1) beim metastasierten, nicht resektablen, BRAF-V600-mutierten Melanom war dem Vergleichsarm Dabrafenib/Trametinib bezüglich des 1-Jahres-PFS nicht überlegen und erreichte damit den primären Studienendpunkt nicht: 16,2 Monate (95%CI 12,7–23,9) versus 12,0 Monate (95%CI 10,2–15,4); HR 0,82. Die ORR lag bei 68,5% versus 64,2%, die CRR bei 19,9% versus 17,7%. Ein Vorteil im OS (HR 0,785) zugunsten des Tripletts wurde zwar beobachtet, konnte jedoch bei fehlender statistischer Signifikanz des primären Endpunkts nicht formell bewertet werden. Die Toxizität des Tripletts war erwartungsgemäß erhöht mit 54,7% versus 33,3% therapiebedingten unerwünschten Ereignissen von Grad 3/4 und 31,8% versus 14,4% therapiebedingten Abbrüchen versus Vergleichsarm. Unterschiede in der relativen Dosisintensität von Dabrafenib/Trametinib aufgrund von Dosismodifikationen und -unterbrechungen, die im Triplett-Arm häufiger vorkamen, könnten ein Grund für das negative Studienergebnis sein. Dennoch weist die Studie auf das Potenzial des Tripletts hin, die Aktivität von Dabrafenib/Trametinib durch Zugabe eines PD-1-Antikörpers zu erhöhen. Weitere Analysen werden helfen, diese Ergebnisse besser zu verstehen.

Trotz dieser formal negativen Studiendaten ist das Konzept der Triplett-Therapie nicht am Ende. Auf dem ASCO-Kongress 2021 wurden Daten der **Phase-I-Studie IMMU-Target** vorgestellt und dabei eine verträgliche Kombination aus Encorafenib plus Binimetinib plus Pembrolizumab gefunden [37]. In einer neu aufgelegten Phase-III-Studie STARBOARD soll diese Triplette nun gegen einen Pembrolizumab-Monotherapie-Arm beim metastasierten, nicht resektablen, BRAF-V600-mutierten Melanom in der Erstlinie getestet werden.

Weitere Daten für erfolgversprechende Zweitlinien-Therapien bei Patienten mit metastasiertem, nicht resektablem Melanom nach PD-1-Versagen wurden auf dem ASCO-Jahreskongress 2021 vorgestellt: Darunter die Systemtherapie mit dem VEGFR1/2-Inhibitor **Lenvatinib** im Rahmen der LEAP-004-Studie [2], dem HDAC-Inhibitor **Dominostat** in der SENSITIZE-Studie [12] und der autologen TIL-Therapie mit **Lifileucel** in der C-144-01-Studie [28].

1.5 Therapie des mukosalen Melanoms

Beim nicht resektablen, metastasierten **mukosalen Melanom** zeigt sich im klinischen Alltag eine hohe Therapieresistenz. Hierzu wurde beim ASCO-Jahreskongress 2020 eine Subanalyse der dreiarmigen **CheckMate-067-Studie** (Phase III) vorgestellt, die zur Zulassung von Ipilimumab (anti-CTLA-4) plus Nivolumab (anti-PD-1) beim nicht resektablen, metastasierten Melanom geführt hat (22). Rund 8% (n=79/945) der randomisierten Patienten wiesen ein mukosales Melanom auf (NIVO plus IPI n=28, NIVO n=23, IPI n=28) und zeigten eine insgesamt geringere ORR versus alle randomisierten Patienten (NIVO plus IPI 43% versus 58%, NIVO 30% versus 45%, IPI 7% versus 19%). Auch beim 5-Jahres-OS (NIVO plus IPI 36%, NIVO 29%, IPI 8%) und beim 5-Jahres-PFS (NIVO plus IPI 29%, NIVO 14%, IPI 0%) zeigt sich, dass eine Kombination Ipilimumab plus Nivolumab der Nivolumab- und der Ipilimumab-Monotherapie überlegen ist und damit den aktuellen Erstlinien-Goldstandard beim mukosalen Melanom darstellt.

Daten der chinesischen Phase-Ib-Studie (n=33) zum VEGF-Inhibitor Axitinib kombiniert mit Toripalimab (anti-PD-1) fanden Beachtung [30].

1.6 Therapie des Uveamelanoms

Die Systemtherapie des metastasierten Uveamelanoms ist trotz großer Fortschritte beim kutanen Melanom mit niedrigen Ansprechraten unter Immun-Checkpoint-Inhibition gekennzeichnet. Dennoch zeigen die Daten einer aktuellen Metaanalyse für die Kombination von Ipilimumab (anti-CTLA-4) und Nivolumab (anti-PD-1) Ansprechraten bis 17% [14]. Demgegenüber scheinen zielgerichtete Therapien mit zum Beispiel Selumetinib oder Trametinib, aber auch Chemotherapien deutlich weniger wirksam zu sein [14].

Mit Spannung erwartetet wurden die Daten zur **IMCgp100-202-Studie** (NCT03070392), bei der **Tebentafusp** (IMCgp100) – ein Fusionsprotein, das Tumorzellen und CD3-Effektorzellen verbindet – im Vergleich zu einer Behandlung nach Wahl des Prüfarztes (IC; unter anderem Pembrolizumab, Ipilimumab oder Dacarbazin) beim nicht resezierten, metastasierten Uveamelanom getestet wurde. Die Ergebnisse wurden auf dem AACR-Kongress 2021 mit einem Followup von 14,1 Monaten vorgestellt [22]. Das mediane OS im Tebentafusp-Arm betrug 21,7 Monate versus 16,0 Monate im Kontrollarm (HR 0,51; 95%CI 0-37–0,71); die 1-Jahres-OS-Rate lag bei 73,2% im Tebentafusp-Arm versus 58,5% im Kontrollarm. Bei 45% der Patienten unter Tebentafusp wurden Grad-3/4-Toxizitäten berichtet versus 17% im Kontrollarm. Tebentafusp darf aufgrund der HLA-Restriktion des TZell-Rezeptors nur Patienten mit einem HLA-Typ 0201 verabreicht werden, den etwa 50% aller West- und Mitteleuropäer aufweisen. Eine Zulassung als erste Systemtherapie des metastasierten, nicht resektablen Uveamelanoms ab der Erstlinie ist erfreulicherweise noch für Ende 2021 beziehungsweise Anfang 2022 zu erwarten.

2 Kutanes Plattenepithelkarzinom (CSCC)

2.1 Aktualisierte Leitlinie

Im März 2020 wurde die aktualisierte S3-Leitlinie „Aktinische Keratose und Plattenepithelkarzinom der Haut" veröffentlicht (AWMF-Register-Nummer: 032/022OL).

2.2 Therapie des fortgeschrittenen CSCC

Im Juli 2019 wurde Cemiplimab (anti-PD-1) zugelassen zur Therapie des metastasierten oder lokal fortgeschrittenen kutanen Plattenepithelkarzinoms (CSCC), das für eine kurative Operation oder kurative Strahlentherapie nicht in Betracht kommt. Cemiplimab ist damit die einzige für diese Indikation zugelassene Systemtherapie und stellt den Goldstandard der Behandlung dar. Zur Zulassungsstudie, der offenen, nicht randomisierten **EMPOWER-Studie** (Phase II) wurde beim ASCO-Kongress 2020 ein Update präsentiert [24]. Demnach ist die mediane Ansprechdauer weiterhin nicht erreicht bei einer medianen Nachbeobachtungsdauer von 16,5 Monaten, sodass von einem langanhaltenden Ansprechen (ORR 49,2% für die Gesamtpopulation) auszugehen ist. 10 (16,9%) beziehungsweise 3 (5,4%) der mit Cemiplimab behandelten Patienten erreichten eine Komplettremission [10, 24]. In der gewichtsadaptierten Kohorte waren nach 8 Monaten noch 95% der Responder, in der Fixdosis-Kohorte nach 12 Monaten noch 88,9% in Remission. Die Sicherheit des Antikörpers war gut: Die häufigsten Nebenwirkungen waren Fatigue (27 %) und Diarrhö (23,5 %). Studien zur adjuvanten Therapie mit Cemiplimab und zur Therapie des Cemiplimab-resistenten CSCC werden in Kürze starten.

3 Basalzellkarzinom (BCC)

3.1 Aktualisierte Leitlinie

Die S2k-Leitlinie „Basalzellkarzinom der Haut" wurde zuletzt im Frühjahr 2018 aktualisiert (AWMF-Registernummer: 032-021).

3.2 Therapie des fortgeschrittenen BCC

Neben den oralen Sonic-Hedgehog-(Smoothend-)Inhibitoren (SSHi) Vismodegib und Sonidegib gibt es zurzeit keine weitere zugelassene Systemtherapie des nicht sinnvoll operablen beziehungsweise metastasierten Basalzellkarzinoms. Da auch das Basalzellkarzinom zu den Tumoren mit den höchsten Mutationsraten zählt [32], lag es nahe, hier ebenfalls Immun-Checkpoint-Inhibitoren zu testen. Eine Auswertung der Phase-II-Studie **R2810-ONC-1620** (NCT03132636), in der 84 Patienten, die auf Hedgehog-Inhibitoren nicht angesprochen oder diese nicht vertragen hatten, die Fixdosis von 350 mg Cemiplimab alle 3 Wochen über maximal 93 Wochen erhielten. Nach median 15 Monaten hatten 26 von ihnen (31 %) angesprochen, davon 5 (6 %) mit einer Komplettremission. Etwa die Hälfte der Patienten erlebte Grad-3/4-Nebenwirkungen, darunter vor allem einen Hypertonus (5 %) und eine Kolitis (5 %). Auf Basis dieser Resultate ist Cemiplimab in den USA seit Februar 2021 für diese Indikation zugelassen, und Anfang Juni 2021 empfahl auch das Committee for Medicinal Products for Human Use (CHMP) der EMA die Zulassung, mit der daher auch in der Europäischen Union in Kürze zu rechnen sein dürfte.

Ähnliche Ansprechraten wie unter Cemiplimab wurden in einer Proof-of-concept-Studie auch mit dem PD-1-Inhibitor Pembrolizumab erzielt, der dabei teilweise in Kombination mit Hedgehog-Inhibitoren eingesetzt worden war [4].

4 Merkelzellkarzinom (MCC)

4.1 Aktualisierte Leitlinie

Die S2k-Leitlinie „Merkelzellkarzinom (MZK, MCC, neuroendokrines Karzinom der Haut)" wurde zuletzt im Ende 2018 aktualisiert (AWMF-Register-Nummer: 032-023).

4.2 Therapie des fortgeschrittenen MCC

Für die Erstlinientherapie des fortgeschrittenen, nicht resektablen Merkelzellkarzinoms ist seit 2017 Avelumab (anti-PD-L1) zugelassen. Für die adjuvante Therapie des komplett resezierten Merkelzellkarzinoms mit Nivolumab versus Beobachtung alleine rekrutiert zurzeit die ADMEC-O-Studie (NCT02196961). Für Patienten mit Resistenzentwicklung unter Avelumab stehen keine zugelassenen Therapieoptionen zur Verfügung. Zukünftig werden Kombinationen mit Immuncheckpoint-Inhibitoren wesentlich werden, Studien dazu werden in Kürze starten. Beim nicht resektablen, metastasierten **Merkelzellkarzinom (MCC)** nach Progress unter Anti-PD-1/anti-PD-L1-Therapie wurde auf dem ASCO-Kongress 2020 der neue, first-in-class MDM2(Murine double minute 2)-Inhibitor KRT-232 vorgestellt, der interessante Effektivitätssignale zeigte [36] und zukünftig in Kombination mit anti-PD-1/anti-PD-L1 als Erstlinien-Therapie des metastasierten MCC untersucht werden soll.

Auch beim Merkelzellkarzinom gibt es erste hoffnungsvolle Daten zur neoadjuvanten Therapie mit Immun-Checkpoint-Inhibitoren wie dem PD-1-Antikörper Nivolumab. In der Phase-I/II-Studie CheckMate-358 erhielten Patienten mit resezierbarem MCC an den Tagen 1 und 15 jeweils 240 mg Nivolumab, die Operation war am Tag 29 geplant. Bei etwa der Hälfte der Patienten führte diese Behandlung zu einer pathologischen und radiologischen Komplettremission [33]. Auch das rezidivfreie Überleben war bei diesen Patienten signifikant verlängert. Immuntherapien sind damit ganz klar die Zukunft für die Therapie auch dieses schwierig zu behandelnden Tumors.

5 Literatur

[1] Amaria RN, et al. (2021) Neoadjuvant and adjuvant nivolumab (nivo) with anti-LAG3 antibody relatlimab (rela) for patients (pts) with resectable clinical stage III melanoma. ASCO Abstract 9502

[2] Arance AM, et al. (2021) Lenvatinib (len) plus pembrolizumab (pembro) for patients (pts) with advanced melanoma and confirmed progression on a PD-1 or PD-L1 inhibitor: Updated findings of LEAP-004. ASCO Abstract 9504

[3] Bhave P, et al. (2020) Melanoma recurrence after adjuvant targeted therapy: A multicenter analysis. ASCO Abstract 10016

[4] Chang ALS et al. (2019) Pembrolizumab for advanced basal cell carcinoma: An investigator-initiated, proof-of-concept study. J Am Acad Dermatol; 80: 564–6

[5] Dummer R, et al. (2021) Five-year overall survival (OS) in COLUMBUS: A randomized phase 3 trial of encorafenib plus binimetinib versus vemurafenib or encorafenib in patients (pts) with BRAF V600-mutant melanoma. ASCO Abstract 9507

[6] Dummer R, et al. (2018) Encorafenib plus binimetinib versus vemurafenib or encorafenib in patients with BRAF-mutant melanoma (COLUMBUS): a multicentre, open-label, randomised phase 3 trial. Lancet Oncol 19(5), 603–615

[7] Eggermont AM, et al. (2021) Crossover and rechallenge with pembrolizumab in recurrent patients from the EORTC 1325-MG/Keynote-054 phase 3 trial, pembrolizumab versus placebo after complete resection of high-risk stage III melanoma. ASCO Abstract 9500

[8] Eggermont AMM, et al. (2020) Pembrolizumab versus placebo after complete resection of high-risk stage III melanoma: Final results regarding distant metastasis-free survival from the EORTC 1325-MG/Keynote 054 double-blinded phase III trial. ESMO Abstract LBA46

[9] Grimaldi AM, et al. (2015) Vemurafenib plus cobimetinib in the treatment of mutated metastatic melanoma: the CoBRIM trial. Melanoma Mamag 2(3), 209–215

[10] Guminski AD, et al. (2019) Phase 2 study of cemiplimab, a human monoclonal anti-PD-1, in patients (pts) with metastatic cutaneous squamous cell carcinoma (mCSCC; Group 1): 12-month follow-up. ASCO Abstract 9526
[11] Gutzmer R, et al. (2020) Atezolizumab, vemurafenib, and cobimetinib as first-line treatment for unresectable advanced BRAFV600 mutation-positive melanoma (IMspire150): primary analysis of the randomised, double-blind, placebo-controlled, phase 3 trial. Lancet;395:1835–44
[12] Hassel J, et al. (2021) Results from the phase Ib of the SENSITIZE trial combining domatinostat with pembrolizumab in advanced melanoma patients refractory to prior checkpoint inhibitor therapy. ASCO Abstract 9545
[13] Hauschild A, et al. (2020)Long-term benefit of adjuvant dabrafenib + trametinib (D+T) in patients (pts) with resected stage III BRAF V600–mutant melanoma: Five-year analysis of COMBI-AD. ASCO Abstract 10001
[14] Heppt MV, et al. (2019) Combined immune checkpoint blockade for metastatic uveal melanoma: a retrospective, multi-center study. J Immunother Cancer; 7(1):299
[15] Lipson EJ, et al. (2021) Relatlimab (RELA) + nivolumab (NIVO) versus NIVO in fi rst-line ad-vanced melanoma: primary phase 3 results from RELATIVITY-047 (CA224-047). ASCO Abstract 9503
[16] Long G, et al. (2020) Long-term survival from pembrolizumab (pembro) completion and pembro retreatment: Phase III KEYNOTE-006 in advanced melanoma. ASCO Abstract 10013
[17] Long G, et al. (2021) Adjuvant therapy with nivolumab (NIVO) combined with ipilimumab (IPI) vs NIVO alone in patients (pts) with resected stage IIIB-D/IV melanoma (CheckMate 915). AACR Abstract CT004
[18] Long GV, et al. (2021) Five-year overall survival from the anti-PD1 brain collaboration (ABC Study): Randomized phase 2 study of nivolumab (nivo) or nivo+ipilimumab (ipi) in patients (pts) with melanoma brain metastases (mets). ASCO Abstract 9508
[19] Nathan P, et al. (2019) Five-year analysis of dabrafenib plus trametinib in patients with BRAF V600-mutant unresectable or metastatic melanoma. ASCO Abstract 9507
[20] Nathan P, et al. (2020) Spartalizumab plus dabrafenib and trametinib (Sparta-Dab-Tram) in patients (pts) with previously untreated BRAF V600–mutant unresectable or metastatic melanoma: Results from the randomized part 3 of the phase III COMBI-i trial. ESMO Abstract LBA43
[21] Owen CN, et al. (2019) Multicenter analysis of melanoma recurrence following adjuvant anti-PD1 therapy. ASCO Abstract 9502
[22] Piperno-Neumann S, et al. (2021) Phase 3 randomized trial comparing tebentafusp with investigator's choice in first line metastatic uveal melanoma. AACR Abstract 5342
[23] Pires Da Silva I, et al. (2020) Ipilimumab (IPI) alone or in combination with anti-PD-1 (IPI+PD1) in patients (pts) with metastatic melanoma (MM) resistant to PD1 monotherapy. ASCO Abstract 10005
[24] Rischin D, et al. (2020) Phase 2 study of cemiplimab in patients with metastatic cutaneous squamous cell carcinoma: primary analysis of fi xed-dosing, long-term outcome of weight-based dosing. J Immunother Cancer; 8: e000775
[25] Robert C, et al. (2015) Improved overall survival in melanoma with combined dabrafenib and trametinib. N Engl J Med 372, 30–39

[26] Rozeman EA, et al. (2020) Twenty-four months RFS and updated toxicity data from OpACIN-neo: A study to identify the optimal dosing schedule of neoadjuvant ipilimumab (IPI) and nivolumab (NIVO) in stage III melanoma. ASCO Abstract 10015
[27] S3-Leitlinie „Diagnostik, Therapie und Nachsorge des Melanoms" (https://www.awmf.org/leitlinien/detail/ll/032-024OL.html)
[28] Sajeve ST, et al. (2021) Safety and efficacy of lifileucel (LN-144), an autologous, tumor infiltrating lymphocyte cell therapy in combination with pembrolizumab for immune checkpoint inhibitor naïve patients with advanced melanoma. ASCO Abstract 9537
[29] Schadendorf D, et al. (2019) Adjuvant immunotherapy with nivolumab (NIVO) alone or in combination with ipilimumab (IPI) versus placebo in stage IV melanoma patients with no evidence of disease (NED): A randomized, double-blind phase II trial (IMMUNED). ESMO Abstract 2898
[30] Sheng X, et al. (2020) Overall survival and biomarker analysis of a phase Ib combination study of toripalimab, a humanized IgG4 mAb against programmed death-1 (PD-1) with axitinib in patients with metastatic mucosal melanoma. ASCO Abstract 10007
[31] Shoushtari A, et al. (2020) Long-term outcomes in patients with mucosal melanoma. ASCO Abstract 10019
[32] Stratigos AJ et al. (2021) Cemiplimab in locally advanced basal cell carcinoma after hedgehog inhibitor therapy: An open-label, multi-centre, single-arm, phase 2 trial. Lancet Oncol; 22:848–57
[33] Topalian SL et al. (2020) Neoadjuvant nivolumab for patients with resectable Merkel cell carcinoma in the CheckMate 358 trial. J Clin Oncol; 38: 2476–87
[34] Weber J, et al. (2020) Adjuvant nivolumab (NIVO) vs ipilimumab (IPI) in resected stage III/IV melanoma: 4-y recurrence-free and overall survival (OS) results from CheckMate 238. ESMO Abstract 1076O
[35] Wolchok JD, et al. (2021) CheckMate 067: 6.5-year outcomes in patients with advanced melanoma. ASCO Abstract 9506
[36] Wong MKK, et al. (2020) KRT-232, a first-in-class, murine double minute 2 inhibitor (MDM2i), for TP53 wild-type (p53WT) Merkel cell carcinoma (MCC) after anti–PD-1/L1 immunotherapy. ASCO Abstract 10072
[37] Zimmer L, et al. (2021) Triplet therapy with pembrolizumab (PEM), encorafenib (ENC) and binimetinib (BIN) in advanced, BRAF V600 mutant melanoma: Final results from the dose-finding phase I part of the IMMU-Target trial. ASCO Abstract 9532

Hirntumoren

Michael Weller

1	**Gliome**	126
1.1	Molekulare Neuropathologie	126
1.2	IDH-mutierte Gliome	128
1.3	IDH-Wildtyp-Gliome	133
2	**Seltene primäre Hirntumoren**	136
2.1	Neurofibromatose Typ 1	136
2.2	Neurofibromatose Typ 2	137
3	**Literatur**	137

1 Gliome

1.1 Molekulare Neuropathologie

Mit der Aktualisierung der WHO-Klassifikation im Jahr 2016 [16] waren zum ersten Mal zur Definition bestimmter Tumorentitäten molekulare Marker in die diagnostische Definition einbezogen worden. An- oder Abwesenheit von IDH(Isozitrat-dehydrogenase)-Mutationen wurden ein zentrales Kriterium für die Klassifikation der Gliome vor allem im Erwachsenenalter. Das cIMPACT-NOW-Konsortium (Consortium to Inform Molecular and Practical Approaches to CNS Tumor Taxonomy – Not Officially WHO), das wesentlichen Einfluss auf die neue WHO-Klassifikation 2021 [17] genommen hat, hat die Systematik der Gliom-Klassifikation mit den cIMPACT-NOW-Empfehlungen 3 [3] und 5 [4] deutlich vereinfacht. Ein Glioblastom kann jetzt diagnostiziert werden, auch wenn histologische Kriterien des WHO-Grads 4 nicht erfüllt sind, wenn entweder der Gewinn eines Chromosoms 7 und kompletter Verlust eines Chromosoms 10 oder eine Amplifikation des epidermalen Wachstumsfaktorrezeptorgens (EGFR) oder eine Promotor-Mutation im TERT(Telomerase Reverse Transkriptase)-Gen nachgewiesen werden. Das IDH-mutierte Glioblastom wird als Krankheitsentität abgeschafft. Innerhalb der IDH-mutierten Gliome, denen jetzt der Grad 2, 3 oder 4 zugeordnet wird, werden zusätzlich zu histologischen Kriterien der Malignität Verluste des CDKN2A/B(Zyklin-abhängiger Kinase-Inhibitor)-Tumor-Suppressor-Gens als Hinweis auf höhere Malignität hinzugezogen [25]. Die folgenden Therapieempfehlungen beziehen sich auf diese neuen, revidierten diagnostischen Einheiten.

Weitere spezifische Tumorentitäten werden jetzt stärker als unabhängige Entitäten herausgearbeitet. H3-K27M-mutierte, diffuse Mittelliniengliome (WHO-Grad 4) sind als diffuse Gliome in Mittelinienstrukturen wie Thalamus, Brücke, Hirnstamm oder Rückenmark definiert, die eine Mutation des Kodons 27 von Histon H3.3 oder 3.1 zeigen. Diese Tumoren sind typischerweise nicht komplett resezierbar, zeigen fast nie eine Promotor-Methylierung des MGMT(O^6-Methylguanin-DNA-Methyltransferase)-Gens und haben eine schlechte Prognose. H3.3-G34-mutierte diffuse hemisphärische Gliome zeigen eine Mutation in Kodon 34 des H3F3A-Gens, zeigen häufiger (>50%) eine MGMT-Promotor-Methylierung und haben eine etwas günstigere Prognose als H3-K27M-mutierte Gliome. Eine Zusammenstellung Gliom-relevanter Biomarker findet sich in Tabelle 1.

Die Bestimmung von DNA-Methylierungsprofilen ermöglicht Diagnosestellungen bei Hirntumoren auch aus kleinen Biopsien [7]. Die Methode beruht darauf, dass Methylierungsprofile die Stufe der zellulären Differenzierung reflektieren und nicht nur Hinweise auf den histogenetischen Ursprung liefern, sondern

Tabelle 1: *Molekulare Marker für Diagnostik und Therapieentscheidung bei Gliomen des Erwachsenenalters. Adaptiert nach [34].[1]*

Molekularer Marker	Biologische Konsequenz	Diagnostische Relevanz
IDH1 R132- oder IDH2 R172-Mutation	Gain-of-function-Mutation mit vermehrter Produktion des Onkometaboliten 2-Hydroxyglutarat	Unterscheidet diffuse Gliome mit IDH-Mutation von IDH-Wildtyp-Glioblastomen und anderen IDH-Wildtyp-Gliomen
1p/19q-Kodeletion	Inaktivierung von Kandidaten-Tumor-Suppressor-Genen auf 1p (z. B. FUBP1) und 19q (z. B. CIC)	Unterscheidet Oligodendrogliome, IDH-mutiert und 1p/19q-kodeletiert, von Astrozytomen, IDH-mutiert
Verlust nukleärer ATRX-Expresssion	Zellproliferation und zelluläre Langlebigkeit durch "alternative Verlängerung von Telomeren"	Verlust der nukleären Expression von ATRX in IDH-mutierten Gliomen belegt astrozytäre Herkunft
Histon-H3-K27M-Mutation	Histon H3.3 (H3F3A) or Histon H3.1 (HIST1H3B/C) Missense-Mutation, die epigenetisch die Genexpression beeinflusst	Definierender molekularer Marker für diffuse Mittelliniengliome, H3 K27M-mutiert
Histon-H3.3-G34R/V-Mutation	Histon-Mutation, die epigenetisch die Genexpression beeinflusst	Definierender molekularer Marker für diffuse hemisphärische Gliome, H3 G34-mutiert
MGMT-Promotor-Methylierung	DNA-Reparatur	Keine, aber prädiktiver Biomarker für Wirksamkeit alkylierender Chemotherapie bei Patienten mit IDH-Wildtyp-Glioblastomen
Homozygote CDKN2A/CDKN2B-Deletion	Kodiert für die Zyklin-abhängigen Kinase-Inhibitoren 2A und 2B und das Tumor-Suppressor-Gen ARF, die die Funktion von Rb1 und p53 regulieren	Marker für ungünstige Prognose und den WHO-Grad 4 bei IDH-mutierten Astrozytomen
EGFR-Amplifikation	Zellproliferation, Invasion und Resistenz gegenüber Apoptoseinduktion	EGFR-Amplifikationen finden sich in etwa 40%–50% aller Glioblastome, IDH-Wildtyp, und sind ein definierender Marker dieser Tumoren
TERT-Promotor-Mutation	Zellproliferation, zelluläre Langlebigkeit durch erhöhte TERT-Expression	TERT-Promotor-Mutationen finden sich in etwa 70% aller Glioblastome, IDH-Wildtyp und >95% der IDH-mutierten und 1p/19q-kodeletierten Oligodendrogliome und sind ein definierender Marker des Glioblastoms, IDH-Wildtyp

Tabelle 1: *(Fortsetzung)*

Molekularer Marker	Biologische Konsequenz	Diagnostische Relevanz
+7/−10-zytogenetische Signatur	Gewinn von Chromosom 7 (unter anderem mit den Genen PDGFA und EGFR) kombiniert mit Verlust von Chromosom 10 (unter anderem mit den Genen PTEN und MGMT)	Definierender Marker des Glioblastoms, IDH-Wildtyp
BRAF^{V600E}-Mutation	Onkogene Treiber-Mutation, die zu MAPK-Pfadweg-Aktivierung führt	Selten bei diffusen Gliomen im Erwachsenenalter, aber gegebenenfalls Angriffspunkt zielgerichteter Therapie

[1] *ATRX* alpha-thalassemia/mental retardation syndrome, nondeletion type, X-linked; *CDKN* Zyklin-abhängiger Kinase-Inhibitor; *CIC* capicua; *EGFR* epidermaler Wachstumsfaktorrezeptor; *FUBP1* far upstream binding protein 1; *IDH* Isozitratdehydrogenase; *MAPK* Mitogen-aktivierte Proteinkinase; *MGMT* O^6-Methylguanin-DNA-Methyltransferase; *PDGF* platelet-derived growth factor; *PTEN* phosphatase and tensin homolog deleted on chromosome 10; *RB* Retinoblastom; *TERT* telomerase reverse transcriptase.

auch über den Krankheitsverlauf stabil sind. Der Wert dieser Methode besteht aktuell in der klinischen Praxis vor allem in der Prüfung der Diagnose bei Patienten, deren Erkrankung deutlich schlechter oder deutlich besser verläuft als aufgrund der histologischen Diagnose vorhergesagt, bei histopathologisch unklaren Befunden und bei der Abgrenzung von Tumoren von anderen, nicht neoplastischen neurologischen Erkrankungen. Die Methylierungsanalyse ist jedoch kein Verfahren, das neue Angriffspunkte für zielgerichtete Therapien definiert. Für diesen Zweck kommen wie bei anderen Tumoren Gene-panel-sequencing-Ansätze zum Einsatz. Von besonderem Interesse sind hier aktuell Mutationen von BRAF und NTRK (neurotrophin receptor kinase) (1.3.3).

1.2 IDH-mutierte Gliome

Zu diesen Tumoren zählen die oligodendroglialen Tumoren der WHO-Grade 2 und 3 sowie die astrozytären Tumoren der WHO-Grade 2, 3 und 4. Der Stellenwert der histologischen WHO-Grade 2 oder 3 in den definierten Entitäten der Oligodendrogliome und Astrozytome ist umstritten. Die auf IDH-Mutation und 1p/19q-Kodeletions-Status basierende Einteilung in der WHO-Klassifikation von 2021 muss neu definiert werden. Zudem fehlt eine Standardisierung der histologischen Kriterien, die Grad 2 und 3 reproduzierbar unterscheiden.

Grundsätzlich wird die Verdachtsdiagnose eines Glioms zumindest durch eine Biopsie gesichert. Nur selten ist es zu vertreten, Gliom-verdächtige Läsionen über Jahre nur bildgebend zu kontrollieren. Der Versuch einer weitgehenden Tumorresektion, soweit dies ohne Risiko neuer neurologischer Defizite erfolgen kann, ist Standard. Nach der Operation muss entschieden werden, ob eine weitere Therapie erforderlich ist. Eine Watch-and-wait-Strategie mit bildgebenden Kontrollen wird am ehesten bei Patienten im Alter unter 40 Jahren empfohlen, die bis auf epileptische Anfälle asymptomatisch sind und deren Tumor makroskopisch komplett reseziert wurde. Wenn weitere Therapie indiziert ist, dann ist die kombinierte Chemoradiotherapie Standard, gemäß Studienlage nach dem PCV(Procarbacin, CCNU, Vincristin)-Schema bei oligodendroglialen Tumoren und WHO-Grad-2-Astrozytomen [5] und mit Erhaltungstherapie von 12 Zyklen Temozolomid nach der Strahlentherapie bei WHO-Grad-3-Astrozytomen [30, 32]. Große Unterschiede in der Wirksamkeit von PCV-Schema und Temozolomid in Kombination mit Strahlentherapie gibt es bei diesen Tumoren vermutlich nicht.

Im Rezidiv spielen unter anderem das Intervall zur Erstlinientherapie und die Art der Erstlinientherapie eine Rolle (Tab. 2). Oft beträgt das Intervall mehrere Jahre; erneute Operationen und erneute alkylierende Chemotherapie, am ehesten nach dem bisher nicht verabreichten Schema, Temozolomid oder PCV-Protokoll, sind grundsätzlich Optionen. Demgegenüber zeigte die TAVAREC-Studie, die bei Patienten mit erstem Rezidiv eines WHO-Grad-2- oder -3-Glioms ohne 1p19q-Ko-Deletion zwischen Temozolomid-Monotherapie und der Kombination aus Temozolomid und Bevacizumab randomisierte, Wirksamkeit von Bevacizumab weder bezüglich Gesamtüberleben noch bezüglich progressionsfreien Überlebens [31]. Bevacizumab ist deshalb bei Patienten mit diesen Tumoren nicht indiziert.

Klinische Studien mit metabolischen IDH-Inhibitoren haben bei Gliomen erste Hinweise auf Wirksamkeit erbracht: In der Phase-I-Studie von Mellinghoff et al. [19] erfolgte eine Dosisfindung mit Expansionskohorte für den oral verfügbaren IDH-Inhibitor Ivosidenib. Eingeschlossen wurden Patienten mit IDH-mutierten Tumoren, bei 18 von 54 getesteten Tumoren wurde zudem eine 1p19q-Kodeletion nachgewiesen, die somit Oligodendrogliome waren; 32 Tumoren entsprachen dem WHO-Grad 2, 18 Tumoren dem WHO-Grad 3 und 12 Tumoren dem WHO-Grad 4. Es wurde keine dosislimitierende Toxizität beobachtet, 500 mg täglich wurde als Dosis für die Expansion ausgewählt. Unter den Patienten mit nicht-Kontrastmittel-aufnehmenden Tumoren (n=35) wurde einmal partielles Ansprechen beobachtet (2,9%); 30 von 35 Patienten (86%) hatten stable disease als bestes Ansprechen. Bei Patienten mit Kontrastmittel-aufnehmenden Tumoren erreichten nur 14 von 31 Patienten (45%) stable disease.

Tabelle 2: Therapieempfehlungen für Patienten mit häufigen diffusen Gliomen im Erwachsenenalter.

Tumortyp	Erstlinientherapie [1]	Therapie bei Progression oder Rezidiv [2]	Kommentar
Astrozytom, IDH-mutiert, WHO-Grad 2, einschließlich gemistozytisches Astrozytom, IDH-mutiert, WHO-Grad 2	Wait and see oder Radiotherapie (50–54 Gy in 1,8–2 Gy-Fraktionen) gefolgt von PCV [3] (oder Temozolomid-Chemoradiotherapie)	Temozolomid (oder Nitrosoharnstoff)	RTOG 9802 [5] und per Extrapolation von WHO-Grad 3-Tumoren [30, 32]
Astrozytom, IDH-Wildtyp, WHO-Grad 2 [4]	Wait and see (?) oder Radiotherapie (50–54 Gy in 1,8–2 Gy-Fraktionen) oder Radiotherapie gefolgt von PCV oder Temozolomid-Chemoradiotherapie (in Abhängigkeit vom MGMT-Status?)	Temozolomid (rechallenge) oder Nitrosoharnstoff [5] oder Bevacizumab [6]	Heterogene Tumorgruppe, die weiter subklassifiziert werden muss
Astrozytom, NOS [7], WHO-Grad 2	Siehe Astrozytom, IDH-mutiert, WHO-Grad 2	Siehe Astrozytom, IDH-mutiert, WHO-Grad 2	Per Extrapolation, da die meisten dieser Tumoren IDH-mutiert sind
Astrozytom, IDH-mutiert, WHO-Grad 3	Radiotherapie (54–60 Gy in 1,8–2 Gy-Fraktionen) gefolgt von Temozolomid (oder wait and see)	Nitrosoharnstoff oder Temozolomid Rechallenge	[30, 32]
Astrozytom, IDH-Wildtyp, WHO-Grad 3	Radiotherapie (54–60 Gy in 1,8–2 Gy-Fraktionen) oder Temozolomid-Chemoradiotherapie (in Abhängigkeit vom MGMT-Status?)	Temozolomid oder Nitrosoharnstoff (oder Temozolomid Rechallenge) oder Bevacizumab	Per Extrapolation von IDH-Wildtyp-Glioblastomen [26, 36]
Anaplastisches Astrozytom, NOS, WHO-Grad 3	Siehe Astrozytom, IDH-mutiert, WHO-Grad 3	Siehe Astrozytom, IDH-mutiert, WHO-Grad 3	Per Extrapolation, da die meisten dieser Tumoren IDH-mutiert sind
Oligodendrogliom, IDH-mutiert und 1p/19q-kodeletiert, WHO-Grad 2	Wait and see oder Radiotherapie (50–54 Gy in 1,8–2 Gy-Fraktionen), gefolgt von PCV	Temozolomid	Per Extrapolation von WHO-Grad 3-Tumoren [6, 29] und RTOG 9802 [5]

Oligodendrogliom, NOS, WHO-Grad 2	Siehe Oligodendrogliom, IDH-mutiert und 1p/19q-kodeletiert, WHO-Grad 2	Siehe Oligodendrogliom, IDH-mutiert und 1p/19q-kodeletiert, WHO-Grad 2	Per Extrapolation, da die meisten dieser Tumoren IDH-mutiert und 1p/19q-kodeletiert sind
Oligodendrogliom, IDH-mutiert und 1p/19q-kodeletiert, WHO-Grad 2	Radiotherapie (54–60 Gy in 1,8–2 Gy-Fraktionen), gefolgt von PCV (oder wait and see)	Temozolomid	[6, 29]
Anaplastisches Oligodendrogliom, NOS, WHO-Grad 3	Siehe Oligodendrogliom, IDH-mutiert und 1p/19q-kodeletiert, WHO-Grad 3	Siehe Oligodendrogliom, IDH-mutiert und 1p/19q-kodeletiert, WHO-Grad 3	Per Extrapolation, da die meisten dieser Tumoren IDH-mutiert und 1p/19q-kodeletiert sind
Oligoastrozytom, NOS, WHO-Grad 2	Wait and see oder Radiotherapie (50–54 Gy in 1,8–2 Gy-Fraktionen), gefolgt von PCV	Temozolomid	Per Extrapolation von WHO-Grad 3-Tumoren [6, 29] und RTOG 9802 [5]
Anaplastisches Oligoastrozytom, NOS, WHO-Grad 3	Radiotherapie (54–60 Gy in 1,8–2 Gy-Fraktionen), gefolgt von PCV (oder wait and see)	Temozolomid	[6, 29]
Astrozytom, IDH-mutiert, WHO-Grad 4 (früheres Glioblastom, IDH-mutiert, auch „sekundäres" Glioblastom	Temozolomid-Chemoradiotherapie (54–60 Gy in 1,8–2 Gy-Fraktionen) (potenziell ohne konkomitantes Temozolomid, aber mit 12 Erhaltungszyklen)	Nitrosoharnstoff Temozolomid Rechallenge	Per Extrapolation von IDH-mutierten anaplastischen Astrozytomen [30, 32] oder Glioblastomen [26]
Glioblastom, IDH-Wildtyp, WHO-Grad 4, einschließlich Riesenzellglioblastom, Gliosarkom, epitheliodes Glioblastom[8]	Temozolomid-Chemoradiotherapie (54–60 Gy in 1,8–2 Gy-Fraktionen Patienten über 65–70 Jahre, MGMT-unmethyliert: Radiotherapie (40 Gy in 2,67 Gy-Fraktionen) Patienten über 65–70 Jahre, MGMT-methyliert: Temozolomid-Chemoradiotherapie (40 Gy in 2,67 Gy-Fraktionen) oder Temozolomid-Monotherapie	Nitrosoharnstoff Temozolomid Rechallenge Bevacizumab Radiotherapie (für Patienten ohne bisherige Radiotherapie)	[26, 18, 35, 21, 36, 37]

Tabelle 2: *(Fortsetzung)*.

Tumortyp	Erstlinientherapie [1]	Therapie bei Progression oder Rezidiv [2]	Kommentar
Glioblastom, NOS, WHO-Grad 4	*Siehe Glioblastom, IDH-Wildtyp*	*Siehe Glioblastom, IDH-Wildtyp*	*Siehe Glioblastom, IDH-Wildtyp*
Diffuses Mittelliniengliom, H3 K27M-mutiert, WHO-Grade 4	Radiotherapie (54–60 Gy in 1,8–2 Gy-Fraktionen (oder Temozolomid-Chemoradiotherapie)	Nitrosoharnstoff Temozolomid Rechallenge Bevacizumab	Per Extrapolation vom Glioblastom, IDH-Wildtyp
Diffuses hemisphärisches Gliom, H3.3 G34-mutiert, WHO-Grad 4	Temozolomid-Chemoradiotherapie	Nitrosoharnstoff Temozolomid Rechallenge Bevacizumab	Per Extrapolation vom Glioblastom, IDH-Wildtyp

[1] Maximale, sichere Resektionen – soweit möglich – werden in der Erstlinientherapie empfohlen.
[2] Erneute Operationsindikationen sollten im Rezidiv geprüft werden, aber vermutlich nur, wenn eine "gross total resection" möglich ist. Der Stellenwert einer Rebestrahlung ist nicht gesichert.
[3] PCV, Procarbazin, CCNU (Lomustin), Vincristin.
[4] Kursiv gedruckte Entitäten werden als provisorisch betrachtet, alternative Diagnosen sollten erwogen werden.
[5] Temozolomid "rechallenge" und Nitrosoharnstoffe wirken auch in der Rezidivsituation oder bei Progression vermutlich nur bei Tumoren mit MGMT-Promotor-Methylierung.
[6] In Abhängigkeit von der Zulassung und Verfügbarkeit.
[7] Empfehlungen für die Kategorie "not otherwise specified (NOS)" besitzen niedrige Evidenz. Die meisten Praxis-relevanten Studien wurden vor der 2016-Revision der WHO-Klassifikation durchgeführt.
[8] Tumour-treating fields bleiben eine umstrittene Therapiemodalität, trotz einer positiven Phase-III-Studie [27].

Ausgehend und gestützt auf diese Ergebnisse wurde nun eine Zulassungsstudie für den IDH-Inhibitor Voradisenib initiiert.

1.3 IDH-Wildtyp-Gliome

1.3.1 Primärtherapie

Glioblastome sind die häufigsten IDH-Wildtyp-Tumoren. Zu diesen gehören nach der neuen WHO-Klassifikation auch Tumoren der histologischen WHO-Grade 2 und 3, die als molekulare Glioblastom-Signatur entweder Chromosom-7-Gewinn mit Chromosom-10-Verlust, EGFR-Amplifikation oder TERT-Promotor-Mutation zeigen [17]. Die Standardtherapie der Glioblastome umfasst die maximal sichere Resektion, gefolgt von Strahlentherapie mit konkomitanter Temozolomid-Chemotherapie, gefolgt von 6 Zyklen Erhaltungs-Chemotherapie mit Temozolomid [34]. Die Verlängerung der Erhaltungstherapie von 6 auf 12 Zyklen Temozolomid bringt keinen Gewinn an progressionsfreier oder Gesamt-Überlebenszeit (1). Demgegenüber legen die Ergebnisse der CeTeG-Studie nahe, dass die Kombination von Temozolomid mit CCNU in der Primärtherapie des Glioblastoms mit MGMT-Promotor-Methylierung zusätzlich zur Strahlentherapie der Standardtherapie mit Temozolomid bezüglich des Gesamtüberlebens überlegen sein könnte [11].

Der Stellenwert der Tumortherapiefelder in der Primärtherapie bleibt trotz der positiven Phase-III-Studie für den Einsatz bei Patienten mit neu diagnostiziertem Glioblastom in stabiler Situation zu Beginn der Temozolomid-Erhaltungstherapie kontrovers [27]. Eine Subgruppenanalyse ergab keinen spezifischen Therapieeffekt, wenn nach MGMT-Promotor-Methylierungsstatus, Ausmaß der Resektion, Alter, Performance-Status oder Geschlecht separat ausgewertet wurde. Neue Daten, speziell Studienergebnisse bei Hirntumoren liegen nicht vor. Kontroversen zur Interpretation der Studienergebnisse betreffen die Patientenselektion, den weiterhin unklaren Wirkmechanismus in vivo und das Fehlen eines Placebo-Arms in der Phase-III-Studie.

Die Ergebnisse der Phase-III-Studie (CheckMate 498) zu Nivolumab in der Primärtherapie MGMT-unmethylierter Glioblastome sind noch nicht veröffentlicht, aber es wurde bereits in einer Pressemeldung kommuniziert, dass der primäre Endpunkt der Studie verfehlt wurde.

1.3.2 Rezidivtherapie

In der Rezidivsituation bleibt die Monotherapie mit Lomustin am ehesten der Standard, nachdem die EORTC-26101-Studie keinen Unterschied in der Überlebenszeit zwischen Lomustin und der Kombination aus Lomustin und Bevacizumab im ersten Rezidiv zeigte [36]. Allerdings gibt es keine Ergebnisse aus randomisierten Studien, die eine Überlegenheit von Lomustin gegenüber Placebo oder einer anderen Substanz zeigen [33].

Der Multikinase-Inhibitor Regorafenib ist die erste Substanz, die sich gegenüber Lomustin in einer randomisierten Studie im Rezidiv als potenziell überlegen zeigte: In der Phase-II-Studie REGOMA wurden Patienten entweder mit Regorafenib 160 mg/die für 3 von 4 Wochen (n=59) oder mit Lomustin 110 mg/m^2 (n=60) alle 6 Wochen behandelt. Primärer Endpunkt war das Gesamtüberleben. Das mediane Überleben war mit 7,4 Monaten (95%CI 5,8–12,0) im Regorafenib-Arm besser als im Lomustin-Arm (5,6 Monate, 95%CI 4,7–7,3) (Hazard Ratio 0,5; 95%CI 0,33–0,75; log-rank-Test p=0,0009). Allerdings wurde das progressionsfreie Überleben durch Regorafenib weniger verlängert als das Gesamtüberleben. Das widerspricht den Erwartungen, weil der Effekt von anti-angiogenen Substanzen in der MRI-Bildgebung eher überschätzt wird. Die Studienergebnisse werden zudem kontrovers diskutiert, weil zahlreiche prognostische Faktoren in der Regorafenib-Gruppe günstiger waren: Die Patienten waren im Median 4 Jahre jünger, die Tumoren zeigten häufiger eine MGMT-Promotor-Methylierung, die Patienten nahmen bei Studieneinschluss seltener Steroide ein, und die Zeit bis zum ersten Rezidiv war länger als im Lomustin-Arm. Regorafenib wird jetzt in einer konfirmatorischen Studie auf der Studienplattform AGILE getestet [2].

Die finale Analyse der in Bezug auf den primären Endpunkt der Überlebenszeit negativen CheckMate-143-Studie, die Nivolumab mit Bevacizumab im ersten Rezidiv des Glioblastoms verglich, legt nahe, dass Patienten mit MGMT-Promotor-methylierten Tumoren, die keine Kortikosteroide erhalten, am ehesten von Nivolumab profitierten [24]. Die immunsuppressive Wirkung von Steroiden und die mutmaßlich erhöhte Mutationslast bei MGMT-Promotor-methylierten Tumoren, die in der Erstlinientherapie einer höheren Exposition zu alkylierender Chemotherapie ausgesetzt waren, könnten diese Befunde erklären.

In einer randomisierten Phase-II-Studie wurden Patienten mit Glioblastom-Rezidiv entweder mit Pembrolizumab plus Bevacizumab (n=50) oder mit Pembrolizumab-Monotherapie (n=30) behandelt. Primärer Endpunkt war das progressionsfreie Überleben nach 6 Monaten. Pembrolizumab ohne und mit Bevacizumab wurde gut vertragen, aber die Wirksamkeit war begrenzt, denn das progressionsfreie Überleben nach 6 Monaten betrug nur 26% mit der Kombination und 7% mit Pembrolizumab allein [20].

Ähnlich wie bei anderen Tumoren besteht aktuell in der Neuro-Onkologie ein Interesse an der Immun-Checkpoint-Inhibitor-Therapie im neoadjuvanten Setting, das heißt, Immun-Checkpoint-Inhibitoren sollen vor einer geplanten Rezidiv-Operation eingesetzt werden. Ursache des Interesses an diesem Ansatz beim Glioblastom ist eine kleine Studie mit 35 Patienten, die entweder neoadjuvant, das heißt vor der Rezidiv-Operation, 1-malig Pembrolizumab erhielten oder nicht. Patienten in beiden Gruppen erhielten postoperativ Pembrolizumab. Es wurde ein deutlicher Unterschied im medianen Überleben berichtet: 7,5 Monate mit alleiniger adjuvanter Therapie, verglichen mit 13,7 Monaten im neoadjuvanten Arm (Hazard Ratio 0,39; 95%CI 0,17–0,94; p=0,04). In den präoperativ behandelten Tumoren wurden eine verstärkte Gen-Expression von T-Zell-Signaturen und eine Interferon-Gamma-Signatur gefunden [8]. Diese Daten müssten nun in einer größeren randomisierten Studie unabhängig bestätigt werden.

Eine weitere negative Phase-III-Studie nahm den Ansatz der Suizid-Gentherapie wieder auf. Toca 511 ist ein retroviraler replizierender Vektor, der für Zytosindeaminase kodiert, ein Enzym, das die Aktivierung von 5-Fluorozytosin zu 5-Fluorourazil katalysiert. Damit entstehen hohe Konzentrationen am Ort der Transgenexpression ohne systemische Toxizität. In einer Phase-II/III-Studie wurden Patienten im ersten oder zweiten Rezidiv eines Glioblastoms oder eines anaplastischen Astrozytoms zwischen Toca 511 plus 5-Fluorocytosin oder einer Auswahl von Standardtherapien randomisiert: Lomustin, Temozolomid oder Bevacizumab. Der primäre Endpunkt, das Gesamtüberleben ab Randomisierung, betrug 11,1 Monate im experimentellen Arm und 12,2 Monate im Kontrollarm.

1.3.3 Zielgerichtete Therapie

Die zielgerichtete Therapie des Glioblastoms bleibt überwiegend eine Illusion, und Gene-Panel-Sequencing-Ansätze führen nur selten zur Entdeckung von Therapierelevanten molekularen Angriffspunkten [13].

Selten finden sich bei Gliomen ohne IDH-Mutation, einschließlich der Glioblastome, $BRAF^{V600E}$-Mutationen, die einen Therapieversuch mit BRAF-Inhibitoren rechtfertigen [12], gegebenenfalls auch in Kombination mit MEK(mitogen-activated extracellular signal-regulated kinase)-Inhibition. Aktuelle Ergebnisse diesbezüglich sind aber weniger ermutigend als erwartet. In einer retrospektiven Studie von 19 Patienten mit $BRAF^{V600E}$-mutierten Glioblastomen zeigten sich regelhaft weitere Glioblastom-typische molekulare Alterationen, wenngleich die Rate von TERT-Promotor-Mutationen (5/15, 33%) niedriger war als in einer Standardpopulation [14]. 6 Patienten erhielten eine kombinierte BRAF/MEK-Hemmung bei Progression nach Standardtherapie, 4 von 6 Patienten zeigten ein partielles Ansprechen oder stable disease. Die mediane Zeit bis zur Progression betrug mit dieser Therapie 6 Monate (95%CI 1,2–11,8).

Ebenfalls selten sind NTRK-Mutationen, die aber auch als Angriffspunkt zielgerichteter Intervention bei Gliomen geprüft werden. Bisher wurden aber kaum Daten zur Wirksamkeit von Larotrectinib oder Entrectinib bei Gliomen veröffentlicht. In einer Analyse von 42 hirneigenen Tumoren mit NTRK-Fusionen zeigten infantile Gliome eher höhergradige Histologie, während dies bei pädiatrischen Gliomen nicht der Fall war. Bei erwachsenen Patienten mit NTRK-Fusion-positiven Tumoren zeigten sich überwiegend höhergradige Histologien, und die Tumoren zeigten zusätzlich Glioblastom-typische Signaturen wie TERT-Promotor-Mutationen, CDKN2A/2B-Verlust oder chromosomale Polysomie 7. Zudem zeigten NTRK-Fusion-positive Gliome keine spezifische Zuordnung zu Methylierungsprofilen und stellen somit vermutlich keine einheitliche diagnostische Kategorie dar [28]. Somit lässt sich aktuell noch keine Empfehlung aussprechen, bei welchen Patienten mit Gliomen nach NTRK-Fusionen gesucht werden soll.

2 Seltene primäre Hirntumoren

2.1 Neurofibromatose Typ 1

Die Neurofibromatose Typ 1, auch als Von-Recklinghausen-Krankheit bekannt, ist eine autosomal-dominant vererbte Multisystem-Erkrankung, bei der sich unter anderem multiple plexiforme Neurofibrome bilden, histologisch gutartige periphere Nervenscheidentumoren. Sie betreffen etwa die Hälfte der Patienten mit Neurofibromatose Typ 1 und führen zu Schmerzen und neurologischen Defiziten. Ursächlich für die Erkrankung sind Mutationen im Neurofibromin-1-Gen, die zu einer Aktivierung des RAS-Pfadwegs führen. Medikamentöse Therapien der Neurofibromatose Typ 1 sind bisher nicht etabliert.

Die Ergebnisse einer einarmigen Phase-II-Studie mit dem oral verfügbaren MEK-Inhibitor Selumetinib bei Kindern mit Neurofibromatose Typ 1 und symptomatischen inoperablen plexiformen Neurofibromen sind vielversprechend [10]. Selumetinib wurde kontinuierlich in einer Dosis von 25 mg 2-mal pro Tag verabreicht. Es zeigte sich ein partielles Ansprechen bei 34 Patienten (68%); 28 dieser 34 Patienten zeigten ein Ansprechen, das über mehr als 1 Jahr andauerte. Verbesserungen bei den Schmerzen wurden erzielt, ebenso wie bei Parametern der Lebensqualität. Übelkeit, Erbrechen und Diarrhö waren die häufigsten Nebenwirkungen. 5 Patienten unterbrachen die Therapie wegen Toxizität. Bei 6 Patienten trat unter laufender Therapie eine Progression auf. Aktuell kommt es zunehmend auch zu Nachfragen einer Evaluation von Selumetinib bei erwachsenen Patienten mit Neurofibromatose Typ 1, aber publizierte Daten zu dieser Indikation fehlen.

2.2 Neurofibromatose Typ 2

Die Neurofibromatose Typ 2 ist vor allem durch bilaterale Vestibularisschwannome charakterisiert, die häufig zu Ertaubung, Hirnstammkompression und kaudalen Hirnnervenausfällen führen. Diese Erkrankung wird durch Keimbahnmutationen im NF2-Gen ausgelöst, das für das Protein Merlin kodiert. Seit einigen Jahren wird der Einsatz von Bevacizumab für Patienten in Erwägung gezogen, bei denen keine lokalen Therapiemaßnahmen mehr zur Verfügung stehen [22]. Eine aktuelle Studie untersuchte den Effekt dieser Therapie, wenn statt mit dem in dieser Indikation üblichen Schema von 7,5 mg/kg alle 3 Wochen mit 10 mg/kg alle 2 Wochen behandelt wurde. Es wurden 22 Patienten im medianen Alter von 23 Jahren mit zunehmendem Hörverlust eingeschlossen. Bei 9 Patienten (41%), überwiegend Erwachsenen, zeigte sich eine Besserung der Hörfunktion nach 6 Monaten. Ansprechen in der Bildgebung wurde bei 7 Patienten festgestellt, auch hier nur bei Erwachsenen. Parameter der Lebensqualität verbesserten sich bei 30%–60% der Patienten. Warum Kinder weniger gut ansprachen als Erwachsene bleibt offen. Langzeitdaten zu Wirksamkeit und Verträglichkeit fehlen noch, aber Bevacizumab bleibt in dieser Indikation die einzige zumindest partiell wirksame Systemtherapie.

3 Literatur

[1] Balana C, Vaz MA, Sepúlveda JM, et al. (2020) A phase II randomized, multicenter, open-label trial of continuing adjuvant temozolomide beyond six cycles in patients with glioblastoma (GEINO 14-01). Neuro-Oncology 22:1851–1861
[2] Becker Buxton M, Alexander BM, Berry DA, et al. (2020) GBM AGILE: A global, phase II/III adaptive platform trial to evaluate multiple regimens in newly diagnosed and recurrent glioblastoma. J Clin Oncol 38:15_suppl2
[3] Brat DJ, Aldape K, Colman H, et al. (2018) cIMPACT-NOW update 3: recommended diagnostic criteria for "diffuse astrocytic glioma, IDH-wildtype, with molecular features of glioblastoma, WHO grade IV". Acta Neuropathol 136:805–810
[4] Brat DJ, Aldape K, Colman H, et al. (2020) Recommended grading criteria and terminologies for IDH-mutant astrocytomas. Acta Neuropathol 139:603–608
[5] Buckner JC, Shaw EG, Pugh SL, et al. (2016) Radiation plus procarbazine, CCNU, and vincristine in low-grade glioma. N Engl J Med 374:1344–1355
[6] Cairncross G, Wang M, Shaw E, et al. (2013) Phase III trial of chemoradiotherapy for anaplastic oligodendroglioma: long-term results of RTOG 9402. J Clin Oncol 31:337–343
[7] Capper D, Jones DTW, Sill M, et al. (2018) DNA methylation-based classification of central nervous system tumours. Nature 555:469–474

[8] Cloughesy TF, Mochizuki AY, Orpilla JR, et al. (2019) Neoadjuvant anti-PD-1 immunotherapy promotes a survival benefit with intratumoral and systemic immune responses in recurrent glioblastoma. Nat Med 25:477–486
[9] Cloughesy TF, Petrecca K, Walbert T, et al. (2020) Effect of vocimagene amiretrorepvec in combination with flucytosine vs standard of care on survival following tumor resection in patients with recurrent high-grade glioma: a randomized clinical trial. JAMA Oncol 6:1939–1946
[10] Gross AM, Wolters PL, Dombi E, et al. (2020) Selumetinib in children with inoperable plexiform neurofibromas. N Engl J Med 382:1430–1442
[11] Herrlinger U, Tzaridis T, Mack F, et al., for the Neurooncology Working Group (NOA) of the German Cancer Society (2019) Phase III trial of CCNU/temozolomide (TMZ) combination therapy vs. standard TMZ therapy for newly diagnosed MGMT-methylated glioblastoma patients: the randomized, open–label CeTeG/NOA-09 trial. Lancet 393:678–688
[12] Kaley T, Touat M, Subbiah V, et al. (2018) BRAF inhibition in BRAFV600-mutant glio¬mas: results from the VE-BASKET study. J Clin Oncol 36:3477–3484
[13] Le Rhun E, Preusser M, Roth P, et al. (2019) Molecular targeted therapy of glioblastoma. Cancer Treat Rev 80:101896
[14] Lim-Fat MJ, Song KW, Iorgulescu JB, et al. (2021) Andersen BM, Forst DA, Jordan JT, Gerstner ER, Reardon DA, Wen PY, Arrillaga-Romany I. Clinical, radiological and genomic features and targeted therapy in BRAF V600E mutant adult glioblastoma. J Neuro-Oncol 152:515–522
[15] Lombardi G, De Salvo GL, Brandes AA, et al. (2019) Regorafenib compared with lomustine in patients with relapsed glioblastoma (REGOMA): a multicentre, open-label, randomised, controlled, phase 2 trial. Lancet Oncol 20:110–119
[16] Louis DN, Ohgaki H, Wiestler OD, et al. (2016) WHO Classification of Tumors of the Central Nervous System. WHO Press. Geneva, Switzerland
[17] Louis DN, Wesseling P, Aldape K, et al. (2020) cIMPACT update 6: new entity and diagnostic principle recommendations of the cIMPACT-Utrecht meeting on future CNS tumor classification and grading. Brain Pathol 30:844–856
[18] Malmström A, Grønberg BH, Marosi C, et al. (2012) Temozolomide versus standard 6-week radiotherapy versus hypofractionated radiotherapy for patients aged over 60 years with glioblastoma: the Nordic randomized phase 3 trial. Lancet Oncol 13:916–926
[19] Mellinghoff IK, Ellingson BM, Touat M, et al. (2020) Ivosidenib in isocitrate dehydrogenase 1–mutated advanced glioma. J Clin Oncol 38:3398–406
[20] Nayak L, Molinaro AM, Peters KB, et al. (2020) Randomized phase II and biomarker study of pembrolizumab plus bevacizumab versus pembrolizumab alone for recurrent glioblastoma patients. Clin Cancer Res 27:1048–1057
[21] Perry JR, Laperriere N, O'Callaghan CJ, et al. (2017) Short-course radiation plus temozolomide in elderly patients with glioblastoma. N Engl J Med 376:1027–1037
[22] Plotkin SR, Stemmer-Rachamimov AO, Barker FG, et al. (2009) Hearing improvement after bevacizumab in patients with neurofibromatosis type 2. N Engl J Med 361:358–367

[23] Plotkin SR, Duda DG, Muzikansky A, et al. (2019) Multicenter, prospective, phase II and biomarker study of high-dose bevacizumab as induction therapy in patients with neurofibromatosis type 2 and progressive vestibular schwannoma. J Clin Oncol 37:3446–3454

[24] Reardon DA, Brandes AA, Omuro A, et al. (2020) Nivolumab versus bevacizumab in patients with recurrent glioblastoma: a randomized, open-label, multicenter, phase 3 study (CheckMate 143). JAMA Oncol 6:1003–1010

[25] Shirahata M, Ono T, Stichel D, et al. (2018) Novel, improved grading system(s) for IDH-mutant astrocytic gliomas. Acta Neuropathol 136:153–166

[26] Stupp R, Mason WP, van den Bent MJ, et al. (2005) Radiotherapy plus concomitant and adjuvant temozolomide for patients with newly diagnosed glioblastoma. N Engl J Med 352:987–996

[27] Stupp R, Taillibert S, Kanner A, et al. (2017) Effect of tumor-treating fields plus maintenance temozolomide vs maintenance temozolomide alone on survival in patients with glioblastoma. A randomized clinical trial. J Am Med Assoc 318:2306–2316

[28] Torre M, Vasudevaraja V, Serrano J, et al. (2020) Molecular and clinicopathologic features of gliomas harboring NTRK fusions. Acta Neuropathol Commun 8:107

[29] van den Bent M, Brandes AA, Taphoorn M, et al. (2013) Adjuvant procarbacine, lomustine, and vincristine chemotherapy in newly diagnosed anaplastic oligodendroglioma: long-term follow-up of EORTC Brain Tumor Group Study 26951. J Clin Oncol 31:344–350

[30] van den Bent MJ, Baumert B, Erridge SC, et al. (2017) Interim results from the CATNON trial (EORTC study 26053-22054) of treatment with concurrent and adjuvant temozolomide for 1p/19q non-co-deleted anaplastic glioma: a phase 3, randomised, open-label intergroup study. Lancet 390:1645–1653

[31] van den Bent MJ, Klein M, Smits M, et al. (2018) Bevacizumab and temozolomide in patients with first recurrence of WHO grade II and III glioma, without 1p/19q codeletion (TAVAREC): a randomised controlled phase 2 EORTC trial. Lancet Oncol 19:1170–1179

[32] van den Bent MJ, Tesileanu CMS, Wick W, et al. (2021) Adjuvant and concurrent temozolomide for 1p/19q non-co-deleted anaplastic glioma (CATNON; EORTC study 26053-22054): second interim analysis of a randomised, open-label, phase 3 study. Lancet Oncol in press

[33] Weller M, Le Rhun E (2020) How did CCNU become standard of care in recurrent glioblastoma? Cancer Treat Rev 87:102029

[34] Weller M, van den Bent M, Preusser M, et al. (2021) EANO guidelines on the diagnosis and treatment of diffuse gliomas of adulthood. Nat Rev Clin Oncol 18:170–186

[35] Wick W, Platten M, Meisner C, et al. (2012) Chemotherapy versus radiotherapy for malignant astrocytoma in the elderly. Lancet Oncol 13:707–715

[36] Wick W, Gorlia T, Bendszus M, et al. (2017) Lomustine and bevacizumab in progressive glioblastoma. N Engl J Med 377:1954–1963

[37] Wick A, Kessler T, Platten M, et al. (2020) Superiority of temozolomide over radiotherapy for elderly patients with RTK II methylation class, MGMT promoter-methylated malignant astrocytoma. Neuro-Oncology 22:1162–1172

Kopf-Hals-Tumoren

Philippe Schafhausen

1 Therapie lokalisierter Stadien bei resektablen und nicht resektablen lokal fortgeschrittenen Kopf-Hals-Plattenepithelkarzinomen (LA-SCCHN) 142
1.1 Studien zur Evaluation der immunonkologischen Therapie mit Immuncheckpoint-Inhibitoren (ICI) im Rahmen der neoadjuvanten Therapie und adjuvanten Radio(chemo)therapie (R(C)T) bei resektablen LA-SCCHN 142
1.2 Studien zur Evaluation der immunonkologischen Therapie mit Immuncheckpoint-Inhibitoren (ICI) im Rahmen der (definitiven) kombinierten Radiochemotherapie (RCT) bei nicht resektablen LA-SCCHN 143

2 Primärtherapie des lokal fortgeschrittenen Nasopharynxkarzinoms (NPC) 144

3 Zielgerichtete Therapie bei R/M-Kopf-Hals-Tumoren 147
3.1 Immunonkologische Therapie bei R/M-NPC 147
3.2 Neue Zweit- oder Drittlinientherapie bei einem lokal rezidivierten oder metastasierten, radiojod-refraktären differenzierten Schilddrüsenkarzinom (RAI-R DTC) 149
3.3 Immunonkologische Thearpie bei lokal rezidivierten/metastasierten Speicheldrüsenkarzinomen (R/M-SGC) 151

4 Literatur 153

1 Therapie lokalisierter Stadien bei resektablen und nicht resektablen lokal fortgeschrittenen Kopf-Hals-Plattenepithelkarzinomen (LA-SCCHN)

1.1 Studien zur Evaluation der immunonkologischen Therapie mit Immuncheckpoint-Inhibitoren (ICI) im Rahmen der neoadjuvanten Therapie und adjuvanten Radio(chemo)therapie (R(C)T) bei resektablen LA-SCCHN

Gesteigertes pathologisches Ansprechen nach neoadjuvanter Therapie mit 2 Zyklen Pembrolizumab bei resektablen, HPV-negativen LA-SCCHN [11, 12]
In einer ersten Kohorte dieser Phase-II-Studie wurden Patienten mit Stadium III/IV eines resektablen SCCHN (HPV-/p16-) eingeschlossen und neoadjuvant mit einem Zyklus Pembrolizumab behandelt. Bei der nachfolgenden Operation erfolgte in Abhängigkeit der Histologie eine Risikostratifizierung der geplanten adjuvanten Therapie einschließlich der Erhaltungstherapie mit Pembrolizumab (letztere nur bei Hochrisiko: R1 oder ECE+). Dabei wurde das pathologische Ansprechen hinsichtlich der Tumorzellnekrose/Keratin-Debris/Riesenzellreaktion anteilig nach der Fläche im histologischen Präparat beurteilt: pTR-0 (<10%), pTR-1 (10%–49%) und pTR-2 (≥50%). pTR-1 und pTR-2 wurde jeweils bei 8 Patienten erreicht (22%), zusammen also bei 16 von 36 Patienten (44%). Die Verteilung des pathologischen Ansprechens war sowohl in der Niedrigrisiko- als auch in der Hochrisiko-Gruppe ähnlich verteilt. Dabei zeigte die pTR1-2-Kategorie im Vergleich zur pTR0-Kategorie einen klaren Unterschied im rezidivfreien Überleben (16% nach einem Jahr, p=0,04). Letztendlich ist dies, wie auch Daten aus anderen Untersuchungen, ein Hinweis dafür, dass das pathologische Ansprechen mit dem Überleben korreliert.

Folglich war bei der zweiten Kohorte nun die Frage, ob zwei präoperative Zyklen Pembrolizumab das Ansprechen weiter verbessern können. Hierfür sollten 26 Patienten eingeschlossen werden und es sollte bei diesen ein Ansprechen von 50% erreicht werden. Eine Erhaltungstherapie mit Pembrolizumab war in dieser Kohorte nicht mehr vorgesehen. Primäre Endpunkte waren das pathologische Ansprechen und das rezidivfreie 1-Jahres-Überleben.

Von 28 eingeschlossenen Patienten zeigten 14 ein pathologisches Ansprechen (50%), davon 42,9% eine pTR-2, 7,1% eine pTR-1. Zusammenfassend konnte also die Gesamtansprechrate kaum verbessert werden, allerdings konnte das gute pathologische Ansprechen (pTR-2) von 22,2% auf 42,9% fast verdoppelt werden. Ob dies nun an der zweiten Gabe von Pembrolizumab oder an dem längeren Intervall zur Operation 3 versus 6 Wochen lag, bleibt in weiteren Untersuchungen zu klären.

Neben der Studie von Uppaluri et al. wurden noch zwei weitere Studien mit dieser Thematik vorgestellt [4, 14]. Bisher noch zu klären ist, mit welchen Parametern am besten das pathologische Ansprechen auf die immunonkologische Therapie zu bewerten ist. In der vorgestellten Arbeit von Uppaluri et al. werden eher die klassischen histologischen Kriterien verwendet. Im Gegensatz dazu untersuchen Hecht et al. unter anderem die Dynamik der Infiltration durch CD8-Lymphozyten und bewerten hier deren Zunahme als ein Ansprechen auf die Therapie mit ICI und dies auch als Kriterium für eine Fortführung der Pembrolizumab-Therapie in der Adjuvanz. Zumindest zeigt die Arbeit von Uppaluri, dass man für diejenigen Patienten, die ein pathologisches Ansprechen zeigen (hier etwa 50%), mit der neoadjuvanten Gabe von 2 Zyklen Pembrolizumab hinsichtlich der Operation keine Zeit verliert. Stattdessen wird sogar ein besseres Ansprechen und möglicherweise dann auch insgesamt ein besseres Langzeitergebnis erreicht.

> **Fazit für die Praxis**
>
> Es muss in weiteren Untersuchungen geklärt werden, wie mit der Kombination von histopathologischen Kriterien (Tumorzellatrophie, Nekrose, keratinhaltige Ablagerungen, Fibrose, Riesenzellen etc.) und Biomarkern (PD-L1-Expression, Immunzellinfiltration) das Ansprechen auf die Immuntherapie prädiktiv für die Adjuvanz beurteilt werden kann. Auch prädiktive Biomarker für ein Ansprechen auf die immunonkologische Therapie sind zurzeit nicht klar definiert, sodass circa die Hälfte der Patienten von diesem Vorgehen nicht profitiert und gegebenenfalls sogar Zeit bis zur Operation verlieren.

In aktuell laufenden Studien, wie zum Beispiel der KEYNOTE-689, wird vor der Operation ebenfalls 2-mal neoadjuvant Pembrolizumab gegeben [13].

1.2 Studien zur Evaluation der immunonkologischen Therapie mit Immuncheckpoint-Inhibitoren (ICI) im Rahmen der (definitiven) kombinierten Radiochemotherapie (RCT) bei nicht resektablen LA-SCCHN

Phase-III-Studie JAVELIN: Avelumab versus Placebo plus definitive RCT mit Cisplatin [5]

In dieser großen multizentrischen, doppelblinden und Placebo-kontrollierten Phase-III-Studie (22 Länder, 196 Zentren) wurden 697 Patienten mit LA-SCCHN (ECOG 0-1) zwischen 2016 und 2019 1:1 randomisiert:
- ➤ Avelumab 10 mg/kg i.v. oder Placebo alle 2 Wochen plus IMRT in Standardfraktionierung (35 Fraktionen, 7 Wochen) bis 70 Gy mit Cisplatin 100 mg/m^2 alle 3 Wochen;
- ➤ Avelumab 10 mg/kg i.v. oder Placebo ab 7 Tage vor der Bestrahlung und nachfolgend eine Erhaltungstherapie alle 2 Wochen für 12 Monate.

Der primäre Endpunkt war das progressionsfreie Überleben (PFS). 350 Patienten wurden in die Avelumab-Gruppe und 347 in die Placebo-Gruppe randomisiert. Die mediane Beobachtungszeit für das PFS betrug 14,6–14,8 Monate. Das mediane PFS wurde in beiden Gruppen nicht erreicht. In der Avelumab-Gruppe betrug es 16,9 Monate (95%CI 16,9–NE), in der Placebogruppe 23 Monate (95%CI 23–NE); HR 1,21. Es ergab sich also ein eindeutiger Vorteil für die Placebo-Gruppe.Hinsichtlich der Toxizitäten ergaben sich keine signifikanten Unterschiede.

Phase-III-Studie KEYNOTE-412: Pembrolizumab plus definitive RCT [7]
In dieser ganz ähnlich konzipierten, multizentrischen, doppelblinden und Placebo-kontrollierten Phase-III-Studie (21 Länder, 151 Zentren) wurden 804 Patienten mit LA-SCCHN (ECOG 0-1) zwischen April 2017 und Mai 2019 1:1 randomisiert. Auch hier wurde mit Pembrolizumab 1-malig als Priming-Dosis 7 Tage vor Beginn der Strahlentherapie begonnen und dann alle 3 Wochen während der Bestrahlung mit Cisplatin 100 mg/m^2 weitergeführt bis zu 14 Gaben (circa 1 Jahr nach Behandlungsbeginn) nach der Strahlentherapie als Erhaltung. Das Studienende ist auf Mitte 2023 angesetzt, zurzeit läuft eine Interimsanalyse.

> **Fazit für die Praxis**
>
> Insgesamt ist das Ergebnis der JAVELIN-Studie enttäuschend, der primäre Endpunkt der Verlängerung des PFS konnte nicht erreicht werden. Die Diskussion geht vor allem um das Studiendesign und den richtigen Zeitpunkt des Einsatzes und der Dauer der immunonkologischen Therapie. Es bleibt nun spannend abzuwarten, was die Studienergebnisse in vergleichbaren Studien zeigen werden, wie zum Beispiel in der KEYNOTE-412.

2 Primärtherapie des lokal fortgeschrittenen Nasopharynxkarzinoms (NPC)

Das Nasopharynxkarzinom hat eine spezielle Epidemiologie (gehäuftes endemisches Vorkommen im fernostasiatischen Raum), eine distinkte Pathologie (WHO 2017: 1. gut differenziertes, keratinisierendes Plattenepithelkarzinom, 2. differenziertes, nicht keratinisierendes Plattenepithelkarzinom, 3. undifferenziertes Karzinom), eine distinkte Biologie mit der Assoziation einer EBV-Infektion insbesondere beim nicht keratinisierenden undifferenzierten Typ und präsentiert sich klinisch durch unterschiedliche Eigenschaften im Vergleich zu den klassischen SCCHN (Mundhöhle, Oropharynx, Hypopharynx/Larynx).

Insbesondere die Behandlung der lokalisierten Stadien unterscheidet sich vom SCCHN dahingehend, dass ein operatives Vorgehen praktisch nicht indiziert ist.

Durch die Strahlentherapie als primäre Behandlungsmethode können insbesondere bei limitierten Stadien hohe Heilungsraten erzielt werden, bei fortgeschrittenen lokalisierten Stadien ist die kombinierte Radiochemotherapie der Standard. Die Addition der Chemotherapie zur Bestrahlung verbesserte die Heilungschancen wesentlich, allerdings sind der optimale Zeitpunkt, die Dosierung und die Dauer nicht klar definiert (Colloquium Onkologie 28, Seite 144).

2019 wurde eine positive Studie aus China zur Induktionschemotherapie mit Gemcitabin und Cisplatin veröffentlicht [17]. Die Studien zur adjuvanten Therapie zeigten bisher nur in der Gesamtschau einer Metaanalyse einen klaren Vorteil [9]. Die Probleme bei der Durchführung der adjuvanten Therapie des NPC waren bisher, dass immer eine Platin/5-FU-Kombination empfohlen wird, für die die Compliance nach erfolgter Radiochemotherapie mit Cisplatin 3-mal 100 mg/m^2 äußerst limitiert ist, da nur circa 2/3 der Patienten 2–3 weitere Chemotherapiezyklen mit Cisplatin/5-FU tolerieren; bei 1/3 der Patienten kann die adjuvante Therapie aufgrund der Toxizität der vorangegangenen Therapie nicht mehr begonnen werden. In diesem Jahr wurden auf dem virtuellen ASCO-Jahreskongress 2021 zwei große Phase-III-Studien zur adjuvanten Therapie bei Hochrisiko-NPC mit Capecitabin vorgestellt.

Adjuvant Capecitabin (AC) bei LA-NPC: eine multizentrische Phase-III-Studie [8]
Einschlusskriterien waren ein fortgeschrittenes TNM-Stadium nach AJCC/UICC 7th Edition: Stadium III–IVb mit T3–4N2 oder T1-4N3 oder eine hohe EBV-DNA Plasmakonzentration vor Behandlungsbeginn oder Bulky disease beziehungsweise hoher FDG-Uptake im PET-CT. Die Randomisierung erfolgte 1:1 für CRT mit Cisplatin 2- bis 3-mal 100 mg/m^2 allein oder gefolgt von adjuvant Capecitabin 1000 mg/m^2 bid für 14 Tage alle 3 Wochen für 8 Zyklen. Der primäre Endpunkt war das PFS nach 3 Jahren.

Zwischen 2014 und 2018 wurden 180 Patienten eingeschlossen, jeweils 90 Patienten in die beiden Therapiearme. Alle Patienten komplettierten die Bestrahlung mit mindestens 2 Zyklen Cisplatin in beiden Therapiearmen (kumulativ Cisplatin >200 mg/m^2). Im Capecitabin-Arm erhielten 85 (94,4%) die adjuvante Therapie (AC), 71% komplettierten die 8 Zyklen. Bei 22,4% kam es zu einer Dosisreduktion von Capecitabin. Bei einer medianen Nachbeobachtung von 44,8 Monaten war die 3-Jahres-PFS-Rate für den CRT/AC-Arm signifikant höher als für den Standard CRT-Arm ohne adjuvante Therapie: 87,7% versus 73,3%; HR 0,52, p=0,027 (Abb. 1). Bezüglich des 3-Jahres-Überlebens, distanter Metastasenfreiheit und lokoregionärer Kontrolle zeigte sich ebenfalls ein Vorteil für die adjuvante Therapie.

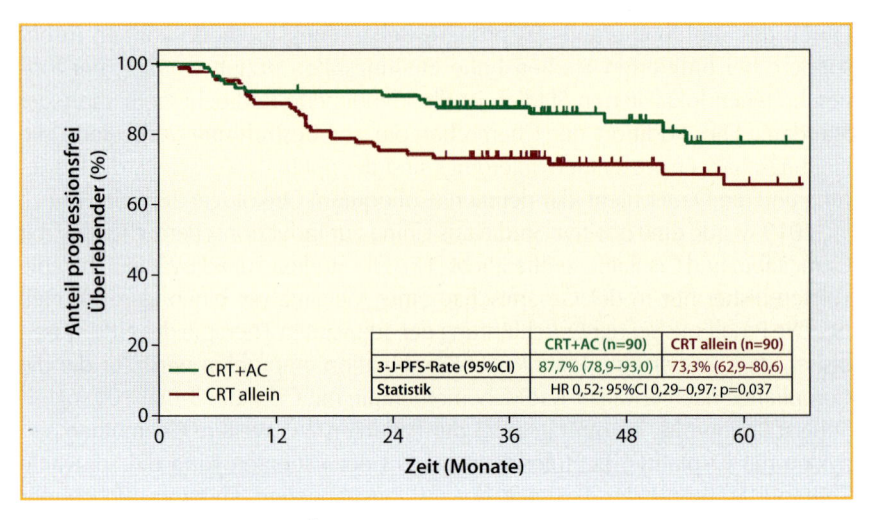

Abbildung 1: *Progressionsfreies Überleben nach Chemo-Radiotherapie (CRT) allein versus CRT plus adjuvante Therapie mit Capecitabin (CRT plus AC) in der Primärbehandlung des LA-NPC. Adaptiert nach [8].*

Metronomisches Capecitabin als adjuvante Therapie bei LA-NPC: eine multizentrische Phase-III-Studie [6]

In diese Studie wurden ausschließlich Patienten mit Hochrisikokriterien nach TNM-Stadium eingeschlossen: Stadium III–IVa ohne T3-4N0 oder T3N1. Die Randomisierung erfolgte innerhalb von 12 bis 16 Wochen nach der Bestrahlung 1:1 für adjuvant Capecitabin 650 mg/m² bid ohne Unterbrechung für 1 Jahr oder Beobachtung. Der primäre Endpunkt war das PFS nach 3 Jahren.

406 Patienten konnten randomisiert werden, 204 in die metronomische Capecitabin-Gruppe und 202 in die Standard-Gruppe. Nach einer medianen Nachbeobachtung von 36 Monaten betrug die PFS-Rate 85,9% in der metronomischen Capecitabin-Gruppe und 76,5% in der Standard-Gruppe: HR 0,51, p=0,003 (Abb. 2). Auch beim medianen 3-Jahres-Überleben, der distanten Metastasenfreiheit und der lokoregionären Kontrolle zeigte sich ein signifikanter Vorteil.

In beiden Studien kam es durch die adjuvante Therapie zu etwas mehr Toxizitäten, hauptsächlich hinsichtlich des Hand-Fuß-Syndroms, welche aber insgesamt wenig ausgeprägt und gut behandelbar waren.

	Metronomisches Capecitabin (n=204)	Standardtherapie (n=202)
3-J-PFS-Rate	85,3%	75,7%
Statistik	HR 0,50; 95%CI 0,32–0,79; p=0,002	

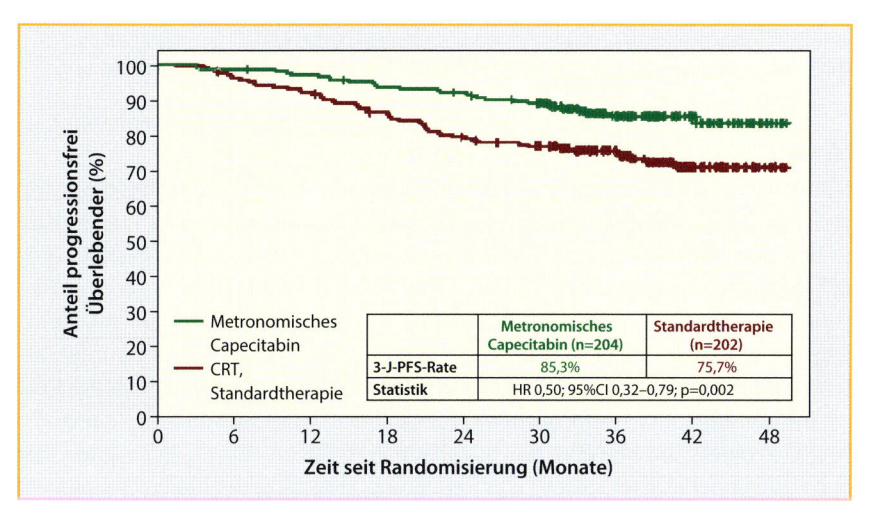

Abbildung 2: *Progressionsfreies Überleben nach Chemo-Radiotherapie (CRT, Standardtherapie) allein versus CRT plus adjuvant metronomische Therapie mit Capecitabin in der Primärbehandlung des LA-NPC. Adaptiert nach [6].*

Fazit für die Praxis

Zum jetzigen Zeitpunkt ist es schwierig, eine Schlussfolgerung aus beiden Studien zu ziehen. In der Studie von Ma (adjuvant metronomisches Capecitabin) wurden die Patienten erst nach der CRT eingeschlossen und randomisiert, zudem war eine Induktionschemotherapie erlaubt, die circa 70% der Patienten erhalten haben (meistens mit Cisplatin/Docetaxel). In der Studie von Miao (adjuvant Standard-Capecitabin) war die Induktion nicht erlaubt, und die Randomisierung erfolgte vor Beginn der CRT. In beiden Studien war das PFS, aber auch das Gesamtüberleben vergleichbar, sodass dann die Frage nach dem Wert der Induktionschemotherapie aufkommt. Für eine klare Beurteilung müssen weitere vergleichende Studien abgewartet werden. n. Auf Basis dieser Daten kann aber eine adjuvante Therapie mit Capecitabin für bestimmte Patienten individuell angeboten werden, insbesondere wenn keine Induktions-Chemotherapie gegeben wurde.

3 Zielgerichtete Therapie bei R/M-Kopf-Hals-Tumoren

3.1 Immunonkologische Therapie bei R/M-NPC

Bisher ist die Standard-Erstlinientherapie bei R/M-NPC die Kombination aus Gemcitabin/Cisplatin [15]. Nasopharynxkarzinome haben insbesondere für den endemischen, nicht keratinisierenden Typ eine hohe PD-L1-Expression mit Lymphozyteninfiltration; erste Studien mit Immuncheckpoint-Inhibitoren zeigten vielversprechende und im Vergleich zu den SCCHN mindestens vergleichbare Ansprechraten [3]. Ergebnisse größerer Phase-III-Studien lagen bisher nicht vor.

CAPTAIN-1st: Camrelizumab versus Placebo, kombiniert mit Gemcitabin/Cisplatin für R/M-NPC [16]

Es handelt sich um eine randomisierte, doppelblinde Phase-III-Studie aus China mit dem dort entwickelten, humanisierten PD-1-Checkpoint-Inhibitor Camrelizumab.

Randomisiert wurden 263 Patienten zwischen 18 und 75 Jahre (ECOG 0–1) mit R/M-NPC 1:1 für Camrelizumab 200 mg alle 3 Wochen (n= 134) oder Placebo (n= 129) plus Gemcitabin 100 mg/m² Tag 1 und 8 sowie Cisplatin 80 mg/m² Tag 1 3-wöchentlich für 4–6 Zyklen. Camrelizumab oder Placebo wurden als Erhaltungstherapie bis zum Progress fortgeführt. Primärer Endpunkt war das PFS.

Im Camrelizumab-Arm beendeten 93 Patienten die Behandlung, davon 63 wegen Progress, im Placebo-Arm 113 Patienten, davon 92 wegen Progress. Bei den Patientencharakteristika ist von Bedeutung, dass 82% der Patienten in jedem Arm den undifferenzierten, nicht keratinisierenden Subtyp aufwiesen. Bei der Ausgangsuntersuchung zeigten um die 70% in beiden Thrapiearmen einen positiven Plasma-EBV-DNA-Nachweis. Im Median erhielten die Patienten in beiden Therapiearmen 6 Zyklen der Chemotherapie (>2/3 der Patienten). Das PFS war mit 10,8 Monaten im Camrelizumab-Arm deutlich den 6,9 Monaten im Placebo-Arm überlegen (HR 0,51; p<0,0001) (Abb. 3).

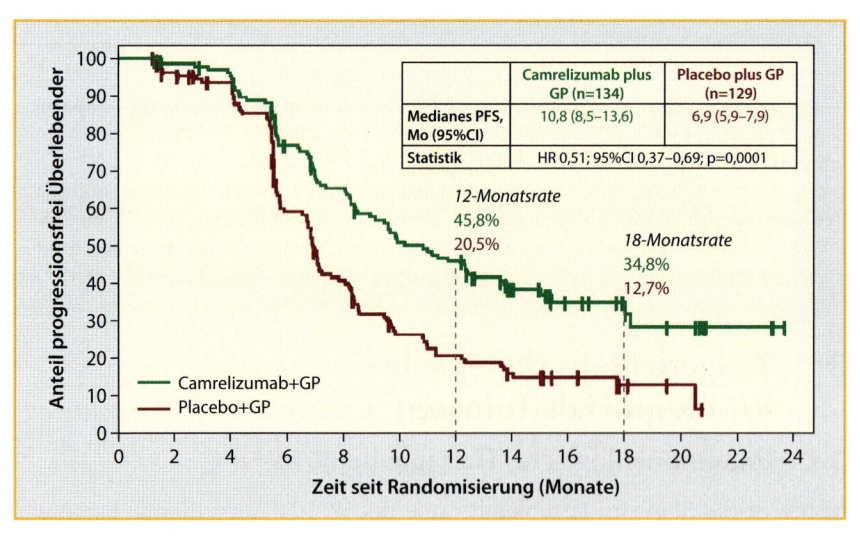

Abbildung 3: *Camrelizumab plus Gemcitabin und Cisplatin (GP) im Vergleich zu GP allein verbessert das PFS signifikant mit einem um 49% niedrigeren Risiko der Krankheitsprogression bei R/M-NPC. Adaptiert nach [16].*

Die Ansprechraten (Gesamtansprechrate 88,1% versus 80,6% und PR 82,8% versus 79,1%) zeigten sich nicht unterschiedlich. Die Krankheitskontrollrate betrug jeweils 96,3% versus 94,6%. Aber die Dauer des Ansprechens war im Camrelizumab-Arm deutlich überlegen: 9,9 Monate versus 5,7 Monate (HR 0,48; p<0,0001). Die PFS-Subgruppenanalyse zeigte ein weniger klares Ergebnis für die nicht keratinisierten, differenzierten R/M-NPC, ebenso für die bei Behandlungsbeginn Plasma-EBV-DNA-negativen Patienten und auch bei den Patienten, bei denen nur ein Organ von der Metastasierung betroffen war. Die Daten für das Überleben waren zum Zeitpunkt der Auswertung noch unreif, aber es zeigte sich ein positiver Trend für die Kombinationstherapie mit Camrelizumab. Die Toxizitäten waren in beiden Therapiearmen bis auf die RCEP (reaktive kapillare endotheliale Proliferation) und Hypothyreose vergleichbar.

> **Fazit für die Praxis**
>
> Die Therapie mit ICI wird bei NPC zunehmend eine Rolle spielen. Camrelizumab steht in Deutschland nicht zur Verfügung, und es ist derzeit noch nicht klar zu definieren, inwieweit die immunonkologische Therapie bei NPC personalisiert werden kann (PD-L1-Expression, TMB, EBV-DNA, MHC-Klasse-1-Genaberrationen). Zunächst bleiben weitere Studienergebnisse der aktuell laufenden Studien mit ICI bei R/M-NPC, aber auch in der Primärtherapie abzuwarten. Trotzdem ist es sinnvoll, bei R/M-NPC sowohl in der Erst- als auch Zweitlinie bei positivem PD-L1-Status und insbesondere bei EBV-assoziierten Tumoren eine Kostenübernahme für die Therapie mit Nivolumab oder Pembrolizumab zu beantragen.

3.2 Neue Zweit- oder Drittlinientherapie bei einem lokal rezidivierten oder metastasierten, radiojod-refraktären differenzierten Schilddrüsenkarzinom (RAI-R DTC)

Cabozantinib versus Placebo bei Patienten mit einem lokal rezidivierten oder metastasierten, radiojod-refraktären differenzierten Schilddrüsenkarzinom (RAI-R DTC) nach Progress auf eine gegen VEGFR gerichtete Therapie: die COSMIC311-Studie [1]

Patienten mit RAI-R DTC und Progress nach einer VEGFR-gerichteten Therapie mit Sorafenib und/oder Lenvatinib haben eine ungünstige Prognose und es stehen keine Behandlungsoptionen zur Verfügung. **Cabozantinib** ist ein Multikinase-Inhibitor (MKI) gegen MET, VEGF, AXL und RET und ist unter anderem für das progrediente metastasierte medulläre Schilddrüsenkarzinom (MTC) basierend auf der EXAM-Studie zugelassen [10].

COSMIC-311 ist eine randomisierte, doppelblinde Phase-III-Studie, die die Effektivität von Cabozantinib versus Placebo in der oben genannten Situation prüft. Es waren bis zu 2 Vortherapien mit einem MKI gegen VEGFR erlaubt, von denen Lenvatinib oder Sorafenib vorher eingesetzt sein musste. Die Randomisierung erfolgte 2:1 für Cabozantinib 60 mg/Tag versus Placebo mit erlaubtem Crossover in der Placebo-Gruppe nach bestätigtem Progress. Die Behandlung erfolgte bis zum Progress oder bis zur Unverträglichkeit. Zunächst wurde das Ansprechen alle 8 Wochen für 12 Monate und dann all 12 Wochen nach RECIST 1.1 bestimmt. Der kombinierte primäre Endpunkt bestand aus der Gesamtansprechrate und dem PFS. Bezüglich des Ansprechens wurden die ersten 100 Patienten nach 6 Monaten ausgewertet, zusätzlich in einer Interimsanalyse das PFS für die ITT-Population. Sollte diese positiv ausfallen, sollte die ursprünglich geplante Endanalyse nach 300 randomisierten Patienten wegfallen.

Für die Auswertung waren 187 Patienten randomisiert, 125 in den Cabozantinib- und 62 Patienten in den Placebo-Arm. 63% der Patienten in beiden Armen hatten vorher Lenvatinib erhalten. Die erste Interimsanalyse mit einer medianen Beobachtungszeit von 6 Monaten zeigte, dass der primäre Endpunkt erreicht wurde (kritischer p-Wert 0,00036): Das mediane PFS war für die Cabozantinib-Gruppe nicht erreicht, für die Placebo-Gruppe betrug dieses 1,9 Monate (HR 0,22; p<0,0001) (Abb. 4).

In der Subgruppenanalyse zeigte sich, dass auch die mit 2 MKI vorbehandelten Patienten von Cabozantinib profitierten. Das objektive Ansprechen ergab keine kompletten Remissionen, 15% partielle Remissionen und 69% stabile Erkrankungen im Cabozantinib-Arm versus 0% PR und 42% stabile Erkrankungen im Placebo-Arm. Die stabile Erkrankung dauerte allerdings für die mit Cabozan-

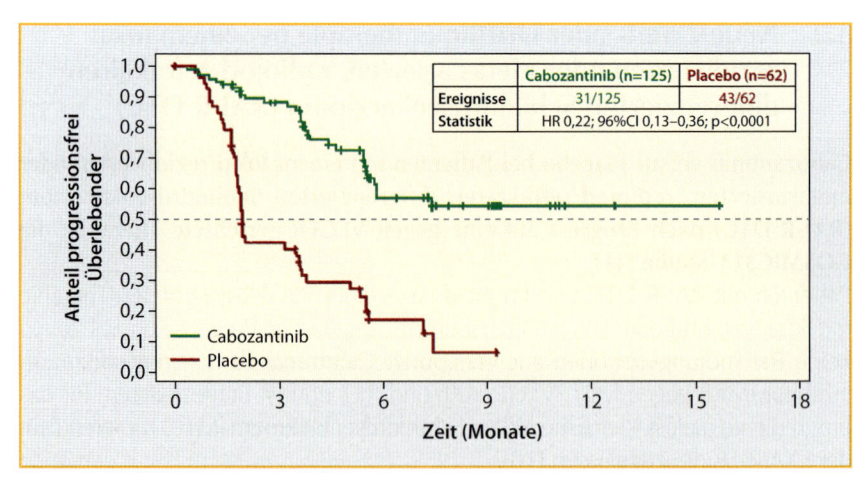

Abbildung 4: *Progressionsfreies Überleben in der Phase-III-Studie COSMIC-311. Der primäre Endpunkt (PFS) wurde schon bei der Interimsanalyse deutlich erreicht (kritischer p-Wert 0,00036) und die Rekrutierung der Studie deshalb vorzeitig eingestellt. Adaptiert nach [1].*

tinib behandelten Patienten deutlich länger an (45 versus 27 Monate). Somit ergab sich eine Krankheitskontrollrate nach ≥16 Wochen für 60% versus 27%. Trotz des erlaubten Crossovers ergab die Überlebensanalyse einen klaren Trend für Cabozantinib (HR 0,54). Es traten bekannte Nebenwirkungen unter Cabozantinib auf (Durchfall, Hand-Fuß-Syndrom, Bluthochdruck etc.), die aber insgesamt zu nur wenigen Therapieabbrüchen (5%) führten.

> **Fazit für die Praxis**
>
> Die Studiendaten der COSMIC-311-Studie zeigen in beeindruckender Weise die Möglichkeit einer zusätzlichen Behandlungsoption in dieser prognostisch ungünstigen Patientenpopulation und eine baldige Zulassung für diese Indikation ist zu erwarten.

3.3 Immunonkologische Thearpie bei lokal rezidivierten/ metastasierten Speicheldrüsenkarzinomen (R/M-SGC)

Speicheldrüsenkarzinome sind selten und machen <5% aller Kopf-Hals-Tumoren aus. Mehr als 20 histologische Subtypen sind beschrieben, die sich biologisch und durch das klinische Verhalten unterscheiden. Für die lokal rezidivierte oder metastasierte Erkrankung fehlen entsprechend zugelassene Therapien. Deswegen ist es unbedingt erforderlich, dass jeder Einzelfall molekular und immunhistochemisch auf mögliche Angriffspunkte einer zielgerichteten Therapie zum Beispiel mit TKIs oder Antikörpern geprüft wird. Dabei gilt es auch die Biologie der Erkrankung zu berücksichtigen, da einige Subtypen, wie beispielsweise das adenoid-zystische Karzinom (ACC), häufig langsam progredient und asymptomatisch verlaufen, sodass mit der Einleitung einer systemischen Therapie bis zum deutlichen Progress oder bis zum Auftreten von Symptomen gewartet werden kann. Bisher gibt es leider nur wenige Daten zur immunonkologischen Therapie bei R/M-SGC.

Die aktuellen systemischen Therapieoptionen beinhalten:
- Chemotherapie (CAP-Protokoll mit Cisplatin/Doxorubicin/Cyclophosphamid, Carboplatin/Paclitaxel, Cisplatin/Vinorelbin)
- Androgen-Rezeptor-Therapie bei AR-positivenTumoren (insbesondere Speicheldrüsengangskarzinomen oder undifferenzierten Tumoren) mit Bicalutamid oder Leuprolid
- NTRK-Therapie für NTRK-Gen-fusionierte Tumoren: Larotrectinib oder Entrectinib
- HER2-gerichtete Therapie mit Trastuzumab bei HER2-positiven-Tumoren (insbesondere Speicheldrüsengangskarzinomen oder undifferenzierten Tumoren)
- VEGFR-gerichtete Therapie mit Lenvatinib oder Axitinib beim ACC
- Immunonkologische Therapie, beispielsweise mit Pembrolizumab bei hoher Tumormutationslast (TMB oder MSI high oder PD-L1-positiv)

Nivolumab plus Ipilimumab bei Patienten mit R/M Non-ACC SGC [2]

Bei einer ersten Kohorte dieser Studie wurden Patienten mit adenoid-zystischem Karzinom (ACC) mit Nivolumab plus Ipilimumab behandelt: Insgesamt konnte bei 32 Patienten nur eine Gesamtansprechrate von 6% erreicht werden, mit 2 anhaltenden partiellen Remissionen von 18,4 und 7,8 Monaten. Die Präsentation auf der ASCO-Jahrestagung 2021 beinhaltete die Daten der zweiten Kohorte mit allen anderen SGC außer ACC (R/M Non-ACC SGC). Es wurden 32 Patienten eingeschlossen, alle mit distanter Metastasierung, darunter 5 mit Hirnmetastasen. Die meisten Patienten waren vorbehandelt mit Chemotherapie (69%), Androgen-Rezeptor-Therapie (22%), HER2-Inhibitor (3%), andere zielgerichtete Therapien (25%). Fast alle Patienten hatten auch schon eine Bestrahlung beziehungsweise eine Operation hinter sich. Die größte Gruppe in dieser Kohorte bestand aus Patienten mit Speicheldrüsengangskarzinom (SDC, n=12 entsprechend 38%), gefolgt von akinischem Zellkarzinom (n=7 entsprechend 22%) und myoepithelialem Karzinom (n=3 entsprechend 9%).

Von den 32 Patienten hatten 5 (32%) eine bestätigte partielle Remission (primärer Endpunkt). 8 (25%) Patienten hatten eine stabile Erkrankung und 18 (56%) eine Progression. Insgesamt hatten 10 (31%) der 32 Patienten einen messbaren Tumorregress, davon die meisten Patienten mit SDC. Unter den partiellen Remissionen war aber auch jeweils 1 Patient mit akinischem Zellkarzinom und myoepithelialem Karzinom. Die Patienten mit partieller Remission hatten ein dauerhaftes Ansprechen über 1 Jahr, 3 Patienten sogar über 2 Jahre (längstes Ansprechen bei der Patientin mit myoepithelialem Karzinom! Abb. 5). Von den 12 Patienten mit SDC hatten 3 eine PR und 1 eine SD, 7 waren progredient und 1 musste wegen Toxizitäten abbrechen. Die 38-jährige Frau mit myoepithelialem Karzinom und dem besten beziehungsweise am längsten anhaltenden Ansprechen hatte keine Mutationen, aber den Nachweis eines GLI1-PTCH1-Rearrangements mit t(9;12). Interessanterweise war der CPS<1! Die Analyse des Tumor Microenviroments (TME) zeigte, dass das Ansprechen auf die immunonkologische Therapie teilweise mit der Immuninfiltration vor Therapiebeginn, vor allem aber auch im Therapieverlauf korrelierte.

Fazit für die Praxis

Ein klarer Surrogatmarker für die Prädiktion des Therapieansprechens auf die immunonkologische Therapie steht zurzeit nicht zur Verfügung. Die Ergebnisse zeigen dennoch eindrücklich, dass eine IO bei R/M Nicht-ACC SGC auch unabhängig vom PD-L1-Status versucht werden sollte, präferenziell bei SDC und/oder hohem TMB.

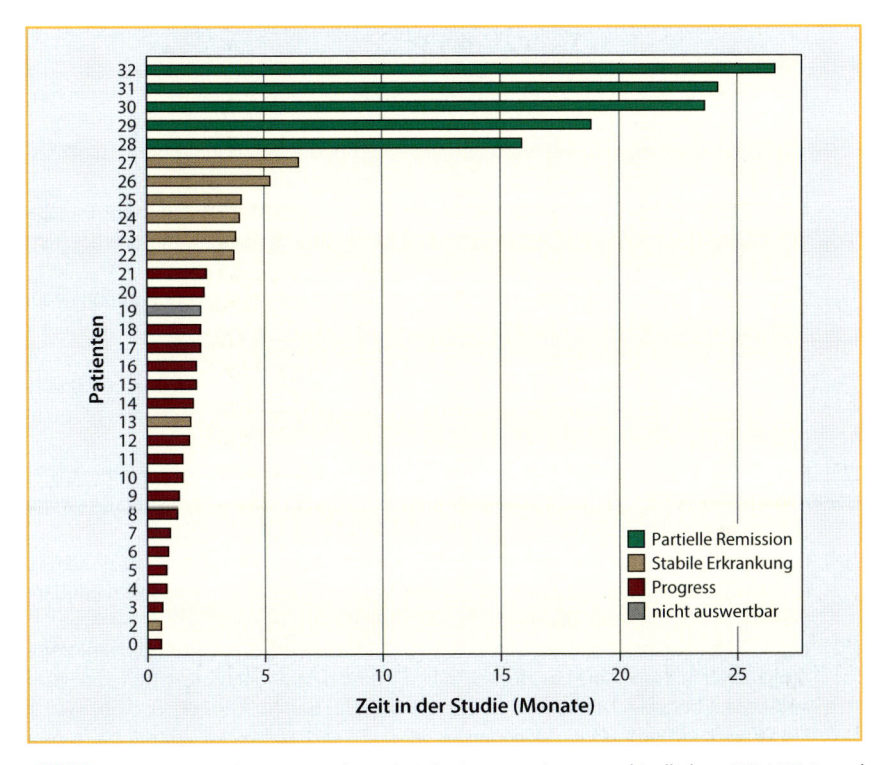

Abbildung 5: *Dauer des Ansprechens bei Patienten mit unterschiedlichen R/M-SGC und immunonkologischer Thearpie mit Nivolumab/Ipilimumab. Adaptiert nach [2].*

4 Literatur

[1] Brose MS, Robinson B, Sherman SI, et al. (2021) Cabozantinib versus placebo in patients with radioiodine-refractory differentiated thyroid cancer who have progressed after prior VEGFR-targeted therapy: Results from the phase 3 COSMIC-311 trial. J Clin Oncol 39(15) 6001–6001

[2] Burmann B, Sherman EJ, Dunn L, et al. (2021) A phase II trial cohort of nivolumab plus ipilimumab in patients (Pts) with recurrent/metastatic salivary gland cancers (R/M SGCs). J Clin Oncol 39(15) abstr 6002

[3] Cohen EE, Soulières D, Le Toruneau C, et al. (2019) Pembrolizumab versus methotrexate, docetaxel, or cetuximab for recurrent or metastatic head-and-neck squamous cell carcinoma (KEYNOTE-040): a randomised, open-label, phase 3 study. Lancet 393(10167):156–167

[4] Hecht M, Eckstein M, Rutzner S, et al. (2021) Primary results of the phase II CheckRad-CD8 trial: First-line treatment of locally advanced head and neck squamous cell car-

cinoma (HNSCC) with double checkpoint blockade and radiotherapy dependent on intratumoral CD8+ T-cell infiltration. J Clin Oncol 39(15) 6007–6007
[5] Lee NY, Ferris RL, Psyrri A, et al. (2021). Avelumab plus standard-of-care chemoradiotherapy versus chemoradiotherapy alone in patients with locally advanced squamous cell carcinoma of the head and neck: a randomised, double-blind, placebo-controlled, multicentre, phase 3 trial. Lancet Oncol 22(4), 450–462
[6] Ma J, Chen YP, Sun Y, et al. (2021) Metronomic capecitabine as adjuvant therapy in locoregionally advanced nasopharyngeal carcinoma: A phase 3, multicenter, randomized controlled trial. J Clin Oncol 39(15):6003
[7] Machiels JP, Tao Y, Burtness B, et al. (2020) Pembrolizumab given concomitantly with chemoradiation and as maintenance therapy for locally advanced head and neck squamous cell carcinoma: KEYNOTE-412. Future Oncol 16:1235–1243
[8] Miao J, Wang L, Tan SH, et al. (2021) Adjuvant capecitabine in locoregionally advanced nasopharyngeal carcinoma: A multicenter randomized controlled phase III trial. J Clin Oncol 39(15) 6005–6005
[9] Petit C, Lee AWM, Carmel A et al. (2020) Network-meta-analysis of chemotherapy in nasopharyngeal carcinoma (MAC-NPC): An update on 8,221 patients. J Clin Oncol 38(15) abstr 6523
[10] Schlumberger M, Elisei R, Müller S, et al. (2017) Overall survival analysis of EXAM, a phase III trial of cabozantinib in patients with radiographically progressive medullary thyroid carcinoma. Ann Oncol 28(11): 2813–2819
[11] Uppaluri R, Campbell KM, Egloff AM, et al. (2020) Neoadjuvant and Adjuvant Pembrolizumab in Resectable Locally Advanced, Human Papillomavirus-Unrelated Head and Neck Cancer: A Multicenter, Phase II Trial. Clin Cancer Res 26(19): 5140–5152
[12] Uppaluri R, Chernock R, Mansour M, et al. (2021) Enhanced pathologic tumor response with two cycles of neoadjuvant pembrolizumab in surgically resectable, locally advanced HPV-negative head and neck squamous cell carcinoma (HNSCC). J Clin Oncol 39(15) 6008–6008
[13] Uppaluri R, Lee NY, Westra W, et al. (2019) KEYNOTE-689: Phase 3 study of adjuvant and neoadjuvant pembrolizumab combined with standard of care (SOC) in patients with resectable, locally advanced head and neck squamous cell carcinoma. J Clin Oncol 37(15) abstr 6090
[14] Wise-Draper TM, Takiar V, Mierzwa ML, et al. (2021) Association of pathological response to neoadjuvant pembrolizumab with tumor PD-L1 expression and high disease-free survival (DFS) in patients with resectable, local-regionally advanced, head and neck squamous cell carcinoma (HNSCC). J Clin Oncol 39(15) 6006–6006
[15] Zhang L, Huang Y, Hong S, et al. (2016) Gemcitabine plus cisplatin versus fluorouracil plus cisplatin in recurrent or metastatic nasopharyngeal carcinoma: a multicentre, ran-domised, open-label, phase 3 trial. Lancet 388: 1883–1892
[16] Zhang L, Yang Y, Qu S, et al. (2021) Camrelizumab versus placebo combined with gemcitabine and cisplatin for recurrent or metastatic nasopharyngeal carcinoma: A randomized, double-blind, phase 3 trial. J Clin Oncol 39(15) 6000–6000
[17] Zhang Y, Chen L, Hu GQ et al. (2019) Gemcitabine and Cisplatin Induction Chemotherapy in Nasopharyngeal Carcinoma. N Engl J Med 381: 1124–113

Mammakarzinom und Gynäkologische Tumoren

Anja Welt

1	**Vorbemerkung**	156
2	**Mammakarzinom – Subgruppen und Biomarker**	156
2.1	Allgemeines	156
2.2	Biomarker und Gensignaturen für Prognose und Prädiktion	156
2.3	Zirkulierende Tumorzellen (CTCs)	159
2.4	Tumorinfiltrierende Lymphozyten (TILs)	161
2.5	HER2-low	162
3	**Neoadjuvante Therapiesituation**	164
3.1	Hormonrezeptor-positive Tumoren	166
3.2	HER2-positive Tumoren	173
3.3	Tripelnegative Tumoren	173
3.4	BRCA-Mutation	182
4	**Adjuvante Therapiesituation**	183
4.1	Hormonrezeptor-positive Tumoren	183
4.2	HER2-positive Tumoren	206
4.3	Tripelnegative Tumoren	208
4.4	BRCA-Mutation	208
5	**Metastasierte Situation**	211
5.1	Hormonrezeptor-positive Tumoren	211
5.2	HER2-positive Tumoren	224
5.3	Tripelnegative Tumoren	234
5.4	BRCA-Mutation	247
6	**Ovarialkarzinom**	248
6.1	Primärbehandlung	248
6.2	Therapie im Rezidiv	258
7	**Endometriumkarzinom**	272
8	**Zervixkarzinom**	280
8.1	Kurative Zielsetzung	280
8.2	Palliative Zielsetzung	280
9	**Literatur**	283

1 Vorbemerkung

Dieses Kapitel hat nicht den Anspruch eines Lehrbuchkapitels. Aufgeführt sind die wissenschaftlichen Neuigkeiten, die seit Erscheinen von *Colloquium Onkologie 28* im Herbst 2020 bereits jetzt oder in naher Zukunft praxisrelevant erscheinen.

2 Mammakarzinom – Subgruppen und Biomarker

2.1 Allgemeines

Die 2018 aktualisierte und seither in Amendments ergänzte „S3-Leitlinie Diagnostik, Therapie und Nachsorge des Mammakarzinoms (Version 4.4, Juni 2021)" ist online verfügbar: www.leitlinienprogramm-onkologie.de/ leitlinien/mammakarzinom/. Ergänzend ist diese als Kurzversion und als Laienversion (Patientinnenleitlinie) erschienen. Einsehbar sind auch der Leitlinienreport zum Erstellungsprozess der Leitlinie und die entsprechenden Evidenztabellen. Weniger ausführlich, aber neue Studiendaten zeitnah bewertend, sind die jährlich aktualisierten AGO-Leitlinien: www.ago-online.de/leitlinien-empfehlungen/leitlinien-empfehlungen/kommission-mamma].

2.2 Biomarker und Gensignaturen für Prognose und Prädiktion

Eine retrospektive exploratorische Analyse prüfte, inwieweit der **intrinsische Subtyp** beim Hormonrezeptor-positiven, HER2-negativen fortgeschrittenen Mammakarzinom den Erfolg einer Behandlung mit endokriner Therapie in Kombination mit dem CDK4/6-Inhibitor Ribociclib eine Rolle spielt. Hierfür wurden aus den drei **Phase-III-MONALEESA-Studien** 1160 auswertbare Formalintumorproben (teils Primärtumor, teils Metastasengewebe) mit dem 800-**Gen-Panel PAM50** profiliert (Abb. 1). Die Resultate wurden in Relation zum PFS und dem Risiko einer Tumorprogression in einer univariaten und multivariaten Analyse ausgewertet.

Die multivariaten Modelle wurden hinsichtlich klinisch relevanter Prognosefaktoren adjustiert. Dazu gehörten Alter, vorherige Chemotherapie, vorherige endokrine Therapie, ECOG Performance Status, Vorhandensein einer viszeralen oder aber einer alleinigen ossären Metastasierung, histologisches Grading, Anzahl der Metastasierungsorte und Nachweis einer de novo Metastasierung. Der Großteil der Patientinnen hatte einen ECOG Performance Status von 0, keine Leber- und/oder Lungenmetastasen und auch keine de novo Fernmetastasen. Die

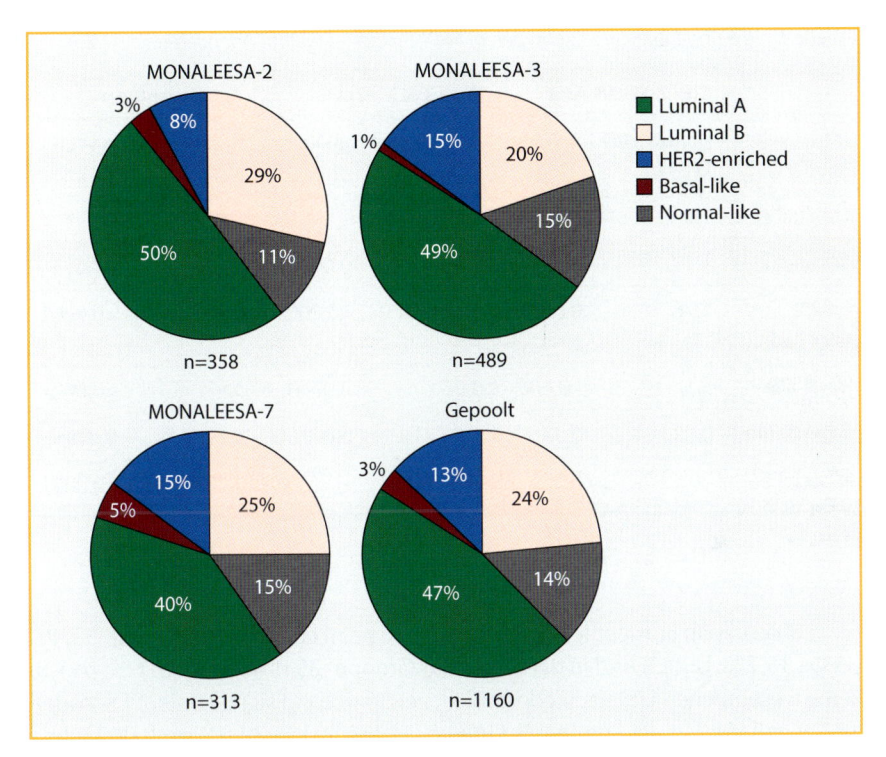

Abbildung 1: *Verteilung der intrinsischen Subtypen in den 3 MONALEESA-Phase-III-Studien und in der für die exploratorische Analyse gepoolten Probe. Adaptiert nach [137].*

Verteilung der intrinsischen Subtypen gestaltete sich wie folgt:
Luminal A   47%
Luminal B   24%
Normal like   14%
HER2 enriched 13%
Basal like   3 %

Für Patientinnen mit Luminal A-Subtyp betrug das mediane PFS 29,6 Monate mit Ribociclib gegenüber 19,5 Monaten im Placeboarm. In der Luminal B-Gruppe betrug dies 22,2 gegenüber 12,9 Monaten. In der HER2-enriched-Gruppe erschien die Differenz mit einem medianen PFS von 16,4 versus 5,5 Monaten am größten. Patientinnen mit Basal like-Subtyp waren die einzigen, die keinen statistisch signifikanten Vorteil durch die Hinzunahme von Ribociclib zur endokrinen Therapie aufwiesen: Hier betrug das PFS im Median 3,7 versus 3,6 Monate. Hazard Ratios und p-Werte sind in Tabelle 1 zusammengestellt.

Tabelle 1: *PFS und intrinsische Subtypen in MONALEESA-Studien. Adaptiert nach [137].*

Intrinsischer Subtyp	RIBOCICLIB-Arm		PLACEBO- Arm		Alle Patienten	
	Adjustiertes PFS HR	p Value	Adjustiertes PFS HR	p-Wert	Adjustiertes PFS HR	p-Wert
Luminal A	1,00	–	1,00	–	1,00	–
Luminal B	1,17	0,35	1,68	0,00055	1,41	0,0015
HER2-enriched	1,76	0,00082	3,47	<0,0001	2,30	<0,0001
Basal-like	5,1	<0,0001	3,05	0,0040	3,97	<0,0001
Normal-like	0,98	0,93	1,69	0,0028	1,31	0,039
Ribociclib versus Placebo	–	–	–	–	0,50	<0,0001

Während sich hinsichtlich der Ansprechrate beim Luminal-A-Typ (ORR 39,4% versus 35,2%; p=0,3) und in der Basal-like-Gruppe (25,0% versus 28,6%; p=1,0) keine wesentlichen Unterschiede fanden, zeigte sich ein signifikanter PFS-Vorteil für Patientinnen in der Luminal-B-Gruppe (51,9% versus 29,8%; p=0,0002) und in der HER2-enriched-Gruppe (40,0% versus 9,6%; p<0,0001).

Im Vergleich zur Luminal-A-Gruppe zeigte sich bei allen anderen Subtypen ein höheres Risiko für eine Tumorprogression unabhängig vom Behandlungsarm, wobei Patientinnen mit Erkrankungen vom Basal-like- (p<0,0001) und HER2-enriched-Typ (p<0,0001) das höchste Risiko aufwiesen [137].

Wertung

Nach Adjustierung aller anderen Faktoren erwies sich der intrinsische Subtyp als unabhängiger Risikofaktor in Bezug auf das PFS (p<0,0001). Trotz des exploratorischen und retrospektiven Charakters der Analyse zeigt sich, dass die kleine Gruppe der Patientinnen mit Erkrankungen vom ungünstigen Basal-like-Subtyp nicht von der Hinzunahme des CDK4/6-Inhhibitors profitiert [137].

2.3 Zirkulierende Tumorzellen (CTCs)

In einer gepoolten Analyse, in die 2761 Fälle aus 32 Datensätzen von Studien, die peer reviewed publiziert worden waren, eingingen, wurde ein möglicher Zusammenhang des Nachweises von zirkulierenden Tumorzellen (CTCs, Nachweis jeweils mit einheitlicher Technologie) und des Gesamtüberlebens der kompletten Kohorte sowie definierter Subgruppen untersucht. Dabei mussten mindestens eine Ausgangsuntersuchung und eine Folgeuntersuchung zum Nachweis von CTCs vorliegen. Das mediane Intervall zwischen diesen beiden Untersuchungszeitpunkten betrug 29 Tage.

Insgesamt 813 der Patientinnen (19,9%) wiesen keine CTCs zu beiden Untersuchungszeitpunkten auf (neg/neg). Bei allen Patientinnen lag ein metastasiertes Mammakarzinom vor, und die Rolle der CTCs als Instrument eines frühen Therapiemonitorings sollte untersucht werden. Bei 305 der Patientinnen (7,5%) wurden keine CTCs bei der Basisuntersuchung, aber im späteren Verlauf nachgewiesen (neg/pos), während bei 1106 (27,1%) der Fälle ein zunächst positiver CTC-Nachweis im Verlauf ein negatives Ergebnis zeigte (pos/neg). Bei 1855 (45,5%) der Fälle ergaben schließlich beide Untersuchungen einen CTC-Nachweis (mindestens 1 CTC) ergaben (pos/pos, Abb. 2).

Das mediane OS und die entsprechenden HR-Werte sind in Tabelle 2 dargestellt. Tendenziell ergab sich eine weitere Verschlechterung je höher die Anzahl der nachgewiesenen CTCs war (Tab. 3). Wenn initial eine CTC-Positivität vorlag, war es auch bei Betrachtung der verschiedenen Tumorsubtypen hinsichtlich des OS deutlich prädiktiv, ob eine Konversion zum negativen CTC-Status gelang oder nicht (Tab. 4), gleichgültig welcher Tumorsubtyp vorlag [63].

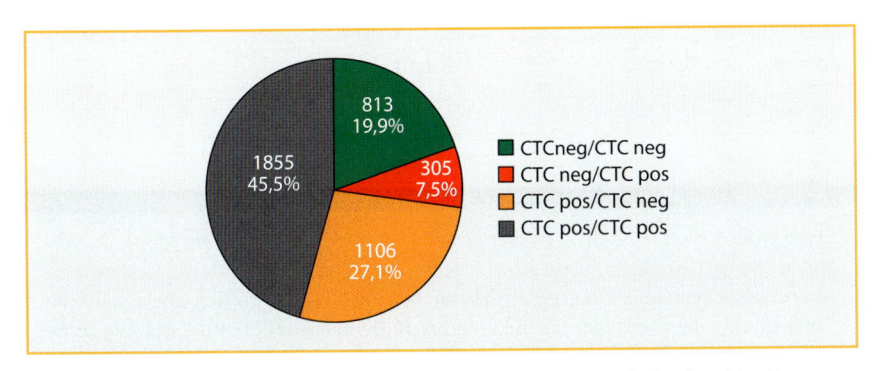

Abbildung 2: *Gepoolte Analyse des CTC-Verlaufs in „peer-reviewed" Studien. Der Grenzwert für die CTC-Positivität im Verlauf war ≥1 CTC. Zwischen der CTC-Basis und der ersten CTC-Kontrolluntersuchung vergingen im Median 29 Tage. Adaptiert nach [63].*

Tabelle 2: CTC-Verlauf und OS. Adaptiert nach [63].

	Medianes OS (Monate)	Hazard Ratio	95%CI	p-Wert
neg/neg (n=772)	47,1	Referenz		
neg/pos (n=286)	29,7	1,74	1,43–2,10	<0,0001
pos/neg (n=1054)	32,2	1,52	1,32–1,74	<0,0001
pos/pos (n=1765)	17,9	3,15	2,78–3,57	<0,0001

Tabelle 3: OS und Anzahl der CTCs bei Basisuntersuchung. Adaptiert nach [63].

	Medianes OS (Monate)	Hazard Ratio	95%CI	p-Wert
0 CTCs (n=1058)	43,0	Referenz		
1–4 CTCs (n=950)	30,6	1,44	1,27–1,63	<0,0001
5–25 CTCs (n=931)	24,2	2,01	1,78–2,26	<0,0001
>25 CTCs (n=938)	15,4	3,01	2,67–3,39	<0,0001

Tabelle 4: CTC-Verlauf bei initial CTC-Positivität und OS bezogen auf Tumorsubtyp. Adaptiert nach [63].

	Hazard Ratio (95%CI)		
	Luminal like	HER2-positiv	Tripelnegativ
pos/pos	Referenz	Referenz	Referenz
pos/neg	0,47 (0,41–0,54)	0,54 (0,42–0,69)	0,41 (0,32–0,52)

Wertung

Diese große gepoolte Analyse, bei der die CTCs im Median nach einem Monat im Verlauf kontrolliert wurden, erwies sich als deutlich prädiktiv hinsichtlich der Gesamtüberlebenswahrscheinlichkeit. So zeigten Patientinnen mit CTC-Ansprechen eine signifikante Verlängerung des medianen OS (32,2 versus 17,9 Monate; HR 0,49). Dies galt unabhängig vom Tumorsubtyp. Möglicherweise stellt dies eine zusätzliche Option zum frühen Therapiemonitoring dar, wobei unklar ist, ob diese Technik bildgebenden Untersuchungen gegenüber überlegen ist.

2.4 Tumorinfiltrierende Lymphozyten (TILs)

Beim frühen TNBC hatte eine gepoolte Datenanalyse von mehr als 2 100 Patientinnen aus 9 Studien mit einem medianen Alter von 50 Jahren zeigen können, dass jede 10%-Steigerung an tumorinfiltrierenden Lymphozyten (TILs) sowohl auf das invasiv-tumorfreie Überleben (iDFS) als auch auf das Gesamtüberleben (OS) positive Auswirkungen hat. Die resultierende iDFS-HR fällt auf 0,87 (95%CI 0,83–0,91), die OS-HR auf 0,84 (95%CI 0,79–0,89).

So lag bei nodalnegativer Situation und einer TIL-Infiltrationrate von ≥30% die 3-J-iDFS-Rate bei 92% und die 3-J-OS-Rate bei 99% [89].

Eine holländische Arbeitsgruppe widmete sich der Validierung des prognostischen Werts der TILs im Stroma (sTILs) in systemisch unbehandelten, jungen Patientinnen mit frühem tripelnegativem Mammakarzinom (TNBC). Ziel war die **Identifizierung einer Niedrig-Risikogruppe,** um hier gegebenenfalls eine Deeskalation mit Verzicht auf Chemotherapie empfehlen zu können. Hierfür würden die Daten aller niederländischen Patientinnen **<40 Jahre** mit TNBC-Diagnose aus den Jahren 1989–2000 ausgewertet. In allen Fällen lag eine **nodalnegative** Situation vor und es war keine systemische Vortherapie erfolgt. Da die niederländischen Behandlungsleitlinien bis zum Jahr 2000 eine adjuvante systemische Therapie nur bei nodalpositiver Situation vorsahen, eignete sich diese systemisch unbehandelte Patientinnen-Population für eine solche Untersuchung. Eine Brust-erhaltende Therapie (BET) war bei 323/481 (67,2%) und eine lokale Strahlentherapie bei 343/481 (71,3%) der Patientinnen durchgeführt worden. Bei der zentralen pathologischen Befundung wurden die Fälle ausgewertet, bei denen Östrogen- und Progesteron-Rezeptor auf <10% der Zellen nachweisbar waren und eine HER2-negative Situation vorlag. Der Anteil der sTILs wurde leitliniengemäß [150] bestimmt.

Es erfolgte eine multivariable Cox-Regressionsanalyse zum OS und zum Fernmetastasen-freien Überleben (DRFS). Als Co-Varianten wurden der TIL-Score, das Tumorstadium, das Grading, der histologischer Subtyp und die Lokaltherapie (Strahlentherapie) untersucht. Insgesamt wurden 481 auswertbare Patientinnen mit einem medianen Alter von 35 Jahren (Spannweite 22–39) identifiziert. Am häufigsten war ein ungünstiges Tumorgrading (86% G3) und pT1c (49%); im Median betrug der TIL-Score 25%. In 122/481 (25%) trat ein DRFS-Ereignis ein. Hier wurden 89 Fälle mit Fernmetastasierung und 33 Todesfälle dokumentiert. Bezogen auf die OS-Ereignisse wurden in der medianen Beobachtungsdauer von 21,2 Jahren insgesamt 170/481 (35%) Todesfälle berichtet. Die mediane Beobachtungsdauer hinsichtlich des DRFS betrug 16,2 Monate. Insgesamt 110/481 (23%) der Patientinnen entwickelten einen zweiten Primärtumor. Es zeigte sich ein klarer Zusammenhang zwischen der sTILs-Infiltrationsrate und der Wahrscheinlichkeit eines längerfristigen Überlebens (Abb. 3).

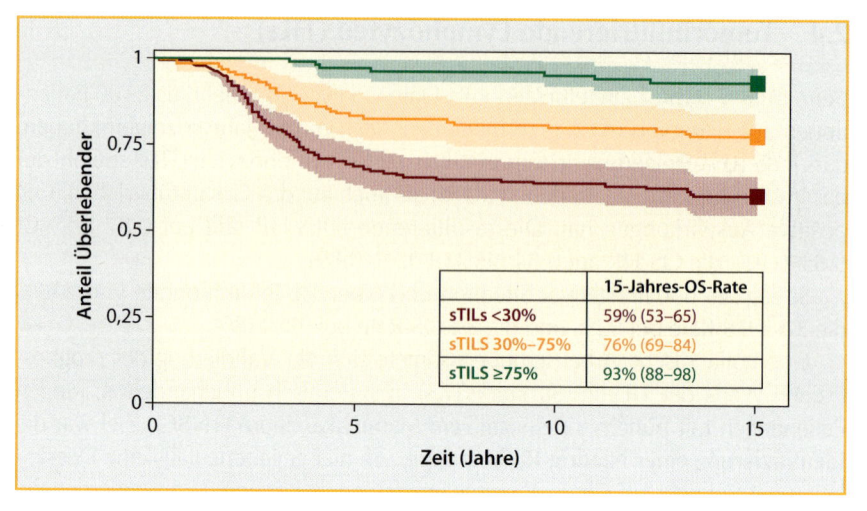

	15-Jahres-OS-Rate
sTILs <30%	59% (53–65)
sTILs 30%–75%	76% (69–84)
sTILs ≥75%	93% (88–98)

Abbildung 3: Gepoolte Analyse des Zusammenhangs von sTILs und OS bei Patientinnen <40 Jahre mit frühem TNBC (T1–3, pN0), die keine (neo-)adjuvante Therapie erhalten hatten. Adaptiert nach [29].

Gleiches galt auch für das Fernmetastasen-freie Überleben (DMFS). Der Zusammenhang zwischen sTIL-Rate und DRFS-Ereignissen war wie folgt:
➤ sTILs ≤30%:   n=247 (51%)
➤ sTILs <30–75%:   n=127 (25%)
➤ sTILs >75%:   n=107 (22%)

> **Wertung**
>
> Junge Patientinnen mit sehr vielen sTILs haben eine sehr gute Überlebens-Chance auch ohne (neo-)adjuvante Chemotherapie (≥75% sTILs: 15-J-OS-Rate 93%). Umgekehrt haben junge Patientinnen mit wenigen sTILs eine schlechte Überlebens-Chance (<30% sTILs: 15-J-OS-Rate 59%). Zweitmalignome wurden jedoch bei Patientinnen mit vielen sTILs häufiger beobachtet. Eine prospektive Studie zur Frage der Chemotherapie-Deeskalation bei Patientinnen mit nodalnegativem frühen TNBC mit vielen sTILs als Biomarker erscheint sinnvoll, vermutlich auch unabhängig vom Alter der Patientinnen.

2.5 HER2-low

Da sich abzeichnet, dass Patientinnen, deren Tumoren als **HER2-low** klassifiziert werden, auch von modernen Antikörperkonjungaten wie insbesondere Trastuzumab-Deruxtecan, profitieren, stehen Pathologen hier vor einer neuen Herausfor-

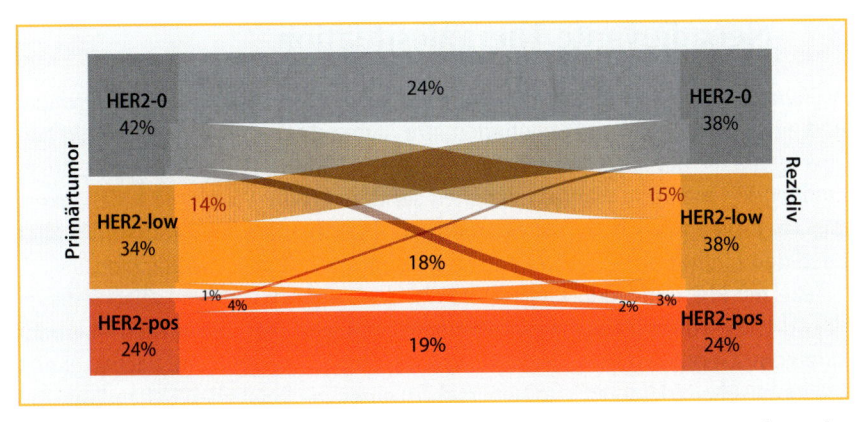

Abbildung 4: *Änderung des Phänotyps HER2-Status zwischen Primärtumor und Rezidiv. Adaptiert nach [105].*

derung. Als HER2-low wird ein immunhistochemisches Ergebnis von **HER2 1-positiv** oder **HER2 2-positiv/ISH-negativ** bezeichnet. Insgesamt ist davon auszugehen, dass es sich hier um eine sehr große Gruppe der Mammakarzinom-Patientinnen handelt, die etwa 50% der Fälle umfasst [163]. Eine Analyse, die den oft angewendeten HercepTest mit dem VENTANA4B5-Assay verglich, stellte bei einer zentralen Auswertung von 500 mit beiden Tests untersuchten Gewebeproben nur eine Konkordanz von 73,2% fest [157].

Eine Untersuchung an 547 Patientenproben, bei denen sowohl Gewebe vom Primärtumor als auch aus der Rezidivsituation zur Verfügung stand, zeigte auch bezüglich des Merkmals HER2-low eine Abweichung. Insgesamt fand sich bezüglich des HER2-Status eine Diskordanz von 39% (Abb. 4) [104].

> **Wertung**
>
> Von der rein binären Klassifikation HER2-negativ versus HER2-positiv, werden wir uns zukünftig verabschieden müssen, da sich aus der neuen dritten Kategorie HER2-low sehr wahrscheinlich schon bald therapeutische Konsequenzen ergeben werden. So prüft die Phase-III-Studie DESTINY-Breast04 bei Patienten (Frauen und Männer) mit einem als HER2-low eingestuften, fortgeschrittenen, vorbehandelten Mammakarzinom das in dieser Situation in Phase-I-Studien bereits als wirksam erwiesenen ADC Trastuzumab-Deruxtecan im Vergleich mit Chemotherapie.

3 Neoadjuvante Therapiesituation

Adjuvante Therapiestudien benötigen eine sehr lange Nachbeobachtungsdauer und eine große Zahl von Patientinnen, um dann oft nur sehr kleine Vorteile aufzuzeigen. Eine neoadjuvante Chemotherapie (NACT) macht nicht nur eine brusterhaltende Operation wahrscheinlicher, sondern eröffnet auch die Möglichkeit, das Therapieansprechen, insbesondere auf belastende Chemotherapien, aber auch den Einfluss auf verschiedene Tumorcharakteristika zu beobachten.

Ziel der Phase-III-Studie **GeparOcto** war der Vergleich von zwei verschiedenen dosisdichten, dosisintensivierten Therapieansätzen beim Hochrisiko-Mammakarzinom. Geprüft wurde eine NACT mit dosisdichtem Epirubicin, Paclitaxel und Cyclophosphamid (iddEPC) im Vergleich zu einer wöchentlichen Behandlung mit Paclitaxel und liposomalem Doxorubicin (zusätzlich auch Carboplatin bei TNBC) bei 945 auswertbaren Patientinnen mit **Hochrisiko-Mammakarzinomen** (TNBC oder HER2-positiv oder HR-positiv/HER2-negativ mit Risikokonstellation). Patientinnen mit HER2-positiven Tumoren erhielten neoadjuvant Trastuzumab und Pertuzumab (nicht jedoch parallel zum dosisintensivierten Epirubicin).

945 von 961 randomisierten Patientinnen starteten letztlich eine Behandlung. Das mediane Alter betrug 48 Jahre und die Patientinnen hatten insgesamt Tumoren von cT1c bis cT4a-d. Sehr große Tumoren (cT3–4) wiesen jedoch nur 7,6% der Patientinnen auf, 46% hatten eine nodalpositive Erkrankung, 66% G3, 40% HER2-positiv und 43% TNBC. Die pCR-Rate mit iddEPC betrug 48,3% und mit PM(Cb) 48,0%: HR 0,99; 95%CI 0,77–1,28; p=0,979). Auch die Unterscheidung hinsichtlich TNBC, HER2-positivem oder Luminal-B-ähnlichem Subtyp ergab keine Unterschiede hinsichtlich der pCR-Rate je nach Therapiearm. Zu Behandlungsabbrüchen kam es im iddEPC-Arm in 16,4% und im PM(Cb)-Arm) im 34,1% der Fälle (p<0,001), hauptsächlich wegen unerwünschter Ereignisse. Im PM(Cb)-Arm verstarben auch 2 Patientinnen [155].

Nach einer medianen Beobachtungsdauer von fast 4 Jahren zeigte sich kein wesentlicher Unterschied hinsichtlich der 4-J-iDFS-Rate mit 81,9% (iddEPC) im Vergleich zu 79,7% (PM(Cb)): HR 1,16; 95%CI 0,85–1,59; p=0,3357. Auch hinsichtlich des OS ergab sich mit entsprechenden 4-J-OS-Raten von 90,6% versus 90,3% kein signifikanter Unterschied: HR 0,90; 95%CI 0,58–1,40; p=0,6371.

Auch in der Subgruppe der **TNBC** ergab sich mit 4-J-iDFS-Raten von 80,3% versus 73,7% (HR 0,73; 95% CI 0,47–1,13; p=0,1562) ebenso wenig ein signifikanter Unterschied wie hinsichtlich der 4-J-OS-Raten mit 88,3% versus 82,9%: HR 0,66; 95%CI 0,38–1,15; p=0,1442. Auch die Subgruppe der **HER2-positiven Tumoren** wies hier keine relevanten Unterschiede auf: die 4-J-iDFS-Raten betrugen 91,3% versus 86,1% (HR 1,77; 95% CI 0,93–3,36; p=0,0836), die 4-J-OS-Raten 97,3% versus 96,3% (HR 0,55; 95% CI 0,16–1,89; p=0,3444).

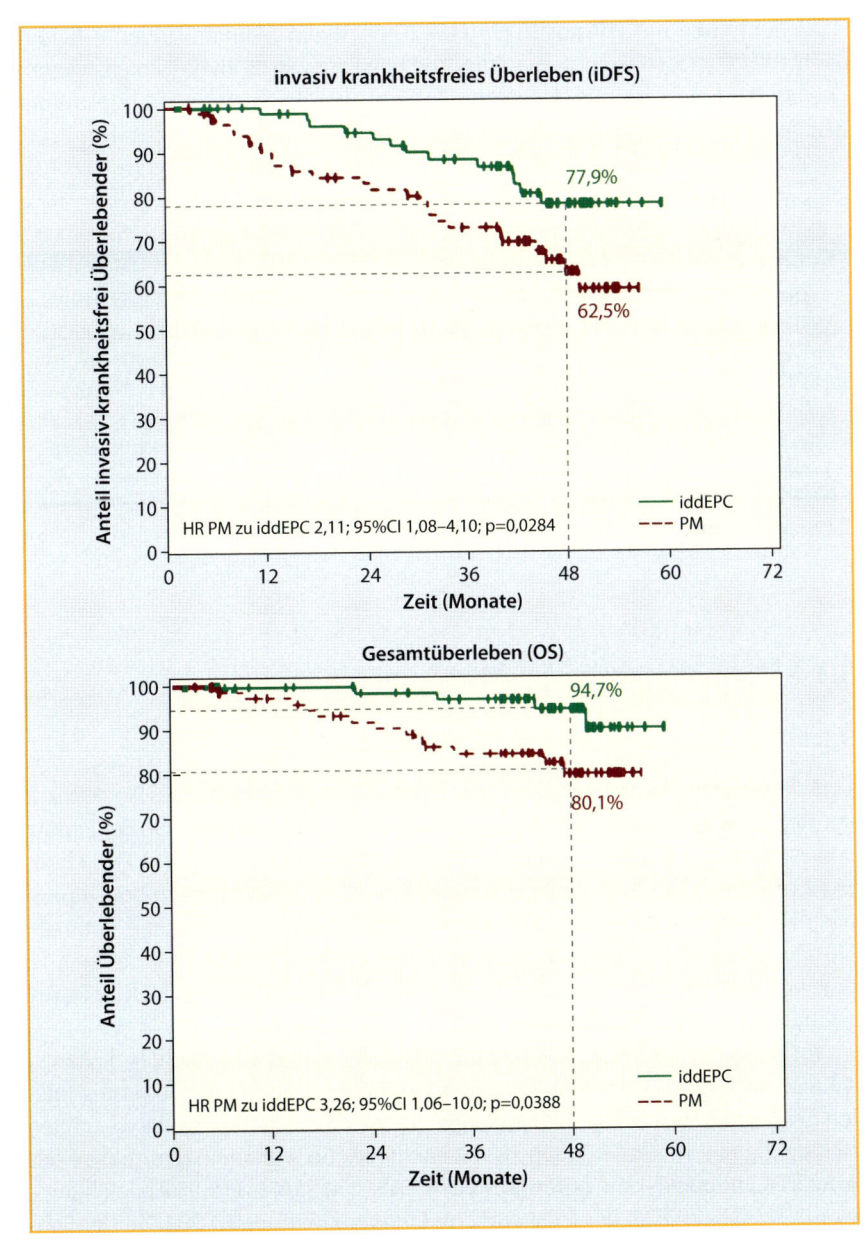

Abbildung 5: *iDFS und OS in der Subgruppe der Patientinnen mit HR-positiven/HER2-negativen Tumoren in der Studie GeparOcto. iddEPC dosisdichtes Epirubicin, Paclitaxel, Cyclophosphamid; PM Paclitaxel, liposomalem Doxorubicin. Adaptiert nach [156].*

Patientinnen mit **HR-positivem/HER2-negativem** Mammakarzinom hatten nach iddEPC jedoch ein besseres iDFS und OS: Hier wurde im dosisintensivierten Therapiearm eine 4-J-iDFS-Rate von 77,9% im Vergleich zu 62,5% im Arm mit wöchentlichem Paclitaxel und liposomalem Doxorubicin erreicht: HR 2,11; 95%CI 1,08–4,10; p=0,0284. Die 4-J-OS-Raten betrugen 94,7% versus 80,1%: HR 3,26; 95%CI 1,06–10,00; p=0,0388 [156] (Abb. 5).

Wertung

Patientinnen mit HR-positiven/HER2-negativen Mammakarzinomen mit Risikokonstellation profitierten hinsichtlich iDFS und OS von einer dosisintensivierten Chemotherapie mit Epirubicin, Paclitaxel und Cyclophosphamid, die sich auch als praktikabel erwies. Für Patientinnen mit TNBC konnte zumindest beim Vergleich dieser beiden Protokolle kein Unterschied festgestellt werden. Die Autoren sehen dies als Bestätigung, dass eine effektive adjuvante Therapie auch ohne Erreichen einer pCR beim luminalen Mammakarzinom bei Risikokonstellation sinnvoll erscheint. Möglicherweise unterstreichen die Ergebnisse auch die Bedeutung der seit langem im Einsatz befindlichen Substanz Cyclophosphamid.

3.1 Hormonrezeptor-positive Tumoren

3.1.1 Endokrine Therapie ohne CDK4/6-Inhibitor

Eine dosisdichte Chemotherapie (CT) ist ein Behandlungsstandard bei Hochrisikokonstellationen bei Mammakarzinomen mit kurativer Zielsetzung. Ob der Einsatz von nab-Paclitaxel der Anwendung von Paclitaxel hinsichtlich des Erreichens einer pCR und des Gesamtüberlebens überlegen ist, ist für die Hormonrezeptor-positive, HER2-negative Situation noch unklar. Ebenso wenig ist die optimale Dosierung/Verabreichung von nab-Paclitaxel definiert. Diese Fragestellung ist eine von mehreren, der sich die Studie **WSG-ADAPT-HR-positiv/HER2-negativ** widmet (siehe auch Abschnitt 4.1 [53]).

Insgesamt wurden die 8 wöchentlichen Gaben von nab-Paclitaxel, denen 4 Kurse nach dem EC-Protokoll in 2-wöchentlicher dosisdichter Dosierung folgten (insgesamt 16-wöchige Behandlung), gut toleriert. Mit nab-Paclitaxel zeigten sich deutlich höhere pCR-Raten als mit Paclitaxel: So wurden in der Analyse des **primären Endpunkts** eine **pCR** (ypT0/ypTis/ypN0) in 55/426 (12,9%) beziehungsweise 91/437 (20,8%) der Fälle erreicht (Differenz 7,9%; p=0,002). In der Subgruppe der Patientinnen mit einem **RS** ≤**25** wurde eine pCR nur in 11/153 (7,2%) der Fälle dokumentiert, während dies bei Patientinnen mit einem **RS >25** in 68/423 (16,1%) der Fälle zutraf (Differenz 8,9%; p=0,006).

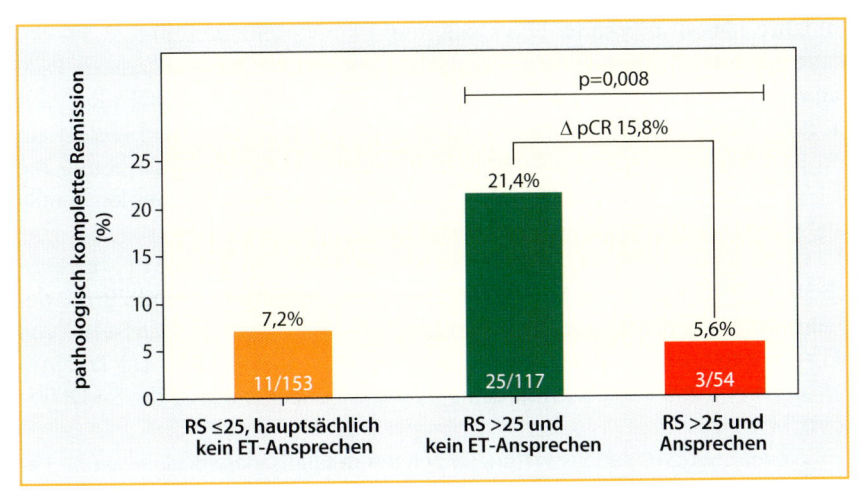

Abbildung 6: Rate der pCR bezogen auf RS und vorausgegangenes Ansprechen auf ET (gemessen anhand von Ki-67 <5% versus ≥5%) in der Phase-II/III-Umbrella-Studie WSG-ADAPT HR-positiv/HER2-negativ. ET neoadjuvante endokrine Therapie. RS Recurrence Score. Adaptiert nach [74].

In einer Subgruppenanalyse der **prämenopausalen** Fälle wurden bei einem RS <25 in 5/104 (4,8%) beziehungsweise bei einem RS >25 in 31/180 (17,2%) der Fälle eine pCR erreicht (p=0,003). In **postmenopausaler** Situation zeigte sich ein deutlich geringerer Unterschied: Hier wurde bei Patientinnen mit einem RS ≤25 in 6/49 (12,2%) beziehungsweise in 37/243 (15,2%) der Fälle eine pCR erreicht (p=0,8).

Besonders deutlich hatten Patientinnen mit einem RS >25, die zuvor nicht auf die neoadjuvante endokrine Therapie (ET) angesprochen hatten (n=25/117; 21,4%), gegenüber den Patientinnen mit einem RS >25, die auf die ET angesprochen hatten (3/54; 5,6%) hinsichtlich des Erreichens einer pCR profitiert (Differenz 15,8%; p=0,008) [74], siehe Abbildung 6.

Auch die **Tumorgröße** (<cT2) erwies sich als prädiktiver Faktor für das Erreichen einer pCR. Patientinnen mit einem RS ≤25 oder einem RS >25 und Ansprechen auf eine endokrine Therapie (Ki-67 <5%) zeigten hingegen eine niedrige pCR-Rate und scheinen keine Kandidatinnen für eine NACT zu sein. Auch der Ki-67-Wert erwies sich als hilfreich, um Patientinnen, die Kandidatinnen für eine NACT sind, erkennen zu können [74].

Inzwischen wurden die Ergebnisse zum **fernmetastasenfreien Überleben** (DDFS) bei Patientinnen mit einem RS von 12–25 und N0–1 bezogen auf **Alter** und **Ansprechen auf die ET** nachgereicht. In der Gruppe der **Patientinnen bis**

50 Jahre hatten insgesamt 42,5% auf eine ET angesprochen und 23,3% der Patientinnen hatten initial einen Ki-67-Wert von ≤10%. Bei 36,1% dieser Fälle lag eine N1-Situation vor. Für die jüngeren Frauen wurde eine 5-J-DDFS-Rate von 97% ermittelt, wenn eine rein endokrine Therapie erfolgt war und hierauf ein Ansprechen belegt werden konnte. In der gleichen Altersgruppe betrug die 5-J-DDFS-Rate 92%, wenn kein Ansprechen auf eine ET belegt werden konnte und entsprechend eine CT plus ET erfolgt war.

Unter den Patientinnen **älter als 50 Jahre** hatten 81,6% auf eine ET angesprochen, 25,6% einen Basis-Ki-67-Wert von ≤10% aufgewiesen und 29,1% der Fälle waren mit **N1** diagnostiziert worden. Hier wurde eine 5-J-DDFS-Rate von 95% ermittelt, wenn ein Ansprechen auf die ET vorgelegen hatte. Lag kein Ansprechen vor und erfolgte entsprechend eine CT plus ET, betrug die 5-J-DDFS-Rate 94%.

Weitere Subgruppenauswertungen zeigten deutlich, dass beispielsweise Patientinnen in der **N2–3-Kohorte** unabhängig vom Ansprechen auf eine endokrine Therapie 5-J-DDFS-Raten von 94% aufwiesen, wenn ein **RS** von 0–11 vorlag, 76% bei RS 12–25 und 69% bei RS >25. Auch das **Tumorstadium** spielte bei dieser Gruppe mit einem RS >25 eine deutliche Rolle: Hier wurde eine 5-J-DDFS-Rate von 93% ermittelt, wenn ein kleiner Tumor (pT0–1) vorlag, hingegen 79% bei pT2 und nur 44% bei p3–4 [48]. Insgesamt ließ sich etwa die Hälfte der Patientinnen ≥50 Jahre mit mittlerem RS (12–25) bei N0–1 als eine Gruppe identifizieren, die mit einer 5-J-DDFS-Rate von 97% bei alleiniger ET eine sehr gute Prognose aufwiesen.

Wertung

Die Umbrella-Studie ADAPT-HR-positiv/HER2-negativ konnte erstmals an einem größeren Patientenkollektiv zeigen, dass ein RS >25 als ein prädiktiver Faktor für das Erreichen einer pCR nach einer neoadjuvanten Chemotherapie (NACT) angesehen werden kann. Besonders deutlich wurden die unterschiedlichen Therapieerfolge je nach RS, wenn ein fortgeschritteneres Tumorstadium vorlag. Der Ki-67-Index ist hier ein wichtiger dynamischer Marker und bietet zusätzliche Informationen: Bei gutem Ansprechen auf eine neoadjuvante endokrine Therapie ist das Erreichen einer pCR nach Chemotherapie unwahrscheinlich. Die optimale Therapie für diese Patientinnen soll nun in der laufenden Studie der WSG ADAPT^{cycle} ermittelt werden.

3.1.2 Endokrine Therapie mit CDK4/6-Inhibitor

Mit neoadjuvanter **Chemotherapie** werden bei luminalen (Hormonrezeptor-positiven) Mammakarzinomen nur relativ niedrige pCR-Raten erreicht. Die randomisierte Phase-II-Studie **NeoPAL** prüfte, ob sich diese Rate durch Hinzunahme des CDK4/6-Inhibitors **Palbociclib** (in Analogie zur metastasierten Situation) zu **Letrozol** steigern ließ. Im Vergleichsarm wurde eine Drittgenerationen-Chemotherapie mit 5-Fluorouracil, Epirubicin/Cyclophosphamid und anschließendem Docetaxel (FEC-D) angewendet. Randomisiert wurden nur Patientinnen mit nodalpositiver Erkrankung und bestätigtem Luminal A- oder Luminal-B-Mammakarzinom (definiert mittels ROB-Score ca. 70 im Prosigna®-Test). Primärer Endpunkt war das pathologische Ansprechen mit allenfalls minimalen Restbefunden, also mit einem Residual Cancer Burden Score (RCB) von 0–I.

Sekundäre Endpunkte: klinische Ansprechrate (Mammasonographie), Anteil brusterhaltener Operationen (BET), Vergleich der Toxizität, prädiktiver Wert der Prosigna®-Testung sowie verschiedene Biomarker auf klinisches und pathologisches Tumoransprechen.

Bei 73% der Patientinnen wurden die Tumoren als T1–2 eingestuft, bei 27% als T3 und nodalpositiv. Bei 89% der Frauen wurden Luminal-B-Tumoren diagnostiziert. Im Median betrug der ROR-Score im Prosigna©-Test 68 (Spannweite 22–93).

Die nun publizierte **finale Analyse** zeigte bei 7,7% der Patientinnen im antihormonellen Therapiearm mit Letrozol plus Palbociclib (LET-PALBO) einen RCB von 0–I im, während dies im Chemotherapiearm bei 15,7% der Fälle (dabei pCR-Rate nur 5,9%) der Fall war. Die Rekrutierung wurde daher 2016 eingestellt. Aufgrund der dürftigen Ergebnisse im LET-PALBO-Arm bei Patientinnen, die keinen RCB 0–I erreicht hatten (92,3%), erhielten diese die Empfehlung, eine adjuvante Chemotherapie zu absolvieren. Die Studiendurchführung wurde auch dadurch erschwert, dass 70% der Patientinnen, die in den Chemotherapiearm randomisiert worden waren, diese Behandlung verweigert hatten.

Der **ROR-Score** erwies sich als nicht prädiktiv für das Erreichen einer (fast) vollständigen pCR (RCB 0–I). Die klinische Ansprechrate betrug im LET-PALBO-Arm 74,5% gegenüber 76% im Chemotherapiearm, und die Rate an brusterhaltenen Operationen (BET) war mit 69,2% versus 68,6% nahezu gleich. Der finale mediane Ki-67-Wert war im LET-PALBO-Arm mit 3% signifikant niedriger als im Chemotherapie-Arm (8%, p=0,017). Die Verträglichkeit war im LET-PALBO-Arm besser. Hier traten nur zwei schwerwiegende Ereignisse auf, während dies mit Chemotherapie bei 17 Patientinnen der Fall war (p<0,001) [28].

Eine Aktualisierung nach 40 Monaten ergab nun eine **PFS**-Rate von 86,7% mit LET-PALBO und 87,2% im Chemotherapiearm. Insgesamt wurden 11 Progressionen beobachtet, davon 10 mit Fernmetastasierung sowie ein Lokalrezidiv. Drei Progressionen traten im LET-PALBO- und 8 Progressionen im Kontrollarm auf. Die PFS-HR betrug 1,01; 95%CI 0,36–2,90; p=0,98 (Abb. 7). Auch hinsichtlich des invasiv-krankheitsfreien Überlebens (iDFS) ergab sich kein wesentlicher Unterschied. Hier wurden 11 Progressionen beobachtet, 3 davon im LET-PALBO-

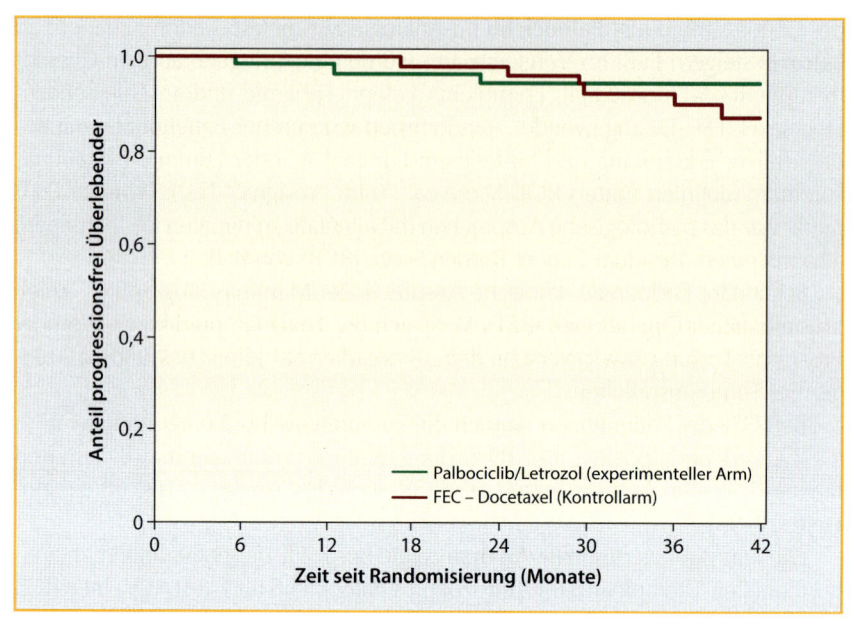

Abbildung 7: PFS in der Phase-II-Studie NeoPAL. Adaptiert nach [30].

und 8 im Kontrollarm. Weiterhin traten zwei Zweitkarzinome auf, beide im LETPALBO-Arm. Von 7 Todesfällen traten 6 im LETPALBO-Arm auf, davon 2 Brustkrebs-bedingt. Ein Todesfall wurde im Kontrollarm beobachtet (Brustkrebs-bedingt). Die HR betrug 0,83 (95%CI 0,31–2,23; p=0,71).

In einer exploratorischen Überlebensanalyse erschien das **OS i**m Kontrollarm etwas besser als im LET-PALBO-Arm (p=0,047). Bezogen auf das Brustkrebs-spezifische OS fand sich hingegen kein Unterschied (p=0,474) [30].

Wertung

NeoPAL war die erste Studie, die einen Head-to-head-Vergleich zwischen Chemotherapie und antihormoneller Therapie in Kombination mit einem CDK4/6-Inhibitor auswerten konnte. Die mit Letrozol plus Palbociclib erreichte pCR-Rate war niedriger als die mit Chemotherapie erreichte. Das ambitionierte Ziel, einen Anteil von mehr als 20% mit RCB 0–1 im experimentellen Arm dieser Hochrisikopopulation zu erreichen, wurde verfehlt. Die Verträglichkeit von Letrozol plus Palbociclib war nicht unerwartet deutlich besser als die der Chemotherapie. In der Hochrisikopopulation der NeoPAL-Studie bei Patientinnen mit nodalpositivem Luminal-A- oder Luminal-B-Mammakarzinom (medianer ROR-Score 70–73) führte die neoadjuvante Therapie mit Letrozol zu jeweils ähnlichen Ansprechraten und ähnlichen 3-Jahres-PFS-Raten beziehungsweise -iDFS-Raten. Die

> Studie war für definitive Schlussfolgerungen nicht gepowert und das weitere Vorgehen in der Studie nach der Operation hinsichtlich des Einsatzes von Chemotherapie im endokrinen Therapiearm war uneinheitlich. Auch ist die Nachbeobachtungszeit für Patientinnen mit Hormonrezeptor-positiven Tumoren noch relativ kurz und die Fallzahl recht niedrig. Trotzdem legen die Resultate nahe, dass dieser neoadjuvante Ansatz weiter untersucht werden sollte. Aktuell prüfen die Studien CARABELA (Letrozol + Abemaciclib +/– LHRH versus anthrazyklin- und taxanhaltige Chemotherapie) und die Studie WSG-ADAPTcycle (Ribociclib + AI +/– LHRH versus Chemotherapie) ein ähnliches Konzept.

Die Phase-II-Studie **neoMONARCH** überprüfte Effektivität und Wirksamkeit des CDK4/6-Inhibitors Abemaciclib in Kombination oder als Monotherapie bei 223/224 geplanten Patientinnen mit einem Hormonrezeptor-positiven, HER2-negativen Mammakarzinom. **Abemaciclib** wirkt insbesondere gegen CDK4/Cyclin-D1 und konnte positive Resultate zuletzt auch in adjuvanter Situation (monarchE, s. Kapitel 4.1) erzielen. In neoMONARCH erfolgte eine Randomisierung in drei Therapiearme:
1. Abemaciclib 150 mg 2-mal täglich per os plus Anastrozol 1 mg täglich per os (n=74);
2. Anastrozol 1 mg täglich per os (n=24);
3. Abemaciclib 150 mg 2-mal täglich per os (n=76).

Primärer Endpunkt war die Änderung der **Ki-67-Expression** vor und 14 Tage nach Therapieeinleitung (zentrale Auswertung). Sekundäre Endpunkte waren ORR, pCR, QoL und pharmakokinetische Analysen.

Bei 208/224 (93%) der Patientinnen lag ein auswertbarer Baseline-Ki-67-Wert vor, der bei 208 (87%) der Fälle ≥5% betrug. Der Ki-67-Wert fiel nach 2 Wochen um 93% im Kombinations-, um 91% im Abemaciclib- und um 63% im Anastrozol-Arm ab.

Es zeigte sich ein signifikanter Vorteil zugunsten der Abemaciclib-haltigen Therapiearme mit einem **kompletten Zellzyklusarrest** (Ki-67-Index <2,7% nach 2 Wochen) in den Abemaciclib-enthaltenden Therapiearmen (68% in der Kombination und 58% mit Abemaciclib als Monotherapie versus 14% mit Anastrozol allein, p<0,001). In der ITT-Analyse erreichten am Ende der Behandlung (2-wöchige Eingangsphase plus 14-wöchige Behandlungsphase) 46% der Patientinnen in der ITT-Population ein radiologisches Ansprechen und bei 4% der Fälle wurde eine pCR nachgewiesen. Auch bei dieser Studie waren Diarrhö und hämatologische Nebenwirkungen wie zuvor beschrieben typisch. Bedeutsam erscheint auch, dass sich nicht nur eine Herunterregulatuion der für die Zellzyklusaktivierung zuständigen Gene, sondern auch eine Hochregulation von Genen, die mit einer Immunantwort assoziiert sind, zeigte [61].

> **Wertung**
>
> Es liegen nun die Ergebnisse mehrerer Phase-II-Studien mit CDK4/6-Inhibitoren in neoadjuvanter Situation vor, zum Beispiel in den Vorjahren die Studien PALLETT mit Palbociclib [67] sowie FELINE und SOLTI-1402/CORALLEEN mit Ribociclib [71, 138]. Überlebensdaten fehlen hierzu bisher. Auch ist unklar, was der optimale primäre Endpunkt einer solchen Therapiekombination ist. Hilfreich sind sicher die translationalen Begleituntersuchungen, die es uns hoffentlich zukünftig erlauben werden, Patientinnen für solche Therapieansätze besser auswählen zu können. In Deutschland widmet sich die Phase-III-Studie WSG-ADAPTcycle der Fragestellung, ob Patientinnen mit intermediärem Risiko (basierend auf Oncotype DX® und Ansprechen nach 3 Wochen auf eine präoperative endokrine Therapie) entweder mit einer 2-jährigen endokrinen Therapie und dem CDK4/6-Inhibitor Ribociclib oder aber mittels Chemotherapie behandelt werden sollten. Einen weiteren Ansatz für Patientinnen mit Hormonrezeptor-positiven, HER2-negativen Tumoren mit hohem Rückfallrisiko nach neoadjuvanter Chemotherapie bietet die auch in Deutschland rekrutierende Studie SASCIA, die den adjuvanten Einsatz von Sacituzumab Govitecan mit einer adjuvanten Chemotherapie mit Capecitabin beziehungsweise nach Wahl des Behandlers Nachbeobachtung testet.

3.1.3 SERDs

Die Modulation von Östrogenrezeptoraktivität und Östrogensynthese sind die wichtigsten Strategien in der Behandlung des Hormonrezeptor-positiven Mammakarzinoms. Mit Fulvestrant, welches weiterhin nicht für die perioperative Situation zugelassen ist, steht bereits seit vielen Jahren ein bewährter selektiver Östrogen-Degradierer (SERD) zur Verfügung. Neuerungen in diesem Bereich werden dringend erwartet. Derzeit sind verschiedene **oral verfügbare SERDs** in klinischer Entwicklung. Ein solcher ist **Giredestrant**, der auch bei ESR1-Mutation wirksam ist. Die Substanz wurde in verschiedenen Dosierungen eingesetzt: 10 mg (n=15), 30 mg (n=28) und 100 mg (n=15) 2-mal täglich, und zwar neoadjuvant bei postmenopausalen Patientinnen mit Hormonrezeptor-positiver, HER2 negativer und als operabel eingeschätzter Erkrankung. Es zeigte sich mit allen drei Dosierungen im Mittel eine Reduktion des Ki-67 um 78%. Bei 55% der Tumoren zeigte sich ein Ki-67 ≤2,7% im Operationspräparat. Insgesamt 7/10 Patientinnen, die mittels Prosigna®-Analyse als Luminal-B-Typ klassifiziert worden waren, switchten zum Luminal A-Typ durch Veränderung der Expression von Proliferations-assoziierten Genen. Pharmakodynamische Effekte wurden in allen Dosierungskohorten ohne Anhalt für eine bessere Effektivität bei Dosissteigerung festgestellt, so dass die 30-mg-Dosierung weiterentwickelt werden wird. Aufgrund der vielversprechenden Aktivität und der angesichts der kurzzeitigen Anwendung guten Verträglichkeit wird die Substanz auch bei der frühen Mammakarzinom-Erkrankung weiterentwickelt [118].

3.2 HER2-positive Tumoren

Eine Analyse von insgesamt 3710 Patientinnen, die in 11 randomisierten neoadjuvanten Studien zum HER2-positiven frühen Brustkrebs (EBC) mit mindestens 100 Patientinnen, verfügbaren Ergebnissen betreffend pCR, EFS und OS und einer medianen Beobachtungsdauer ≥3 Jahren eingeschlossen wurden, widmete sich der Bedeutung der pCR. Diese wurde definiert als ypT0/Tis ypN0. Es zeigte sich klar, dass Patientinnen, die eine pCR erreicht hatten, eine deutlich bessere Prognose sowohl hinsichtlich des iDFS als auch des OS aufwiesen als diejenigen, die keine pCR erreicht hatten. Allerdings blieben nicht alle Patientinnen, die eine pCR erreicht hatten, ohne Rückfall. Die altbekannten klinischen Faktoren wie Tumorgröße und Nodalstatus, die offensichtlich auch nach Erreichen einer pCR von Bedeutung bleiben (speziell cT3–4 oder cN+) erhöhen dabei das Rückfallrisiko [95].

Auch in der randomisierten Phase-II-Studie **WSG-ADAPT-TP** bestätigte sich dies: Hier war eine frühe pCR nach nur 12-wöchiger Therapie stark mit einem verbesserten Outcome assoziiert. In einer 1:1:1-Randomisierung war 3-armig der Einsatz von T-DM1 als Monotherapie (n=119), **T-DM1 plus endokrine Therapie** (ET) (n=127) und Trastuzumab plus ET (n=129) geprüft worden. Primärer Endpunkt war das Erreichen einer pCR. Im T-DM1-Mono-Arm gelang dies bei 41%, im T-DM1-plus-ET-Arm bei 41,5% und im Trastuzumab-plus-ET-Arm bei 15,1% der Patientinnen. Trotz höherer **pCR**-Raten war T-DM1 plus ET im Vergleich zu Trastuzumab plus ET nicht mit einer Verbesserung von DFS oder OS assoziiert. Dabei ist zu berücksichtigen, dass Patientinnen, die keine pCR erreicht hatten, nachfolgend zum Großteil eine adjuvante Chemotherapie erhalten hatten.

Patientinnen, die eine pCR erreichten, wiesen eine 5-J-DFS-Rate von 92,7% auf, bei fehlender pCR waren dies 82,7% (Differenz 10%; p=0,014). Die 5-J-DFS-Rate im T-DM1-Arm betrug 88,9% im Vergleich zu 85,3% im T-DM1-plus-ET-Arm und 84,6% im Trastuzumab-ET-Arm (p=0,608) [55].

> **Wertung**
>
> Bei Patientinnen, die eine pCR erreichten und zuvor mit T-DM1 plus ET behandelt worden waren, wurde eine mit 93% hohe 5-J-DFS-Rate berichtet (ohne adjuvante Chemotherapie), so dass für diese Patientinnen mit „tripelpositiven" Tumoren prospektiv geprüft werden sollte, ob eine Chemotherapie eventuell verzichtbar ist.

3.3 Tripelnegative Tumoren

Inzwischen liegen weitere Studienergebnisse zum Einsatz von Chemotherapie plus Immuntherapie vor. Die Phase-III-Studie **IMpassion031** prüfte Placebo-kontrolliert den neoadjuvanten Einsatz von **Atezolizumab** in Kombination mit einer

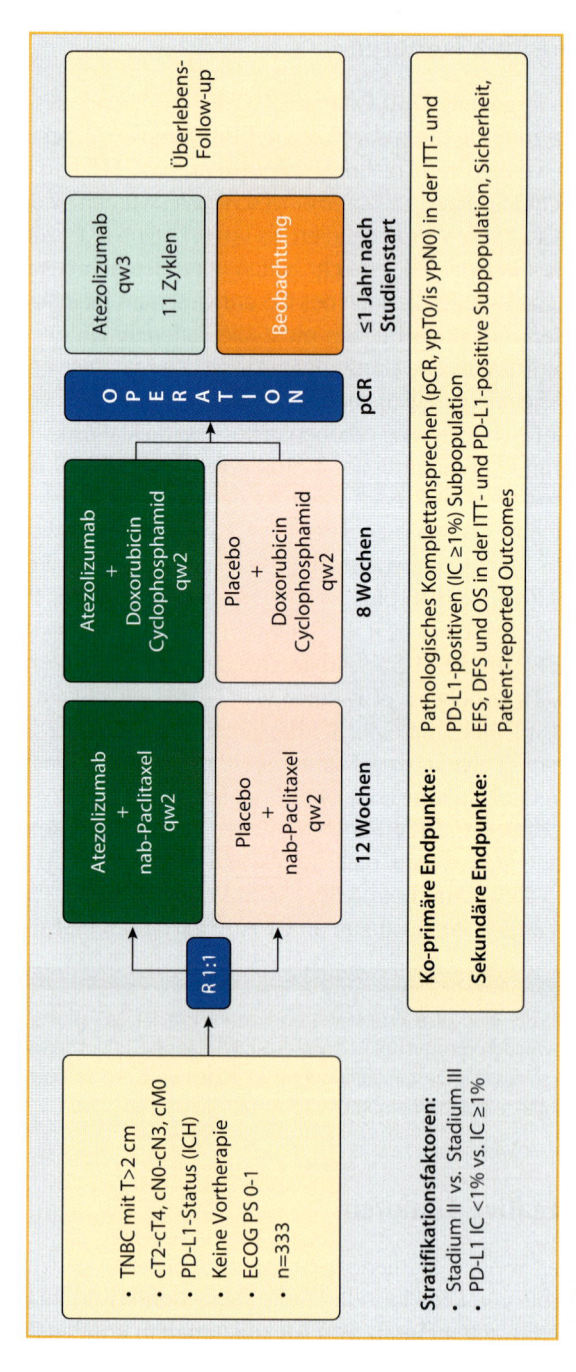

Abbildung 8: Design der Phase-III-Studie IMpassion031 zum neoadjuvanten Einsatz von Atezolizumab beim TNBC. Adaptiert nach [55].

Taxan- und **Anthrazyklin**-basierten Chemotherapie, wobei die Behandlung postoperativ im experimentellen Arm adjuvant fortgesetzt wurde (Abb. 8). Die Chemotherapie erfolgte dabei dosisintensiviert alle 2 Wochen. Das Studienkonzept fußte auf dem erfolgreichen Einsatz von Atezolizumab plus nab-Paclitaxel in der metastasierten Situation bei Nachweis von PD-L1-exprimierenden Immunzellen (≥1%) in der Phase-III-Studie IMpassion130 [154]. Co-primärer Endpunkte in der Studie IMpassion031 waren das Erreichen einer pathologischen Komplettremission (pCR, ypT0/is ypN0) in der ITT- und in der PD-L1-positiven (IC ≥1%) Subpopulation. Sekundäre Endpunkte waren EFS, DFS und OS in diesen beiden Populationen, ebenso Sicherheit und PRO.

In der ITT-Population konnte durch die Hinzunahme von Atezolizumab eine deutliche Steigerung der pCR-Rate um 16,5% erreicht werden (Abb. 9). In der Subgruppe der PD-L1-IC-positiven Fälle lag die pCR-Rate numerisch höher mit 53/77 (68,8%) gegenüber 37/75 (49,3%). Für diese Subgruppe betrug die Differenz der pCR-Rate 19,5% (95%CI 4,2–34,8) mit einem statistisch nicht signifikanten P-Wert von 0,021 (die Signifikanzgrenze betrug 0,0184). In der Subgruppe der PD-L1-IC-negativen Fälle fanden sich niedrigere pCR-Raten mit 42/88 (47,7% gegenüber 32/93 (34,4% im Placeboarm). Allerdings fand sich mit 13,3% (95%CI 0,9–27,5) somit auch hier ein deutlicher Unterschied in der pCR-Rate. Der Benefit von Atezolizumab war somit unabhängig vom PD-L1-IC-Status und wurde in allen Subgruppen beobachtet.

Neue Aspekte hinsichtlich der immunvermittelten Nebenwirkungen ergaben sich nicht. In 2 Fällen wurde im experimentellen Arm eine Hepatitis (1,2%), in 11 (6,7%) Fällen eine Hypothyreose, in 5 Fällen (3%) eine Hyperthyreose beobachtet. Im Kontrollarm waren die korrespondierenden Zahlen 1 Fall (0,6%),

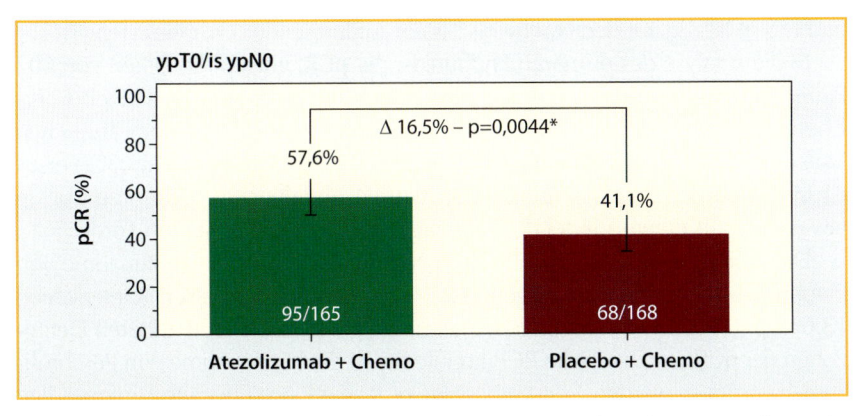

Abbildung 9: *Erreichen einer pCR mit und ohne Atezolizumab in der ITT-Population der Phase-III-Studie IMpassion031. Adaptiert nach [55].*

2 Fälle (1,2%) und kein Fall einer Hyperthyreose. In beiden Armen wurden jeweils 2 Fälle einer Pneumonitis berichtet (1,2%). Die am häufigsten berichteten unerwünschten Ereignisse waren in beiden Armen ähnlich und meist durch die Chemotherapie verursacht [55].

Diese Ergebnisse, die nach einer 20,6-monatigen Beobachtungsdauer erhoben wurden, liegen inzwischen vollpubliziert vor. Hinsichtlich der sekundären Endpunkte in der ITT-Population zeigte sich ein Trend zu häufigeren Ereignissen beim EFS (10,3% versus 13,1%; HR 0,76; 95%CI 0,40–1,44), beim DFS (6,5% versus 8,5%; HR 0,74; 95%CI 0,32–1,70) und beim OS (4,2% versus 5,4%; HR 0,69; 95%CI 0,25–1,87) [113].

> **Wertung**
>
> Die Zugabe von Atezolizumab zur Chemotherapie führte zu einer statistisch signifikanten und klinisch durchaus bedeutsamen Verbesserung der pCR-Rate im Vergleich zu Chemotherapie plus Placebo. Auch in dieser Studie war der Vorteil durch den Immuncheckpoint-Inhibitor unabhängig vom PD-L1-Status, was zu den Ergebnissen der Studie KEYNOTE-522 [153] passt.

Primärer Endpunkt der Phase III-Studie **KEYNOTE-522**, die den neoadjuvanten Einsatz von Pembrolizumab prüfte und an 142 Zentren in 21 Ländern durchgeführt wurde, war die pCR (yp T0 Tis ypN0) nach Einschätzung des lokalen Pathologen in der ITT-Population (Abb. 10). Das EFS nach Einschätzung der Behandler in der ITT-Gruppe war co-primärer Endpunkt. Sekundäre Endpunkte waren pCR mit alternativen Definitionen (ypT0 ypN0 und ypT0/Tis), OS, pCR, EFS und OS in der PD-L1-positiven Population und die Sicherheit bezogen auf die Gesamtgruppe. Explorative Endpunkte waren der Nachweis einer residuellen Tumorerkrankung (RCB), pCR in den Subgruppen, EFS bezogen auf die pCR sowie pCR und EFS in Bezug auf den Nachweis Tumor-infiltrierender Lymphozyten (TILs).

In die Analyse des primären Endpunkts, der **pCR**, gingen die Daten von 602 Patientinnen ein: Pembrolizumab plus Chemotherapie: n=401; Placebo plus Chemotherapie: n=201. In beiden Therapiearmen wurde in einem ähnlichen Maß eine PD-L1-Positivität mittels CPS-Score (≥1%) nachgewiesen (83,3% versus 81,6%). Knapp 52% der Patientinnen wiesen nodalpositive Tumoren auf; in etwas mehr als einem Viertel der Fälle lag eine T3- oder T4-Sitation vor.

Die definitive pCR-Rate (ypT0/TIs ypN0) zeigte sich unter Hinzunahme von Pembrolizumab mit 64,8% gegenüber 51,2% deutlich verbessert (Unterschied 13,6%; p=0,00055). Ein ähnliches Ergebnis zeigte sich auch mit anderen Definitionen der pCR, und auch die RCB konnte durch die Hinzunahme von Pembrolizumab verringert werden. Eine verbesserte pCR zeigte sich über alle Tumorstadien (IIA bis IIB): So konnte beispielsweise im Stadium IIA im Pembrolizumab-Arm (n=133/182) gegenüber dem Placebo-Arm (n=54/87) eine mit 73,1% gegenüber

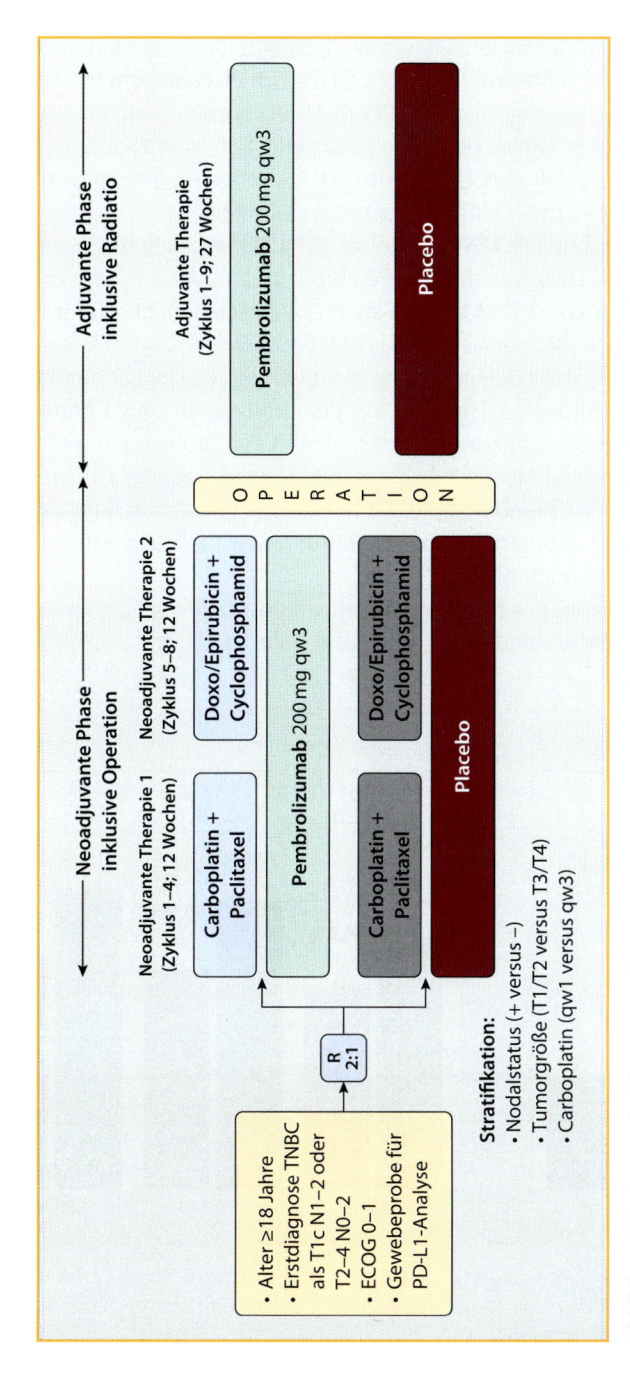

Abbildung 10: Design der Phase III-Studie KEYNOTE-522 zum (neo)adjuvanten Einsatz von Pembrolizumab. Adaptiert nach [153].

62,1% sehr hohe pCR-Rate erzielt werden (Differenz 11%). Im Stadium IIIB waren dies im Pembrolizumab-Arm (n=18/37) 48,6%, im Placebo-Arm (n=3/13) 23,1% (Differenz 25,6%). Bezogen auf die PD-L1-Expressionslevel ergab sich durchgehend eine Verbesserung der pCR-Rate zwischen 14,2% und 18,5%, wobei nominell bei einem CPS ≥20 die pCR-Rate mit 81,7% versus 62,5% deutlich höher lag als bei einem CPS <1 (45,3% versus 30,3%), siehe Abb. 11.

Eine erste Analyse des **EFS** basierte auf 1174 Fällen. Auch hier zeigte sich ein Vorteil durch die Hinzunahme von Pembrolizumab: Nach einer medianen Beobachtungsdauer von 15,5 Monaten lag die Wahrscheinlichkeit eines EFS nach 18 Monaten bei 91,3% versus 85,3%: HR 0,63; 95%CI 0,43–0,93. Basierend auf einer Zwischenanalyse des unabhängigen Data Monitoring Committee (DMC) zeigte eine neoadjuvante Therapie mit Pembrolizumab plus Chemotherapie, gefolgt von einer adjuvanten Monotherapie mit Pembrolizumab wohl eine statistisch signifikante und klinisch bedeutsame Verbesserung des EFS im Vergleich zur neoadjuvanten Chemotherapie allein wie einer Pressemitteilung des Herstellers im Mai 2021 zu entnehmen war [https://www.msd.de/presse/]; publiziert wurden die Daten noch nicht.

Hinsichtlich immunvermittelter Nebenwirkungen, die bei mindestens 10 Patientinnen auftraten, standen Hypothyreose (alle Grade) mit 14,9% im experi-

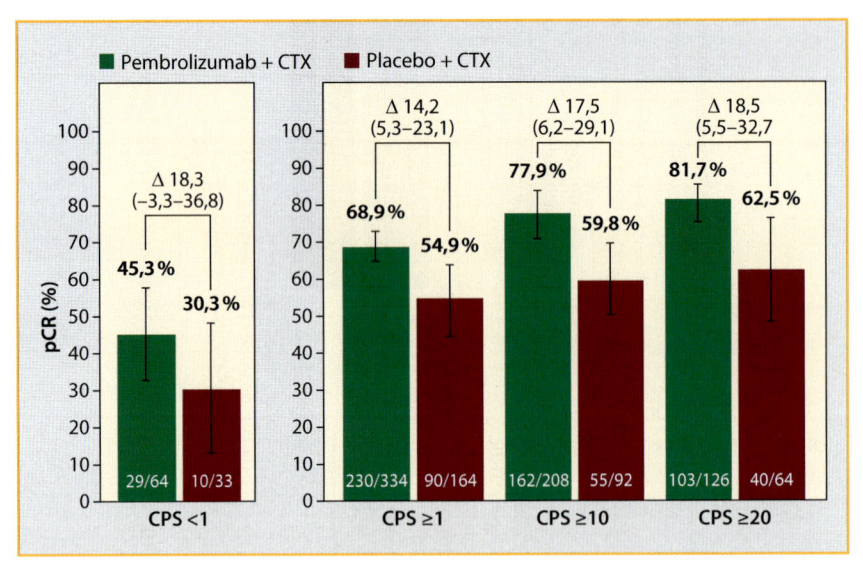

Abbildung 11: *pCR-Rate bezogen auf PD-L1-Level in der Phase-III-Studie KEYNOTE-522 zum (neo)adjuvanten Einsatz von Pembrolizumab. CPS Combined Positivity Score, CTX Chemotherapie. Modifiziert nach [153].*

mentellen Arm gegenüber 5,7% im Placebo-Arm im Vordergrund. Ebenso waren Hautreaktionen mit 5,5% gegenüber 1%, Hyperthyreose mit 5,1% gegenüber 1,8%, Nebennierenrindeninsuffizienz (alle Grade) mit 2,7% versus 0% häufiger im Pembrolizumab-Arm. Pneumonitis, Kolitis, Hyperphysitis, Thyreoiditis und Hepatitis wurden im Pembrolizumab-Arm jeweils bei 1,4%–1,9% über alle Grade beobachtet [153].

Wertung

Durch die Hinzunahme von Pembrolizumab in neoadjuvanter Situation ließ sich die pCR-Rate statistisch signifikant verbessern bei offensichtlich vertretbarer Toxizität. Insbesondere bei den frühen Tumorstadien, die sowohl in der Studie als auch dank heutiger Screening-Untersuchungen häufiger vertreten sind als fortgeschrittene Stadien, ließen sich mit diesem Behandlungskonzept (aber auch im Placebo-Arm) sehr hohe pCR-Raten erzielen. Der Effekt des postoperativen, adjuvanten Einsatzes von Pembrolizumab kann bisher weder aus dieser Studie noch aus vorausgegangenen Studien abgeleitet werden.

Die randomisierte Phase-II-Studie **GeparNuevo** prüfte den zusätzlichen Einsatz des PD-L1-Inhibitors Durvalumab zu einer **Anthrazyklin-** und **Taxan**-basierten Chemotherapie (nab-Paclitaxel 12-mal wöchentlich gefolgt von 4 Kursen EC) bei 174 Patientinnen. Nach Randomisierung folgte zunächst eine 2-wöchentliche Behandlung mit **Durvalumab** beziehungsweise Placebo (Abb. 12). Stratifiziert wurde hinsichtlich der Dichte von tumorinfiltrierenden T-Lymphozyten (TILs niedrig, mittel, hoch). Eine Tumorbiopsie erfolgte präoperativ, nach 2 Wochen sowie nach 12 Wochen. Im Durvalumab-Arm (n=92) entwickelten 6 Patientinnen eine Hypothyreose, 7 Patientinnen eine Hyperthyreose. Im Placebo-Arm traten 2 Fälle einer Hypothyreose auf. Der primäre Endpunkt, die signifikante Steigerung der pCR-Rate wurde lediglich nominell, jedoch nicht statistisch erreicht: 53,4% versus 44,2%; OR 1,53; p=0,182 [93].

Nach einer medianen Beobachtungsdauer von knapp 44 Monaten waren 34 iDFS-Ereignisse eingetreten, davon 12 im Durvalumab-Arm und 22 im Placebo-Arm. Die meisten Ereignisse waren Fernmetastasierungen. Berechnet wurde eine **3-J-iDFS-Rate** von 85,6% (D) versus 77,2% (P): HR 0,48; 95%CI 0,24–0,97; p=0,0398. Besonders deutlich hatten Patientinnen mit PD-L1-positiven Tumoren profitiert: HR 0,436; 95%CI 0,188–1,01; p=0,053. Auch das Fernmetastasen-freie Überleben (DDFS) zeigte sich mit **3-J-DDFS-Raten** von 91,7% versus 78,7% deutlich verbessert: HR 0,31; 95%CI 0,13–0,74; p=0,0078. Gleiches galt für die **3-J-OS-Raten** mit 95,2% versus 83,5%: HR 0,24; 95%CI 0,08–0,72; p=0,0108. Bei Betrachtung der iDFS-, der DDFS- und OS-Wahrscheinlichkeit fiel auf, dass das Erreichen einer pCR nach vorheriger Behandlung mit Durvalumab einen Erkrankungsrückfall offensichtlich äußerst unwahrscheinlich machte (Abb. 13),

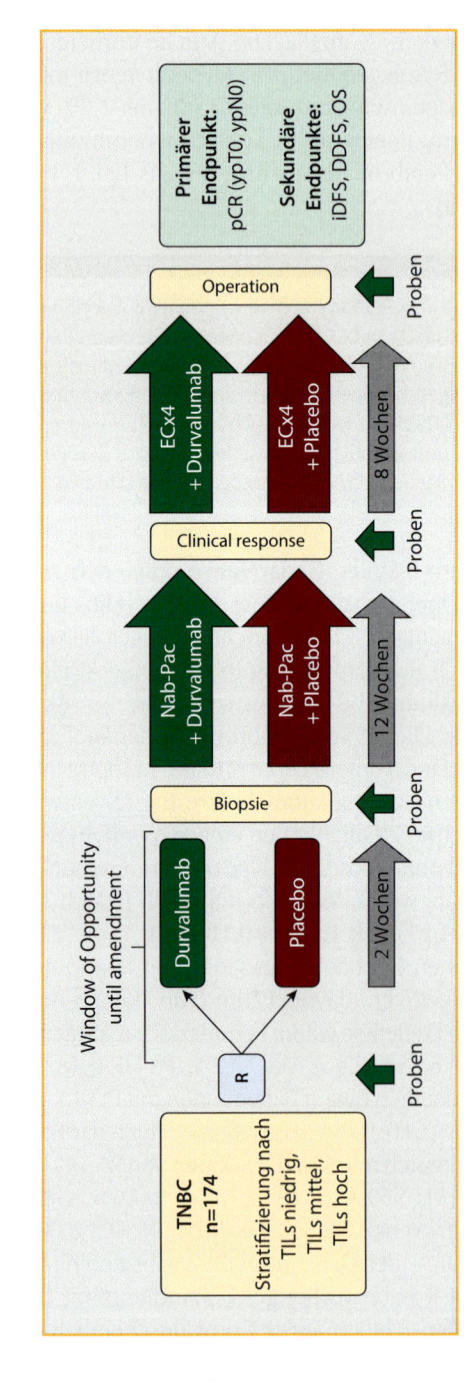

Abbildung 12: Design der Phase II-Studie GeparNUEVO zum neoadjuvanten Einsatz von Durvalumab. Modifiziert nach [93]

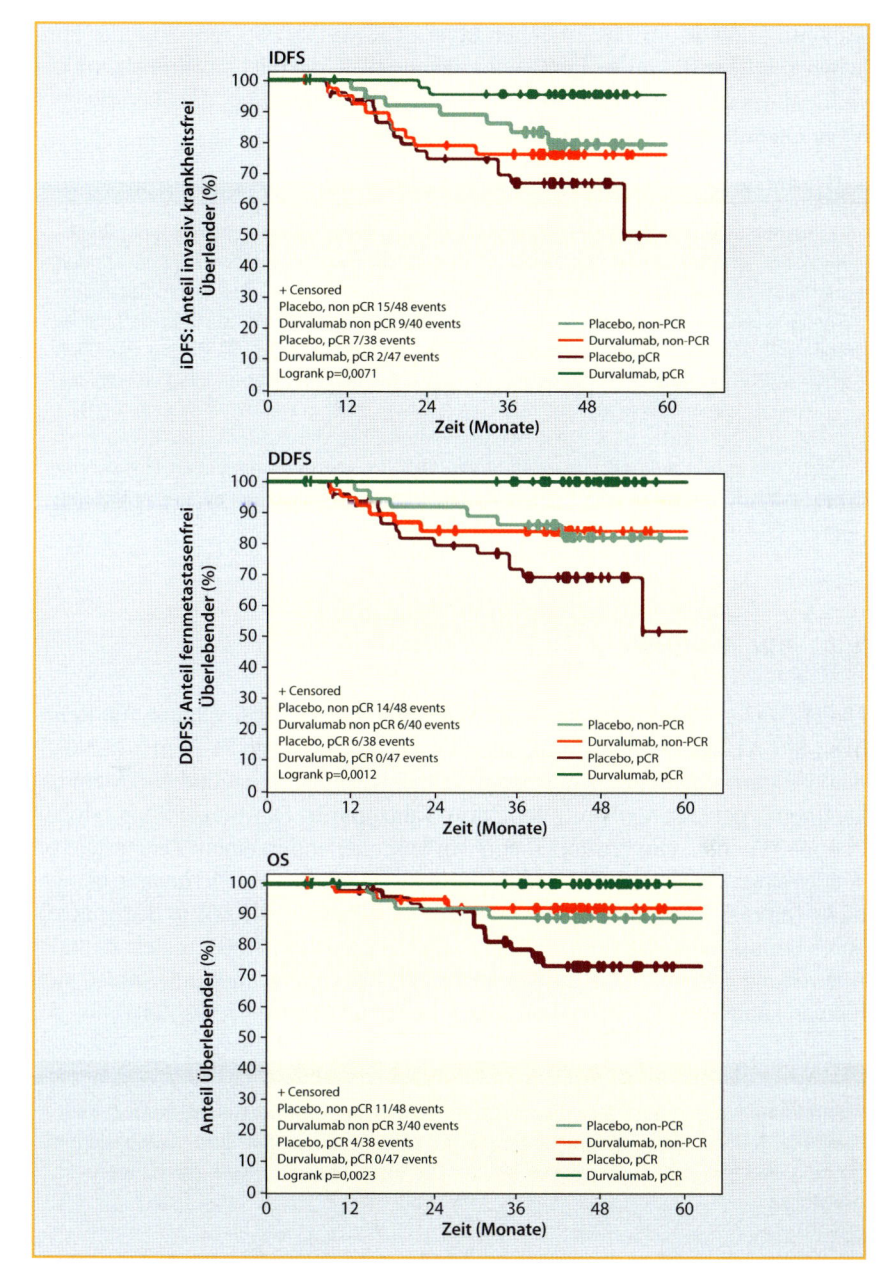

Abbildung 13: IDFS, DDFS und OS bezogen auf pCR und Behandlungsarm der Phase II-Studie GeparNUEVO. Adaptiert nach [93]

während andererseits das Erreichen einer pCR im Placebo-Arm zu einer ähnlichen (mittleren) Prognose führte wie eine non-pCR, die mit Durvalumab erreicht wurde. Dies spricht für eine „Nachwirkung" der Behandlung, die über die definitive Operation hinaus nicht fortgesetzt wurde [93].

Wertung

Diese zweite Auswertung der GeparNUEOVO-Studie lieferte hochinteressante Ergebnisse, die als valide angesehen werden dürfen, da die meisten Rezidive bei Patientinnen mit TNBC früh eintreten. Die Ergebnisse legen den Schluss nahe, dass eine präoperative Therapie mit einem Checkpoint-Inhibitor wahrscheinlich ausreicht und keine längere adjuvante Therapie mehr notwendig ist. Sie wirft auch die Frage auf, ob das Erreichen einer pCR im Zusammenhang mit dem Einsatz einer Immuntherapie den gleichen Stellenwert hat wie mit alleiniger Chemotherapie. Einen anderen Ansatz für Patientinnen mit TNBC und fehlender pCR nach neoadjuvanter Chemotherapie bietet die auch in Deutschland rekrutierende Phase-III-Studie SASCIA, die den adjuvanten Einsatz von Sacituzumab Govitecan im Vergleich zu Capecitabin beziehungsweise Chemotherapie nach Wahl des Behandlers oder reiner Nachbeobachtung testet.

3.4 BRCA-Mutation

Die einarmige Phase II-Studie **NEOTALA** prüfte bei 112 Patientinnen mit Keimbahn-BRCA1- oder Keimbahn-BRCA2-Mutation bei Tumoren >1,5 cm (>T1 N0–3) den neoadjuvanten Einsatz des bereits in metastasierter Situation beim Mammakarzinom zugelassenen PARP-Inhibitors **Talazoparib**. Die Behandlung erfolgte über 24 Wochen. Die Brustoperation war anschließend in einem Zeitfenster von 4–6 Wochen vorgesehen. Eine adjuvante Fortsetzung der PARPi-Therapie erfolgte nicht. Mit dieser Monotherapie wurde eine pCR-Rate von 45,8% in der evaluierbaren Population (n=48) und 49,2% in der ITT-Population (n=61) mittels zentraler Auswertung ermittelt. Die Auswertung durch die Untersucher unterschied sich hiervon kaum mit pCR-Raten von 45,8% beziehungsweise 47,5% [85].

Wertung

Die Monotherapie mit Talazoparib zeigte neoadjuvant eine vergleichbare pCR-Rate, die bei dieser Patientenpopulation auch mit einer Anthrazyklin- und taxanbasierten Chemotherapie zu erwarten gewesen wäre. Es scheint lohnend, diesen Ansatz weiter zu verfolgen.

4 Adjuvante Therapiesituation

4.1 Hormonrezeptor-positive Tumoren

4.1.1 Strahlentherapie

Die randomisierte Studie **PRIME 2** rekrutierte von 2003 bis 2009 insgesamt 1 326 Patientinnen im Alter von mindestens 65 Jahren, die eine brusterhaltende Therapie und adjuvante antihormonelle Therapie erhielten. Die Patientinnen wurden randomisiert in eine Gruppe mit lokaler Strahlentherapie der operierten Brust (n=658) und eine Gruppe ohne Strahlentherapie (n=668).

Eingeschlossen wurden Patientinnen mit Tumoren <3 cm ohne axillären Lymphknotenbefall (<5% mit axillärem LK-Befall in beiden Armen) und mit positivem Hormonrezeptorstatus im Alter von maximal 65 Jahren, die eine adjuvante endokrine Therapie erhielten. Kleine Tumoren bis 1 cm hatten in beiden Therapiearmen etwa 40%, Tumoren bis 2 cm knapp 50% und Tumoren bis 3 cm etwas mehr als 10% der Patientinnen aufgewiesen. Eine perioperative endokrine Therapie war bei 91% der Fälle erfolgt.

Bei Verzicht auf die Strahlentherapie zeigte sich in der **10-Jahres-Lokaltumor-Rückfallrate** ein Risiko von knapp 10%, während dies bei Anwendung der Strahlentherapie bei 1% lag (p=0,00008). Hinsichtlich des **Fernmetastasierungsrisikos** ergab sich kein signifikanter Unterschied: Hier wurde von 8/668 (1,9%) Fällen im experimentellen Arm und von 15/658 (3,6%) im Strahlentherapiearm berichtet (p=0,07). Auch hinsichtlich des **Gesamtüberlebens** zeigte sich mit einer 10-J-OS-Rate von 80,4% (ohne Radiatio) gegenüber 81% (mit Radiatio) kein Unterschied (p=0,68). Bei Patientinnen mit nur schwach positivem Östrogenrezeptorstatus betrug die 10-Jahres-Rückfallrate 18,8% im Vergleich zu 9,2% bei deutlich positivem Östrogenrezeptorstatus (p=0,007). Fast alle Todesfälle waren nicht Brustkrebs-assoziiert (93,4%).

> **Wertung**
>
> Der Verzicht auf eine postoperative Strahlentherapie scheint nach den Ergebnissen der Studie PRIME 2 für ältere Patientinnen mit Tumoren unter 3 cm (G1–2) ohne Lymphknotenbefall eine vertretbare Option zu sein, da sich durch den Einsatz der Strahlentherapie kein Vorteil hinsichtlich des Auftretens von Fernmetastasen und des Gesamtüberlebens zeigte [76].

4.1.2 Risikoeinschätzung und Therapieplanung

Die Ergebnisse der prospektiven Studie **MINDACT** liegen seit 2016 voll publiziert vor. Es wurden letztlich 6 993/11 288 Patientinnen mit einem **nodalnegativen**

Mamakarzinom sowohl nach klinisch-pathologischen als auch nach dem Ergebnis der 70-Gen-Signatur MammaPrint® stratifiziert [17]. Dabei erfolgte der Vergleich der 70-Gen-Signatur mit üblichen klinisch-pathologischen Kriterien. Dazu wurde eine modifizierte Version von *Adjuvant Online* verwendet. Wenn sich in beiden Fällen ein **niedriges Risiko** ergab, wurde keine Chemotherapie durchgeführt (dann lediglich antihormonelle Therapie adjuvant, falls Hormonrezeptor-positiv). Zeigte sich in beiden Fällen ein **hohes Risiko**, erfolgte eine adjuvante Chemotherapie (Randomisierung Anthrazyklin-basiert versus Docetaxel/Capecitabin). Waren das **klinische Risiko niedrig** und das **genomische Risiko hoch**, was bei etwa 600 Patientinnen der Fall war, wurde 1:1 in Gruppen mit und ohne Chemotherapie randomisiert. War das **klinische Risiko hoch** und das **genomische Risiko niedrig** (circa 1500 Fälle, die der eigentlichen Zielpopulation der Studie entsprachen), wurde ebenfalls 1:1 in Gruppen mit und ohne Chemotherapie randomisiert, um zu klären, ob dieser Gruppe eine Chemotherapie erspart werden könnte (Abb. 14) [17].

Es ergaben sich folgende **Risikogruppen**:
1. Risiko klinisch **niedrig** / genomisch **niedrig**:   n=2745 (41%)
2. Risiko klinisch **niedrig** / genomisch **hoch**:   n=592 (8,8%)
3. Risiko klinisch **hoch** / genomisch **niedrig**:   n=1550 (23,2%)
4. Risiko klinisch **hoch** / genomisch **hoch**:   n=1806 (27,0%)

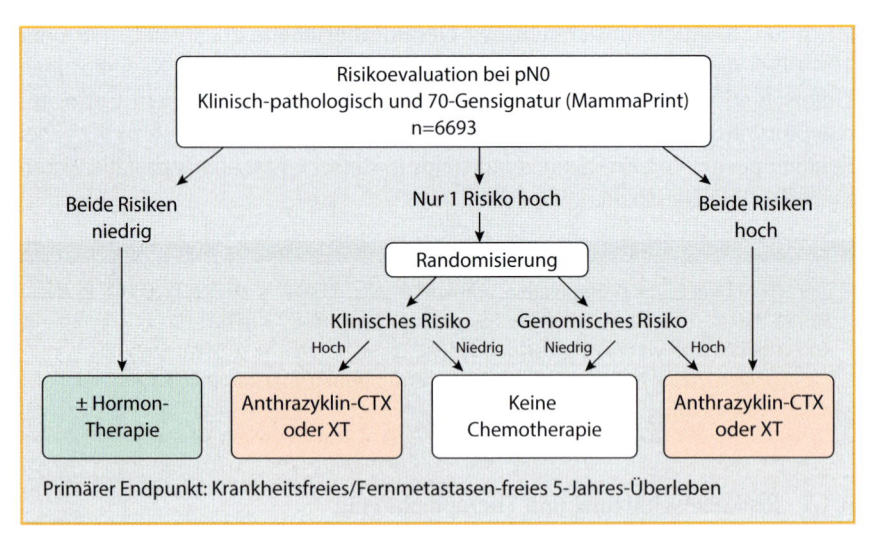

Abbildung 14: *Studiendesign MINDACT. In 80% der Fälle lag pN0 vor, in 20% pN+, davon 14% mit nur 1 befallenem Lymphknoten. Modifiziert nach [17].*

Tabelle 5: Charakteristika der Patientinnen mit gegensätzlichem klinischen beziehungsweise genomischem Risiko in der Studie MINDACT. Adaptiert nach [132].

	Geringes klinisches Risiko/ hohes genomisches Risiko n=592 (%)	Hohes klinisches Risiko/ geringes genomisches Risiko n=n1 550 (%)
Tumorgröße (cm)		
<1	198 (33,4)	38 (2,5)
1 zu 2	383 (64,7)	610 (39,4)
>2 zu 5	11 (1,9)	843 (54,4)
>5	0	58 (3,7)
Lymphknotenstatus		
Negativ	577 (97,5)	812 (52,4)
Positiv		
1 LK	10 (1,7)	505 (32,6)
2 LK	3 (0,3)	157 (10,1)
3 LK	2 (0.3)	69 (4,5)
≥ 4 Knoten	0	6 (0,4)
Tumorgrading		
1	92 (15,5)	98 (6,3)
2	414 (69,9)	995 (64,2)
3	83 (14,0)	443 (28,6)

Die Patientencharakteristika der Zielpopulation mit abweichendem klinischen beziehungsweise genomischen Risiko sind in Tabelle 5 dargestellt. Dabei hatten bei hohem klinischen Risiko etwa 48% der Fälle einen axillären Lymphknotenbefall und mehr als 50% der Fälle eine Tumorgröße von 2–5 cm aufgewiesen.

Mit einer längeren medianen **Nachbeobachtung** von **8,7 Jahren** und passend zum typischen Verlauf bei luminalen Mammakarzinomen wurden nun in beiden Armen mehr Fälle von Fernmetastasierungen beobachtet und die aktualisierten Resultate voll publiziert. Für diese Folgeauswertung standen die Daten von mehr als 90% der Patientinnen, die an 112 Zentren in 9 europäischen Ländern teilgenommen hatten, zur Verfügung. Mit inzwischen reiferen Daten bestätigen sich nahezu unverändert die 5-Jahres-Ergebnisse für das Fernmetastasen-freie Überleben (DMFS); allerdings vergrößerte sich der Unterschied zu Ungunsten der rein endokrinen Therapie hinsichtlich des Fernmetastasen-freien Überlebens DMFS von 0,9% (nach 5 Jahren) auf 2,6% (Tab. 6 und Abb. 15) [132].

Auch in der TAILORx-Studie hatte sich für die jüngeren Patientinnen ein positiver Effekt durch die Chemotherapie (je nach Risikoscore-Differenz von 6,5%, beziehungsweise 8,7%) gezeigt [161].

Tabelle 6: *Aktualisierte Ergebnisse der MINDACT-Studie bei klinisch hohem/genomisch niedrigem Risiko. DMFS fernmetastasenfreies Überlben, OS Gesamtüberleben. Adaptiert nach [132].*

	DMFS mit Chemotherapie	DMFS ohne Chemotherapie
Nach 5 Jahren (95% CI)	95,1% (93,1–96,6)	94,8% (92,9–96,2)
Nach 8 Jahren (95% CI)	92,0% (89,6–93,8)	89,4% (86,8–91,5)
	OS mit Chemotherapie	OS ohne Chemotherapie
Nach 8 Jahren (95% CI)	95,7% (93,9–97,0)	94,3% (92,2–95,8)

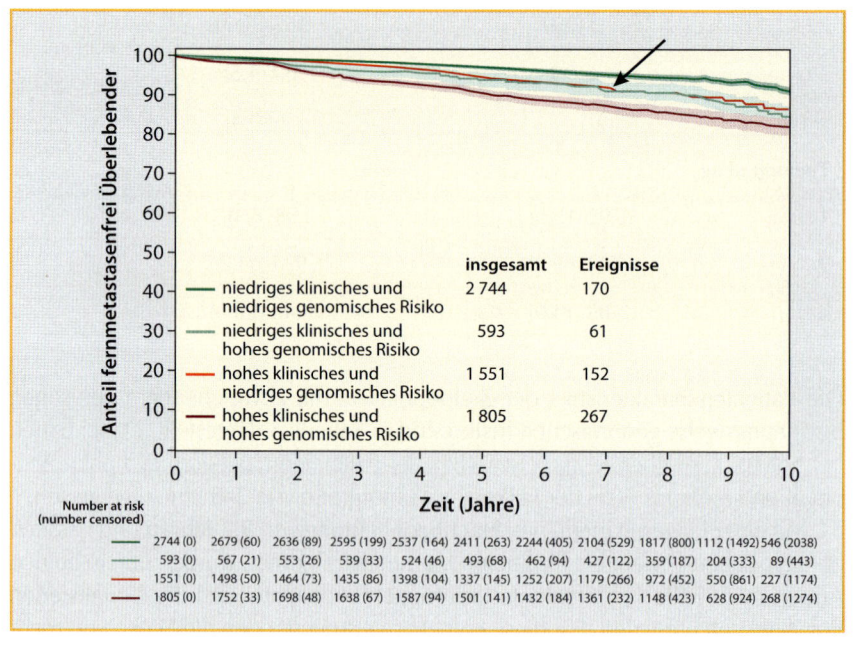

Abbildung 15: *Update zum fernmetastasenfreien Überleben (DMFS) in der Studie MINDACT. Adaptiert nach [132].*

Wertung

Insgesamt bestätigte sich nach längerer Beobachtungsdauer, dass bei Patientinnen in postmenopausaler Situation auf eine Chemotherapie verzichtet werden kann, wenn trotz klinisch hoher Risikokonstellation ein niedriges genomisches Risiko detektiert wird. Das Update der MINDACT-Studie passt auch zu den Resultaten der TAILORx- und der WSG PlanB-Studie [161]. Zu berücksichtigen ist jedoch, dass für Patientinnen mit einem ausgedehnten axillären Lymphknotenbefall (≥4 LK) keine Daten vorliegen und dass Patientinnen in prämenopausaler Situation einer besonderen Beratung bedürfen. Bei längerer Beobachtungsdauer zeigte sich in der MINDACT-Studie auch, dass die Differenz im Fernmetastasen-freien Überleben bei Verzicht auf Chemotherapie etwas höher ausfiel (verglichen mit dem Einsatz der Chemotherapie), so dass auch hier Ergebnisse von weiteren Beobachtungen in einigen Jahren durchaus relevant sind.

Aktuell wurden die ersten Ergebnisse der Phase-III-Studie **RxPONDER** berichtet, bei der Patientinnen mit 1 bis 3 befallenen axillären Lymphknoten bei Hormonrezeptor-positivem, HER2-negativem Mammakarzinom zusätzlich zu einer nach Standard erfolgenden adjuvanten endokrinen Therapie eine Behandlung mit Anthrazyklinen und/oder Taxanen oder lediglich eine endokrine Therapie allein erhielten (Abb. 16). Als Therapieschemata waren TC, FAC (oder FEC), AC/T (oder EC/T) oder FAC/T (oder FEC/T) erlaubt.

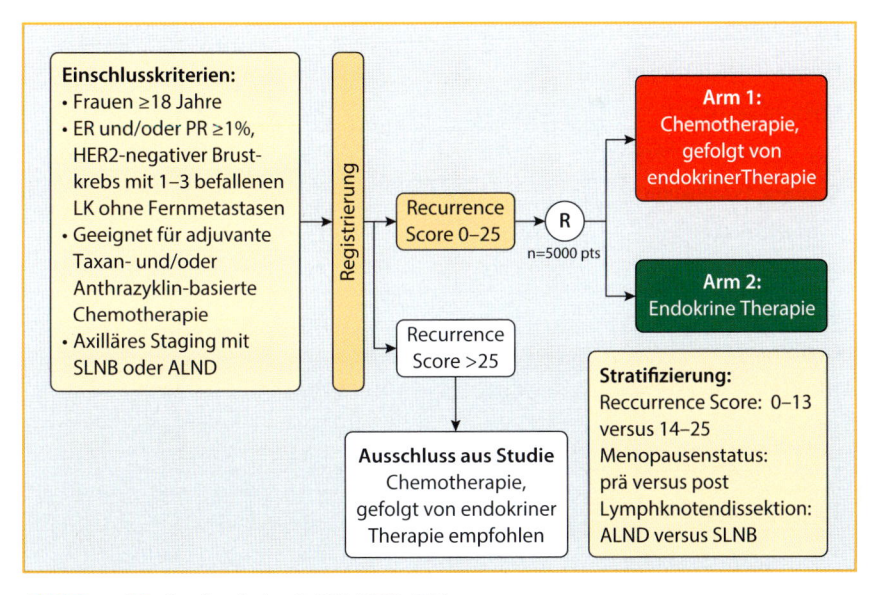

Abbildung 16: *Studiendesign RxPONDER. [76].*

Tabelle 7: *Patientencharakteristika bei Studienstart in der Phase-III-Studie RxPONDER. ET Endokrine Therapie. Adaptiert nach [69].*

Charakteristika	ET (n=2506)	Chemotherapie (n=2509)	Gesamt (n=5015)
Bevölkerungsgruppe			
Weiß	64,9%	66,4%	65,7%
Schwarz	4,8%	5,1%	5,0%
Asiatisch	6,8%	6,1%	6,5%
Sonstige	23,5%	22,3%	22,9%
Hispanisch			
Ja	13,0%	11,9%	12,4%
Nein	67,6%	68,9%	68,3%
Unbekannt	19,4%	19,3%	19,3%
Menopausenstatus			
Prämenopausal	33,2%	33,2%	33,2%
Postmenopausal	66,8%	66,8%	66,8%
Rezidenzwert			
RS 0-u201213	42,7%	42,9%	42,8%
RS 14-201225	57,3%	57,1%	57,2%
Lymphknotendissektion			
Vollständige ALND	62,7%	62,5%	62,6%
Nur Sentinel Lymphknoten	37,4%	37,5%	37,4%
Befallene Lymphknoten			
1 Lymphknoten	65,9%	65,0%	65,5%
2 Lymphknoten	24,9%	25,7%	25,3%
3 Lymphknoten	9,2%	9,2%	9,2%
Gradierung			
Niedrig	24,6%	24,7%	24,7%
Mittel	64,1%	66,1%	65,1%
Hoch	11,3%	9,2%	10,3%
Tumorklassifikation			
T1	58,5%	57,7%	58,1%
T2/T3	41,5%	42,3%	41,9%

Zunächst erfolgten die Registrierung der Patientin und ein Multigentest (Oncotype DX®). Wurde ein hohes Rückfallrisiko mit einem Rückfallscore (RS) >25 ermittelt, war keine Studienteilnahme möglich und die Patientin erhielt außerhalb der Studie eine Chemotherapie, gefolgt von einer endokrinen Therapie. Bei einem RS von 0–25 erfolgte mittels 1:1-Randomiserung die Durchführung der Chemotherapie gefolgt von endokriner Therapie (Arm 1) oder aber eine rein endokrine Therapie (Arm 2). Stratifiziert wurde hinsichtlich des Rückfallscores, des Menopausenstatus sowie der Art der Axilla-Operation (ALND oder SLNB).

Primärer Endpunkt war die Überprüfung des Effekts der Chemotherapie auf das invasiv krankheitsfreie Überleben (iDFS) bei Patientinnen mit 1–3 befallenen axillären Lymphknoten und einem RS ≤25. Eine zu prüfende Hypothese in der Studie war es, dass der Vorteil durch eine Chemotherapie bei höherem Risikoscore (14–25) größer ist als bei einem niedrigen RS (0–13). Die Patientencharakteristika waren in beiden Armen gleichmäßig verteilt (Tab. 7).

Für die Gesamtpopulation zeigte sich ein kleiner **5-J-iDFS**-Vorteil von 1,4% (92,4% versus 91,0%) zu Gunsten des Chemotherapie-Arms: HR 0,81; 95%CI 0,67–0,98; p=0,026. Insgesamt war in der Studie nur etwa die Hälfte der iDFS-Ereignisse eingetreten, die zum Zeitpunkt der medianen Beobachtungsdauer von 5,1 Jahren erwartet worden war (447/5 015; 54%).

In der ersten Analyse zeigte sich jedoch kein relativer Vorteil hinsichtlich des Effekts der Chemotherapie bezogen auf die Höhe des Risikoscores (Tab. 8), weshalb in weiteren Analysen auf diese Interaktionsgröße verzichtet wurde.

Postmenopausale Patientinnen mit einem RS von 0–25 profitierten in sämtlichen Subgruppen **nicht** von einer adjuvanten Chemotherapie. **Prämenopausale** Patientinnen mit einem RS von 0–25 profitierten jedoch von der Chemotherapie zusätzlich zur endokrinen Therapie (Tab. 9).

Es zeigte sich eine relative Reduktion der iDFS-Ereignisse um 46% und eine 53%ige relative Risikoreduktion hinsichtlich des Sterberisikos mit einer absoluten

Tabelle 8: *Analyse der prognostischen Faktoren, das iDFS betreffend, mit Interaktion von RS und Menopausenstatus in der Phase-III-Studie RxPONDER. RS Risikoscore. Adaptiert nach [69].*

	Hazard Ratio	2-seitiger p-Wert	95%CI
Chemotherapie	0,56	0,07	0,30–1,05
RS (pro Änderung der Einheit)	1,05	<0,001	1,02–1,07
Menopausenstatus	1,00	0,97	0,82–1,24
Chemo x RS-Wechselwirkung	1,02	0,30	0,98–1,06

Tabelle 9: *Analyse des Chemotherapieeffekts in Bezug auf den Menopausenstatus, das iDFS betreffend, in der Phase-III-Studie RxPONDER. RS Risikoscore. Adaptiert nach [69].*

	Hazard Ratio	2-seitiger p-Wert	95%CI
Chemotherapie	0,53	<0,001	0,37–0,76
RS (pro Änderung der Einheit)	1,06	<0,001	1,04–1,08
Menopausenstatus	0,79	0,08	0,60–1,03
Chemo x Menopause Interaktion	1,79	0,008	1,17–2,74

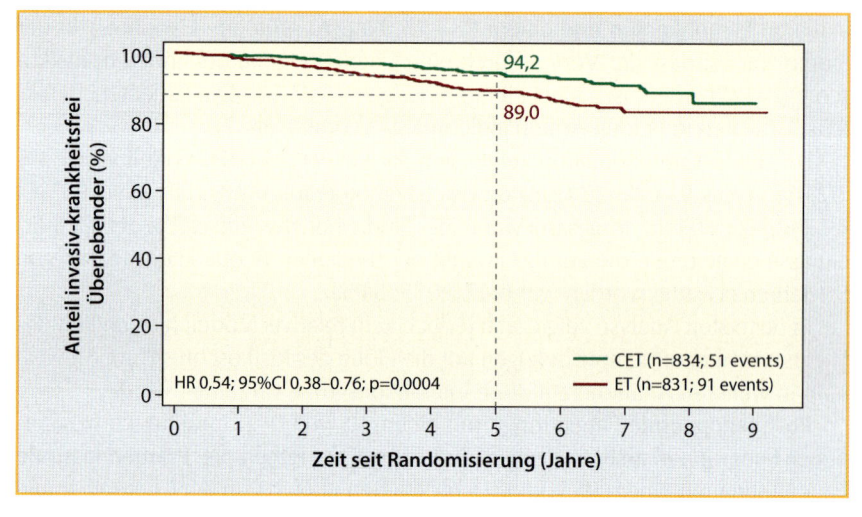

Abbildung 17: *Analyse des Chemotherapie-Effekts in der Prämenopause, das iDFS betreffend, in der Phase-III-Studie RxPONDER. RS Risikoscore, ET Endokrine Therapie, CET Chemotherapie plus ET. Adaptiert nach [69].*

Verbesserung der 5-Jahres-OS-Überlebenswahrscheinlichkeit um 1,3% (Abb. 17). Die absolute Risikoreduktion hinsichtlich des 5-J-iDFS betrug 5,2%.

Bei Patientinnen in prämenopausaler Situation mit einem RS von 0–13 betrug der Chemotherapie-bedingte Vorteil hinsichtlich des 5-J-iDFS absolut 3,9% (96,5% versus 92,6%; HR 0,46; 95% CI 0,22–0,97; p=0,04). Bei einem RS von 14–25 betrug dieser Vorteil in prämenopausaler Situation 6,2% (92,8% versus 86,6%; HR 0,57; 95% CI 0,39–0,84; p=0,05). In postmenopausaler Situation zeigten sich hier auch bei Unterteilung nach diesen beiden RS-Gruppen keine signifikanten Unterschiede (jeweils 5-J-iDFS-Rate zwischen 90% und 93%), siehe Tabelle 10.

Tabelle 10: Analyse des iDFS in Bezug auf Menopausenstatus und Risikoscore (RS) in der Phase-III-Studie RxPONDER RS Risikoscore. Adaptiert nach [69].

Postmenopausal	CT + ET	ET	Prämenopausal	CT + ET	ET
RS 0–13	n=765	n=736	**RS 0–13**	n=311	n=334
Events (n)	56	58	Events (n)	10	25
5-Jahres-iDFS (%)	93,4	92,9	5-Jahres-iDFS (%)	96,5	92,6
Absolute Differenz (%)	NS		Absolute Differenz (%)	3,9	
HR (95% CI)	0,96 (0,66–1,38) p=0,81		HR (95% CI)	0,46 (0,22–0,97) p=0,04	
RS 14–25	n=910	n=939	**RS 14–25**	n=523	n=497
Ereignisse, n	91	100	Ereignisse, n	41	66
5-J-IDFS (%)	90,1	91,2	5-J-iDFS (%)	92,8	86,6
Absolute Differenz (%)	NS		Absolute Differenz (%)	6,2	
HR (95% CI)	0,98 (0,74–1,30) p=0,89		HR (95% CI)	0,57 (0,39–0,84) p=0,005	

In Bezug auf das Ausmaß des Lymphknotenbefalls (1 Lymphknoten versus 2–3 Lymphknoten) zeigte sich bei den postmenopausalen Patientinnen kein Unterschied im iDFS, gleichgültig ob eine Chemotherapie durchgeführt worden war oder nicht. Bei den prämenopausalen Patientinnen bestand der Vorteil durch eine Chemotherapie hinsichtlich des iDFS in ähnlichem Maße, gleichgültig ob ein Lymphknoten befallen war (5-J-iDFS 5,2%; HR 0,50; 95% CI 0,32–0,77; p=0,002) oder aber ob 2–3 Lymphknoten befallen waren (Differenz 5,1%; HR 0,58; 95% CI 0,34–1,02; p=0,057) [69].

> **Wertung**
>
> Postmenopausale Patientinnen mit 1–3 Lymphknoten und einem RS von 0–25 schienen in der Studie RxPONDER nicht von der zusätzlichen Chemotherapie zu profitieren, weshalb eine rein endokrine adjuvante Therapie in dieser Situation vertretbar ist. Dieses Ergebnis passt auch zu bereits vorliegenden Studien wie etwa der MINDACT-Studie. Patientinnen in prämenopausaler Situation hingegen profitierten offenbar von der zusätzlichen Chemotherapie. Unklar ist, inwieweit dies ein direkter Effekt der zytostatischen Wirkung der Chemotherapie ist oder ob dies eher auf die Chemotherapie-induzierte ovarielle Suppression zurückzuführen ist. Die Beobachtungsdauer der Studie ist mit 5 Jahren noch relativ kurz, erst recht für Patientinnen mit einem RS von maximal 25. Weitere Ergebnisse bleiben abzuwarten.

Die 20-Jahres-Daten des **Stockholm Tamoxifen Randomized Trial** (**STO-5**) wurden beim ESMO BREAST-Meeting 2021 präsentiert. Hier waren zwischen 1990 und 1997 insgesamt 924 Patientinnen mit und ohne Lymphknotenbefall (wenn N0, dann pT ≥1cm) eingebracht worden. Das mediane Alter der Patientinnen betrug 46 Jahre (Spannweite 26–57). Patientinnen mit 1–3 befallenen LK erhielten 6 Kurse Chemotherapie nach dem CMF-Protokoll. Bei mindestens 4 befallenen LK erfolgte ebenfalls eine Chemotherapie (6-mal CMF), gefolgt von einer lokoregionären Bestrahlung. Lag kein Lymphknotenbefall vor, erfolgte keine Chemotherapie. Alle so stratifizierten Patientinnen wurden in 4 Therapiearme randomisiert und erhielten entweder **Goserelin** (n=230), **Tamoxifen** (n=231), **Goserelin plus Tamoxifen** (n=230) oder es wurde in einem **Kontrollarm keine endokrine Therapie** verabreicht und nur nachbeobachtet (n=233).

Bei den Patientinnen, bei denen ein Gewebeblöckchen des Primärtumors zur Verfügung stand (n=729) und bei denen nachfolgend eine Hormonrezeptor-Positivität bestätigt werden konnte (n=610), erfolgte die Untersuchung mit einer **70-Gen-Signatur** (MammaPrint®) zur Risikoklassifizierung (n=465): Goserelin mit n=131, Tamoxifen mit n=105, Goserelin plus Tamoxifen mit n=120 und die Kontrollgruppe mit n=109. Die Auswertung bei den bestätigten Hormonrezeptor-positiven Fällen (n=160 mit Goserelin, n=142 mit Tamoxifen, n=156 mit Goserelin plus Tamoxifen und n=152 in der Kontrollgruppe) ergab für jegliche endokrine Therapie einen klaren Vorteil gegenüber der Kontrollgruppe (Abb. 18).

Arm	n	Ereignisse	HR (95%CI)
Goserelin	160	43	0,48 (0,32–0,72)
Tamoxifen	142	48	0,59 (0,39–0,88)
Goserelin+ Tamoxifen	156	53	0,67 (0,46–0,97)
Kontrolle	152	63	Referenz

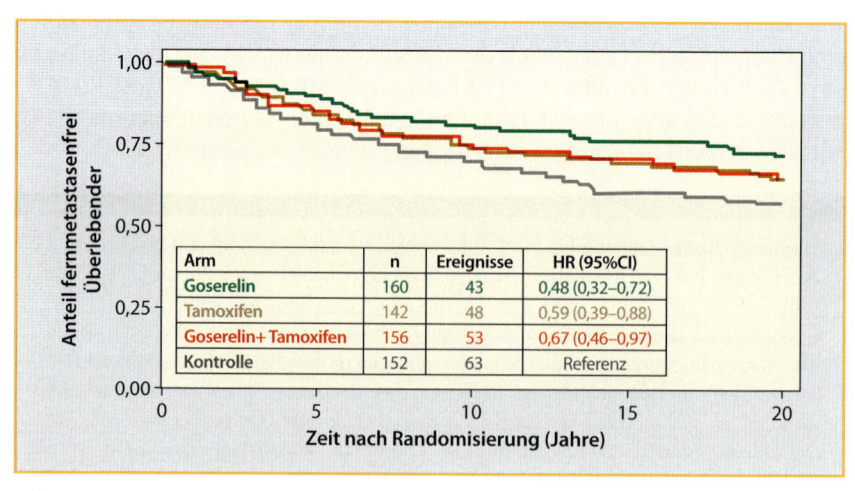

Abbildung 18: *Effekt der endokrinen Therapie in der Prämenopause das Fernmetastasen-freie Überleben in der randomisierten Studie STO-5. Adaptiert nach [66]*

Tabelle 11: *Reduzierung des 20-Jahres-Risikos auf Fernmetastasierung bei prämenopausalen Patientinnen mit HR-positiven Tumoren in der Studie* **STO-5,** *adjustiert hinsichtlich Tumorgröße, Grading, Nodalstatus, PR, HER2, Ki-67, CMF-Chemotherapie und Strahlentherapie. Adaptiert nach [66].*

Prämenopausale ER-positive Brustkrebspatientinnen	Therapie	Angepasste HR (95%CI)
Alle Patientinnen	Goserelin	0,48 (0,32–0,72)
	Tamoxifen	0,59 (0,39–0,88)
	Goserelin + Tamoxifen	0,67 (0,46–0,97)
	Keine endokrine Therapie	1,00 (Referenz)
Patientinnen mit **geringem Risiko** in 70-Gen-Signatur	Goserelin	0,80 (0,42–1,52)
	Tamoxifen	**0,38** (0,18–0,82)
	Goserelin + Tamoxifen	0,72 (0,39–1,32)
	Keine endokrine Therapie	1,00 (Referenz)
Patientinnen mit **hohem Risiko** in 70-Gen-Signatur	Goserelin	**0,22** (0,10–0,49)
	Tamoxifen	0,69 (0,33–1,46)
	Goserelin + Tamoxifen	0,64 (0,32–1,27)
	Keine endokrine Therapie	1,0 (Referenz)

Insgesamt reduzierten Goserelin, Tamoxifen und Goserelin plus Tamoxifen das 20-Jahres-Risiko einer Fernmetastasierung gegenüber der Kontrollgruppe. Bei Stratifizierung nach der 70-Gen-Signatur für Patientinnen mit niedrigem Risikoprofil zeigte sich ein größerer Vorteil durch Tamoxifen, während bei Hochrisikopatientinnen ein besonders positiver Effekt durch Goserelin als Monotherapie erzielt wurde (jeweils verglichen zu keiner endokrinen Therapie), siehe Tab. 11.

> **Wertung**
>
> Mit sehr langer Beobachtungsdauer erscheinen die Ergebnisse trotz der relativ kleinen Fallzahl valide. Demnach zeigte sich ein positiver Langzeiteffekt besonders durch Tamoxifen bei niedrigem genomischem Risiko, während bei genomisch hohem Risiko der Einsatz von Goserelin günstiger schien [66].

Einige Patientinnen mit Luminal-B-Subtyp weisen ein intermediäres oder hohes Risiko auf (bis zu 3 befallene axilläre Lymphknoten) und könnten trotzdem eventuell Chemotherapie-frei behandelt werden. Diesen Ansatz verfolgt die Phase II/III-Umbrella-Studie **WSG-ADAPT-HR-positiv/HER2-negativ**. Ebenfalls wird hierbei die Wertigkeit des Markers Ki-67 hinsichtlich des Ansprechens auf die präoperative endokrine Therapie geprüft. Weitere Fragestellungen, wie die Optimierung der neoadjuvanten Chemotherapie (siehe auch Abschnitt 3.1.1 [74]) werden ebenfalls in dieser Studie bearbeitet. Eingebracht wurden Patientinnen, die Kandidatinnen für eine adjuvante Chemotherapie nach den üblichen Kriterien darstellen. Zunächst erfolgt eine 3-wöchentliche endokrine Therapie vor der Operation, und basierend auf das Ansprechen hierauf entweder eine alleinige adjuvante endokrine Therapie oder aber eine Chemotherapie gefolgt von einer adjuvanten endokrinen Therapie.

Berichtet wurden die Ergebnisse von 2290 Frauen, die innerhalb der Studie adjuvant die **alleinige endokrine Therapie** erhalten hatten. Hier wurden zwei Gruppen stratifiziert: **RS 0–11** und **RS 12–25**, wobei auch das Ansprechen auf die endokrine Therapie (posttherapeutisch Ki-67 ≤10%) berücksichtigt wurde. Es zeigte sich mit einer **5-J-iDFS-Rate** von 93,9% (RS 0–11) und 92,6% (RS 12–25), ein ähnliches Ergebnis in beiden Gruppen. Auch bei den entsprechenden Raten zur Fernmetastasierung zeigte sich kein wesentlicher Unterschied (96,3% versus 95,6%); gleiches galt für die 5-J-OS-Rate: 98,0% versus 97,3%. Die 5-J-DFMS-Rate unterschied sich auch nicht bei Betrachtung der Nodalstatus-Subgruppen. Einzige Ausnahme war eine Subgruppe, die einen höheren RS (12–25) und drei befallene Lymphknoten aufwies. Hier betrug die 5-J-DMFS-Rate nur 75,9%.

Auch hinsichtlich des **Alters** fand sich kein Unterschied für Patientinnen bis oder über 50 Jahre. Die Studie hatte damit einen ihrer primären Endpunkte erreicht: Patientinnen mit mittlerem Risiko (0–3 befallene Lymphknoten, RS 12–25 und Ansprechen definiert als Ki-67 ≤10% nach der kurzen präoperativen endokrinen Therapie) wiesen ein ganz ähnliches 5-J-iDFS auf wie die Patientinnen mit niedrigem Risiko (0–3 befallene Lymphknoten und RS 0–11). Die Nicht-Unterlegenheits-Grenze von -3,3% wurde dabei nicht überschritten [53].

Wertung

Auch diese Ergebnisse bestätigen, dass es eine große Gruppe von Patientinnen gibt, bei der der Verzicht auf eine adjuvante Chemotherapie vertretbar ist (siehe auch Abschnitt 3.1.1 zum neoadjuvanten Teil der Studie WSG-ADAPT HR-positiv/HER2-negativ).

4.1.3 CDK4/6-Hemmung

Etwa 20% der Patientinnen mit einem Hormonrezeptor-positiven frühen Mammakarzinom (EBC) erleiden innerhalb der ersten 10 Jahre einen Rückfall ihrer Erkrankung [40].

Das Rückfallrisiko besteht darüber hinaus auch noch über Jahrzehnte nach Beendigung der 5-jährigen endokrinen Therapie: Bei Befall von mindestens 4 axillären Lymphknoten beträgt dieses für die Jahre 5–14 nach Abschluss der endokrinen Therapie 27,7%, bei fehlendem Nodalbefall 9,8%. Für T2 N0-Tumoren wurden in der ersten Analyse entsprechende Rückfallrisiken von 13,5 und für T1 N0 7,9% berechnet. Selbst für Patientinnen mit einem T1 N0-Tumor beträgt das Fernmetastasierungsrisiko während der Jahre 5 bis 20 nach Beendigung der 5-jährigen adjuvanten endokrinen Therapie noch 13%; bei T2 N0 sind dies laut Metaanalyse sogar 19% [128]. Insofern besteht hier trotz Besserung der Heilungschancen im Laufe der letzten Jahrzehnte [127] weiterhin Verbesserungsbedarf. Dabei bietet sich die Erprobung neuer Substanzen, wie die in metastasierter Situation seit Jahren bewährten CDK4/6-Hemmer (CDK4/6i) in Kombination mit endokriner Therapie (ET) zum adjuvanten Einsatz an. Nun liegen die ersten Ergebnisse von zwei Phase-III-Studien vor.

Die nicht placebokontrollierte Phase-III-Studie **monarchE** schloss 5637 Patientinnen mit Hochrisikokonstellation ein. Hier wurden Operation, Strahlentherapie und Chemotherapie (adjuvant oder neoadjuvant) nach standard of care verabreicht. Entweder mussten die Patientinnen mindestens 4 befallene axilläre Lymphknoten oder aber 3 befallene Lymphknoten und weitere Risikofaktoren (Abb. 19) aufgewiesen haben. In einer 1:1 Randomisierung wurde entweder eine endokrine Therapie oder aber diese Behandlung in Kombination mit Abemaciclib (2× 150 mg täglich für 2 Jahre) verabreicht. Die endokrine Therapie als Basis wurde in beiden Armen für 5–10 Jahre je nach klinischer Indikation verabreicht.

Bei der ersten geplanten Zwischenanalyse nach einer medianen Beobachtungsdauer von 15,5 Monaten zum Zeitpunkt, an dem 323 Ereignisse bezogen auf das invasiv krankheitsfreie Überleben (iDFS) in der ITT-Population eingetreten waren, zeigte sich bereits ein Vorteil zu Gunsten der Kombinationsbehandlung (HR 0,75; 95% CI 0,60–0,93; p=0,01): Die 2-J-iDFS-Rate betrug entsprechend 92,2% versus 88,7%. Hinsichtlich der Sicherheitsanalyse ergaben sich keine Änderungen gegenüber dem bekannten Profil von Abemaciclib im Einsatz bei der fortgeschrittenen Erkrankung [68].

Nach einer medianen Beobachtungsdauer von 19,1 Monaten wurde eine aktualisierte Auswertung präsentiert: Inzwischen waren 163/2808 und 232/2829 Ereignisse im experimentellen beziehungsweise im Standard-Arm eingetreten und 25,5% (n=1437) der Patientinnen hatte einen 2-Jahres-Behandlungszeitraum innerhalb der Studie vollendet (12,5% zur ersten Zwischenauswertung [68]). In der geplanten Analyse zeigte sich eine signifikante Verbesserung des invasiv-krankheitsfreien Überlebens (iDFS), siehe Abb. 20. Die 2-Jahres-iDFS-Rate betrug 92,3% bei ET plus Abemaciclib und 89,3% mit ET allein (3% Differenz). Die

HR-pos., HER2-neg. Nodal-pos. früher Hochrisiko-Brustkrebs

Kohorte 1: Einschluss nach klinisch-pathologischen Risikofaktoren:
- ≥4 ALN oder
- 1–3 ALN und mindestens 1 weiterer der folgenden Risikofaktoren
  - Histologisch G3
  - Tumor ≥5 cm

ITT besteht aus Kohorte 1 und Kohorte 2

Kohorte 2: Einschluss nach Ki-67:
- 1–3 ALN und
- Ki-67 ≥20% (zentral getestet)
- Nicht G3
- Nicht Tumor ≥5 cm

n=5637

R 1:1

stratifiziert nach
- Vorheriger Chemotherapie
- Menopausenstatus
- Region

Abemaciclib (bis zu 2 Jahre) + ET gemäß Standard of Care (5–10 Jahre nach klinischer Indikation)

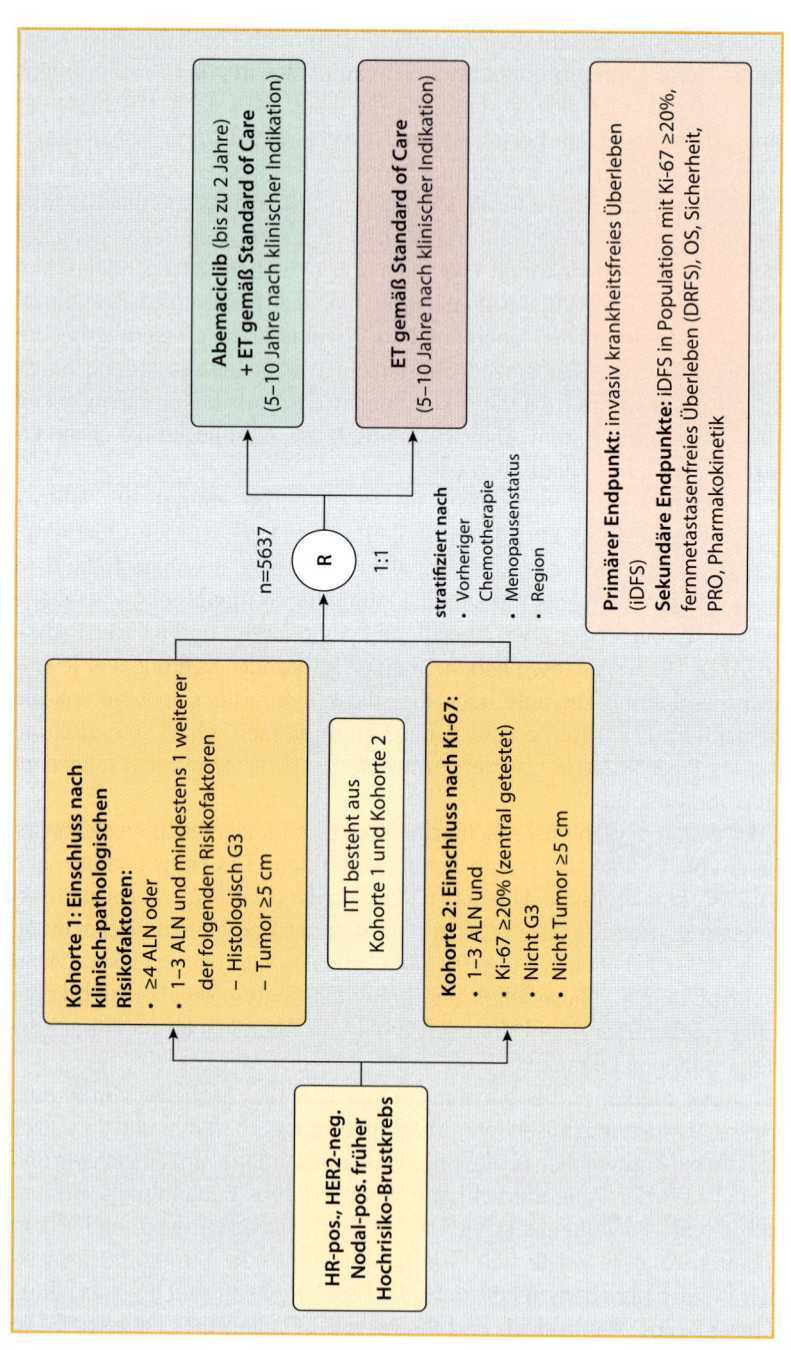

ET gemäß Standard of Care (5–10 Jahre nach klinischer Indikation)

Primärer Endpunkt: invasiv krankheitsfreies Überleben (iDFS)
Sekundäre Endpunkte: iDFS in Population mit Ki-67 ≥20%, fernmetastasenfreies Überleben (DRFS), OS, Sicherheit, PRO, Pharmakokinetik

Abbildung 19: Design der *Phase-III-Studie monarchE mit Abemaciclib. Modifiziert nach [123]. ALN Befallene axilläre Lymphknoten; ET endokrine Therapie*

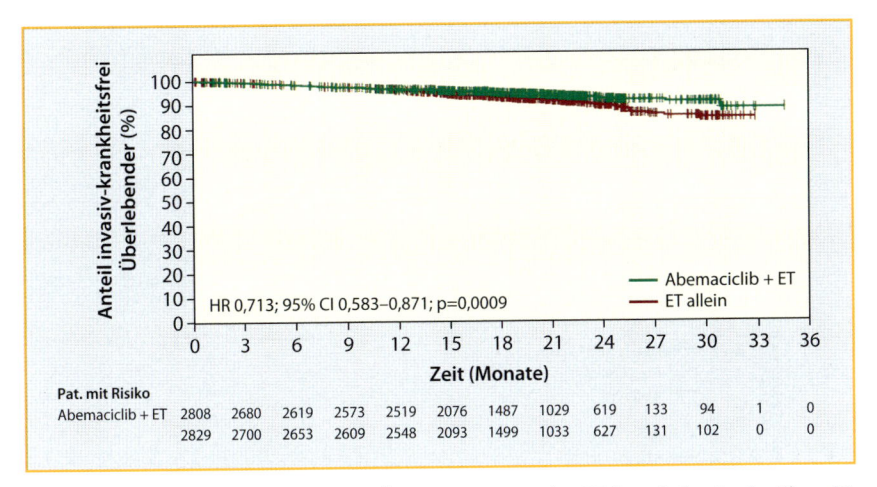

Abbildung 20: *Invasiv krankheitsfreies Überleben (iDFS) der ITT-Population in der Phase-III-Studie monarchE mit Abemaciclib. Adaptiert nach [123].*

Subgruppenanalyse deutet darauf hin, dass Patientinnen über 65 Jahre vom zusätzlichen Einsatz von Abemaciclib nicht profitiert hatten.

Das Fernmetastasen-freie Überleben (DRFS) der ITT-Population wurde ebenfalls signifikant durch den CDK4/6-Inhibitor verbessert: HR 0,687; 95%CI 0,551–0,858; p=0,0009. Die entsprechende 2-J-DRFS-Rate betrug 93,8% gegenüber 90,8% im Kontrollarm (3% Differenz). Das iDFS der Patientinnen, bei denen ein Ki-67 >20% in der ITT-Population nachgewiesen worden war, wurde ebenfalls verbessert (HR 0,691; 95%CI 0,519–0,920; p=0,0111) mit entsprechenden 2-J-iDFS-Raten von 91,6% versus 87,1% (Differenz 4,5%) [123].

Bei Betrachtung der in der Kohorte 1 behandelten Patientinnen (hohes Risiko nach klinischen und pathologischen Faktoren) bestätigte sich der prognostische Wert der Ki-67-Bestimmung: Hier wiesen Patientinnen mit Ki-67 ≥20% im Kombinationsarm eine 2-J-iDFS-Rate von 91,3% auf, während im Behandlungsarm mit ET alleine 86,1% erreicht wurden (n=1017 beziehungsweise n=986). Patientinnen in der Kohorte 1 mit niedrigem Ki-67 erzielten im Arm mit Abemaciclib plus ET (n=946) eine 2-J-DFS-Rate von 94,7% gegenüber den Patientinnen mit ET allein (n=968) mit 92,0% [68], siehe Abbildung 21.

Inzwischen liegt eine gesonderte Auswertung auch der großen Gruppe von Patientinnen vor, die eine **neoadjuvante Chemotherapie** (NACT) erhalten hatte: insgesamt n=2056; Abemaciclib plus ET n=1025; ET allein n=1031. Diese Patientinnen hatten bezogen auf die Gesamtgruppe tendenziell größere Tumoren und waren auch häufiger prämenopausal (circa 50% in der NACT-Subgruppe gegenüber 43% in der ITT-Population). Auch bei diesen Patientinnen, die eine NACT

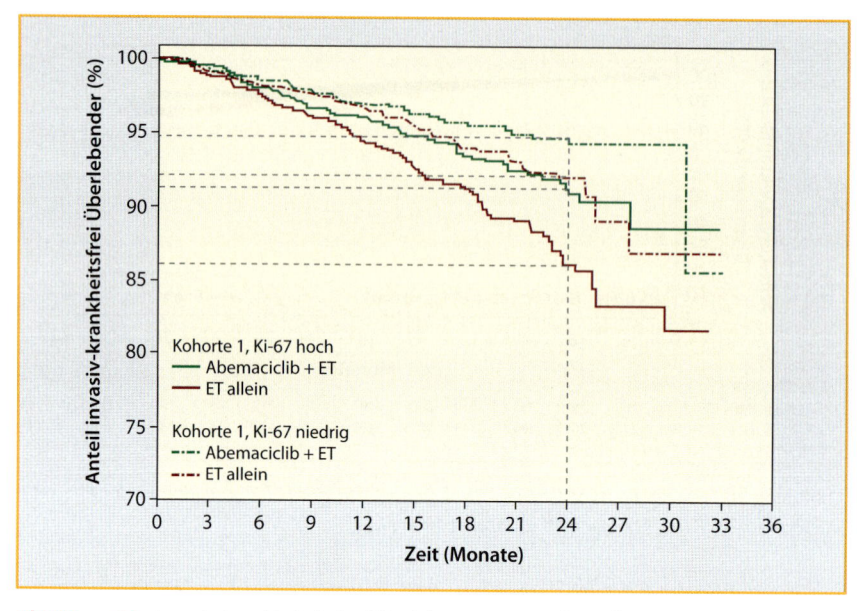

Abbildung 21: *Invasiv krankheitsfreies Überleben (iDFS) in der Kohorte 1 bezogen auf Ki-67 <20% (niedrig) oder ≥20% (hoch) in der Phase-III-Studie monarchE mit Abemaciclib. Adaptiert nach [68].*

erhalten hatten, wurde durch die Hinzunahme von Abemaciclib eine Verbesserung des iDFS erreicht: HR 0,614; 95%CI 0,473–0,797; p=0,0002. Auch das Fernmetastasen-freie Überleben (DRFS) zeigte sich in ähnlichem Maße verbessert: HR 0,609; 95%CI 0,459–0,809; p=0,0006. Die entsprechenden 2-J-DRFS-Raten betrugen 89,5% versus 82,8% (Differenz 6,7%). Die 2-J-iDFS-Raten betrugen 87,2% versus 80,6% (Differenz 6%) [101].

Zum Sicherheitsprofil der Kombinationsbehandlung ergaben sich keine wesentlichen neuen Aspekte. Zu Therapieabbrüchen aufgrund unerwünschter Ereignisse (AE) kam es im experimentellen Arm in 481/2791 Fällen (17,2%), im Standardarm in 23/2800 Fällen (0,8%) [123]. Bei der genaueren Aufschlüsselung der Abemaciclib-getriggerten Nebenwirkungen (zum Beispiel Diarrhö) war festzuhalten, dass mehr als 50% dieser zum Therapieabbruch führenden Ereignisse in den ersten 5 Behandlungsmonaten auftraten (Abb. 22). Patientinnen, die die Behandlung mit Abemaciclib abgebrochen hatten (n=481/17,2%) führten die Therapie zum Großteil mit einer endokrinen Therapie als alleiniger Behandlung fort (324/481; 67,4%). 172 Patientinnen (6,2%) beendeten sowohl Abemaciclib als auch endokrine Therapie (davon 157 Patientinnen beides gleichzeitig) wegen AEs. Diesen Patientinnen blieb jedoch die Möglichkeit außerhalb der Studie

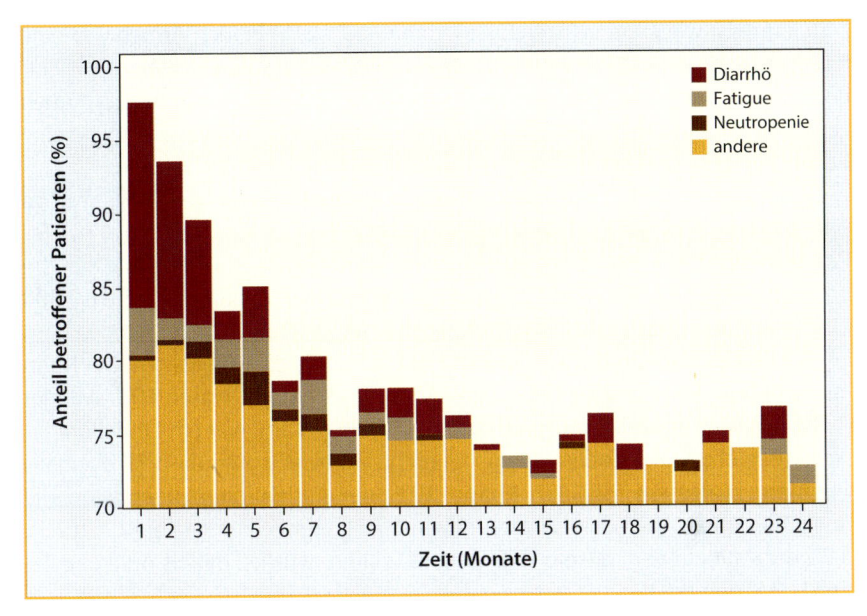

Abbildung 22: Zeitlicher Verlauf der Therapieabbrüche wegen unerwünschter Ereignisse (AE) im Abemaciclib-haltigen Arm in der Phase-III-Studie monarchE. Adaptiert nach [Rugo, SABCS 2020].

später, zum Beispiel mit einer anderen endokrinen Therapie, die Behandlung zu komplettieren [Rugo, SABCS 2020].

Insgesamt 10/2791 (0,4%) beziehungsweise 7/2800 (0,3%) Patientinnen verstarben wegen unerwünschter Ereignisse während der Studienbehandlung und eine weitere Patientin im Kombinationsarm sowie 2 Patientinnen im Standardarm innerhalb von 4 Wochen nach Beendigung der Studie. Im Kombinationsarm lagen verschiedenste Ereignisse zugrunde: Herzstillstand, Herzversagen, Hirnblutung, zerebrovaskuläres Ereignis, Diarrhö, allgemeine Verschlechterung des Gesundheitszustandes, Hypoxie, Herzinfarkt, Pneumonitis und Kammerflimmern in Einzelfällen. Auch im Standardarm waren die Todesursachen äußerst unterschiedlich: gastrointestinales Adenokarzinom, Grippe, Pleuraerguss, Pneumonie, Lungenembolie, septischer Schock und Urosepsis sehr unterschiedlicher Genese [Rugo, SABCS 2020].

Wichtige Nebenwirkungen wurden inzwischen weiter aufgearbeitet. Die Inzidenz von **interstitiellen Lungenerkrankungen** (ILD) war im Abemaciclib-Arm höher als im Kontrollarm: n=82/2791 (2,9%); Grad ≥3, n=11/2791 (0,4%) versus 34/2800 (1,2%), Grad ≥3 n=1/2800 (0%). Die meisten Patientinnen konnten die Behandlung mit Abemaciclib nach einer ILD fortsetzen; allerdings beendeten 19 (23%) der Patientinnen, die eine ILD erlitten hatten, die Behandlung mit Abemacilib, zumeist wegen eines Ereignisses vom Grad ≥2. In beiden Armen war eine ILD meist ein singuläres Ereignis (>97%). Eine Strahlentherapie stellt offensichtlich einen Risikofaktor für eine ILD dar, dieser Risikofaktor war in beiden Armen gleich oft vorhanden (>95%). Bei Auftreten von einer ILD Grad ≥2 erfolgte eine Behandlung mit Steroiden/Antibiotika [164].

Auch das Auftreten von **venös-thrombotischen** Ereignissen (VTE) war im Abemaciclib-Arm höher. Hier wurden Ereignisse vom Grad ≥1 bei 67/2791 Patientinnen (2,4%) und G ≥3 bei 37/2791 Patientinnen (1,3%) beobachtet. Im im Standardtherapiearm lagen die korrespondierenden Zahlen nur bei 16/2800 (0,6%) und 7/2800 (0,3%). Eine Lungenembolie war im experimentellen Arm bei 0,9% der Patientinnen, im Standardarm bei 0,1% zu beobachten. Bei Kombination von Abemaciclib mit einem Aromatasehemmer waren VTE seltener (1,7%) als beim Einsatz von Tamoxifen (4,1%). Insgesamt war ein Drittel der Ereignisse leichtgradig, Todesfälle gab es nicht. Zumeist waren die VTE ebenfalls singuläre Ereignisse (88,1%). Knapp 20% der Patientinnen beendeten die Behandlung mit Abemaciclib nach einem VTE-Ereignis (zumeist bei Grad ≥3). 94% der Patientinnen, die ein VTE-Ereignis erlitten, wurden mittels Antikoagulation behandelt [164].

Die Phase-III-Studie **PENELOPE-B** prüfte placebokontrolliert und nach zentraler Pathologiebestätigung (HR-positiv, HER2-negativ) bei Patientinnen, die nach einem Taxan-haltigen, neoadjuvanten Chemotherapie-Regime keine pCR erreicht hatten und die ein hohes Rückfallrisiko aufwiesen, 1:1 randomisiert den zusätzlich zur endokrinen Therapie erfolgenden Einsatz von **Palbociclib** in der auch bei metastasierter Situation üblichen Dosierung (Abb. 23). Insgesamt 1250 Patientinnen wurden zwischen 2014 und 2017 randomisiert; das Alter betrug im Median 49,7 Jahre.

Das Rückfallrisiko wurde anhand eines CPS-EG-Scores (prätherapeutisches klinisches Stadium, posttherapeutisches pathologisches Stadium, Hormonrezeptorstatus und Grading) bestimmt. Die Behandlung mit Palbociclib erfolgte über etwas mehr als 1 Jahr (13 Zyklen). Der Großteil der Patientinnen wies ein Ki-67 ≥15% auf. Einen Aromatasehemmer erhielten 50,1% der Patientinnen, 33% der prämenopausalen Frauen wurden mit einem GnRH-Analogon in Kombination mit Tamoxifen oder einem Aromatasehemmer behandelt. Nach einer medianen Beobachtungsdauer von 42,8 Monaten hatten 92% der Patientinnen die Studienbehandlung bereits abgeschlossen und 308 Ereignisse (iDFS; primärer Endpunkt) waren eingetreten. Palbociclib verbesserte dabei nicht das **invasiv krankheitsfreie Überleben** (iDFS) im Vergleich zum Placeboarm: HR 0,93; 95%CI 0,74–1,17; p=0,525. Die 2-J-OS-Rate betrug 88,3% im Kombinationsarm gegenüber 84,0% im Standardarm. Die korrespondierenden 4-J-IDFs-Raten betrugen 73,0% gegenüber 72,4% (Abb. 24).

Einschlusskriterien (n=1250)
- HR-pos./HER2-neg. früher Brustkrebs
- keine pCR nach NACT
- CPS-EG-Score ≥3 oder ≥2 mit ypN+

Primärer Endpunkt: iDFS

Stratifikation
- Nodalstatus: ypN0–1 versus ypN2–3
- Alter: ≤50 vs. >50 Jahre
- Ki-67: >15% vs. ≤15%
- Region: Asien versus Nicht-Asien
- CPS-EG-Score: ≥3 versus 2 und ypN+

Neoadjuvante Chemotherapie → OP +/– Radiotherapie → R

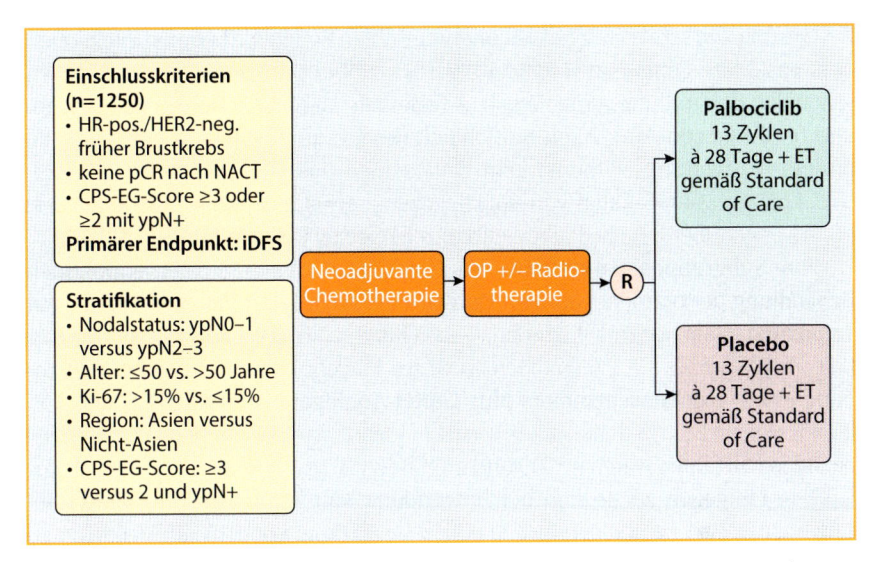

Palbociclib 13 Zyklen à 28 Tage + ET gemäß Standard of Care

Placebo 13 Zyklen à 28 Tage + ET gemäß Standard of Care

Abbildung 23: **Design** der Phase-III-Studie PENELOPE-B mit Palbociclib. NACT neoadjuvante Chemotherapie; ET endokrine Therapie; CPS-EG Score Score aus prätherapeutisch klinischem und posttherapeutisch pathologischem Stadium sowie Hormonrezeptorstatus und Tumorgrading. Adaptiert nach [90].

HR 0,93; 95%CI 0,74–1,17; p=0,525

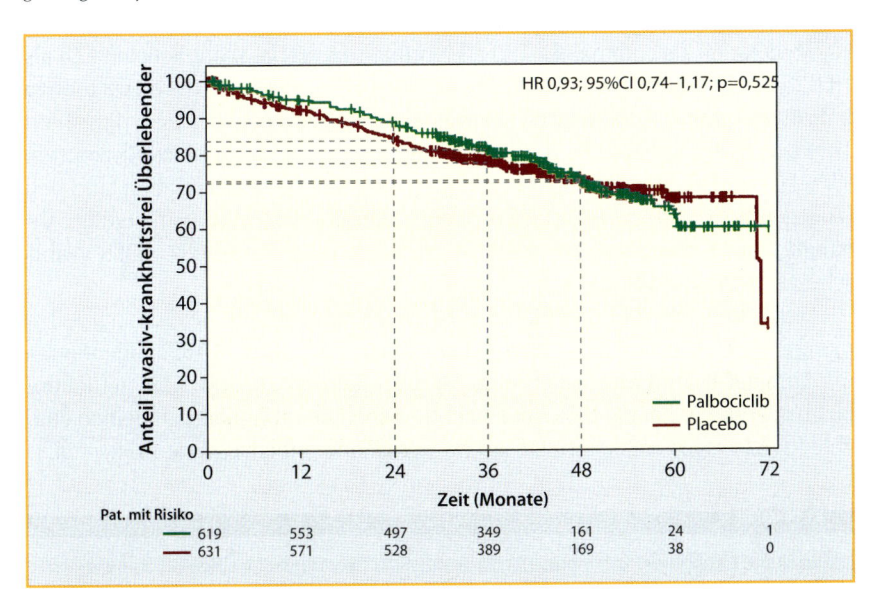

Pat. mit Risiko

Zeit (Monate)	0	12	24	36	48	60	72
Palbociclib	619	553	497	349	161	24	1
Placebo	631	571	528	389	169	38	0

Abbildung 24: Invasiv-krankheitsfreies Überleben (iDFS) der ITT-Population in der Phase-III-Studie PENELOPE-B mit Palbociclib. Adaptiert nach [90].

Die meisten schwerwiegenden unerwünschten Ereignisse betrafen Infektionen oder vaskuläre Ereignisse (113/1250; 9,1%), wobei sich kein Unterschied zwischen den Behandlungsarmen ergab. 2 Todesfälle ereigneten sich im Palbociclib- und 6 im Placebo-Arm. Auch hinsichtlich des Gesamtüberlebens ergab sich zu diesem Auswertungszeitpunkt kein Unterschied (HR 0,87; 95%CI 0,61–1,22; p=0,420) mit 2-J-OS-Raten von 96,3% gegenüber 94,5% und 4-J-OS-Raten von 90,4% gegenüber 87,3% (Palbociclib plus ET versus Placebo plus ET) [90, 92].

Eine **Subgruppenanalyse** hinsichtlich der Art der verabreichten **endokrinen Behandlung** der prämenopausalen Patientinnen zeigte, dass Patientinnen, die mit **Tamoxifen** allein behandelt wurden, keine Differenz im **iDFS** aufwiesen: 3-J-iDFS-Rate 78,6% versus 77,3% (Palbociclib versus Placebo), gleiches galt bei Anwendung eines **Aromatasehemmers plus GnRH-Analogons**, wo 3-J-DFS-Raten von 85,4% versus 86,6% (Palbociclib versus Placebo) erreicht wurden. Die entsprechenden Fallzahlen waren n=199 und n=208 (TAM) sowie n=37 und n=47 (AI plus GnRH). Hingegen zeigte sich bei Anwendung von Tamoxifen plus GnRH bei Anwendung von Palbociclib (n=61) eine 3-J-iDFS-Rate von 83% im Vergleich zu 74,1% mit Placebo (n=58) [100].

Die Bestimmung des **iDFS** in der **Luminal B-Gruppe** gehörte ebenfalls zu den sekundären Endpunkten. Hier wurden entsprechende **Genexpressionsprofile** in den post-neoadjuvanten Operationspräparationen erstellt, was letztlich bei 906/1250 (72%) der Patientinnen erfolgen konnte. Dabei wurden 663 Fälle als Luminal-A-, 64 als Luminal-B-, 135 als Normal-, 16 als basal-ähnliche und 28 als HER2-enriched-Subtypen identifiziert. Luminal-B-Patientinnen waren verglichen mit dem Luminal B-Patientinnen etwas älter, hatten nach der neoadjuvanten Therapie einen höheren Ki-67-Wert, boten insgesamt ein höheres Risikoprofil (CPS-EG) und wiesen ein höheres Tumorgrading auf. Keine Korrelation fand sich hingegen bezüglich der prä- und posttherapeutischen TNM-Klassifizierung. Abhängig vom Genexpressionsprofil zeigten sich unterschiedliche iDFS-Wahrscheinlichkeiten (Abb. 25).

Kein Unterschied hinsichtlich der **3-J-DFS-Rate** fand sich bei Luminal-A-Tumoren: 83,9% versus 79,5%. HR 0,93; 95%CI 0,68–1,28; p=0,132. Patientinnen mit **Luminal-B-Tumoren** hatten eine 3-J-iDFS-Rate von knapp 72% mit Palbociclib gegenüber knapp 45% mit Placebo, wobei hier aufgrund der kleinen Fallzahl (n=64 insgesamt) keine statistische Signifikanz erreicht wurde [31].

> **Wertung**
>
> Die kleine Gruppe der Patientinnen (n=64), die nach neoadjuvanter Chemotherapie einen Luminal B-Tumor aufwies, hatte potenziell von Palbociclib profitiert (numerisch, nicht statistisch signifikant). Weitere Untersuchungen an einer größeren Kohorte liegen hier nahe.

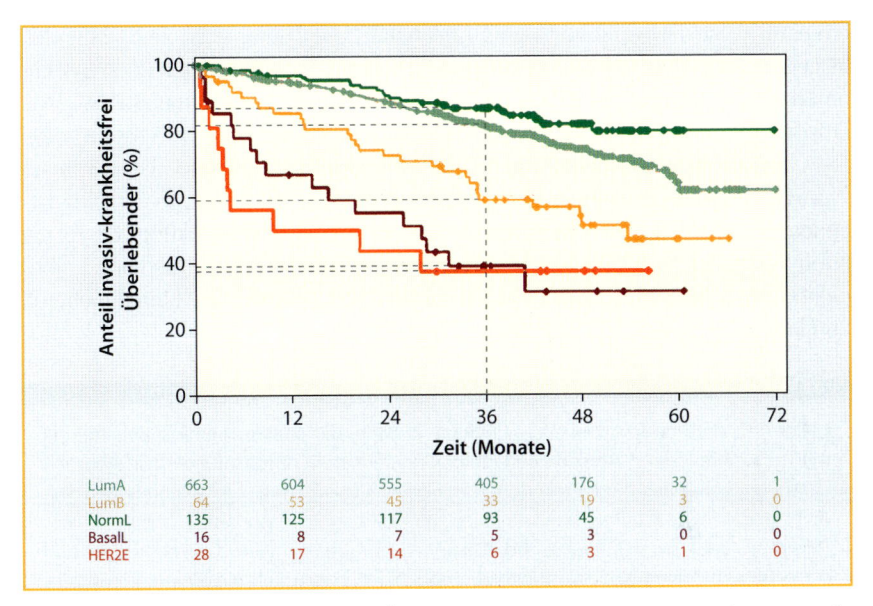

Abbildung 25: *Invasiv krankheitsfreies Überleben (iDFS) der genetischen Subtypen in der Phase-III-Studie PENELOPE-B. BasalL Basal-like-Tumoren, HER2E HER2-enriched-Tumoren, LumA Luminal-A-Tumoren, LumB Luminal-B-Tumoren, NormL Normal-like-Tumoren. Adaptiert nach [31].*

Auch die ersten Ergebnisse der Phase-III-Studie **PALLAS**, die den **2-jährigen** Einsatz von **Palbociclib** zusätzlich zur adjuvanten 5-jährigen endokrinen Therapie prüfte, liegen inzwischen vor [103, 104]. Es wurden 5760 Patientinnen in den experimentellen Arm A mit endokriner Therapie plus Palbociclib (n=2883), beziehungsweise in den rein endokrinen Therapiearm B (n=2877) randomisiert.

Nach einer medianen Beobachtungsdauer von knapp 24 Monaten unterschieden sich die Raten hinsichtlich des invasiv-krankheitsfreien 3-Jahres-Überlebens (iDFS) mit jeweils knapp über 88% kaum: HR 0,93; 95%CI 0,76–1,15; p=0,51. Das unabhängige Datenmonitoring-Komitee beendete daraufhin die Behandlung mit Palbociclib.

Typische Grad-3/4-Nebenwirkungen waren Neutropenie, die bei 61,3% der Patientinnen in Arm A und bei 0,3% der Patientinnen im Arm B auftraten; Fatigue wurde mit 2,1% gegenüber 0,3% berichtet. Schwere unerwünschte Ereignisse traten im experimentellen Arm bei 12,4% und im rein endokrinen Therapiearm in 7,6% der Fälle auf. Therapieassoziierte Todesfälle wurden nicht berichtet. Von den 2 840 Patientinnen im Arm A, die zum Datenschluss 01/2020 ausgewertet wurden, hatten nur 33% die kompletten 2 Jahre Palbociclib schon erhalten; 25%

erhielten diese Therapie noch und 42% hatten die Therapie vorzeitig beendet. Insgesamt 772/2 840 (27%) beendeten die Therapie vorzeitig wegen unerwünschter Ereignisse, insbesondere wegen Neutropenie (16%) und Fatigue (61%). Eine Dosisreduktion von Palbociclib auf 100 mg (statt ursprünglich 125 mg) war bei 55% der behandelten Patientinnen notwendig, und in 34% der Fälle wurde auf 75 mg reduziert. Ein Teil der Patientinnen (38%), die die Therapie vorzeitig beendeten, taten dies, ohne dass vorher die maximale Dosisreduktion auf 75 mg erfolgt war. Letztlich ergab sich im experimentellen Arm eine mediane Palbociclib-Behandlungsintensität (Einnahmetage / [26 Zyklen × 21 Einnahmetage]) von knapp 70% (Q1 = 34,5%, Q3 = 95,4%) [103].

Wertung

In der PALLAS-Studie war es offensichtlich schwierig, die protokollgemäße Behandlung mit Palbociclib über 2 Jahre trotz erlaubter Dosisreduktion durchzuführen. Ein Abbruch der Palbociclib-Therapie korrelierte mit höherem Alter, niedrigerem anatomischen Stadium und erfolgte häufiger bei Asiatinnen, die 5% der Studienpopulation ausmachten. Eine Dosisreduktion war häufiger bei Asiatinnen, vorausgegangener Chemotherapie und schlechterem Allgemeinzustand erfolgt. Tendenziell zeigte sich ein kleiner Trend hinsichtlich eines verbesserten iDFS bei den Patientinnen, bei denen die geplante Dosis tatsächlich verabreicht wurde. Hier bleibt die finale Analyse abzuwarten, da zum Zeitpunkt der Auswertung nur wenige Rückfallereignisse (170/2 883 im Arm A und 181/2 877 im Arm B) eingetreten waren. Die finale Analyse ist beim Eintritt von 469 Ereignissen pro Arm geplant.

Unklar ist, warum die Studie monarchE positiv ausfiel, während dies bei den Studien Penelope-B und PALLAS nicht der Fall war (Tab. 12). Möglicherweise liegt dies an den unterschiedlichen Hochrisiko-Definitionen in den einzelnen Studien oder an einem unterschiedlichen Anteil an Patientinnen mit Luminal-B-Tumoren, bei denen ein positiver Effekt durch einen CDK4/6i wahrscheinlicher ist. Auch wäre eine heterogene Therapieadhärenz als Ursache denkbar; während das in der PALLAS-Studie denkbar erscheint, ist das in Penelope-B unwahrscheinlich, wurde dort doch eine deutlich überdurchschnittliche Adhärenz berichtet. Auch könnte Abemaciclib tatsächlich die effektivere Substanz sein, wobei die Effekte in der metastasierten Situation sehr ähnlich erscheinen. Ebenso könnte die Dauer der CDK4/6-Inhibitor-Therapie eine Rolle spielen. So hätte sich in der Penelope-B-Studie bei längerer Anwendung möglicherweise ein besserer Effekt zeigen können. Abzuwarten bleiben daher die 3-Jahres-Ergebnisse der Phase-III-Studie NATALEE mit Ribociclib sowie bei bisher für diese Entität noch kurzen Beobachtungsdauern weitere Auswertungen der bereits vorliegenden Studien (Abb. 26).

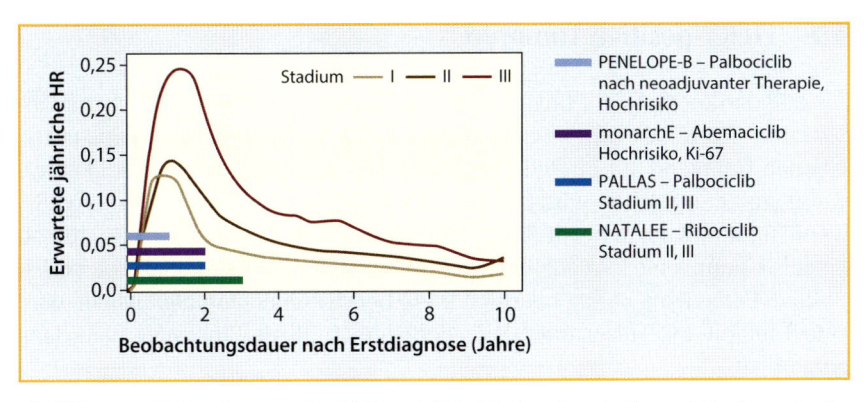

Abbildung 26: Risiko des ersten Rückfalls nach Primärbehandlung in Phase-III-Studien mit adjuvant eingesetzten CDK4/6-Inhibitoren in Bezug zur bisherigen Beobachtungsdauer und typischen stadienabhängigen zeitlichen Verteilungen von Rückfallereignissen. Adaptiert nach [171].

Tabelle 12: Phase-III-Studien mit CDK4/6-Inhibitoren in adjuvanter Situation. CPS-EG Score zur Beurteilung des Rückfallrisikos. NR nicht berichtet.

	monarchE	PALLAS	PENELOPE-B
n	5637	5600	1250
CDKi	Abemaciclib	Palbociclib	Palbociclib
Einschlusskriterien	≥N2 oder ≥N2 und G3 oder T3 (1) N1 und Ki-67 ≥20% (2)	Anatomisches Stadium 2 oder 3 (59% N2 oder N1 und G3 oder T3)	CPS-EG 3 oder 2 mit ypN+
CDKi-Therapiedauer (Monate)	24	24	12
Follow-up (Monate)	19	24	43
2-Jahres-iDFS (Δ) %	92 vs. 89 (3)	NR	88 vs. 84 (4)
3-Jahres-iFDS (Δ) %	NR	88 vs. 89 (-1)	81 vs. 78 (3)
4-Jahres-iFDS (Δ) %	NR	NR	kein Unterschied
Abbruchrate (%)	28	42	20
AE-bedingte Abbruchrate (%)	17	27	5
Abgeschlossene Therapie (%)	72	32	80

4.2 HER2-positive Tumoren

Als Standardtherapie gilt unverändert die insgesamt einjährige Trastuzumab-Therapie. Allerdings wird von diesem Standard bei bestimmten Risikokonstellationen basierend auf Phase-III-Studienergebnissen abgewichen, beziehungsweise dieser ergänzt. So wird unter Berücksichtigung der initialen Tumorgröße, wenn neoadjuvant eine pCR erreicht wurde, auf 1 Jahr mit Trastuzumab Emtansin komplettiert. Wenn eine pCR erreicht wurde, aber initial eine nodalpositive Erkrankung vorlag oder sich diese bei der Operation herausstellt, wird eine Therapie mit Trastuzumab plus Pertuzumab (duale Blockade) 1 Jahr lang empfohlen.

4.2.1 Trastzumab

Die Phase-III-Studie **Short-HER** verglich in einer 1:1-Randomisierung einen nur **9-wöchigen** Einsatz von **Trastuzumab** mit der **1-jährigen** Standardtherapie (Abb. 27). Es handelte sich dabei um eine IIT-Studie zweier italienischer Universitäten, die unter anderem von den italienischen Gesundheitsbehörden finanziert wurde und an der sich 82 Zentren beteiligten. Eine nodalpositive Erkrankung lag in beiden Armen in etwa 45% der Fälle, eine Hormonrezeptor-positive Situation in 68% der Fälle vor. Echokardiographien erfolgten als Basisuntersuchung sowie 5-mal im Verlauf, zuletzt nach 18 Monaten.

Hinsichtlich der primären Endpunkte DFS und OS hatte sich in der vorausgegangenen Auswertung die erhoffte Nicht-Unterlegenheit nicht belegen lassen,

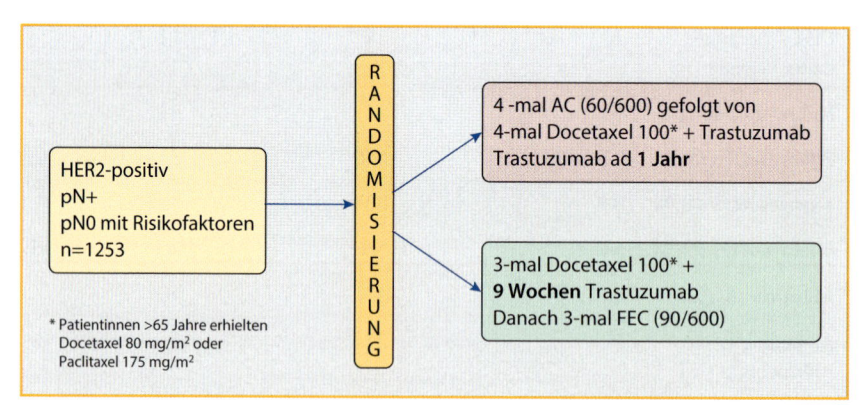

Abbildung 27: Design der Phase-III-Studie SHORT-HER zum zeitverkürzten Einsatz von Trastuzumab. Adaptiert nach [25].

da das obere Limit der Konfidenzintervalle oberhalb der statistisch berechneten Grenze von 1,29 lag [25]:
➤ 5-J-DFS-Rate: 88% versus 85% (1 Jahr versus 9 Wochen) – HR 1,13; 90%CI 0,89–**1,42**
➤ 5-J-OS-Rate: 95,2% versus 95,0% (1 Jahr versus 9 Wochen) – HR 1,07; 90%CI 0,74–**1,55**
➤ Kardiale Ereignisse: HR 0,33; 95%CI 0,22–0,50; p<0,0001

Nach einer medianen Beobachtungsdauer von nunmehr **8,7 Jahren** sind 237 DFS-Ereignisse und 109 Todesfälle eingetreten. In der jetzt publizierten Langzeitanalyse wurden Risikokategorien berücksichtigt:
➤ Niedriges Risiko: pT ≤2cm, N0 (37,5% der Patientinnen)
➤ Intermediär: pT ≤2 cm und N1–3 oder pT ≥2cm und N0–3 (47,1%)
➤ Hohes Risiko: jedes pT, mindestens 4 Lymphknoten (15,4%)

Es zeigte sich kein Unterschied hinsichtlich des **DFS:** HR 1,09; 90%CI 0,88–1,35. Auch das Gesamtüberleben war in beiden Gruppen ähnlich: HR 1,18; 90%CI 0,86–1,62).

Bei Stratifizierung nach Risikofaktoren ergab sich für die Patientinnen mit **niedrigem Risiko** (n=267) und **mittlerem Risiko** (n=586) kein Unterschied hinsichtlich der 5-J-DFS-Wahrscheinlichkeit (je 91%; HR 0,91 beziehungsweise 89% versus 88%; HR 0,88). Patientinnen mit **hoher Risikokonstellation** (n=191) hatten hingegen mit der kürzeren Behandlungsdauer eine 5-J-DFS-Rate von 64% gegenüber 82% mit der 1-jährigen Behandlung (HR 2,06). Hinsichtlich des 5-Jahres-Überlebens ergaben sich hingegen auch bei Stratifizierung nach diesen Risikogruppen keine signifikanten Unterschiede, wobei sich tendenziell eine unterschiedliche 5-J-OS-Rate von 91% gegenüber 95% bei hoher Risikokonstellation zeigte (HR 1,09) [26].

> **Wertung**
>
> Mit einer medianen Beobachtungsdauer von 8,7 Jahren zeigte sich hinsichtlich der 5-J-DFS-Rate für die lange Therapie mit 87,9% gegenüber der kurzen Behandlung mit 85,8% kein relevanter Unterschied (HR 1,09; 90% CI 0,88–1,35). Auch hinsichtlich der 5-J-OS-Rate zeigte sich bei langer und kurzer Behandlung mit jeweils 95,1% kein Unterschied (HR 1,18; 90% CI 0,86–1,62). Der Anteil der Patientinnen mit niedrigem oder intermediärem Risiko, basierend auf Tumorgröße und Nodalstatus betrug 84,6% der Studienpopulation. Trotz unverändertem Standard einer 1-jährigen Behandlung mit Trastuzumab erschien nach Ansicht der Autoren eine Deeskalation der Behandlung für einen Großteil der Patientinnen vertretbar [26]. Zu berücksichtigen ist, dass die Patientinnen mit nodalpositiver Situation nach den Daten der APHINITY-Studie vom zusätzlichen

> Einsatz von Pertuzumab profitieren. Trotzdem scheint es auch bei unverändertem Standard derzeitig in baldiger Zukunft realistisch, dass eine Kombination mit pathologischen Faktoren (zum Beispiel TILs, HER2-enriched) hilft, eine Patientinnengruppe zu identifizieren, die nur einer kürzeren Behandlungdauer bedarf.

4.3 Tripelnegative Tumoren

Der Trend zur Eskalation der perioperativen Systemtherapie (Capecitabin bei non-pCR, Inkorporation von Carboplatin und Immuntherapie) ist sicher richtig für die meisten Patientinnen mit frühem TNBC. Jedoch gibt es offensichtlich eine Subgruppe, die wahrscheinlich eine deeskalierte Systemtherapie benötigt, da eine sehr gute Prognose auch ohne Chemotherapie bei Nachweis einer hohen Infiltration durch tumorinfiltrierende Lymphozyten (Tils) besteht (siehe auch Abschnitt 2.4) [29, 89].

Aktuell ist für Patientinnen mit TNBC und fehlender pCR nach neoadjuvanter Chemotherapie in Deutschland eine Teilnahme an der Phase-III-Studie **SASCIA** möglich, die den adjuvanten Einsatz von **Sacituzumab Govitecan** im Vergleich zu **Capecitabin** beziehungsweise Chemotherapie nach Wahl des Behandlers oder reiner Nachbeobachtung testet.

4.4 BRCA-Mutation

Nachdem sich das Wirkprinzip der PARP-Inhibition bei Patientinnen mit BRCA-Mutation in der metastasierten Situation als effektiv und hinsichtlich des PFS als überlegen erwiesen hat, wurden bei der ASCO-Jahrestagung 2021 die Daten der Phase-III-Studie **OlympiA** zum adjuvanten Einsatz von **Olaparib** beim HER2-negativen, gBRCAmut Mammakarzinom vorgestellt und parallel voll publiziert [168].

In der Placebo-kontrollierten Studie wurden 1836 Patientinnen 1:1 randomisiert und entweder mit Olaparib oder Placebo behandelt. Voraussetzung war eine klinische Risikokonstellation, die nach dem CPS-EG-Score bestimmt wurde [112]. Auch 6 männliche Patienten hatten teilgenommen. Voraussetzung war der Nachweis einer BRCA1- oder BRCA2-Keimbahnmutation (gBRCA1mut oder gBRCA2mut) oder aber eine ähnliche pathogene Variante. Ebenfalls musste eine hohe klinische Risikokonstellation gegeben sein, die dazu geführt hatte, dass die Patientinnen neben der lokalen Behandlung auch eine neoadjuvante oder adjuvante Chemotherapie erhalten hatten (Abb. 28). Der primäre Endpunkt war das invasiv-krankheitsfreie Überleben (iDFS). Da eine gBRCA1mut oder gBRCA2mut

Mammakarzinom und Gynäkologische Tumoren

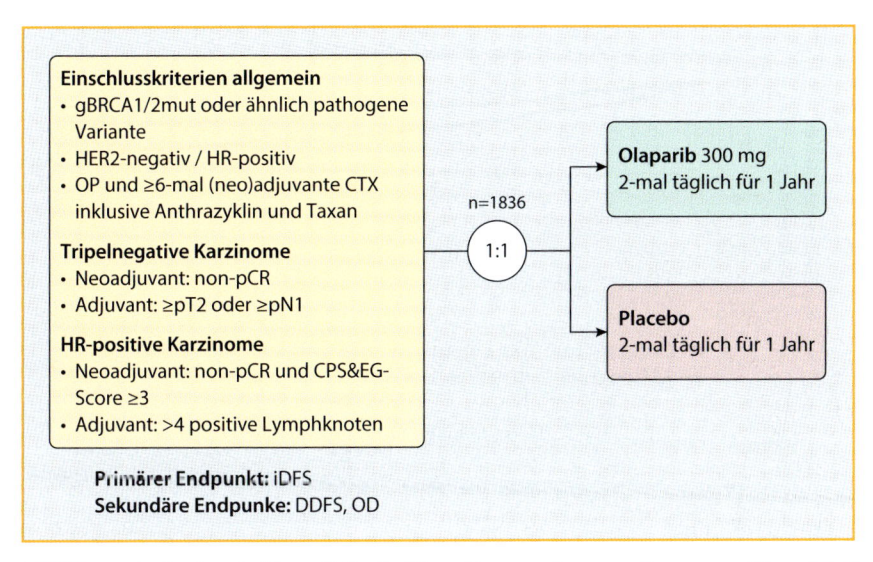

Einschlusskriterien allgemein
- gBRCA1/2mut oder ähnlich pathogene Variante
- HER2-negativ / HR-positiv
- OP und ≥6-mal (neo)adjuvante CTX inklusive Anthrazyklin und Taxan

Tripelnegative Karzinome
- Neoadjuvant: non-pCR
- Adjuvant: ≥pT2 oder ≥pN1

HR-positive Karzinome
- Neoadjuvant: non-pCR und CPS&EG-Score ≥3
- Adjuvant: >4 positive Lymphknoten

n=1836, 1:1

Olaparib 300 mg 2-mal täglich für 1 Jahr

Placebo 2-mal täglich für 1 Jahr

Primärer Endpunkt: iDFS
Sekundäre Endpunkte: DDFS, OD

Abbildung 28: Design der Phase-III-Studie OlympiA zum adjuvanten Einsatz von Olaparib bei gBRCAmut HER2-negativem Mammakarzinom mit Risikokonstellation. Adaptiert nach [168].

nur bei etwa 5% der Brustkrebspatientinnen vorliegt, mussten viele Tausend Patientinnen für die Studienteilnahme gescreent werden.

Das Alter der Patientinnen betrug im Median 42 Jahre (Olaparib) beziehungsweise 43 Jahre (Placebo). Eine BRCA1-Mutation wurde bei 71% beziehungsweise 73% der Patientinnen nachgewiesen, eine BRCA2-Mutation in 28 beziehungsweise 26% der Fälle. Knapp 95% beziehungsweise knapp 93% der Patientinnen hatten eine Anthrazyklin- und Taxan-basierte Chemotherapie erhalten (davon etwa 50% adjuvant beziehungsweise neoadjuvant). In beiden Armen hatten gut 26% der Patientinnen auch eine Platin-basierte Chemotherapie erhalten. Bei Patientinnen mit Hormonrezeptor-positiven Tumoren wurde fast immer auch eine adjuvante antihormonelle Therapie durchgeführt, bei 87% im Olaparib- versus 90% im Placeboarm. Der überwiegende Teil der Patientinnen wies jedoch eine tripelnegative Erkrankung auf (TNBC) mit etwa 82% der Fälle in beiden Armen.

Die Studie erreichte klar ihren primären Endpunkt: Nach einer medianen Beobachtungsdauer von 2,5 Jahren betrug die **3-J-iDFS-Rate** 85,9% mit Olaparib und 77,1% mit Placebo (Abb. 29). Auch die **3-J-DDFS-Rate** war mit 87,5% beziehungsweise 80,4% günstiger: Differenz 7,1%; HR 0,57; 95%CI 0,39–0,83; p<0,001. Profitiert hatten alle Subgruppen. Lediglich für die relativ kleinen Gruppen von Patientinnen, die eine vorherige Platin-basierte Chemotherapie erhalten hatten und/oder einen positiven Hormonrezeptorstatus aufwiesen, war das Ergebnis weniger eindeutig. Hinsichtlich der Lebensqualität ergab sich kein relevanter Unterschied.

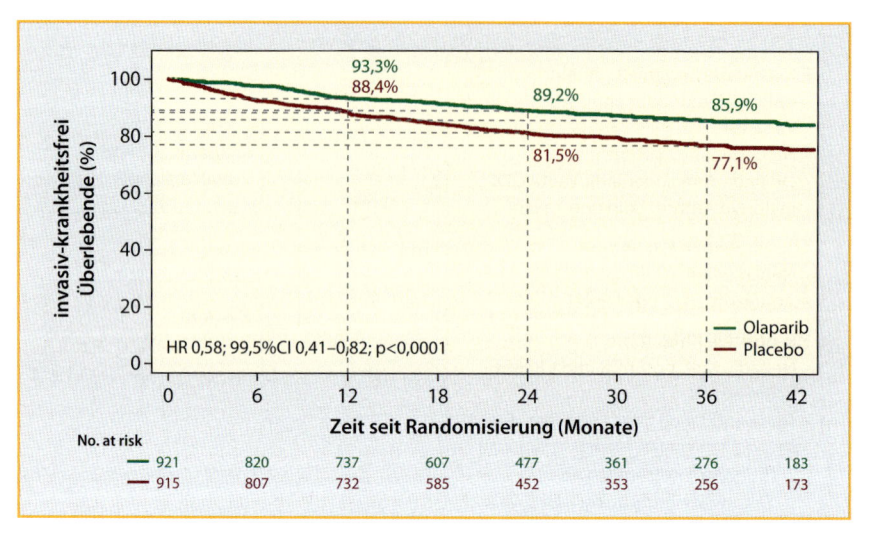

Abbildung 29: *Invasiv-krankheitsfreies Überleben (iDFS) der ITT-Population in der Phase-III-Studie OlympiA. Adaptiert nach [168].*

Für das **OS** zeigte sich bisher lediglich eine nominelle, statistisch nicht signifikante Überlegenheit: 59 versus 86 Todesfälle; HR 0,68; 99%CI 0,44–1,05; p=0,02. Neue Sicherheitshinweise ergaben sich nicht.

> **Wertung**
>
> Ganz offensichtlich verbessert der PARPi Olaparib die Heilungschancen bei Patientinnen mit HER2-negativem Mammakarzinom mit gBRCAmut deutlich. Derzeit besteht jedoch noch keine Zulassung für das frühe Mammakarzinom, so dass dies im klinischen Alltag viele Fragen aufwerfen wird, aber sicher im Einzelfall die Prüfung eines Off-label-Einsatzes rechtfertigt. Während die Testung von Patientinnen unter 60 Jahren mit TNBC auf eine entsprechende BRCA-Keimbahnmutation etabliert ist, ist die für den Einsatz eines PARPi potenziell qualifizierende Untersuchung keine GKV-Regelleistung, wenn keine familiäre Belastung beim Hormonrezeptor-positiven, HER2-negativen Mammakarzinom vorliegt oder eine Patientin mit einem TNBC >60 Jahre alt ist. Vermutlich wird hier seitens der Fachgesellschaften zeitnah eine Argumentationshilfe bereitgestellt werden. Ansonsten stellt sich die Frage, ob zukünftig der Einsatz von PARPi zu einer Deeskalation der Chemotherapie beim frühen Mammakarzinom mit gBRCA1/2-Mutation beitragen könnte. Gegebenenfalls wäre zukünftig sogar eine präventive Behandlung mit PARPi bei bekannter BRCA-Mutation denkbar. Unklar ist auch, ob PARPi zum Beispiel bei Fällen mit somatischen BRCA-Mutationen oder bei PALB2-Trägerinnen oder aber bei homologer Rekombinations-Defizienz (HRD) perioperativ/adjuvant eingesetzt werden können – bisher fehlen hierzu Daten.

5 Metastasierte Situation

5.1 Hormonrezeptor-positive Tumoren

Unverändert dominieren Ergebnisse zu endokrinen Kombinationen die Publikationen. Inzwischen zeichnen sich aber auch neue SERDs als weitere, zukünftig zur Verfügung stehende Therapieoption ab.

5.1.1 Endokrine Therapie plus CDK4/6-Inhibition

Der **Cyclin-D-CDK4/6-Rb-Signalweg** reguliert den Fortgang des Zellzyklus. Er ist in Karzinomzellen häufig besonders aktiviert und stellt eine potenziell therapeutisch angehbare Zielstruktur dar: Die zelluläre DNA-Synthese wird dadurch verhindert, dass der Übergang des Zellzyklus von der G1- zur S-Phase durch Blockade der Phosphorylierung des Retinoblastoms (Rb) unterbunden wird. Aus präklinischen Studien ist bekannt, dass diese Hemmung **synergistisch mit Anti-Östrogenen** funktioniert. Inzwischen sind CDK4/6-Hemmer (Palbociclib, Ribociclib und Abemaciclib) im klinischen Alltag fest etabliert.

In der Phase-III-Studie **MONALEESA-7** wurden lediglich Patientinnen in peri- und prämenopausaler Situation behandelt (Abb. 30). Hier wurde ein mehr als 9-monatiger **PFS**-Vorteil zu Gunsten des experimentellen Arms ermittelt: 23,8 versus 13,0 Monate; HR 0,55; p=0,0000000098 [166].

Präsentiert wurden nach 53,5-monatiger Beobachtungsdauer die aktualisierten Ergebnisse zum **Gesamtüberleben**: In der ITT-Population betrug das OS im Median 58,7 Monate, im Kontrollarm 48 Monate: HR 0,76; 95%CI 0,61–0,96). Darüber

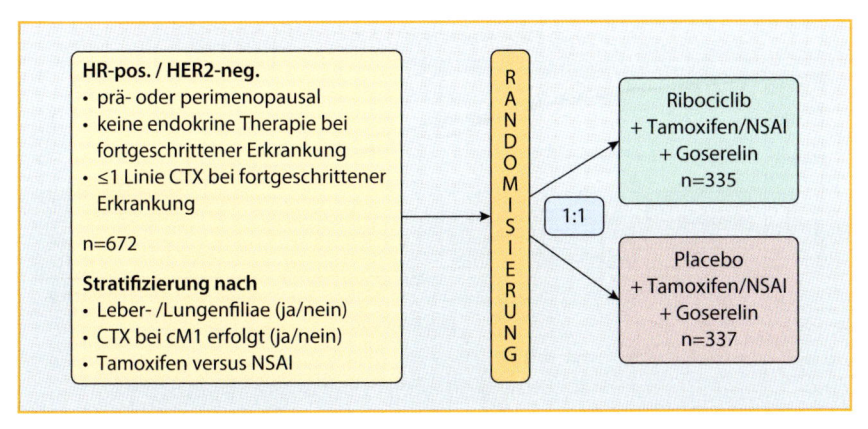

Abbildung 30: *Design der Phase-III-Studie* **MONALEESA-7**. *NSAI nichtsteroidaler Aromatasehemmer. Adaptiert nach [166].*

hinaus zeigte eine Subgruppenanalyse, dass Patientinnen, die einen NSAI erhalten hatten, ein medianes OS von 58,7 Monaten im Vergleich zu 47,7 Monaten im Placebo-Arm erreicht hatten: HR 0,80; 95%CI 0,62–1,04. Die Patientinnen, die Tamoxifen erhalten hatten, hatten zum Auswertungszeitpunkt den Median des OS noch nicht erreicht; im Kontrollarm waren dies 49,3 Monate: HR 0,71; 95% CI 0,45–1,10 [165]. In einer explorativen Analyse der Studie **MONALEESA-7** zeigte sich nach einer medianen Beobachtungsdauer von 53,5 Monaten eine Verbesserung des Gesamtüberlebens und auch eine Verbesserung der Postprogressions-Outcomes. Der Effekt zeigte sich jedoch insbesondere bei Patientinnen <40 Jahre, bei denen eine besonders ungünstige Prognose bekannt ist (Abb. 31 und 32) [97].

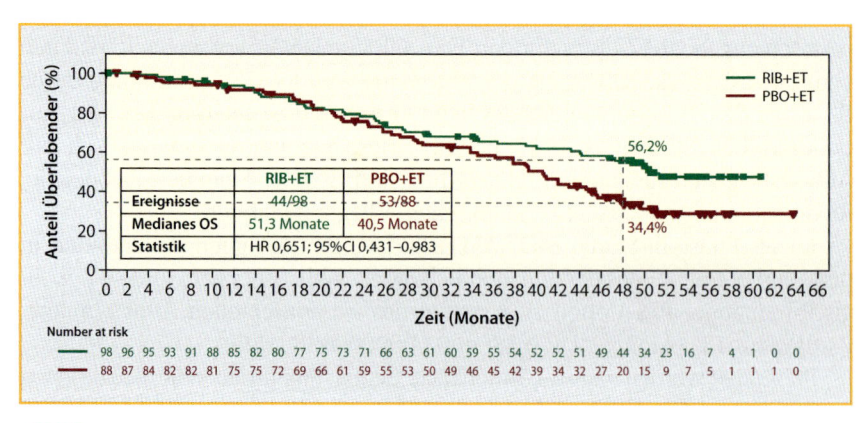

Abbildung 31: *OS der Patientinnen **<40 Jahre** in der Phase-III-Studie **MONALEESA-7**. Adaptiert nach [97]. RIB Ribociclib, ET Endokrine Therapie, PBO Placebo*

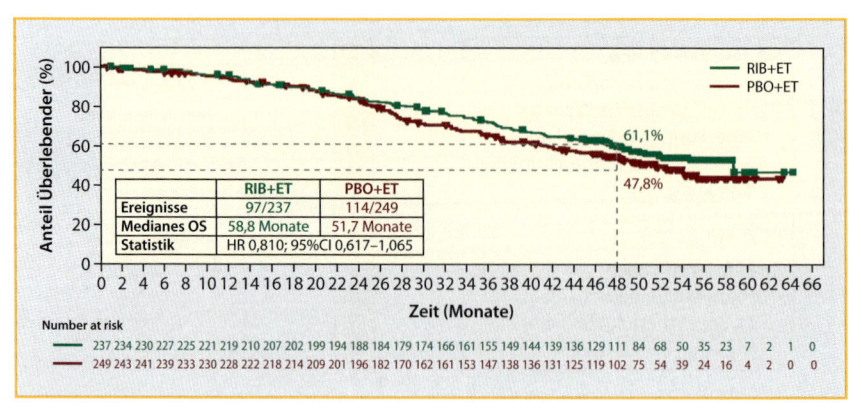

Abbildung 32: *OS der Patientinnen ≥40 Jahre in der Phase-III-Studie MONALEESA-7. Adaptiert nach [97]. RIB Ribociclib, ET Endokrine Therapie, PBO Placebo*

> **Wertung**
>
> Mit Ribociclib plus NSAI wurde in der ein medianes OS von 58,8 Monaten erreicht – was bisher sämtliche Daten übertrifft, die in Phase-III-Studien zum Hormonrezeptor-positiven, HER2-negativen metastasierten Mammakarzinom publiziert worden sind [165].

Die Phase-III-Studie **MONALEESA-3** prüfte bei 726 Patientinnen, die maximal eine endokrine Therapielinie für die metastasierte Situation erhalten hatten, mittels 2:1-Randomisierung den Einsatz von **Fulvestrant** plus **Ribociclib** (n=484) versus Fulvestrant plus Placebo (n=242; Abb. 33). Die Studie erreichte klar ihren primären Endpunkt mit einem verbesserten medianen, von den Untersuchern bestimmten PFS von 20,5 versus 12,8 Monaten: HR 0,593; p<0,001. War vor Start der Studientherapie keine adjuvante Vorbehandlung erfolgt, betrug das PFS im Median im Placebo-Arm 18,3 Monate, im Kombinationsarm war der Median bei der zunächst vorgelegten Auswertung noch nicht erreicht (HR 0,577) [159]. Auch lagen bereits positive Ergebnisse zum Gesamtüberleben vor [160], die nun aktualisiert wurden [158].

Nach einer medianen Beobachtungsdauer von mehr als 56 Monaten konnte nun der Median im experimentellen Arm mit 53,7 Monaten versus 41,5 Monaten im Placebo-Arm angegeben werden (Abb. 34).

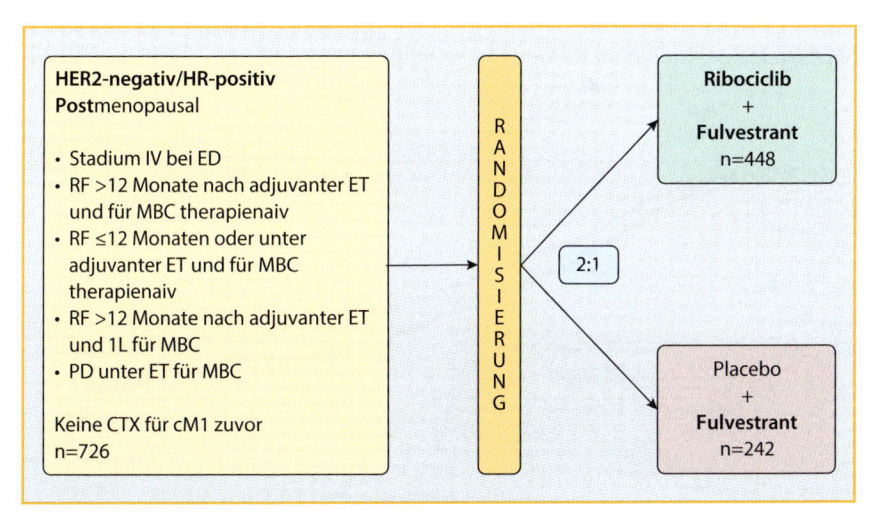

Abbildung 33: *Design der Phase III-Studie MONALEESA-3. Adaptiert nach [159]. ED Erstdiagnose; RF Rückfall, ET Endokrine Therapie, MBC Metastasiertes Mammakarzinom, PD Erkrankungsprogress, CTX Chemotherapie*

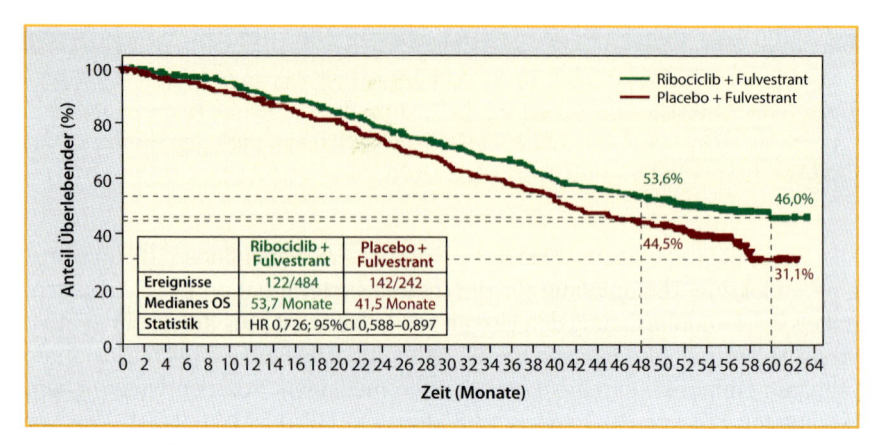

	Ribociclib + Fulvestrant	Placebo + Fulvestrant
Ereignisse	122/484	142/242
Medianes OS	53,7 Monate	41,5 Monate
Statistik	HR 0,726; 95%CI 0,588–0,897	

Abbildung 34: *Überlebenswahrscheinlichkeit der Gesamtpopulation in der Phase-III-Studie MONALEESA-3. Adaptiert nach [158].*

Offensichtlich ergibt sich keinerlei Nachteil für die Patientinnen, was die Folgetherapien betrifft. So wurde das PFS1 mit einem Vorteil von 7,7 Monaten durch zusätzliche Behandlung mit Ribociclib berechnet [159], während der Vorteil nun bis zur nächsten Folgetherapie (PFS2) sogar 9,3 Monate betrug [158], siehe Abb. 35.

Die generelle LQ, die als Zeit bis zur Verschlechterung der Lebensqualität (TTD) gemessen wurde, war in einer **gepoolten Analyse** der Phase-III-**MONALEESA**-Studien im Ribociclib- beziehungsweise Placebo-Arm ähnlich. So

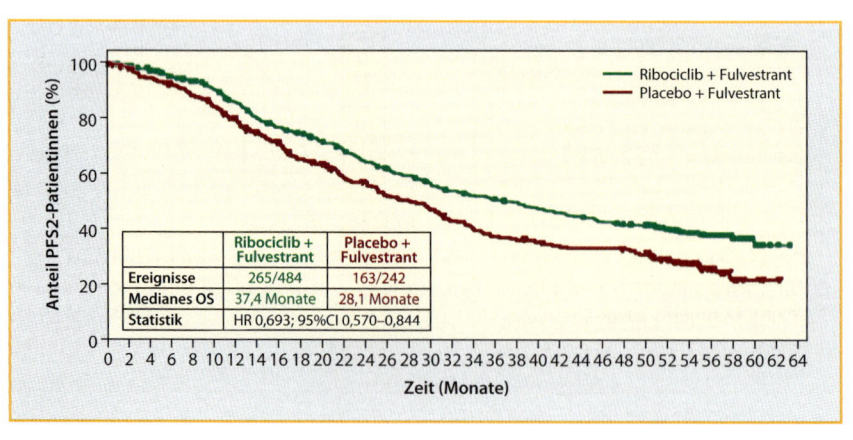

	Ribociclib + Fulvestrant	Placebo + Fulvestrant
Ereignisse	265/484	163/242
Medianes OS	37,4 Monate	28,1 Monate
Statistik	HR 0,693; 95%CI 0,570–0,844	

Abbildung 35: *Progressionsfreies Überleben (PFS2) der Gesamtpopulation in der Phase-III-Studie MONALEESA-3. Adaptiert nach [158].*

ergab sich kein Unterschied hinsichtlich Übelkeit und Erbrechen mit Scores von Grad 3 mit 1,4% beziehungsweise 2% versus 1,4% beziehungsweise 1,5%. Der Einfluss auf die **Zeit bis zur Verschlechterung der Lebensqualität** (TTDD), gemessen mittels Global Health Score (GHS) um mindestens 10% war unabhängig von der Anzahl der Metastasierungsorte und dem Alter der Patientinnen. Ein Einfluss auf Angstgefühle oder Depressions-Scores zeigte sich nicht.

Eine TTDD ≥10% des GHS zeigte sich mit Ribociclib/ET nach 39,6 Monaten und bei endokriner Therapie allein bereits nach 33,1 Monaten: HR 0,789; 95%CI 0,664–0,937. Die Subgruppenanalyse hinsichtlich einer TTD ≥10%, bezogen auf einen möglichen Tumorprogress, ergab im Arm mit Ribociclib plus ET 27,2 versus 49,8 Monate: HR 2,72; 95%CI 2,10–3,52. Im Kontrollarm zeigten sich ähnliche Ergebnisse mit 25,0 versus 52,4 Monaten: HR2,12; 95%CI 1,56–2,89. Damit ist in dieser gepoolten Analyse von mehr als 1 500 Patientinnen klar bestätigt, dass ein deutlicher Zusammenhang besteht zwischen Verschlechterung der Lebensqualität und Auftreten des Tumorprogresses und zwar unabhängig vom Therapiearm [44]. Die kleine Gruppe von Patientinnen mit **basaltypischem Tumortyp** (3%, n=49) hatte nicht hinsichtlich der TTD des GHS ≤10% profitiert: HR 0,84; 95%CI 0,34–2,06; gleiches galt auch für das PFS in dieser kleinen Subgruppe: HR 1,15; 95%CI 0,46–2,83.

Die etwas größere Gruppe mit **HER2-enriched-Subtyp** (13%, n=69 im Ribociclib- und n=36 im Placebo-Arm) hatte hingegen sowohl hinsichtlich der TTD des GHS >10% (HR 0,59; 95% CI 0,29–1,20) als auch hinsichtlich des PFS (HR 0,39; 95% CI 0,25–0,60) profitiert [44].

In der Phase-III-Studie **PALOMA-3** waren post- und prämenopausale Patientinnen (dann plus GnRH-A) mit erneuter Tumoraktivität unter laufender adjuvanter ET oder innerhalb von 12 Monaten oder bei Progress unter ET für die metastasierte Situation eingebracht worden. Eine Chemotherapielinie zuvor war erlaubt. Insgesamt waren 421 Patientinnen mittels 2:1-Randomisierung mit **Fulvestrant** plus **Palbociclib** (n=247) beziehungsweise Fulvestrant plus Placebo (n=174) behandelt worden. Während sich ein signifikanter **PFS-Vorteil** (9,5 Monate versus 4,6 Monate; HR 0,45; p<0,001) gezeigt hatte [20], konnte bisher in keiner Studie mit Palbociclib ein **Überlebensvorteil** belegt werden.

Bei einer nun nachgereichten erneuten **OS-Analyse**, die ungeplant nach einer Beobachtungsdauer >6 Jahren erfolgte, zeigte sich hier auch eine Übersetzung des PFS-Vorteils in das OS (Abb. 36). Die 5-J-OS-Rate betrug 23,3% im Palbociclib-Arm und 16,8% im Placebo-Arm [19]. Es entstand allerdings der Eindruck, dass Patientinnen, die zuvor keine Chemotherapie für die metastasierte Situation erhalten hatten (66% der ITT-Population), einen OS-Vorteil durch den Einsatz von Palbociclib hatten (medianes OS 39,3 Monate versus 29,7 Monate), während dies bei den Patientinnen, die eine Chemotherapie bereits für die MBC

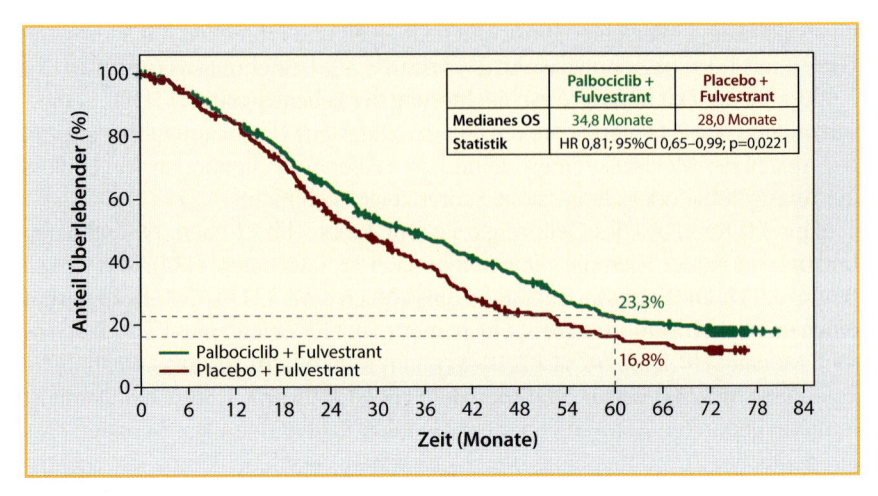

Abbildung 36: Zusätzliche OS-Analyse der Patientinnen in der Phase-III-Studie PALOMA-3. Adaptiert nach [19].

erhalten hatten (34% der ITT), nicht der Fall war: medianes OS 24,6 versus 24,3 Monate. Allerdings war die vorausgegangene Chemotherapie kein Stratifizierungsfaktor.

> **Wertung**
>
> Zwar handelte es sich hier um eine ungeplante zusätzliche OS-Analyse der PALOMA-3-Studie, die ein etwas ungünstigeres Patientinnenkollektiv eingeschlossen hatte als die Studie MONALEESA-3. Die Auswertung zeigt jedoch trotzdem den relevanten langfristigen Vorteil, den die Substanz für die Patientinnen bietet. Eine Zusammenfassung der randomisierten Studien zu CDK4/6i beim fortgeschrittenen, HR-positiven/HER2-negativen Mammakarzinom, das Gesamtüberleben betreffend, findet sich in Tabelle 13.

In der Phase-II-Studie **nextMONARCH** konnte belegt werden, dass **Abemaciclib** auch als **Monotherapie** bei Patientinnen mit einem Hormonrezeptor-positiven, HER2-negativen metastasierten Mammakarzinom wirksam ist (primäre Analyse von PFS und ORR). Bei der Studie war 3-armig in einer 1:1:1-Randomisierung **Abemaciclib plus Tamoxifen** (n=78) oder aber als Monotherapie jeweils in zwei verschiedenen Dosierungen (79 beziehungsweise 77 Patientinnen) überprüft worden. Präsentiert wurden nun aktualisierte Daten nach 24-monatiger Beobachtungsdauer inklusive der Analyse des **Gesamtüberlebens**, wobei die Studie hierfür statistisch nicht gepowert war.

Der Arm mit Abemaciclib 150 mg plus Tamoxifen 20 mg täglich zeigte sich mit einem medianen OS von 24,2 Monaten nominell überlegen gegenüber der

Tabelle 13: Gesamtüberleben (**OS**) in randomisierten Studien mit endokriner Therapie plus CDK4/6-Inhibitoren. Adaptiert nach [104].

	Erstlinie					≥ Zweitlinie		Erst- und Zweitlinie
	PALOMA	MONALESA-2	MONARCH-3	MONALEESA-7	Parsifal	PALOMA-3	MONARCH-2	MONALEESA-3
Design	Phase III Placebo-Kontrolle	Phase III Placebo-Kontrolle	Phase III Placebo-Kontrolle	Phase III Placebo-Kontrolle (nur prämenopausale Patientinnen)	Phase II Keine Placebo-Kontrolle	Phase III Placebo-Kontrolle	Phase III Placebo-Kontrolle	Phase III Placebo-Kontrolle
Endokriner Partner	Letrozol	Letrozol	Letrozol	Letrozol (oder Tamoxifen) + LHRH-Agonist	Letrozol oder Fulvestrant	Fulvestrant	Fulvestrant	Fulvestrant
CDK4/6-Inhibitor	Palbociclib	Ribociclib	Abemaciclib	Ribociclib	Palbociclib (Kontrollarm)	Palbociclib	Abemaciclib	Ribociclib
Patientinnen, n	666	668	493	672	486	521	669	726
OS (CDK4/6-Inhibitor + ET vs. ET)								
HR	Noch nicht publiziert (August 2023)	Noch nicht publiziert (August 2021)	Noch nicht publiziert (Juli 2021)	0,71	1	0,81	0,75	0,2
Medianes OS, Monate				NR versus 40,0	3-J-OS – 78%	34,9 versus 28 (Δ 7 Monate)	46,7 versus 37,3 (Δ 9 Monate)	NR versus 40

Abemaciclib-Monotherapie mit 200 mg täglich und einem medianen OS von 17 Monaten: HR 0,62; 95%CI 0,40–0,97; p=0,0341. Hinsichtlich des aktualisiert ausgewerteten **PFS** zeigte sich ebenfalls ein lediglich nomineller Vorteil für die Kombinationsbehandlung mit 9,0 Monaten im Vergleich zu Abemaciclib 200 mg täglich mit 7,4 Monaten: HR 0,81; 95%CI 0,56–1,16; p=0,2493. Auch hinsichtlich der **ORR** zeigte sich ein rein nomineller Vorteil zu Gunsten von Abemaciclib plus Tamoxifen mit einer ORR von 34,6% und einer CBR von 61,5% verglichen mit 33,8% und 51,9% unter Abemaciclib 200 mg täglich. Ein Vorteil für eine bestimmte Subgruppe konnte hier nicht herausgearbeitet werden. Ein wesentlicher Unterschied zwischen den Monotherapiearmen mit 150 beziehungsweise 200 mg täglich per os zeigte sich ebenfalls nicht; auch ergaben sich keine neuen Sicherheitshinweise.

Allerdings fiel auf, dass die **Diarrhö** als typische Abemaciclib-Nebenwirkung insbesondere in der Anfangsphase der Behandlung in der Studie nextMONARCH – vermutlich durch ein besseres Nebenwirkungsmanagement – besser beherrschbar schien als bei früheren Untersuchungen: Hier traten Grad-3-Diarrhöen in 9% der Fälle auf [50], während dies in der zuvor berichteten Studie MONARCH 1 noch in 20% der Fälle geschehen war [34].

Wertung

Die aktualisierte Auswertung der Phase II-Studie nextMONARCH bestätigt die monotherapeutische Wirksamkeit von Abemaciclib. Ebenfalls liefert sie Ergebnisse zur Kombination mit Tamoxifen, wozu bisher kaum Daten vorliegen.

5.1.2 Erneute CDK4/6-Inhibitor-Behandlung nach Vortherapie mit CDK4/6-Inhibitor

Ob nach vorherigem Einsatz eines CDK4/6-Inhibitors ein solcher erneut, beispielsweise mit einem anderen endokrinen Kombinationspartner sinnvollerweise eingesetzt werden kann, ist mangels entsprechender klinischer Daten weiterhin unklar.

5.1.3 Endokrine Therapie plus PIK3CA-Inhibition

Die Hyperaktivierung des PI3K-Signalwegs steht im Zusammenhang mit maligner Transformation, Krebsprogression und endokriner Therapieresistenz. Etwa 40% der Patientinnen mit einem Hormonrezeptor-positiven, HER2-negativen Brustkrebs haben eine aktivierende Tumormutation von PIK3CA [62]. Die PI3K-Hemmung verhindert die Aktivierung von PI3K-vermittelten Signalwegen und resultiert in der Hemmung von Wachstum und Überleben von PI3K-überexprimierenden

Tumorzellen. Bekanntermaßen ist die Dysregulation des PI3K-Signalwegs oft mit Tumorgenese und Tumorresistenz gegen verschiedene antineoplastische Substanzen und auch eine Strahlentherapie verbunden. Pan-PI3K-Inhibitoren zielen auf multiple Isoformen der PI3K, was zu übermäßigen Toxizitäten und eher geringerer Wirksamkeit führt [10]. Alpelisib (BYL719) ist hingegen ein spezifischer Inhibitor der PI3K-alpha-Isoform; ebenso Inavolisib, welcher sich bereits in fortgeschrittener klinischer Erprobung befindet (Abschnitt 5.1.4).

Alpelisib wurde in Kombination mit Fulvestrant in der Phase-III-Studie **SOLAR-1** (n=572) alleiniger Fulvestrant-Therapie verglichen. Die 1:1 randomisierte Studie erreichte ihren primären Endpunkt, die statistisch signifikante Verbesserung des PFS in der Kohorte mit Nachweis einer PIK3CA-Mutation im Tumorgewebe: Das mediane PFS im Alpelisib-haltigen Arm betrug 11,0 Monaten versus 5,7 Monate im Kontrollarm: HR 0,65; p=0,00065. Dabei war der Großteil der Patientinnen als endokrin-resistent einzustufen. Erstmalig wurde damit in einer Phase-III-Studie auch ein Ansprechen nach CDK4/6-Inhibitor-Vorbehandlung belegt, wobei hier die niedrige Fallzahl dieser Subgruppe zu berücksichtigen ist. Die im Fokus der Nebenwirkung stehende Hyperglykämie konnte zumeist mir oralen antidiabetischen Substanzen therapiert werden [3]. Aufgrund dieser Ergebnisse erfolgte die Zulassung von Alpelisib 2020 auch hierzulande – allerdings nicht für die Situation nach CDK4/6-Inhibitor-Vorbehandlung.

Bei der nun vorgelegten Analyse des **Gesamtüberlebens** zeigte sich zwar ein numerischer Vorteil von 7,9 Monaten für die Patientinnen in der PIK3CA-mutierten Kohorte (n=341), die mit der Kombination Alpelisib plus Fulvestrant anstatt der Monotherapie mit Fulvestrant behandelt worden waren: medianes OS 39,3 versus 31,4 Monate; HR 0,86; 95%CI 0,64–1,15; p=einseitig 0,15. Damit erreichte die finale OS-Analyse in dieser prädefinierten Kohorte jedoch nicht die vorspezifizierte O'Brian-Flemming-Grenze der Wirksamkeitsprüfung (einseitiges p≤0,0161).

Eine explorative Auswertung erfolgte bei Patientinnen mit im Plasma nachgewiesener PIK3CA-Mutation der ctDNA. Hier waren 84, beziehungsweise 86 Patientinnen in beiden Armen auswertbar. Es zeigte sich ein deutlicher Unterschied des medianen Gesamtüberlebens mit 34,4 gegenüber 25,2 Monaten zu Gunsten des experimentellen Therapiearms: HR 0,74; 95%CI 0,51–1,08.

Auch die mediane Zeit bis zur ersten Chemotherapie konnte um 8,5 Monate verlängert werden: 23,3 versus 14,8 Monate; HR 0,72; 95%CI 0,54–0,95. Ähnliches gelang auch beim progressionsfreien Überleben ab Einleitung einer Folgetherapie (PFS 2) mit 22,8 versus 18,2 Monaten: HR 0,80; 95%CI 0,62–1,03) [2].

Die nicht randomisierte Phase II-Studie **BYLieve**, welche **Alpelisib** in Kombination mit Letrozol oder Fulvestrant prüfte (3 Kohorten je nach Vorbehandlung), ist die erste Studie, die diese Substanz nach Vorbehandlung mit einem CDK4/6-

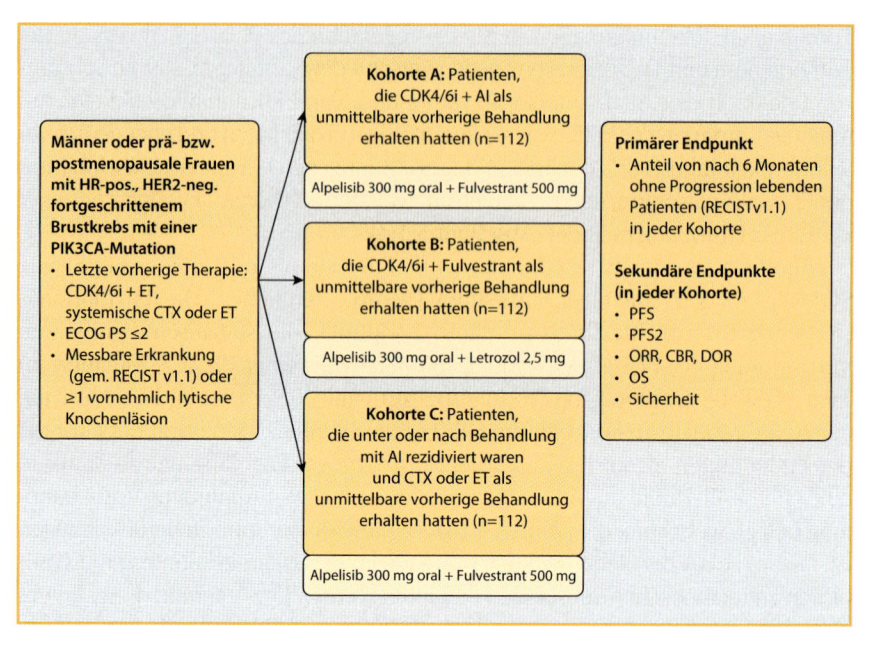

Abbildung 37: *Design der Phase II-Studie BYLieve. ORR Gesamtansprechrate, CBR klinische Benefitrate, DOR Dauer des Ansprechens. Adaptiert nach [145].*

Inhibitor/endokriner Therapie in einem praxisnahen Studiendesign prüft (Abb. 37). Bei allen Patientinnen wurde der **PIK3CA-Mutationsstatus** aus Tumorgewebe ermittelt. In der Screeningphase war eine entsprechende Blutuntersuchung optional.

Berichtet wurden bereits die Ergebnisse von 127 Patientinnen (ITT-Population) der **Kohorte A**. Hier war **Fulvestrant plus Alpelisib** (nach AI-Vorbehandlung) verabreicht worden. Bei 121 Fällen wurde zentral eine **PIK3CA-Mutation** nachgewiesen; bei 100 Fällen lag eine messbare Erkrankung vor. Die meisten Patientinnen (77,2%) hatten eine endokrine Vortherapie in der metastasierten Situation erhalten. Unvorbehandelt, beziehungsweise bereits mit zwei Therapielinien vorbehandelt, waren jeweils etwa 11% der Patientinnen. Eine Vortherapie mit Fulvestrant hatte niemand erhalten, eine vorherige Chemotherapie war in 8 Fällen (6,3%) erfolgt. Eine primäre endokrine Resistenz lag in etwa 20%, eine sekundäre endokrine Resistenz in etwa 60% der Fälle vor. Insgesamt 15 Patientinnen hatten im Rahmen einer adjuvanten Therapie innerhalb von Studien bereits einen CDK4/6i erhalten.

Der **primäre Endpunkt** der Studie wurde erreicht, denn der Anteil der Patientinnen, die nach 6 Monaten weiterhin progressionsfrei waren, betrug 50,4%

(n=61; 95%CI 44,2–59,6). Das mediane **PFS**, ein sekundärer Endpunkt, wurde mit 7,3 Monaten ermittelt. Die **ORR** (overall response rate) betrug bei Patientinnen mit messbarer Erkrankung (n=100) 21% und die CBR (clinical benefit rate) 42%. Bei Patientinnen mit zentral bestätigter PIK3CA-Mutation (n=121) waren dies korrespondierend 17,4% beziehungsweise 45,5%.

Nebenwirkungen ≥Grad 3 wurden bei 66,9% der Patientinnen berichtet. Diese betrafen Hyperglykämie (28,3%), Rash (9,4%), Diarrhö (5,5%), Luftnot (2,4%), Stomatitis (1,6%), Erbrechen (1,6%) und Juckreiz (1,6%). Bei jeweils einer Patientin wurden Fatigue, verminderter Appetit, Asthenie, Kopfschmerzen sowie Hauttrockenheit (jeweils ≥Grad 3) berichtet. Schwerwiegende Nebenwirkungen traten bei 24,4% der Patientinnen auf, in einem Fall mit fatalem Ausgang bei respiratorischem Versagen. Nebenwirkungsbedingt wurde die Therapie bei 20,5% der Patientinnen vorzeitig beendet. Eine Dosisreduktion oder Unterbrechung kam in 64,6% der Fälle vor.

Darüber hinaus war eine **Matched-pair-Analyse** erfolgt, die die Studienpatientinnen mit einer Real World Population (n=95) verglich: Dort waren Patientinnen mit Fulvestrant (n=43), CDK4/6i (n=32), Chemotherapie (n=30), Everolimus (n=17) und Letrozol (n=15) behandelt worden. Der Vergleich erfolgte mit verschiedenen statistischen Methoden. Es ergab sich, dass im Rahmen der BYLieve-Studie ein PFS von 6,5–8 Monaten und bei Behandlung mit konventioneller Therapie in der Real World-Gruppe ein medianes PFS zwischen 3,4 und 3,7 Monaten (Variation ja nach statistischer Untersuchungsmethode) erreicht wurde [145].

Berichtet wurden nun die ersten Resultate der **Kohorte B,** wo nach Fulvestrant-Vortherapien (vor Studieneinschluss) mit Letrozol plus Alpelisib behandelt wurde (n=115). Der Anteil der Patientinnen, die nach 6 Monaten progressionsfrei weiterlebten, betrug 46,1% (95%CI 36,8–55,6; primärer Endpunkt erreicht). Das mediane PFS betrug 5,7 Monate (95%CI 4,5–7,2 Monate) [145]. In Tabelle 14 werden die Resultate mit Alpelisib in den Studien SOLAR-1 und BYLieve verglichen.

> **Wertung**
>
> Alpelisib plus ET ist offensichtlich wirksam nach Versagen einer Vortherapie inklusive einem CDK4/6-Inhibitor beim Hormonrezeptor-positiven, HER2-negativen MBC mit nachgewiesener PIK3CA-Mutation. Nachdem in Europa erst 2020 die Zulassung für die postmenopausale Situation in Kombination mit Fulvestrant nach endokriner Monotherapie erfolgte, wurde die Substanz bereits im April 2021 in Deutschland nach gescheiterten GBA-Verhandlungen vom Markt genommen, was logistische (Bezug über internationale Apotheke noch möglich), medizinische und psychologische Probleme im Einzelfall bei bereits erfolgender Behandlung nach sich ziehen dürfte.

Tabelle 14: Resultate mit Alpelisib in den Studien SOLAR-1 und BYLieve. Adaptiert nach [35].

	Solar-1 Fulvestrant + Alpelisib	BYLieve Kohorte A Fulvestrant + Alpelisib	BYLieve Kohorte B Letrozol + Alpelisib
Erstlinie	52%	11,8%	1,6%
Zweitlinie	47%	70,1%	52,4%
Drittlinie	–	16,5%	44,4%
mPFS (Monate)	11,0	7,3	5,7
ORR (%)	36%	21%	18%
CBR (%)	57%	42%	32%
UE mit Therapieabbruch	25%	20,5%	14,3%

5.1.4 Endokrine Therapie plus CDK4/6- und PIK3CA-Inhibition

Auch der **PI3K-Inhibitor** GDC-0077 (**Inavolisib**) ist oral verfügbar. Die Substanz bindet an verschiedene Mitglieder der PI3K-Familie, unter anderem auch bei aktivierenden Mutationen in der katalytischen alpha-Isoform PI3KCA.

Im Rahmen einer Phase I/Ib-Studie für Patientinnen mit **Nachweis einer PIK3CA-Mutation** und einem Hormonrezeptor-positiven, HER2-negativen metastasierten Mammakarzinom wurde **Inavolisib** in Kombination mit **Fulvestrant** und dem CDK4/6i **Palbociclib** (Arm E, n=20, in ≥Drittlinie 25%, keine CDK4/6i-Vorbehandlung) beziehungsweise in der genannten Dreierkombination plus **Metformin** (Arm F, N=16, in ≥Drittlinie 81%, CDK4/6i-Vorbehandlung 63%) erprobt. Berichtet wurde eine ORR von 40% im Arm E und 13% im Arm F; die korrespondierende Behandlungsdauer betrug 6,8 beziehungsweise 6,3 Monate. Die kumulative Dosisintensität von Inavolisib lag bei 93% und 91%, die von Palbociclib bei 86% und 95% [13]. Eine Phase-III-Studie (Fulvestrant plus Palbociclib plus Inavolisib, beziehungsweise Placebo) hat Ende 2020 mit der Rekrutierung begonnen. Geplant ist die Teilnahme von 400 Patientinnen mit Nachweis einer PIK3CA-Muation in Tumorgewebe oder Blutprobe. Teilnehmen können Patientinnen auch in prä- und perimenopausaler Situation, dann in Kombination mit einem LHRH-Agonisten (NCT04191499).

5.1.5 Innovative Substanzen und Therapie nach CDK4/6-Inhibitor-Vorbehandlung

Derzeit sind verschiedene **oral verfügbare Selektive Östrogen-Rezeptor Degrader (SERDs)** in klinischer Entwicklung, die bereits beim frühen Mammakarzinom erprobt werden, zum Beispiel Giredestrant/GDC-9545 [66] (siehe auch Abschnitt 3.1.3 [118]).

Nach positiven Phase-I/II-Daten für das Antikörper-Wirkstoff-Konjugat **Sacituzumab-Govitecan** bei stark vorbehandelten Patientinnen – inklusive knapp 60% nach CDK4/6i-Vorbehandlung [70], siehe Abbildung 38 – werden demnächst entsprechende Phase-III-Daten vorliegen [146]. Die Substanz ist in den USA für das tripelnegative Mammakarzinom bereits zugelassen und bei positiven Resultaten der Phase-III-Studie ASCENT wird auch in Europa auf eine baldige Zulassung gehofft **[9]** (siehe auch Abschnitt 5.3.2).

Die Phase-III-Studie DESTINY-Breast04 wird bei Patienten (Frauen und Männern) mit einem als **HER2 low** eingestuften (siehe auch Abschnitt 2.5 [105]), fortgeschrittenen, vorbehandelten Mammakarzinom das Antikörper-Wirkstoff-Konjugat Trastuzumab-Deruxtecan im Vergleich zur Chemotherapie prüfen. In einer viel beachteten Phase-I-Studie [114] hatte sich das Konjugat in dieser Situation bereits als wirksam erwiesen.

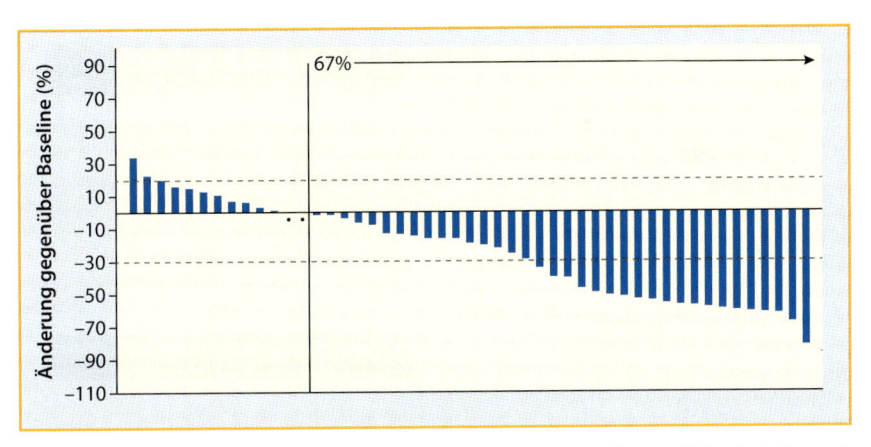

Abbildung 38: *Ansprechen auf Sacituzumab Govitecan in einer Phase I/II-Studie beim stark vorbehandelten HR-positiven, HER2-negativen Mammakarzinom. Die gestrichelten Linien bei +20% und -30% markieren die Schwellen für voranschreitende Erkrankung und partielle Remission. Adaptiert nach [70].*

5.2 HER2-positive Tumoren

Die Prognose des HER2-positiven Mammakarzinoms hat sich durch einige sehr wirksame Medikamente deutlich verbessert. Aktuell hat sich das Spektrum der Behandlungsoptionen dank neuer Substanzen und neuer Kombinationen weiter erweitert.

5.2.1 HER2-gerichtete Therapie plus endokrine Therapie

Die Phase-II-Studie **PERTAIN** (n=158) überprüfte in einer 1:1-Randomisierung bei Patientinnen mit einem **HER2-positiven und HR-positiven Tumor** die Kombination von **Trastuzumab +/− Pertuzumab** in Kombination mit einem **Aromatasehemmer**, welcher entweder unmittelbar zum Therapiestart oder aber (nach Entscheidung des Behandlers) nach vorangegangener Chemotherapie mit Docetaxel oder Paclitaxel verabreicht wurde (Abb. 39). Eine Induktionschemotherapie hatten 55% beziehungsweise 58% (Kontrollarm beziehungsweise Pertuzumab-Arm) erhalten. Etwa 55% der Studienteilnehmerinnen hatten im experimentellen Arm eine (neo-)adjuvante Chemotherapie erhalten, im anderen Arm waren dies knapp 45%. Für die Primärerkrankung war Trastuzumab im Pertuzumab-Arm bei 31% und im anderen Arm in knapp 25% der Fälle verabreicht worden.

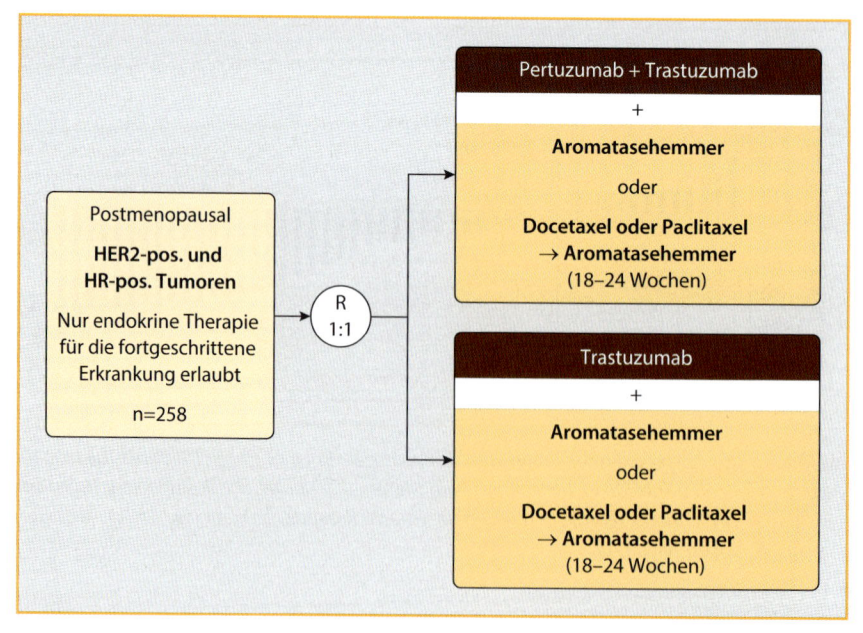

Abbildung 39: *Design der Phase-II-Studie PERTAIN. Adaptiert nach nach [142].*

In beiden Armen hatte mehr als die Hälfte der Patientinnen (neo-)adjuvant eine Chemotherapie sowie eine endokrine Therapie erhalten. Eine Induktionschemotherapie innerhalb der PERTAIN-Studie hatten 75/127 und 71/124 Patientinnen in Arm A (duale Blockade plus AI) beziehungsweise Arm B (Trastuzumab plus AI) erhalten. In der bereits publizierten Analyse betrug die **Gesamtansprechrate** 63,3% versus 55,7% zugunsten der Pertuzumab-haltigen Kombination (95%CI 6,0–21,3; p=0,25) und hinsichtlich des medianen PFS und der Dauer des Ansprechens (DOR) hatten alle Subgruppen von der dualen Blockade profitiert. Ein positiver Effekt fand sich auch unabhängig davon, ob eine adjuvante antihormonelle Therapie schon mindestens 12 Monate zurückgelegen hatte oder nicht [142].

Nach mittlerweile mehr als 6-jähriger Beobachtungsdauer wurden **aktualisierte Ergebnisse** berichtet: Es zeigte sich in der ITT-Population ein medianes **PFS** von 20,6 Monaten beim Einsatz der dualen HER2-Blockade im Vergleich zu 15,8 Monaten im Trastuzumab-Arm (HR 0,67; 95% CI 0,50 bis 0,89; p=0,0059). Ein besonders deutlicher Vorteil durch die Behandlung mit Trastuzumab plus Pertuzumab zeigte sich bei Patientinnen, die *keine* Induktionschemotherapie erhalten hatten (Abb. 40).

Das mediane **Gesamtüberleben** in der ITT-Population betrug 60 Monate im Kombinationsarm und 57,2 Monate beim Einsatz von Trastuzumab allein und zeigte somit keinen signifikanten Unterschied [5].

Wertung

Die Kombination eines Aromatasehemmers mit dualer HER2-Antikörperblockade ist wirksamer als der Aromatasehemmer plus Trastuzumab allein. Ein Update der randomisierten Phase-II-Studie PERTAIN bestätigte dies. Ein besonderer PFS-Vorteil zeigte sich bei den Patientinnen, die keine Induktionschemotherapie erhalten hatten [5]. Allerdings hatten nur wenige Patientinnen in der (Neo-) Adjuvanz eine Trastuzumab-haltige Therapie und weniger als die Hälfte zuvor eine adjuvante endokrine Therapie erhalten. Hinsichtlich des Gesamtüberlebens wurden in beiden Armen Resultate erzielt, die im Bereich der damals bahnbrechenden Ergebnisse der Phase-III-Studie CLEOPATRA lagen, die Trastuzumab versus dualer Blockade jeweils plus Docetaxel geprüft hatte [162]. Die PERTAIN-Resultate sprechen daher zumindest für die Richtigkeit der vielerorts üblichen Praxis einer endokrinen Erhaltungstherapie parallel zur HER2-gerichteten Behandlungsfortsetzung nach Beendigung der Induktionschemotherapie. Die Frage, ob Trastuzumab plus Pertuzumab plus Aromatasehemmer eine taxanhaltige Chemotherapie ersetzen kann, wurde hier hingegen nicht beantwortet. – Auch die Studie DETECT V für Patientinnen mit einem metastasierten HER2-negativen und Hormonrezeptor-positiven Mammakarzinom in 1.–3. Therapielinie widmet sich aktuell diesem Thema: Enweder wird nach 1:1-Randomisierung eine endokrine Therapie kombiniert mit dem CDK4/6-Inhibitor Ribociclib plus duale Blockade direkt oder aber diese Therapie erst nach einer vorherigen freigestellten Chemotherapie plus Trastuzumab und Pertuzumab durchgeführt.

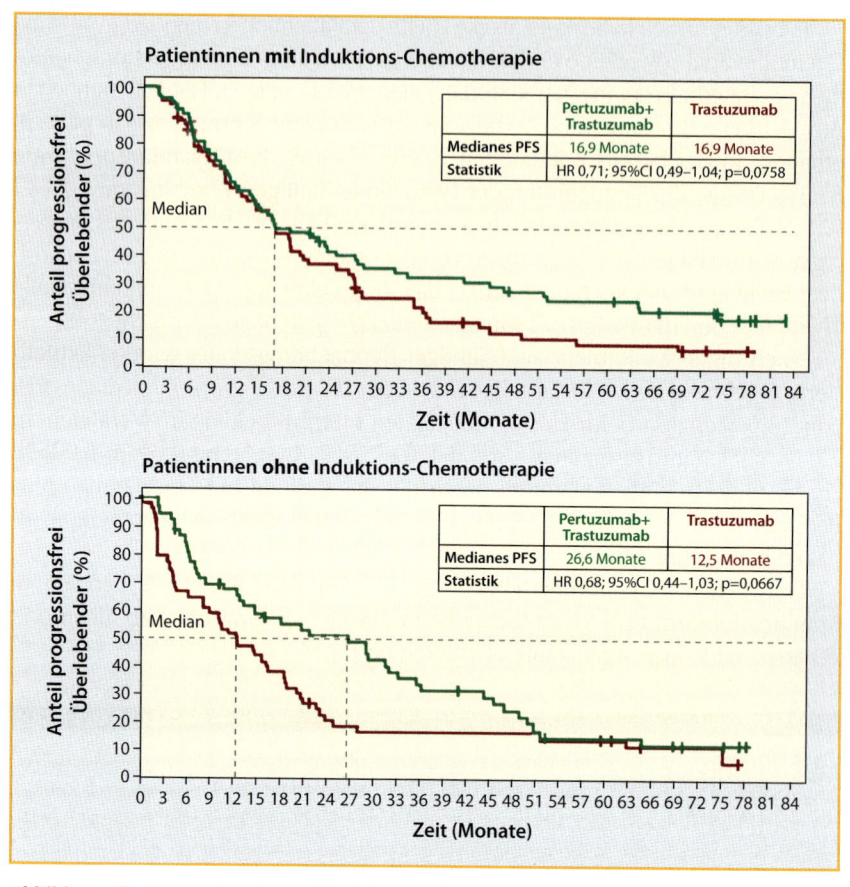

Abbildung 40: *Progressionsfreies Überleben in der Phase-II-Studie PERTAIN. Oben Patientinnen mit Induktions-Chemotherapie, unten ohne Induktions-Chemotherapie. Adaptiert nach [5].*

5.2.2 Trastuzumab plus Pertuzumab

Die einarmige Studie **PERUSE** sollte Effektivität und Sicherheit von Trastuzumab und Pertuzumab in Kombination mit verschiedenen Taxanen nach Wahl des Behandlers (Docetaxel, Paclitaxel, nab-Paclitaxel) prüfen, da in der Praxis das oft schlecht verträgliche Docetaxel gerne vermieden wird. Nach nun 69-monatiger Beobachtungsdauer zeigten die aktualisierten PFS- und OS-Ergebnisse, dass bei Kombination mit Paclitaxel ähnlich gute Ergebnisse wie in der Phase-III-Studie CLEOPATRA-Studie [162] erreicht wurden (Tab. 15), womit die gängige Praxis bestätigt ist [106].

Tabelle 15: PFS und OS in der einarmigen Studie PERUSE, in der die duale HER2-Blockade kombiniert mit verschiedenen Taxanen geprüft wurde. Adaptiert nach [106].

Untergruppen	Progressionsfreies Überleben (PFS)		Gesamtüberleben (OS)	
	n (%)	Monate Median (95%CI)	n (%)	Monate Median (95%CI)
Gesamt (n=1 436)	872 (61)	20,7 (18,9–23,1)	658 (46)	65,3 (60,9–70,9)
HR-pos. (n=918)*	550 (60)	20,6 (18,5–23,8)	411 (45)	66,7 (62,4–77,3)
HR-neg. (n=512)*	318 (62)	20,7 (17,1–23,8)	245 (48)	60,2 (52,3–67,7)
+ Docetaxel (n=775)	479 (62)	19,4 (16,9–22,1)	351 (45)	66,5 (61,7–77,3)
+ Paclitaxel (n=588)	356 (61)	23,2 (19,6–25,6)	273 (46)	64,0 (56,5–72,2)
+ nab-Paclitaxel (n=65)	35 (54)	19,2 (11,7–37,1)	28 (43)	70,9 (39,7–NE)

*HR-Status unbekannt (n=6), NE nicht evaluierbar

5.2.3 Trastuzumab-Wirkstoff-Konjugate

Trastuzumab Deruxtecan (DS-8201a) ist ein Antikörper-Wirkstoff-Konjugat, bei dem **Trastuzumab** mit 7–8 Chemotherapie-Molekülen eines neuen **Topoisomerase-I-Inhibitors** verlinkt wurde. In den USA steht die Substanz bereits seit einiger Zeit zur Verfügung. Eine Zulassung ist in diesem Jahr auch seitens der EMA erfolgt; die Substanz steht aber in Deutschland noch nicht zur Verfügung. Aufgrund der Zulassung werden die vorliegenden Daten der dieser zu Grunde liegenden Phase II-Studie **DESTINY-Breast 01** (n=184 in Dosisstufe mit 5,4mg/kg behandelt, Altersmedian 55 Jahre, 53% Hormonrezeptor-positiv, Hirnmetastasierung 11,3%) hier kurz rekapituliert. Gemäß den Einschlusskriterien waren 100% der Patientinnen sowohl mit Trastuzumab als auch mit T-DM1, (wovon 43% im Sinne eines clinical benefit profitiert hatten), vorbehandelt worden. Auch Pertuzumab hatten 66% der Patientinnen zuvor schon erhalten.

Bei 60,9% der stark vorbehandelten Patientinnen ließ sich ein Ansprechen (ORR) verzeichnen, womit die Studie klar ihren primären Endpunkt erreichte. Die Krankheitskontrollrate (DCR) betrug 97,3% [115]. Vorgelegt wurden nun ergänzend aktualisierte Ergebnisse zu **PFS** und **OS**, die angesichts der bereits erfolgten Vorbehandlung weiterhin beeindrucken (Abb. 41).

Auch 24/184 Patientinnen (13%) mit kontrollierten **Hirnmetastasen** hatten teilgenommen und wiesen mit 58,3% eine ebenso hohe ORR und mit 18,1 Monaten ein ebenso langes medianes PFS auf wie Patientinnen ohne Hirnmetastasierung

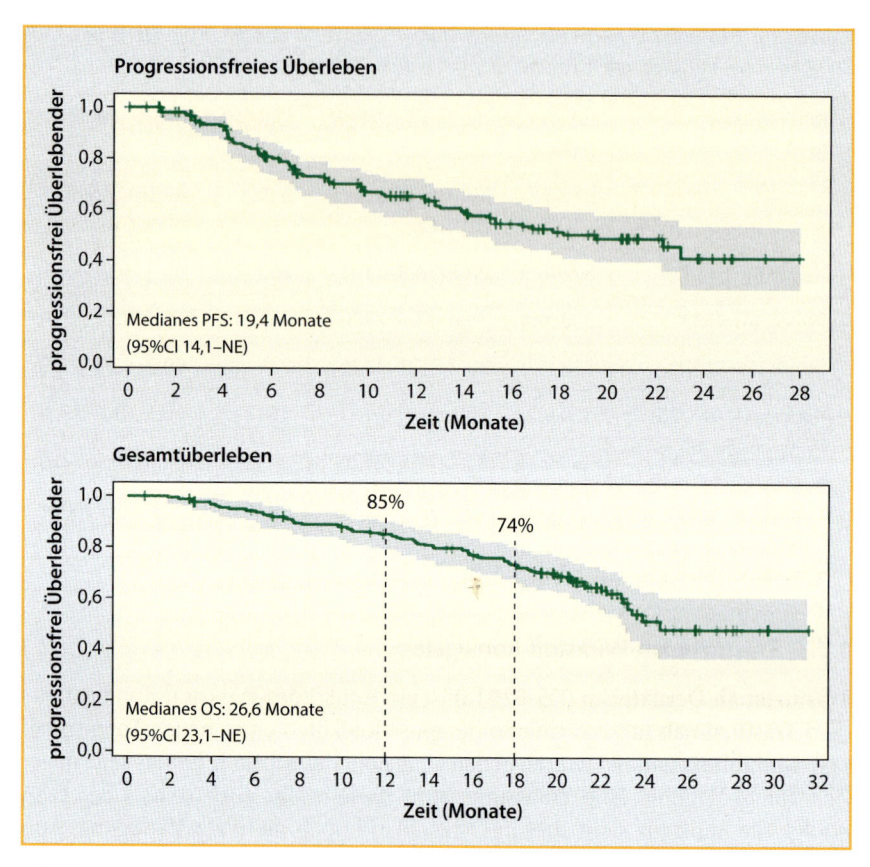

Abbildung 41: Aktualisierte PFS- und OS-Daten in der Phase-II-Studie DESTINY-Breast01 mit Trastuzumab-Deruxtecan. Adaptiert nach [116].

[64], was auf eine ZNS-Wirksamkeit hindeutet. Die Ergebnisse laufender Studien mit Patientinnen mit aktiven Hirnmetastasen (z.B. Phase II Studie TUXEDO-1; EudraCT 2020-000981-41) liegen jedoch bisher noch nicht vor.

Als **Grad-3-Nebenwirkungen** wurden Neutropenie (19,6%), Anämie (8,2%), Thrombozytopenie (3,8%), Übelkeit (7,6%), Fatigue (6,0%), Alopezie (0,5%), Diarrhö (2,7%) und Erbrechen (4,3%) berichtet. Besonderes Augenmerk liegt auf **interstitiellen Lungenerkrankungen** (ILD), an denen insgesamt 5 Patientinnen in der Studie **DESTINY BREAST-01** verstarben. Hinweise auf eine kumulative Toxizität ergab die aktualisierte Beurteilung nicht (Tab. 16).

Bei einer zusammenfassenden Aufarbeitung der insgesamt 91/542 (16,8%) **ILD-Ereignisse** in den Studien **DESTINY BREAST-01** mit Mammakarzinom-Patientinnen

Tabelle 16: *Aktualisierte Auswertung interstitieller Lungenerkrankungen in der Phase-II-Studie DESTINY-Breast01 mit Trastuzumab-Deruxtecan. Adaptiert nach [116].*

Interstitielle Lungenerkrankung, n (%)	n=184					
	Grad 1	Grad 2	Grad 3	Grad 4	Grad 5	Insgesamt
Auswertung August 2019	5 (2,7)	15 (8,2)	1 (0,5)	0	4 (2,2)	**25 (13,6)**
Auswertung Juni 2020	6 (3,3)	16 (8,7)	1 (0,5)	0	5 (2,7)	**28 (15,2)**

und **DS8201-A-J101** mit an anderen soliden Tumoren erkrankten Patienten erwiesen sich diese 78% der Fälle als nicht schwergradig (Grad 1 oder 2). Die meisten Ereignisse traten innerhalb der ersten 12 Behandlungsmonate ein (97%), und die am häufigsten Betroffenen stammten aus Japan (Japan versus nicht Japan; OR 3,6; 95%CI 2,1–6,1). Die mediane Dauer bis zum ILD-Ereignis betrug knapp 7 Monate (Spannweite 0–19,4 Monate), die mediane Behandlungsdauer 8,4 Monate (Spannweite 0,7–46,0 Monate) [155]. Empfohlen wird inzwischen ein engmaschiges Monitoring hinsichtlich möglicher Husten-Luftnot- oder Fiebersymptome und der frühe Start einer Steroidbehandlung, sobald eine ILD vermutet wird [115].

> **Wertung**
>
> Die aktualisierten Phase-II-Ergebnisse mit dem Topoisomerase-1-haltigen Antikörper-Wirkstoff-Konjugat Trastuzumab Deruxtecan bestätigten beeindruckend eine lang anhaltende Effektivität bei Patientinnen, die bereits sehr stark vorbehandelt (im Median 6 Vortherapien, etwa ein Drittel der Patientinnen hatte einen Progress unter T-DM1 aufgewiesen) waren. Dies hat inzwischen auch seitens der EMA zur Zulassung geführt, wobei die Substanz in Deutschland bisher nicht zur Verfügung steht – wohl aber in den USA. Die zum Teil schwerwiegende pulmonale Toxizität, die in 15% der Fälle (Grad 1–5) beobachtet wurde, ist zu beachten. Ein Großteil der ILD-Ereignisse war erst- oder zweitgradig (79%), und es ergab sich kein Hinweis auf eine kumulative Toxizität. Verbesserte Behandlungsempfehlungen wurden erst entwickelt, nachdem ein hoher Anteil der Ereignisse bereits eingetreten war, so dass zu hoffen ist, dass zukünftig diese Nebenwirkung seltener zum schwergradigen Ereignis wird. Die Ergebnisse der Phase-III-Studien DESTINY-Breast02-Studie (für Patientinnen mit fortgeschrittenem Mammakarzinom und Progress nach T-DM1) und der „head-to-head"-Vergleich mit T-DM1 bei hiermit noch unbehandelten Patientinnen (DESTINY-Breast03) bleiben abzuwarten. Möglicherweise besteht auch eine Wirksamkeit bei Hirnmetastasierung. Die Ergebnisse der Phase II-Studie TUXEDO-1 (EudraCT 2020-000981-41) für Patientinnen mit aktiven Hirnmetastasen stehen noch aus. Ebenfalls wird eine Studie für eine HER2 low-Population (DESTINY-Breast04-Studie) durchgeführt.

Weitere interessante Antikörper-Wirkstoff-Konjugate (ADC) sind für Patienten mit HER2-positiven Tumoren in Entwicklung. Eine Phase I-Studie, die den ADC **A166** (ADC Duo-5-Trastuzumab) neben Patienten mit Magen- und Darmkarzinomen auch an einer Kohorte mit 50 Patientinnen mit HER2-positivem Mammakarzinom erprobte, zeigten sich vielversprechende Ergebnisse. Bei 36 bereits auswertbaren Fällen zeigte sich eine hohe ORR trotz Vorbehandlung mit zahlreichen Therapielinien (60% der gesamten Patienten war mit mindestens 5 Therapielinien vorbehandelt worden). Die ORR von 59,1% wurde mit einer Dosierung von 4,8 mg/kg KG erreicht. Bei Anwendung einer höheren Dosierung mit 6,0 mg/kg KG betrug die ORR sogar 71,4%. Die an Trastuzumab gekoppelte Wirksubstanz ist ein neues Zytostatikum namens Duo-5, welches sich gegen die Mikrotobuli richtet [58].

5.2.4 Tucatinib

Seitens der amerikanischen Zulassungsbehörde FDA wurde bereits im vergangenen Jahr eine Zulassung für Tucatinib, einen oralen, hochselektiven HER2-Tyrosinkinase-Inhibitor (TKI) erteilt. Basis hierfür waren die Ergebnisse der Phase-II-Studie **HER2CLIMB**, die die Kombination von **Tucatinib** mit **Trastuzumab** und **Capecitabin** gegenüber der Zweierkombination aus Trastuzumab plus Capecitabin beim HER2-positiven metastasierten Mammakarzinom nach Vorbehandlung mit Trastuzumab, Pertuzumab und T-DM1 prüfte. Der primäre Endpunkt war das PFS, als sekundäre Endpunkte wurden OS, PFS bei Patientinnen mit Hirnmetastasierung und das bestätigte objektive Ansprechen (ORR) festgelegt. Der primäre Endpunkt PFS konnte für 480 Patientinnen ausgewertet werden. Ein frühes Amendment zum Studienprotokoll erweiterte die Patientenpopulation von 480 auf 600 Patientinnen um auch die sekundären Endpunkte, speziell das PFS für Patientinnen mit Hirnmetastasen mit einer adäquaten Power auswerten zu können.

Inzwischen hat auch die EMA im Frühjahr 2021 eine entsprechende Zulassung erteilt, weshalb die vorbekannten Studienergebnisse hier kurz rekapituliert werden: Im Median waren die 612 teilnehmenden Patientinnen 55 Jahre alt und hatten zuvor insgesamt 4 Therapielinien, für die metastasierte Situation 3 Therapielinien, erhalten. Zum Zeitpunkt des Studienstarts litten im Tucatinib-Arm 48% (n=198) der Patientinnen unter einer Hirnmetastasierung, im Kontrollarm in 46% der Fälle (n=93). Eine Lungenmetastasierung wiesen etwa 50%, eine Lebermetastasierung knapp 40% und eine ossäre Metastasierung etwa 55% aller Patientinnen auf. Ein positiver Hormonrezeptorstatus lag in etwa 60% der Fälle vor.

Ein bestätigtes Ansprechen (**ORR**) war in 41% der Fälle im Tucatinib-Arm verglichen mit 23% im Kontrollarm zu verzeichnen (p=0,00008). Eine stabile

Erkrankung (SD) war in 46% respektive 59% und eine Erkrankungsprogression (PD) bei 8% respektive 14% der Fälle zu verzeichnen

Die Hinzunahme des Small molecule-TKI Tucatinib führte zu einem medianen progressionsfreien Überleben (**PFS**) von 7,8 Monaten gegenüber 5,6 Monaten im Kontrollarm: HR 0,54; 95%CI 0,42–0,71; p<0,00001. Damit hat die Studie ihren **primären Endpunkt** erreicht. Die 6-Monats- und 1-Jahres-PFS-Raten betrugen entsprechend 63% gegenüber 46% und 33% gegenüber 12%. Auch der PFS-Vorteil zeigte sich unabhängig über alle Subgruppen.

Das mediane **Gesamtüberleben** (**OS**) betrug 21,9 Monate (95%CI 18,3–31,0) bei Anwendung der Tucatinib-haltigen Dreierkombination im Vergleich zu 17,4 Monaten (95%CI 13,6–19,9) bei Anwendung von Trastuzumab und Capecitabin: HR 0,66; 95%CI 0,50–0,88; p=0,0048. Dies entsprach einer Verbesserung um 34%. Die Ein- und 2-J-OS-Raten betrugen 76% gegenüber 62% und 45% gegenüber 27% im Tucatinib- beziehungsweise Kontrollarm. Dieser Überlebensvorteil zeigte sich über alle zuvor spezifizierten Subgruppen.

Nebenwirkungen (AES) vom Grad ≥3 kamen in 55% der Patientinnen im Tucatinib-Arm vor, verglichen mit 49% im Kontrollarm. Es gab 6 AE-bezogene Todesfälle im experimentellen Arm und 5 in der Kontrollgruppe. Als typische Nebenwirkungen in beiden Therapiearmen waren insbesondere Diarrhö und Hand-Fuß-Syndrom zu nennen, wobei beide Nebenwirkungen im Tucatinib-Arm häufiger auftraten. Zu Tucatinib-assoziierten Therapieabbrüchen kam es nur bei 6% und im Kontrollarm bei 3% der Studienteilnehmerinnen [121].

Bei Patientinnen mit **Hirnmetastasierung** (n=291) zum Zeitpunkt des Studienstarts der Phase-II-Studie HER2CLIMB wurde auch das Risiko einer Erkrankungsprogression um 68% gegenüber dem Vergleichsarm durch den zusätzlichen Einsatz von Tucatinib gesenkt: HR 0,32; 95%CI 0,22–0,48; p<0,00001. Das mediane PFS in dieser Subgruppe betrug 9,9 Monate mit Tucatinib gegenüber 4,2 Monaten im Kontrollarm. Die 1-J-PFS-Rate betrug 40,2% gegenüber 0%. Auch hinsichtlich des OS fand sich ein signifikanter Vorteil mit einem medianen OS von 18,1 versus 12,0 Monaten (HR 0,58; 95%CI 0,40–0,85; p=0,005) und einer 1-J-OS-Rate von 70,1% versus 46,7%. Das entspricht einer relativen Sterberisikoreduktion um 42% [83]. Der Stellenwert dieser Verbesserung ergibt sich aus dem Vergleich mit anderen Studien zur Behandlung von Patientinnen mit Hirnmetastasen (Tab. 17).

Nun liegt eine zusätzliche Analyse der Phase-II-Studie HER2CLIMB zum **Hormonrezeptorstatus** vor: 370 Patientinnen (60%) wiesen einen Hormonrezeptor-positiven und 242 (40%) einen HR-negativen Tumor auf. Wesentliche Unterschiede in den Risikofaktoren fanden sich zwischen den beiden Subgruppen innerhalb der Behandlungsarme nicht. Patientinnen mit Hormonrezeptor-positiver Erkrankung erreichten ein medianes **PFS** von 7,6 Monaten im Tucatinib-Arm

OS in der HR-positiven Subgruppe

Medianes OS: 21,7 vs 18,2 Monate; HR 0,85; p=0,4

OS in der HR-negativen Subgruppe

Medianes OS: 21,7 vs 18,2 Monate; HR 0,85; p=0,4

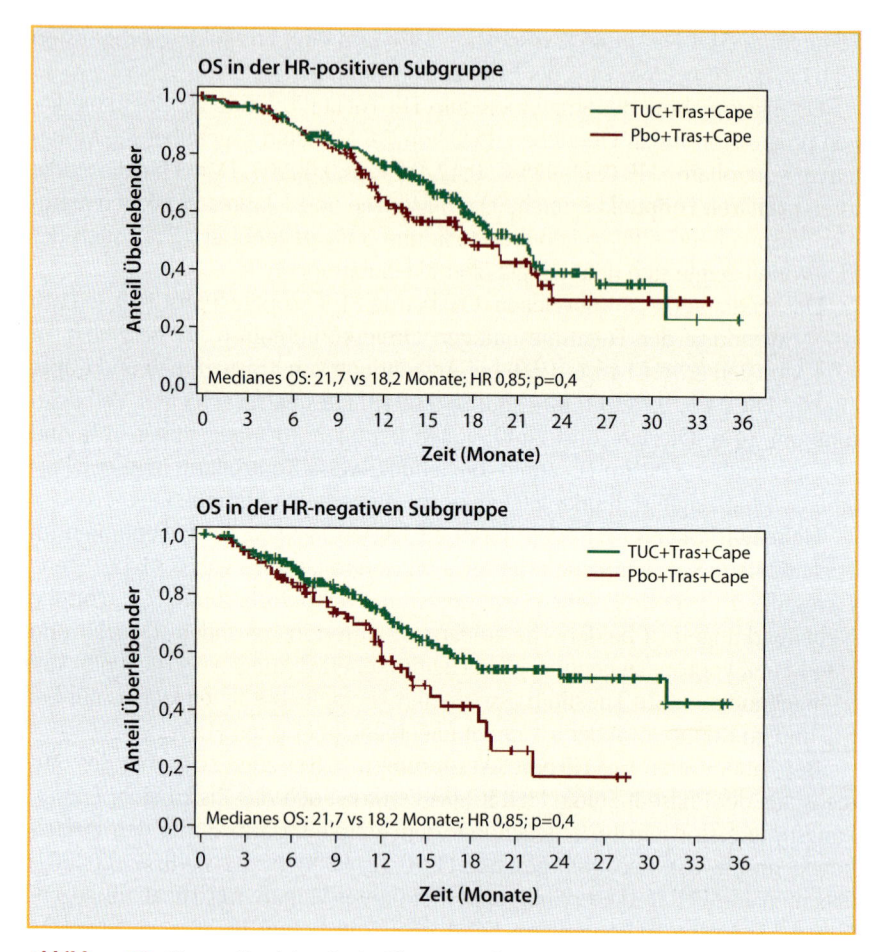

Abbildung 42: *Gesamtüberleben in der Phase II-Studie HERCLIMB bezogen auf den Hormonrezeptorstatus. Adaptiert nach [52]. TUC+Tras+Cape Tucatinib/Trastuzumab/Capecitabin, Pbo+Tras+Cape Placebo/Trastuzumab/Capecitabin.*

gegenüber 5,6 Monaten im Kontrollarm: HR 0,58; 95%CI 0,42–0,80; p=0,0008). In der HR-negativen Gruppe waren dies 8,1 versus 4,2 Monate zu Gunsten des experimentellen Arms: HR 0,54; 95%CI 0,34–0,86; p=0,008. Das **Gesamtüberleben** betrug in der Hormonrezeptor-positiven Subgruppe mit Tucatinib 21,7 und im Kontrollarm 18,2 Monate: HR 0,85; 95%CI 0,59–1,23; p=0,4. Ein besonders deutlicher Unterschied zeigte sich hinsichtlich des Gesamtüberlebens in der HR-negativen Subgruppe mit einem medianen OS von 31,1 gegenüber 14,1 Monaten: HR 0,50; 95%CI 0,31–0,81; p=0,003 (Abb. 42).

Tabelle 17: *Studien mit Patientinnen mit aktiver Hirnmetastasierung und HER2-positiven Tumoren. RT Radiotherapie; ZNS-PFS Keine Progression im ZNS.*

Kombination	n	ORR	PFS
Lapatinib Capecitabin [84, 12]	50 post RT 45 prä RT	20% 66%	3,6 Monate 5,6 Monate
T-DM1 [117] (KAMILLA-Subgruppe)]	126 (59 post RT)	21%	5,5 Monate
Neratinib Capecitabin [46]	37 (meist post RT)	49%	5,5 Monate
Trastuzumab Capecitabin [83]	56 (34 post RT)	20%	4,1 Monate (ZNS-PFS)
Tucatinib Trastuzumab Capecitabin [83]	118 (74 post RT)	47%	9,5 Monate (ZNS-PFS)

Für Patientinnen mit **Hirnmetastasierung** in der Hormonrezeptor-positiven Subgruppe (n=166/45%) betrug das mediane PFS 7,5 Monate im Tucatinib-Arm gegenüber 5,1 Monaten im Kontrollarm (HR 0,48; 95%CI 0,31–0,75; p=0,0008) und das entsprechende mediane OS 18,1 versus 12,8 Monate. Bei Patientinnen mit Hirnmetastasierung in der Hormonrezeptor-negativen Gruppe (n=125/52%) wurde ein medianes PFS von 7,8 im Tucatinib-Arm und von 5,4 Monaten im Kontrollarm erreicht: HR 0,50; 95%CI 0,27–0,95; p=0,03. Das mediane OS betrug hier 18,5 gegenüber 11,5 Monaten. Die ORR war unabhängig vom Hormonrezeptorstatus numerisch höher im Tucatinib-Arm: Hormonrezeptor-positiv 37,4% versus 21,7% und Hormonrezeptor negativ 45,3% versus 15,6% [52].

Wertung

Die Kombination von Trastuzumab und Capecitabin mit Tucatinib zeigte einen deutlichen Vorteil sowohl hinsichtlich des OS als auch des PFS sowohl für die Gesamtpopulation der stark vorbehandelten Patientinnen (im Median waren 3 Therapielinien für die Metastasierung vorausgegangen). Auch Patientinnen mit Hirnmetastasierung (n=291) hatten besonders von dieser Dreierkombination profitiert. Die Vorteile bestanden unabhängig vom Hormonrezeptorstatus, wobei offensichtlich Patientinnen mit Hormonrezeptor-negativen Tumoren noch deutlicher profitieren – wie eine nachträgliche Subgruppenanalyse

> nahelegte. Auch in Deutschland steht Tucatinib seit dem Frühjahr 2021 zur Behandlung nach zuvor mindestens 2 gegen HER2 gerichteten Behandlungsschemata in Kombination mit Trastuzumab und Capecitabin zur Verfügung. Inzwischen wird auch die Kombination von Tucatinib mit dem ADC T-DM1 gegenüber dem ADC allein in einer Phase-III-Studie (HER2CLIMB-02 / NCT03975647 [60]) und in Kombination mit dem ADC Trastuzumab Deruxtecan in einer Phase-II-Studie (HER2CLIMB-04 / NCT04539938 [51]) überprüft.

5.3 Tripelnegative Tumoren

Unverändert weist diese Gruppe von Patientinnen die mit Abstand ungünstigsten Überlebenszeiten von 12–18 Monaten auf, wenn eine Metastasierung eingetreten ist [45], weshalb hier Therapiefortschritte besonders notwendig sind. Inzwischen zeigen sich erste Erfolge mit neuen Therapieansätzen.

5.3.1 Chemotherapie plus Immuntherapie

Um eine Immuntherapie innerhalb der Zulassung verabreichen zu können, muss vorher eine **Gewebetestung** der erfolgen. Während sonst allgemein das Dogma gilt, bei Tumorprogress eine Probenentnahme an der aktuell progredienten Metastasierung durchzuführen, gilt es bei der geforderten Testung von Immunzellen zu differenzieren: Diese Testung gelingt häufig nur in unterschiedlichem Maß. Deshalb kann es günstiger sein, das Gewebe des primären Mammakarzinoms zu untersuchen als beispielsweise eine neue Leber- oder Knochenmetastase.

Im Rahmen der Phase-III-Studie **IMpassion130** waren 902 Patientinnen in einer 1:1-Randomisierung eingeschlossen und mit **nab-Paclitaxel** in Kombination mit dem PD-L1-Antikörper **Atezolizumab** (Atezo+nP) beziehungsweise Placebo (Placebo+nP) behandelt worden. Co-primäre Endpunkte waren PFS und OS; ein Cross-over zwischen den Armen war nicht vorgesehen. Eine Stratifikation erfolgte nach Taxanvorbehandlung, Nachweis einer Lebermetastasierung sowie einer PD-L1-Expression die als mindestens 1% PD-L1-positiver tumorinfiltrierender Immunzellen (IC) definiert wurde. Hier wurden in beiden Armen 41% positive Fälle detektiert. Die Testung erfolgte immunhistochemisch mit dem VENTANA SP142-Test [152].

Bei der **Post-hoc-Aktualisierung** betrug das mediane **PFS** in der ITT-Population 7,2 Monate mit Atezo+nP im Vergleich zu 5,5 Monaten mit Placebo+nP: stratifizierte HR 0,80; 95%CI 0,69–0,92; p=0,0021. Die 2-J-PFS-Wahrscheinlichkeit betrug im experimentellen Arm 10% gegenüber 6% in der Placebo-Gruppe [154].

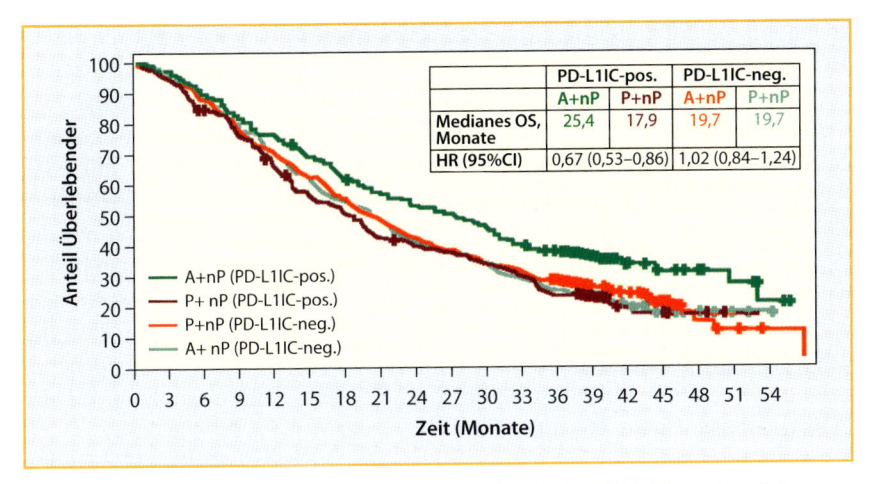

	PD-L1IC-pos.		PD-L1IC-neg.	
	A+nP	P+nP	A+nP	P+nP
Medianes OS, Monate	25,4	17,9	19,7	19,7
HR (95%CI)	0,67 (0,53–0,86)		1,02 (0,84–1,24)	

Abbildung 43: *Finale (exploratorische) Auswertung des OS der PD-L1-IC positiven Subgruppe in der Phase-III-Studie IMpassion130. A+nP Atezolizumab plus nabPaclitaxel, P+nP Placebo plus nab-Paclitaxel. Adaptiert nach [41].*

Mit einer Nachbeobachtung von 20 Monaten liegen mittlerweile die finalen Ergebnisse des **Gesamtüberlebens** vor. Im Median betrug das OS in der **ITT-Population** im Kombinationsarm 21 Monate gegenüber 18,7 Monaten im Kontrollarm: HR 0,87; 95%CI 0,75–1,02; p=0,0770; die entsprechenden 3-J-OS-Rate betrugen 28% versus 25%.

Auch die vorausgegangenen Resultate der explorativen OS-Analyse der Subgruppe mit **PD-L1-IC-Positivität** bestätigten sich mit einer Differenz von 7,5 Monaten zugunsten des Atezolizumab-haltigen Therapiearms (Abb. 43). Es wurden keine neuen Sicherheitshinweise identifiziert [41].

In einer weiteren exploratorischen Analyse (bereits die Feststellung, dass nur Patientinnen mit PD-L1-IC-positiven Tumoren profitieren, war eine solch zusätzliche Analyse) wurde nun die **Mikroumgebung der Tumorzellen** (TME) und der Zusammenhang mit den klinischen Ergebnissen in beiden Studienarmen weiter analysiert. So ließ sich feststellen, dass eine PD-L1-IC-Positivität in allen molekularen TNBC-Subtypen gefunden werden konnte. Umgekehrt war mit einer PD-L1 IC-Positivität eine Aktivierung von Signalwegen der Immunität, Proliferation und DNA-Reparatur sowie der IL-2/TNF/PI3K-Signalwege verbunden. Bei PD-L1-IC-Negativität waren TGF-ß-Signalwege sowie die Myogenese aktiviert. Der immunhistochemisch festgelegte Phänotyp einer möglichen CD8-positiven T-Zellinfiltration der Tumormikroumgebung zeigte bei einem Großteil der Patientinnen (48%) ein **Immune-excluded**-Verteilungsmuster, bei dem die T-Zellen sich am Rand des Tumorgewebes gruppieren. Ein **Immune-inflamed**-Muster mit einer kräftigen T-Zellinfiltration des Tumorgewebes zeigte sich in 36% der Fälle und in 16% zeigten sich praktisch keine T-Zellinfiltrate, was als **Immune desert** bezeichnet wurde. Insgesamt waren diesbezüglich 802 Fälle ausgewertet worden.

Eine Überschneidung mit dem **PD-L1-IC-Status** bestand dabei nur im geringen Maße. Am deutlichsten war diese noch beim Inflamed-Typ mit 63% PD-L1-IC-Positivität. Beim Excluded-Typ waren dies 41% und beim Desert-Typ 8%. Hinsichtlich des **OS** hatten bei dieser retrospektiven Auswertung nur die Patientinnen vom Inflamed-Typ profitiert. Bei der Analyse der molekularen Subtypen (Burstein, Clin Cancer Res 2015], die an Proben von 836 Fällen erfolgte, wiesen nur die Patientinnen vom basal-like immune-activated Subtyp (27% der Gesamtgruppe), der durch eine hohe Immun- und Proliferationssignatur gekennzeichnet ist, einen Vorteil auf. Hier bestand eine Überschneidung mit der PD-L1-IC-Positivität in 74% der Fälle [42].

> **Wertung**
>
> Die OS-Grenze für statistische Signifikanz wurde in der ITT-Population auch in der finalen Analyse nicht erreicht, wodurch weitere formale Tests nicht möglich waren. Trotzdem ist der bestätigte OS-Vorteil in der PD-L1-IC-positiven Subgruppe klinisch bedeutsam und unterstützt das positive Nutzen-Risikoprofil für Atezolizumab plus nab-Paclitaxel als Erstlinientherapie bei Patienten mit PD-L1-IC-positivem metastasiertem TNBC. – Die zusätzlichen IHC-Ergebnisse zur Mikroumgebung des Tumors und zu den molekularen TNBC-Subtypen sind interessant und bestätigen, dass hinsichtlich der Auswahl der für eine Immuntherapie geeigneten Patientinnen offensichtlich weiterhin Klärungsbedarf besteht (siehe auch [148]). Sie ändern aber nichts am derzeitigen Vorgehen, um Patientinnen für diese Therapie auszuwählen.

In der Phase III-Studie **IMpassion131** wurde **Atezolizumab** in Kombination mit dem häufiger gebräuchlichen **Paclitaxel** in durchlaufender wöchentlicher Dosierung (90 mg/m^2) in einer 2:1-Randomisierung untersucht. Primärer Endpunkt war das PFS, sekundäre Endpunkte waren OS, ORR, PRO, Sicherheit und translationale Forschung. In der vorliegenden primären Analyse zeigte sich das **PFS** nach Eintritt von mehr als 60% der erwarteten Ereignisse durch die zusätzliche Behandlung mit Atezolizumab nicht verbessert: Das galt sowohl für die **ITT-Population** (5,6 versus 5,7 Monate) als auch für die **PD-L1-IC-positive Population** (5,7 versus 6,0 Monate). Ein entsprechender Effekt war lediglich in der kleinen Subgruppe (n=38/292; HR 0,32) der sehr jungen Patientinnen im Alter von 18–40 Jahren zu beobachten.

Mit einer medianen Beobachtungsdauer von gut 14 Monaten zeigte sich auch hinsichtlich des **OS** in der ITT-Population mit 19,1 versus 22,8 Monaten und 22,1 versus 28,3 Monaten in der PD-L1-IC-positiven Population kein wesentlicher Unterschied. Die ORR war sowohl in der ITT als auch in der PD-L1-IC-positiven

Population beim Einsatz von Atezolizumab nominell etwas höher: 53,6% versus 47,5%, beziehungsweise 63,4% versus 55,4%. Hinsichtlich des Sicherheitsprofils ergaben sich keine neuen Aspekte – diese stimmten mit den bekannten Nebenwirkungen der einzelnen Studiensubstanzen überein [107].

Wertung

Über die möglichen Ursachen für den fehlenden Benefit, der im Gegensatz zu den Ergebnissen der Phase III-Studie IMpassion130 steht, wurde viel spekuliert. Eine Rolle könnten unterschiedliche Einschlusskriterien (Tab. 19) spielen, während der hier notwendige Einsatz einer Kortikoid-Prämedikation weniger wahrscheinlich ist, da die Behandlung mit Paclitaxel im Rahmen der Studie KEYNOTE-522 mit Pembrolizumab hiervon offensichtlich nicht negativ beeinflusst wurde (s.u.).

Die Phase III-Studie **KEYNOTE-355** prüfte bei 847 Patientinnen ohne Vorbehandlung für die fortgeschrittene Tumorerkrankung in einer 2:1-Randomisierung den Einsatz einer **Chemotherapie** (Taxan oder Carboplatin/Gemcitabin nach Wahl der Behandler) in Kombination mit dem PD-1-Antikörper **Pembrolizumab** beziehungsweise Placebo (Abb. 44).

Im Median waren die Patientinnen 53 Jahre alt. Einen kombiniert positiven Score (CPS) ≥1 wiesen in beiden Armen 75% der Patientinnen und einen stärker positiven CPS (≥10) im Pembrolizumab-Arm 39% und im Placebo-Arm 37% der Patientinnen auf. Eine Behandlung mit einem Taxan erhielten in beiden Armen 45%; mit Gemcitabin/Carboplatin wurden 55% der Teilnehmerinnen behandelt. Chemotherapeutika der gleichen Substanzklasse wurden in je 22% der Fälle in

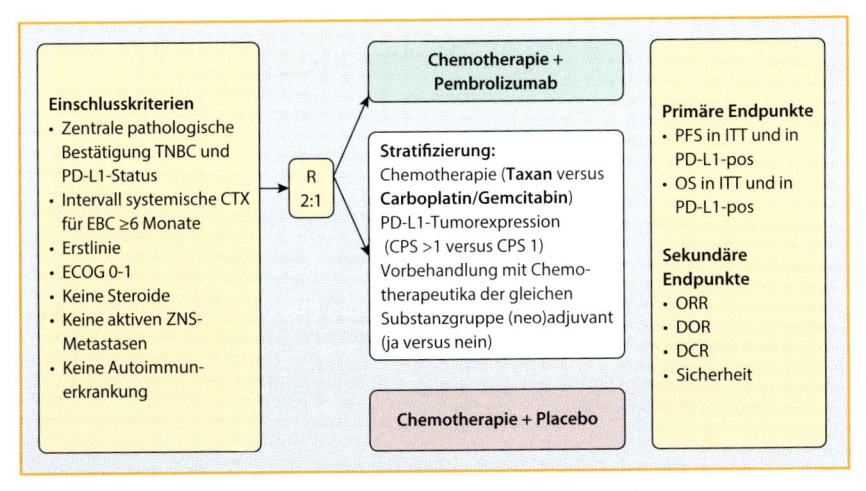

Abbildung 44: *Design Phase-III-Studie KEYNOTE-355. Adaptiert nach [30].*

beiden Therapiearmen zuvor (neo)adjuvant bereits angewendet. Knapp 30% der Patientinnen wiesen eine de novo Metastasierung auf, ein therapiefreies Intervall zur Primärbehandlung von weniger einem Jahr lag in 22% (Pembrolizumab-Arm) beziehungsweise 18% (Placebo-Arm) der Fälle vor. Ein therapiefreies Intervall von mindestens einem Jahr fand sich im Pembrolizumab-Arm bei 48% und im Kontrollarm bei 52% der Patientinnen.

Bei **PD-L1-Positivität** mit einem **CPS** ≥10 wurde der primäre Endpunkt für diese Patientinnengruppe statistisch signifikant mit einem **PFS** von 9,7 Monaten bei Kombination von Pembrolizumab und Chemotherapie im Gegensatz zu 5,6 Monaten bei Chemotherapie plus Placebo erreicht: HR 0,65; p=0,0012. Bei einem CPS ≥1 zeigte sich ein starker Trend ebenfalls zu Gunsten des Pembrolizumab-Arms. Das Ergebnis war jedoch mit einem medianen PFS von 7,6 versus 5,6 Monaten (HR 0,74; p=0,0014) statistisch nicht signifikant.

In der Subgruppe der Patientinnen mit einem CPS≥10 fand sich bei Anwendung eines Taxans (n=143) ein deutlicherer Vorteil durch den zusätzlichen Einsatz von Pembrolizumab: Medianes PFS 9,9 versus 5,4 Monate; HR 0,51; 95%CI, 0,33–0,78 (Abb. 45). Bei Kombination mit Gemcitabin/Carboplatin (n=180)

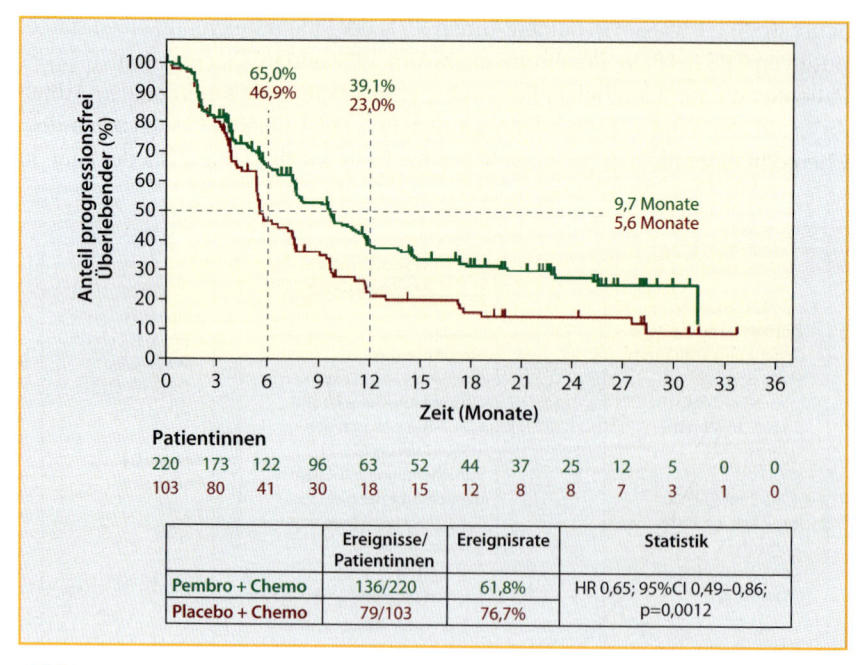

	Ereignisse/Patientinnen	Ereignisrate	Statistik
Pembro + Chemo	136/220	61,8%	HR 0,65; 95%CI 0,49–0,86; p=0,0012
Placebo + Chemo	79/103	76,7%	

Abbildung 45: *PFS bei PD-L1-Positivität mit CPS ≥10 in Phase-III-Studie KEYNOTE-355. Adaptiert nach [30].*

Tabelle 18: *Ansprechrate (ORR) und Krankheitskontrollrate (DCR) bei PD-L1-Positivität mit CPS ≥10 und ≥1 in Phase-III-Studie KEYNOTE-355. Adaptiert nach [144].*

	PD-L1 CPS ≥10		PD-L1 CPS ≥1		ITT	
	Pembro + Chemo (n=220)	Placebo + Chemo (n=103)	Pembro + Chemo (n=425)	Placebo + Chemo (n=211)	Pembro + Chemo (n=566)	Placebo + Chemo (n=281)
ORR (%)	53,2	39,8	45,2	37,9	41,0	35,9
DCR (%)	65,0	54,4	58,6	53,6	56,0	51,6

wurden 8,0 versus 7,2 Monate erreicht: HR 0,77; 95%CI 0,53–1,11. Aber auch bei den Subgruppenanalysen bei einem CPS ≥1 und auch für die ITT-Population wurde die Verlängerung des PFS durch Pembrolizumab plus Chemotherapie in allen Subgruppen nachgewiesen, unabhängig vom gewählten Chemotherapie-Regime. Allerdings scheint ein Taxan für die Kombination mit Pembrolizumab günstiger zu sein. Für die relativ kleine Gruppe von Patientinnen, deren Intervall zur Erstbehandlung weniger als 12 Monate betragen hatte (n=66), ergab sich kein Zusatznutzen durch Pembrolizumab: PFS 7,5 versus 7,2 Monate; HR 1,00.

Inzwischen wurden zusätzliche Auswertungen zur Effektivität präsentiert. Hinsichtlich des **Ansprechens** (ORR) und der **Krankheitskontrollrate** (DCR) profitierten die Patienten in allen CPS-Gruppen und in der ITT-Population. Dabei besserte sich die Ansprechwahrscheinlichkeit mit der Höhe des CPS deutlich (Tab. 18 und Abb. 46). Auch hinsichtlich der Dauer des Ansprechens (DOR) fand sich ein Vorteil zu Gunsten der Pembrolizumab-Kombination, der ebenfalls mit zunehmender PD-L1-Positivität größer wurde [144].

> **Wertung**
>
> Wie die Kombination von nab-Paclitaxel mit Atezolizumab ist auch die Kombination von Chemotherapie mit Pembrolizumab (auch hier offensichtlich besser wirksam mit einem Taxan) effektiv in der Erstlinienbehandlung beim PD-L1-positiven Mammakarzinom. Die Problematik der idealen Testung, die in beiden Studien in unterschiedlicher Art und Weise erfolgte, ist weiterhin nicht abschließend gelöst. Bei sehr früh (<12 Monate) im Anschluss an die perioperative Therapie aufgetretener Metastasierung und in fortgeschrittener Linie scheint die Kombination von Checkpoint-Inhibitor und Chemotherapie hingegen weniger effektiv zu sein.

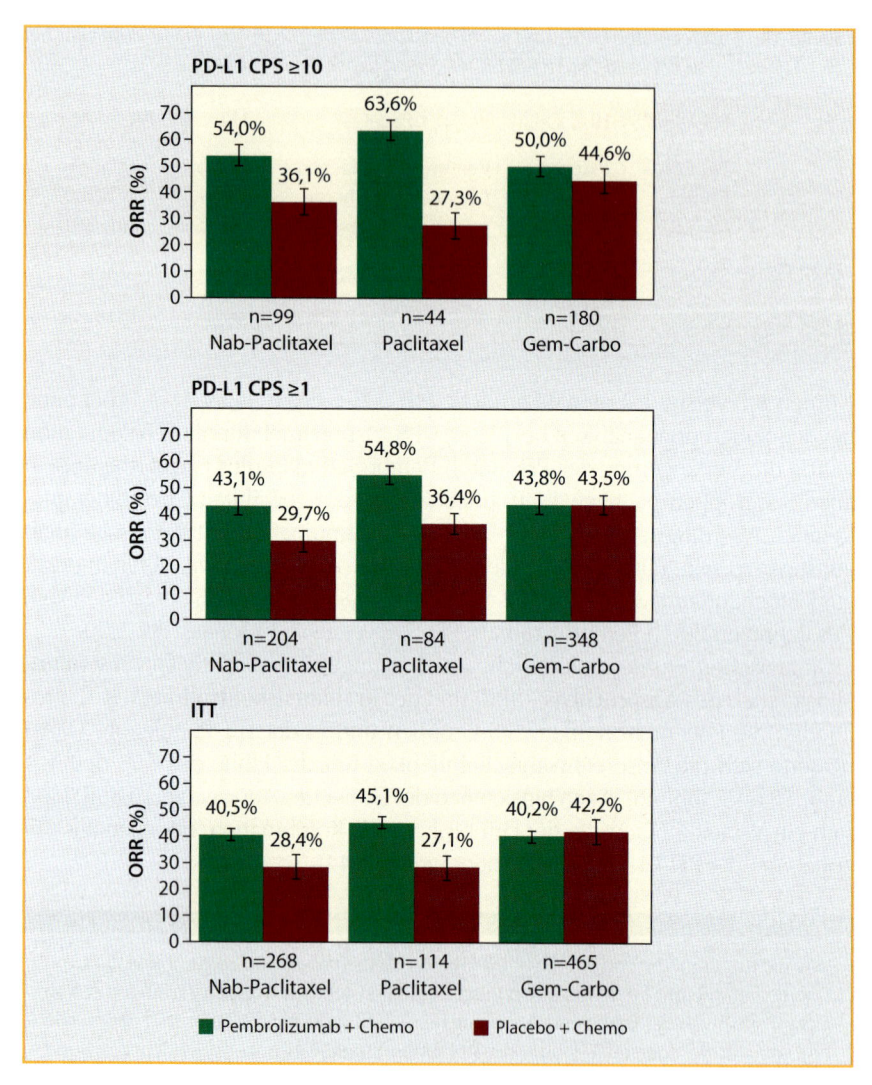

Abbildung 46: Ansprechrate (ORR) der PD-L1-CPS-Subgruppen in Bezug auf die eingesetzte Chemotherapie in Phase-III-Studie KEYNOTE-355. CPS Combined Positivity Score, Gem-Carbo Gemcitabin/Carboplatin, ITT Intention-to-treat-Population. Adaptiert nach [144].

Tabelle 19: Phase-III-Studien mit Immuncheckpoint-Inhibitoren in der Erstlinie beim mTNBC.

Subgruppe PD-L1-pos.	IMpassion 131 [107]	IMpassion 130 [152]	KEYNOTE-355 [144]
n	292	369	323 (2:1-randomisiert)
Minimales DFI	12 Monate	12 Monate	6 Monate (20% <12 Monate)
>3 beteiligte Organe	15%	20%	43% (≥3)
Chemotherapie	Paclitaxel	Nab-Paclitaxel	Nab-Paclitaxel, Paclitaxel, Gem/Carbo
Vortherapie EBC	52% Taxane	51% Taxane	22% Vortherapie der gleichen Klasse
Keine Vortherapie	29% de novo	35% Chemo-naiv	32% de novo M1
PD-L1-pos (Bewertung)	45% (SP142, IC≥1%)	41% (SP 142, IC≥1%)	38% (22C3, CPS≥10)

5.3.2 Antikörper-Wirkstoff-Konjugate

Im Mai 2020 wurde **Sacituzumab-Govitecan** (SG) von der amerikanischen Zulassungsbehörde FDA für Patientinnen mit metastasiertem **TNBC**, die zuvor **mindestens zwei Behandlungslinien** für die fortgeschrittene Tumorerkrankung erhalten hatten, zugelassen. SG ist ein **Antikörper-Wirkstoff-Konjugat (ADC)**. Insgesamt handelt es sich um ein Trop-2-Antikörper-Topoisomerasehemmer-Konjugat, das aus 3 Komponenten besteht:
➤ dem humanisierten monoklonalen Antikörper hRS7 IgG1 K (genannt Sacituzumab), welcher an Trop-2 (Trophoblastenzell-Oberflächenantigen-2 bindet),
➤ dem Topoisomerasehemmer SN-38 (mit etwa 7–8 Molekülen ist der Antikörper beladen) und
➤ dem hydrolisierbaren Linker (genannt CL2A), der den humanisierten monoklonalen Antikörper mit SN-38 verbindet.

Dieses Antikörper-Wirkstoff-Konjugat bindet an Trop-2-exprimierende Tumorzellen und wird internalisiert, wobei sich der Linker nachfolgend mittels Hydrolyse der auflöst und SN-38 mit der Topoisomerase I interagiert und so verhindert, dass es zur Wiederverbindung der Topoisomerase-1-induzierten DNA-Einzelstrangbrüchen kommt. Die resultierende DNA-Schädigung führt zu Apoptose und Zelltod (Abb. 47).

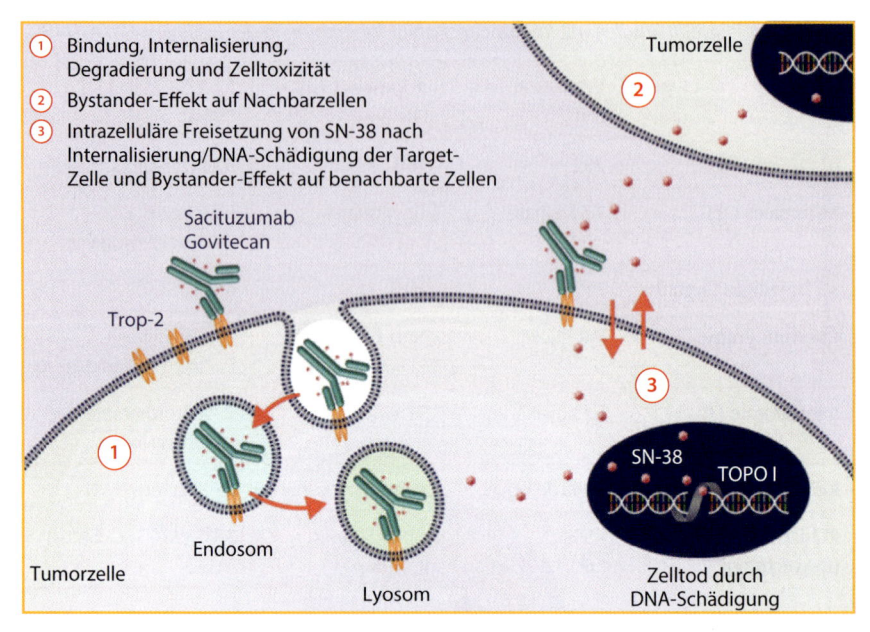

① Bindung, Internalisierung, Degradierung und Zelltoxizität
② Bystander-Effekt auf Nachbarzellen
③ Intrazelluläre Freisetzung von SN-38 nach Internalisierung/DNA-Schädigung der Target-Zelle und Bystander-Effekt auf benachbarte Zellen

Abbildung 47: *Schematische Darstellung des Wirkmechanismus von Sacituzumab Govitecan. Adaptiert nach [146].*

Die Phase-II-Studie **IMMU-132-01**, eine multizentrische, einarmige Basket-Studie, an der unter anderem mit 108 Patientinnen mit metastasiertem TNBC und im Median drei Vorbehandlungen (Spannweite 2–10) teilnahmen, hatte bereits 2019 sehr vielversprechende Ergebnisse gezeigt: Mit SG wurde eine ORR von 33% erreicht, die DOR betrug 7,7 Monate, das mediane PFS 5,5 und das mediane OS 13 Monate [8]. **In den USA haben diese Daten bereits zur Zulassung der Substanz geführt. Ergebnisse einer Phase-III-Studie wurden deshalb dringlich erwartet.**

Die konfirmatorische Phase-III-Studie **ASCENT** wurde daher in einem analogen Studiendesign mit 529 Patientinnen durchgeführt (Abb. 48). Sie wurde vorzeitig wegen überzeugender Hinweise zur Wirksamkeit von Sacituzumab-Govitecan beendet. Im Kontrollarm (Behandlung nach Wahl des Arztes, TPC) wurden 139 Patientinnen mit Eribulin, 52 Patientinnen mit Vinorelbin, 38 Patientinnen mit Gemcitabin und 33 Patientinnen mit Capecitabin behandelt.

In die Studie wurden nur Patientinnen in gutem Allgemeinzustand – etwa die Hälfte jeweils mit ECOG 0 oder 1 in beiden Therapiearmen – aufgenommen. Es konnten auch Patientinnen eingeschlossen werden, deren Tumoren zuvor als Hormonrezeptor-positiv, zum Zeitpunkt des Studienstarts dann aber als tripel-

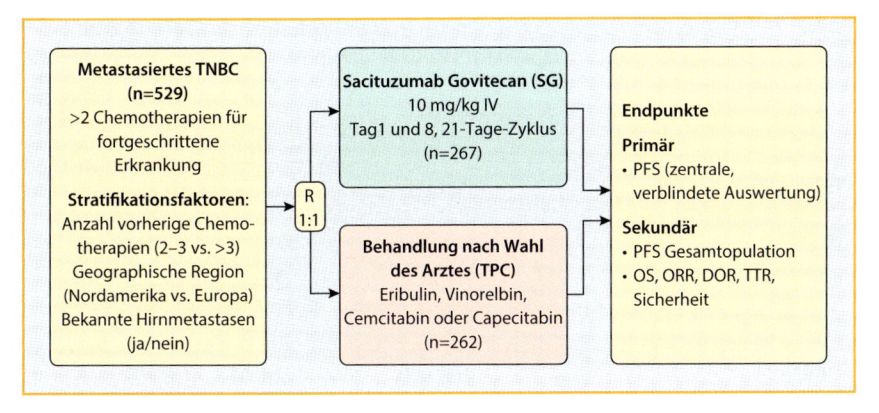

Abbildung 48: *Design der Phase-III-Studie ASCENT mit Sacituzumab-Govitecan (SG) beziehungsweise Therapie nach Wahl der Behandler (TPC). Adaptiert nach [9].*

negativ klassifiziert worden waren. Im Median waren in beiden Therapiearmen bereits 4 antitumorale Therapieregime verabreicht worden (Spannweite 2–17 für SG und 2–10 für TPC). Alle Patientinnen hatten bereits eine Taxanvorbehandlung und mindestens 81% Anthrazykline und Cyclophosphamid erhalten. Mindestens 63% waren mit Carboplatin vorbehandelt, gleiches galt für Capecitabin. Ein PARP-Inhibitor war bei 7% (SG) und 8% (TPC) verabreicht worden. Eine Vortherapie mit einem Immuncheckpoint-Inhibitor war bei 29% (SG) beziehungsweise 26% (TPC) eingesetzt worden. Eine auf die Lunge beschränkte Metastasierung lag auffällig oft vor (46% bei SG und 42% bei TPC). Eine Lebermetastasierung fand sich in mindestens 42% der Fälle, eine Knochenmetastasierung bei mindestens 20% der Patientinnen.

Gegenüber der Standardtherapie zeigte sich eine Verbesserung des medianen **PFS** mit 5,6 versus 1,7 Monaten (HR 0,41; p<0,0001) bei den Patientinnen ohne Hirnmetastasierung. Für die Gesamtpopulation betrug das PFS im Median 4,8 versus 1,7 Monate (HR 0,43; p<0,001). Auch das **Gesamtüberleben** wurde im Median deutlich verbessert mit 12,1 versus 6,7 Monaten: HR 0,48; p<0,0001 (Abb. 49). Die Effektivität der Behandlung zeigte sich in der Ansprechrate (ORR) ebenfalls überlegen mit 35% versus 5% (Tab. 20). Hier fanden sich keine Unterschiede in den Subgruppen.

Die Therapie war gut verträglich und es kam selten zu Therapieabbrüchen (<5%). Insbesondere kamen keine schwere kardiovaskuläre **Toxizität,** keine Neuropathie <Grad 2 und keine interstitielle Lungenerkrankung <Grad 3 mit SG vor. Auch wurden keine Behandlungs-assoziierten Todesfälle im experimentellen Arm berichtet, dagegen 1 Todesfall aufgrund neutropenischer Sepsis im TPC-Arm. Die wichtigsten Nebenwirkungen ≥Grad 3 (SG versus TPC) waren Neutropenie (51%

Tabelle 20: Ansprechen der Hirnmetastasen-freien Studienpopulation auf Sacituzumab-Govitecan (SG) beziehungsweise Therapie nach Wahl der Behandler (TPC) in der Phase-III-Studie ASCENT [9].

	SG (n=235)	TPC (n=233)
ORR, n (%)	82 (35)	11 (5)
p-Wert	<0,0001	
CR	10 (4)	2 (1)
PR	72 (31)	9 (4)
CBR, n (%)	105 (45)	20 (9)
p-Wert	<0,0001	
Mediane DOR, Monate (95%CI)	6,3 (5,5–9,0)	3,6 (2,8–NE)
p-Wert	0,057	

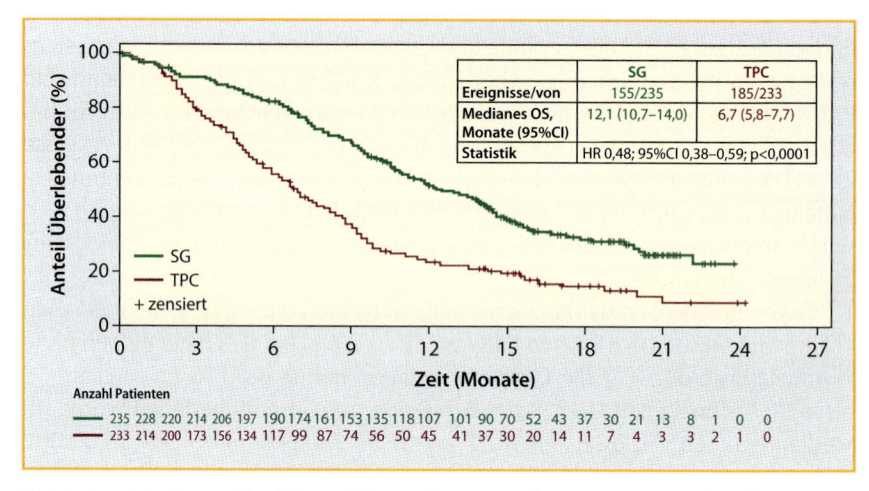

Abbildung 49: Gesamtüberleben (OS) mit Sacituzumab-Govitecan (SG) beziehungsweise Therapie nach Wahl der Behandler (TPC) in der Phase-III-Studie ASCENT. Adaptiert nach [9].

versus 33%), Diarrhö (10% versus <1%), Leukopenie (10% versus 5%), Anämie (8% versus 5%) und febrile Neutropenie (6% versus 2%). Zu einer G-CSF-Anwendung kam es bei 49% der Patientinnen im SG-Arm im Vergleich zu 23% im TPC-Arm. Eine Dosisreduktion wegen therapieassoziierter Nebenwirkungen war in beiden Armen bei etwa einem Viertel der Patientinnen notwendig. Im Median erhielten die Patientinnen im experimentellen Arm 7 Behandlungszyklen mit SG; die mediane Behandlungsdauer betrug 4,4 Monate (Spannweite 0,03–22,9) [6, 9].

Auf Basis der primären Resultate erfolgte eine retrospektive Biomarkerevaluation hinsichtlich der **Trop-2-Expression** und dem Keimbahn-BRCA1/2-Mutationsstatus. Von den 151 Patientinnen, die hinsichtlich der Trop-2-Expression evaluiert wurden, wiesen 27 einen niedrigen, 39 einen intermediären und 85 einen hohen Score auf. Bei den Patientinnen, die entweder einen hohen oder intermediären Trop-2-Expressionsscore aufwiesen, war im experimentellen Arm ein längeres Gesamtüberleben im Median zu beobachten: 14,2 versus 6,9 Monate bei hoher Trop-2-Expression und 14,9 versus 6,9 Monate bei intermediärer Expression.

Bei niedriger Trop-2-Expression fand sich nur ein geringfügig verlängertes Überleben durch den Einsatz von SG: 9,3 versus 7,6 Monate. Auch das mediane PFS zeigte sich in Abhängigkeit von der Trop-2-Expression entsprechend unterschiedlich verlängert: 6,9 versus 2,5 Monate, 5,6 versus 2,2 Monate und 2,7 versus 1,6 Monate bei hoher, intermediärer und niedriger Trop-2-Expression.

Bei den 16 Patientinnen, die im experimentellen Arm eine **BRCA1/2-Mutation** aufwiesen (keine Patientin mit Hirnmetastasierung) betrug die ORR 19%. Bei 18 Patientinnen im Kontrollarm, die ebenfalls eine BRCA1/2-Mutation aufwiesen, betrug diese 6%. Die ORRs der BRCA1/2-negativen Patientinnen betrug 33% im experimentellen Arm (n=133) versus 6% im Kontrollarm (n=125). Das mediane OS betrug 15,6 versus 4,4 Monate und das mediane PFS 4,6 versus 2,5 Monate bei BRCA1/2-Positivität. Bei BRCA1/2-negativen Patientinnen betrug das OS 10,9 versus 7,9 Monate und das mediane PFS 4,9 versus 1,6 Monate. Die Inzidenz von unerwünschten Ereignissen korrelierte nicht mit dem Trop-2-Expressions-Level [59].

> **Wertung**
>
> Die Resultate der konfirmatorischen Phase-III-Studie ASCENT bestätigten, dass das Antikörper-Wirkstoff-Konjugat Sacituzumab-Govitecan (SG) bei einem Drittel der Patientinnen ein objektives Ansprechen bewirken. Auch hier stand die Hämatotoxizität als Nebenwirkung im Vordergrund, aber auch gastrointestinale Nebenwirkungen spielten eine Rolle [7, 9]. Die Substanz wurde bereits 2020 auf Basis der Phase II-Studie Immu-132-01 [8] in den USA vorläufig zugelassen. Die klinischen Vorteile durch SG scheinen nicht von der Höhe der Trop-2-Expression oder vom BRCA1/2-Mutationsstatus abzuhängen, wobei hier bisher nur eine kleine Fallzahl überblickt werden kann [59]. SG scheint auch eine Effektivität beim Hormonrezeptor-positiven, HER2-negativen Mammakarzinom zu haben [70]. Die Resultate der Phase-III-Studie TROPiCS-02 stehen noch aus (siehe Abschnitt 5.2.6).

Auch ein weiteres ADC, dessen Antikörper ebenfalls TROP2-gerichtet ist, das **Datopotamab Deruxtecan** (Dato-DXd), erwies sich in der laufenden Phase-I-Studie **TROPION-PanTumor01** bei einer Kohorte von 24 TNBC-Patientinnen, die im Median bereits 4 Therapielinien erhalten hatten, als wirksam. Die zentral ausgewertete ORR betrug 43% (9/21), die DCR 95% (20/21) [7].

5.3.3 AKT-Inhibition

Etwa 35% der Patientinnen mit TNBC weisen eine PI3K/AKT-Signalkaskadenaktivierung auf. In der Phase-II-Studie **LOTUS** war daher in einer 1:1-Randomisierung die Effektivität von **Paclitaxel** (PAC) in wöchentlicher Dosierung mit oder ohne den oralen AKT-Inhibitor **Ipatasertib** (IPAT, 400mg 2-mal täglich, Tag 1–21; Wiederholung alle 28 Tage) placebokontrolliert als Erstlinientherapie bei 124 Patientinnen mit metastasiertem TNBC verglichen worden. Für die Gesamtpopulation (n=124) hatte sich ein geringer Vorteil hinsichtlich des medianen PFS mit 6,2 Monaten versus 4,9 Monaten zugunsten der Kombination ergeben: HR 0,60; 90%CI 0,40–0,91; p=0,037. Bei Patientinnen mit PIK3CA/AKT1/PTEN-alterierten Tumoren war dieser Unterschied mit 9,0 versus 4,9 Monaten deutlicher ausgefallen: HR 0,44; 95%CI 0,22–0,87 [72]. Die finale Analyse des Gesamtüberlebens nach einer Beobachtungsdauer von mindestens 16 Monaten hatte für die ITT-Population einen numerischen Vorteil zu Gunsten der Kombinationsbehandlung mit 25,8 gegenüber 16,9 Monaten (Differenz 8,9 Monate; HR 0,80; 95% CI 0,50–1,28) aufgezeigt, und das mediane OS betrug >2 Jahre [32].

Die Phase III-Studie **IPATunity130** prüfte in ihrer **Kohorte A** in einer 2:1-Randomisierung den gleichen Therapieansatz (n=87 PAC plus Placebo; n=168 PAC plus IPAT). Hier zeigte sich jedoch bezüglich des PFS mit 6,1 versus 7,4 Monaten kein signifikanter Unterschied: HR 1,02; 95%CI 0,71–1,45; p=0,9237 [33].

> **Wertung**
>
> Die Ergebnisse der Phase-III-Studie IPATunity130 sind diskrepant zu den Resultaten der Phase-II-Studien LOTUS mit dem AKT-Inhibitor Ipatasertib und PAKT, wo Capivasertib eingesetzt wurde [72, 32, 151], wobei sich in der Phase-II-Studie mit Capivasertib sowohl ein signifikanter PFS- als auch ein OS-Vorteil gezeigt hatte. Somit bleibt die Phase-III-Studie CAPitello-290 mit dem möglicherweise potenteren AKT-Inhibitor Capivasertib abzuwarten.

5.3.4 HER2 low

Auch beim TNBC dürfte zukünftig die neue, etwa 35% umfassende Subgruppe „**HER2 low**" (siehe auch Abschnitt 2.5 [105]) im klinischen Alltag bedeutsam werden, da sich **Trastuzumab-Deruxtecan** auch bei einem Teil der Patientinnen mit TNBC, deren Tumoren als HER2 low klassifiziert wurden, als wirksam erwiesen hat [114]. Die Phase-III-Studie DESTINY-Breast04 prüft diesen Ansatz weiter.

5.4 BRCA-Mutation

In Europa wurden inzwischen zwei verschiedene PARP-Inhibitoren (PARPi), nämlich **Olaparib** (auf Basis der Phase-II-Studie OlympiAD [143]) und **Talazoparib** (Datenbais war die Phase-III-Studie EMBRACA [86]) zugelassen, und zwar als Monotherapie bei erwachsenen Patienten mit BRCA1/2-Mutationen in der Keimbahn, die an einem HER2-negativen, lokal fortgeschrittenen oder metastasierten Mammakarzinom erkrankt sind.

Bei der Keimbahnmutation liegt eine Störung der homologen DNA-Reparatur (HR-Defizienz) vor, die für die Therapie mit PARP-Inhibitoren (PARPi) genutzt wird. Die Patienten sollten zuvor mit einem Anthrazyklin und/ oder einem Taxan im (neo)adjuvanten, lokal fortgeschrittenen oder metastasierten Setting behandelt worden sein, es sei denn, sie waren für diese Behandlungen nicht geeignet. Patienten mit Hormonrezeptor-positivem Brustkrebs sollten außerdem bereits eine endokrin-basierte Therapie erhalten haben oder für diese als nicht geeignet eingestuft sein. Insgesamt ist die Gruppe der Patientinnen, die für diese Therapie in Frage kommt, (von der Gesamtgruppe der Mammakarzinome 4,4% mit Hormonrezeptor-positiver plus 2% mit TNBC-Erkrankung), relativ klein. In der täglichen Praxis ist die Blutuntersuchung zum Nachweis einer Keimbahn-BRCA-Mutation hierfür zwingend nötig.

Eine **retrospektive** longitudinale klinische Datenanalyse von elektronischen **Gesundheitsdatensätzen** wurde seitens des Dana-Farber Cancer Center in Harvard durchgeführt (n=6329). Letztlich wurden 116 Fälle herausgefiltert, die einen **PARPi** in metastasierter Situation erhalten hatten. Die Datensätze wurden mit den Ergebnissen des **Comprehensive Genomic Profiling** (CGP) verlinkt und anonymisiert ausgewertet. Berechnet wurde per Kaplan-Meier-Analyse sowohl das **real world overall survival** (rwOS) als auch das **real world PFS** (rwPFS) vom Start der PARP-Inhibition und mittels Cox-Regression adjustiert (Anzahl der Behandlungslinien für die metastasierte Situation, vorherige Platintherapie, Alter bei Beginn der PARP-Inhibitor-Therapie, Ethnie, Rezeptorstatus). So konnten letztlich 44 Fälle mit gBRCAmut und 18 Fälle mit non-gBRCAmut ausgewertet werden. Das **rwPFS** wurde für die Patientinnen mit Keimbahnmutation mit 5,5 Monaten und bei somatischer Mutation mit 7,0 Monaten berechnet. Das **rwOS** wurde mit 11,5 Monaten, beziehungsweise 15,0 Monaten angegeben. Insgesamt hatten auch Patientinnen mit **Nicht-Keimbahn-Mutationen** einen ähnlichen Vorteil von der PARP-Inhibition wie diejenigen mit einer Keimbahnmutation.

Diese Ergebnisse stehen im Einklang mit denen der Studie **TBCRC-048** [167]. In dieser Phase-II-Studie wurden 54 Patientinnen mit HER2-negativen Tumoren eingebracht, davon 76% mit Östrogenrezeptor-positiver Erkrankung. Auch hier waren Patientinnen behandelt worden, bei denen eine somatische BRCA1/2-Mutation oder eine Mutation der homologen Rekombinationsgene (somatisch oder Keimbahn, jedoch nicht BRCA1/2) vorlag. 87% dieser Mutationen betrafen PALB2, sBRCA1/2, ATM oder CHEK2. Sämtliche Patientinnen wurden mit **Olaparib** behandelt. Ein Ansprechen wurde bei Nachweis von gPALB2 (ORR 82%) und bei sBRCA1/2 (ORR 50%) bestätigt. Das mediane PFS für gPALB2-Trägerinnen betrug 13,3 Monate und für sBRCA1/2-Mutationsträgerinnen 6,3 Monate [167].

6 Ovarialkarzinom

Die meisten Patientinnen mit Ovarialkarzinomen werden in fortgeschrittenen Stadien diagnostiziert und erleiden innerhalb von 3 Jahren ein Rezidiv trotz Standardtherapie mit zytoreduktiver Operation und Platin-basierter Chemotherapie. Aktuell sind zur Verbesserung dieser Situation weiterhin PARP-Inhibitoren das beherrschende Thema, also eine Therapie, die sich insbesondere die bereits bestehende homologe rekombinante Reparaturstörung (HRD) bei Patientinnen mit hochgradigen, serösen Ovarialkarzinomen zunutze macht. Eine HRD kann durch eine somatische oder eine Keimbahn-BRCA1/2-Mutation oder andere, noch nicht sämtlich bekannte, genetische Veränderungen ausgelöst werden. PARP-Inhibitoren werden nun auch zunehmend in Kombination eingesetzt.

Ebenfalls steht die Suche nach neuen Therapien, insbesondere Immuntherapien und zielgerichteten Substanzen, gerade auch bei Patientinnen mit Platin-resistenten Ovarialkarzinomen im Fokus.

6.1 Primärbehandlung

6.1.1 Behandlungsdauer Bevacizumab postoperativ

Die Phase-III-Studie **AGO-OVAR 17 BOOST** prüfte bei 927 Patientinnen mit Ovarial-, Tuben- oder Peritonealkarzinom im Stadium FIGO IIb–IV, die zwischen 2011 und 2013 nach einer primären Debulking-Operation eingeschlossen worden waren, in einer 1:1-Randomisierung die Anwendung von **Carboplatin** und **Paclitaxel** (6 Kurse) entweder mit **Bevacizumab** in üblicher 3-wöchentlicher Dosierung über **15 Monate** (22 Zyklen) oder aber **30 Monate** (44 Zyklen). Hier zeigte sich hinsichtlich des PFS auch nach 7-jähriger Nachbeobachtung keinerlei Unterschied mit einem medianen **PFS** von 24,2 (BEV15) gegenüber 26,0 Monaten (BEV30): HR 0,99; 95%CI 0,85–1,15; p=0,90. Das mediane PFS betrug in beiden Therapiearmen gut 39 Monate (p=0,92). Auch verschiedene Subgruppenanalysen (niedriges Tumorstadium und kein residueller Tumor oder aber höheres Tumorstadium mit residuellem Tumor) ergaben keine signifikanten PFS-Unterschiede zwischen der BEV15- und der BEV30-Gruppe. Auch hinsichtlich des **OS** zeigte sich mit einem Median von 54,3 versus 60,0 Monaten (BEV15 versus BEV30; HR 1,04; 95%CI, 0,87–1,23; p=0,68) kein Unterschied [131].

> **Wertung**
>
> Die Behandlung mit Bevacizumab über 15 Monate als Bestandteil der Erstlinienbehandlung des fortgeschrittenen Ovarialkarzinoms bleibt somit unverändert Behandlungsstandard.

6.1.2 PARP-Inhibition als Monotherapie in der Erstlinie

PARP-Inhibitoren sind inzwischen fester Bestandteil der Erhaltungstherapie bei Patientinnen mit primärem fortgeschrittenem epithelialem (FIGO-Stadien III und IV) high-grade Karzinom der Ovarien, der Tuben oder mit primärem Peritonealkarzinom. Zugelassen sind in der Erstliniensituation Niraparib und Olaparib, wobei für Niraparib keine Testung des BRCA- oder HRD-Status erforderlich ist. Auch für Veliparib liegen positive Daten vor, allerdings ist diese Substanz nicht zugelassen.

Ein Head-to-Head-Vergleich verschiedener PARP-Inhibitoren existiert weiterhin nicht. Die retrospektive Kohortenanalyse **OPUS** aus US-amerikanischen Daten prüfte die Daten von 813 auswertbaren Patientinnen, die im Zeitraum zwischen 01.01.2017 und 31.05.2019 erstmalig eine Behandlung mit Olaparib, Niraparib oder Rucaparib erhalten hatten. Sie wurden für mindestens 30 Tage nach der ersten ambulanten PARPi-Verschreibung bis zum ersten klinisch bedeutsamen Ereignis (CEI) beziehungsweise bis zum Ende der Nachbeobachtung am 30.06.2019 beziehungsweise bis zum Ende der kontinuierlichen Rekrutierung oder bis zum Tod beobachtet. Die Basischarakteristika erschienen dabei ausgeglichen.

Das Risiko eines CEI war unter Niraparib im Vergleich zu Olaparib (OR 3,36; 95%CI 2,00–5,65) und auch im Vergleich zu Rucaparib (OR 2,09; 95%CI 1,10–3,95) größer. Der Unterschied zwischen Rucaparib und Olaparib war statistisch nicht signifikant: OR 1,61; 95%CI 0,93–2,79. Hinsichtlich der Persistenz (Anteil der Patientinnen ohne PARPi-Therapiepause von mehr als 90 Tagen an den Patientinnen mit mindestens 6-monatiger kontinuierlicher Beobachtung) erwies sich Olaparib (n=107/172, 62,2%) im Vergleich zu Niraparib (n=90/251, 36%) und Rucaparib (n=57/117, 49%) als überlegen. Ähnliche Ergebnisse zeigten sich auch bei der Therapieadhärenz [4].

> **Wertung**
>
> Ob die bessere Therapiepersistenz und –adhärenz, die in der Real-World-Auswertung zum Vergleich verschiedener PARP-Inhibitoren für Olaparib im Vergleich zu Niraparib und Rucaparib beobachtet wurde, tatsächlich einen Effekt auf die Langzeitwirkung haben, kann aus den vorliegenden Daten noch nicht ermittelt werden. Die Ergebnisse passen jedoch zur bereits publizierten FDA-Metaanalyse, die für Olaparib ein günstigeres Toxizitätsprofil berichtete [149].

Die Phase-III-Studie **SOLO1** ist die erste Untersuchung, in der geprüft wird, ob eine Erhaltungstherapie mit dem PARP-Inhibitor **Olaparib** nach Ansprechen auf eine Platin-basierte Chemotherapie bei Patientinnen mit neu diagnostiziertem, fortgeschrittenem Ovarialkarzinom **mit BRCA-Mutation** (BRCAmut, Nachweis in Keimbahn oder somatisch) wirksam ist. Für die auf mindestens **2 Jahre** angelegte Behandlung erfolgte eine 2:1-Randomisierung von insgesamt 391 Patientinnen in eine Olaparib- und eine Placebogruppe.

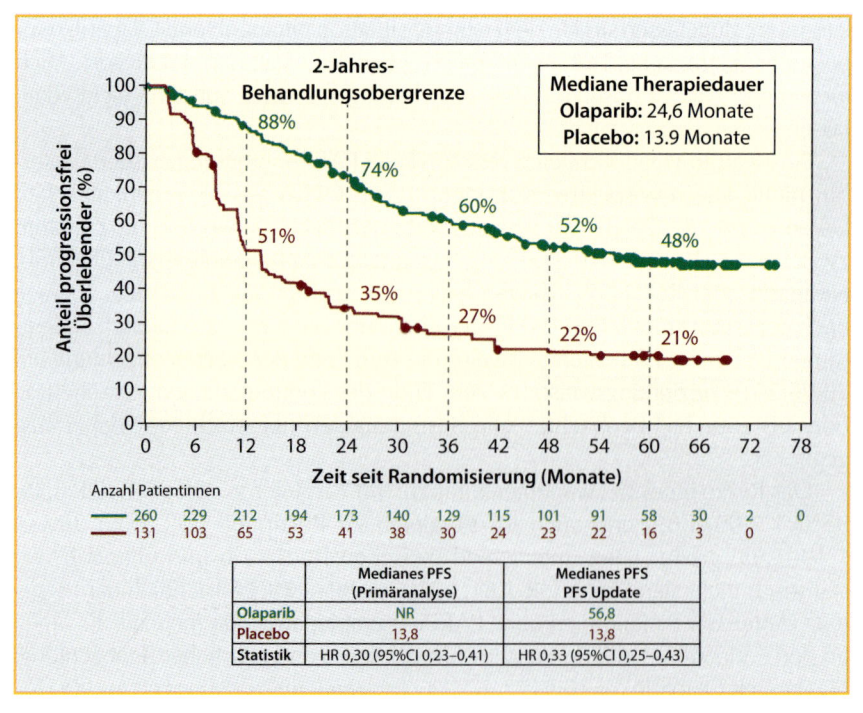

	Medianes PFS (Primäranalyse)	Medianes PFS PFS Update
Olaparib	NR	56,8
Placebo	13,8	13,8
Statistik	HR 0,30 (95%CI 0,23–0,41)	HR 0,33 (95%CI 0,25–0,43)

Abbildung 50: *PFS-Update in der Phase-III-Studie* **SOLO-1** *zum Einsatz von* **Olaparib** *als Erhaltungstherapie in der Erstlinie. Adaptiert nach [15].*

Die Studie erreichte ihren primären Endpunkt mit einer signifikanten Verlängerung des medianen PFS nach Einschätzung der Investigatoren: Im Placebo-Arm betrug das PFS im Median 13,8 Monate, im Olaparib-Arm war dieses noch nicht erreicht: HR 0,30; 95%CI 0,23–0,41; p<0,0001 [119]. Nun wurden die 5-J-PFS-Daten präsentiert, die den klaren Vorteil der Olaparib-Therapie bestätigten (Abb. 50).

Somit war nach 5 Jahren fast die Hälfte der Patientinnen noch progressionsfrei, während dies im Kontrollarm nur 20% der Patientinnen erreichen konnten.

In einer explorativen Subgruppenanalyse wurde hinsichtlich des klinischen Risikos der Olaparib-Effekt gesondert analysiert. Hierbei zeigte sich ein ähnlich großer PFS-Vorteil für High-risk- und Low-risk-Gruppen (Abb. 51), Auch ein Update der Zeit bis zur zweiten Progression oder dem Versterben der Patientin bestätigte das positive Ergebnis: Hier wurde der Median im Olaparib-Arm nicht erreicht; im Placebo-Arm betrug dieser 42,1 Monate: HR 0,46; 95%CI 0,33–0,65.

In Analogie hierzu bestätigte sich der Vorteil hinsichtlich der Zeit bis zur zweiten Folgetherapie, die im experimentellen Arm nicht erreicht wurde und im Placebo-Arm 40,7 Monate betrug: HR 0,46; 95%CI 0,34–0,63. Auch ergaben sich im 5-Jahres-Follow-Up keine Hinweise auf neue Toxizitäten. So waren in beiden Therapiearmen etwa bei 4% der Patientinnen maligne Zweiterkrankungen aufgetreten. Die Inzidenz von MDS/AML blieb unverändert <1,5% [15].

Wertung

Eine Olaparib-Erhaltungstherapie gilt weiterhin als Standard bei Patientinnen mit neu diagnostiziertem fortgeschrittenen Ovarialkarzinom mit BRCA-Mutation (somatisch oder Keimbahn). Angesichts der beeindruckenden Langzeitremission deutet sich für manche Patientinnen trotz des fortgeschrittenen Tumorstadiums die Möglichkeit eine Heilungschance an.

6.1.3 PARP-Inhibition plus Angiogenesehemmung nach Erstlinienchemotherapie

Die Phase-III-Studie **PAOLA-1** randomisierte 2:1 insgesamt 806 Patientinnen, die eine Erhaltungstherapie mit **Olaparib plus Bevacizumab** (OB) (N=537) oder aber Bevacizumab plus Placebo (PB) über einen Zeitraum von 2 Jahren erhielten. Vorausgegangen sein musste eine platin- und taxanbasierte Chemotherapie, bei der mindestens 3 Kurse inklusive Bevacizumab verabreicht worden waren (Abb. 52). In beiden Therapiearmen waren etwa 70% der Patientinnen im FIGO-Stadium III und 30% im Stadium IV vertreten. Etwa 95% wiesen ein seröses Ovarialkarzinom auf. Eingeschlossen wurden Patientinnen mit einem serösen/endometrioiden Ovarial-/Tuben- oder einem primären Peritonealkarzinom, wo-

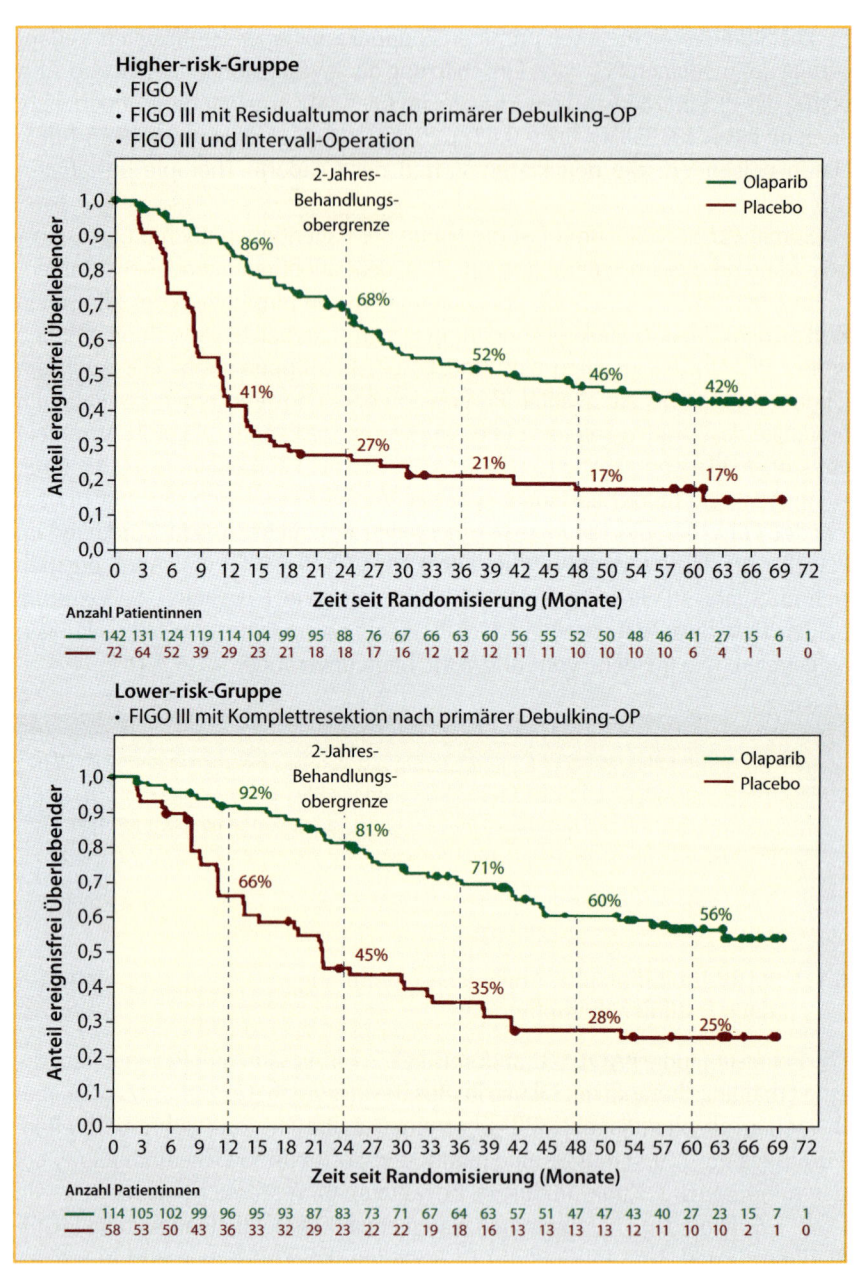

Abbildung 51: *PFS der explorativen Risikosubgruppen in der Phase-III-Studie SOLO-1. Adaptiert nach [15].*

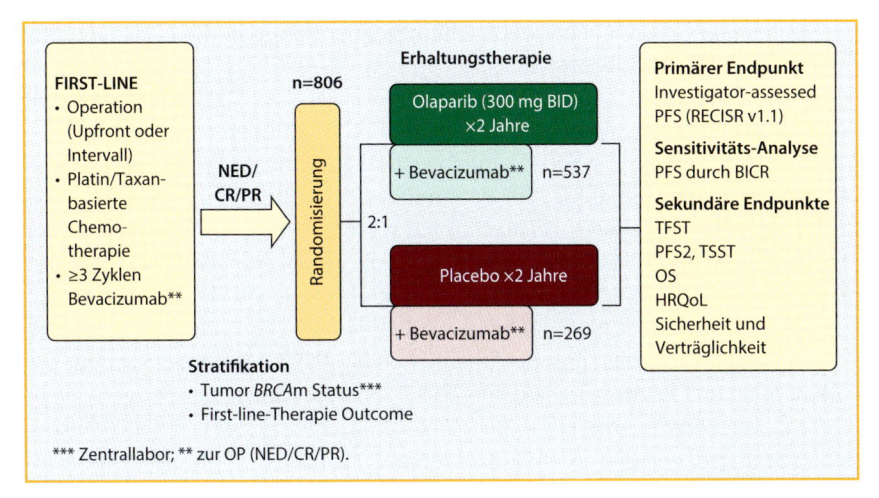

Abbildung 52: Design der Phase III-Studie PAOLA-1 zur Erhaltungstherapie mit Olaparib und Bevacizumab. TFST Zeit bis zum Start der ersten Folgetherapie oder bis zum Tod, PFS2 Zeit bis zur Progression unter einer Folgetherapie, PFS = progressionsfreies Überleben, TSST Zeit bis zum Start der zweiten Folgetherapie oder bis zum Tod, HRQoL Gesundheitsbezogene Lebens-qualität. Adaptiert nach [140].

bei dies **unabhängig vom BRCA-Mutationsstatus** (der jedoch Stratifizierungsfaktor war) erfolgte. Grundlage hierfür ist die Erkenntnis, dass beim platinsensiblen Rezidiv auch eine PARP-Inhibitoraktivität beobachtet wurde, die unabhängig vom BRCA-Mutationsstatus war [79, 47] und die durch den Einsatz einer antiangiogenetisch wirksamen Substanz noch anstieg [88, 110].

Eine BRCA-Mutation des Tumors (tBRCA) wiesen in beiden Armen etwa 30% der Fälle auf (zentrale Analyse). Eine Operation als erste Therapiemaßnahme war bei der Hälfte der Patientinnen in beiden Armen durchgeführt worden, wobei etwa 40% der Patientinnen noch eine makroskopische Residualerkrankung aufgewiesen hatten. Eine zytoreduktive Intervalloperation erfolgte bei etwa 41% der Patientinnen in beiden Therapiearmen mit makroskopischer Residualerkrankung in etwa 30% der Fälle. Keine Operation erfolgte bei 38/537 (7%) der Fälle und 21/269 (8%) der Patientinnen im experimentellen beziehungsweise Placebo-Arm. Eine komplette Durchführung der Behandlung gelang in 62% beziehungsweise in 73% der Fälle (OB versus PB). Ein Ansprechen nach Operation/Platin-basierter Chemotherapie im Sinne einer No Evidence of Disease(NED)-Situation gelang in beiden Armen in mindestens 52% der Fälle. Eine Komplettremission gelang bei jeweils 20%, eine partielle Remission in mindestens 26% der Fälle ohne wesentliche Unterschiede in beiden Therapiearmen.

Nach knapp 23-monatiger Beobachtungsdauer betrug in der Gesamtgruppe das mediane **PFS** im OB-Arm 22,1 Monate, im PB-Arm 16,6 Monate: HR 0,59; 95%CI 0,49–0,72; p<0,001. Noch deutlicher war der Vorteil für Patientinnen mit HRD-Tumoren (inklusive Tumoren mit BRCA-Mutationen): Hier betrug das mediane PFS 37,2 für die OB-Gruppe versus 17,7 Monate für die PB-Gruppe: HR 0,43; 95%CI 0,28–0,66. Bei Patientinnen mit HRD-Tumoren, die keine BRCA-Mutation aufwiesen, zeigte sich ein medianes PFS von 28,1 gegenüber 16,6 Monaten. In der Studie wurde zusätzlich die Zeit bis zur zweiten Krankheitsprogression (PFS2) analysiert. Hier zeigte sich ebenfalls ein signifikanter Unterschied zugunsten von OB: HR 0,58; p=0,0010 [140].

Nachgereicht wurden nun die Ergebnisse zum **PFS2**. Hier zeigte sich für die Patientinnen im OB-Arm ein medianes PFS2 von 36,5 Monaten im Gegensatz zu 32,6 Monaten im PB-Arm: HR 0,78; 95%CI 0,64–0,95; p=0,0125. Die mediane Beobachtungsdauer betrug etwa 36 Monate. Zu diesem Zeitpunkt waren im OB-Arm nur 9,1% der Patientinnen, im PB-Arm dagegen 26,8% in einer Folgetherapie. Entsprechend betrug die Zeit von der Studien-Randomisierung bis zur zweiten nachfolgenden Therapie oder dem Tod der Patientin (TSST) 38,2 Monate im OB- und 31,5 Monate im PB-Arm: HR 0,78; 95%CI 0,64–0,95; p=0,0115. Besonders profitiert hatten hinsichtlich der TSST Patientinnen mit BRCA-Mutationen oder Nachweis einer HRD-Positivität (HR jeweils 0,48), während Patientinnen mit negativem oder unbekanntem HRD-Status keinen zusätzlichen Vorteil durch Olaparib erlangten (HR 1,05).

In der **Subgruppenanalyse des PFS2** zeigte sich ein ähnliches Bild: Hier wurde bei HRD-positiven Tumoren (inklusive BRCAm) ein PFS2 von 50,3 versus 35,3 Monaten erreicht. Auch bei HRD-Positivität (ohne BRCAm) zeigte sich ein ähnlicher Vorteil durch die Hinzunahme von Olaparib: 50,3 versus 30,1 Monate; HR 0,60. Hier hatten ebenfalls Patientinnen mit HRD-negativen Tumoren beziehungsweise unbekanntem HRD-Status nicht von der zusätzlichen Therapie profitiert: 26,3 versus 28,1 Monate; HR 0,98. Die **OS-Analyse** bot bisher nur unreife Daten bei niedriger Ereignisrate (38%). Hier war im Kombinationsarm das mediane OS noch nicht erreicht, im Standardarm betrug es 45,8 Monate: HR 0,93; 95%CI 0,74–1,18; p=0,5631. Neue Sicherheitssignale ergaben sich nicht [49].

In der aktualisierten Auswertung wurde auch von einer **ORR** von 25% bei alleiniger Gabe der Erhaltungstherapie mit Bevacizumab berichtet. Diese war höher bei Patientinnen mit BRCAm und in HRD-positiven Fällen: BRCAm 42%, HRD-positiv 31%, HRD-negativ 15%. Bei Addition von Olaparib zu Bevacizumab in der Erhaltungstherapie verbesserten sich die ORR und auch die CR in der ITT-Population. Hier zeigte sich ein Benefit insbesondere bei Patientinnen mit BRCAm (ORR 64% versus 42%) sowie bei HRD-positiven Patientinnen (ORR 53%

versus 31%). Bezüglich der CR-Raten fanden sich bei Patientinnen mit BRCAm 57% versus 26% und bei HRD-positiven Patientinnen 43 versus 22% [24].

In einer weiteren Analyse wurden Mutationen in den Genen der homologen DNA-Reparatur (außer BRCAmut) als **prädiktive Biomarker** untersucht. Zuvor waren die Tumoren bereits im Rahmen der Studie mit dem *Myriad myChoice HRD Plus Assay* analysiert worden. Nun waren vorhandene Tumorproben sowohl mit bereits in anderen Studien publizierten Genpanels (Studie 19, ARIEL3, NOVA) untersucht worden als auch mit drei explorativen Genpanels, die jeweils 5–18 verschiedene Gene erfassten. Die Untersuchungen wurden an insgesamt 800 Fällen (n=537 mit OB und n=269 mit PB) durchgeführt. Insgesamt zeigte sich trotz der kleinen Fallzahl, dass, wenn eine über die BRCA-Mutationsbestimmung hinausgehende Tumortestung erfolgte, eine HRD (genomische Instabilitäts)-Testung nicht durch ein Non-BRCA-HRR-Gen-Panel ausgetauscht werden konnte, wenn es um die Prädiktion des PFS-Benefits durch den Zusatz von Olaparib ging. Auch erfassten Non-BRCA HRR-Gen-Panels nur eine kleine Gruppe von Patientinnen (3,7%–9,8%), während dies bei der Testung der genomischen Instabilität ohne BRCAm in 19% der Fälle gelang [139].

Nachgereicht wurden noch verschiedene **Subgruppenanalysen**. Hier zeigte sich unabhängig vom **Tumorstadium** (Stadium III und IV) jeweils ein sehr deutlicher Vorteil durch die Hinzunahme von Olaparib (HR jeweils 0,32) mit einem medianen **PFS** von 39,3 versus 19,8 Monaten (Stadium III) und 25,1 versus 12,8 Monaten (Stadium IV). Auch bei Patientinnen mit HRD-positiven Tumoren, bei denen bei Betrachtung von **FIGO-Stadium** und **Operationsergebnis** eine **niedrige Risikokonstellation** ermittelt wurde, zeigte sich ein sehr deutlicher Vorteil für die Kombinationsbehandlung (PFS2 im experimentellen Arm im Median noch nicht erreicht und im Standardarm 44,3 Monate; HR 0,21). Bei **hoher Risikokonstellation** wurde ein **PFS2** mit Olaparib plus Bevacizumab von 50,3 Monaten gegenüber 32,6 Monaten im Standardarm ermittelt (HR 0,66) [130].

> **Wertung**
>
> Die Phase-III-Studie PAOLA-1 hatte klar ihren primären Endpunkt einer signifikanten PFS-Verbesserung in einer Real-world-Population erreicht. Die Verlängerung des PFS ist dabei ein relevantes Therapieziel, da ein Progress in der Regel mit erheblichen Symptomen wie Aszites oder Pleuraerguss mit entsprechenden therapeutischen Implikationen assoziiert ist. Mit Olaparib plus Bevacizumab steht inzwischen auch hier eine zugelassene Erhaltungstherapie in der Erstlinientherapie des fortgeschrittenen Ovarialkarzinoms (mit eingeschlossen sind Tubenkarzinom mit primäres Peritonealkarzinom) nach Vorbehandlung mit Bevacizumab zur Verfügung. Voraussetzung für die Anwendung ist der Nachweis einer homologen Rekombinations-Defizienz (HRD), definiert durch eine

> BRCA1/2-Mutation und/oder genomischer Instabilität. Ein Überlebensvorteil konnte bisher nicht belegt werden. Allerdings hat die Studie SOLO2 [135] zum Wert von Olaparib in der Erhaltungstherapie des rezidivierten Ovarialkarzinoms verdeutlicht, dass eine relativ lange Nachbeobachtungszeit zum Nachweis eines positiven Einflusses von PARP-Inhibitoren auf die Gesamtüberlebenszeit erforderlich ist. Trotz der substanziellen PFS- und PFS2-Vorteile, die sich in allen Subgruppen zeigten, hat der GBA in Deutschland am 03.06.2021 erstaunlicherweise für den Zusatz von Olaparib in Kombination mit Bevacizumab keinen Zusatznutzen anerkannt.

Die Phase II-Studie **OVARIO** prüfte **Niraparib** und **Bevacizumab** im Anschluss an eine **Platin-basierte Erstlinien-Chemotherapie** in Kombination mit Bevacizumab bei 105 Patientinnen im Stadium IIIB und IV. Nach 18-monatiger Beobachtungsdauer waren 62% der Patientinnen noch progressionsfrei. In der Subgruppe der HR-defizienten Fälle betrug die 18-Monats-PFS-Rate 76%, bei den HR-profizienten Fällen 47%. Bei 27% der Patientinnen führten schwerwiegende Toxizitäten zum Abbruch der Behandlung mit Niraparib. Hier bleiben Phase-III-Studiendaten noch abzuwarten [56].

6.1.4 (Neo-)adjuvante Chemo-Immuntherapie

Die Phase-II-Studie **TRU-D** prüft den Einsatz des PD-L1-Antikörpers **Durvalumab** in Kombination mit dem Anti-CTLA-4-Antikörper **Tremelimumab** zusätzlich zur üblichen Chemotherapie mit **Carboplatin** und **Paclitaxel** in **neoadjuvanter** Situation nach vorausgegangener Biopsie über insgesamt 3 Behandlungskurse. Nach Intervall-Debulking-Operation wurde die Chemotherapie mit Carboplatin und Paclitaxel mit 3 weiteren Kursen (insgesamt 6 Kurse) komplettiert und Durvalumab fortgesetzt (postoperativ 12 weitere Gaben, insgesamt 15 Gaben). Primärer Endpunkt ist der Nachweis synergistischer Effekte von Durvalumab und Tremelimumab in Kombination mit Chemotherapie. Sekundäre Endpunkte sind Toxizitätsmerkmale, und als explorative Endpunkte immunologische Biomarker und immunologische dynamische Alterationen bei Serienbiopsien.

Berichtet wurden erste Ergebnisse von 23 Patientinnen mit Ovarialkarzinom im Stadium IIIC oder IV. Nach RECIST-Kriterien hatten 100% der Patientinnen, nach PERCIST-Kriterien 56% der Patientinnen ein Ansprechen gezeigt. Kein Tumorrest nach 3 Kursen präoperativer Therapie wurde in 74% der Fälle und ein Tumorrest <1cm in 22% der Fälle dokumentiert. Als häufigste Nebenwirkung wurde Hautausschlag (61% insgesamt, 13% ≥Grad 3) angegeben. Ein Anstieg von Transaminasen, Pankreasenzymen und das Auftreten einer Hypothyreose wurde jeweils in 13 % der Fälle (alle Grade) berichtet. Im Anschluss an die neoadjuvant erfolgte Chemo-Immuntherapie zeigte sich ein signifikanter Anstieg von PD-L1 und von CD8-T-Zellen im Sinne einer Aktivierung der Mikroumgebung des Tumors. Weitere Studienergebnisse dieses Therapieansatzes bleiben abzuwarten [80].

6.1.5 Immuntherapie plus Chemotherapie plus Bevacizumab

Die randomisierte Phase-III-Studie **IMagyn050** prüfte placebokontrolliert den Effekt der zusätzlichen Behandlung mit dem Immuncheckpoint-Inhibitor **Atezolizumab** zu einer **Chemotherapie** plus **Bevacizumab** bei Erstdiagnose eines Ovarialkarzinoms im Stadium III–IV. Insgesamt wurden 1301 Patientinnen mittels 1:1-Randomisierung aufgeteilt. Hier zeigte sich keinerlei Vorteil hinsichtlich des **PFS** (19,5 Monate mit Atezolizumab und 18,4 Monate ohne Atezolizumab; HR 0,92) in der ITT-Population. Auch bei Betrachtung der PD-L1-positiven Fälle (insgesamt 784 Fälle) zeigte sich mit 20,8 versus 18,5 Monaten kein signifikanter Vorteil: HR 0,80; 95%CI 0,65–24,2; p=0,0376. Das mediane **OS** wurde zum Auswertungszeitpunkt weder in der ITT- noch in der PD-L1-Population erreicht. Hier zeigte sich jedoch bisher keinerlei Unterschied (HR 0,96 in der ITT und HR 0,98 in der PD-L1-positiven Population). Lediglich bei Patientinnen in PD-L1-IC≥5%-Situation (n=141 im Placebo-Arm und n=119 im Atezolizumab-Arm) schien sich ein Trend zu einem Vorteil durch Atezolizumab abzuzeichnen. Hier wurde das mediane PFS im Kombinationsarm noch nicht erreicht und betrug im Placebo-Arm 20,2 Monate (unstratifiziertes HR 0,64; 95%CI 0,43–0,96; unstratifizierter log-rank-p-Wert 0,0278). Die finalen OS-Ergebnisse werden 2023 erwartet. Das Sicherheitsprofil der Kombinationsbehandlung entsprach dem der einzelnen Wirkstoffe [120].

Mittels 2:1-Randomisierung prüfte die Phase-II-Studie **NeoPembrOV,** ob der Einsatz des Immuncheckpoint-Inhibitors **Pembrolizumab**, der zusätzlich zur Standardbehandlung mit **Carboplatin** und **Paclitaxel** verabreicht und nachfolgend auf 2 Jahre in 3-wöchentlichen Intervallen komplettiert wurde, eine Erhöhung der **pCR-Rate** bewirken würde. Dabei wurden zunächst 4 Kurse Carboplatin/Paclitaxel neoadjuvant und postoperativ 4 weitere Therapiekurse dieses Protokolls verabreicht. Eine zusätzliche Behandlung mit **Bevacizumab** über eine Gesamtdauer von 15 Monaten war in beiden Therapiearmen erlaubt und konnte nach Einschätzung der Behandler durchgeführt werden.

Eine **komplette zytoreduktive Operation** (CC0) gelang im Standardarm (n=30) in 70% der Fälle, während dies bei zusätzlicher Behandlung mit Pembrolizumab (n=61) in 73,8% der Fälle gelang. Die **ORR**, ein sekundärer Endpunkt, betrug 62,1% beziehungsweise 73,3% zu Gunsten des experimentellen Arms. Eine Normalisierung des **Tumormarkers CA 125** trat in gleichem Maße mit oder ohne Pembrolizumab ein: 73,3% versus 75,4% [141].

> **Wertung**
>
> Überlebensdaten und Ergebnisse translationaler Forschung zu dieser Studie liegen bisher noch nicht vor. Allerdings deutet das erste Resultat nicht auf eine hohe Wirksamkeit von Pembrolizumab bei dieser Patientenpopulation hin.

6.2 Therapie im Rezidiv

6.2.1 Operation

Bei Patientinnen, die zunächst langanhaltend von einer primären Operation beim Ovarialkarzinom profitiert haben, stellt sich im **Rückfall** die Frage nach der Sinnhaftigkeit einer **erneuten Operation**. Die Phase-III-Studie **AGO DESKTOP III/ENGOT-ov20** prüfte bei Patientinnen im ersten Rückfall nach einem mindestens 6-monatigen platinfreien Therapieintervall (TFIp) bei 408 Patientinnen, ob eine neuerliche zytoreduktive Operation (angestrebt wurde eine möglichst komplette Resektion wie bei Erstdiagnose) mit sich anschließender Platin-basierter Chemotherapie oder eine Platin-basierte Chemotherapie ohne vorherige Operation erfolgversprechend wäre. Einschlusskriterium war ein sehr guter Allgemeinzustand (ECOG 0), eine Aszitesmenge von maximal 500 ml und das Erreichen einer kompletten Resektion bei der initialen Operation (positiver AGO-Score). Eine spätere Operation war auch im Chemotherapiearm möglich, aber nicht mehr Bestandteil der Studie (Abb. 53).

Für die Gesamtgruppe der Patientinnen im operativen Therapiearm ergab sich ein Vorteil von 7,7 Monaten hinsichtlich des medianen **OS** (53,7 Monate versus 46,0 Monate) im Vergleich zu den Patientinnen, bei denen keine Operation erfolgt

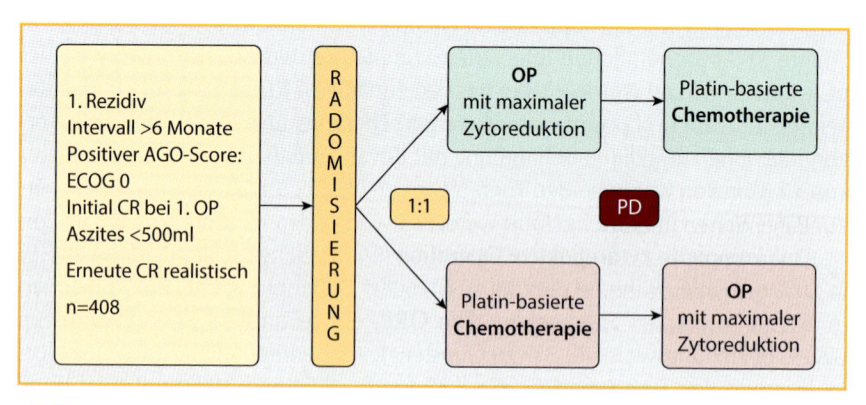

Abbildung 53: Design der Phase-III-Studie AGO DESKTOP III. Adaptiert nach [38].

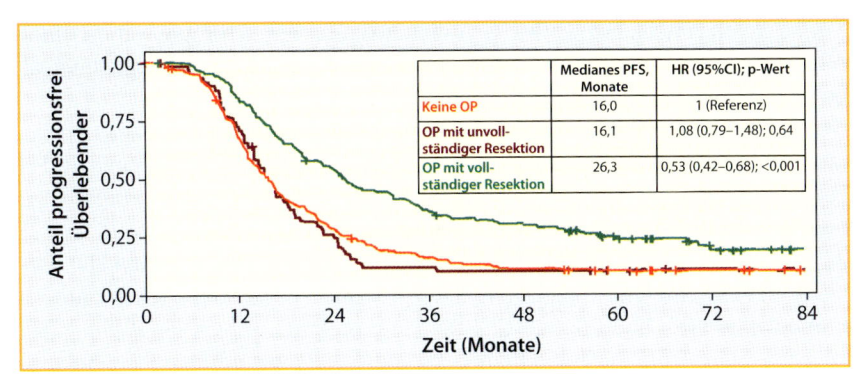

	Medianes PFS, Monate	HR (95%CI); p-Wert
Keine OP	16,0	1 (Referenz)
OP mit unvollständiger Resektion	16,1	1,08 (0,79–1,48); 0,64
OP mit vollständiger Resektion	26,3	0,53 (0,42–0,68); <0,001

Abbildung 55: *Zeit bis zur ersten nachfolgenden Therapie in der Phase-III-Studie AGO DESKTOP III. Adaptiert nach [78].*

war [39]. Präsentiert wurde nun noch eine Subgruppenanalyse der Zeit bis zur ersten nachfolgenden Therapie (TFST), die nochmals bestätigte, dass eine Operation nur sinnvoll erscheint, wenn berechtigte Aussicht besteht, eine „R0"-Situation zu erreichen, also makroskopisch tumorfrei zu operieren (Abb. 55) [78].

Wertung

Auch diese Ergebnisse zeigen nochmals, dass für Patientinnen im guten Allgemeinzustand nach mindestens 6-monatigem rückfallfreiem Intervall eine erneute Operation im ersten Rezidiv sinnvoll ist. Wenn in einem Zentrum mit hoher operativer Expertise keine komplette Tumorresektion realistisch scheint, sollte hingegen auf den unter Umständen mit großer Morbidität verbundenen Eingriff verzichtet werden.

6.2.2 Chemotherapie

Die Phase-III-Studie **INNOVATYON** verglich den Einsatz der beiden Kombinations-Chemotherapien
- **Trabectedin** plus **pegyliertem liposomalem Doxorubicin** (PLD) versus
- **Carboplatin** plus **PLD**

bei Patientinnen mit rezidiviertem Ovarialkarzinom, deren Progress innerhalb von 6–12 Monaten nach der letzten Platintherapie aufgetreten war. Dies Studie beinhaltete auch die Erfassung der Folgetherapie. Patientinnen, die mittels 1:1-Randomisierung dem Carboplatin-/PLD-Arm zugeordnet waren (n=304), erhielten bei neuerlichem Tumorprogress eine Therapie nach Ermessen des Behandlers. Im experimentellen Arm mit Trabectedin/PLD (n=307) war hingegen eine Platin-basierte Therapie vorgesehen. Die Patientinnen-Charakteristika waren in beiden

Armen gleich verteilt. Eine vorherige Anthrazyklin-basierte Therapie war in beiden Armen in knapp 10% der Fälle verabreicht worden. Das letzte platinfreie Intervall betrug im Median etwas über 8 Monate.

Der primäre Endpunkt, die Verbesserung des **OS** durch den sequenziellen Einsatz von Trabectedin/PLD, gefolgt von einer Platin-basierten Chemotherapie bei PD gegenüber Carboplatin/PLD wurde nicht erreicht: HR 1,10; 95%CI 0,92–1,32; p=0,284. Nach einer 44-monatigen Beobachtungszeit betrug das mediane OS 21,3 Monate (Carboplatin/PLD) gegenüber 21,5 Monaten (Trabectedin/PLD). Das mediane **PFS** betrug mit Trabectedin/PLD 7,5 Monate gegenüber 9,0 Monaten mit Carboplatin/PLD: HR 1,26; 95%CI 1,07–1,49; p=0,005. Hatten die Patientinnen zuvor nur eine Therapielinie erhalten, zeigte sich dieser positive PFS-Effekt für Carboplatin noch etwas deutlicher: HR 1,42; 95%CI 1,17–1,173; p<0,001.

Insgesamt 424 der randomisierten Patientinnen hatten zuvor bereits eine Therapielinie erhalten. Waren bereits zwei Therapielinien absolviert, zeigte sich keinerlei Unterschied hinsichtlich des PFS für beide Behandlungsarme. Das PFS nach der nachfolgenden Therapielinie (PFS-ST) mit Trabectedin/PLD war gegenüber Carboplatin/PLD verlängert, insbesondere wenn als Folgetherapie Platin verabreicht wurde: HR 0,80; 95%CI 0,65–0,98; p=0,028. Hinsichtlich des Nebenwirkungsprofils erschien Carboplatin/PLD bei der Erfassung der Lebensqualität etwas günstiger [23].

> **Wertung**
>
> Platin-basierte Therapieregime bleiben weiterhin die Standardbehandlung bei Patientinnen mit rezidiviertem Ovarialkarzinom und Progression innerhalb von 6–12 Monaten nach der letzten Platin-Therapie.

6.2.3 PARP-Inhibition im Rezidiv

Für die fortgeschrittene Therapielinie stehen mit ähnlicher Effektivität im platinsensiblen Rezidiv **Olaparib**, **Niraparib** und **Rucaparib** zur Verfügung.

Die Phase-III-Studie **ENGOT-OV16/NOVA** hatte Effektivität und Sicherheit des PARP-Inhibitors **Niraparib** als **Erhaltungstherapie** bei Patientinnen mit **platinsensiblem** Rezidiv evaluiert. Dabei wurden 533 Patientinnen in zwei unabhängige Kohorten eingeschlossen, einmal mit und einmal ohne Nachweis einer BRCA-Keimbahnmutation (gBRCA^{mut} und Nicht-gBRCA^{mut}). In jeder Kohorte erfolgte eine 2:1-Randomisierung (2:1) zur Behandlung mit Niraparib 300 mg oder Placebo. Letztlich wurden jedoch drei Populationen bewertet:
1. gBRCA^{mut},
2. Nicht-gBRCA^{mut} und
3. Nicht-gBRCA^{mut}, aber retrospektiv Nachweis einer HRD

Tabelle 21: *PFS-Vorteil durch Niraparib im Vergleich zu Placebo in der Phase-III-Studie ENGOT-OV16/NOVA. Adaptiert nach [111].*

Status	Medianes PFS, Monate	HR	95%CI	p-Wert
gBRCA^{mut} (n=203)	21,0 vs 5,5	0,27	0,17–0,41	<0,001
Nicht-gBRCA^{mut} (n=350)	9,3 vs 3,9	0,45	0,34–0,61	<0,001
Nicht-BRCA^{mut}, HRD-pos. (n=162)	12,9 vs 3,8	0,38	0,24–0,59	<0,001
Nicht-BRCA^{mut}, HRD-neg. (explorativ, n=188)	6,9 vs 3,8	0,58	0,36–0,92	0,002

Der Nachweis der HRD erfolgte als defiziente DNA-Reparatur bei homologer Rekombination mit dem myChoice®-HRD-Test, der die chromosomalen Zerstörungen in den Zellen als Resultat der HRD nachweist und eine Einteilung durch die Bestimmung des Ausmaßes der telomerischen Allel-Imbalance (TAI), der *large-scale* chromosomalen Transitionen (LST) und den Verlust der Heterozygotie (LOH) ermöglicht. Alle Patientinnen litten unter einem platinsensiblen Rezidiv, definiert als partielle oder komplette Remission auf die vorausgegangene Platin-basierte Chemotherapie vor Studieneinschluss und einem Erkrankungsprogress, der erst mindestens 6 Monate nach Abschluss dieser Therapie eingetreten war. In der gBRCA^{mut}-Gruppe hatten etwa 57% bereits 2 Chemotherapielinien erhalten. Primärer Endpunkt war die progressionsfreie Überlebenszeit (PFS), gerechnet ab Studienstart (nicht seit der letzten Platin-basierten Chemotherapie).

Patientinnen, die Niraparib erhielten, zeigten ein signifikant längeres medianes PFS – hier erstmalig unabhängig vom Nachweis einer BRCA-Mutation und dem HRD-Status, wobei der Effekt bei Nachweis einer gBRCAmut am deutlichsten ausfiel (Tab. 21) [111].

Nun wurden Daten zu **sekundären Endpunkten** präsentiert. Hierzu gehörte auch eine explorative Langzeitanalyse hinsichtlich des PFS2 und des OS (für OS war die Studie jedoch nicht gepowert). Leider konnte der Überlebensstatus bei etwa der Hälfte der 76/553 (13,7%) Patientinnen, die die Studie vorzeitig abgebrochen hatten, nicht erhoben werden. In der **gBRCA-Kohorte** waren dies 14% (19/138) in der Niraparib-Gruppe und 14% (9/65) in der Placebogruppe. In der **Non-gBRCA-Kohorte** fehlten ebenfalls die Daten von 14% (33/234) der Patientinnen in der Niraparib-Gruppe und bei 13% (15/116) der Placebo-Gruppe. Es bestätigte sich in der finalen Analyse des **PFS2** ein Vorteil durch die Niraparib-Erhaltungstherapie, der über die erste Progression hinausging. In der Non-gBRCAm-Kohorte betrug die HR 0,81 (95%CI 0,632–1,050) bei 81%iger Datensicherheit

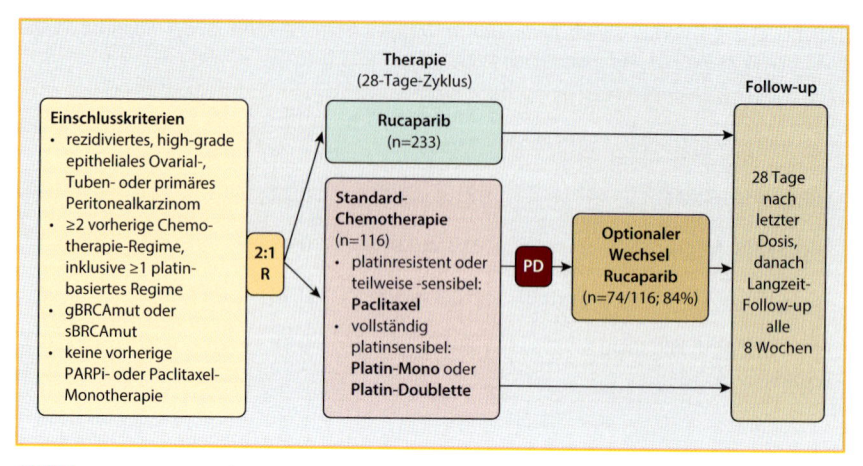

Abbildung 56: *Design der Phase-III-Studie ARIEL4 mit Rucaparib. Adaptiert nach [73].*

und in der gBRCAm-Kohorte ergab sich eine HR von 0,67 (95%CI 0,479–0,948). Hinsichtlich des **Gesamtüberlebens** ergab sich in beiden Kohorten bei nur 68%iger, beziehungsweise 63%iger Datensicherheit kein Unterschied. In der Non-gBRCAm-Kohorte betrug das mediane OS mit Niraparib 31,1 Monate gegenüber 36,5 Monaten im Placebo-Arm. In der gBRCAm-Kohorte waren dies 43,6 versus 41,6 Monate. Neue Sicherheitshinweise durch den Einsatz einer Niraparib-Erhaltungstherapie ergaben sich nicht [102].

Die Phase III-Studie **ARIEL4** prüfte bei stark vorbehandelten Patientinnen mit somatischen (15% beziehungsweise 16%) oder Keimbahn-**BRCA-Mutationen** (85% beziehungsweise 82%) in einer 2:1-Randomisierung den Einsatz von **Rucaparib** oder aber einer **Standardchemotherapie**, wobei zwischen platinsensibler und Platin-resistenter Situation unterschieden wurde (Abb. 56).

Das Alter der Patientinnen betrug im Median 58 Jahre und hinsichtlich der Basischarakteristika war eine gleichmäßige Verteilung erfolgt. Mehr als 57% der Patientinnen hatten bereits 2 Chemotherapielinien absolviert, knapp 38% 3 bis 5 Chemotherapielinien und mindestens 6 Therapieregime hatten etwa 4% der Patientinnen erhalten. Meist waren 2 Platin-basierte Chemotherapie-Protokolle angewendet worden (67% im Rucaparib-Arm und 64% im Chemotherapie-Arm).

Das mediane KFI zum letzten Platintherapieregime betrug in beiden Armen knapp unter 6 Monaten. Eine vollständige Platinresistenz lag bei 51% der Fälle in beiden Armen vor, eine teilweise Sensibilität noch bei etwa 27% der Fälle und eine vollständige Platinsensibilität bei 20,6% beziehungsweise 22,4%. In der weit fortgeschrittenen Therapielinie lag bei fast allen Patientinnen eine messbare Er-

PFS in der Wirksamkeitspopulation

	Rucaparib (n=220)	Chemotherapie (n=105)
Medianes PFS, Monate (95%CI)	7,4 (7,3–9,1)	5,7 (5,5–7,3)
Statistik	HR 0,64; 95%CI 0,49–0,84; p=0,001	

Anzahl Patientinnen

220	121	53	23	11	3	1	0
(0)	(75)	(134)	(158)	(165)	(168)	(168)	(168)
105	42	9	4	1	0		
(0)	(50)	(78)	(82)	(84)	(85)		

PFS in der ITT-Population

	Rucaparib (n=220)	Chemotherapie (n=105)
Medianes PFS, Monate (95%CI)	7,4 (6,7–7,9)	5,7 (5,5–6,7)
Statistik	HR 0,67; 95%CI 0,52–0,86; p=0,002	

Anzahl Patientinnen

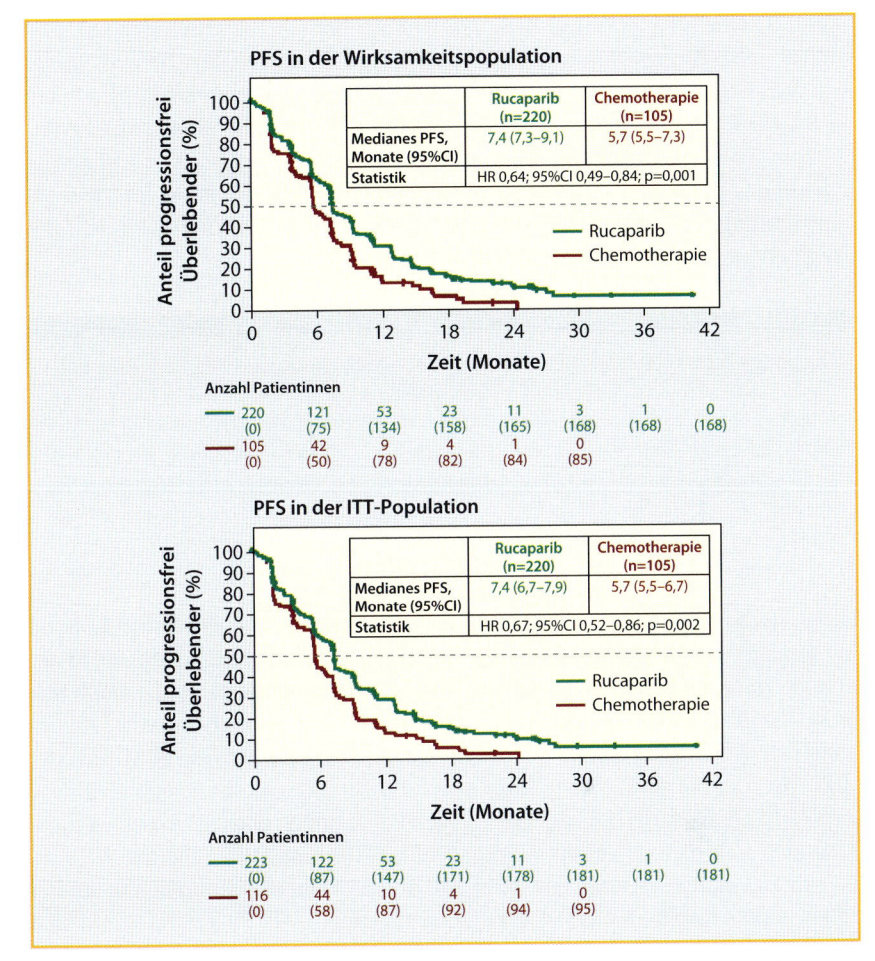

223	122	53	23	11	3	1	0
(0)	(87)	(147)	(171)	(178)	(181)	(181)	(181)
116	44	10	4	1	0		
(0)	(58)	(87)	(92)	(94)	(95)		

Abbildung 57: *Primärer Endpunkt PFS in der Phase-III-Studie ARIEL4. Adaptiert nach [73].*

krankung zum Studienstart vor (96% versus 91%). Die Studie erreichte ihren primären Endpunkt mit einer signifikanten **PFS**-Verbesserung (Abb. 57).

Bei den wenigen Patientinnen (n=13 mit Rucaparib, n=10 mit Chemotherapie), bei denen eine **Reversion** der **BRCA-Mutation** dokumentiert wurde, fand sich hingegen kein Vorteil durch Rucaparib. Hier wurde nur ein medianes PFS mit 2,9 (Rucaparib) versus 5,5 Monaten (Chemotherapie) erreicht: HR 2,77; 95%CI 0,99–7,76.

Die bei Rucaparib-Einnahme beklagten **Nebenwirkungen** waren Anämie (54% alle Grade, 22% mindestens Grad 3) und Übelkeit (53% alle Grade, 2,5%

≥Grad 3) sowie Fatigue und Asthenie (knapp 50%, 8,2% schwergradig). Die mittlere Behandlungsdauer mit Rucaparib betrug 7,3 Monate, im Chemotherapie-Arm waren dies 3,6 Monate. Eine vorzeitige Beendigung der Behandlung erfolgte bei 8% der Patientinnen im Rucaparib- und bei 12% der Patientinnen im Chemotherapie-Arm. Mit dem PARP-Inhibitor wurde bei 4 Patientinnen (während der Behandlung in einem Fall sowie in drei weiteren Fällen im Rahmen der Langzeitbeobachtung) ein MDS oder eine AML diagnostiziert, was in keinem Fall der Chemotherapiegruppe beobachtet wurde [73].

Wertung

Die Studie ARIEL4 erreichte mit einem realistischen Studiendesign ihren primären Endpunkt, der ein besseres PFS bei stark vorbehandelten Patientinnen mit BRCA-Mutation im Vergleich zur Chemotherapie belegte. Gesamtüberlebensdaten stehen noch aus. Eine BRCA-Reversionsmutation, die bei einem kleinen Teil der Patientinnen beobachtet wurde, deutet auf eine primäre Rucaparib-Resistenz hin. Ob eine solche Untersuchung im Verlauf im klinischen Alltag sinnvoll ist, kann aus dieser Studie noch nicht abgeleitet werden.

In der Studie 19 sorgte die Olaparib-Erhaltungstherapie in einer kleinen Kohorte mit somatischer BRCA-Mutation (sBRCAm) für einen ähnlichen Vorteil wie in der Kohorte mit Keimbahnmutation (gBRCAm) [79]. Die einarmige Studie **ORZORA** prüfte die Wirksamkeit und Sicherheit der Olaparib-Erhaltungstherapie bei Patientinnen mit einem platinsensiblen, rezidivierten Ovarialkarzinom mit **gBRCAm** oder **sBRCAm** oder non-BRCA homologer RekombinationsReparaturmutation (HRRm). Insgesamt konnten 181/872 der gescreenten Patientinnen eingeschlossen werden. Es fanden sich dabei 33 Fälle mit non-BRCA HRRm und 145 Fälle mit BRCAm. 87/145 Patientinnen wiesen eine gBRCAm und 55 Fälle eine sBRCAm auf (in drei Fällen konnte der Status nicht weiter verifiziert werden). Alle Patientinnen erhielten innerhalb von 8 Wochen nach der letzten Dosis Chemotherapie eine Erhaltungstherapie mit Olaparib bis zur Tumorprogression oder anderen Abbruchkriterien. Primärer Endpunkt war das von den Behandlern gemessene PFS bei
1. jeglicher BRCA-Mutation und
2. sBRCAm.

Sekundäre Endpunkte waren unter anderem PFS2, OS sowie Lebensqualität. Für die Patientinnen mit **non-BRCA HRRm**, die ebenfalls eine Erhaltungstherapie mit Olaparib erhielten, wurden als explorative Endpunkte PFS, OS und Sicherheit festgelegt.

Die PFS-Resultate unterschieden sich kaum (Abb. 58). Auch die Ergebnisse der zusätzlichen explorativen Kohorte zeigen, dass offensichtlich auch Patien-

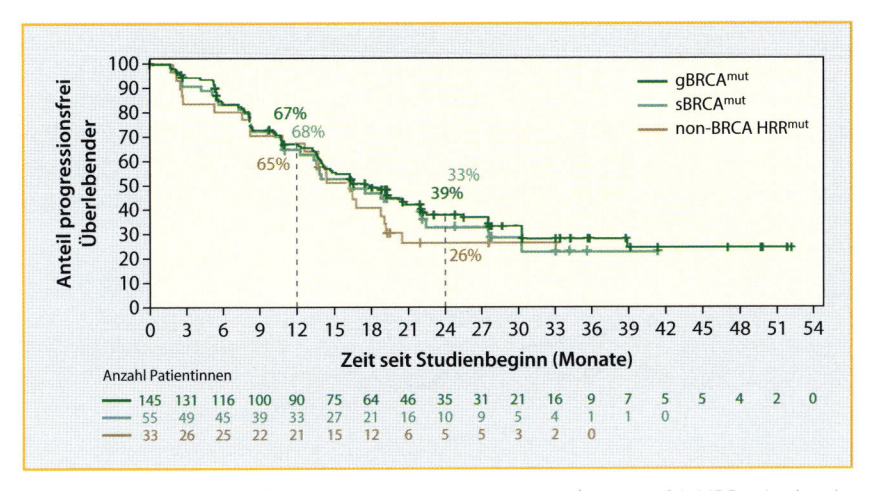

Abbildung 58: PFS der Kohorten mit gBRCAm, sBRCAm und Non-BRCA HRRm in der einarmigen Phase-II-Studie ORZORA. Adaptiert nach [133].

tinnen mit non-BRCA HRRm bei platinsensiblem Rezidiv einen Vorteil durch eine Erhaltungstherapie mit einem PARP-Inhibitor haben [133].

Wertung

Offensichtlich besteht eine ähnliche Effektivität sowohl beim Nachweis einer BRCA-Mutation in Keimbahn oder Tumorgewebe und vermutlich auch bei non-BRCA-Mutationen der homologen DNA-Reparatur.

Der neuartige PARP-Inhibitor **Fuzuloparib** zeigte bei stark vorbehandelten Patientinnen in einer Phase-II-Studie eine hohe Ansprechrate von knapp 70% und ein PFS von 12 Monaten (ehemals Fluzoparib [82]). In einer nun publizierten Phase-III-Studie wurde die Substanz in einer 2:1-Randomisierung bei 252 Patientinnen als Erhaltungstherapie erprobt, die ein platinsensibles, rezidiviertes, high-grade seröses Ovarial-, Tuben- oder primäres Peritoneal- oder endometrioides Ovarialkarzinom (≥Grad 2) aufwiesen und die mindestens zwei vorherige Platin-basierte Therapieregime erhalten hatten. Im Anschluss an die letzte Platin-basierte Therapie musste eine partielle oder komplette Remission dokumentiert worden sein. Ebenfalls war ein guter Allgemeinzustand (ECOG 0–1) Einschlusskriterium. Eine nachgewiesene BRCA-Mutation war hingegen nicht Voraussetzung.

Primäre Endpunkte war das PFS bei allen Patientinnen und bei der Gruppe mit Keimbahn-BRCA1/2-Mutation. Sekundäre Endpunkte waren das PFS nach Einschätzung der Behandler, das Chemotherapie-freie Intervall (CFI), die Zeit bis zur Progression (TTP), OS und ORR bei messbarer Erkrankung. Weiterhin wurden

PRO und Sicherheitsprofil ausgewertet. Bei 60% der Patientinnen lag in beiden Therapiearmen keine BRCA-Keimbahnmutation vor. Im Arm mit Fuzuloparib wurden 167, im Placebo-Arm 85 Patientinnen behandelt. In beiden Armen waren mindestens 73% der Patientinnen mit 2 Platin-basierten Regimen und in mindestens 16% der Fälle mit 3 solchen Regimen vorbehandelt worden. Nur ein kleiner Teil der Patientinnen hatte 4 oder mehr als 4 Linien erhalten (insgesamt in beiden

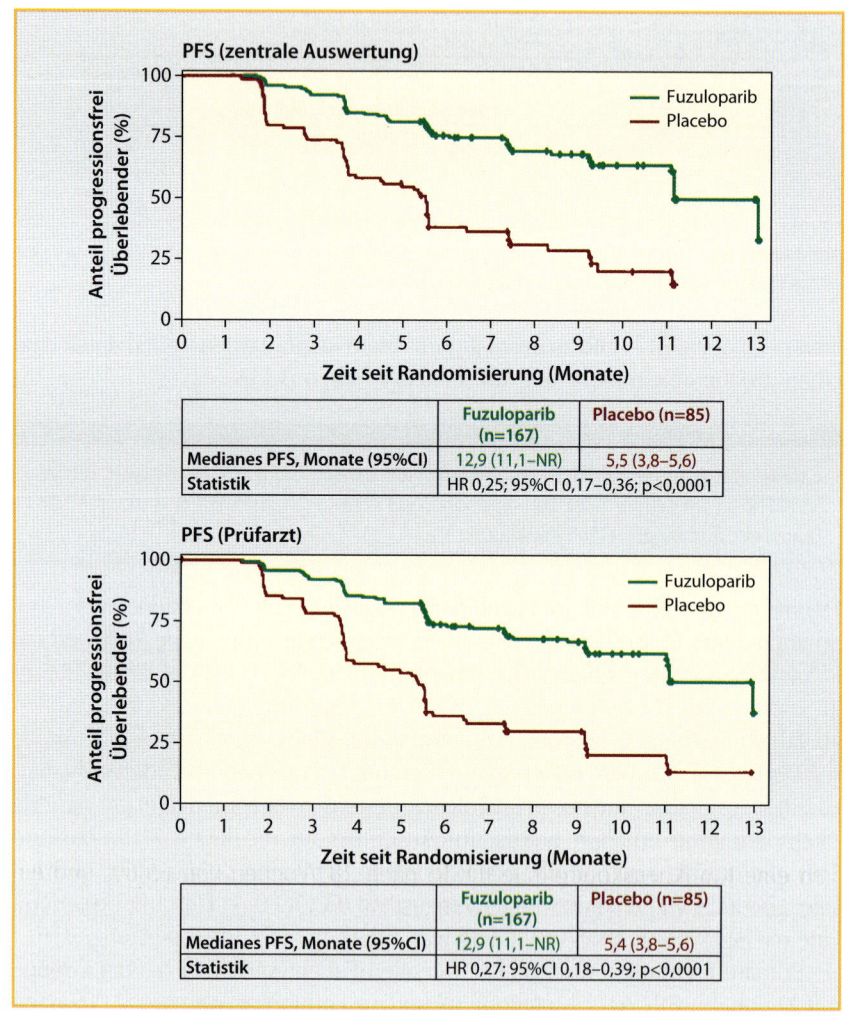

PFS (zentrale Auswertung)

	Fuzuloparib (n=167)	Placebo (n=85)
Medianes PFS, Monate (95%CI)	12,9 (11,1–NR)	5,5 (3,8–5,6)
Statistik	HR 0,25; 95%CI 0,17–0,36; p<0,0001	

PFS (Prüfarzt)

	Fuzuloparib (n=167)	Placebo (n=85)
Medianes PFS, Monate (95%CI)	12,9 (11,1–NR)	5,4 (3,8–5,6)
Statistik	HR 0,27; 95%CI 0,18–0,39; p<0,0001	

Abbildung 59: *Progressonsfreies Überleben in der Phase-III-Studie mit Fuzuloparib. Adaptiert nach [81].*

Armen weniger als 10%). Bei etwa 66% aller Fälle war das therapiefreie Intervall mindestens 12 Monate lang, bei etwa 33% der Betroffenen 6–12 Monate.

Hinsichtlich des primären Endpunkts, des **PFS** nach zentraler, verblindeter Auswertung, zeigte sich ein deutlicher Vorteil zu Gunsten von Fuzuloparib, gleiches galt für die Auswertung nach Einschätzung der Prüfärzte. Das mediane PFS hatte sich jeweils verdoppelt (Abb. 59). Patientinnen **mit gBRCAmut** erreichten unter Fuzuloparib ein medianes PFS von 12,9 Monaten, während es im Placeboarm nur 5,2 Monate betrug: HR 0,14; 95%CI 0,07–0,28. Patientinnen **ohne gBRCAmut** erreichten unter Fuzuloparib ein medianes PFS von 11,1 versus 5,5 Monaten im Placeboarm: HR 0,46; 95%CI 0,29–0,74.

Die Auswertung nach Einschätzung der Prüfärzte war ein sekundärer Endpunkt gewesen. Ein weiterer sekundärer Endpunkt war das CFI, welches mit Fuzuloparib noch nicht erreicht wurde und im Placebo-Arm 11,6 Monate betrug: HR 0,30; 95%CI 0,18–0,48; p<0,0001. Die mediane TTP war in beiden Armen noch nicht erreicht; wobei sich tendenziell auch hier Fuzuloparib überlegen zeigte: HR 0,20; 95%CI 0,09–0,41; p<0,0001).

Unerwünschte Ereignisse ≥Grad 3 traten mit Fuzuloparib häufiger auf (49% versus 11%), gleiches galt für schwerwiegende unerwünschte Ereignisse (11% versus 4%). Typische Nebenwirkungen in beiden Therapiearmen sind in Tabelle 22 zusammengefasst [81].

Wertung

Fuzuloparib als neuer PARP-Inhibitor verbesserte in der Erhaltungstherapie bei vorbehandelten Patientinnen mit platinsensiblem Ovarialkarzinom das mediane PFS um 7,4 Monate. Neue Toxizitätshinweise ergaben sich nicht. Gesamtüberlebensdaten stehen noch aus. Offensichtlich besteht der Effekt unabhängig vom Keimbahn-BRCA1/2-Status.

6.2.4 Immuntherapie mit und ohne Kombinationspartner

PARP-Inhibition und Immuncheckpoint-Inhibitoren scheinen synergistisch zu wirken, weshalb in der offenen Phase-II-Basket-Studie **MEDIOLA** bereits die Kombination von Olaparib und Durvalumab bei Patientinnen mit platinsensiblem BRCA-mutiertem Ovarialkarzinom erfolgreich getestet worden war. Hier hatte sich eine Krankheitskontrollrate (DCR) nach 28 Wochen von 65,6% und ein medianes PFS von 11,1 Monaten gezeigt [37]. Da sich inzwischen auch die Kombination des PARP-Inhibitors Olaparib mit dem VEGF-Antikörper Bevacizumab in der Erstlinienerhaltungstherapie bewährt hat [140], wurden in die laufende MEDIOLA-Studie weitere Kohorten aufgenommen, um die Kombination von **Olaparib** plus **Durvalumab** mit oder ohne **Bevacizumab** bei Patientinnen mit einem rezidivierten, platinsensiblen, gBRCAm-Ovarialkarzinom zu prüfen (Abb. 60).

Tabelle 22: *Häufige Nebenwirkungen (≥15%) in der Phase-III-Studie mit Fuzuloparib. Adaptiert nach [81].*

AEs,n (%)	Fuzuloparib (n=167)		Placebo (n=84)	
	Alle Grade	Grade ≥3	Alle Grade	Grade ≥3
Anämie	98 (58,7)	42 (25,1)	12 (14,3)	0
Übelkeit	96 (57,5)	1 (0,6)	14 (16,7)	0
Leukozytopenie	95 (56,9)	18 (10,8)	22 (26,2)	0
Thrombozytopenie	84 (50,3)	28 (16,8)	13 (15,5)	0
Neutropenie	71 (42,5)	21 (12,6)	18 (21,4)	0
Asthenie	61 (36,59	2 (1,2)	15 (17,9)	1 (1,2)
Erbrechen	42 (25,1)	0	5 (6,0)	0
Harnwegsinfekt	39 (23,4)	1 (0,6)	13 (15,5)	0
Kreatininerhöhung	34 (20,4)	0	4 (4,8)	0
Verminderter Appetit	31 (18,6)	0	2 (2,4)	0
Infektion der oberen Atemwege	30 (18,0)	0	11 (13,1)	1 (1,2)
Lymphozytopenie	29 (17,4)	5 (3,0)	8 (9,5)	1 (1,2)
Abdominalschmerz	27 (16,2)	0	12 (14,3)	0
Hypertriglyceridämie	25 (15,0)	2 (1,2)	12 (14,3)	1 (1,2)

In die Bevacizumab-haltige („Triplett-")Kohorte wurden 31 Patientinnen, in die Bevacizumab-freie („Doublette-")Kohorte wurden sequenziell 32 Patientinnen eingeschlossen, die zuvor 1 (circa 2/3 der Patientinnen) beziehungsweise 2 (circa 1/3 der Patientinnen) Chemotherapielinien absolviert hatten. Die DCR nach 24 Wochen (primärer Endpunkt) betrug mit Bevacizumab 77,4% bei einem medianen PFS von 14,1 Monaten bei Anwendung des Tripletts. Mit der Doublette ergab sich eine DCR von 28,1% und ein medianes PFS von 5,5 Monaten. Auch hinsichtlich der ORR zeigte sich bei den vorbehandelten Patientinnen mit der Dreierkombination eine ORR von 87,1% mit einer DOR von 11,1 Monaten, während im Kontrollarm 34,4%, beziehungsweise 6,9 Monate erreicht wurden (Abb. 61). Das Ergebnis war unabhängig davon, ob eine genomische Instabilität (GIS) vorlag oder nicht. Das Sicherheitsprofil entsprach dabei dem der bekannten Nebenwirkungen der einzelnen Substanzen [36].

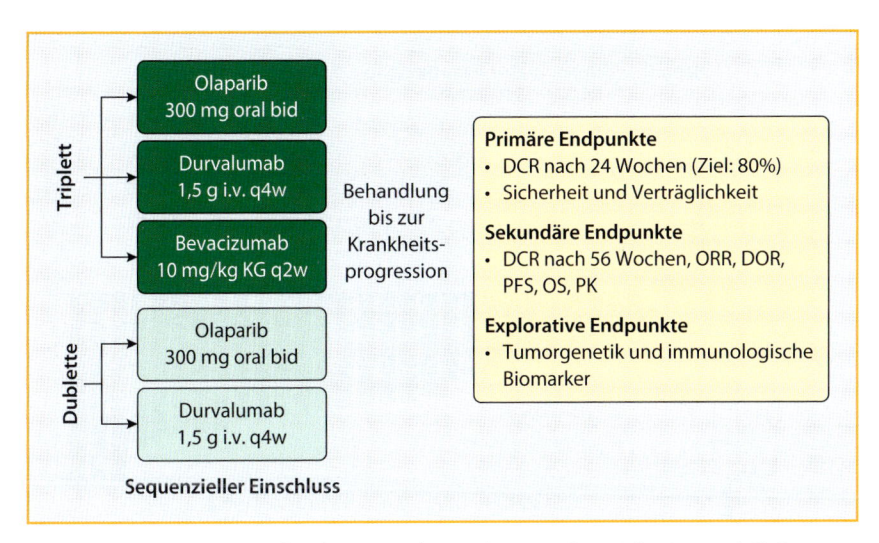

Abbildung 60: Kohorten in der Phase-II-Basket-Studie MEDIOLA. Adaptiert nach [36].

Wertung

Die Dreifachkombination von Olaparib, Durvalumab und Bevacizumab zeigte sehr hohe Ansprech- und Krankheitskontrollraten, die deutlich über dem liegen, was bei Patientinnen nach 1–2 chemotherapeutischen Vorbehandlungen erwartet werden darf, und das mit einer Chemotherapie-freien Therapiekombination. Derzeit wird dieser vielversprechende Therapieansatz als Teil einer Erstlinien-Erhaltungstherapie beim primär fortgeschrittenen Ovarialkarzinom in der Phase-III-Studie AGO-OVAR 23 / DUO-O untersucht.

Eine alleinige Immuntherapie mit **Nivolumab** konnte im Vergleich zur Monochemotherapie entweder mit **Gemcitabin** oder mit **pegyliertem liposomalem Doxorubicin** beim Platin-resistenten, fortgeschrittenen oder rezidivierten Ovarialkarzinom nach mindestens einer Vortherapie keinen Vorteil zu erbringen. So wurde in der Phase-II-Studie **NINJA** mittels 1:1-Randomisierung Nivolumab (n=157) mit Gemcitabin oder PLD (n=159) verglichen. Der primäre Endpunkt wurde mit einem medianen OS von 10,1 (Nivolumab) versus 12,1 Monaten (Gemcitabin-PLD) nicht erreicht: HR 1,0; 95%CI 0,8–1,3; p=0,808. Bei einem der sekundären Endpunkte, dem medianen PFS, zeigte sich tendenziell sogar eher eine Überlegenheit der Chemotherapie: 2,0 versus 3,8 Monate; HR 1,5; 95%CI 1,2–1,9; p=0,002. Lediglich hinsichtlich der Verträglichkeit zeigte sich Nivolumab etwas überlegen [126].

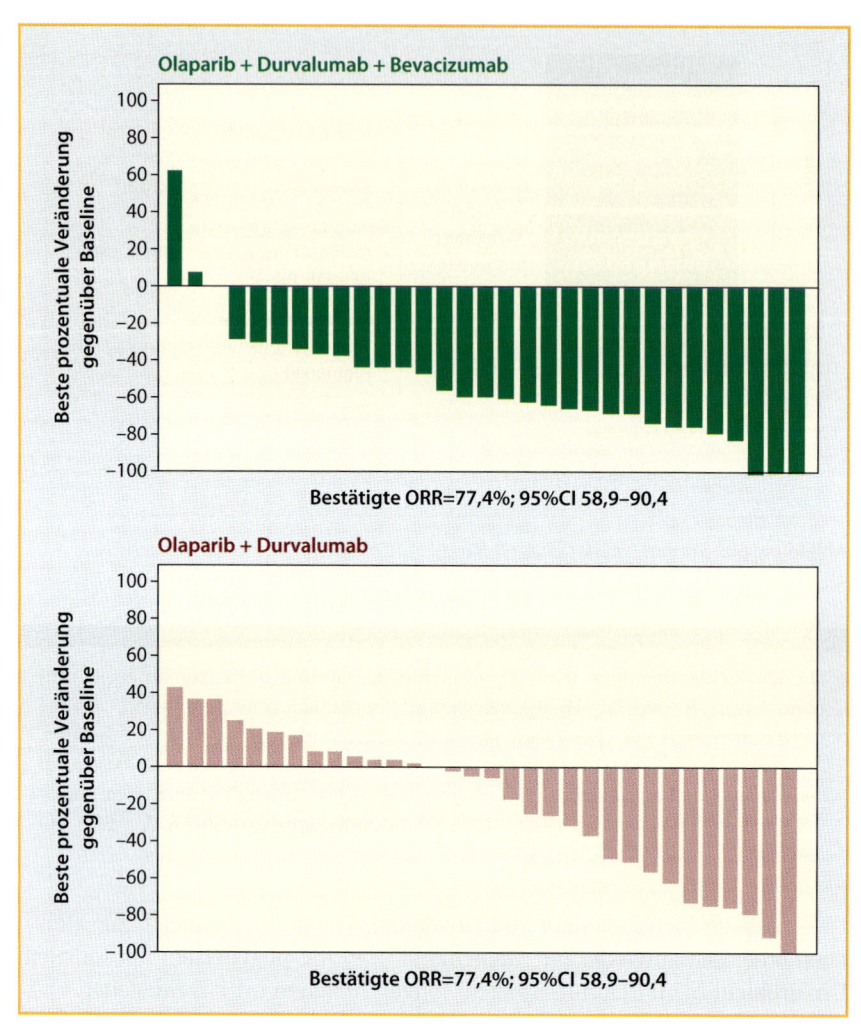

Abbildung 61: Ansprechen in der Phase-II-Basket-Studie MEDIOLA. Adaptiert nach [36].

6.2.5 Zielgerichtete Substanzen und neue Therapieansätze

In die Phase-II-Studie **APROVE** wurden Patientinnen mit ungünstiger Ausgangssituation, nämlich Progression während oder innerhalb von 6 Monaten nach Beendigung einer Platin-basierten Erstlinienchemotherapie aufgenommen. Mindestens eine Läsion des nichtmuzinösen Ovarial-, Tuben oder Peritonealkarzinoms musste biopsierbar sein. Behandelt wurden 152 Patientinnen nach 1:1-Randomisierung entweder mit **pegyliertem liposomalem Doxorubicin** (PLD) oder aber **PLD plus Apartinib**, einem oralen, niedermolekularen TKI, der selektiv an VEGFR-2 bindet und diesen hemmt. Mehr als 51% der Patientinnen hatten zuvor „nur" 1 Therapielinie erhalten.

Die Studie erreichte ihren primären Endpunkt mit einer Verbesserung des **PFS** durch die Hinzunahme von Apartinib auf 5,8 Monate im Vergleich zu 3,3 Monaten mit PLD allein: HR 0,44; 95%CI 0,28–0,71; p=0,0005. Entsprechend zeigte sich auch eine Verbesserung der Ansprechrate auf 43% im Vergleich zu 11% unter PLD allein (p<0,0001). Auch die Krankheitskontrollrate zeigte sich in ähnlichem Maße verbessert mit 85% gegenüber 58% (p<0,0007). Die Hauptnebenwirkungen schienen Chemotherapie-bedingt zu sein. Fatigue, Blutdruckerhöhung, Kopfschmerzen, Transaminasenerhöhungen, Durchfall, Kreatinin- und LDH-Erhöhungen wurden etwas häufiger im experimentellen Arm beobachtet. OS-Daten sind bisher noch nicht verfügbar; eine Phase-III-Studie dieser interessanten Kombination ist geplant [169].

Die Dreierkombination aus dem PARP-Inhibitor **Niraparib**, dem Immuncheckpoint-Inhibitor **Dostarlimab** und dem VEGF-Antikörper **Bevacizumab** wird derzeit in verschiedenen Kohorten in der Phase-II-Studie **OPAL** überprüft. Hier zeigte sich ein positives Wirksamkeitssignal bei Patientinnen mit Platin-resistentem Ovarialkarzinom, die noch keinen PARP-Inhibitor erhalten hatten. In dieser ungünstigen Patientinnengruppe, der **Kohorte A**, beendeten allerdings auch 34% der Teilnehmerinnen die Einnahme mindestens eines der drei Studienmedikamente vorzeitig wegen Nebenwirkungen. Knapp 15% entwickelten Dünndarmobstruktionen, wobei alle als nicht therapiebedingt eingestuft wurden. Eine Patientin entwickelte eine Grad-4-Dünndarmperforation, die auf Bevacizumab zurückgeführt wurde. Biomarker für ein Therapieansprechen konnten bisher nicht detektiert werden [87].

Leider entwickeln sich auch unter der Behandlung mit **PARP-Inhibitoren Resistenzen**. Derzeit werden verschiedene Ansätze erprobt, diese zu überwinden. Einer ist die sogenannte **WEE-1-Inhbition**. WEE1 reguliert den G2/M-Checkpoint des Zellzyklus. Zellen, bei denen eine p53-Mutation oder ein p53-Verlust vorliegt, verlieren offensichtlich den G1/S-Checkpoint. Dies führt zu vermehrtem „Replikationsstress" und zu einer vermehrten Bedeutung des G2/M-Checkpoints in Zellzyklus [134]. Aus präklinischen Experimenten ist ebenfalls bekannt, dass mit dem Einsatz einer WEE1-Inhibition in Kombination mit einem PARP-Inhibitor ein synergistischer Effekt erzielt werden kann [77].

Präsentiert wurden nun Daten der randomisierten, nicht vergleichenden Phase-II-Studie **EFFORT,** in die Patientinnen mit Ovarialkarzinomrezidiv, die einen Progress unter einer Monotherapie mit einem PARP-Inhibitor erlitten hatten, eingebracht wurden. Nach Biopsie erfolgte eine 1:1-Randomisierung, und die Patientinnen erhielten entweder den oralen **WEE1-Inhibitor Adavosertib** oder aber eine Kombination von **Olaparib plus Adavosertib** in etwas niedriger Dosierung. Die Patientinnen mussten eine messbare Erkrankung aufweisen, denn der primäre Endpunkt war das Ansprechen nach 6 Wochen. Insgesamt 80/114 eingebrachten Patientinnen wurden letztlich behandelt, davon 39 Fälle mit Adavosertib und 41 Fälle im Kombinationsarm. In beiden Armen konnten je 35 Patientinnen hinsichtlich des Ansprechens ausgewertet werden. Die Verteilung der Risikofaktoren (BRCA-Status, Platin-Sensitivität, Histologietyp) war in beiden Armen gleichmäßig.

Im Monotherapiearm wurde eine **ORR** von 23% mit einer DOR von 5,5 Monaten sowie eine CBR von 63% und einem PFS von 5,5 Monaten erreicht. Wurden Adavosertib und Olaparib kombiniert angewendet, führte dies zu einer ORR von 29% mit einer DOR von 5,5 Monaten sowie einer CBR von 89% und einem PFS von 6,4 Monaten.

Als Nebenwirkungen standen Diarrhö und hämatologische Nebenwirkungen sowie Übelkeit und abdominelle Schmerzen (zumeist leichtgradig) im Vordergrund. Der bessere Effekt der Kombination zeigte sich unabhängig vom BRCA-Status. Phase-III-Daten stehen noch aus. [170].

7 Endometriumkarzinom

Nachdem den vielversprechenden Ergebnissen der Phase-II-Studie KEYNOTE-146 wurde in den USA die Kombinationsbehandlung mit dem Immuncheckpoint-Inhibitor Pembrolizumab und dem Multi-TKI Lenvatinib unabhängig vom MSI- oder PD-L1-Status im Herbst 2019 für vorbehandelte Patientinnen zugelassen [99]. Inzwischen wurden die Ergebnisse der Phase-III-Studie **KEYNOTE-775** präsentiert, an der 827 Patientinnen mit fortgeschrittenem Endometriumkarzinom nach 1–2 Platin-Vorbehandlungen teilnahmen. Erlaub war maximal 1 Vortherapie für die metastasierte beziehungsweise lokal fortgeschrittene Situation (Abb. 62, Tab. 23).

Ein bestimmter **MMR-Status** war nicht Einschlusskriterium, dieser wurde aber erfasst. Sowohl hinsichtlich der dualen primären Endpunkte **PFS** und **OS** zeigte sich nach einer medianen Beobachtungsdauer von 11,4 Monaten ein klarer Vorteil zu Gunsten des experimentellen Therapiearms (Abb. 63, 64).

Passend hierzu zeigte sich auch eine mit knapp 32% deutlich verbesserte **Ansprechrate** in der ITT-Population für Lenvatinib/Pembrolizumab im Vergleich zu knapp 15% im TPC-Arm (Differenz 17%; p<0,0001). In der pMMR-Population betrug die ORR entsprechend 30% beziehungsweise 15% (Differenz 15%; p<0,0001). Die mediane Dauer des Ansprechens betrug in der ITT-Population 14,4 versus 5,7 Monate und in der pMMR-Population 9,2 versus 5,7 Monate zu Gunsten des Lenvatinib/Pembrolizumab-Arms. Hinsichtlich PFS und OS hatten

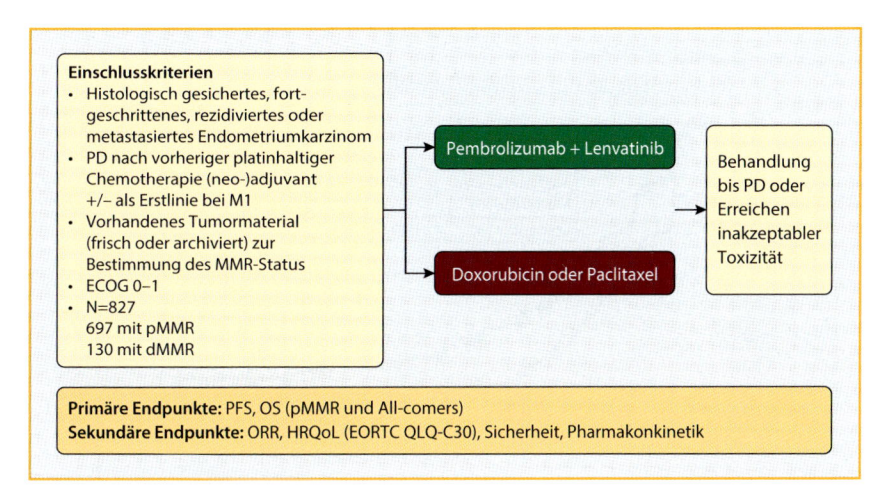

Einschlusskriterien
- Histologisch gesichertes, fortgeschrittenes, rezidiviertes oder metastasiertes Endometriumkarzinom
- PD nach vorheriger platinhaltiger Chemotherapie (neo-)adjuvant +/– als Erstlinie bei M1
- Vorhandenes Tumormaterial (frisch oder archiviert) zur Bestimmung des MMR-Status
- ECOG 0–1
- N=827
  697 mit pMMR
  130 mit dMMR

→ Pembrolizumab + Lenvatinib
→ Doxorubicin oder Paclitaxel

→ Behandlung bis PD oder Erreichen inakzeptabler Toxizität

Primäre Endpunkte: PFS, OS (pMMR und All-comers)
Sekundäre Endpunkte: ORR, HRQoL (EORTC QLQ-C30), Sicherheit, Pharmakonkinetik

Abbildung 62: *Design der Phase-III-Studie KEYNOTE-775 beim fortgeschrittenen, platinvorbehandelten Endometriumkarzinom mit Lenvatinib/Pembrolizumab. Adaptiert nach [98]. pMMR Mismatch-Reparatur-profizient, dMMR Mismatch-Reparatur-defizient, MSI-H Mikrosatelliteninstabilität hoch*

Tabelle 23: *Charakteristika der Patientinnen in der Phase-III-Studie KEYNOTE-775 mit Lenvatinib/Pembrolizumab. Adaptiert nach [98]. pMMR Mismatch-Reparatur-profizient, dMMR Mismatch-Reparatur-defizient.*

	Lenvatinib + Pembrolizumab (n=411)	TPC (n=416)
Medianes Alter, Jahre (min – max)	64 (30–82)	65 (35–86)
MMR-Status: pMMR/dMMR, %	84,2/15,8	84,4/15,6
Strahlentherapie des Beckens, %	40,9	41,6
ECOG 0/1, %	59,9/39,9	57,9/42,1
Histologie bei Diagnose, % Endometrioides Karzinom (High-grade/Low-grade/nicht spezifiziert) Seröses Karzinom Klarzelliges Karzinom Mischform	 22,9/14,4/21,9 25,1 7,3 5,4	 21,6/13,0/26,4 27,6 4,1 3,8
Anzahl vorheriger systemischer Therapielinien, 1/≥2, % Vorherige Linien mit platinhaltiger Therapie, 1/2, % Vorherige adjuvante oder neoadjuvante Behandlung, %	72,3/27,7 79,3/20,2 54,5	66,6/33,4 75,7/24,3 60,3

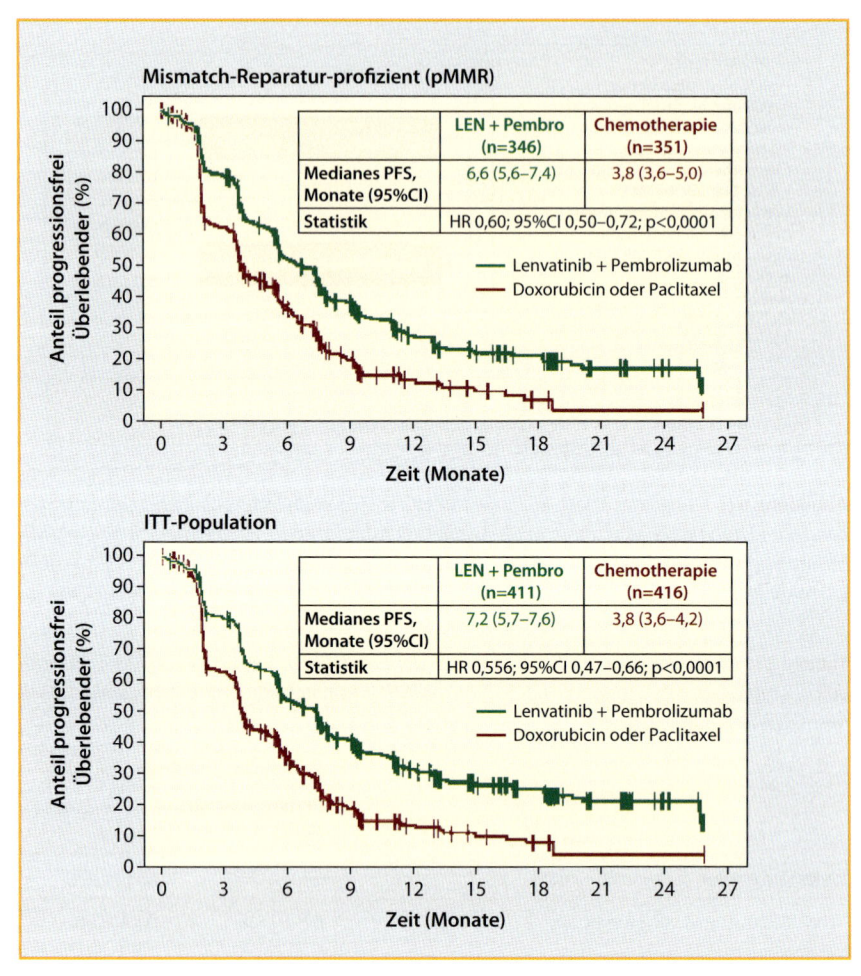

Abbildung 63: *PFS in der Phase-III-Studie KEYNOTE-775 beim fortgeschrittenen, platinvorbehandelten Endometriumkarzinom mit Lenvatinib/Pembrolizumab. pMMR Mismatch-Reparatur-profizient, dMMR Mismatch-Reparatur-defizient. Adaptiert nach [98].*

sämtliche Subgruppen (Alter, ethnische Herkunft, MMR-Status, ECOG, vorausgegangene Beckenbestrahlung und Chemotherapielinien, Histologie) vom Kombinationsarm profitiert.

Schwerwiegende **Nebenwirkungen** (≥Grad 3), die zu Therapieabbrüchen führten, wurden im experimentellen Arm häufiger beobachtet (89% versus 73%). Auch waren hier Dosisreduktionen deutlich häufiger nötig als im Chemotherapiearm (67% versus 13%). Im experimentellen Arm war insbesondere ein arterieller

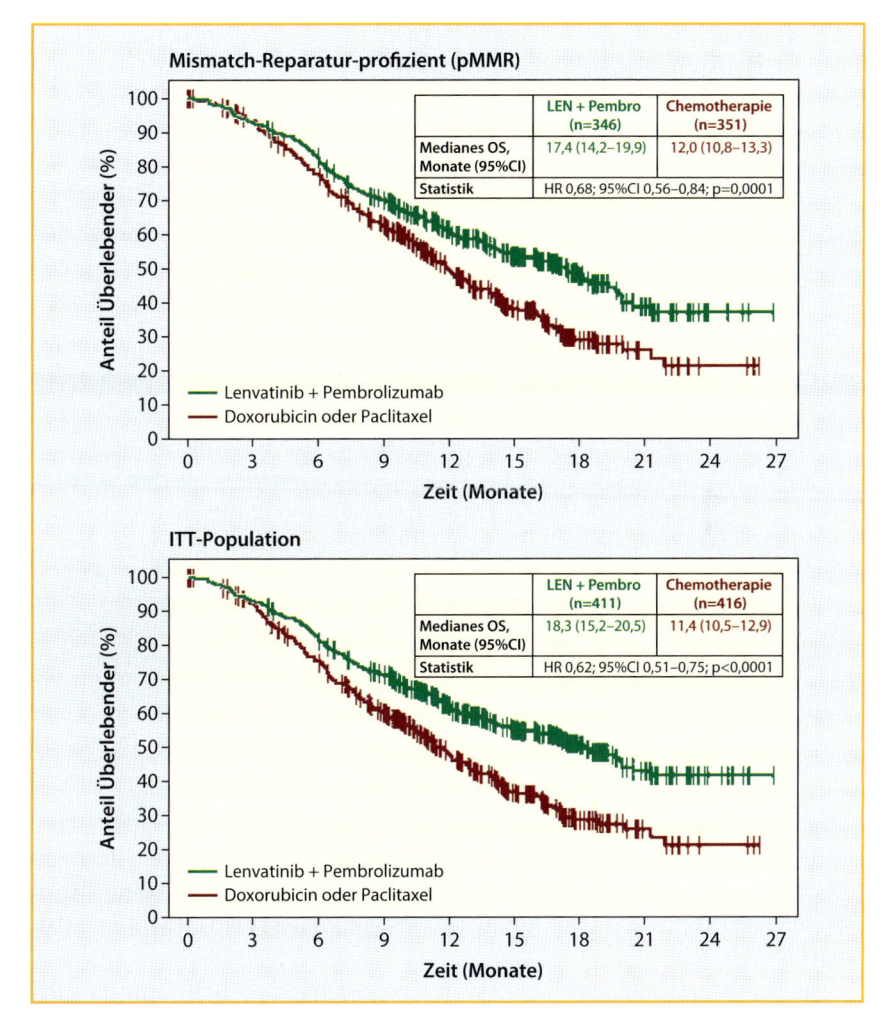

Abbildung 64: *Gesamtüberleben in der Phase-III-Studie KEYNOTE-775 beim fortgeschrittenen, platinvorbehandelten Endometriumkarzinom mit Lenvatinib/Pembrolizumab. pMMR Mismatch-Reparatur-profizient, dMMR Mismatch-Reparatur-defizient. Adaptiert nach [98].*

Hypertonus in 64% (davon 38% ≥Grad 3) zu beobachten, während dies im TPC-Arm nur in gut 5% der Fälle (alle Grade) auftrat. Dies war als typische Nebenwirkung von Lenvatinib zu werten. Eine Hypothyreose wurde mit 57% (1% ≥Grad 3) sehr viel häufiger als im Standardtherapiearm (alle Grade nur <1%) dokumentiert. Bereits in der Phase-II-Studie mit Lenvatinib und Pembrolizumab war diese Nebenwirkung häufiger aufgetreten als dies bei den Einzelsubstanzen zu erwarten gewesen wäre [99]. Auch Diarrhö, Appetitlosigkeit, Erbrechen, Gewichtsabnahme, Gelenkschmerzen, Proteinurie und Kopfschmerzen traten mit Lenvatinib/Pembrolizumab deutlich häufiger auf, während hämatologische Nebenwirkungen wie Anämie und Neutropenie ebenso wie eine Alopezie im Chemotherapiearm vermehrt beobachtet wurden [98].

Hinsichtlich der **Lebensqualität** (EORTC QLQ-C30 GHS/QoL) und EORTC QLQ/EN24-Fragebogen) zeigte sich kein signifikanter Unterschied zwischen den Behandlungsgruppen. Die Kombination von Lenvatinib plus Pembrolizumab wies im Vergleich zur Chemotherapie insgesamt ein günstigeres Nutzen/Risiko-Profil auf [96].

> **Wertung**
>
> Die konfirmative Phase-III-Studie KEYNOTE-755 zur Kombination von Lenvatinib und Pembrolizumab zeigte bei Patientinnen, die mindestens eine platinhaltige Vortherapie erhalten hatten, eine statistsch signifikante Verbesserung von PFS, OS und ORR im Vergleich zur Behandlung nach Wahl des Arztes (Doxorubicin oder Paclitaxel), und zwar unabhängig vom MMR-Status und über alle analysierten Subgruppen hinweg; auch unabhängig vom histologischen Subtyp und der Anzahl der vorherigen Therapielinien. Die Nebenwirkungen waren etwas ausgeprägter als im Kontrollarm und entsprachen den bekannten Verträglichkeitsprofilen der Einzelsubstanzen. Die Zulassung dieser wichtigen Therapieoption erfolgte in den USA bereits auf der Basis der vorausgegangenen Phase-II-Studie KEYNOTE-146 [99] und wurde nun bei der EMA beantragt.

Seit langem ist bekannt, dass endometrioide Adenokarzinome im Endometrium meist hormonabhängig sind und auf eine Behandlung mit Gestagenen und Aromatasehemmern oft gut und langanhaltend ansprechen. Es bot sich daher an, eine endokrine Therapie mit einem **CDK4/6-Inhibitor** zu kombinieren, da dieser Ansatz beim Mammakarzinom äußerst erfolgreich war. Die randomisierte Phase-II-Studie **PALEO** prüfte diesen Ansatz placebokontrolliert mit **Letrozol** und **Palbociclib** (Abb. 65).

Die Patientinnen mussten mindestens eine systemische Vortherapie erhalten haben; als endokrine Vorbehandlung war jedoch nur ein Gestagen erlaubt. Etwa 10% der Patientinnen hatten eine primär fortgeschrittene Erkrankung und waren noch nicht systemisch vorbehandelt. Etwa die Hälfte der Patientinnen hatte eine vorherige systemische Therapie erhalten und etwa ein Drittel der Studienteilnehmerinnen waren mit mindestens zwei Therapielinien vorbehandelt worden. Der primäre Endpunkt wurde mit der deutlichen Verbesserung des **PFS** erreicht (Abb. 66). Auch zeigte sich die Krankheitskontrollrate nach 24 Wochen um mehr als 25% in der ITT-Population verbessert. Hinsichtlich der unerwünschten Ereignisse zeigte sich ein ähnliches Toxizitätsprofil wir beim Einsatz dieser Kombination beim fortgeschrittenen Mammakarzinom [109].

Mammakarzinom und Gynäkologische Tumoren

Einschlusskriterien:
- Messbares/evaluierbares Endometriumkarzinom
- Primärstadium 4 oder rezidivierte Erkrankung
- ≥1 vorherige systemische Therapie
- ER-positiv (≥10%) endometrioides Adenokarzinom
- ECOG PS 0/1
- Keine vorherige endokrine Therapie außer MPA und Megestro-Acetat
- Keine vorhergehende Therapie mit CDK-Inhibitor

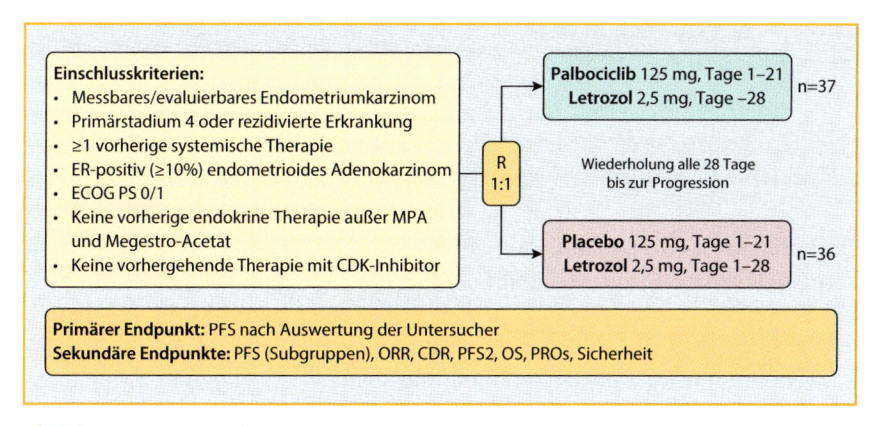

R 1:1

Palbociclib 125 mg, Tage 1–21
Letrozol 2,5 mg, Tage –28
n=37

Wiederholung alle 28 Tage bis zur Progression

Placebo 125 mg, Tage 1–21
Letrozol 2,5 mg, Tage 1–28
n=36

Primärer Endpunkt: PFS nach Auswertung der Untersucher
Sekundäre Endpunkte: PFS (Subgruppen), ORR, CDR, PFS2, OS, PROs, Sicherheit

Abbildung 65: Design der Phase-II-Studie PALEO zur Erprobung von Letrozol + Palbociclib. Adaptiert nach [109].

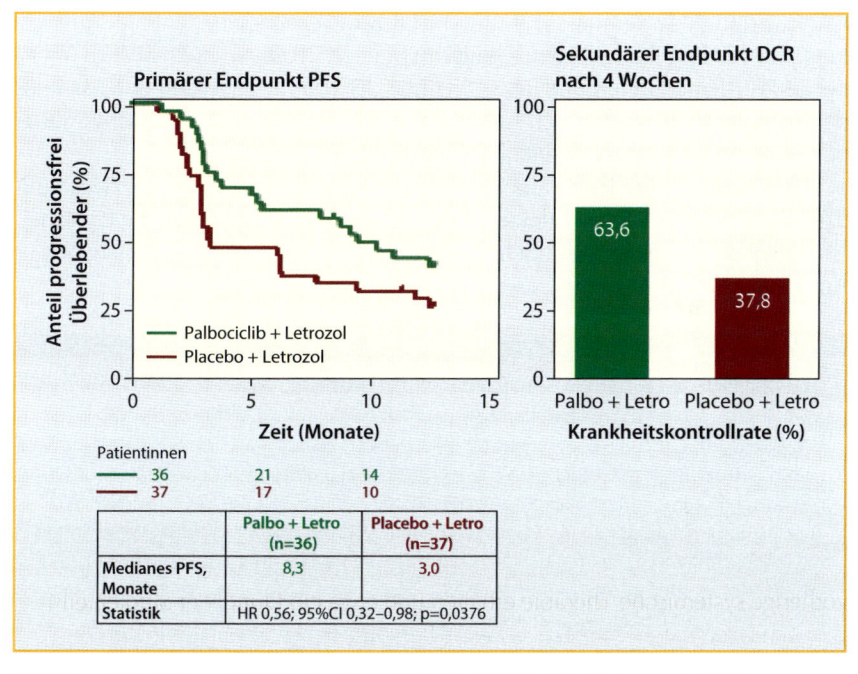

	Palbo + Letro (n=36)	Placebo + Letro (n=37)
Medianes PFS, Monate	8,3	3,0
Statistik	HR 0,56; 95%CI 0,32–0,98; p=0,0376	

Abbildung 66: PFS und DCR in der Phase-II-Studie PALEO. Modifiziert nach [109].

> **Wertung**
>
> Die erste randomisierte Studie zur Prüfung der Wirksamkeit eines CDK4/6-Inhibitors in Kombination mit einem Aromataseinhibitor konnte eine klinisch relevante Verbesserung des PFS und der Krankheitskontrollrate im Placebo-kontrollierten Vergleich belegen. Phase-III-Ergebnisse werden hoffentlich in Kürze folgen.

Dostarlimab ist ein humanisierter, gegen den **PD-1-Rezeptor gerichteter Antikörper**. Die Phase-I-Studie **GARNET** setzte diesen Antikörper monotherapeutisch bei Patientinnen mit fortgeschrittenem oder rezidivierten **MMR-defizienten** (dMMR; n=103/126 auswertbar) **oder MMR-profizientem** (pMMR; N=142/145 auswertbar) Endometriumkarzinom mit messbarer Erkrankung ein. Die Patientinnen mussten einen Progress nach einer vorausgegangenen Platin-Kombinationstherapie erlitten, durften aber nicht mehr als 2 Therapielinien zuvor erhalten haben. Die Behandlung erfolgte mit 500 mg Dostarlimab in 4 Zyklen alle 3 Wochen, danach erfolgte eine Behandlung mit 1000 mg 6-wöchentlich. Primärer Endpunkt waren die ORR und die DCR in verblindeter zentraler Auswertung. Zum Zeitpunkt des Datenschnitts im März 2020 waren noch 56/126 (44%) der dMMR-Patientinnen und 18/145 (12%) der pMMR-Patienten unter laufender Therapie. Hier zeigten sich insbesondere bei Patientinnen mit dMMR-Situation hohe Ansprech- und Krankheitskontrollraten (Tab. 24).

Therapiebedingte Todesfälle wurden nicht berichtet. Es wurden zwei Kolitis-Fälle (1%) vom Grad ≥3 dokumentiert. Ansonsten zeigten sich die typischen Nebenwirkungen eines Immuncheckpoint-Inhibitors nur selten in höhergradiger Ausprägung [125].

> **Wertung**
>
> Grundsätzlich zeigte der PD-1-Antikörper Dostarlimab eine Aktivität unabhängig vom MMR-Status, wobei die Ansprechrate bei Mismatch-Reparatur-Defizienz (dMMR) beziehungsweise hoher Mikrosatelliteninstabilität (MSI-H) höher war. Die Substanz wurde daher für nur für diese Gruppe von Patientinnen mit Tumorprogress nach einer vorherigen Behandlung mit einer Platin-basierten Chemotherapie von der EMA im April 2021 zugelassen und soll hier ab der zweiten Junihälfte 2021 verfügbar sein. Bei Patientinnen mit fortgeschrittenem oder rezidivierendem Endometriumkarzinom ist somit neben einer Testung des Hormonrezeptor- und des HER2– auch eine Überprüfung des MMR/MSI-Status zur optimalen Therapieplanung sinnvoll.

Die Hinzunahme von Trastuzumab zu einer Chemotherapie mit Carboplatin und Paclitaxel bei fortgeschrittenen serösen Uteruskarzinomen hatte eine OS-Verlängerung bei Patientinnen im Stadium IIIC oder IV um 10,8 Monate und für die Gesamtgruppe um 5,2 Monate gezeigt [43]. Nun wurden die Ergebnisse der nicht

Tabelle 24: *ORR, DCR und DOR* in der Phase-I-Studie **GARNET** mit **Dostarlimab**. Modifiziert nach [125].

	dMMR (n=103)	pMMR (n=142)
Mediane Beobachtungsdauer, Monate	16,3	11,5
Objektives Ansprechen (ORR), n (%)	46 (44,7)	19 (13,4)
Komplettes Ansprechen (CR)	11 (10,7)	3 (2,1)
Partielles Ansprechen (PR)	35 (34,0)	16 (11,3)
Stabile Erkrankung (SD)	13 (12,6)	31 (21,8)
Progression	39 (37,9)	77 (54,2)
Nicht auswertbar	3 (2,9)	0
Nicht durchgeführt	2 (1,9)	15 (10,6)
Krankheitskontrollrate (DCR), n (%)	59 (57,3)	50 (35,2)
Mediane Dauer des Ansprechens (DOR), Monate	Nicht erreicht	Nicht erreicht
Wahrscheinlichkeit für bleibendes Ansprechen (Kaplan-Meier-Schätzung)		
Nach 6 Monaten	97,8%	83,0%
Nach 12 Monaten	90,6%	61,3%
Nach 18 Monaten	79,2%	61,3%

randomisierten Phase-II-Basketstudie **TAPUR** präsentiert, bei der **Trastuzumab** plus **Pertuzumab** zum Einsatz kamen. Die Kohorte umfasste 28 Patientinnen mit ERBB2-Amplifikation (n=21), Überexpression (n=1), Mutation (n=4) sowie je einen Fall mit ERBB3-Amplifikation und ERBB2-Amplifikation und Mutation. Eine Chemotherapie wurde parallel nicht verabreicht. Alle Patientinnen waren vorbehandelt: 1–2 Therapielinien hatten 43%, mindestens 3 Therapielinien hatten 57% der Patientinnen erhalten. Die DCR betrug 37%, die ORR 7,1%, das mediane PFS 28,1 Wochen. Die 1-J-OS-Rate erschien dabei mit 53,4% relativ hoch, sodass in dieser Pilotstudie das Ziel eines proof of principle erreicht schien [1].

Die Phase I/II-Studie **VICTORIA** prüfte beim fortgeschrittenen Endometriumkarzinom mit mindestens einer vorangegangenen Chemotherapie bei Patientinnen mit Hormonrezeptor-positiven Tumoren den Einsatz von Anastrozol (n=24), beziehungsweise **Anastrozol** plus dem **mTOR-Inhibitor Vistusertib** (n=49) in einer 2:1-Randomisierung. Das PFS betrug im Median 5,2 Monate im Kombinationsarm und 1,9 Monate mit Anastrozol allein. Auch die ORR war mit 24,5% gegenüber 17,4% im Kombinationsarm höher. Allerdings traten auch vermehrt Nebenwirkungen >Grad 2 auf, speziell Müdigkeit, Lymphopenie, Hyperglykämie und Diarrhö. Die ORR im Kombinationsarm betrug 24,5% mit einer DOR von 29,6 Monaten gegenüber 17,4% und 7,5 Monaten im Monotherapiearm [57].

Prinzipiell scheint die Anwendung eines mTORi plus AI ein wirksames Behandlungsprinzip zu sein. Die Fortentwicklung von Vistusertib wurde vom Hersteller jedoch inzwischen gestoppt.

8 Zervixkarzinom

8.1 Kurative Zielsetzung

Die randomisierte Studie **OUTBACK** prüfte bei Patientinnen mit Zervixkarzinom, die für eine **Radiochemotherapie** (RTCT) geeignet sind (eingebracht wurden Patientinnen im Stadium IB1 mit LK-Befall, IB2, II, IIIB und IVA) mit Plattenepithel- oder Adenokarzinom oder Mischtypen. Patientinnen im Nodalstadium L3/4 und darüber wurden nicht eingebracht. Es erfolgten eine 1:1-Randomisierung und eine Behandlung mittels RTCT inklusive wöchentlichem Cisplatin oder aber die gleiche RTCT, gefolgt von einer **adjuvanten Chemotherapie** (ACT) mit Carboplatin und Paclitaxel im 3-Wochen-Rhythmus. Primärer Endpunkt war das OS, sekundäre Endpunkte waren PFS, Nebenwirkungen, Lokalisation des Rückfalls und andere. Bei insgesamt 50% der 928 teilnehmenden Patientinnen lag ein positiver Nodalstatus vor. 77% komplettierten die RTCT in beiden Therapiearmen.

Hinsichtlich der **5-J-OS-Rate** zeigte sich keinerlei Unterschied mit 71% versus 72% (CTCT versus RTCT plus ACT; HR 0,90; 95%CI 0,70–1,17; p=0,8). Auch hinsichtlich des **PFS** zeigte sich mit einer 5-J-PFS-Rate von 61% versus 63% nahezu kein Unterschied: HR 0,86; 95%CI 0,69–1,07; p=0,6 [108].

> **Wertung**
>
> Beim lokal fortgeschrittenen Zervixkarzinom wird eine Radiochemotherapie durch eine zusätzliche adjuvante Chemotherapie hinsichtlich der Überlebensprognose nicht verbessert.

8.2 Palliative Zielsetzung

Die Phase-II-Basket-Studie **KEYNOTE 158** bestätigte die grundsätzliche Effektivität des PD-1-Antikörpers **Pembrolizumab** in der Kohorte mit metastasiertem Zervixkarzinom (n=98) [18]. Beim Update der Studie wurde nun eine ORR mit 14,3% angegeben, wobei keine Fälle von Therapieansprechen bei PD-L1-Negativität (n=15) dokumentiert wurden, während bei PD-L1-Positivität (n=82) 17,1% der Patientinnen eine Tumorrückbildung aufwiesen. Dabei hatten 5 Patientinnen (6,1%) eine Komplettremission erreicht.

Für die Gesamtgruppe der Patientinnen wurde eine 1-J-PFS-Rate von 17,2%, eine 2-J-PFS-Rate von 12,9% und 3-J-PFS-Rate von 8,6% sowie ein medianes PFS von 2,1 Monaten berichtet. Bezüglich der 1-, 2- und 3-J-OS-Raten waren dies 40,2%, 23,7% und 15,9%. Das mediane OS betrug 9,3 Monate. Die mediane Remissionsdauer wurde nicht erreicht. Insgesamt 7/14 Patientinnen waren nach ≥24 Monaten Beobachtungsdauer noch in Remission. Neue Toxizitätshinweise ergaben sich nicht [21].

> **Wertung**
>
> Bei den Patientinnen mit fortgeschrittenem Zervixkarzinom nach teils intensiver Vorbehandlung wurde nur bei einer PD-L1-Positivität ein Ansprechen (ORR 17%) beobachtet. Patientinnen, die auf Pembrolizumab ansprachen, profitierten teils sehr langanhaltend. Auch für eine gewisse Effektivität von Nivolumab als Monotherapie liegen bereits erste Daten vor (CheckMate 358, n=19; ORR 26% [122]. Bei sonst kaum vorhandenen Therapieoptionen bietet der Einsatz von Immuntherapeutika einen ermutigenden Therapieansatz, und seit 2018 besteht eine FDA-Zulassung für Pembrolizumab beim fortgeschrittenen Zervixkarzinom mit PD-L1-Expression mit Erkrankungsprogression während oder nach einer Chemotherapie [75].

Spätestens nach der zweiten Therapielinie sind bei fortgeschrittenem oder metastasiertem Zervixkarzinom keine etablierten Therapieoptionen mehr vorhanden. Das Antikörper-Wirkstoff-Konjugat (ADC) **Tisotumab Vedotin**, richtet sich gegen das Oberflächenantigen CD142, auch als **Gewebefaktor** (TF) oder Faktor III bekannt. Das ADC trägt das Zytostatikum Monomethylauristatin E (MMAE). Die beiden Bestandteile sind über einen Peptidlinker miteinander verbunden. Nach Internalisierung des **ADC** blockiert das freigesetzte MMAE die Polymerisation von Tubulin und führt so in der Zelle zum Arrest in der G2/M-Phase und schließlich zur Apoptose.

In der Phase-II-Studie **innovaTV 204** wurden 101 Patientinnen mit rezidiviertem oder extrapelvin metastasiertem Zervixkarzinom mit Progress während oder nach einer Chemotherapie (Protokoll mit zwei Zytostatika) und Bevacizumab (falls hierfür geeignet) behandelt. Es durften nicht mehr als zwei vorherige systemische Chemotherapien verabreicht worden sein, und es wurde ein guter Allgemeinzustand (ECOG 0–1) gefordert. Tisotumab Vedotin wurde als Infusion alle 3 Wochen bis zum Progress oder bis zu inakzeptabler Toxizität verabreicht. Primärer Endpunkt war die ORR nach zentraler Auswertung. Sekundäre Endpunkte waren ORR, DOR, TTR und PFS nach Einschätzung des Prüfarztes sowie OS und Sicherheit. Als explorative Endpunkte wurden Biomarker und Lebensqualität untersucht. Bei fast allen Patientinnen (94%) lag eine fernmetastasierte Erkrankung vor. Histologisch wurde überwiegend ein Plattenepithelkarzinom (68%) behandelt. Die meisten Patientinnen hatten bisher eine systemische Therapie für die Rezidivsituation beziehungsweise für die Metastasierung erhalten (70%). Eine Behandlung, die aus zwei verschiedenen Zytostatika plus Bevacizumab bestand, war in der Erstlinientherapie bei 63% der Betroffenen angewendet worden.

Eine Biopsie zur Überprüfung der Membran-TF-Expression konnte bei knapp 80% der Patientinnen durchgeführt werden. Diese war in fast allen Fällen positiv (96%). Der primäre Endpunkt, die bestätigte ORR, wurde mit 24% angegeben, wobei 7% der Betroffenen eine Komplettremission (CR) erreichten. Eine Erkrankungsstabilisierung (SD) erreichte fast die Hälfte der Patientinnen (49%). Die mediane DOR wurde mit 8,3 Monaten, das mediane PFS mit 4,2 Monaten und die 6-Monats-PFS-Rate mit 30% angegeben. Das OS betrug im Median 12,1 Monate bei einer 6-Monats-OS-Rate von 79%. Das Ansprechen auf Tisotumab Vedotin war unabhängig von der TF-Expression. Die meisten Nebenwirkungen wie Alopezie, Nasenbluten, Übelkeit, Konjunktivitis, Fatigue und veschiedene Allgemeinsymptome waren leichtgradig. Nebenwirkungen im Bereich der Augen oder Blutungsneigungen sowie eine periphere Neuropathie traten vereinzelt auch als Grad-3-Nebenwirkung auf (2,2 und 7 Fälle) und scheinen zum typischen Nebenwirkungsspektrum dieses ADC zu gehören [22].

Wertung

Das ADC Tisotumab Vedotin zeigte bei den stark vorbehandelten Patientinnen eine hohe Ansprechrate, und das Nebenwirkungsprofil schien akzeptabel. Angesichts der kaum vorhandenen Therapieoptionen für Patientinnen mit einem vorbehandelten fortgeschrittenen und metastasierten Zervixkarzinom könnte diese Substanz eine interessante zukünftige Behandlungsoption darstellen.

Bei verschiedenen Tumorentitäten haben sich Kombinationen von Tyrosinkinase-Inhibitoren (TKI) mit Immuncheckpoint-Inhibitoren als effektiv erwiesen (siehe Abschnitt 7) und sind teils bereits zugelassen. Beim fortgeschrittenen, mit mindestens einer Platin-basierten Chemotherapie vorbehandelten Zervixkarzinomen mit einer mindestens 1%igen PD-L1-Expression kam der **Multi-TKI Anlotinib** in Kombination mit dem **Anti-PD-1-Antikörper Sintilimab** zum Einsatz (n=42). Hier zeigte sich eine hohe **ORR** bei 39/42 auswertbaren Patientinnen mit 61,5%, wobei 3 Patientinnen auch eine CR erreichten. Die DCR betrug 94,9%, die DOR 1,6 Monate. Das mediane PFS war noch nicht erreicht. Hinsichtlich des Nebenwirkungsprofils ergaben sich über die für die Substanzklassen bekannten Nebenwirkungen hinaus keine Auffälligkeiten, so dass es sich hier um eine vielversprechende Kombination zu handeln scheint [172].

Einen weiteren Therapieansatz stellt die Impfung mit einer **DNA-Vakzine** in Kombination mit dem Immuncheckpoint-Inhibitor Pembrolizumab bei **HPV-16-** oder **HPV-18-positiven** metastasierten, stark vorbehandelten (≥2 Vortherapielinien) Zervixkarzinomen dar. Der hier eingesetzte Impfstoff **GX-188E** (Tirvalimogene Teraplasmid) wurde in der Studie **KEYNOTE-567** intramuskulär in den Wochen 1, 2, 4, 7, 13 und 19 sowie optional erneut in Woche 46 appliziert, während parallel eine Behandlung mit **Pembrolizumab** 3-wöchentlich erfolgte. Hier zeigte sich eine **ORR** von 31,3% (n=15/48). Das PFS betrug im Median 4,1 Monate, das mediane OS 16,7 Monate. Die Ergebnisse fielen bei dieser Pilotstudie somit besser aus, als es bei einer Monotherapie mit einem Immuncheckpoint-Inhibitor zu erwarten gewesen wäre [129]. Allerdings kann dieser Ansatz nur als Hypothesen-generierend verstanden werden.

9 Literatur

[1] Ali-Ahmad HM, Roth M, Mangat PK, et al. (2021) Pertuzumab plus trastuzumab (P+T) in patients (Pts) with uterine cancer (UC) with ERBB2 or ERBB3 amplification, overexpression or mutation: Results from the Targeted Agent and Profiling Utilization Registry (TAPUR) study. Presented at the 2021 ASCO Annual Meeting. J Clin Oncol 39 (Suppl 15): Abstract 5508

[2] Andre F, et al. (2020) Overall survival results from SOLAR-1, a phase III study of alpelisib (ALP) + fulvestrant (FUL) for hormone receptor-positive (HR+), human epidermal growth factor receptor 2-negative (HER2–) advanced breast cancer (ABC) (NCT02437318). 2020 ESMO Virtual Congress, Ann Oncol 31 (suppl_4): S1142-S1215 (LBA18)

[3] Andre F, Ciruelos E, Rubovszky G, et al. (2019) Alpelisib for PIK3CA-Mutated, Hormone Receptor-Positive Advanced Breast Cancer. N Engl J Med 380: 1929–1940

[4] Arend R, et al. (2021) Comparative tolerability and dose modifications of poly(ADP-ribose) polymerase inhibitors in ovarian cancer: a retrospective cohort study of US healthcare claims data. Presented March 19, 2021 at the Society of Gynecologic Oncology (SGO) 2021 Virtual Annual Meeting on Women's Cancer. Abstract 10290

[5] Arpino G, de la Haba-Rodriguez J, Ferrero JM, et al. (2020) Final analysis of PERTAIN: A randomized, two-arm, open-label, multicenter phase II trial assessing the efficacy and safety of first-line Pertuzumab given in combination with Trastuzumab plus an Aromatase Inhibitor in patients with HER2-positive and hormone receptor-positive metastatic or locally advanced breast cancer. Presented at 2020 Virtual San Antonio Breast Cancer Symposium, December 8–11, 2020: Abstract PD3-02

[6] Bardia A, Hurvitz SA, Tolaney SM, et al. (2021) Sacituzumab Govitecan in Metastatic Triple-Negative Breast Cancer. N Engl J Med 384: 1529–1541

[7] Bardia A, Juric D, Shimizu T, et al. (2021) Datopotamab Deruxtecan (Dato-DXd), a TROP2-Directed Antibody Drug Conjugate, for Triple-Negative Breast Cancer: Preliminary Results from an Ongoing Phase 1 Trial. Presented at ESMO Breast Virtual Congress. Presented at the ESMO Breast Virtual Congress 2021. Annals of Oncology (2021) 32 (suppl_2): S60-S78. 10.1016/annonc/annonc508. Abstract: LBA4

[8] Bardia A, Mayer IA, Vahdat LT, et al. (2019) Sacituzumab Govitecan-hziy in Refractory Metastatic Triple-Negative Breast Cancer. N Engl J Med 380:741–751

[9] Bardia A, Tolaney SM, Loirat D, et al. (2020) ASCENT: A randomized phase III study of sacituzumab govitecan (SG) vs treatment of physician's choice (TPC) in patients (pts) with previously treated metastatic triple-negative breast cancer (mTNBC). 2020 ESMO Virtual Congress, Ann Oncol 31 (suppl_4): 1142–1215 (LBA17)

[10] Baselga J, Im S-A, Iwata H, et al. (2017) Buparlisib plus fulvestrant versus placebo plus fulvestrant in postmenopausal, hormone receptor-positive, HER2-negative, advanced breast cancer (BELLE-2): a randomised, double-blind, placebo-controlled, phase 3 trial. Lancet Oncol 18(7):904–916 doi: 10.1016/S1470-2045(17)30376-5.

[11] Batalini F, Madison R, Pavlick DC, et al. (2021) Analysis of real-world (RW) data for metastatic breast cancer (mBC) patients (pts) with somatic BRCA1/2 (sBRCA) or other homologous recombination (HR)-pathway gene mutations (muts) treated with PARP inhibitors (PARPi). Presented at ASCO 2021 virtual Annual Meeting. J Clin Oncol 39, 2021 (suppl 15): Abstr 10512

[12] Batchelot T, Romieu G, Campone M, et al. (2013) Lapatinib plus capecitabine in patients with previously untreated brain metastases from HER2-positive metastatic breast cancer (LANDSCAPE): a single-group phase 2 study. Lancet Oncol 14(1):64–71

[13] Bedard PL, Jhaveri K, Cervantes A, et al.(2020) A phase I/Ib study evaluating GDC-0077 + palbociclib (palbo) + fulvestrant in patients (pts) with PIK3CA-mutant (mut), hormone receptor- positive/HER2-negative metastatic breast cancer (HR+/HER2– mBC). SABCS 2020, abstr PD1-02

[14] Blok EJ, van de Velde CJH, Meershoek-Klein, et al. (2016) Optimal duration of extended letrozole treatment after 5 years of adjuvant endocrine therapy; results of the randomized phase III IDEAL trial (BOOG 2006-05). SABCS 2016, Cancer Research 77 (Suppl. 4): Abstract S1-04

[15] Bradley W, et al. (2021) Maintenance olaparib for patients with newly diagnosed advanced ovarian cancer and a BRCA mutation. Presented March 19, 2021 at the Society of Gynecologic Oncology (SGO) 2021 Virtual Annual Meeting on Women's Cancer. Abstract 10520

[16] Burstein MD, Tsimelzon A, Poage GM, et al. (2015) Comprehensive genomic analysis identifies novel subtypes and targets of triple-negative breast cancer. Clin Cancer Res 21: 1688–1698

[17] Cardoso F, van't Veer LJ, Bogaerts J, et al., MINDACT Investigators (2016) 70-Gene Signature as an Aid to Treatment Decisions in Early-Stage Breast Cancer. N Engl J Med 375: 717–729

[18] Chang HC, Ros W, Delord JP, et al. (2019) Efficacy and Safety of Pembrolizumab in Previously Treated Advanced Cervical Cancer: Results From the Phase II KEYNOTE-158 Study. J Clin Oncol 37: 1470–1478

[19] Christofanilli M, Rugo HS, Im SA, et al. (2021) Overall survival (OS) with palbociclib (PAL) + fulvestrant (FUL) in women with hormone receptor–positive (HR+), human epidermal growth factor receptor 2–negative (HER2–) advanced breast cancer (ABC): Updated analyses from PALOMA-3. Presented at 2021 ASCO virtual Meeting. J Clin Oncol 39 (Suppl 15): Abstract 1000

[20] Christofanilli, M, Turner N, Bondarenko I, et al. (2016) Fulvestrant plus palbociclib versus fulvestrant plus placebo for treatment of hormone-receptor-positive, HER2-negative metastatic breast cancer that progressed on previous endocrine therapy

[21] (PALOMA-3): final analysis of the multicentre, double-blind, phase 3 randomised controlled trial. Lancet Oncol 17: 425–439
[21] Chung HC, et al. (2021) Pembrolizumab treatment of advanced cervical cancer. Presented March 19, 2021 at the Society of Gynecologic Oncology (SGO) 2021 Virtual Annual Meeting on Women's Cancer. Abstract 104403
[22] Coleman RL, et al. (2020) Tisotumab Vedotin in previously treated recurrent or metastatic cervical cancer: Results from the phase II innovaTV 204/GOG-3023/ENGOT-cx6 study. Presented at 2020 ESMO Virtual Congress. Ann Oncol 31 (suppl_4): S551-S589 (abstract LBA32)
[23] Colombo N, et al. (2020) INOVATYON study: Randomized phase III international study comparing trabectedin/PLD followed by platinum at progression vs carboplatin/PLD in patients with recurrent ovarian cancer progressing within 6–12 months after last platinum line. 2020 ESMO Virtual Congress | Ann Oncol (2020) 31 (suppl_4): S551-S589 (abstract LBA30)
[24] Colombo N, Gantzer J, Ataseven B, et al. (2020) Maintenance olaparib + bevacizumab (bev) in patients (pts) with newly diagnosed advanced high-grade ovarian cancer (HGOC): RECIST and/or CA-125 objective response rate (ORR) in the phase III PAOLA-1 trial. Presented at 2020 ESMO Virtual Congress. Annals of Oncology (2020) 31 (suppl_4): S551-S589. Abstract 812MO 10.1016/annonc/annonc276
[25] Conte P, Frassoldati A, Bisagni G, et al. (2018) Nine weeks versus 1 year adjuvant trastuzumab in combination with chemotherapy: final results of the phase III randomized Short-HER study. Ann Oncol 29: 2328–2333
[26] Conte P, Frassoldati A, Bisagni G, et al. (2021) Nine weeks vs 1 year adjuvant trastuzumab: long term outcomes of the ShortHER randomised trial. Presented at the ESMO BREAST Cancer Virtual Congress. Abstract 41O. Ann Oncol 32 (suppl_2): S37–47
[27] Cortés J, Cescon DW, Rugo HS, et al. (2020) Pembrolizumab plus chemotherapy versus placebo plus chemotherapy for previously untreated locally recurrent inoperable or metastatic triple-negative breast cancer (KEYNOTE-355): a randomised, placebo-controlled, double-blind, phase 3 clinical trial. Lancet 396: 1817–1828
[28] Cottu P, D'Hondt V, Dureau S, et al. (2018) Letrozole and palbociclib versus chemotherapy as neoadjuvant therapy of high-risk luminal breast cancer. Ann Oncol 29: 2334–2340
[29] De Jong VMT, Wang Y, Opdam M, et al. (2020) Prognostic value of tumor infiltrating lymphocytes in young triple negative breast cancer patients who did not receive adjuvant systemic treatment. Presented at 2020 ESMO Virtual Congress. Ann Oncol 31 (suppl_4): S303-S339. (abstr 1590)
[30] Delaloge S, Dureau S, D'Hondt V, et al. (2021) Letrozole and palbociclib versus third-generation chemotherapy as neoadjuvant treatment in luminal breast cancer: Survival results of the Unicancer-NeoPAL study. Ann Oncol 32 (suppl_2): S48-S53. 10.1016/annonc/annonc505
[31] Denkert C, Marmé F, Martin M, et al. (2021) Subgroup of post-neoadjuvant luminal-B tumors assessed by HTG in PENELOPE-B investigating palbociclib in high risk HER2–/HR+ breast cancer with residual disease. Presented at ASCO 2021 Annual Meeting. J Clin Oncol 39, 2021 (suppl 15; abstr 519)
[32] Dent R, De Melo e Oliviera AMA, Isakoff SJ, et al. (2020) Final results of the double-blind placebo (PBO)-controlled randomised phase II LOTUS trial of first-line ipatasertib (IPAT)

+ paclitaxel (PAC) for inoperable locally advanced/metastatic triple-negative breast cancer (mTNBC). Presented during ESMO Breast Cancer Virtual Meeting 23.–24.05.2020. Abstract 139O.

[33] Dent R, Kim SB, Oliveira M, et al. (2020) Double-blind Placebo controlled randomized phase III trial evaluating first-line Ipatasertib combined with Paclitaxel for PIK3CA/AKT1/PTEN-altered locally advanced unresectable or metastatic triple-negative breast cancer: Primary results from IPATunity130 Cohort A. Presented at 2020 Virtual San Antonio Breast Cancer Symposium, December 8–11, 2020: Abstract GS3-04

[34] Dickler MN, Tolaney SM, Rugo HS, et al. (2017) MONARCH 1, A Phase II Study of Abemaciclib, a CDK4 and CDK6 Inhibitor, as a Single Agent, in Patients with Refractory HR +/HER2 – Metastatic Breast Cancer. Clin Cancer Res 23: 5218–5224

[35] Dieci MV, et al. (2020) Next generation sequencing

[36] Drew Y, et al. (2020) Phase II study of olaparib plus durvalumab and bevacizumab (MEDIOLA): initial results in patients with non-germline BRCA-mutated platinum sensitive relapsed ovarian cancer (NCT02734004). Presented at 2020 ESMO Virtual Congress. Ann Oncol 31 (suppl_4): Abstract 814MO

[37] Drew Y, Kaufman B, Banerjee S, et al. (2019) Phase II study of olaparib (O) and durvalumab (D) (MEDIOLA): Updated results in patients (pts) with germline BRCA-mutated (gBRCAm) metastatic breast cancer (MBC) (NCT02734004). Presented at the ESMO Meeting, Barcelona. Ann Oncol 30 (Suppl_5): v475-v532. 10.1093/annonc/mdz253. Abstract 1191O

[38] Du Bois A, Vergote I, Ferron G, et al. (2017) Randomized controlled phase III study evaluating the impact of secondary cytoreductive surgery in recurrent ovarian cancer: AGO DESKTOP III/ENGOT ov20. Presented at the ASCO 2017 Meeting. J Clin Oncol 35 (Suppl.): Abstract 5501

[39] Du Bois, A, Sehouli J, Vergote I, et al. (2020) Randomized phase III study to evaluate the impact of secondary cytoreductive surgery in recurrent ovarian cancer: Final analysis of AGO DESKTOP III/ENGOT-ov20. Presented at ASCO Virtual Scientific Program. J Clin Oncol 38 (Suppl): Abstract 6000

[40] Early Breast Cancer Trialists' Collaborative Group (EBCTCG) (2015) Aromatase inhibitors versus tamoxifen in early breast cancer: patient-level meta-analysis of the randomised trials. Lancet 386: 1341–1352

[41] Emens LA, Adams S, Barrios CH, et al. (2020) IMpassion130: Final OS analysis from the pivotal phase III study of atezolizumab + nab-paclitaxel vs placebo + nab-paclitaxel in previously untreated locally advanced or metastatic triple-negative breast cancer. 2020 ESMO Virtual Congress | Annals of Oncology (2020) 31 (suppl_4): S1142–S1215 (LBA16)

[42] Emens LA, Goldstein LD, Schmid P, et al. (2021) The tumor microenvironment (TME) and atezolizumab + nab-paclitaxel (A+nP) activity in metastatic triple-negative breast cancer (mTNBC): IMpassion130. Presented at 2021 ASCO Annual Meeting. J Clin Oncol 39 (Supll 15): Abstract 1006

[43] Fader AN, Roque DM, Siegel E, et al. (2020) Randomized Phase II Trial of Carboplatin-Paclitaxel Compared with Carboplatin-Paclitaxel-Trastuzumab in Advanced (Stage III–IV) or Recurrent Uterine Serous Carcinomas that Overexpress Her2/Neu (NCT01367002): Updated Overall Survival Analysis. Clin Cancer Res 26: 3928–3935

[44] Fasching P (2020) Pooled analysis of patient (pt)-reported quality of life (QOL) in the MONALEESA (ML)-2, -3, and -7 trials of ribociclib (RIB) plus endocrine therapy (ET) to treat hormone receptor–positive, HER2-negative (HR+/HER2−) advanced breast cancer (ABC). Ann Oncol 31 (suppl_4): S348-S395

[45] Fietz T, Tesch H, Rauh J, et al. (2017) Palliative systemic therapy and overall survival of 1,395 patients with advanced breast cancer – Results from the prospective German TMK cohort study. Breast 34: 122–130

[46] Freedman RA, Gelman RS, Anders CK, et al. (2019) TBCRC 022: A Phase II Trial of Neratinib and Capecitabine for Patients With Human Epidermal Growth Factor Receptor 2-Positive Breast Cancer and Brain Metastases. J Clin Oncol 37(13):1081–1089

[47] Friedlander M, Matulonis U, Gourley, C, et al. (2018) Long-term efficacy, tolerability and overall survival in patients with platinum-sensitive, recurrent high-grade serous ovarian cancer treated with maintenance olaparib capsules following response to chemotherapy. Br J Cancer 119: 1075–1085

[48] Gluz O, Nitz U, Kuemmel S, et al. (2021) Prognostic impact of recurrence score, endocrine response and clinical-pathological factors in high-risk luminal breast cancer: Results from the WSG-ADAPT HR+/HER2- chemotherapy trial. Presentetd at 2021 ASCO virtual Meeting, J Clin Oncol 39 (Suppl 15) Abstract 504

[49] Gonzales Martin A, Tazi Y, Heitz F, et al. (2020) Maintenance olaparib plus bevacizumab (bev) in patients with newly diagnosed, advanced high-grade ovarian carcinoma: final analysis of second progression-free survival (PFS2) in the Phase III PAOLA-1/ENGOT-ov25 trial. Presented at virtual 2020 ESMO Congress. Ann Oncol 31 (Suppl 4): S1163-S1164, LBA33

[50] Hamilton E, Cortes J, Ozyilkan O, et al. (2020) nextMONARCH: Abemaciclib Monotherapy or Combined With Tamoxifen for Metastatic Breast Cancer. Clin Breast Cancer. 2020 Sep 30; S1526–8209(20)30255-X. doi: 10.1016/j.clbc.2020.09.011. Online ahead of print.

[51] Hamilton E, Ramos J, Feng W, et al. (2021) HER2CLIMB-04: Phase 2 trial of tucatinib + trastuzumab deruxtecan in patients with HER2+ unresectable locally-advanced or metastatic breast cancer with and without brain metastases (Trial in Progress). Presented at ESMO Breast 2021 virtual Congress. Annals of Oncology (2021) 32 (suppl_2): S60-S78. 10.1016/annonc/annonc508. Abstract 128TiP

[52] Hamilton E, Rheinisch M, Loi S, et al. (2020) Tucatinib vs. Placebo in Combination with Trastuzumab and Capecitabine for Patients with Locally Advanced Unresectable or HER2-Positive Metastatic Breast Cancer (HER2CLIMB): Outcomes by Hormone Receptor Status. Presented at 2020 Virtual San Antonio Breast Cancer Symposium, December 8–11, 2020: Abstract PD3-08

[53] Harbeck N, et al. (2020) Endocrine therapy alone in patients with intermediate or high-risk luminal early breast cancer (0–3 lymph nodes), Recurrence Score <26 and Ki67 response after preoperative endocrine therapy: Primary outcome analysis from the ADAPT HR+/HER2− trial. Presented at 2020 Virtual San Antonio Breast Cancer Symposium, December 8–11, 2020: Abstract GS4-04

[54] Harbeck N, et al. (2021) IMpassion031: results from a phase 3 study of neoadjuvant atezolizumab + chemotherapy in early triple-negative breast cancer. Presented at the ESMO Virtual Congress. Ann Oncol 31 (suppl_2): S1142-S1215 (LBA11)

[55] Harbeck N, Nitz U, Christgen M, et al. (2020) De-escalated neoadjuvant T-DM1 with or without endocrine therapy (ET) vs trastuzumab + ET in early HR+/HER2+ breast cancer (BC): ADAPT-TP survival results. Presented at 2020 ESMO Virtual Congress. Ann Oncol 31 (suppl_4): S1142-S1215 (abstr LBA14)

[56] Hardesty M, et al. (2021) Phase 2 study of niraparib + bevacizumab therapy in advanced ovarian cancer following frontline platinum-based chemotherapy with bevacizumab. Presented March 19, 2021 at the Society of Gynecologic Oncology (SGO) 2021 Virtual Annual Meeting on Women's Cancer. Abstract 10408

[57] Heudel PE, Frenel JS, Dalban C, et al. (2021) Victoria: A multicentric, randomized, open-label, phase I/II of mTOR inhibitor (VISTUSERTIB) combined with anastrozole in patients with hormone receptor-positive advanced/metastatic endometrial cancer – A CLIPP program INCA in collaboration with GINECO group. Presented at the 2021 ASCO Annual Meeting. J Clin Oncol 39 (Suppl 15): Abstract 5507

[58] Hu X, Zhang L, Liu R, et al. (2021) Phase I study of A166 in patients with HER2-expressing locally advanced or metastatic solid tumors. Presented at the 2021 ASCO Annual Meeting. J Clin Oncol 39 (Suppl 15): Abstract: 1024)

[59] Hurvitz S Tolaney SM, Punie K, et al. (2020) Biomarker Evaluation in the Phase 3 ASCENT Study of Sacituzumab Govitecan versus Chemotherapy in Patients with Metastatic Triple-Negative Breast Cancer. Presented at 2020 Virtual San Antonio Breast Cancer Symposium, December 8–11, 2020: Abstract GS3-06

[60] Hurvitz S, Harbeck N, Vahdat L, et al. (2021) HER2CLIMB-02: Tucatinib or placebo with T-DM1 for unresectable locally-advanced or metastatic HER2+ breast. Annals of Oncology (2021) 32 (suppl_2): S60-S78. 10.1016/annonc/annonc508. Abstract 126TiP

[61] Hurvitz S, Martin M, Press MF, et al. (2020) Potent Cell-Cycle Inhibition and Upregulation of Immune Response with Abemaciclib and Anastrozole in neoMONARCH, Phase II Neoadjuvant Study in HR+/HER2− Breast Cancer. Clin Cancer Res 26: 566–580

[62] Janku F (2017) Phosphoinositide 3-kinase (PI3K) pathway inhibitors in solid tumors: From laboratory to patients. Cancer Treatment Reviews 59: 93–101

[63] Janni W, Yab TC, Hayes DF, et al. (2020) Clinical utility of circulating tumor cell (CTC) enumeration as early treatment monitoring tool in metastatic breast cancer (MBC) – a global pooled analysis with individual patient data. Presented at 2020 Virtual San Antonio Breast Cancer Symposium, December 8–11, 2020: Abstract GS4-08

[64] Jerusalem G, Park YH, Yamashita T, et al. (2020) CNS metastases in HER2-positive metastatic breast cancer treated with trastuzumab deruxtecan: DESTINY-Breast01 subgroup analyses. Presented during ESMO Breast Cancer Virtual Meeting 23.05.–24.05.2020. Abstract 138O. Ann Oncol 31 (Suppl. 2): S63-S64

[65] Jhaveri K, Winer EP, Lim E, et al. (2019) PD7-05. A first-in-human phase I study to evaluate the oral selective estrogen receptor degrader (SERD), GDC-9545, in postmenopausal women with estrogen receptor-positive (ER+) HER2-negative (HER2−) metastatic breast cancer. Presented at San Antonio Breast Cancer Symposium, San Antonio, TX. Abstract P1-19-46 und Abstract PD7-05

[66] Johansson P, et al. (2021) 20-year benefit of endocrine therapy in premenopausal breast cancer patients by the 70-gene risk signature. Presented at the ESMO BREAST Cancer Virtual Congress 2021, Abstract: LBA1. Annals of Oncology 32 (Suppl_2): S21-S36.

[67] Johnston S, Puhalla S, Wheatley D, et al. (2019) Randomized Phase II Study Evaluating Palbociclib in Addition to Letrozole as Neoadjuvant Therapy in Estrogen Receptor-Positive Early Breast Cancer: PALLET Trial. J Clin Oncol 37: 178–189

[68] Johnston SRD, Harbeck N, Hegg R, et al. (2020) Abemaciclib Combined With Endocrine Therapy for the Adjuvant Treatment of HR+, HER2–, Node-Positive, High-Risk, Early Breast Cancer (monarchE). J Clin Oncol 38: 3987–3998

[69] Kalinsky K, Barlow WE, Meric-Berstam F, et al. (2020) First results from a phase III randomized clinical trial of standard adjuvant endocrine therapy (ET) +/– chemotherapy (CT) in patients (pts) with 1–3 positive nodes, hormone receptor-positive (HR+) and HER2-negative (HER2–) breast cancer (BC) with recurrence score (RS) <25: SWOG S1007 (RxPonder). SABCS 2020, Abstr GS3-00

[70] Kalinsky K, Diamond JR, Vahdat LT, et al. (2020) Sacituzumab govitecan in previously treated hormone receptor-positive/HER2-negative metastatic breast cancer: final results from a phase I/II, single-arm, basket trial. Ann Oncol 31: 1709–1718

[71] Khan QJ, O'Dea A, Bardia A, et al. (2020) Letrozole + ribociclib versus letrozole + placebo as neoadjuvant therapy for ER+ breast cancer (FELINE trial). Presented at ASCO Virtual Scientific Program. J Clin Oncol 38 (Suppl): Abstract 505

[72] Kim AB, Dent R, Im SA, et al. (2017) Ipatasertib Plus Paclitaxel Versus Placebo Plus Paclitaxel as First-Line Therapy for Metastatic Triple-Negative Breast Cancer (LOTUS): A Multicentre, Randomised, Double-Blind, Placebo-Controlled, Phase 2 Trial. Lancet Oncol 18: 1360–1372

[73] Kristeleit R, et al. (2021) Rucaparib vs chemotherapy in patients with advanced, relapsed ovarian cancer and a deleterious BRCA mutation: efficacy and safety from the randomized phase 3 study. Presented March 19, 2021 at the Society of Gynecologic Oncology (SGO) 2021 Virtual Annual Meeting on Women's Cancer. Abstract 11479

[74] Kuemmel S, et al. Neoadjuvant nab-Paclitaxel weekly vs. dose-dense Paclitaxel followed by dose-dense EC in high risk HR+/HER2– early BC: Results from the neoadjuvant part of the ADAPT HR+/HER2– trial. Presented at 2020 Virtual San Antonio Breast Cancer Symposium, December 8–11, 2020: Abstract GS4-03

[75] Kulangara K, Guerrero L, Posch A, et al. (2018) Investigation of PD-L1 expression and response to pembrolizumab (pembro) in gastric cancer (GC) and cervical cancer (CC) using combined positive score (CPS) and tumor proportion score (TPS). Presented at the 2018 ASCO Annual Meeting. J Clin Oncol 36 (Suppl): Abstract 4065

[76] Kunkler IH, et al. (2020) PRIME 2 randomized trial (Postoperative Radiotherapy In Minimum-risk Elderly): wide local excision and adjuvant hormonal therapy +/– whole breast irradiation in women ≥65 years with early invasive breast cancer: 10 year results. Presented at 2020 Virtual San Antonio Breast Cancer Symposium, December 8–11, 2020: Abstract GS2-03

[77] Lallo A, Frese KK, Morrow CJ, et al. (2018) The Combination of the PARP Inhibitor Olaparib and the WEE1 Inhibitor AZD1775 as a New Therapeutic Option for Small Cell Lung Cancer. Clin Cancer Res 24: 5153–5164

[78] Lecuru, et al. (2020) AGO DESKTOP III/ENGOT OV20: Impact of surgical characteristics and time to first subsequent therapy (TFST). Presented at 2020 ESMO Virtual Congress. Ann Oncol (2020) 31 (suppl_4): S551–S589 (abstract 816MO)

[79] Ledermann J, Harter P, Gourley C, et al. (2014) Olaparib maintenance therapy in patients with platinum-sensitive relapsed serous ovarian cancer: a preplanned retrospective analysis of outcomes by BRCA status in a randomised phase 2 trial. Lancet Oncol 15: 852–61

[80] Lee JY, et al. (2021) A phase 2 study of durvalumab and tremelimumab with front-line neoadjuvant chemotherapy in patients with advanced-stage epithelial ovarian cancer. Presented March 19, 2021 at the Society of Gynecologic Oncology (SGO) 2021 Virtual Annual Meeting on Women's Cancer. Abstract 10565

[81] Lin N, et al. (2021) Fuzuloparib maintenance therapy in patients with platinum-sensitive, recurrent ovarian carcinoma: a multicenter, randomized, double-blind, placebo-controlled, Phase 3 trial. Presented March 19, 2021 at the Society of Gynecologic Oncology (SGO) 2021 Virtual Annual Meeting on Women's Cancer. Abstract 11557

[82] Lin N, Bu H, Zhu J et akl. (2021) An Open-label, Multicenter, Single-arm, Phase II Study of Fluzoparib in Patients with Germline BRCA1/2 Mutation and Platinum-sensitive Recurrent Ovarian Cancer. Clin Cancer Res 27(9):2452–2458

[83] Lin NU, Borges V, Anders C, et al. (2020) Intracranial Efficacy and Survival With Tucatinib Plus Trastuzumab and Capecitabine for Previously Treated HER2-Positive Breast Cancer With Brain Metastases in the HER2CLIMB Trial. J Clin Oncol 38: 2610–2919

[84] Lin NU, Diéras V, Paul D, et al. (2009) Multicenter phase II study of lapatinib in patients with brain metastases from HER2-positive breast cancer. Clin Cancer Res 15;15(4):1452–9

[85] Litton J, Beck JT, Jones JM, et al. (2021) Neoadjuvant talazoparib in patients with germline BRCA1/2 (gBRCA1/2) mutation-positive, early HER2-negative breast cancer (BC): Results of a phase 2 study. Presented by Tripathy D at the 2021 ASCO virtual Meeting. J Clin Oncol 39 (Suppl 15) Abtract 505

[86] Litton JK, Rugo HS, Ettl J, et al. (2018) Talazoparib in Patients with Advanced Breast Cancer and a Germline BRCA Mutation. N Engl J Med 379: 753–763

[87] Liu J, et al. (2021) Open-label phase 2 study of dostarlimab, bevacizumab, and niraparib combination in patients with platinum-resistant ovarian cancer: cohort A of the trial. Presented March 19, 2021 at the Society of Gynecologic Oncology (SGO) 2021 Virtual Annual Meeting on Women's Cancer. Abstract 10415

[88] Liu JF, Barry WT, Birrer M, et al. (2019) Overall survival and updated progression-free survival outcomes in a randomized phase II study of combination cediranib and olaparib versus olaparib in relapsed platinum-sensitive ovarian cancer. Ann Oncol 30(4): 551–557

[89] Loi S, Drubay D, Adams S, et al. (2019) Tumor-Infiltrating Lymphocytes and Prognosis: A Pooled Individual Patient Analysis of Early-Stage Triple-Negative Breast Cancers. J Clin Oncol 37: 559–569

[90] Loibl S, et al. (2020) Phase III study of palbociclib combined with endocrine therapy (ET) in patients with hormone-receptor-positive (HR+), HER2-negative primary breast cancerand with high relapse risk after neoadjuvant chemotherapy (NACT): First results from PENELOPE-B. Presented at 2020 Virtual San Antonio Breast Cancer Symposium 2020. Cancer Res 81 (Suppl): Abstract GS1-02.

[91] Loibl S, Marmé F, Martin M, et al. (2020) Phase III study of Palbociclib combined with endocrine therapy in patients with hormone-receptor-positive, HER2-negative primary

breast cancer and high relapse risk after neoadjuvant chemotherapy: First results from PENELOPE-B. Presented at 2020 Virtual San Antonio Breast Cancer Symposium, December 8–11, 2020. Cancer Res 81 (Suppl): Abstract GS1-02

[92] Loibl S, Marmé F, Martin M, et al. (2021) Palbociclib for Residual High-Risk Invasive HR-Positive and HER2-Negative Early Breast Cancer-The Penelope-B Trial. J Clin Oncol 39: 1518–1530

[93] Loibl S, Schneeweiss A, JB Houber, et al. (2021) Durvalumab improves long-term outcome in TNBC: results from the phase II randomized GeparNUEVO study investigating neodjuvant durvalumab in addition to an anthracycline/taxane based neoadjuvant chemotherapy in early triple-negative breast cancer (TNBC). Presented at the 2021 ASCO virtual Meeting. J Clin Oncol 39 (Suppl 15): Abstract 506

[94] Loibl S, Untch M, Burchardi H, et al. (2019) A Randomised Phase II Study Investigating Durvalumab in Addition to an Anthracycline Taxane-Based Neoadjuvant Therapy in Early Triple-Negative Breast Cancer: Clinical Results and Biomarker Analysis of Gepar-Nuevo Study. Ann Oncol 30: 1279–1288

[95] Loibl S, Untch M, Buyse M, et al. (2019) Pathologic complete response (pCR) and prognosis following neoadjuvant chemotherapy plus anti-HER2 therapy of HER2-positive early breast cancer (EBC). Presented at: the 2019 San Antonio Breast Cancer Symposium; December 10–14, 2019; San Antonio, TX. Abstract P5-06-02

[96] Lorusso D, Colombo N, Casado Herraez A, et al. (2021) Health-related quality of life (HRQoL) in advanced endometrial cancer (aEC) patients (pts) treated with lenvatinib plus pembrolizumab or treatment of physician's choice (TPC). Presented at the 2021 ASCO Annual Meeting. J Clin Oncol 39, 2021 (Suppl 15): Abstract 5570

[97] Lu YS, El Saghir NS, Hurvitz SA, et al. (2021) Overall survival (OS) results by age subgroup from the phase III MONALEESA-7 (ML-7) trial of premenopausal patients (pts) with HR+/HER2? advanced breast cancer (ABC) treated with endocrine therapy (ET) ± ribociclib (RIB). Ann Oncol 32 (suppl_2): S60-S78

[98] Makker V, Colombo N, Herráez AC, et al. (2021) A multicenter, open-label, randomized, phase 3 study to compare the efficacy and safety of lenvatinib in combination with pembrolizumab vs treatment of physician's choice in patients with advanced endometrial cancer: Study 309/KEYNOTE-775. Presented March 19, 2021 at the Society of Gynecologic Oncology (SGO) 2021 Virtual Annual Meeting on Women's Cancer. Abstract 37/ID 11512

[99] Makker V, Taylor MH, Aghajanin C, et al. (2020) Lenvatinib Plus Pembrolizumab in Patients with Advanced Endometrial Cancer. J Clin Oncol 38: 2981–2992

[100] Marmé F, Martin M, Untch M, et al. (2021) Palbociclib combined with endocrine treatment in breast cancer patients with high relapse risk after neoadjuvant chemotherapy: Subgroup analyses of premenopausal patients in PENELOPE-B. Presented at 2021 ASCO Annual Meeting. J Clin Oncol 39, 2021 (suppl 15; abstr 518)

[101] Martin M, Hegg R, Kim SB, et al. (2021) Abemaciclib combined with adjuvant endocrine therapy in patients with high risk early breast cancer who received neoadjuvant chemotherapy (NAC). Presented by Jeselsohn R at 2021 ASCO virtual Meeting. J Clin Oncol 39 (Suppl 15): Abstract 517

[102] Matulonis UA, et al. (2021) Long-term safety and secondary efficacy endpoints in the ENGOT-OV16/NOVA phase 3 trial of niraparib in recurrent ovarian cancer. Presented

March 19, 2021 at the Society of Gynecologic Oncology (SGO) 2021 Virtual Annual Meeting on Women's Cancer. Abstract 11139

[103] Mayer EL, Dueck AC, Martin M, et al. (2021) Palbociclib with adjuvant endocrine therapy in early breast cancer (PALLAS): interim analysis of a multicentre, open-label, randomised, phase 3 study. Lancet Oncol 22: 212–222

[104] Mayer ET, et al. (2020) Treatment exposure and discontinuation in the PALLAS trial: PALbociclib CoLlaborative Adjuvant Study of Palbociclib with adjuvant endocrine therapy for HR+/HER2– early breast cancer. Presented at 2020 Virtual San Antonio Breast Cancer Symposium, December 8–11, 2020. Cancer Res 81 (Suppl): Abstract PD2-03

[105] Miglietta F, Griguolo G, Bottosso M, et al. (2021) HER2-low breast cancer: evolution from primary breast cancer to relapse. Presented at the ESMO Breast Virtual Congress 2021. Annals of Oncology (2021) 32 (suppl_2): S21-S36. Abstract 4MO_PR. 10.1016/annonc/annonc503

[106] Miles D, Ciruelos EM, Schneeweiss A, et al. (2020) Final results from PERUSE, a global study of pertuzumab (P), trastuzumab (H) and investigator's chosen taxane as first-line therapy for HER2-positive locally recurrent/metastatic breast cancer (LR/mBC). Prsented at the 2020 ESMO Virtual Congress | Ann Oncol 2020; 31 (suppl_4): S348-S395. (abstr. 288P)

[107] Miles D, Gligorov J, André F, et al. (2020) Primary results from IMpassion131, a double-blind placebo-controlled randomised phase 3 trial of first-line paclitaxel ± atezolizumab for unresectable locally advanced/metastatic triple-negative breast cancer. Presented at the 2020 ESMO Virtual Congress. Ann Oncol 31 (suppl_4): S1142-S1215 (LBA15)

[108] Mileshkin LR, Moore KN, Barnes E, et al. (2021) Adjuvant chemotherapy following chemoradiation as primary treatment for locally advanced cervical cancer compared to chemoradiation alone: The randomized phase III OUTBACK Trial (ANZGOG 0902, RTOG 1174, NRG 0274). Presented at the ASCO 2021 Annual Meeting. J Clin Oncol 39 (Suppl 15): Abstract LBA3

[109] Mirza M, et al. (2020) A randomised double-blind placebo-controlled phase II trial of palbociclib combined with letrozole (L) in patients (pts) with oestrogen receptor-positive (ER+) advanced/recurrent endometrial cancer (EC): NSGO-PALEO / ENGOT-EN3 trial. Presented at 2020 ESMO Virtual Congress | Ann Oncol (2020) 31 (suppl_4): S551-S589 (abstract LBA28)

[110] Mirza M, Lundqvist EA, Birrer MJ, et al. (2019) Niraparib plus bevacizumab versus niraparib alone for platinum-sensitive recurrent ovarian cancer (NSGO-AVANOVA2/ENGOT-ov24): a randomised, phase 2, superiority trial. Lancet Oncol 20(10):1409–1419

[111] Mirza M, Monk B, Herrstedt J, et al. ENGOT-OV16/NOVA Investigators (2016) Niraparib maintenance therapy in platinum-sensitive recurrent ovarian cancer. N Engl J Med 375: 2154–2164

[112] Mittendorf EA, Jeruss JS, Tucker SL, et al. (2011) Validation of a novel staging system for disease-specific survival in patients with breast cancer treated with neoadjuvant chemotherapy. J Clin Oncol 29: 1956–1962

[113] Mittendorf EA, Zhang H, Barrios CH, et al. (2020) Neoadjuvant atezolizumab in combination with sequential nab-paclitaxel and anthracycline-based chemotherapy versus

placebo and chemotherapy in patients with early-stage triple-negative breast cancer (IMpassion031): a randomised, double-blind, phase 3 trial. Lancet 396: 1090–1100

[114] Modi S, Park H, Murthy RK, et al. (2020) Antitumor Activity and Safety of Trastuzumab Deruxtecan in Patients With HER2-Low-Expressing Advanced Breast Cancer: Results From a Phase Ib Study. J Clin Oncol 38: 1887–1896

[115] Modi S, Sara C, Yamashita T (2020) Trastuzumab Deruxtecan in Previously Treated HER2-Positive Breast Cancer. N Engl J Med 382: 610–621

[116] Modi S, Saura C, Yamashita T, et al. (2020) Updated Results From DESTINY-Breast01, a Phase 2 Trial of Trastuzumab Deruxtecan (T-DXd) in HER2-Positive Metastatic Breast Cancer. Presented at 2020 Virtual San Antonio Breast Cancer Symposium, December 8–11, 2020: Abstract PD3-06

[117] Montemurro F, Delaloge S, Barrios CH, et al. (2020) Trastuzumab emtansine (T-DM1) in patients with HER2-positive metastatic breast cancer and brain metastases: exploratory final analysis of cohort 1 from KAMILLA, a single-arm phase IIIb clinical trial. Ann Oncol 31(10): 1350–1358

[118] Moore HM, Boni V, Bellet M, et al. (2021) Evaluation of pharmacodynamic (PD) and biologic activity in a preoperative window-of-opportunity (WOO) study of giredestrant (GDC-9545) in postmenopausal patients (pts) with estrogen receptor-positive, HER2-negative (ER+/HER2–) operable breast cancer (BC). Presented at 2021 ASCO virtual Meeing. J Clin Oncol 39 (Suppl 15): Abstract 577

[119] Moore K, Colombo N, Scambia G, et al. (2018) Maintenance Olaparib in Patients with Newly Diagnosed Advanced Ovarian Cancer. N Engl J Med 379: 2495–2505

[120] Moore KN, Bookman M, Sehouli J, et al. (2020) IMagyn050 / GOG3015 / ENGOT-ov39: A randomized, double-blind, phase III study of atezolizumab vs placebo combined with chemotherapy + bevacizumab for newly diagnosed stage III-IV ovarian cancer. Presented at ESMO 2020 virtual Congress. Annals of Oncology (2020) 31 (suppl_4): S1142-S1215. 10.1016/annonc/annonc325. Abstract LBA31

[121] Murthy RK, Loi S, Okines A, et al. (2020) Tucatinib, trastuzumab, and capecitabine for HER2-positive metastatic breast cancer. N Engl J Med 382: 597–609

[122] Naumann RW, Hollebeque A, Meyer T, et al. (2019) Safety and Efficacy of Nivolumab Monotherapy in Recurrent or Metastatic Cervical, Vaginal, or Vulvar Carcinoma: Results from the Phase I/II CheckMate 358 Trial. J Clin Oncol 37: 2825–2834

[123] O'Shaughnessy J, Johnston S, Harbeck N, et al. (2020) Primary Outcome Analysis of Invasive Disease-free Survival for monarchE: Abemaciclib Combined with Adjuvant Endocrine Therapy for High-Risk Early Breast Cancer. Presented at 2020 Virtual San Antonio Breast Cancer Symposium, December 8–11, 2020. Cancer Res 81 (Suppl): Abstract GS1-01

[124] Oaknin A, Tinker AV, Gilbert L, et al. (2020) Safety and efficacy of the anti–PD-1 monoclonal antibody dostarlimab in patients with recurrent or advanced dMMR endometrial cancer. Presented for the 2020 Society of Gynecologic Oncology 51th Annual Meeting on Women's Cancer – Annual Meeting on Women's Cancer (SGO)Toronto, Canada, März 2020

[125] Oaknin, et al. (2020) Safety and antitumor activity of dostarlimab in patients (pts) with advanced or recurrent DNA mismatch repair deficient (dMMR) or proficient (MMRp)

endometrial cancer (EC): Results from GARNET. Presented at 2020 ESMO Virtual Congress | Ann Oncol (2020) 31 (suppl_4): S551-S589 (abstract LBA36)

[126] Omatsu, et al. (2020) Nivolumab versus gemcitabine or pegylated liposomal doxorubicin for patients with platinum-resistant (advanced or recurrent) ovarian cancer: Open-label, randomized trial in Japan (NINJA trial). Presented at 2020 ESMO Virtual Congress. Ann Oncol 31 (suppl_4): S551-S589 (abstract 807O)

[127] Pan H, Braybrooke J, Gray R, et al. (2019) Improvements since 2000 in the outcome of ER+ disease after 5 years of adjuvant endocrine therapy: Analyses of 86,000 women in 110 trials. Presented at: 2019 San Antonio Breast Cancer Symposium; December 10–14; San Antonio, TX. Abstract GS2-04

[128] Pan H, Gray R, Braybrooke J, et al. (2017) 20-Year Risks of Breast-Cancer Recurrence after Stopping Endocrine Therapy at 5 Years. New Engl J Med 377: 1836–184

[129] Park JS, Hur s-Y, Lim MC, et al. (2021) Efficacy and safety results of GX-188E, a therapeutic DNA vaccine, combined with pembrolizumab administration in patients with HPV 16- and/or 18- positive advanced cervical cancer: Phase II interim analysis results (KEYNOTE-567). J Clin Oncol 39 (suppl) abstr 5511

[130] Pautier P, Harter P, Pisano C, et al. (2021) Progression-free survival (PFS) and second PFS (PFS2) by disease stage in patients (pts) with homologous recombination deficiency (HRD)-positive newly diagnosed advanced ovarian cancer receiving bevacizumab (bev) with olaparib/placebo maintenance in the phase III PAOLA-1/ENGOT-ov25 trial. Presented at the 2021 ASCO Annual Meeting. J Clin Oncol 39, 2021 (Suppl 15): Abstract 5514

[131] Pfisterer J, Joly F, Kristensen G (2021) Optimal treatment duration of bevacizumab (BEV) combined with carboplatin and paclitaxel in patients (pts) with primary epithelial ovarian (EOC), fallopian tube (FTC) or peritoneal cancer (PPC): A multicenter open-label randomized 2-arm phase 3 ENGOT/GCIG trial of the AGO Study Group, GINECO, and NSGO (AGO-OVAR 17/BOOST, GINECO OV118, ENGOT Ov-15, NCT01462890). Presented at the 2021 ASCO Annual Meeting. J Clin Oncol 39, 2021 (suppl 15): Abstract 5501

[132] Piccart M, vant 't Veer LJ, Pncet C, et al. (2021) 70-gene signature as an aid for treatment decisions in early breast cancer: updated results of the phase 3 randomised MINDACT trial with an exploratory analysis by age. Lancet Oncol 22: 476–488

[133] Pignata S, et al. (2021) Maintenance olaparib in patients with platinum-sensitive relapsed ovarian cancer: outcomes by somatic and germline BRCA and other homologous recombination repair gene mutation status. Presented March 19, 2021 at the Society of Gynecologic Oncology (SGO) 2021 Virtual Annual Meeting on Women's Cancer. Abstract 10503

[134] Pilié PG, Tang C, Mills GB, et al. (2019) State-of-the-art strategies for targeting the DNA damage response in cancer. Nat Rev Clin Oncol 16: 81–104

[135] Poveda A, Floquet A, Ledermann JA, et al. (2020) Final overall survival (OS) results from SOLO2/ENGOT-ov21: A phase III trial assessing maintenance olaparib in patients (pts) with platinum-sensitive, relapsed ovarian cancer and a BRCA mutation. J Clin Oncol 38 (15_suppl): 6002–6002

[136] Powell CA, Camidge DR, Modi S, et al. (2020) Risk Factors for Interstitial Lung Disease in Patients Treated With Trastuzumab Deruxtecan From the DS8201-A-J101 and

[137] Prat A, Chaudhury A, Solovieff N, et al. (2020) Correlative biomarker analysis of intrinsic subtypes and efficacy across the MONALEESA Phase III studies. Presented at 2020 Virtual San Antonio Breast Cancer Symposium, December 8–11, 2020: Abstract GS1-04

DESTINY-Breast01 Studies. Presented at the 2020 ESMO Virtual Congress. An Oncol 31 (suppl_4): S348-S395. 10.1016/annonc/annonc268e. Poster 289P

[138] Prat A, Saura S, Pascual T, et al. (2020) Ribociclib plus letrozole versus chemotherapy for postmenopausal women with hormone receptor-positive, HER2-negative, luminal B breast cancer (CORALLEEN): an open-label, multicentre, randomised, phase 2 trial. Lancet 21: 33–43

[139] Pujade-Lauraine E, et al. (2021) Homologous recombination repair mutation gene panels (excluding BRCA) are not predictive of maintenance olaparib plus bevacizumab efficacy in the first-line PAOLA-1/ENGOT-ov25 trial. Presented March 19, 2021 at the Society of Gynecologic Oncology (SGO) 2021 Virtual Annual Meeting on Women's Cancer. Abstract 10543

[140] Ray-Coquard IL, Pautier P, Pignata S, et al. (2020) Olaparib plus Bevacizumab as First-Line Maintenance in Ovarian Cancer. New Engl J Med 381: 2416–2428

[141] Ray-Coquard IL, Veanat-Bouvet L, Selle F, et al. (2021) Efficacy and safety results from neopembrov study, a randomized phase II trial of neoadjuvant chemotherapy (CT) with or without pembrolizumab (P) followed by interval debulking surgery and standard systemic therapy ± P for advanced high-grade serous carcinoma (HGSC): A GINECO study. Presented at the 2021 ASCO Annual Meeting. J Clin Oncol 39, 2021 (Suppl 15): Abstract 5500

[142] Rimawi M, Ferrero JM, de la Haba-Rodriguez J, et al. (2018) First-Line Trastuzumab Plus an Aromatase Inhibitor, With or Without Pertuzumab, in Human Epidermal Growth Factor Receptor 2-Positive and Hormone Receptor-Positive Metastatic or Locally Advanced Breast Cancer (PERTAIN): A Randomized, Open-Label Phase II Trial. J Clin Oncol 36: 2826–2835

[143] Robson ME, Tung N, Conte P, et al. (2019) OlympiAD final overall survival and tolerability results: Olaparib versus chemotherapy treatment of physician's choice in patients with a germline BRCA mutation and HER2-negative metastatic breast cancer. Ann Oncol 30: 558–566

[144] Rugo HS, Schmid P, Cescon DW, et al. (2020) Additional Efficacy Endpoints from the Phase 3 KEYNOTE-355 Study of Pembrolizumab + Chemotherapy versus Placebo + Chemotherapy as First-Line Therapy for Locally Recurrent Inoperable or Metastatic Triple-Negative Breast Cancer (mTNBC). Presented at 2020 Virtual San Antonio Breast Cancer Symposium, December 8–11, 2020: Abstract GS3-01

[145] Rugo HS Lerebours F, Juric D, et al. (2020) Alpelisib + Letrozole in Patients With PIK3CA-Mutated, Hormone Receptor-Positive (HR+), Human Epidermal Growth Factor Receptor 2-Negative (HER2–) Advanced Breast Cancer (ABC) Previously Treated With a Cyclin-Dependent Kinase 4/6 Inhibitor (CDK4/6i) + Fulvestrant: BYLieve Study Results. Presented at 2020 Virtual San Antonio Breast Cancer Symposium, December 8–11, 2020: Abstract PD2-07

[146] Rugo HS, Bardia A, Tolaney SM, et al. (2020) TROPiCS-02: A Phase III study investigating sacituzumab govitecan in the treatment of HR+/HER2– metastatic breast cancer. Future Oncol 16: 705–715. doi: 10.2217/fon-2020-0163

[147] Rugo HS, Flerebours F, Ciruelos E, et al. (2020) Alpelisib + fulvestrant in patients with PIK3CA-mutated hormone receptor-positive, human epidermal growth factor receptor 2-negative advanced breast cancer previously treated with cyclin-dependent kinase 4/6 inhibitor + aromatase inhibitor: BYLieve study results. Presented at ASCO Virtual Scientific Programm. J Clin Oncol 38 (Suppl): Abstract 1006
[148] Rugo HS, Loi S, Adams S, et al. (2019) Analytical Harmonization of PD-L1 Immunohistochemistry Assays in Advanced Triple-Negative Breast Cancer: A Retrospective Sub-Study of IMpassion130. Presented at: 2019 San Antonio Breast Cancer Symposium; December 10–14; San Antonio, TX. Abstract PD1-07
[149] Sackeyfio A, Nussey F, Friedlander M, et al. (2018) Comparative efficacy and tolerability of the PARP inhibitors olaparib 300 mg tablets BID, niraparib 300 mg capsules QD and rucaparib 600 mg tablets BID as maintenance treatment in BRCA-mutated (BRCAm) platinum-sensitive relapsed ovarian cancer (PSROC). Presented at SGO Annual Meeting on Women's Cancer, New Orleans, March 24–27, 2018. Gynec Oncol 149 (Supp 1): 43–44. Abstract 10743
[150] Salgado R, Denkert C, Demaria S etal. (2014) The evaluation of tumor-infiltrating lymphocytes (TILs) in breast cancer: recommendations by an International TILs Working Group 2014. Ann Oncol 26: 259–271
[151] Schmid P, Abraham J, Chan S, et al. (2020) Capivasertib Plus Paclitaxel Versus Placebo Plus Paclitaxel As First-Line Therapy for Metastatic Triple-Negative Breast Cancer: The PAKT Trial. J Clin Oncol 38: 423–433
[152] Schmid P, Adams S, Rugo HS, et al. (2018) Atezolizumab and Nab-Paclitaxel in Advanced Triple-Negative Breast Cancer. N Engl J Med 379:2108–2121
[153] Schmid P, Cortes J, Pusztai L, et al. (2020) Pembrolizumab for Early Triple-Negative Breast Cancer. New Engl J Med 382: 810–821
[154] Schmid P, Rugo HS, Adams S, et al. (2020) Atezolizumab Plus Nab-Paclitaxel as First-Line Treatment for Unresectable, Locally Advanced or Metastatic Triple-Negative Breast Cancer (IMpassion130): Updated Efficacy Results from a Randomised, Double-Blind, Placebo-Controlled, Phase 3 Trial. Lancet Oncol 21: 44–59
[155] Schneeweiss A, Möbus V, Tesch H, et al. (2019) Intense dose-dense epirubicin, paclitaxel, cyclophosphamide versus weekly paclitaxel, liposomal doxorubicin (plus carboplatin in triple-negative breast cancer) for neoadjuvant treatment of high-risk early breast cancer (GeparOcto-GBG 84): A randomised phase III trial. Eur J Cancer 106: 181–192
[156] Schneeweiss A, Moebus V, Tesch H, et al. (2020) Survival analysis of the randomized phase III GeparOcto trial comparing neoadjuvant chemotherapy (NACT) of iddEPC versus weekly paclitaxel, liposomal doxorubicin (plus carboplatin in triple-negative breast cancer, TNBC) (PM(Cb)) for patients (pts) with high-risk early breast cancer (BC). Presented at the 2020 ESMO Virtual Congress. Ann Oncol 31 (suppl_4): S303–S339. (abstr 160O)
[157] Scott M, Vandenberghe ME, Scorer P, et al. (2021) Prevalence of HER2 low in breast cancer subtypes using the VENTANA anti-HER2/neu (4B5) assay. Presented at 2021 ASCO Annual Meeting. J Clin Oncol 39 (Suppl 15): Abstract 1021
[158] Slamon D, Neven P, Chia SKL, et al., et al. (2021) Updated overall survival (OS) results from the phase III MONALEESA-3 trial of postmenopausal patients (pts) with HR+/HER2–

advanced breast cancer (ABC) treated with fulvestrant (FUL) ± ribociclib (RIB). Presented at the 2021 ASCO virual Meeting. J Clin Oncol 39 (Suppl 15): Abstract 1001
[159] Slamon DJ, Neven P, Chia S, et al. (2018) Phase III Randomized Study of Ribociclib and Fulvestrant in Hormone Receptor-Positive, Human Epidermal Growth Factor Receptor 2-Negative Advanced Breast Cancer: MONALEESA-3. J Clin Oncol 36: 2465–2472
[160] Slamon DJ, Neven P, Chia S, et al. (2020) Overall Survival with Ribociclib and Fulvestrant in Advanced Breast Cancer. N Engl J Med 382: 514–524
[161] Sparano JA, Gray RJ, Ravdin PM (2019) Clinical and Genomic Risk to Guide the Use of Adjuvant Therapy for Breast Cancer. N Engl J Med 380: 2395–2405
[162] Swain SM, Kim SB, Cortés J, et al. (2013) Pertuzumab, trastuzumab, and docetaxel for HER2-positive metastatic breast cancer (CLEOPATRA study): overall survival results from a randomised, double-blind, placebo-controlled, phase 3 study. Lancet Oncol 14: 461–71
[163] Tarantino P, Hamilton E, Tolaney SM, et al. (2020) HER2-Low Breast Cancer: Pathological and Clinical Landscape. J Clin Oncol 38: 1951–1921
[164] Toi M, Harbeck N, Puig JM, et al. (2021) Characterization of venous thromboembolic events (VTE), elevated aminotransferases (EAT) and interstitial lung disease (ILD) in monarchE. Presented at the ESMO Breast Cancer Virtual Congress 2021. Abstract 44O. Annals of Oncology (2021) 32 (suppl_2): S37-S47. 10.1016/annonc/annonc504
[165] Tripathy D, Im S-A, Colleoni M, et al. (2020) Updated overall survival (OS) results from the phase III MONALEESA-7 trial of pre- or perimenopausal patients with hormone receptor positive/human epidermal growth factor receptor 2 negative (HR+/HER2–) advanced breast cancer (ABC) treated with endocrine therapy (ET) ± Ribociclib. Presented at 2020 Virtual San Antonio Breast Cancer Symposium, December 8–11, 2020: Abstract PD2-04
[166] Tripathy D, Im S-A, Colleoni M, et al. (2018) Ribociclib plus endocrine therapy for premenopausal women with hormone-receptor-positive, advanced breast cancer (MONALEESA-7): a randomised phase 3 trial. Lancet Oncol 19: 904–915
[167] Tung NM, Robson ME, Ventz S, et al. (2020) TBCRC 048: Phase II Study of Olaparib for Metastatic Breast Cancer and Mutations in Homologous Recombination-Related Genes. J Clin Oncol 38: 4274–82
[168] Tutt A, Garber JE, Kaufman B, et al. (2021) Adjuvant Olaparib for Patients with BRCA1- or BRCA2-Mutated Breast Cancer. N Engl J Med 2021 Jun 3. doi: 10.1056/NEJMoa2105215. Online ahead of print.
[169] Wang T, et al. (2021) Apatinib combined with pegylated liposomal doxorubicin (PLD) versus PLD for platinum-resistant recurrent ovarian cancer (APPROVE): A multicenter, randomized, controlled, open-label, phase 2 trial. Presented at SGO Annual Meeting on Women's Cancer, New Orleans, March 24–27, 2018. Gynec Oncol 149 (Supp 1): 43–44. Abstract 11561
[170] Westin SN, Coleman RL, Fellman BM, et al. (2021) EFFORT: EFFicacy Of adavosertib in parp ResisTance: A randomized two-arm non-comparative phase II study of adavosertib with or without olaparib in women with PARP-resistant ovarian cancer. Presented at the 2021 ASCO Annual Meeting. J Clin Oncol 39, 2021 (Suppl 15): Abstract 5505

[171] www.clinicaloptions.com/oncology/programs/2021/cdk4_6i-for-ebc/downloadable-slidesets/may-slideset2

[172] Xu Q, Chen C, Sun Y, et al. (2021) Anlotinib plus sintilimab in patients with recurrent advanced cervical cancer: A prospective, multicenter, single-arm, phase II clinical trial. Presented at the 2021 ASCO Annual Meeting. J Clin Oncol 39, 2021 (Suppl 15): Abstract 5524

Lungenkarzinome

Martin Wolf

1	Epidemiologie	302
2	Nichtkleinzelliges Lungenkarzinom – Lokale Therapien in frühen Stadien	304
2.1	Tumorresektion mittels VATS versus offener Lobektomie	304
2.2	Stereotaxie versus Operation	305
3	Nichtkleinzelliges Lungenkarzinom – Adjuvante Therapie	305
3.1	Adjuvante Chemotherapie	305
3.2	Adjuvante Immuntherapie	308
3.3	Adjuvante Therapie bei EGFR-mutierter Erkrankung	309
3.4	Adjuvante Strahlentherapie	315
4	Nichtkleinzelliges Lungenkarzinom – Neoadjuvante Therapie	317
4.1	Neoadjuvante Immun- oder Chemo-Immuntherapie	317
4.2	Neoadjuvante EGFR-TKI-Therapie bei Patienten mit EGFR-mutierten Tumoren	320
5	Nichtkleinzelliges Lungenkarzinom – Behandlungsoptionen im Stadium III	321
5.1	Simultane Chemo-Strahlentherapie mit Immun-Erhaltungstherapie	321
5.2	Immuntherapie simultan zur Chemo-Radiotherapie	324
5.3	Therapie des EGFR-mutierten NSCLC im Stadium III	325
6	Nichtkleinzelliges Lungenkarzinom – Immuntherapie in der Erstlinie	327
6.1	Immuntherapie von Tumoren mit hoher PD-L1-Expression	327
6.2	Therapie der Nichtplattenepithelkarzinome (unabhängig von PD-L1-Expression)	336
6.3	Therapie der Plattenepithelkarzinome	342

7	Nichtkleinzelliges Lungenkarzinom – Immuntherapie ab der Zweitlinie nach kombinierter Chemo-Immuntherapie	345
7.1	Immuntherapie in der Zweitlinie bei Immuntherapie-naiven Patienten	345
7.2	Zweitlinienchemotherapie nach vorausgegangener Chemo-Immuntherapie beim Nichtplattenepithelkarzinom	345
8	Nichtkleinzelliges Lungenkarzinom – Therapie von EGFR-mutierten Tumoren	346
8.1	Erstlinientherapie von EGFR-mutierten Tumoren	346
8.2	Zweitlinientherapie nach Versagen eines EGFR-TKI der ersten oder zweiten Generation	352
8.3	Zweitlinientherapie nach Osimertinib-Versagen	354
8.4	Immuntherapie nach EGFR-TKI-Versagen	356
9	Nichtkleinzelliges Lungenkarzinom – Exon-20-Insertionen im EGFR-Gen	357
9.1	Osimertinib 160 mg	357
9.2	Mobocertinib (TAK 788)	357
9.3	Poziotinib	358
9.4	Amivantamab	358
9.5	DZD9008	359
10	Nichtkleinzelliges Lungenkarzinom – Exon-18-Mutation im EGFR-Gen	360
11	Nichtkleinzelliges Lungenkarzinom – Therapie bei HER2-Mutation oder -Überexpression	360
12	Nichtkleinzelliges Lungenkarzinom – Therapie bei ALK-Mutation	363
12.1	Erstlinientherapie des ALK-mutierten NSCLC	363
12.2	Zweitlinientherapie des ALK-mutierten NSCLC	371
12.3	Nebenwirkungen von ALK-Inhibitoren	372
13	Nichtkleinzelliges Lungenkarzinom – Therapie bei ROS1-Mutation	373
14	Nichtkleinzelliges Lungenkarzinom – Therapie bei BRAF-Mutation	373

15	Nichtkleinzelliges Lungenkarzinom – Therapie bei RET-Mutation	373
15.1	Selpercatinib	374
15.2	Pralsetinib	376

16	Nichtkleinzelliges Lungenkarzinom – Therapie bei K-RAS-Mutation	376

17	Nichtkleinzelliges Lungenkarzinom – Therapie bei MET-Alteration	379

18	Kleinzelliges Lungenkarzinom	380
18.1	Therapie des kleinzelligen Lungenkarzinoms im limitierten Stadium	380
18.2	Erhaltung mit Immuntherapie	382
18.3	Therapie in der Erstlinie beim ED-SCLC	383
18.4	Stereotaktische Strahlentherapie für Hirnmetastasen	387
18.5	Zielgerichtete Therapieansätze beim SCLC	388

19	Literatur	389

1 Epidemiologie

Wie stets im Frühjahr publizierten Carioli et al. auch im Jahr 2021 ihre Prognose zur Inzidenz und Mortalität von Krebserkrankungen in der Europäischen Union [24]. Insgesamt sagen sie 1,267 Millionen Todesfälle aufgrund von Krebserkrankungen im Jahr 2021 voraus. Erfreulicherweise entspricht dies bezogen auf 100 000 Personen einem Rückgang bei Männern um 6,6% und bei Frauen um 4,5% (Tab. 1). Die Zahl der Lungenkarzinomsterbefälle hat sich beim Mann in dem Zeitraum 2015–2021 um 10,2% reduziert, hingegen ist sie bei der Frau um 6,5% gestiegen. Lungenkarzinome bei der Frau sind die einzige Krebserkrankung mit einer Zunahme der Mortalität in diesem Beobachtungszeitraum. Das Lungenkarzinom hat das Mammakarzinom als häufigste krebsbedingte Todesursache bei der Frau inzwischen deutlich überholt.

Sehr spannend ist die Publikation von Howlader et al. vom August 2020 [66]. Hier wurde die lungenkrebsspezifische Mortalität der vergangenen 20 Jahre in den USA getrennt nach den unterschiedlichen Histologien untersucht. Die Daten sind Auswertungen der SEER-Datenbank (SEER: Surveillance, Epidemiology, and End Results). Bei Männern sank die Mortalität aufgrund des nichtkleinzelligen Lungenkarzinoms (NSCLC) zwischen 2013 und 2016 jährlich um 6,3% (Abb. 1). Die NSCLC-Inzidenz nahm pro Jahr 3,1% ab. Das lungenkarzinomspezifische Überleben verbesserte sich: Es betrug 26% für Patienten, deren Erkrankung im Jahr 2001 diagnostiziert worden war und 35% für Patienten mit einer NSCLC-Erstdiagnose im Jahr 2014. Für Frauen sehen die Zahlen im Trend ähnlich aus: Die Inzidenz sank zwischen 2006 und 2015 um 1,5%, die Mortalität zwischen 2006 und 2014 um 2,3% und in den Jahren 2014–2016 um 5,9%. Das lungenkarzi-

Tabelle 1: *Prognostizierte Krebsmortalität in der EU 2021. Adaptiert nach [24].*

	Ermittelte Todesfälle insgesamt (2015)	Geschätzte Todesfälle insgesamt (2021)	Todesfälle pro 100 000 Einwohner (2015)	Todesfälle pro 100 000 Einwohner (2021)	Differenz (%)
Alle Karzinome (Männer)	670 338	711 600	139,52	130,37	–6,6
Alle Karzinome (Frauen)	524 985	555 400	84,8	81,02	–4,5
Lunge (Männer)	164 743	164 600	35,93	32,28	–10,2
Lunge (Frauen)	72 145	83 500	13,56	14,45	+6,5

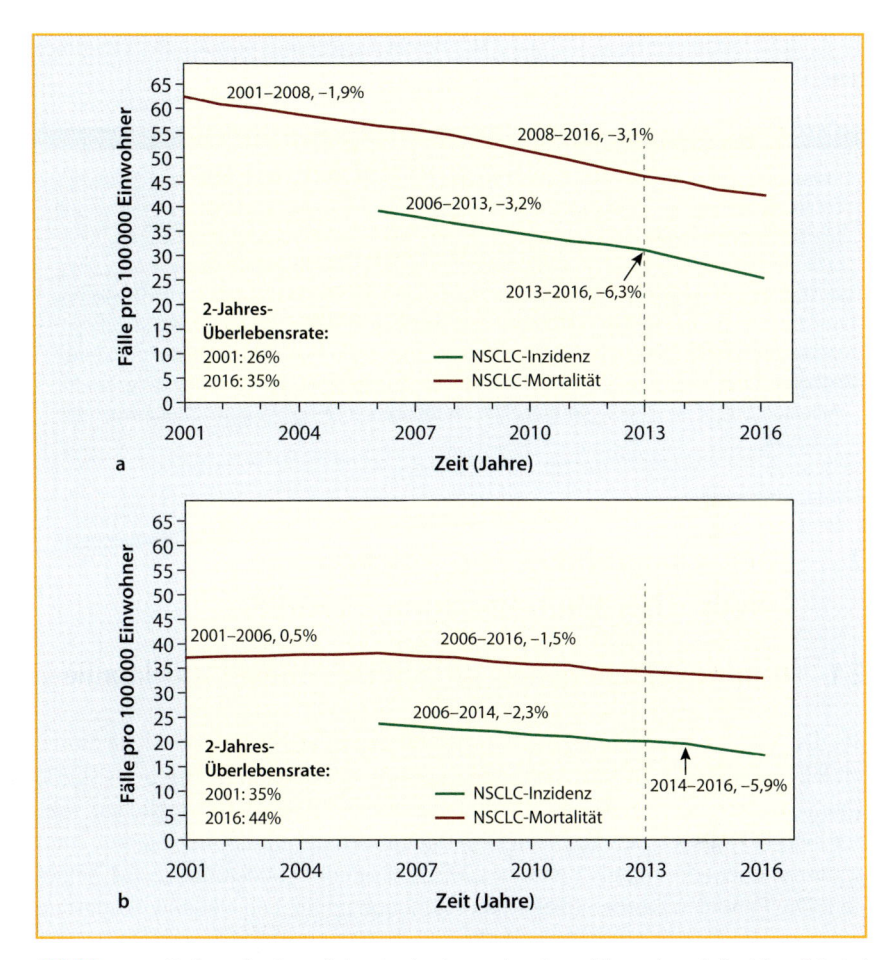

Abbildung 1: *Einfluss der Fortschritte in der Lungenkarzinom-Therapie auf die Mortalität bei Männern (**a**) und Frauen (**b**) mit NSCLC in den USA. Die Zulassung in den USA von Tyrosinkinase-Inhibitoren, die gegen den epidermalen Wachstumsfaktor-Rezeptor (EGFR) gerichtet sind (gestrichelte Linie), in der Erstlinientherapie und zugehörige Routine-Tests auf Alterationen von EGFR ließen die Mortalität besonders stark sinken (schwarzer Pfeil). Adaptiert nach [66].*

nomspezifische Überleben betrug für Frauen im Jahr 2001 35% und kletterte 2014 auf 44%.

Leider war ein solcher Anstieg der Überlebensrate beim kleinzelligen Lungenkarzinom (SCLC) in diesem Zeitraum nicht zu beobachten. Zwar sind auch beim SCLC Inzidenz und Mortalität bei Männern zwischen 2001 und 2015 um circa 3% gefallen, die krankheitsspezifische Überlebensrate lag jedoch weiterhin bei

11%. Bei Frauen ist ebenfalls bezüglich des SCLC keine Erhöhung der Heilungsrate zu beobachten.

> **Fazit für die Praxis**
>
> Insgesamt nimmt die Krebsmortalität in der EU für beide Geschlechter ab. Allerdings unterliegt die Sterberate für Frauen mit Lungenkrebs einem Aufwärtstrend. Die steigende Mortalität ist auf einen erhöhten Tabakkonsum von Frauen zurückzuführen. Bei Männern geht dieser bereits deutlich zurück, weshalb die Lungenkrebsmortalität bei ihnen stetig sinkt. Für eine Lungenkrebsprävention müssen deshalb die Maßnahmen zur Tabakkontrolle in der EU intensiviert und Interventionen besonders auf Frauen fokussiert werden. Insgesamt haben verbesserte Möglichkeiten zur Frühdiagnostik und Therapie zu einer höheren Überlebensrate von NSCLC-Patienten beigetragen. Die Heilungschancen für Patienten mit SCLC stagnieren hingegen, weshalb hier dringend neue Therapieansätze nötig sind.

2 Nichtkleinzelliges Lungenkarzinom – Lokale Therapien in frühen Stadien

2.1 Tumorresektion mittels VATS versus offener Lobektomie

Bei der ASCO-Jahrestagung 2021 wurde von Lim et al. die randomisierte Studie VIOLET vorgestellt, in der die beiden operativen Verfahren Video-assistierte Thorakoskopie (VATS) und die offene Lobektomie miteinander verglichen worden sind [97]. Es wurden 503 Patienten mit Lungenkrebs im frühen Stadium randomisiert entweder mittels VATS (n=237) oder offener Lobektomie (n=247) operiert. Die Patienten wurden über 1 Jahr nachbeobachtet. Die Nebenwirkungsrate während des Krankenhaus-Aufenthalts betrug 33% nach VATS und 44% nach offener Lobektomie. Es gab keinen signifikanten Unterschied zwischen beiden Operationsverfahren bezüglich des progressionsfreien und des Gesamtüberlebens der Patienten. In dieser britischen Studie wurden niedrigere Gesamtkosten ermittelt für die VATS mit ca. 10 800 £ im Vergleich zu 13 300 £ für eine offene Lobektomie. Insgesamt schlussfolgerten die Studienautoren, dass die VATS verbunden ist mit weniger Schmerz, einem kürzeren Krankenhausaufenthalt, geringeren postoperativen Komplikationen und niedrigeren Kosten, bei gleichwertiger onkologischer Sicherheit. Somit stellt die VATS die präferierte Operationsmethode im frühen Stadium des NSCLC dar.

2.2 Stereotaxie versus Operation

Der Vergleich zwischen einer stereotaktischen Strahlentherapie und einer offenen Operation zur Behandlung des NSCLC im Stadium I hat sich bisher schwierig gestaltet. So mussten die beiden randomisierten Studien STARS und ROSEL aufgrund mangelnder Rekrutierung frühzeitig abgebrochen werden. Eine Publikation der Studiendaten mit jeweils ca. 30 Patienten pro Arm erfolgte bereits 2015. Es konnte darin kein Überlebensunterschied zwischen Stereotaxie und Operation aufgezeigt werden. Deshalb erweiterten Chang et al. das STARS-Protokoll, sodass 80 Patienten mit NSCLC im Stadium IA, deren Tumor im Durchmesser 3 cm nicht überschritten hatte, in den Stereotaxie-Arm aufgenommen werden konnten. Die Studienautoren führten daraufhin eine Matched-Pair-Analyse mit einem Vergleichskollektiv durch, dass sich aus 229 operierten Patienten rekrutierte. Bei der ASCO-Jahrestagung 2021 stellten Chang et al. nun ihre Ergebnisse vor [26]. Nach einem medianen Follow-up von rund 5 Jahren zeigte sich, dass die stereotaktische Bestrahlung der Operation nicht unterlegen war: Die 3-Jahres-Überlebensrate betrug 91% im Stereotaxie-Arm und 82% im Operations-Arm. Die 5-Jahres-Überlebensrate lag bei 87% beziehungsweise 72% (HR 0,411; p=0,021). Das progressionsfreie Überleben unterschied sich nicht signifikant in den beiden Patientengruppen. Die Rate der Lokalrezidive lag in der Stereotaxie-Gruppe zwar mit 12,5% höher als in der Operations-Gruppe mit 2,5%, das Ergebnis war allerdings nicht signifikant (p=0,54).

> **Fazit für die Praxis**
>
> Die VATS war der offenen Lobektomie in der randomisierten VIOLET-Studie in nahezu allen Punkten überlegen und stellt deshalb das präferierte Operationsverfahren für Patienten mit NSCLC im frühen Stadium dar. Für Patienten mit NSCLC im Stadium IA, deren Tumor im Durchmesser höchstens 3 cm misst, ist die Stereotaxie eine Alternative zur Operation. Denn die Stereotaxie war der Operation in der erweiterten STARS-Studie nicht unterlegen. Die Stereotaxie ist insbesondere für ältere Patienten oder für Patienten mit hoher Morbidität eine gut geeignete Behandlungsoption.

3 Nichtkleinzelliges Lungenkarzinom – Adjuvante Therapie

3.1 Adjuvante Chemotherapie

Im Juni 2020 publizierten Kenmotsu et al. die randomisierte Phase-III-Studie JIPANG, in der sie zwei adjuvante Chemotherapieregime miteinander verglichen: Cisplatin und Vinorelbin versus Cisplatin und Pemetrexed [76]. In die japanische

Studie wurden insgesamt 804 Patienten mit vollständig reseziertem Nichtplattenepithelkarzinom im Stadium II–IIIA aufgenommen. Voraussetzung war eine Lobektomie oder Pneumektomie mit der Resektion der N2-Lymphknoten. Die Tumoren von 24% der Patienten wiesen eine Mutation des epidermalen Wachstumsfaktor-Rezeptors (EGFR) auf. Diese Patienten waren gleichmäßig auf beide Gruppen verteilt. Ebenso waren die einzelnen Tumorstadien sehr gut ausbalanciert. 3–8 Wochen nach der Operation wurden die Patienten randomisiert und erhielten entweder je 4 Zyklen Cisplatin plus Vinorelbin oder Cisplatin plus Pembrolizmab. Der primäre Endpunkt war das rezidivfreie Überleben. Die Rate hierfür war bei beiden Chemotherapien nahezu deckungsgleich und betrug nach 3 Jahren 50,2% in der Cisplatin/Vinorelbin-Gruppe versus 51,1% in der Cisplatin/Pemetrexed-Gruppe. Der Vergleich der Überlebenskurven ergab eine Hazard Ratio von 0,98 (95%CI 0,81–1,20; einseitiger p=0,474). Interessant ist die Beobachtung, dass das rezidivfreie Überleben bei den EGFR-mutierten Patienten unter der Kombination aus Cisplatin und Vinorelbin tendenziell günstiger ausfiel (median 30,4 Monate) als unter Cisplatin plus Pemetrexed (median 24,1 Monate) mit einer Hazard Ratio von 1,38 (95%CI 0,95–1,99), wenn auch nicht signifikant.

Zwar wurde das mediane Gesamtüberleben bisher nicht erreicht, aber es scheint in beiden Therapie-Armen vergleichbar zu sein mit einer geschätzten Hazard Ratio von 0,98 (95%CI 0,71–1,35; einseitiger p=0,434). Die 3-Jahres-Überlebensrate betrug 83,5% im Cisplatin/Vinorelbin-Arm versus 87,2% im Cisplatin/Pemetrexed-Arm. Insgesamt erwies sich in der Studie bezüglich der Wirksamkeit kein Unterschied zwischen den beiden Therapieschemata.

Allerdings zeigte sich in der Cisplatin/Vinorelbin-Gruppe eine deutlich höhere hämatologische Toxizität mit 82% Ereignissen von Grad-3–5 im Vergleich zu 25% in der Cisplatin/Pemetrexed-Gruppe. Die nichthämatologische Toxizität war vergleichbar. Dabei muss bedacht werden, dass das Cisplatin/Vinorelbin-Schema in 3-wöchentlichen Intervallen mit Vinorelbin 25mg/m^2 an Tag 1 und Tag 8 appliziert wurde.

Fazit für die Praxis

In der japanischen Phase-III-Studie JIPANG war die Kombinationstherapie aus Cisplatin und Pemetrexed in der adjuvanten Situation bei Patienten mit Adenokarzinom der Lunge dem Cisplatin/Vinorelbin-Regime nicht überlegen. Es zeigte sich kein Unterschied bezüglich des rezidivfreien und des Gesamtüberlebens. Die hämatologische Toxizität von Cisplatin plus Vinorelbin war allerdings höher, vermutlich aufgrund des gewählten 3-wöchentlichen Intervalls. Außerdem sollten bei der Entscheidung für eine Therapie die Kosten berücksichtigt werden, die für Cisplatin plus Pemetrexed erheblich höher ausfallen. Insgesamt ändert die Studie an dem Standardvorgehen einer adjuvanten Therapie mit 4 Zyklen Cisplatin plus Vinorelbin nichts.

Bei der WCLC-Tagung 2020 im Januar 2021 wurde von Novello et al. die internationale Phase-III-Studie ITACA vorgestellt [122]. In die Studie wurden Patienten mit komplett reseziertem NSCLC der Stadien II–IIIA eingeschlossen. 773 Patienten erhielten randomisiert entweder eine klassische Behandlung mit einer platinbasierten Doublette (n=389) oder eine nach der Tumorbiologie stratifizierte Therapie (n=384). Dafür wurde zunächst die mRNA-Expression von ERCC1 (excision repair cross complementation 1) bestimmt, woraufhin die Patienten in eine Gruppe mit hoher ERCC1-Expression und in eine mit niedriger ERCC1-Expression aufgeteilt worden sind. Anschließend erfolgte eine weitere Differenzierung nach der mRNA-Expression der Thymydilat-Synthetase (TS). Somit ergaben sich insgesamt 4 Patienten-Gruppen für eine nach der Tumorbiologie stratifizierten Behandlung, wobei Patienten mit hoher ERCC1-Expression kein Platin und jene mit hoher TS-Expression kein Pemetrexed bekamen:

➤ Gruppe 1: hohe Expression von ERCC1 und TS (Paclitaxel-Monotherapie),
➤ Gruppe 2: hohe ERCC1- und niedrige TS-Expression (Pemetrexed-Monotherapie),
➤ Gruppe 3: niedrige ERCC1- und hohe TS-Expression (Cisplatin-Gemcitabin-Kombination),
➤ Gruppe 4: niedrige Expression von ERCC1 und TS (Cisplatin-Pemetrexed).

Zwischen den Gruppen waren die Prognoseparameter gut ausbalanciert. Bezüglich des medianen Gesamtüberlebens entwickelte sich kein statistisch signifikanter Unterschied: Es betrug im biologiegesteuerten Arm 96,4 Monate und im Kontroll-Arm 83,5 Monate. Die Hazard Ratio lag bei 0,76 (95%CI 0,55–1,04; p=0,091). Auch das mediane progressionsfreie Überleben war mit einer Hazard Ratio von 0,94 nicht statistisch signifikant unterschiedlich.

Die Studienautoren schlossen aus den Ergebnissen der Studie, dass sich das Überleben der Patienten zwar tendenziell, aber nicht signifikant verbessert, wenn die adjuvante Chemotherapie auf einer Untersuchung des Primärtumor-Gewebes und der Bestimmung der mRNA-Expression von ERCC1 und TS basiert. Positiv zu verzeichnen war, dass der Verzicht auf Cisplatin in den Gruppen mit einer hohen ERCC1-Expression keinen Überlebensnachteil nach sich zog und die eingesetzte Monotherapie bei diesen Patienten mit einer niedrigeren Nebenwirkungsrate verbunden war.

> **Fazit für die Praxis**
>
> Eine anhand der ERCC1- und TS-Expression gesteuerte adjuvante Chemotherapie bringt gegenüber der Standardtherapie keine Überlebensvorteile. Dennoch ist bemerkenswert, dass Patienten mit hoher ERCC1-Expression unter einer Monotherapie ein ebenso gutes Ergebnis erreichten wie mit einer Cisplatin-basierten Chemotherapie-Kombination. In der klinischen Praxis wird eine adjuvante Therapie, die basierend auf der Bestimmung dieser beiden Enzyme gesteuert wird, nur schwer umsetzbar sein. Zur weiteren Optimierung der Therapie sind sicherlich noch sensitivere Diagnostik-Methoden und die Identifizierung von weiteren molekularen Zielstrukturen erforderlich.

3.2 Adjuvante Immuntherapie

Zur adjuvanten Immuntherapie beim NSCLC sind bereits mehrere große Phase-III-Studien initiiert worden. Als erste erfolgreiche Studie gilt IMpower010, deren Daten bei der ASCO-Jahrestagung 2021 von Wakelee et al. vorgestellt worden sind [195]. In die Phase-III-Studie aufgenommen wurden Patienten, die ein vollständig reseziertes NSCLC im Stadium IB–IIIA aufwiesen. Bei 12% der Patienten lag ein Stadium IB vor, bei 47% ein Stadium II und bei 41% ein Stadium III. Der Anteil der Nichtplattenepithelkarzinome betrug 66%, 55% der Tumoren waren PD-L1-positiv. 1280 Patienten erhielten nach der Tumorresektion eine adjuvante Chemotherapie mit 1–4 Zyklen einer platinbasierten Zweifachkombination (Cisplatin plus Pemetrexed, Gemcitabin, Docetaxel oder Vinorelbin). Anschließend bekamen 1005 Patienten randomisiert eine zusätzliche Immuntherapie mit Atezolizumab oder lediglich eine Supportiv-Behandlung.

Der primäre Endpunkt der Studie war das krankheitsfreie Überleben, das im Immuntherapie-Arm signifikant günstiger ausfiel: Die Rate der Patienten, die nach 3 Jahren noch rezidivfrei geblieben waren, lag bei 60% unter der Immuntherapie im Vergleich zu 48,2% in der Kontrollgruppe (Abb. 2). Der Vergleich der Kurven wies eine Hazard Ratio von 0,66 auf (95%CI 0,5–0,88) und war statistisch signifikant.

In Bezug auf die Expression von PD-L1 (programmed cell death-ligand 1) konnte gezeigt werden, dass Patienten mit einem PD-L1-negativen NSCLC keinen Vorteil im krankheitsfreien Überleben aufwiesen. Hingegen war eine PD-L1-Expression von über 50% mit einer Hazard Ratio von 0,43 sehr vorteilhaft bezüglich des krankheitsfreien Überlebens. Eine separate Analyse von Tumoren mit einer PD-L1-Expression zwischen 1% und 49% wurde bisher nicht vorgenommen. Die Daten zum Gesamtüberleben sind zum jetzigen Zeitpunkt noch nicht reif.

Die Atezolizumab-Therapie musste bei immerhin 29% der Patienten unterbrochen und bei 18% sogar abgebrochen werden. Eine immunbedingte Toxizität

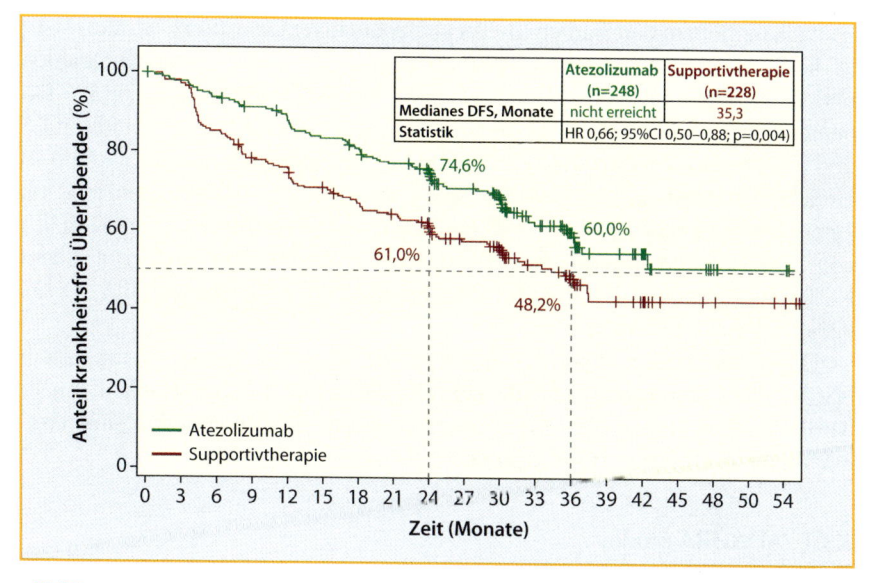

Abbildung 2: IMpower010-Studie: Adjuvante Immuntherapie mit Atezolizumab im Vergleich zur Supportivtherapie nach einer adjuvanten Chemotherapie bei Patienten mit vollständig reseziertem NSCLC in den Stadien IB–IIIA. Das mediane Follow-up betrug 32,8 Monate. Der größte Vorteil des krankheitsfreien Überlebens (DFS, primärer Endpunkt) zeigte sich bei Patienten mit PD-L1-positiven Tumoren. Adaptiert nach [195].

von Grad 3–4 trat bei 8% der Patienten auf, eine Steroidbehandlung war bei 12% der Patienten erforderlich.

Fazit für die Praxis

Die IMpower010-Studie ist die erste randomisierte Studie bei Patienten mit komplett reseziertem NSCLC im Stadium IB–III, in der sich ein signifikanter Vorteil im krankheitsfreien Überleben durch eine adjuvante Immuntherapie im Anschluss an eine adjuvante Chemotherapie gezeigt hat. Die Immuntherapie hat somit die Chemotherapie nicht ersetzt, sondern ergänzt. Der Vorteil im krankheitsfreien Überleben beschränkte sich auf die Gruppe der Patienten mit einem PD-L1-positiven Tumor und war hier in allen untersuchten Stadien nachweisbar.

3.3 Adjuvante Therapie bei EGFR-mutierter Erkrankung

Bei der ASCO-Jahrestagung 2021 wurde von Jung et al. eine Analyse aus Südkorea vorgestellt zur Prognose von Patienten mit EGFR-mutiertem Nichtplattenepithelkarzinom in den Stadien IB–IIIA nach operativer Resektion [75]. Von 1811 in die Studie eingeschlossenen Patienten wiesen 52,7% eine Exon-19-Deletion und 47,3% eine L858R-Mutation im EGFR-Gen des Karzinoms auf. Für 595 Patienten wurde ein NSCLC im Stadium IB diagnostiziert, für 313 ein Stadium IIA und für 274 ein Stadium IIIA. Die Patienten mit einem NSCLC im Stadium IB erreichten im Median ein krankheitsfreies Überleben von 74,0 Monaten, jene mit einem NSCLC im Stadium II von 48,6 Monaten und jene mit einem Stadium IIIA von 22,4 Monaten. Insgesamt erlitten 87 von 228 Patienten (38%) mit einem NSCLC im Stadium II ein Rezidiv. Die Rezidivrate für das Stadium IIIA lag bei 62% (151 von 243 Patienten).

Die Daten zeigen, dass die Prognose für Patienten mit EGFR-mutiertem NSCLC nicht günstiger ist als für jene mit NSCLC mit Wildtyp-EGFR. Deshalb wird in zahlreichen Studien die gezielte adjuvante Therapie mit Tyrosinkinase-Inhibitoren (TKI) gegen EGFR erprobt.

3.3.1 ADAURA-Studie

In der ADAURA-Studie untersuchten Wu et al. den adjuvanten Einsatz von Osimertinib, eines EGFR-TKI der dritten Generation, bei EGFR-mutiertem NSCLC [203]. In die Phase-III-Studie wurden Patienten mit komplett resezierten NSCLC in den Stadien IB–IIIA und aktivierender EGFR-Mutation aufgenommen. Die Patienten durften zusätzlich eine adjuvante Chemotherapie stadienadaptiert erhalten haben. Zwischen der Operation und der Randomisierung durften für Patienten ohne adjuvante Chemotherapie maximal 10 Wochen und für Patienten mit adjuvanter Chemotherapie maximal 26 Wochen liegen. Insgesamt wurden 682 Patienten in die Studie eingeschlossen und erhielten randomisiert entweder Osimertinib (80 mg 1-mal täglich für 3 Jahre) oder Placebo. Der primäre Endpunkt der Studie war das krankheitsfreie Überleben der Patienten mit einem NSCLC in den Stadien II–IIIA. Die Patientencharakteristika waren zwischen den beiden Therapie-Armen gut ausbalanciert. Das mediane Alter lag bei 63 Jahren, der Anteil an Frauen betrug 70% und der an Nichtrauchern 72%. 31% der Patienten wiesen ein NSCLC im Stadium IB auf, 35% im Stadium II und im Stadium IIIA. 55% hatten eine adjuvante Chemotherapie erhalten, 45% dagegen nicht.

Das krankheitsfreie Überleben nach 2 Jahren für Patienten mit NSCLC im Stadium II–IIIA, der primäre Endpunkt der Studie, fiel deutlich zugunsten der Osimertinib-Therapie aus mit 90% versus 44% unter Placebo (Hazard Ratio 0,17; 99,06%CI 0,11–0,26; p<0,0001). In einer stadienbezogenen Analyse war der Effekt im Stadium IB geringer mit einer Rate für das krankheitsfreie Überleben nach 2 Jahren von 88% versus 71% und einer Hazard Ratio von 0,39 (95%CI 0,18–076) (Abb. 3). Im Stadium II betrugen die Raten für das krankheitsfreie Über-

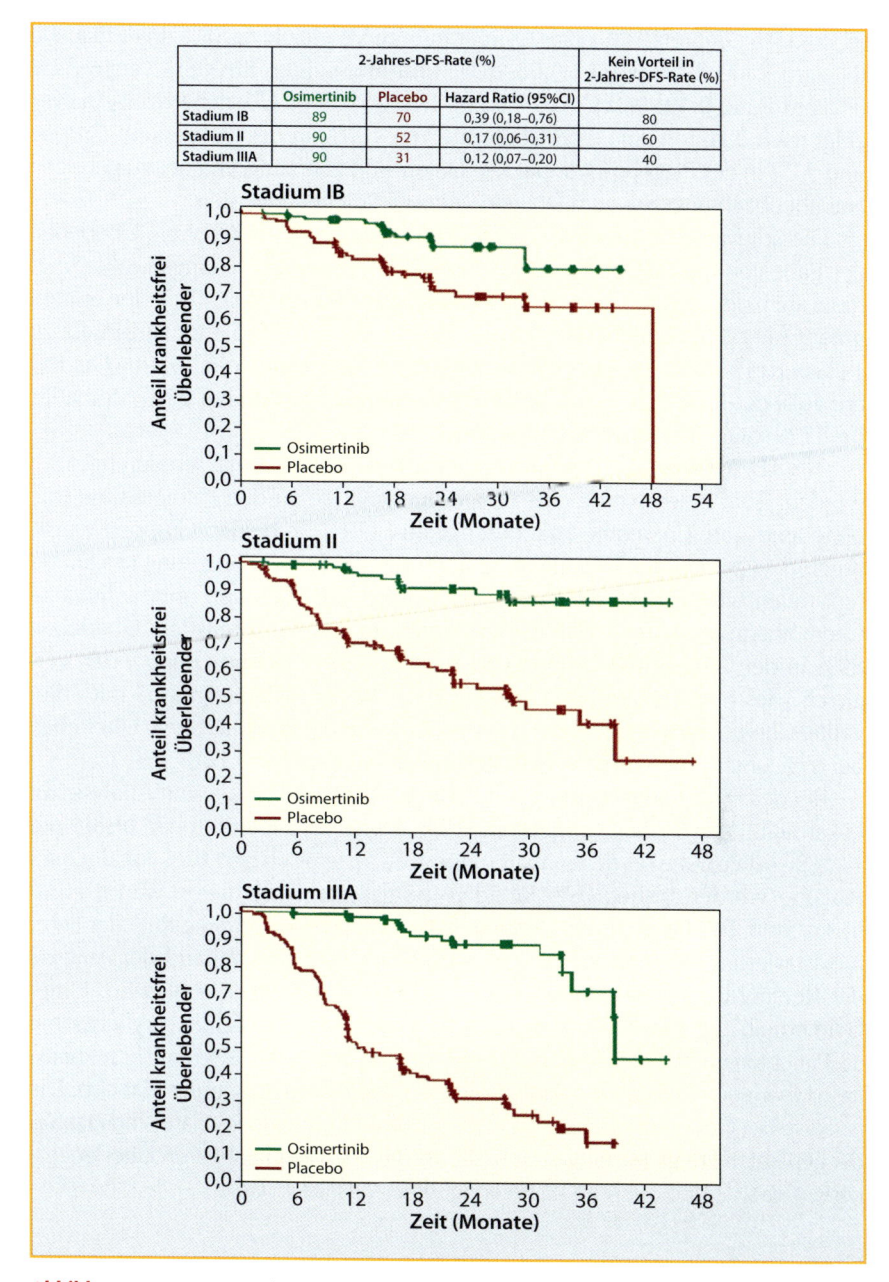

	2-Jahres-DFS-Rate (%)			Kein Vorteil in 2-Jahres-DFS-Rate (%)
	Osimertinib	Placebo	Hazard Ratio (95%CI)	
Stadium IB	89	70	0,39 (0,18–0,76)	80
Stadium II	90	52	0,17 (0,06–0,31)	60
Stadium IIIA	90	31	0,12 (0,07–0,20)	40

Abbildung 3: NSCLC mit aktivierender EGFR-Mutation in den Stadien IB, II und IIIA: Adjuvante Therapie mit Osimertinib versus Placebo: ADAURA-Studie. Adaptiert nach [201].

leben nach 2 Jahren 91% unter Osimertinib im Vergleich zu 56% unter Placebo (Hazard Ratio 0,17; 95%CI 0,08–0,31) und im Stadium IIIA 88% versus 32% (Hazard Ratio 0,12; 95%CI 0,07–0,20). Die vorläufige Überlebenszeit-Analyse zeigt nach 2 Jahren eine Überlebensrate von 100% in der Osimertinib-Gruppe und 93% in der Placebo-Gruppe. Die Daten sind aber aufgrund der zu geringen Nachbeobachtungszeit zum jetzigen Zeitpunkt nicht verwertbar.

Die adjuvante Osimertinib-Therapie hat zwar das krankheitsfreie Überleben der Patienten mit NSCLC in den Stadien II-IIIA erheblich verlängert, allerdings muss auch die Toxizität der Substanz bedacht werden. 20% der Patienten erlitten unter Osimertinib eine Nebenwirkung von mindestens Grad 3 im Gegensatz zu 14% unter Placebo. Die Hauptnebenwirkungen unter Osimertinib waren Diarrhö bei 46% der Patienten, Haut- und Nagelbettveränderungen bei 25%, Stomatitis bei 17% sowie Juckreiz und Husten bei 18%.

Zur ADAURA-Studie sind inzwischen einige weitere Analysen durchgeführt worden. Zum einen wurde eine Subgruppenanalyse zu den Patienten mit und ohne adjuvante Chemotherapie durchgeführt [201]. In beiden Gruppen wurde durch die Osimertinib-Therapie eine hoch signifikante Verlängerung des krankheitsfreien Überlebens erreicht. In der Gruppe der Patienten ohne adjuvante Chemotherapie betrugen die 2-Jahres-Raten für das krankheitsfreie Überleben 89% in der Osimertinib-Gruppe versus 58% in der Placebo-Gruppe, der Vergleich wies eine Hazard Ratio von 0,23 auf. In der Patientengruppe mit adjuvanter Chemotherapie lagen die 2-Jahres-Raten für das krankheitsfreie Überleben bei 89% unter Osimertinib versus 49% unter Placebo (HR 0,16).

Bei der ESMO-Jahrestagung 2020 wurde von Tsuboi et al. eine Analyse zur Lokalisation der Rezidive vorgestellt [193]. Unter Osimertinib traten bisher nur 11% Rezidive auf, von denen waren nur 38% systemisch und 62% lokal. Unter Placebo wurden bisher 46% Rezidive festgestellt, 61% davon waren Hirnmetastasen. Die Osimertinib-Therapie hat somit insbesondere die Rate der Fernmetastasierung deutlich vermindert. Zusätzlich lässt sich anhand der Analyse der Rezidiv-Lokalisationen auf eine zerebrale Wirksamkeit schließen: Unter Osimertinib entwickelten bislang nur 4 Patienten ein ZNS-Rezidiv verglichen mit 33 Patienten im Placebo-Arm. Nach 36 Monaten betrug das zerebrale krankheitsfreie Überleben 98% unter Osimertinib im Vergleich zu 82% unter Placebo. Die Analyse des Gesamtüberlebens ist weiterhin nur präliminär. Bis dato sind erst 5% der geplanten Ereignisse eingetreten, sodass die noch vergleichbaren Überlebenskurven nach 2 und 3 Jahren keine endgültige Aussage zulassen.

Fazit für die Praxis

Osimertinib ersetzt nicht die Chemotherapie bei Patienten mit EGFR-mutiertem NSCLC. Diese sollten bei gegebener Indikation auch eine adjuvante Chemotherapie erhalten. Die zusätzliche Osimertinib-Gabe führt zu einer Verlängerung des krankheitsfreien Überlebens. Bei Patienten im Stadium IB ist der Vorteil im krankheitsfreien Überleben gering. Hier würden mehr als 70% der Patienten Osimertinib ohne jeden Nutzen erhalten. Bei Patienten im Stadium IIIA ist der Vorteil im krankheitsfreien Überleben hingegen groß. Hier liegt die Rate nach 2 Jahren bei 88% versus 32%. In den Stadien II und IIIA wird somit bei einem großen Anteil der Patienten die Rezidiv-Entwicklung zumindest deutlich verzögert. Ob letztlich die Langzeit-Überlebensrate und die Heilungsrate der Patienten mit der adjuvanten Osimertinib-Therapie verbessert werden können, ist ungeklärt und bedarf der weiteren Nachbeobachtung. – Ungeachtet der kurzen Nachbeobachtungszeit ist die adjuvante Therapie mit Osimertinib bei EGFR-mutiertem Tumor nach vollständiger Resektion inzwischen von der europäischen Zulassungsbehörde EMA zugelassen worden.

3.3.2 IMPACT-Studie

Bei der ASCO-Jahrestagung 2021 wurde von Tada et al. die randomisierte Phase-III-Studie IMPACT präsentiert, in der eine EGFR-TKI-Therapie mit einer klassischen Chemotherapie bei Patienten nach Resektion eines NSCLC mit EGFR-Mutation in den Stadien II und III verglichen wurde [192]. In die IMPACT-Studie wurden insgesamt 230 Patienten mit vollständig reseziertem Tumor aufgenommen. Eingangskriterien waren eine nachweisbare EGFR-Mutation entweder mit Exon-19-Deletion oder L858R-Mutation, ohne dass gleichzeitig eine T790M-Mutation vorlag. Anschließend wurden die Patienten randomisiert auf eine Therapie mit dem EGFR-TKI Gefitinib (250 mg 1-mal täglich für 2 Jahre) oder Cisplatin (80 mg/m^2) plus Vinorelbin (25 mg/m^2 Tag 1 und 8) alle 3 Wochen für 4 Zyklen. Letztlich wurden 112 Patienten mit Gefitinib und 110 mit Chemotherapie behandelt. 61% der Patienten erhielten 2 Jahre Gefitinib und 78% alle 4 Zyklen der Chemotherapie. Die Patienten waren hinsichtlich der Tumor-Ausbreitung und anderen Prognoseparametern gut zwischen den Gruppen ausbalanciert. Das krankheitsfreie Überleben fiel im Median für den Gefitinib-Arm günstiger aus mit 36 versus 25 Monaten. Die Rate für das krankheitsfreie Überleben nach 5 Jahren war hingegen im Chemotherapie-Arm mit 34% im Vergleich zu 31,8% im Gefitinib-Arm leicht erhöht. Die Kurven für das krankheitsfreie Überleben kreuzen sich sogar nach 4 Jahren. Das Gesamtüberleben zeigte ebenfalls keinen signifikanten Überlebensunterschied. Die 5-Jahres-Überlebensrate betrug 78% für die Gefitinib-Gruppe und 75% für die Chemotherapie-Gruppe. Auch hier kreuzen sich die Überlebenskurven nach dem fünften Jahr, woraufhin die Kurve für die Chemotherapie-Gruppe etwas oberhalb jener der EGFR-TKI-Gruppe verläuft.

Bei der Analyse der Rezidiv-Lokalisation fällt eine hohe Zahl auf von 26 Patienten mit Hirnmetastasen im EGFR-TKI-Arm im Vergleich zu nur 14 Patienten im Chemotherapie-Arm. Insgesamt haben 76 Patienten in dem Gefitinib-Arm ein Rezidiv erlitten, 65 erhielten eine Zweitlinientherapie, 47 von ihnen einen erneuten TKI. Die Rate der Rezidive im Chemotherapie-Arm war mit 68 niedriger, 62 erhielten eine Zweitlinien-Therapie, 93% von ihnen einen EGFR-TKI.

3.3.3 CTONG1104-Studie

Zhong et al. publizierten 2020 die Ergebnisse der CTONG1104-Studie [213]. Darin randomisierten sie 220 Patienten mit einer aktivierenden EGFR-Mutation und nachweisbarem N1- oder N2-Befall auf eine adjuvante Therapie entweder mit Gefitinib (250 mg/Tag für 2 Jahre) oder eine adjuvante Standard-Chemotherapie mit Cisplatin und Vinorelbin über 4 Zyklen. Aus nicht nachvollziehbaren Gründen erhielten von den 111 Patienten im Chemotherapie-Arm nur 87 tatsächlich die Behandlung. Die Gefitinib-Therapie wurde hingegen bei 106 von 111 Patienten durchgeführt. Die übrigen Prognoseparameter waren gut ausbalanciert, ein Drittel der Patienten hatte eine N1- und zwei Drittel eine N2-Situation. Die Studiendaten zeigen im Gesamtüberleben identische Überlebenskurven, die 5-Jahres-Überlebensrate betrug 53% versus 51%. Patienten mit einer Exon-19-Deletion profitierten im Überleben etwas stärker, aber nicht signifikant von der Gefitinib-Therapie mit einer Hazard Ratio von 0,76. Weiterhin nachverfolgt werden konnten 32% der Patienten in der Gefitinib-Gruppe und 39% in der Chemotherapie-Gruppe. Die Rate für das krankheitsfreie Überleben war nach 3 Jahren 40% versus 32% und nach fünf Jahren 23 versus 23%. Insgesamt hat die Studie somit eine Verlängerung der progressionsfreien Überlebenszeit durch den EGFR-TKI erreicht, ein Überlebensvorteil konnte jedoch nicht beobachtet werden.

> **Fazit für die Praxis**
>
> In der IMPACT-Studie und in der CTONG-1104-Studie wurden jeweils eine alleinige EGFR-TKI-Therapie mit einer Chemotherapie verglichen. Beide Studien zeigen keinen signifikanten Überlebensunterschied nach 5 Jahren, aber ein längeres progressionsfreies Überleben unter dem EGFR-TKI. Bemerkenswert ist aber auch in beiden Studien, dass die Rate der Patienten ohne erneute Progression im Chemotherapie-Arm höher war als im EGFR-TKI-Arm. Dies könnte darauf hindeuten, dass langfristig die Heilungsrate durch die Chemotherapie erhöht wird. Dieser Effekt kommt möglicherweise aber erst nach einer Latenz von mehr als 5 Jahren zum Tragen. Vor diesem Hintergrund wird es spannend sein zu beobachten, wie sich die Langzeit-Überlebensraten in der ADAURA-Studie gestalten werden.

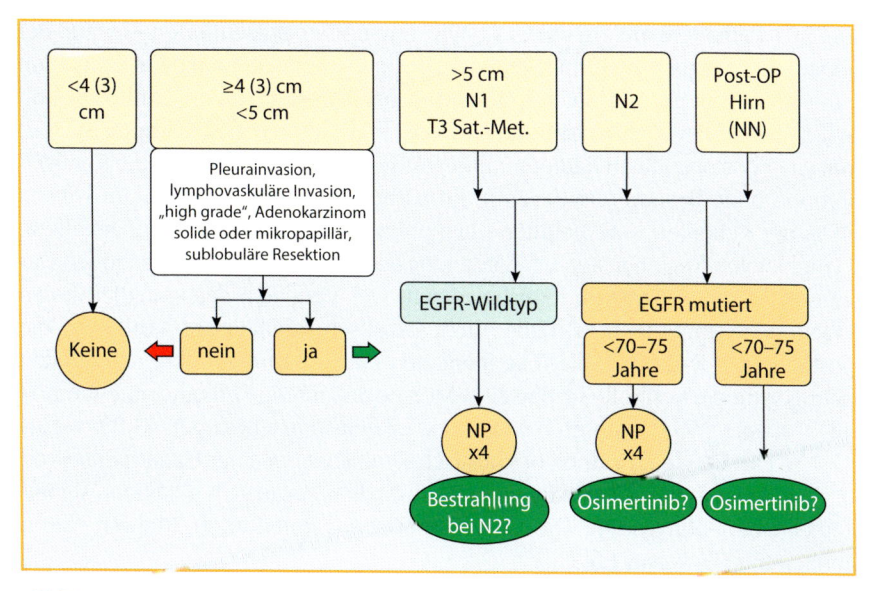

Abbildung 4: *Therapiealgorithmus zur adjuvanten Therapie beim NSCLC (Stand Juni 2021).*

3.3.4 EGFR-Mutationsanalyse vor adjuvanter Therapie

Während bisher eine molekulare Diagnostik für die Entscheidung zur adjuvanten Therapie beim NSCLC nicht erforderlich war, sollte aktuell zumindest eine EGFR-Mutationsanalyse durchgeführt werden. Ob Patienten mit EGFR-mutiertem Tumor dann wirklich adjuvant eine gegen EGFR gerichtete Therapie erhalten sollten oder diese erst beim Auftreten eines Rezidivs eingesetzt werden sollte, ist derzeit weiterhin eine offene Frage. Für eine Antwort müssen die Langzeitdaten der ADAURA-Studie abgewartet werden. Eine Übersicht zur derzeitigen adjuvanten Strategie zeigt Abb. 4.

3.4 Adjuvante Strahlentherapie

Seit vielen Jahren in der Diskussion ist die Notwendigkeit einer adjuvanten Strahlentherapie bei reseziertem N2-NSCLC. Die circa 20 Jahre zurückliegende Portanalyse hatte für die Gruppe der N2-Patienten eine Senkung des Lokalrezidiv-Risikos und einen tendenziellen Überlebensvorteil gezeigt, während in den anderen Tumorstadien die postoperative Strahlentherapie eher nachteilig war. Deshalb untersuchten Le Pechoux et al. nun in der europäischen, randomisierten Phase-III-Studie LungART den Einsatz einer postoperativen Strahlentherapie bei 501 Patienten mit N2-NSCLC. Die Ergebnisse präsentierten sie auf der ESMO-Jahrestagung 2020 [95]. 96% der Patienten erhielten nach der Operation eine adjuvante Standard-Chemotherapie nach den gängigen Leitlinien und wurden anschließend randomisiert entweder in die Interventions-Gruppe (n=252) mit einer postoperativen Radiotherapie (54 Gy, 5,5 Wochen) oder in die Kontroll-Gruppe ohne Bestrahlung (n=249). Im pathologischen Tumorstadium wiesen 45% der Patienten eine befallene Lymphknotenregion und 52% 2 befallene Lymphknoten-Regionen auf. Die Verteilung der Lymphknoten-Lokalisationen war zwischen beiden Armen gut ausbalanciert. Der Vergleich des krankheitsfreien Überlebens zeigt einen geringen, nicht statistisch signifikanten Vorteil für die postoperative Radiotherapie. Die medianen krankheitsfreien Überlebenszeiten betrugen für die Kontroll-Gruppe 22,8 Monate und für die Radiotherapie-Gruppe 30,5 Monate. Nach 3 Jahren betrug das krankheitsfreie Überleben 43,8% versus 47,1%. Der Vergleich war nicht statistisch signifikant bei einer Hazard Ratio von 0,85 und einem 95%CI von 0,67–1,07. Zusätzlich zeigte sich auch kein signifikanter Überlebensvorteil. Die Gesamtüberlebens-Raten nach 3 Jahren waren ähnlich (66,5% versus 68,5%).

Interessant ist die Aufschlüsselung nach den Todesursachen in den einzelnen Therapie-Armen (Tab. 2). Im Kontroll-Arm starben 87 von 102 Patienten an einer

Tabelle 2: *Toxizität und Ursachen für Todesfälle in der LungART-Studie: postoperative Radiotherapie bei N2-NSCLC. Adaptiert nach [95].*

Unerwünschte Wirkungen	Kontroll-Arm (n=249)	PORT-Arm (n=252)
Todesfälle	102 (41,5%)	99 (39,6%)

Ursache des Todesfalls
  Progression oder Rezidiv
  kardiopulmonal
  Sekundärkarzinom
  RT- oder CT-assoziierte Toxizität
  andere
  unbekannt
	
	87 (86,1%)
	2 (2,0%)
	1 (1,0%)
	0 (0%)
	11 (10,9%)
	1
		
		68 (69,4%)
		16 (16,2%)
		5 (5,1%)
		3 (3,0%)
		6 (6,1%)
		1

Toxizität		
mind. 1 späte, Grad 3–4	22 (8,9%)	36 (14,6%)
kardiopulmonal, Grad 3–4	12 (4,9%)	26 (10,8%)
sekundäre Tumorerkrankungen sekundärer Lungentumor, N	18 (7,2%) 4/18	28 (11,1%) 11/28

Progression oder an einem Rezidiv, dies war im Radiotherapie-Arm nur bei 68 von 99 Patienten der Fall. Hingegen starben 16 Patienten aufgrund einer kardiopulmonalen Toxizität im Strahlentherapie-Arm im Vergleich zu 2 Patienten im Kontroll-Arm. Die höhere therapiebedingte Mortalität hat somit den Vorteil der niedrigeren Rezidivrate komplett aufgebraucht.

> **Fazit für die Praxis**
>
> Die LungART-Studie ist die erste randomisierte Studie zur Überprüfung einer modernen postoperativen Radiotherapie nach kompletter Resektion beim N2-NSCLC. Die Studie belegt eine bessere lokale Kontrolle und ein niedrigeres Lokalrezidiv-Risiko durch die postoperative Strahlentherapie. Begleitet war die Strahlentherapie jedoch mit einer erhöhten Rate an kardiopulmonaler Toxizität und Todesfällen. Somit konnte der geringe Vorteil im progressionsfreien Überleben nicht in ein besseres Gesamtüberleben übertragen werden. Nach dieser Studie ist die Durchführung einer postoperativen Radiotherapie bei Patienten mit N2-NSCLC sicherlich keine klinische Routine mehr. Die Indikation zu einer solchen Strahlentherapie sollte kritisch abgewogen werden und nur in Einzelfällen zur Anwendung kommen. Eine Indikation bleibt in jedem Falle eine R1-Resektion.

4 Nichtkleinzelliges Lungenkarzinom – Neoadjuvante Therapie

4.1 Neoadjuvante Immun- oder Chemo-Immuntherapie

Zur neoadjuvanten Immun- oder Chemo-Immuntherapie sind 2019–2020 mehrere Phase-II-Studien publiziert worden, in denen eine hohe Wirksamkeit dieser Therapie gezeigt werde konnte.

4.1.1 Alleinige neoadjuvante Immuntherapie

Aus der LCMC3-Studie liegen erste Daten aus einer randomisierten Studie vor, in der eine alleinige neoadjuvante Immuntherapie getestet wurde. Kwiatkowski et al. setzten hier Atezolizumab als neoadjuvante Therapie bei Patienten mit NSCLC im Stadium IB–IIIA ein [82]. Die Patienten hatten 2 Gaben Atezolizumab vor einer Operation bekommen. Postoperativ wurde das pathologische Ansprechen im Operationspräparat untersucht. Von 77 Patienten mit auswertbaren Daten erreichten 4 eine komplette Remission (5%) und 15 (19%) eine partielle Remission. Die Studie hat somit die Effektivität einer neoadjuvanten Atezolizumab-Therapie gut belegt.

Im Jahr 2020 stellten Wislez et al. auf der ESMO-Jahrestagung die IoNESCO-Studie vor [198]. Darin erhielten Patienten mit NSCLC im Stadium IB–IIIA neoadjuvant insgesamt 3 Gaben von Durvalumab (750 mg) und wurden anschließend operiert. Von 46 eingeschlossenen Patienten konnten 41 vollständig operiert werden. Das krankheitsfreie Überleben betrug nach 1 Jahr 78% und das Gesamtüberleben 89%. Im Operationspräparat war bei 19% der Patienten eine mehr als 90%ige Revitalisierung der Tumorzellen zu beobachten.

> **Fazit für die Praxis**
>
> Die Studien zur alleinigen neoadjuvanten Immuntherapie beim NSCLC zeigen grundsätzlich die Wirksamkeit und Sicherheit einer solchen Therapie. Die Rate der vollständigen Operationen wurde nicht beeinträchtigt, die operative Komplikationsrate nicht erhöht. Ein hoher Anteil der Patienten erreichte mit neoadjuvanter Immuntherapie eine Reduktion der vitalen Tumorzellen, der Anteil der Patienten mit mehr als 90%iger Tumor-Revitalisierung liegt bei etwa 20%. Bis zu 5% der Patienten erreichten eine komplette Remission.

4.1.2 Neoadjuvante Chemo-Immuntherapie in klinischer Phase II

Die NADIM-Studie von Provencio et al. wurde im September 2020 in Lancet Oncology publiziert [145]. Das Studienkonzept schloss Patienten mit einem NSCLC im Stadium IIIA entweder mit N2- oder mit T4-N0-1-Manifestation ein. 46 Patienten erhielten für 3 Zyklen eine Chemotherapie mit Carboplatin (AUC 6) und Paclitaxel (200 mg/m^2 an Tag 1) plus den Immun-Checkpoint-Inhibitor Nivolumab (360 mg Absolut-Dosis). Anschließend erfolgte für 41 Patienten die Resektion ihres Tumors gefolgt von einer Erhaltungstherapie mit Nivolumab (240 mg alle 2 Wochen für 1 Jahr) für 37 Patienten. 90% der Patienten hatten eine N2-Manifestation, 75% von ihnen einen multiplen N2-Befall. Die Remissionsrate auf die Therapie war hoch mit 4% kompletten Remissionen und 70% partiellen Remissionen. Unter der Therapie war kein Tumor progredient.

Die Tumoren aller 41 operierten Patienten konnten R0 reseziert werden. Eine komplette pathologische Remission war bei 24 der 41 Patienten (59%) nachweisbar. Lediglich 7 der 41 Patienten wiesen noch mehr als 10% vitale residuelle Tumorzellen auf. Nach einem medianen Follow-up von 17 Monaten starb bisher 1 Patient aus dieser Gruppe. Nach 18 Monaten betrug die progressionsfreie Überlebensrate 81% und die Gesamtüberlebensrate 91% bezogen auf alle 46 eingeschlossenen Patienten. Die Studie konnte somit eine extrem hohe pathologische komplette Remissionsrate nach kombinierter Chemo-Immuntherapie nachweisen, die sich in hohen Raten krankheitsfreien Überlebens nach 18 Monaten übersetzt. Folgestudien mit randomisierten Vergleichen wurden bereits initiiert.

4.1.3 Neoadjuvante Chemo-Immuntherapie in klinischer Phase III

Im Jahr 2021 sind mittlerweile mehrere randomisierte Phase-III-Studien zum Einsatz einer neoadjuvanten Chemo-Immuntherapie in den frühen Stadien initiiert worden. Dazu gehört die CheckMATE-816-Studie, in der eine neoadjuvante Chemotherapie mit einer Platindoublette alleine versus einer Platindoublette plus Nivolumab bei geplant 350 Patienten verglichen wird. Bei der AACR-Jahrestagung 2021 stellten Forde et al. erste Ergebnisse der CheckMate-816-Studie vor [43]. In diese Studie wurden Patienten mit einem neu diagnostizierten, resektablen NSCLC im Stadium I mit einer Tumorgröße von mehr als 4 cm oder im Stadium II–IIIA aufgenommen. Patienten mit aktivierenden Genmutationen waren nicht zugelassen. Insgesamt bekamen 358 Patienten randomisiert entweder eine Chemotherapie plus Nivolumab (360 mg alle 3 Wochen) oder eine alleinige Chemotherapie über 3 Zyklen. Anschließend erfolgte einer Operation, die postoperative Therapie war optional und abhängig vom pathologischen Tumorstadium. 36% der Patienten wiesen ein Stadium IB oder II auf, 64% ein Stadium IIIA. Der Plattenepithelkarzinomanteil war mit 52% recht hoch. Eine PD-L1-Expression war bei 56% der Patienten nachweisbar, 44% der Patienten waren PD-L1 negativ. Der Anteil der Patienten mit einer PD-L1-Expressionsrate von über 50% lag bei 22%. Die Therapie war gut durchführbar, 3 Zyklen Chemotherapie plus Nivolumab erhielten 94% der 179 Patienten, die alleinige Chemotherapie 85%. Erstaunlicherweise war die Rate der definitiven Operation relativ gering und betrug 83% im Chemotherapie-Immuntherapie-Arm und 75% im Chemotherapie-Arm. Der primäre Endpunkt der Studie war die pathologische komplette Remissionsrate im Tumorresultat. Diese betrug unter Chemotherapie plus Immuntherapie 24% im Vergleich zu lediglich 2,2% unter alleiniger Chemotherapie. Wurden nur die Patienten betrachtet, deren Tumor tatsächlich reseziert wurde, so war die Rate für die pathologische Komplett-Remission (PCR) hier 30,5%. Besonders hoch war die PCR-Rate bei den Patienten mit hoher PD-1-Expression, aber auch bei Patienten mit negativer PD-L1-Expression war eine höhere PCR-Rate im Vergleich zur alleinigen Chemotherapie nachweisbar. Bildgebend betrug die partielle Remissionsrate unter Chemo-Immuntherapie 54% und unter Chemotherapie 38%. In der Studie wurde auch nach zirkulierender Tumor-DNA gesucht. Ein Clearing der ctDNA konnte unter Chemo-Immuntherapie bei 56% und unter Chemotherapie bei 34% erreicht werden. Insgesamt war die Chemo-Immuntherapie gut verträglich und mit keinen schweren Nebenwirkungen assoziiert.

Bei der ASCO-Jahrestagung 2021 zeigten Spicer et al. eine detaillierte Analyse zum chirurgischen Vorgehen in der CheckMate-816-Studie [184]. Erstaunlicherweise betrug die Resektionsrate auch im Stadium IB nur 85%. Die Rate der pathologischen Komplettremission war im Stadium I mit 40% höher als im

Stadium II mit 24% und im Stadium III mit 23%. Insgesamt belegen die Studienergebnisse die praktische Durchführbarkeit des Konzeptes und haben nachweisen können, dass die neoadjuvante Chemo-Immuntherapie eine deutlich höhere Rate für PCR als eine alleinige Chemotherapie erreichen kann. Ob diese höhere Remissionsrate sich letztlich auch in ein besseres Überleben für die Patienten übersetzen wird, muss durch längere Nachbeobachtung erst noch geprüft werden.

Die KEYNOTE-671-Studie verfolgt im gleichen Ansatz wie die CheckMate-816-Studie die Wirksamkeit der neoadjuvanten Chemo-Immuntherapie, allerdings mit dem PD1-Inhibitor Pembrolizumab. In diese Phase-III-Studie sollen insgesamt 786 Patienten aufgenommen werden. Ein ähnliches Konzept verfolgt die IMpower-030-Studie mit Atezolizumab und die AEGAN-Studie mit Durvalumab. Alle diese Studien schließen Patienten in den Stadien IIA–IIIA ein, einige auch Patienten bis zum Stadium IIIB.

4.2 Neoadjuvante EGFR-TKI-Therapie bei Patienten mit EGFR-mutierten Tumoren

Wu et al. stellten in der CTONG1103-Studie die neoadjuvante Therapie mit Erlotinib der Chemotherapie bei Patienten mit EGFR-mutiertem NSCLC gegenüber [202]. In die bei der ASCO-Jahrestagung 2021 besprochenen Phase-II-Studie wurde eine relativ kleine Anzahl von Patienten (je 36) in die Therapiearme eingeschlossen. Aufgenommen wurden Patienten mit histologisch gesicherter N2-Ausbreitung und aktivierender EGFR-Mutation. Anschließend erfolgte die Randomisierung auf Erlotinib versus Chemotherapie mit Cisplatin und Gemcitabin. Die Chemotherapie wurde über 2 Zyklen gegeben, anschließend erfolgte die Operation, postoperativ erhielten die Patienten 2 weitere Zyklen Chemotherapie oder weiterhin Erlotinib für 1 Jahr.

Es ergab sich kein signifikanter Unterschied im Gesamtüberleben zwischen den beiden Gruppen. Die 3-Jahres-Überlebensrate betrug 58,6% im Erlotinib-Arm und 55,9% im Chemotherapie-Arm. Der Vergleich der Überlebenskurven wies eine Hazard Ratio von 0,83 und einen p-Wert von 0,5 auf. Das krankheitsfreie Überleben war im Erlotinib-Arm günstiger mit im Median 21,5 Monaten im Vergleich zum Kontroll-Arm mit 11,4 Monaten. Nach 36 Monaten waren noch 16% im Erlotinib-Arm progressionfrei, aber kein Patient im Chemotherapie-Arm. Die Studie zeigt zwar grundsätzlich die Durchführbarkeit einer neoadjuvanten EGFR-TKI-Therapie und für diesen Ansatz auch ein besseres progressionsfreies Überleben. Sie ist jedoch durch die geringe Anzahl der Patienten limitiert. Darüber hinaus ist es schon sehr ungewöhnlich, dass praktisch alle Patienten im Chemotherapie-Arm ein Rezidiv erlitten. Die Studie erlaubt somit sicherlich keine definitiven Rückschlüsse auf die Wirksamkeit einer neoadjuvanten EGFR-TKI-Therapie.

5 Nichtkleinzelliges Lungenkarzinom – Behandlungsoptionen im Stadium III

5.1 Simultane Chemo-Strahlentherapie mit Immun-Erhaltungstherapie

Im November 2017 wurde die PACIFIC-Studie von Antonia et al. im New England Journal of Medicine publiziert [3]. In dieser Studie erhielten Patienten mit NSCLC im Stadium III nach einer Chemo-Strahlentherapie entweder eine Erhaltungstherapie mit dem PD-L1-Antikörper Durvalumab oder Placebo. In der Originalpublikation war ein deutlicher Vorteil im progressionsfreien Überleben durch die Durvalumab-Erhaltung nachgewiesen worden, die Überlebensanalyse-Daten waren jedoch noch sehr unreif. Insgesamt waren 713 Patienten in diese Studie aufgenommen worden, die Randomisierung erfolgte 2:1, sodass 476 Patienten Durvalumab und 237 Patienten Placebo erhielten.

Im Dezember 2018 wurden die 2-Jahres-Daten von Antonia et al. im New England Journal of Medicine [4] und im November 2019 von Gray et al. im Journal of Thoracic Oncology die 3-Jahres-Überlebensdaten [53] veröffentlicht. Für die Gesamtgruppe ist die 3-Jahres-Überlebensrate nach wie vor im Durvalumab-Erhaltungs-Arm mit 57,0% signifikant höher als im Placebo-Arm mit 43,5% (Hazard Ratio 0,69; 95%CI 0,55–0,86). Die mediane Zeit bis zum Tod oder bis zum Auftreten einer Metastasierung lag im Durvalumab-Arm bei 28 Monaten verglichen zu lediglich 16 Monaten im Placebo-Arm. Werden die Subgruppenanalysen zur Studie betrachtet, so ist die einzige Gruppe ohne signifikanten Vorteil im progressionsfreien Überleben jene mit EGFR-mutiertem NSCLC. Die Anzahl der Patienten in dieser Gruppe war in der Studie klein und betrug 29 im Durvalumab-Arm und 14 im Placebo-Arm. Alle anderen Subgruppen profitierten im progressionsfreien Überleben von der Durvalumab-Erhaltung.

Im ursprünglichen Studiendesign war eine Stratifizierung nach dem PD-L1-Status mit einem Grenzwert von über oder unter 25% festgelegt worden. Bei dieser Analyse profitierten beide Subgruppen von der Durvalumb-Erhaltung. Retrospektiv wurde nun noch einmal eine Analyse mit einem PD-L1-Grenzwert von 1% durchgeführt. Dabei findet sich im progressionsfreien Überleben weiterhin ein Vorteil für beide Subgruppen. Bei Patienten mit einer PD-L1-Expression von über 1% betrug die mediane progressionsfreie Überlebenszeit 17,8 Monate versus 5,6 Monate und bei Patienten mit negativer PD-L1-Expression 10,7 Monate gegenüber 5,6 Monate. Die Auswertung des Überlebens bestätigt den eindeutigen Vorteil der Durvalumab-Erhaltungstherapie bei PD-L1-positiven

Tumoren mit einem medianen Überleben von mehr als 3 Jahren im Durvalumab-Arm im Vergleich zu 29,1 Monaten im Placebo-Arm. Die Hazard Ratio für diesen Vergleich betrug 0,53. Für die Gruppe der Patienten mit negativer PD-L1-Expression war jedoch kein Überlebensvorteil mehr nachweisbar. Hier lag die Hazard Ratio bei 1,36, sodass der Durvalumab-Arm tendenziell eher sogar etwas ungünstiger verlief.

In der Studie war auch interessant, dass Patienten ein deutlich besseres Überleben aufwiesen, wenn sie innerhalb von 14 Tagen nach Abschluss der Strahlentherapie mit der Durvalumab-Therapie begonnen hatten, als Patienten mit einem späteren Therapiestart.

In der Durvalumab-Gruppe erhielten nur 43% der Patienten eine Folgetherapie im Vergleich zu 58% in der Placebo-Gruppe. In der Placebo-Gruppe bekamen 27% der Patienten eine nachfolgende Immuntherapie, 34% eine Chemotherapie und 25% eine Radiotherapie. In der Durvalumab-Gruppe betrug die Rate der Patienten mit nachfolgender Immuntherapie 10%, mit Chemotherapie 29% und mit Radiotherapie 19%.

Aus den Daten der PACIFIC-Studie wurden im Jahr 2020 noch 2 weitere Publikationen generiert. So werteten Paz-Ares et al. in Annals of Oncology [135] die PACIFIC-Ergebnisse nach dem PD-L1-Status der Patienten aus (Abb. 5). Für

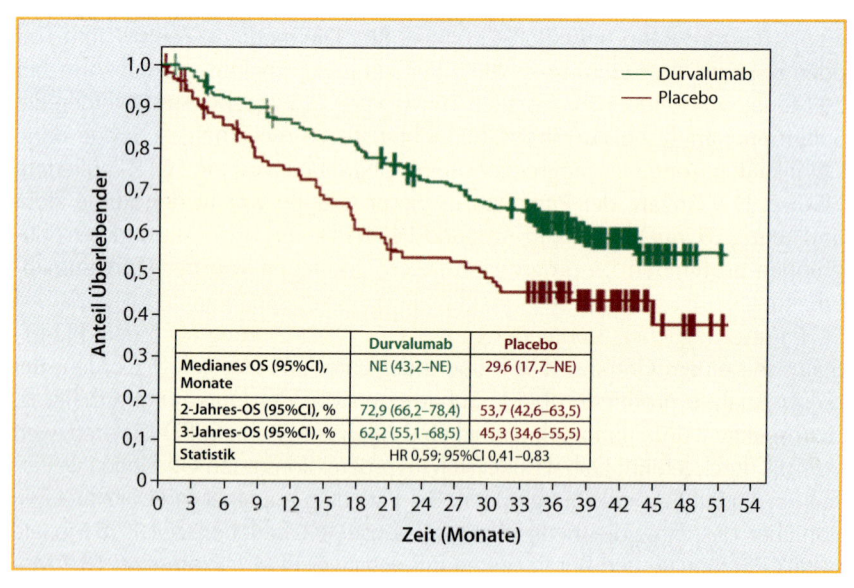

Abbildung 5: *Auswertung der PACIFIC-Studie für Patienten mit PD-L1-positiven Tumoren (PD-L1 TC ≥1). Adaptiert nach [135].*

Lungenkarzinome

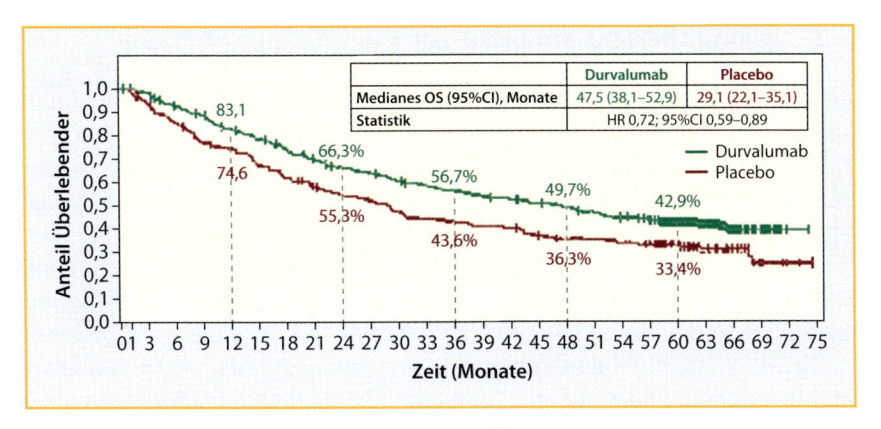

Abbildung 6: PACIFIC-Studie: Update zum 5-Jahres-Überleben. Adaptiert nach [185].

PD-L1-positive Tumoren betrug die 3-Jahres-Überlebensrate 62% versus 46%, für PD-L1-negative Patienten war hingegen die 3-Jahres-Überlebensrate im Durvalumab-Arm mit 47,4% niedriger als im Placebo-Arm mit 55%. Innerhalb der PD-L1-positiven Gruppe hatten Patienten mit einer PD-L1-Expression über 25% ein besseres Überleben als Patienten mit einer PD-L1-Expression zwischen 1% und 25%.

Bei der ASCO-Jahrestagung 2021 wurden die 5-Jahres-Überlebensraten von Spigel et al. dargestellt [185]. Das 5-Jahres-Überleben lag im Durvalumab-Arm bei 42,9% und im Placebo-Arm bei 33,4% (Abb. 6). Die Rate der Patienten, die nach 5 Jahren noch progressionsfrei waren, war mit 33,1% versus 19,0% hochsignifikant besser unter der Durvalumab-Erhaltungstherapie. Werden nur die Patienten mit PD-L1-positivem NSCLC betrachtet, so erreicht das 5-Jahres-Überleben sogar den Wert von 50% unter der Durvalumab-Erhaltung im Vergleich zu 37% in der Kontrollgruppe.

Fazit für die Praxis

Die Immun-Erhaltungstherapie mit Durvalumab führt bei Patienten mit PD-L1-positivem NSCLC zu einer signifikanten Überlebenszeit-Verlängerung und ist hier Teil der Standardbehandlung geworden. Die Therapie sollte möglichst kurz nach Abschluss der Radiotherapie begonnen werden. PD-L1-negative Patienten profitieren hinsichtlich des Überlebens nicht von der Immun-Erhaltungstherapie. Dementsprechend ist diese Behandlung nur für Patienten mit PD-L1-positiven Tumoren zugelassen. Zu diskutieren ist die Dauer der Durvalumab-Gabe. Zugelassen ist die Therapie zwar über 1 Jahr, ob die Therapie dann aber wirklich bei Patienten mit einem vitalen Rest-Tumor abgesetzt werden kann, ist noch unklar.

5.2 Immuntherapie simultan zur Chemo-Radiotherapie

Aufgrund der positiven Erfahrungen mit Immun-Erhaltungstherapien nach simultaner Chemo-Radiotherapie wurden inzwischen einige Studien initiiert, die den Einsatz der Immuntherapie parallel zur Chemo-Radiotherapie prüfen. In der Phase-II-Studie von Lin et al. wurde dabei die Immuntherapie mit Atezolizumab kombiniert mit einer Chemo-Strahlentherapie bei Patienten mit einem NSCLC im Stadium II–III [99]. Die Patienten erhielten als Chemotherapie Carboplatin und Paclitaxel in wöchentlicher Dosierung mit einer parallelen Strahlentherapie von 60–66 Gy. Anschließend erhielten die Patienten 2 Zyklen einer volldosierten Carboplatin-/Paclitaxel-Chemotherapie plus Atezolizumab gefolgt von einer Atezolizumab-Erhaltungstherapie über 1 Jahr. In die Studie wurden inzwischen 40 Patienten eingeschlossen. Die Daten belegten eine sichere Durchführbarkeit des Konzeptes. Eine Pneumonitis vom WHO-Grad-2 trat bei 5 von 40 Patienten auf. Im WHO-Grad-3 wurde keine Pneumonitis beobachtet. Die WHO-Grad-3-Toxitäten Diarrhö, Nephritis und Herzinsuffizienz traten bei je einem Patienten auf. Es ergab sich eine niedrigere Rückfallrate von 25% bei Patienten mit hoher PD-L1-Expression (>50%) im Vergleich zu 53% bei niedriger PD-L1-Expression. Das mediane progressionsfreie Überleben betrug in der Studie 13,2 Monate, für die Analyse der Überlebensdaten ist es noch zu früh. Das Konzept dieser Studie wird zurzeit im Rahmen einer Phase-III-Studie gegen das PACIFIC-Regime getestet.

Phase-II-Studien zur Toxizität der simultanen Immuntherapie mit Chemo-Radiotherapie sind auch mit anderen Immuntherapeutika durchgeführt worden. So stellten Jabbour et al. bei der ASCO-Jahrestagung 2020 die KEYNOTE-799-Studie zur simultanen Immun-Chemotherapie plus Radiotherapie bei Patienten mit NSCLC im Stadium III vor [70]. In der Phase-II-Studie erhielten Patienten im Stadium IIIA–C mit lokal fortgeschrittenem, nicht operablem NSCLC eine Behandlung mit Pembrolizumab plus Chemotherapie über 3 Zyklen. Parallel mit dem zweiten und dritten Zyklus wurde eine thorakale Radiotherapie durchgeführt. Bei Plattenepithelkarzinomen bestand die Chemotherapie aus Carboplatin plus Paclitaxel, bei Adenokarzinomen aus Cisplatin plus Pemetrexed. Nach der simultanen Radio-Chemotherapie erfolgte eine Pembrolizumab-Erhaltungstherapie über 1 Jahr. In die Studie wurden insgesamt 216 Patienten aufgenommen. Beim Plattenepithelkarzinom waren es 112, beim Adenokarzinom 73 Patienten. Der PD-L1-Score war beim Plattenepithelkarzinom in 59% der Fälle positiv, beim Adenokarzinom in 41% der Fälle. Die Remissionsraten betrugen 67,1% für Plattenepithelkarzinome und 57% für Adenokarzinome, nach 6 Monaten waren 81% beziehungsweise 85% der Patienten weiterhin progressionsfrei (Tab. 3). Die Therapie war nicht ohne Nebenwirkungen, Grad-3–5-Nebenwirkungen traten

Tabelle 3: KEYNOTE-799-Studie. Simultane Radiochemotherapie plus Immuntherapie im nicht resektablen Stadium III. Adaptiert nach [79].

	Carboplatin/Paclitaxel + Pembrolizumab + Bestrahlung	Carboplatin/Pembrolizumab + Pembrolizumab + Bestrahlung
Patientenzahl	112	102
Ansprechrate	71%	71%
Komplettremission	4%	5%
1-Jahres-PFS-Rate	68%	65%
1-Jahres-OS-Rate	81%	88%
unerwünschte Wirkungen Grad >2	64%	50%
Immunvermittelte Nebenwirkungen Grad >2	16%	9%
Abbruch	34%	19%
Pneumonitis Grad >2	8%	7%
Tod	4%	1%

bei 64% der Patienten mit Plattenepithelkarzinomen und bei 41% mit Adenokarzinomen auf. Die Rate für eine Pneumonitis von Grad 3 oder höher betrug 8% beziehungsweise 6,9%. Mit der Studie bestätigt sich die klinische Durchführbarkeit des Konzeptes, das Follow-up war aber sehr kurz und eine Aussage über die wirkliche Langzeiteffektivität kann anhand der Studie zum jetzigen Zeitpunkt noch nicht getroffen werden.

5.3 Therapie des EGFR-mutierten NSCLC im Stadium III

Für Patienten mit EGFR-mutiertem NSCLC gibt es bisher keine randomisierte Studie zur Therapieoptimierung. Bei der WCLC-Tagung 2020 im Januar 2021 wurde von Bi et al. eine retrospektive Analyse aus China mit 12 beteiligten Zentren und 440 Patienten vorgestellt [15]. Hier wurde eine Überlebenszeitanalyse für Patienten mit EGFR-mutiertem NSCLC im Stadium III in Abhängigkeit von der durchgeführten Therapie vorgestellt (Abb. 7). Das mediane Überleben betrug für Patienten unter alleiniger EGFR-TKI-Therapie 49,3 Monate, für Patienten unter alleiniger kombi-

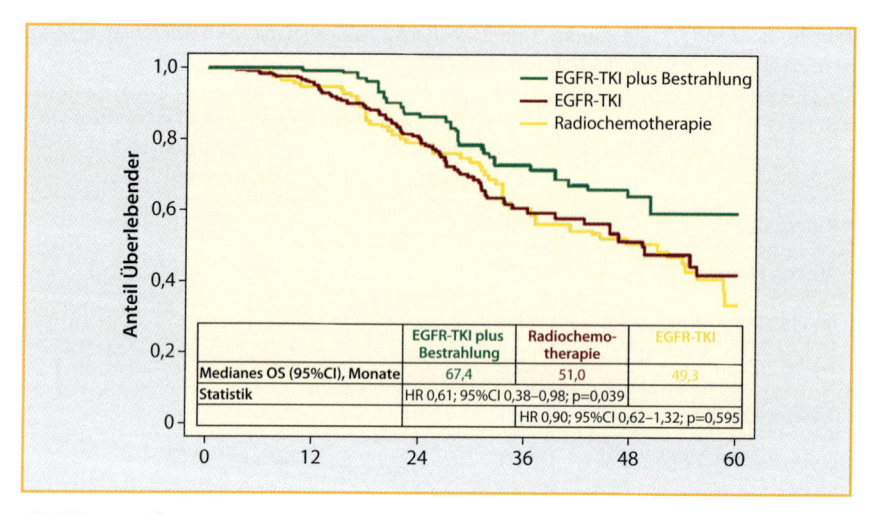

Abbildung 7: Überlebenszeitanalyse für Patienten mit EGFR-mutiertem NSCLC im Stadium III in Abhängigkeit von der durchgeführten Therapie. Adaptiert nach [15].

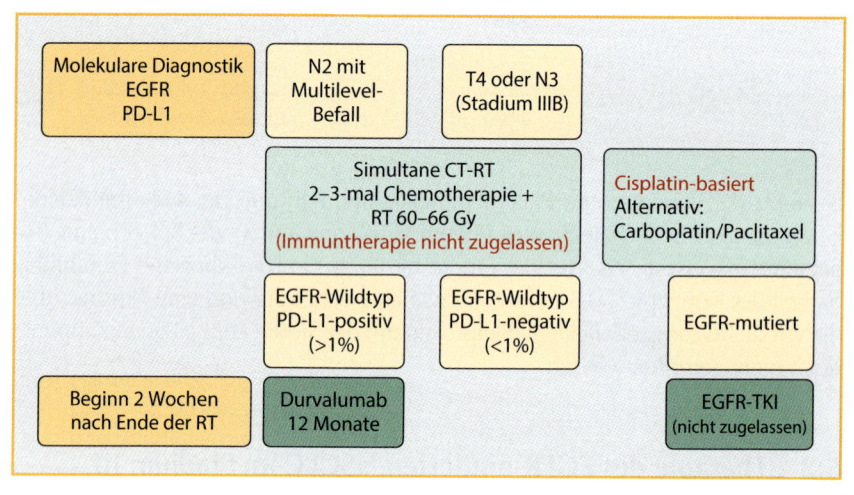

Abbildung 8: Therapiealgorithmus für die Therapie des NSCLC im nicht operablen Stadium III (Stand Juni 2021).

nierter Chemo-Strahlentherapie 51 Monate und für Patienten mit kombinierter Chemo-Strahlentherapie plus anschließender EGFR-TKI-Therapie 67 Monate.

Die Analyse gibt einen starken Hinweis darauf, dass eine alleinige EGFR-TKI-Therapie für Patienten mit einem NSCLC im Stadium III nicht ausreicht und zunächst eine Standard-Chemo-Radiotherapie durchgeführt werden sollte. Eine

Immun-Erhaltungstherapie nach der Chemo-Radiotherapie bei Patienten mit EGFR-mutiertem NSCLC im Stadium III ist hingegen nicht sinnvoll. Diese Patienten haben eine hohe Nebenwirkungsrate unter der Immuntherapie mit häufigen Therapieabbrüchen und sie profitieren hinsichtlich des Überlebens nicht.

Eine Übersicht zum aktuellen therapeutischen Vorgehen für Patienten mit einem nicht operablen NSCLC im Stadium III ist in Abb. 8 zu finden.

> **Fazit für die Praxis**
>
> Die positiven Erfahrungen mit Durvalumab als Erhaltungstherapie nach simultaner Chemo-Strahlentherapie bei Patienten mit PD-L1-positiven Tumoren hat zu einer Vielzahl von Folgestudien in diesem Patientenkollektiv geführt. Aktuell besteht das Bestreben, die Immuntherapie bereits primär parallel mit der Chemo-Radiotherapie einzusetzen. Hier sind erste Toxizitätsuntersuchungen durchgeführt worden. Diese zeigen, dass eine Immuntherapie parallel zur Chemo-Radiotherapie möglich ist. Die Rate der Grad-3-Toxizitäten und insbesondere der Grad-3-Pneumonitis liegt bei über 20%. Dementsprechend wurden inzwischen mehrere randomisierte Phase-III-Studien aufgelegt. Für die Substanzen Durvalumab, Pembrolizumab und Nivolumab werden zurzeit randomisierte Phase-III-Studien in Kombination mit einem simultanen Chemo-Radiotherapie-Konzept durchgeführt.

6 Nichtkleinzelliges Lungenkarzinom – Immuntherapie in der Erstlinie

Die Immuntherapie allein oder in Kombination mit der Chemotherapie stellt heute die Standardtherapie des fortgeschrittenen NSCLC dar.

NSCLC lassen sich in die 2 Histologie-Gruppen Nichtplattenepithelkarzinome und Plattenepithelkarzinome einteilen. Innerhalb dieser beiden histologischen Gruppen werden die Patienten wiederum nach der PD-L1-Expression differenziert in:
- PD-L1 stark positive Tumoren (PD-L1-Expression >50%),
- PD-L1 schwach positive Tumoren und
- PD-L1-negative Tumoren.

Je nach Untergruppe gibt es unterschiedliche Therapiekonzepte.

6.1 Immuntherapie von Tumoren mit hoher PD-L1-Expression

In der Gruppe mit stark positiver PD-L1-Expression wurde der bisherige Standard durch die KEYNOTE-024-Studie bestimmt. Hier erhielten insgesamt 300 Patien-

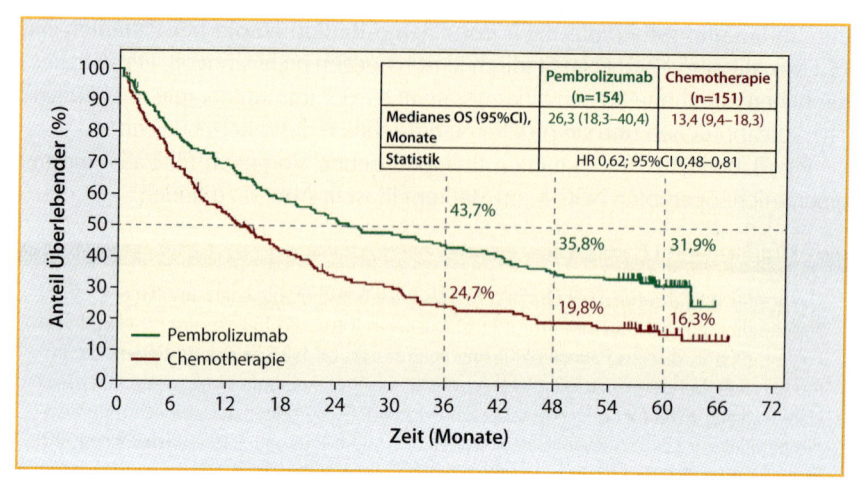

	Pembrolizumab (n=154)	Chemotherapie (n=151)
Medianes OS (95%CI), Monate	26,3 (18,3–40,4)	13,4 (9,4–18,3)
Statistik	HR 0,62; 95%CI 0,48–0,81	

Abbildung 9: *KEYNOTE-024-Studie: Update zum Gesamtüberleben nach fünf Jahren. 60% der Patienten wechselten Adaptiert nach [20].*

ten entweder Pembrolizumab als Monotherapie oder eine Platin-Doublette. Bei der ESMO-Jahrestagung 2020 wurden von Brahmer et al. nun die 5-Jahres-Überlebensdaten vorgestellt [20]. Die 5-Jahres-Überlebensraten betrugen in der Pembrolizumab-Gruppe 31,9% und in der Chemotherapie-Gruppe 16,3% (Abb. 9). Etwa zwei Drittel der Patienten der Chemotherapie-Gruppe wurden im Verlauf auf eine Immuntherapie umgestellt. Auch im progressionsfreien Überleben war der Unterschied groß. Nach 3 Jahren betrug die progressionsfreie Überlebenszeit 22,8% im Pembrolizumab-Arm versus 4,1% im Chemotherapie-Arm. Nach 5 Jahren waren noch 12% der Patienten in der Pembrolizumab-Gruppe progressionsfrei.

In der KEYNOTE-024-Studie wurde die Pembrolizumab-Therapie nach 35 Zyklen und somit nach 2 Jahren abgesetzt. 39 der 154 Patienten erhielten die Pembrolizumab-Therapie über volle 2 Jahre. Interessant ist die Beobachtung, dass nur 4 Patienten ein Komplettansprechen erreichten, wohingegen 28% eine partielle Remission und 6 Patienten eine stabile Erkrankung hatten. Nach 5 Jahren waren noch 18 der 39 Patienten (46%) ohne Progression oder ohne nachfolgende Therapie. 21 Patienten wurden nach Absetzen der Therapie wieder progredient. 12 von ihnen erhielten eine erneute Pembrolizumab-Gabe. Von diesen 12 Patienten lebten nach 5 Jahren 5 (46%) ohne erneute Progression. Es erreichte kein Patient eine komplette Remission, 4 Patienten erzielten ein Teilansprechen.

> **Fazit für die Praxis**
>
> Die 5-Jahres-Überlebensdaten der KEYNOTE-024-Studie belegen die Vermutung aus klinischen Erfahrungen, dass viele Patienten mit weiterhin sichtbaren Tumormanifestationen auch nach dem Absetzen der Immuntherapie stabile Verläufe über Jahre haben können. Das Auftreten einer kompletten Remission ist eher selten. Eine Heilung der Erkrankung erscheint eher unwahrscheinlich, vermutlich wird mithilfe der Immuntherapie eine längerfristige Kontrolle des Tumorgeschehens erreicht bei noch nachweisbaren Manifestationen. Ob eine Heilung möglich ist, wird sich jedoch erst mit noch längerer Beobachtung herausstellen.

6.1.1 Atezolizumab oder Cemiplimab bei Tumoren mit hoher PD-L1-Expression

Im New England Journal of Medicine 2020 wurde von Herbst et al. die IMpower110-Studie publiziert [61]. In dieser wurde die Behandlung mit Atezolizumab der Chemotherapie in der Erstlinie gegenübergestellt. Eingeschlossen wurden 554 Patienten mit einer PD-L1-Expression von über 1%. Im Unterschied zur KEYNOTE-042-Studie wurden bei der Bestimmung der PD-L1-Expression auch Immunzellen herangezogen. Die Hochexpressions-Gruppe mit Score 3 bestand somit aus entweder Patienten mit einer PD-L1-Expression vom mehr als 50% auf den Tumorzellen und von mehr als 10% auf den Immunzellen. Dies war bei 107 Patienten in der Atezolizumab-Gruppe und bei 98 Patienten in der Chemotherapie-Gruppe der Fall. Der Anteil der Plattenepithelkarzinome betrug etwa 25% in beiden Armen.

In der Studie zeigte sich in der Gruppe mit hoher PD-L1-Expression ein signifikanter Überlebensvorteil unter Atezolizumab-Therapie: Das Gesamtüberleben betrug im Median 20,2 Monate versus 14,7 Monate, die Rate für das 3-Jahres-Überleben lag bei 39% versus 30% (Abb. 10). In der Patientengruppe mit einer PD-L1-Expression im Score 1 oder 2 war keinerlei Unterschied in den Überlebenskurven zu sehen.

Die positiven Ergebnisse in der Gruppe mit hoher PD-L1-Expression haben nun auch zu einer Zulassung dieser Therapie von NSCLC-Patienten mit hoher PD-L1-Expression geführt.

Bei Patienten mit hoher PD-L1-Expression verglichen Sezer et al. in der Studie EMPOWER-Lung 1 auch die Therapie mit dem PD1-Antikörper Cemiplimab mit einer Chemotherapie [170]. Cemiplimab ist bereits beim Plattenepithelkarzinom der Haut zugelassen. In die EMPOWER-Lung1-Studie wurden insgesamt 710 Patienten aufgenommen mit fortgeschrittenem, therapienaivem NSCLC und einer PD-L1-Expression von über 50%. Diese erhielten eine Cemiplimab-Monotherapie oder eine Chemotherapie über 4–6 Zyklen. Die Gruppe der Patienten mit einer hohen PD-L1-Expression bestand aus 563 Patienten, 43% von ihnen wiesen

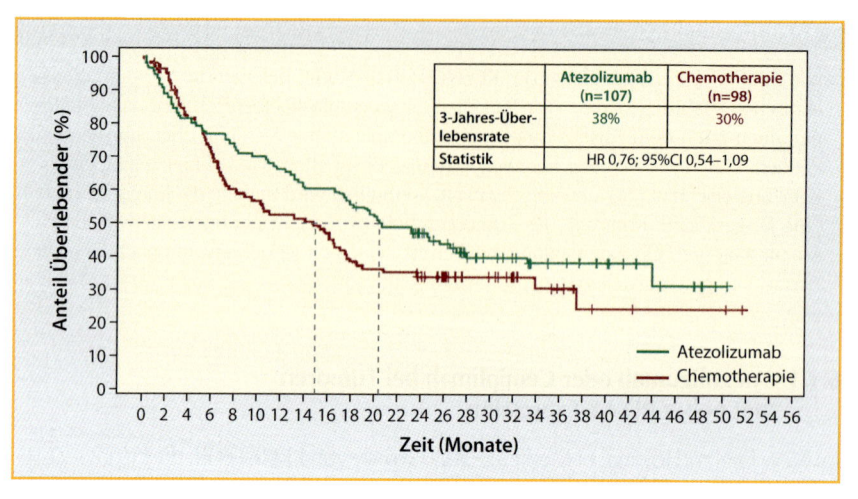

Abbildung 10: *Update der IMpower110-Studie: Signifikanter Überlebensvorteil für Patienten mit mehr als 50%iger PD-L1-Expression auf den Tumorzellen und mehr als 10%iger PD-L1-Expression auf den Immunzellen in der Atezolizumab-Gruppe. Adaptiert nach [61].*

ein Plattenepithelkarzinom auf, 12% hatten Hirnmetastasen. In der Studie zeigte sich für die Patientengruppe mit hoher PD-L1-Expression ein hoch signifikanter Überlebensvorteil in der Cemiplimab-Gruppe mit einem noch nicht erreichten medianen Überleben verglichen mit 14,2 Monaten im Chemotherapie-Arm (Abb. 11). Nach 2 Jahren lebten unter Cemiplimab noch 50,4% und im Chemotherapie-Arm noch 27,1% der Patienten. Entsprechend war auch das mediane progressionsfreie Überleben hoch signifikant günstiger mit 8,2 Monate versus 5,7 Monate und einer 18-Monats-Rate von 28% versus 0%. Der Vorteil von Cemiplimab war in allen Untergruppen nachweisbar, besonders stark ausgeprägt war er bei Männern, Patienten mit Plattenepithelkarzinomen und jenen mit Hirnmetastasen. Im Rahmen der Studie gab es auch eine Lebensqualitätserhebung, in der sich eine deutliche Verbesserung des Lebens-Qualitäts-Scores unter Cemiplimab im Vergleich zur Chemotherapie nachweisen ließ.

Fazit für die Praxis

Somit liegen inzwischen 4 große randomisierte Studien vor, in denen Patienten mit einer hohen PD-L1-Expression (>50%) mit einer Immuntherapie behandelt wurden. Alle Studien zeigen einen hochsignifikanten Vorteil für das Immuntherapeutikum gegenüber der Chemotherapie. Die 2-Jahres-Überlebensraten liegen unter der Immuntherapie etwa bei 50%, während sie in den Chemotherapie-Armen im Bereich von 30%–35% liegen. Besonderheiten sind, dass in der IMpower110-Studie auch Patienten mit PD-L1-positiven

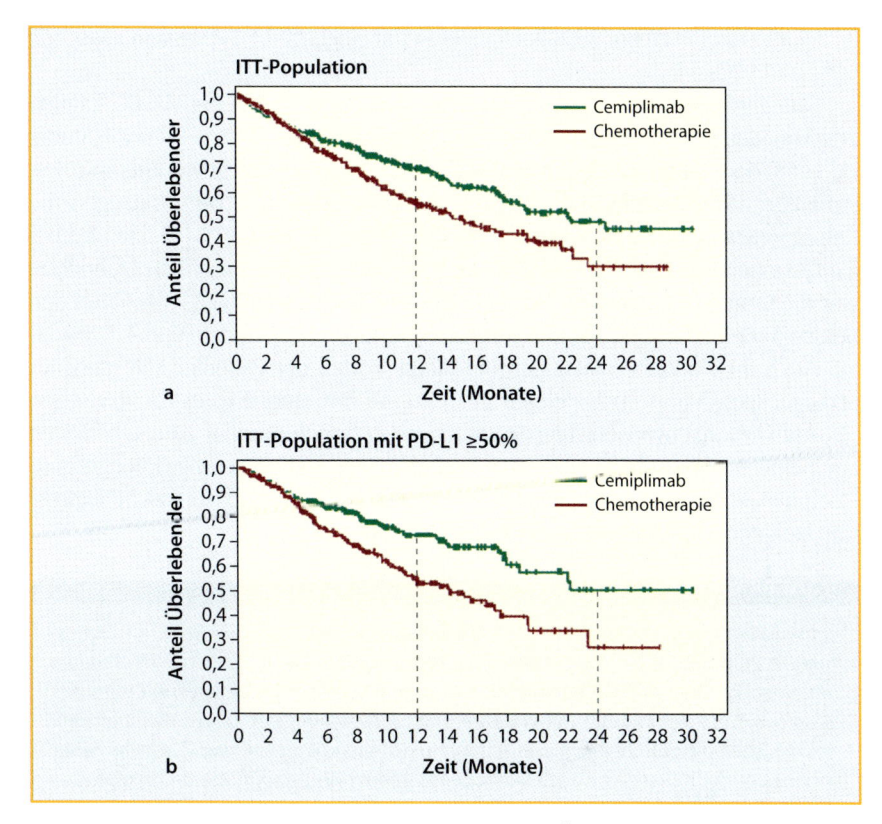

Abbildung 11: *EMPOWER-Lung-1-Studie: Signifikanter Überlebensvorteil für NSCLC-Patienten unter Cemiplimab (a, b), insbesondere für Patienten mit hoher PD-L1-Expression (b). Adaptiert nach [170].*

> Immunzellen in stärkerer Ausprägung eingeschlossen waren und von der Atezolizumab-Therapie profitierten. In der EMPOWER-Lung-1-Studie mit Cemiplimab lag der Höchstanteil von Patienten mit Plattenepithelkarzinomen vor, die mit diesem Medikament auch einen besonders guten Therapie-Erfolg zeigten.

6.1.2 Abhängigkeit der Wirksamkeit von der Stärke der PD-L1-Expression

Bereits 2020 war von Aguilar et al. eine retrospektive Analyse aus 4 großen US-Zentren publiziert worden, die eine eindeutige Abhängigkeit der Immuntherapie-Wirksamkeit von der Höhe der PD-L1-Expression zeigt [5]. Bei Patienten mit einer PD-L1-Expression von 90%–100% betrug das Überleben nach 21 Monaten

77 % im Vergleich zu nur 39 % bei Patienten mit einer PD-L1-Expression zwischen 50 % und 90 %.

Eine ähnliche Analyse wurde nun von Kilickap et al. bei der WCLC-Tagung 2020 im Januar 2021 vorgestellt [78] mit Daten aus der EMPOWER-Lung1-Studie [171] mit dem Vergleich der Cemiplimab-Behandlung versus Chemotherapie. Für Patienten mit einer PD-L1-Expression zwischen 50 % und 60 % betrugen die Remissionsraten 28 %, bei Expressionen zwischen 60 und 90 % 39,5 % und bei Expressionen von über 90 % 38,8 %. Im medianen progressionsfreien Überleben war die Gruppe mit mehr als 90%iger PD-L1-Expression mit 12,7 Monaten den beiden anderen Gruppen hochsignifikant überlegen (6,2 Monate und 4,3 Monate). Auch im Überleben lässt sich ein klarer Vorteil der Patienten mit mehr als 60%iger Expression im Vergleich zur Gruppe mit einer Expression zwischen 50 und 60 % nachweisen. Die Studienautoren hatten parallel zum Überleben auch eine Analyse zur prozentualen Tumormassen-Verkleinerung durchgeführt. Auch hier war ein stetiger Effekt zu sehen: Mit der Zunahme der PD-L1-Expression steigerte sich die Wirksamkeit von Cemiplimab.

> **Fazit für die Praxis**
>
> Die Auswertungen von Aquilar et al. und Kilickap et al. belegen, dass die PD-L1-Expression ein Prädiktor für ein Ansprechen auf eine Immuntherapie ist. Es handelt sich dabei um einen kontinuierlichen Parameter: Mit zunehmender PD-L1-Expression wird das Ansprechen auf die Therapie immer besser. Die Grenzziehung bei 50 % ist eher artifiziell. Bei der Therapie-Entscheidung zum Einsatz einer Mono-Immuntherapie sollten daher neben der PD-L1-Expression auch klinische Parameter wie Tumormasse und Symptomatik mit einbezogen werden.

6.1.3 Duale Immuntherapie bei Tumoren mit hoher PD-L1-Expression

In der Phase-III-Studie KEYNOTE 598 verglichen Boyer et al. den Standard Pembrolizumab-Monotherapie mit der dualen Immuntherapie aus Pembrolizumab plus Ipilimumab [19]. Fragestellung war somit, ob die zusätzliche Gabe eines Antikörpers gegen CTLA4 („cytotoxic T-lymphocyte-associated Protein 4") die Prognose dieser Patienten weiter verbessern kann. Es wurden alle NSCLC-Histologien mit einer PD-L1-Expression von mindestens 50 % aufgenommen, die Patienten hatten keine chemotherapeutische Vorbehandlung erhalten und die Tumoren wiesen keine EGFR- oder ALK-Treibermutation auf. Insgesamt wurden 568 Patienten in die beiden Therapiearme randomisiert, entweder zu Pembrolizumab (200 mg alle 3 Wochen bis zu 2 Jahren) oder Pembrolizumab in gleicher Dosierung plus Ipilimumab (1 mg/kg KG alle 6 Wochen bis zu 18 Gaben). Die Ergebnisse zeigen im Gesamtüberleben nahezu deckungsgleiche Überlebenskurven: In der Pembrolizumab-Ipilimumab-Gruppe überlebten die Patienten im Median 21,4 Monate und im Pembrolizumab-Placebo-Arm 21,9 Monate (Hazard Ratio 1,08; 95%CI 0,85–1,37; p = 0,74). Das 2-Jahres-Überleben betrug 48% in beiden Therapie-Armen. Auch die Rate für das progressionsfreie Überleben nach 1 Jahr war vergleichbar: 41,3% versus 42,1%. Ebenso waren die Remissionsraten mit 45% und die Dauer der Remission vergleichbar. Die zusätzliche Ipilimumab-Gabe war erwartungsgemäß mit einer deutlich höheren Toxizität verbunden. Schwerwiegendere immunvermittelte Nebenwirkungen traten bei 19% versus 7% auf. Leider waren auch 6 therapieassoziierte Todesfälle im Pembrolizumab-Ipilimumab-Arm zu verzeichnen, wohingegen dies unter Pembrolizumab-Monotherapie nicht der Fall war. Insgesamt ergab sich in der Studie somit kein Vorteil für eine zusätzliche Ipilimumab-Gabe.

Eine weitere Möglichkeit einer Kombination ist die zusätzliche Gabe eines Antikörpers gegen den Immun-Checkpoint TIGIT („T-cell immunoreceptor with immunoglobulin and ITIM domains"), wie zum Beispiel Tiragolumab. Diesbezüglich stellten bereits Rodriguez-Abreu et al. im Jahr 2020 bei der ASCO-Jahrestagung eine Phase-II-Studie mit der Kombination Tiragolumab plus Atezolizumab versus Placebo plus Atezolizumab vor [158]. Insgesamt waren 135 Patienten eingeschlossen. Bei der WCLC-Tagung 2020 im Januar 2021 wurden die Daten nun aktualisiert [132]. Ein PD-L1-Score von über 50% lag bei 43% der Patienten vor. Für die Patienten mit einer hohen PD-L1-Expression von mindestens 50% zeigt sich ein hoch signifikanter Überlebensvorteil für die zusätzliche Gabe von Tiragolumab mit einer Hazard Ratio von 0,30. Aufgrund der bisher nur kurzen Nachbeobachtungszeit kann das Überleben noch nicht abschließend beurteilt werden. Bei niedrigerer PD-L1 Expression von 1%–50% war kein Überlebensunterschied zu sehen. Es war keine Korrelation zwischen der TIGIT-Expression auf den Tumorzellen und dem progressionsfreien Überleben zu sehen.

In Tab. 4 findet sich eine Übersicht über aktuelle Studiendaten, in denen bei Patienten mit stark positivem PD-L1-Status in der Erstlinie die Immuntherapie mit der Chemotherapie verglichen wurde. In Abb. 12 ist der Therapiealgorithmus für die Erstlinie dargestellt für Patienten mit NSCLC im Stadium IV ohne molekulare Alteration und starker PD-L1-Expression.

Tabelle 4: Vergleich Mono-Immuntherapie mit Chemotherapie bei PD-L1-stark-positiven NSCLC in der Erstlinie.

Studie	Patienten	PD-L1	Therapie	OS-Rate (%) 12 Mo	OS-Rate (%) 24 Mo	OS-Rate (%) 36 Mo	OS-Rate (%) 48 Mo	OS-Rate (%) 60 Mo	HR (95%CI)
KN 024	154	>50%	Pembrolizumab	70	52	44	36	32	0,62 (0,48–0,81)
	151	>50%	Chemotherapie	54	35	25	20	16	
KN 042	299	>50%	Pembrolizumab	64	45	31			0,69 (0,57–0,82)
	300	>50%	Chemotherapie	50	33	18			
IM110	277	TC3/IC3	Atezolizumab	67	48	38	32		0,75 (0,54–1,09)
	277		Chemotherapie	50	34	31	25		
EMPOWER	283	>50%	Cemiplimab	72	50				0,57 (0,42–0,77)
	280	>50%	Chemotherapie	54	27				
KN 598	284	>50%	Pembrolizumab plus Ipilimumab	64	48				1,08 (0,85–1,37)
	284	>50%	Pembrolizumab	68	48				
CM 227	205	>50%	Nivolumab plus Ipilimumab	67	48	43	37		0,66 (0,52–0,84)
	192	>50%	Chemotherapie	53	36	26	20		

Lungenkarzinome 335

```
┌─────────────────────────────────────────────────────────┐
│         NSCLC Stadium IV ohne molekulare Alteration     │
│  Adeno- und Plattenepithelkarzinom mit stark positivem  │
│                    PD-L1-Status                         │
└─────────────────────────────────────────────────────────┘
```

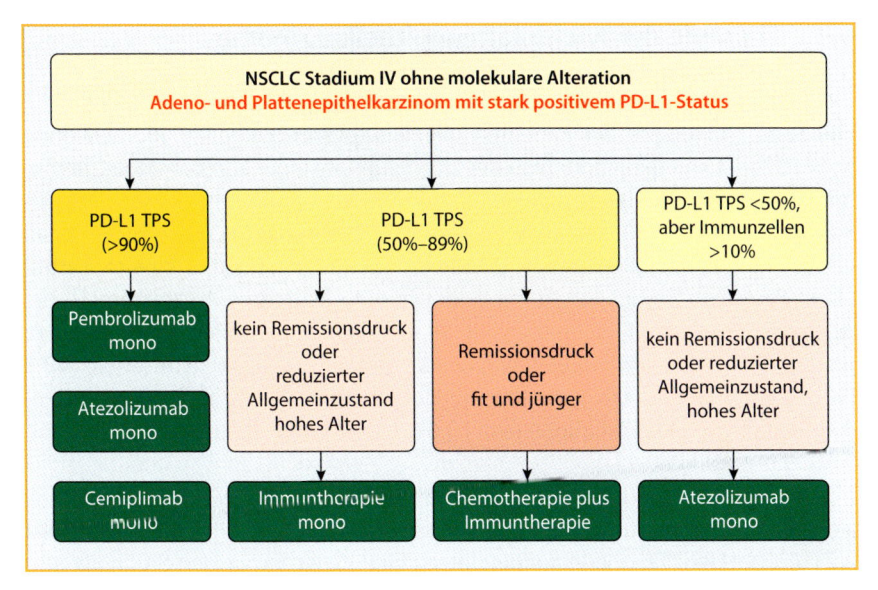

PD-L1 TPS (>90%)	PD-L1 TPS (50%–89%)	PD-L1 TPS <50%, aber Immunzellen >10%
Pembrolizumab mono / Atezolizumab mono	kein Remissionsdruck oder reduzierter Allgemeinzustand hohes Alter → Immuntherapie mono	kein Remissionsdruck oder reduzierter Allgemeinzustand, hohes Alter → Atezolizumab mono
Cemiplimab mono	Remissionsdruck oder fit und jünger → Chemotherapie plus Immuntherapie	

Abbildung 12: *Therapiealgorithmus für Patienten mit NSCLC im Stadium IV ohne molekulare Alteration und mit stark positivem PD-L1-Status (Stand Juni 2021).*

Fazit für die Praxis

Für die Patienten mit hoher PD-L1-Expression ist nach wie vor die Monotherapie mit Pembrolizumab der Therapiestandard. Eine Therapiealternative besteht nun in der Gabe von Atezolizumab. Die Zulassung von Atezolizumab schließt die Patienten mit einem hohen PD-L1-Score auf den Immunzellen ein. Die Substanz Cemiplimab erscheint vergleichbar wirksam zu sein und ist inzwischen für diese Patientengruppe auch zugelassen. Die PD-L1-Expression ist ein stetiger prädiktiver Faktor: Mit zunehmender Höhe steigt die Wahrscheinlichkeit auf ein Ansprechen auf eine Immuntherapie und ein verlängertes Überleben. Ob eine Heilung mit einer Immuntherapie erreicht werden kann, ist fraglich, ein Teil der Patienten (10%–15%) erreicht allerdings ein rezidivfreies Überleben über mehr als 5 Jahre und eine stabile Krankheitskontrolle. Mit der Immuntherapie-Kombination wird derzeit versucht, die Aktivität weiter zu erhöhen. Eine Kombination mit einem CTLA4-Antikörper war hier bisher nicht wirksam. Die Kombination mit einem TIGIT-Antikörper ist vielversprechend, hier müssen aber noch weitere Daten für eine Beurteilung abgewartet werden.

6.2 Therapie der Nichtplattenepithelkarzinome (unabhängig von PD-L1-Expression)

Die Standardtherapie der Patienten mit Nichtplattenepithelkarzinomen ohne hohe PD-L1-Expression besteht in der Durchführung einer kombinierten Chemo-Immuntherapie. Die beiden therapiebestimmenden Studien sind die Phase-III-Studie KEYNOTE-189 mit dem Vergleich Platin/Pemetrexed/Pembrolizumab versus Platin/Pemetrexed und die IMpower150-Studie mit dem Vergleich Carboplatin/Paclitaxel/Bevacizumab mit oder ohne zusätzlichem Atezolizumab. Bei beiden Studien liegen inzwischen die 4-Jahres-Überlebensraten vor. Gray et al. präsentierten das 4-Jahres-Überleben bei der WCLC-Tagung 2020 im Januar 2021 [52]. Nach 4 Jahren betrug die Rate für das Überleben 22% in der Pembrolizumab/Pemetrexed/Platin-Gruppe und 10,6% in der Kontrollgruppe (Hazard Ratio 0,60; 95%CI 0,50–0,72).

Die 4-Jahres-Überlebensraten sind mit denen der IMpower150-Studie vergleichbar, darin betrugen sie 19% versus 14,7% (Hazard Ratio 0,84; 95%CI 0,71–1.00) [182]. Der bedeutende Unterschied zwischen beiden Studienergebnissen ist in der Gruppe der Patienten mit PD-L1-Negativität zu finden: Während hier die KEYNOTE-189-Studie nach wie vor positive Daten zeigt mit einer Hazard Ratio von 0,52 und einem 3-Jahres-Überleben von 23% versus 5%, sind die Ergebnisse der IMpower150-Studie in dieser Patientengruppe nicht statistisch signifikant mit einer Hazard Ratio von 0,9 und 3-Jahres-Überlebensraten von 20% in beiden Armen. Somit verlaufen die Verum-Arme ähnlich, aber der Kontroll-Arm erweist sich in der KEYNOTE-189-Studie als deutlich ungünstiger.

Bei der ASCO-Jahrestagung 2021 wurde von Reck et al. das 2-Jahres-Update zur CheckMate-9LA-Studie vorgestellt [150]. In der Studie wurde eine Chemotherapie über 4 Zyklen mit einer Chemotherapie über nur 2 Zyklen plus einer dualen Immuntherapie mit Nivolumab und Ipilimumab verglichen. Etwa ein Viertel der Patienten hatten einen hohen PD-L1-Score von über 50 %. Die aktuelle Überlebenszeit-Analyse zeigt auch in dieser Untergruppe einen signifikanten Überlebensvorteil für die Therapie mit Nivolumab und Ipilimumab gegenüber der Chemotherapie allein. Die 2-Jahres-Überlebensraten liegen bei 45% versus 32%, hier beträgt die Hazard Ratio 0,67.

Das mediane Gesamtüberleben betrug 15,8 unter der Chemo-Immuntherapie versus 11,0 Monate unter der Chemotherapie. Die 2-Jahres-Überlebensraten liegen bei 38% versus 26%. Der Überlebensvorteil ist mit einer Hazard Ratio von 0,72 (95%CI 0,61–0,86) weiterhin statistisch signifikant. Der Vorteil fand sich in allen Patienten-Untergruppen mit Ausnahme der Patienten im Alter über 75 Jahre und der Nieraucher. Auch das progressionsfreie Überleben war signifikant besser im Kombinations-Arm mit im Median 6,7 Monate versus 5,3 Monate (Hazard

Ratio 0,67; 95%CI 0,56–0,79) und einer Rate für das progressionsfreie Überleben nach 2 Jahren von 20% versus 8%. In der Patienten-Gruppe mit negativer PD-L1-Expression beträgt der Überlebensunterschied nach 2 Jahren 37% versus 22% (Hazard Ratio 0,67; 95%CI 0,51–0,88). In der Patienten-Gruppe mit positiver PD-L1-Expression von mindestens 1% betragen die 2-Jahres-Überlebensraten 41% versus 28% bei einer Hazard Ratio von 0,70 (95%CI 0,56–0,89).

Sehr interessant ist auch die Subgruppenanalyse in den verschiedenen Histologien. So war der Überlebenszeit-Vergleich bei PD-L1-negativem Plattenepithelkarzinom hoch signifikant unterschiedlich mit einer Hazard Ratio von 0,48 im Vergleich zu 0,75 bei Nichtplattenepithelkarzinomen. Bei PD-L1-Positivität war zwischen den beiden Histologien kein Unterschied zu sehen. Hier lagen die Überlebenszeit-Vergleiche bei beiden Histologien mit einer Hazard Ratio von 0,70 im gleichen Bereich.

Die zusätzliche Gabe von Nivolumab und Ipilimumab hat die Nebenwirkungsrate der Therapie erhöht. Eine Therapie-Komponente musste aufgrund einer Grad-3- oder -4 Toxizität bei 18% der Patienten im Kombinations-Arm und bei 5% der Patienten unter alleiniger Chemotherapie abgesetzt werden. Die Rate von schwerwiegenden Nebenwirkungen von Grad 3–4 betrug 26% im Kombinations-Arm und 15% im Chemotherapie-Arm. Die Anzahl der therapiebedingten Todesfälle war mit 2 in jeder Therapie-Gruppe jedoch gleich. Bemerkenswert ist, dass bei Patienten, bei denen eine Therapie-Komponente aufgrund von Nebenwirkungen abgesetzt werden musste, das mediane Gesamtüberleben besser war als in der Vergleichsgruppe. So betrug das mediane Gesamtüberleben im Kombinations-Arm bei 61 Patienten mit abgebrochener Therapie-Komponente 27,5 Monate. Die 2-Jahres-Überlebensrate war hier mit 54% deutlich höher im Vergleich zu 38% bei Patienten, die die Therapie ohne Abbruch einer Komponente erhalten haben. Insgesamt bestätigt die 2-Jahres-Überlebensanalyse den Vorteil der kombinierten gegenüber der alleinigen Chemotherapie.

Ebenfalls bei der ASCO-Jahrestagung 2021 wurde das 4-Jahres-Update der CheckMate-227-Studie von Paz-Ares et al. vorgestellt [134]. In der Studie verglich man die alleinige duale Immuntherapie mit Nivolumab und Ipilimumab mit einer Chemotherapie (Abb. 13). Bei Patienten mit PD-L1-positivem Tumor wurde als dritter Arm eine Nivolumab-Monotherapie geprüft, bei Patienten mit PD-L1-negativem Tumor eine Kombination aus Nivolumab plus Chemotherapie. Die Studie umfasste 1189 NSCLC-Patienten mit PD-L1-positivem Tumor und 550 NSCLC-Patienten mit PD-L1-negativem Tumor. In der Gruppe der PD-L1-positiven Patienten lag das 4-Jahres-Überleben bei 29% unter der Immuntherapie-Kombination im Vergleich zu 21% unter Nivolumab alleine und 18% unter Chemotherapie. Die Überlebensraten waren bei den Patienten mit einem Nichtplattenepithelkarzinom günstiger als bei jenen mit einem Plattenepithelkarzinom. Die 4-Jahres-Über-

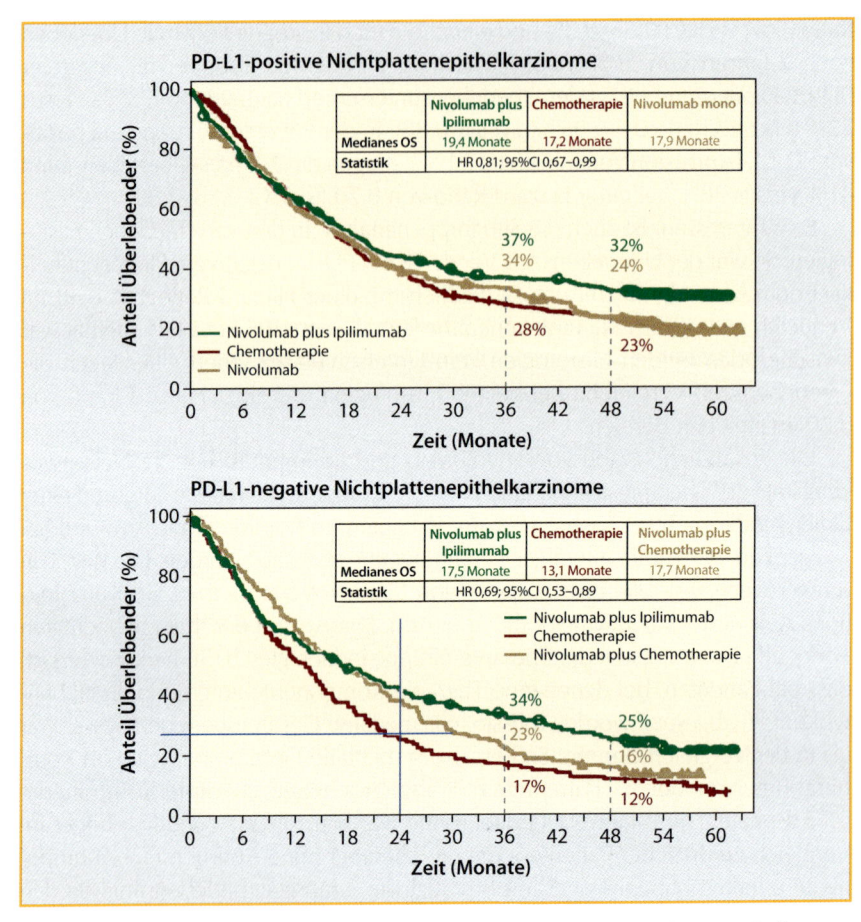

Abbildung 13: *4-Jahres-Update der CheckMate-227-Studie bei Nichtplattenepithelkarzinomen. Gesamtüberleben bei Patienten mit PD-L1-positiven und PD-L1-negativen Karzinomen. Adaptiert nach [134].*

lebensraten betrugen für die Immuntherapie-Kombination 32% versus 20% und für die Chemotherapie 23% versus 16%. Auch in der Patientengruppe mit einer PD-L1-Expression über 50% war die Immuntherapie-Kombination mit einem 4-Jahres-Überleben von 37% der alleinigen Nivolumab-Therapie mit 26% und der Chemotherapie mit 20% überlegen. Bei PD-L1-negativen Tumoren war der Vorteil der Immuntherapie-Kombination ebenfalls klar nachzuweisen. Hier betrugen die 4-Jahres-Überlebensraten 24% für die Immuntherapie-Kombination, 13% für Nivolumab plus Chemotherapie und 10% für die Chemotherapie alleine. Bei

Nichtplattenepithelkarzinomen lagen die 4-Jahres-Überlebensraten bei 25% versus 16% versus 12%, bei Plattenepithelkarzinomen bei 22% versus 5% versus 7%.

Zusätzlich wurde in dieser Studie beobachtet, dass Patienten nach dem Abbruch einer Immuntherapie aufgrund von Nebenwirkungen ein besseres Überleben im Vergleich zu den anderen Patienten aufwiesen. Für die Patienten mit Therapie-Abbruch betrug die 4-Jahres-Überlebensrate 44% im Vergleich zu 29% bei Patienten ohne Therapieabbruch.

Ebenfalls bei der ASCO-Jahrstung 2021 stellte Akinboro et al. von der FDA eine Analyse zum Vergleich der alleinigen Immuntherapie im Vergleich zur Chemotherapie plus Immuntherapie bei Patienten mit PD-L1-Expression von 1–49% vor [1]. Es wurden 2 Studien mit alleiniger Immuntherapie (KEYNOTE 42 und CheckMate 227) und 7 Studien mit kombinierter Chemo-Immuntherapie ausgewertet. Das mediane Gesamtüberleben zeigte einen Vorteil für die Kombination mit 21,4 Monaten versus 14,5 Monaten. Die Hazard Ratio für den Überlebenszeit-Vergleich betrug 0,68. Der Vorteil war in allen Untergruppen mit Ausnahme der Patienten im Alter von über 75 Jahren nachweisbar.

Socinski et al. präsentierte bei der ASCO-Jahrestagung 2021 einige gepoolte Analysen zum Einfluss von immunbedingten Nebenwirkungen auf das Überleben aus den IMpower-Studien [181]. Von insgesamt 1157 Patienten unter Atezolizumab entwickelten 48% eine immunvermittelte Nebenwirkung, im Vergleichsverfahren immerhin 32%. Eine Nebenwirkung von Grad 3–5 trat unter Atezolizumab bei 11% im Vergleich zu 5% im Kontroll-Arm auf. Patienten mit immunvermittelten Nebenwirkungen wiesen ein deutlich besseres Überleben im Vergleich zur Gruppe ohne solche unerwünschten Wirkungen auf. Im Atezolizumab-Arm betrug das mediane Gesamtüberleben 25,7 versus 13,0 Monate, im Kontroll-Arm 20,2 versus 12,8 Monate. Auch die Remissionsrate war deutlich höher mit 61% versus 37% im Atezolizumab-Arm und 42% versus 34% im Kontrollarm. Die Ergebnisse belegen, dass Patienten mit immunvermittelten Nebenwirkungen eine bessere Prognose hatten als jene ohne solche Nebenwirkungen. Etwas unklar bei den Daten ist die hohe Rate der immunvermittelten Nebenwirkungen in der Patienten-Gruppe, die keine Immuntherapie erhalten hat. Offensichtlich ist die Definition immunvermittelter Nebenwirkungen nicht eindeutig, möglicherweise treten als immunvermittelte Nebenwirkungen bezeichnete Ereignisse auch unter alleiniger Chemotherapie auf.

6.2.1 Neue Medikamente zur Therapie von Nichtplattenepithelkarzinomen

Zhou et al. prüften beim Nichtplattenepithelkarzinom die neue Substanz Camrelizumab in der CameL-Studie [214]. Hier wurden 412 Patienten mit Nichtplattenepithelkarzinom ohne Vortherapie aufgenommen. Sie erhielten eine Chemotherapie mit Carboplatin und Pemetrexed mit oder ohne Camrelizumab (200 mg absolut). In der Studie waren knapp 30% der Patienten PD-L1-negativ und 2 Drittel positiv. Der Anteil der Patienten mit hoher PD-L1-Expression über 50% lag bei 12%. Die Ergebnisse zeigten für alle Patienten einen signifikanten Überlebens-Vorteil für die Zugabe von Camrelizumab im Vergleich zur Chemotherapie allein mit im Median 27 Monate versus 20 Monate. Dieser Vorteil ist auf einen positiven Effekt in der PD-L1-positiven Gruppe zurückzuführen. Hier war der Median in der Verum-Gruppe noch nicht erreicht. Die Hazard Ratio betrug hier 0,7. Die 2-Jahres-Überlebensraten lagen bei 62% versus 50%.

Eine weitere Studie mit der Substanz Nivolumab wurde von Lee et al. auf der ESMO-Jahrestagung 2020 präsentiert [91]. Die Studie namens TASUKI-52 schloss insgesamt 555 Patienten ein. Diese erhielten randomisiert eine Therapie mit Carboplatin, Paclitaxel plus Bevacizumab mit oder ohne Nivolumab. In die Studie wurden allen Patienten unabhängig von der PD-L1-Expression aufgenommen. Lediglich Patienten mit Treibermutationen waren nicht zugelassen. Die Analyse zeigte im progressionsfreien Überleben einen eindeutigen Vorteil für die Kombinations-Therapie mit im Median 12,1 versus 8,1 Monaten und einer Hazard Ratio von 0,56. Allerdings war das Gesamtüberleben nicht statistsch signifikant unterschiedlich mit medianen Überlebenszeiten von 25,4 versus 24,7 Monaten (Hazard Ratio 0,85).

Der momentan empfohlene Therapiealgorithmus für Nichtplattenepithelkarzinome im Stadium IV ohne molekulare Alteration ist in Abb. 14 zusammengefasst.

Fazit für die Praxis

Die Substanz Camrelizumab ist nachweislich wirksam und verbessert die Behandlungsergebnisse einer Chemotherapie bei Nichtplattenepithelkarzinomen. Hier ist allerdings noch eine etwas längere Nachbeobachtung erforderlich, um die Daten verlässlich mit denen der anderen Studien zu vergleichen. Die Kombination aus Carboplatin, Paclitaxel und Bevacizumab plus Nivolumab war der alleinigen Chemotherapie plus Angiogenese-Therapie nicht überlegen. Auch hier ist die Nachbeobachtungszeit noch zu kurz, um eine endgültige Bewertung vorzunehmen.

Spannend sind die Daten zur CheckMate-9LA-Studie. Mit der auf 2 Zyklen verkürzten Chemotherapie und der dualen Immuntherapie entstand ein klar signifikanter Überlebensvorteil gegenüber einer alleinigen Chemotherapie. Dieser war unabhängig von der Tumor-Histologie und dem PD-L1-Status. Leider wird durch die Studie nicht die wichtige Frage beantwortet, ob Nivolumab und Ipilimumab als Kombination allein ausreichend sind und ob deshalb auf eine Chemotherapie ganz verzichtet werden könnte. Zur Einschätzung kann hier die CheckMate-227-Studie herangezogen werden. In dieser Studie wurde die alleinige Kombination

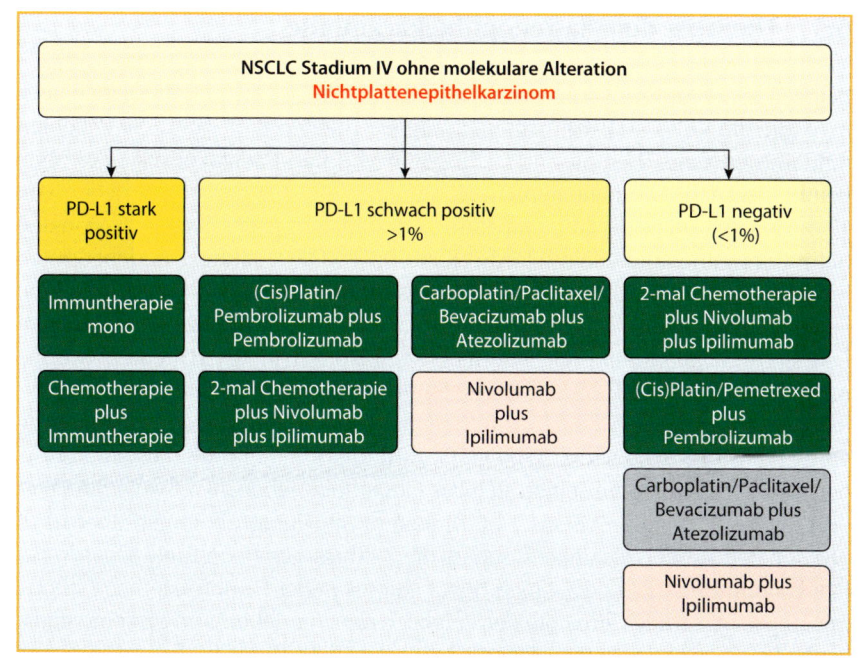

Abbildung 14: *Therapiealgorithmus für Nichtplattenepithelkarzinome Stadium IV ohne molekulare Alteration in der Erstlinie (Stand: Juni 2021)*

aus Nivolumab und Ipilimumab gegen eine Chemotherapie verglichen. Dabei konnte bei PD-L1-positiven Tumoren ein signifikanter Überlebensvorteil mit einer 3-Jahres-Überlebensrate von 33% versus 22% nachgewiesen werden. Bei PD-L1-negativen Tumoren war der Überlebensvorteil in gleicher Weise nachweisbar mit 3-Jahres-Überlebensraten von 34% versus 15%. Die Kombination aus Nivolumab und Ipilimumab hat allerdings in Europa keine Zulassung erhalten, da aufgrund des sehr komplizierten Studiendesigns die europäische Zulassungsbehörde den Effekt des Studienergebnisses nicht eindeutig zuordnen konnte. In den USA ist die Kombination nur bei PD-L1-positiven Tumoren zugelassen, da diese Gruppe die Hauptzielsetzung der Studie umfasste. Interessant am Kurvenverlauf ist in jedem Falle die sich andeutende Plateaubildung nach einer Zeit von 30 Monaten.

Möglicherweise ist Ipilimumab für den Langzeiteffekt der Immuntherapie von Bedeutung, zudem könnten insbesondere PD-L1-negative Tumoren von der Gabe von Ipilimumab profitieren. Hier sind die Überlebenskurven im studienübergreifenden Vergleich günstiger als die Ergebnisse, die in der KEYNOTE-189 und in der IMpower150-Studie beobachtet wurden.

6.3 Therapie der Plattenepithelkarzinome

Beim Plattenepithelkarzinom war die bisher einzige positive randomisierte Phase-III-Studie die KEYNOTE-407-Studie. In dieser erhielten insgesamt 559 Patienten randomisiert eine Therapie mit Carboplatin und nab-Paclitaxel mit oder ohne Pembrolizumab. Die Patienten erreichten ein medianes Gesamtüberleben von 17,1 Monaten unter der Immuntherapie-Kombination gegenüber 11,5 Monaten unter Chemotherapie allein (Hazard Ratio 0,71). Die 2-Jahres-Überlebensraten betrugen 37% versus 31%. Von Paz-Ares et al. wurde im Oktober 2020 nun die finale Analyse der Studie im Journal of Thoracic Oncology publiziert [137]. Dabei ließ sich ein persistierender Überlebenszeit-Vorteil in der Patienten-Gruppe mit PD-L1-positiven Tumoren nachweisen mit einem medianen Gesamtüberleben von 18 Monaten versus 12,8 Monaten und einer 2-Jahres-Überlebensrate von 42% versus 30% (Abb. 15). Die Hazard Ratio betrug 0,67. Für die PD-L1-negativen Tumoren unterschied sich das Gesamtüberleben zwar weiterhin deutlich mit 15,0 Monaten versus 11,0 Monaten, die Kurven kommen aber nach 18 Monaten wieder zusammen, sodass die 2-Jahres-Überlebensrate sogar in der Placebo-Gruppe mit 32,8% etwas höher war als in der Pembrolizumab-Gruppe mit 29,6%. Allerdings erreichte der Vergleich der Überlebenskurven keine statistische Signifikanz mit einer Hazard Ratio von 0,79 (95%CI 0,56–1,11). Somit bleibt die PD-L1-negative Plattenepithelkarzinom-Gruppe weiterhin eine Patienten-Gruppe, bei der die Kombination aus Chemotherapie plus einfacher Immuntherapie nur unzureichend wirksam ist.

Bei der ESMO-Jahrestagung 2020 wurde von Zou et al. die randomisierte Phase-III-Studie ORIENT-12 mit dem neuen PD1-Antikörper Sintilimab in Kombination mit Platin und Gemcitabin beim Plattenepithelkarzinom vorgestellt [217]. In diese Studie wurden insgesamt 357 Patienten eingeschlossen. Diese erhielten Sintilimab (200 mg Tag 1 alle 3 Wochen) in Kombination mit dem Standard-Gemcitabin/Platin-Protokoll oder die Chemotherapie allein. Die Therapie wurde bis zum Progress der Erkrankung oder über 2 Jahre fortgeführt. Im progressionsfreien Überleben ließ sich ein geringer, aber signifikanter Überlebensvorteil für die Zugabe von Sintilimab nachweisen: 5,5 Monate versus 4,9 Monate. Die Rate für das progressionsfreie Überleben nach 12 Monaten war jedoch mit 22,3% versus 3,1% deutlich erhöht. Die Überlebenszeit-Analyse ist bisher noch nicht aussagekräftig, da der Nachbeobachtungs-Zeitraum zur Studie noch zu kurz war.

Der aktuelle Algorithmus zur Therapie von Plattenepithelkarzinomen im Stadium IV ohne molekulare Alteration ist in Abb. 16 zusammengestellt.

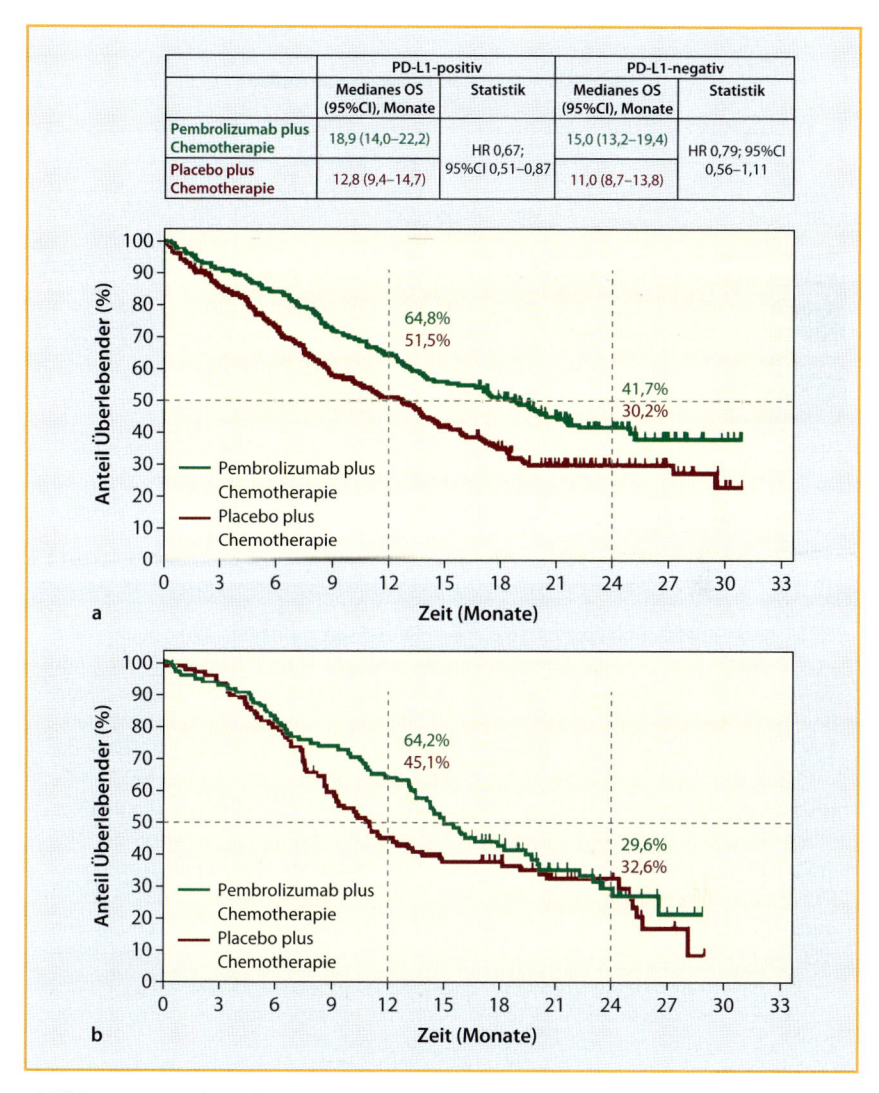

	PD-L1-positiv		PD-L1-negativ	
	Medianes OS (95%CI), Monate	Statistik	Medianes OS (95%CI), Monate	Statistik
Pembrolizumab plus Chemotherapie	18,9 (14,0–22,2)	HR 0,67; 95%CI 0,51–0,87	15,0 (13,2–19,4)	HR 0,79; 95%CI 0,56–1,11
Placebo plus Chemotherapie	12,8 (9,4–14,7)		11,0 (8,7–13,8)	

Abbildung 15: *Finale Analyse der KEYNOTE-407-Studie bei PD-L1-positiven (**a**) und PD-L1-negativen (**b**) Plattenepithelkarzinomen. Adaptiert nach [137].*

```
┌─────────────────────────────────────────────────────────────────┐
│         NSCLC Stadium IV ohne molekulare Alteration             │
│                    Plattenepithelkarzinom                       │
└─────────────────────────────────────────────────────────────────┘
         │                       │                       │
    PD-L1 stark           PD-L1 schwach positiv      PD-L1 negativ
      positiv                    >1%                    (<1%)

 Immuntherapie   (Cis)Platin/     2-mal Chemotherapie  2-mal Chemotherapie   Nivolumab
     mono        Paclitaxel plus  plus Nivolumab       plus Nivolumab         plus
                 Pembrolizumab    plus Ipilimumab      plus Ipilimumab      Ipilimumab

 Chemotherapie                    Nivolumab            (Cis)Platin/nabPac
     plus                           plus                     plus
 Immuntherapie                   Ipilimumab                 Pembro
```

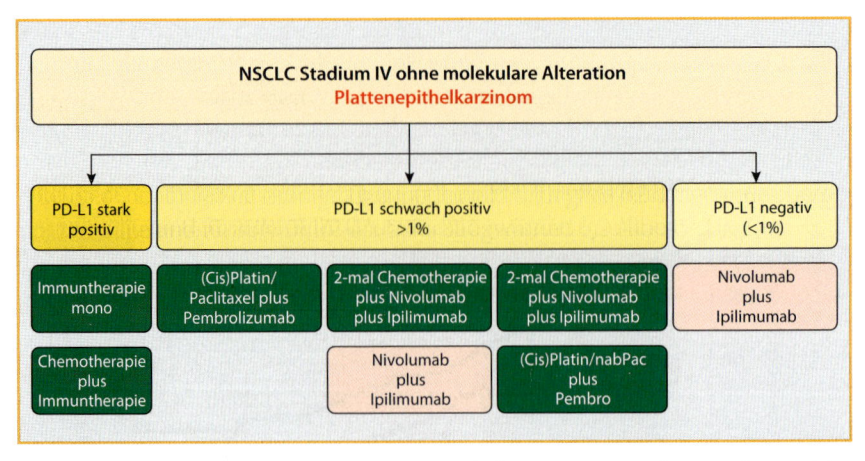

Abbildung 16: *Therapiealgorithmus für Plattenepithelkarzinome im Stadium IV ohne molekulare Alteration in der Erstlinie (Stand: Juni 2021).*

Fazit für die Praxis

Für Plattenepithelkarzinome ohne sehr hohe PD-L1-Expression bestand die Standardtherapie bisher in der Gabe von Carboplatin plus nab-Paclitxel und Pembrolizumab. Diese Therapie ist bei Patienten mit PD-L1-Positivität signifikant der alleinigen Chemotherapie überlegen, allerdings bei PD-L1-negativen Tumoren nicht. Eine neue Therapiealternative für Plattenepithelkarzinome ist sicherlich das CheckMate-9LA-Protokoll. Die Daten dieser Studie wurden bisher leider nicht speziell für Plattenepithelkarzinome nach PD-L1-Expression getrennt publiziert. Für Plattenepithelkarzinome insgesamt lag die 2-Jahres-Überlebensrate jedoch bei 40% und damit in der Größenordnung der KEYNOTE-407-Studie. Ebenso erreichten die Patienten mit PD-L1-negativen Plattenepithelkarzinomen eine 2-Jahres-Überlebensrate von 40%. Sehr ähnliche Überlebensraten finden sich auch in der CheckMate-227-Studie für die alleinige Kombination mit Nivolumab und Ipilimumab bei PD-L1-negativen Tumoren. Die Daten deuten darauf hin, dass insbesondere für die Plattenepithelkarzinome mit PD-L1-Negativität die zusätzliche Gabe von Ipilimumab von Vorteil sein könnte und dass das 9LA-Schema zumindest für diese Subgruppe der Patienten eine erfolgversprechende Therapieoption darstellt.

7 Nichtkleinzelliges Lungenkarzinom – Immuntherapie ab der Zweitlinie nach kombinierter Chemo-Immuntherapie

7.1 Immuntherapie in der Zweitlinie bei Immuntherapie-naiven Patienten

Der Vorteil einer Immuntherapie gegenüber einer Chemotherapie in der Zweitlinie für Patienten ohne Immuntherapie-Vorbehandlung ist in vielen randomisierten Studien gut belegt. Bei der ESMO-Jahrestagung 2020 wurde von Zhou et al. die KEYNOTE-033-Studie vorgestellt, in der eine Pembrolizumab-Therapie bei vorbehandelten Patienten einer Docetaxel-Therapie gegenübergestellt worden war [215]. In diese Studie wurden 425 Patienten aus China mit einem PD-L1-Score von über 1% eingeschlossen. Sie bekamen randomisiert entweder Pembrolizumab (2 mg/kg KG alle 3 Wochen) oder Docetaxel (75 mg/m² alle 3 Wochen). In der Gesamtgruppe wiesen 53% der Patienten ein NSCLC mit hoher PD-L1-Expression (>50%) auf und 40% ein Plattenepithelkarzinom. In die Studie war auch eine kleine Anzahl von Patienten mit EGFR-Mutationen und ALK-Translokationen eingeschlossen (3%).

In der Untersuchung ergab sich erstaunlicherweise in der Gruppe der Patienten mit hoher PD-L1-Expression kein signifikanter Überlebensvorteil durch die Pembrolizumab-Therapie: Das mediane Gesamtüberleben betrug im Median 12,3 Monate versus 10,9 Monate und die 2-Jahres-Überlebensrate lag bei 25% versus 22%. Hingegen war für die Gesamtgruppe der Patienten ein signifikanter Überlebensvorteil nachweisbar mit einem Gesamtüberleben von im Median 12,9 Monaten versus 10,6 Monaten und einer 2-Jahres-Überlebensrate von 29,4 versus 19% (Hazard Ratio 0,75). Die Nebenwirkungsraten entsprachen den bisherigen Erkenntnissen.

7.2 Zweitlinienchemotherapie nach vorausgegangener Chemo-Immuntherapie beim Nichtplattenepithelkarzinom

Bisher liegen nur wenige Daten zur Wirksamkeit einer Zweitlinientherapie nach primärer kombinierter Chemo-Immuntherapie vor. Als zugelassene Standardtherapie in der Zweitlinie steht Docetaxel allein oder in Kombination mit Nindetanib oder Ramucirumab zur Verfügung. In der VARGADO-Studie von Grohé et al., präsentiert bei der ASCO-Jahrestagung 2021, wurde die Kombination aus Docetaxel und Nindetanib getestet [54]. Hier wurden insgesamt 51 mit Chemo-Immuntherapie vorbehandelte Patienten in der zweiten Linie mit Docetaxel und Nintedanib behandelt. Von diesen 51 Patienten erreichten 22 eine Remission (37%). Die Krankheitskontrollrate lag bei 68%. Das mediane progressionsfreie Überleben betrug 4,4 Monate. Die Hauptnebenwirkung unter der Therapie war Durchfall bei 29% der Patienten. Die Ergebnisse zeigen eine Wirksamkeit der Kombination aus Docetaxel und Nintedanib. Die Remissionsraten sind retrospektiv sogar günstiger als die Ansprechraten der Docetaxel-Zweitlinientherapie nach alleiniger Chemotherapie.

In anderen laufenden Studien werden insbesondere weitere antiangiogenetisch wirksame Substanzen verwendet. So wird in der LEAP-008-Studie die Kombination aus Pembrolizumab und Lenvatinib gegen Docetaxel und Lenvatinib allein getestet [94]. Hier ist das Eingangskriterium eine Krankheitsprogression nach einer Behandlung mit Platindoublette und Immuntherapie. Weitere Studienansätze umfassen die Kombination aus Ramucirumab und Pembrolizumab oder auch Medikamente wie Sitravatinib als Multi-TKI.

> **Fazit für die Praxis**
>
> In der KEYNOTE-033-Studie zeigte sich unter einer Pembrolizumab-Therapie ein signifikanter Überlebensvorteil für Immuntherapie-naive NSCLC-Patienten im Vergleich zu einer Docetaxel-Therapie. In der VARGADO-Studie war die Zweitlinientherapie aus Docetaxel und Nintedanib nach vorausgegangener Chemo-Immuntherapie bei Patienten mit Nichtplattenepithelkarzinom wirksam. Insgesamt werden vielfältige weitere Studien notwendig sein, um eine effiziente Zweitlinientherapie nach einer kombinierten Chemo-Immuntherapie zu etablieren.

8 Nichtkleinzelliges Lungenkarzinom – Therapie von EGFR-mutierten Tumoren

8.1 Erstlinientherapie von EGFR-mutierten Tumoren

Die aktuelle Standardtherapie für EGFR-mutierte Patienten ist die Gabe eines EGFR-TKI (Abb. 17). Hier war in der FLAURA-Studie [147] ein signifikanter Überlebensvorteil von Osimertinib gegenüber Erlotinib oder Gefitinib nachgewiesen worden, sodass Osimertinib für diese Patientengruppe aktuell die Therapie der ersten Wahl darstellt. Der Überlebensvorteil von Osimertinib war allerdings auf die Patientengruppe mit Exon-19-Deletion beschränkt. In der Untergruppe der Patienten mit L858R-Mutation war kein signifikanter Überlebensunterschied zu sehen. Neben den beiden EGFR-TKI der ersten Generation Erlotinib und Gefitinib

Fortgeschrittenes Adenokarzinom der Lunge

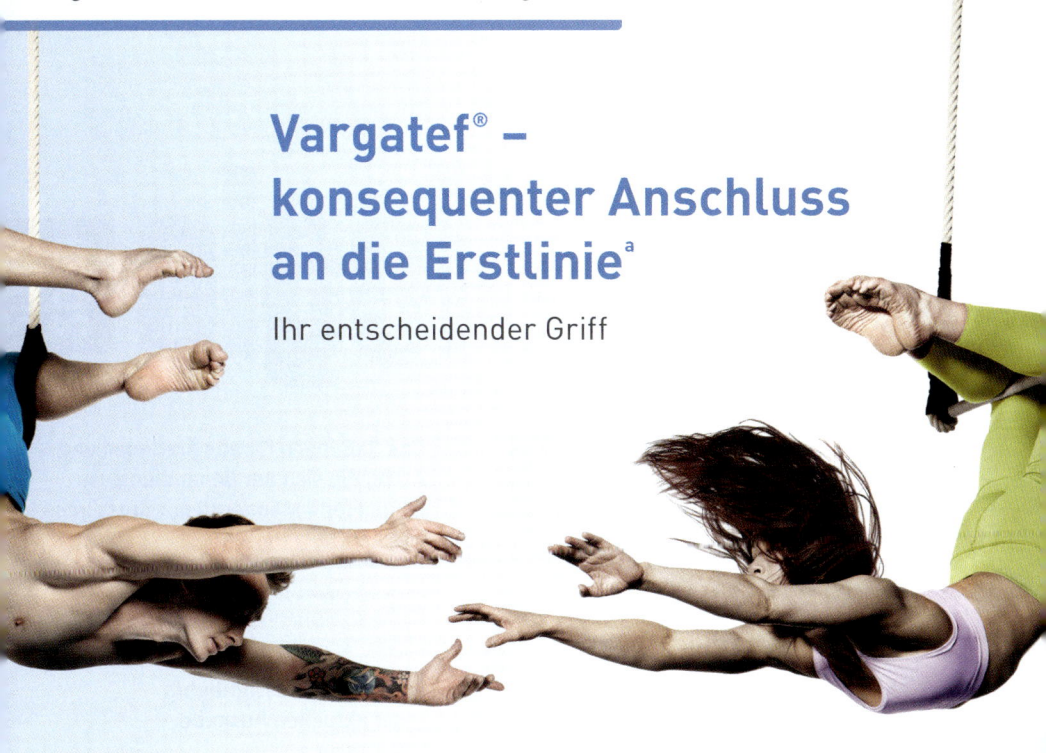

Vargatef® – konsequenter Anschluss an die Erstlinie[a]

Ihr entscheidender Griff

Antiangiogenese mit Vargatef®:[a]

Therapie der Wahl nach Erstlinienkombination Immuncheckpoint-Inhibition + Chemotherapie[1]

3-fach zielgerichteter Angiokinase-Inhibitor

Vargatef® Nintedanib

---

a In Kombination mit Docetaxel nach Erstlinienchemotherapie beim fortgeschrittenen Adenokarzinom der Lunge.
1 Onkopedia-Leitlinie Lungenkarzinom, nicht-kleinzellig (NSCLC), der DGHO Deutsche Gesellschaft für Hämatologie und Medizinische Onkologie e.V., Stand Oktober 2019.

Vargatef® 100 mg / 150 mg Weichkapseln zum Einnehmen. **Wirkstoff:** Nintedanib. **Zusammensetzung:** Eine Kapsel enthält 100 mg / 150 mg Nintedanib (als Esilat). Sonstige Bestandteile: Gelatine, Mittelkettige Triglyceride, Hartfett, Glycerol (85 %), Titandioxid (E 171), Phospholipide aus Sojabohnen (E 322), Eisen(III)-hydroxid-oxid x H_2O (E 172), Eisen(III)-oxid (E 172), Schellack, Eisen(II,III)-oxid (E 172), Propylenglycol (E 1520). **Anwendungsgebiete:** Vargatef® wird angewendet in Kombination mit Docetaxel zur Behandlung von erwachsenen Patienten mit lokal fortgeschrittenem, metastasiertem oder lokal rezidiviertem nicht-kleinzelligen Lungenkarzinom (NSCLC) mit Adenokarzinom-Histologie nach Erstlinienchemotherapie. **Gegenanzeigen:** Überempfindlichkeit gegen Nintedanib, Erdnuss oder Soja oder einen der sonstigen Bestandteile. **Nebenwirkungen:** Sehr häufig: Neutropenie (einschließlich febriler Neutropenie), Appetitverlust, Elektrolytverschiebung, periphere Neuropathie, Blutung, Diarrhoe, Erbrechen, Übelkeit, Abdominalschmerz, Alaninaminotransferase erhöht, Aspartataminotransferase erhöht, Anstieg der alkalischen Phosphatase im Blut, Mukositis (einschließlich Stomatitis), Ausschlag, Alopezie. Häufig: Febrile Neutropenie, Abszesse, Sepsis, Thrombozytopenie, Dehydratation, Gewichtsabnahme, Kopfschmerzen, venöse Thromboembolie, Hypertonie, Hyperbilirubinämie, Gamma-Glutamyltransferase erhöht, Pruritus, Proteinurie. Gelegentlich: Myokardinfarkt, Gastrointestinale Perforation, Pankreatitis, Arzneimittelbedingte Leberschädigung, Nierenversagen. Nicht bekannt: Aneurysmen und Arteriendissektionen, Kolitis. **Warnhinweise:** siehe Fachinformation. **Dosierung:** Empfohlene Dosis 200 mg zweimal täglich im Abstand von ca. 12 Stunden an den Tagen 2 bis 21 eines 21-tägigen Standardbehandlungszyklus mit Docetaxel. **Verschreibungspflichtig. Stand der Information:** Februar 2021. **Weitere Hinweise:** siehe Fachinformation.

Pharmazeutischer Unternehmer: Boehringer Ingelheim Pharma GmbH & Co. KG,
Binger Str. 173, 55216 Ingelheim, Tel.: 08 00 / 77 90 90 0, Fax: 0 61 32 / 72 99 99,
E-Mail: info@boehringer-ingelheim.de

Boehringer Ingelheim

Colloquium Senologie 2021 | 2022

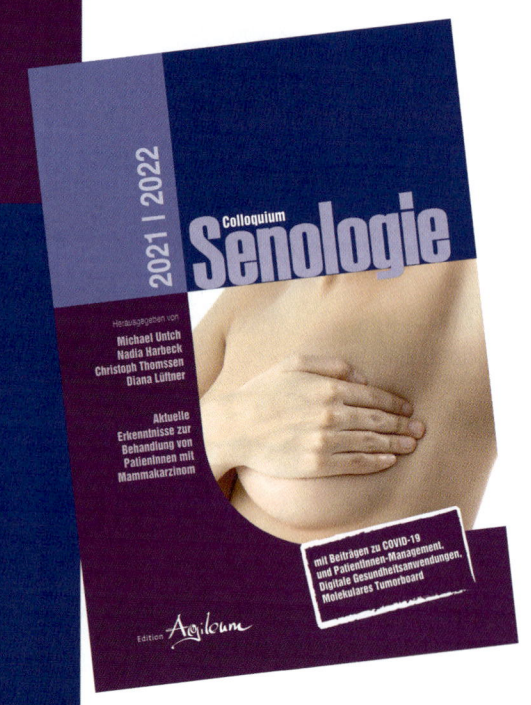

Das Handbuch für alle Ärztinnen und Ärzte, die sich der Behandlung von Frauen (und Männern!) mit Brustkrebs widmen.

Herausgegeben von Michael Untch, Nadia Harbeck, Christoph Thomssen und Diana Lüftner

Ausgewählte Highlights der aktuellen Ausgabe

- PatientInnen-Management in der Pandemie
- Digitale Gesundheitsanwendungen
- Molekulares Tumorboard
- Aussagekräftige Daten zum Mammographie-Screening-Programm
- Alle praxisverändernden Entwicklungen von der ASCO-Jahrestagung 2021
- Neue Überblicksbeiträge zur Therapie des frühen und des fortgeschrittenen Mammakarzinoms
- Updates von Epidemiologie über Pathologie, Sonderformen des Mammakarzinoms bis hin zu Supportivtherapie und Komplementärmedizin

ISBN 978-3933012715 | Printwerk: 39,50 €
E-Book: 24,50 €

Das Werk ist im Fachbuchhandel oder im LUKON-Onlineshop erhältlich.

Im Onlineshop ist auch eine kostenfreie Leseprobe verfügbar.

www.Lukon.de/onlineshop/

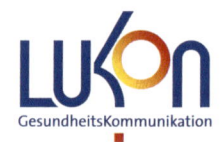

LUKON GesundheitsKommunikation

LUKON Verlagsgesellschaft mbH
Landsberger Straße 480 a · 81241 München
Fon: 089-820 737 0 · Fax: 089-820 737 17
www.LUKON.de

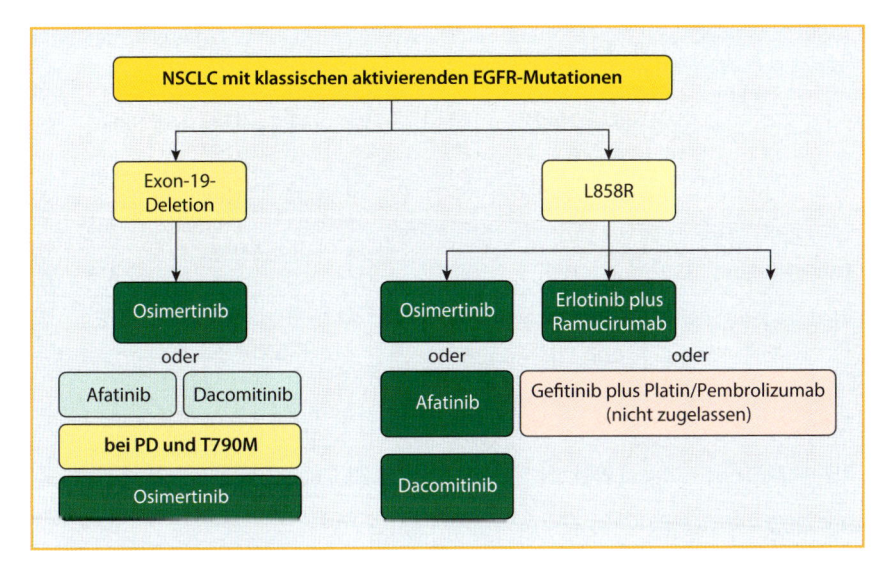

Abbildung 17: *Therapiealgorithmus für NSCLC mit klassischen aktivierenden EGFR-Mutationen (Stand: Juni 2021).*

sind auch die beiden EGFR-TKI der zweiten Generation Afatinib und Dacomitinib für die Erstlinie zugelassen (Tab. 5).

Neben den beiden klassischen EGFR-Mutationen Exon-19-Deletion und L858R-Mutation gibt es ca. 10% seltene („uncommon") Mutationen. Bei diesen seltenen Mutationen ist die Wirksamkeit der klassischen EGFR-TKI geringer im Vergleich zu den beiden häufigen Standardmutationen. Etwa die Hälfte dieser seltenen Mutationen sind Punktmutationen in den Exons 18–21, die andere Hälfte sind Insertionen im Exon 20.

Für die Punktmutationen sind Afatinib und Osimertinib in Fallserien geprüft. Die Daten zu Osimertinib wurden 2020 von Cho et al. im Journal of Clinical Oncology zusammengefasst [28]. Dabei waren die Daten zum progressionsfreien Überleben insbesondere für die Exon-18-G719-Mutationen mit 8,2 Monaten eher unbefriedigend. Hingegen erreichten Patienten mit Tumoren, die eine Exon-20-S768I-Mutation aufweisen, ein progressionsfreies Überleben von 12 Monaten und jene, die eine Exon-21-861Q-Mutation aufwiesen, von 15 Monaten.

Das therapeutische Vorgehen beim NSCLC mit seltenen EGFR-Mutationen ist in Abb. 18 dargestellt.

Tabelle 5: Vergleich von Head-to-Head-Studien von EGFR-TKI in der Erstlinientherapie von NSCLC mit EGFR-Mutationen.

	LUX-Lung-7-Studie [136]		ARCHER-1050-Studie [114]		FLAURA-Studie [147]	
	Gefitinib	Afatinib	Gefitinib	Dacomitinib	Gefitinib/Erlotinib	Osimertinib
Patientenzahl	159	160	225	227	277	278
Medianes PFS, Monate	10,9	11,0	9,2	14,7	10,2	18,9
2-Jahres-PFS-Rate	8%	18%	10%	31%	10%	37%
HR für PFS	0,73		0,59		0,45	
Medianes OS, Monate	24,5	27,9	26,8	34,1	31,8	38,6
3-Jahres-PFS-Rate	32%	39%	41%	42%	44%	53%
HR für OS (95%CI)	0,86 (0,66–1,12)		0,76 (0,58–0,99)		0,80 (0,64–1,00)	

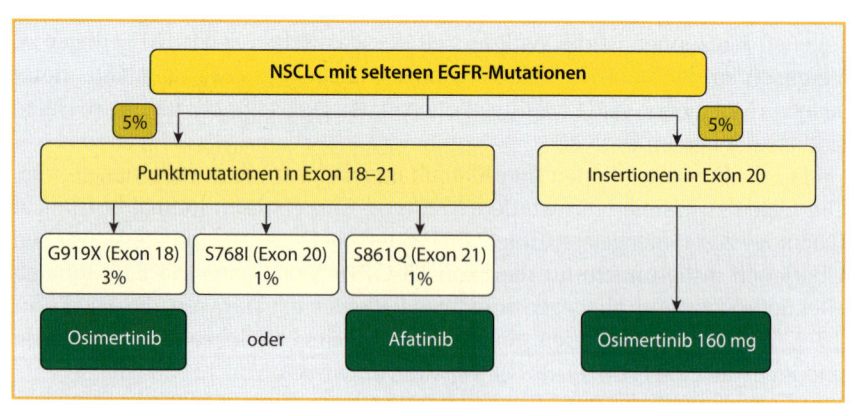

Abbildung 18: Therapiealgorithmus für NSCLC mit aktivierender EGFR-Mutation (Stand: Juni 2021).

8.1.1 Neue Substanzen für die Erstlinientherapie von EGFR-mutierten Tumoren

Bei der ASCO-Jahrestagung 2021 stellten Lu et al. eine randomisierte Phase-III-Studie zur Substanz Aumolertinib versus Gefitinib in der Erstlinie des EGFR-mutierten NSCLC vor [103]. Sie randomisierten 429 Patienten, 214 erhielten Aumolertinib und 215 Gefitinib. Die Remissionsrate war für beide Substanzen mit 73% gleich, dass progressionsfreie Überleben aber unter Aumolertinib mit 19,3 Monaten signifikant länger im Vergleich zu 9,9 Monaten unter Gefitinib. Der Vorteil für Aumolertinib war in allen Patienten-Untergruppen nachweisbar. Die Substanz zeigte das typische EGFR-Nebenwirkungsprofil, die Ausprägung der Nebenwirkungen war in der Summe jedoch gering.

Von Goldberg et al. veröffentlichten im Journal of Clinical Oncology die randomisierte SWOG-S1403-Studie, in der Patienten mit EGFR-mutiertem NSCLC zusätzlich zu Afatinib eine Erstlinientherapie mit Cetuximab erhielten [48]. Es wurden 168 Patienten eingeschlossen, 83 bekamen Afatinib und Cetuximab und 85 Afatinib allein. Die Patienten-Merkmale waren gut ausbalanciert, die Tumore von 64% der Patienten wiesen eine Exon-19-Deletion auf, der Nichtraucheranteil lag bei 53%. Die Ergebnisse zeigen im progressionsfreien Überleben keinen Unterschied zwischen den beiden Gruppen: Das mediane progressionsfreie Überleben lag unter Afatinib bei 13,4 und unter der Kombinationstherapie bei 11,9 Monaten. Auch das Gesamtüberleben war vergleichbar: Die Rate für das 2-Jahres-Überleben betrug 70% versus 67%. In der Studie wurde somit kein Vorteil für die Zugabe eines EGFR-Antikörpers zu einem EGFR-TKI für Patienten mit EGFR-mutiertem NSCLC erbracht.

8.1.2 Wirksamkeit von Osimertinib bei ZNS-Metastasen und leptomeningealem Befall

In der Publikation von Lee et al. aus dem Journal of Thoracic Oncology im Jahr 2020 wurde die Aktivität von Osimertinib bei Patienten mit leptomeningealen Metastasen untersucht [90]. Die Studie schloss die erstaunlich hohe Zahl von 351 Patienten mit leptomeningealem Befall ein. Aufgenommen wurden nur Patienten mit zytologischem Nachweis von malignen Zellen in der Liquorflüssigkeit. Von den 351 Patienten wurden 110 mit Osimertinib behandelt und 241. Diese beiden Gruppen waren gut ausbalanciert mit etwa 52% Exon-19-Deletionen. Allerdings war die T790M-Positivität der Tumoren mit 62% in der Osimertinib-Gruppe deutlich höher im Vergleich zu 28% in der nicht behandelten Gruppe. Die Gesamtgruppe aller Patienten erreichte ein medianes Gesamtüberleben von 8,1 Monaten. Dabei war das Überleben unabhängig von dem Vorhandensein einer T790M-Mutation: War eine T790M-Mutation vorhanden, lag das mediane

Gesamtüberleben bei 10,1 Monaten, bei fehlender Mutation bei 9 Monaten. Die Überlebenszeit-Analyse zeigte einen hoch signifikanten Vorteil für die Osimertinib-Behandlung. Hier lag das mediane Überleben bei 17 Monaten im Vergleich zu 5,5 Monaten ohne Therapie. Auch in der Gruppe der Patienten mit Osimertinib-Therapie war die Wirksamkeit unabhängig von dem Vorhandensein einer T790M-Mutation. Auch Patienten mit einem T790M-negativen Tumor sprachen auf die Osimertinib-Therapie gut an und erreichten ein vergleichbares Überleben wie Patienten mit einem T790M-positiven Tumor. Die Studie belegt somit sehr gut die ZNS-Gängigkeit von Osimertinib und die Wirksamkeit auch bei Patienten mit leptomeningealem Befall.

Von Park et al. wurde in Annals of Oncology eine Studie zu hoch dosiertem Osimertinib bei Patienten mit Hirnmetastasen und Progress unter einer Erstlinien-EGFR-TKI-Therapie publiziert [130]. Alle Patienten wiese zudem Tumoren mit einer T790M-Mutation auf. Die Therapie bestand in Osimertinib 160 mg oral täglich. Es wurden insgesamt 80 Patienten behandelt, 40 mit Hirnmetastasen und 40 mit einem leptomeningealen Befall. Alle Patienten hatten als Vortherapie entweder Erlotinib, Gefitinib oder Afatinib erhalten. Eine intrazerebrale Krankheitskontrolle wurde bei 77% der Patienten mit Hirnmetastasen und bei 92% der Patienten mit leptomeningealem Befall erreicht. Das mediane progressionsfreie Überleben lag in beiden Patientengruppen bei etwa 8 Monaten, das Gesamtüberleben in der Gruppe der Patienten mit Hirnmetastasen bei 16,9 Monaten und in der Gruppe der Patienten mit leptomeningealen Befall bei 13,3 Monaten. Die Toxizität des hoch dosierten Osimertinib war vergleichsweise gering. Die häufigste Grad-3-Toxizität war Gewichtsverlust bei 8% der Patienten. Die typischen EGFR-TKI-assoziierten Nebenwirkungen traten nur in leichten Schweregraden (Grad 1–2) bei etwa 25% der Patienten auf.

Die Studienautoren schlossen aus den Ergebnissen, dass hoch dosiertes Osimertinib bei Patienten mit ZNS-Beteiligung und einem Progress nach einer EGFR-TKI-Therapie eine gut verträgliche und wirksame Therapieoption darstellt.

8.2 Zweitlinientherapie nach Versagen eines EGFR-TKI der ersten oder zweiten Generation

Zur Zweitlinientherapie wurde im Jahr 2020 von Papadimitrakopoulou in Annals of Oncology die AURA3-Studie noch einmal voll publiziert [129]. Hier wurde Osimertinib mit einer Therapie aus Platin und Pemetrexed bei Patienten mit T790M-Mutation und einem Progress nach vorangegangener EGFR-TKI-Therapie verglichen. Die Studie schloss 419 Patienten ein, diese wurden 2:1 randomisiert auf Osimertinib (n=279) oder Platin/Pemetrexed (n=136). Das Gesamtüberleben zeigte in der Studie keinen signifikanten Überlebensunterschied. Unter Osimertinib betrug das mediane Überleben 26,8 und unter Platin/Pemetrexed 22,5 Monate. Die Hazard Ratio für den Überlebenszeitvergleich lag bei 0,87 und der p-Wert bei 0,28. Hingegen war die Zeit bis zur nächsten Therapie unter Osimertinib signifikant länger als unter Platin/Pemetrexed. Sie betrug 16,0 versus 6,0 Monate. Dass sich dieser Vorteil nicht in ein verbessertes Gesamtüberleben übertrug, war sicherlich dadurch begründet, dass 97% der Patienten unter Platin/Pemetrexed bei progredierender Erkrankung einen EGFR-TKI erhalten konnten und 86% von ihnen auf Osimertinib umgestellt wurden. Die Studie belegt noch einmal die gute Wirksamkeit von Osimertinib in der Zweitlinie bei T790M-positivem NSCLC. Sie hat für die derzeitige klinische Praxis jedoch keine hohe Relevanz mehr, da Osimertinib in der Regel bereits in der Erstlinientherapie eingesetzt wird.

Rociletinib ist ein EGFR-TKI der dritten Generation mit einem Wirksamkeitsspektrum auch bei vorliegender T790M-Mutation und bei bekannten aktivierenden Mutationen. Yang et al. publizierten 2021 im Journal of Thoracic Oncology die randomisierte Studie TIGER 3, in der 149 Patienten mit einem progredierenden, EGFR-mutierten NSCLC nach zumindest einer EGFR-TKI-Therapie und einer platinbasierten Chemotherapie Rociletinib oder Chemotherapie erhielten [205]. Bei 30% der Patienten konnte eine T790M-Mutation nachgewiesen werden. Das mediane progressionsfreie Überleben betrug 4,1 Monate im Rociletinib-Arm und 2,5 Monate im Chemotherapie-Arm. Bei nachgewiesener T790M-Mutation betrug das mediane progressionsfreie Überleben 4,1 Monate versus 1,4 Monate.

Die Hauptnebenwirkung der Substanz war eine Hyperglykämie bei 25% der Patienten und einer QT-Zeitverlängerung bei knapp 10%. Aufgrund dieser Nebenwirkungen wurde die weitere Entwicklung des Medikaments eingestellt und die Substanz steht für eine mögliche Therapie nicht zur Verfügung.

Neben Osimertinib als klassischem Standardmedikament für Patienten mit T790M-mutiertem NSCLC und nach dem Versagen eines Erstgenerations-EGFR-TKI stehen inzwischen mehrere weitere Drittgenerations-EGFR-TKI zur Verfügung. Almonertinib ist inzwischen in China als Zweitlinientherapie zugelassen. Die Zulassung basierte auf den Daten der APOLLO-Studie mit 244 Patienten mit nachgewiesener T790M-Mutation [105]. Hier betrug die Remissionsrate 69% und das mediane progressionsfreie Überleben 12,3 Monate.

Lazertinib (GNS-1480/YH25448/JNJ-73841937) wurde bei 78 Patienten mit T790M-mutiertem NSCLC getestet. Hier betrug die Remissionsrate 58% und das mediane progressionsfreie Überleben 11,0 Monate [89].

Alflutinib (AST2818/Furmonertinib) ist bei 130 Patienten getestet worden. Die Remissionsrate betrug 78%, das mediane progressionsfreie Überleben 11,1 Monate [174].

Shi et al. prüften 2019 Rezivertinib (BPI-7711) bei 172 Patienten. Hier betrug die Remissionsrate 61% und das mediane progressionsfreie Überleben 9,7 Monate [172].

Zhou et al. setzten Abivertinib (AC0010/Avitinib/STI-6565) im Rahmen einer Phase-II-Studie bei 227 Patienten ein [218]. Die Remissionsrate betrug 52% und das mediane progressionsfreie Überleben 8 Monate.

Alle diese Substanzen besitzen somit eine hohe Wirksamkeit bei T790M-mutiertem NSCLC und stellen Therapieoptionen nach dem Versagen einer Erstlinientherapie dar. Sie sind allerdings nicht an größeren Patientenkollektiven nach einer erfolglosen Osimertinib-Therapie geprüft.

8.3 Zweitlinientherapie nach Osimertinib-Versagen

Nach Osimertinib-Versagen ist eine Standardtherapie nicht etabliert. In jedem Falle lohnt sich bei einem Progress unter Osimertinib eine erneute molekularbiologische Untersuchung zur Identifikation eines möglichen Resistenzmechanismus, um dann eine entsprechende zielgerichtete Therapie einsetzen zu können. Lässt sich ein definierter Resistenzmechanismus nicht finden, wird am häufigsten das IMpower-150-Schema mit Carboplatin/Paclitaxel plus Bevacizumab und Atezolizumab eingesetzt.

Die Therapieoption nach einem Osimertinib-Versagen in der Erstlinientherapie ist in einem Übersichtsartikel von Piper-Vallillo et al. im Journal of Clinical Oncology noch einmal zusammengefasst [142]. In insgesamt 6 Osimertinib-resistenten Patientenpopulationen wurden Resistenzmechanismen untersucht (Abb. 19). Der häufigste Resistenzmechanismus war die Aktivierung von Bypass-Proliferationen. Hier ist die häufigste die MET-Amplifikation in 7%–24% der Fälle. Andere Bypass-Optionen sind RET-Aktivierungen, ALK- oder ROS1-Aktivierungen. Ein zweiter häufiger Resistenzmechanismus ist eine histologische Transformation zum kleinzelligen Lungenkarzinom. Dies findet sich ebenfalls in 3–15% der Fälle. Die EGFR-Resistenzmutation C797S ist ein Mechanismus, der in bis zu 30% der Fälle beschrieben worden ist. Darüber hinaus bleibt ein erheblicher Anteil der Fälle ungeklärt.

8.3.1 Neue Medikamente nach Osimertinib-Versagen

Amivantamab ist ein bispezifischer Antikörper, der sich gegen den EGFR-TKI-Rezeptor und gegen MET richtet. Lazertinib ist ein EGFR-TKI der dritten Generation. Beide Substanzen wurden in der Phase-II-Studie CHRYSALIS von Cho et al. untersucht und bei der ESMO-Jahrestagung 2020 vorgestellt [27]. Insgesamt wurden

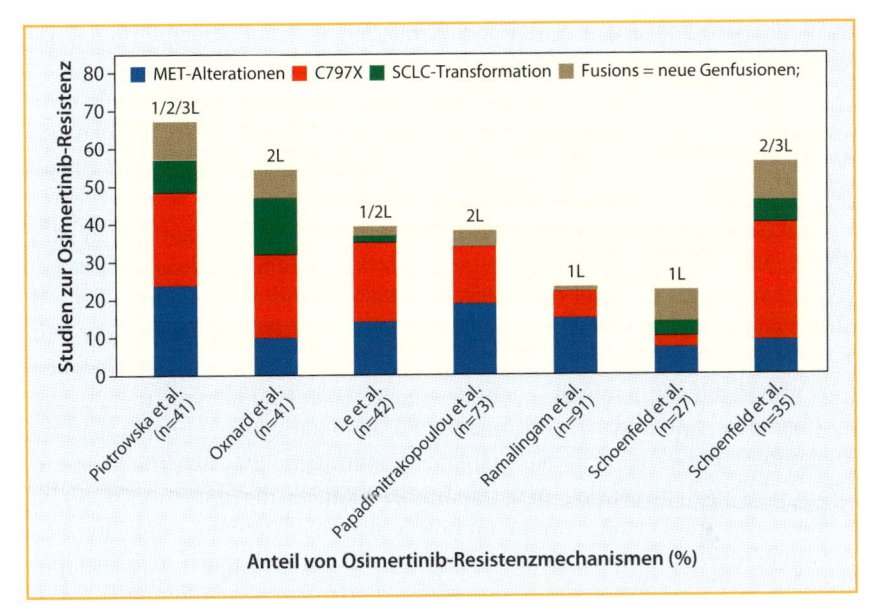

Abbildung 19: Piper-Vallillo et al. [142] stellten 4 Mechanismen der Osimertinib-Resistenz in ihrem Review zusammen: MET-Alterationen (15%), EGFR-Mutation C797X (20%), SCLC-Transformation (10%) und neue Genfusionen (RET, ALK, BRAF, ROS1; 5%). In 50% der untersuchten Fälle blieb der Mechanismus unbekannt. Die Standardtherapie nach Osimertinib-Versagen ist die platinbasierte Chemotherapie oder gegebenenfalls die Kombination aus Carboplatin, Paclitaxel, Bevacizumab und Atezolizumab.

91 Patienten behandelt. 23 von ihnen waren therapienaiv, 53 von ihnen hatten bereits eine Osimertinib-Therapie erhalten. 64% der Patienten wiesen eine Exon-19-Deletion, 36% eine L858R-Mutation auf. Die Therapie war gut verträglich, ein Therapieabbruch aufgrund von Nebenwirkungen war bei 5 der 91 Patienten erforderlich. Eine Grad-3-Nebenwirkung trat lediglich bei 10 Patienten auf, dazu gehörten Rash in 4% der Fälle und eine spezielle Lungenerkrankung bei einem Patienten. Es zeigte sich eine Remissionsrate von 36% und eine klinische Benefit-Rate von 60%.

Bei der ASCO-Jahrestagung 2021 wurde von Bauml et al. ein Update der Studie vorgestellt [12]. Diese Analyse umfasste 45 Patienten, die alle mit Osimertinib vorbehandelt waren. Die Remissionsrate betrug 36%, die klinische Benefit-Rate 64%, das mediane progressionsfreie Überleben 4,9 Monate und die Emissionsdauer 9,6 Monate.

Bei 17 der 45 Patienten konnte ein Resistenzmechanismus nachgewiesen werden, der entweder in einer neuen EGFR-TKI-Mutation oder in einer MET-Alteration bestand. Hier war die Remissionsrate mit 47% noch höher und das mediane progressionsfreie Überleben mit 6,7 Monaten länger.

Mit der Kombination aus Amivantamab und Lazertinib ist somit offenbar eine Therapie nach Osimertinib-Versagen verfügbar, die besonders bei nachgewiesener EGFR-TKI-Resistenzmutation oder MET-Alteration eine gute Wirksamkeit besitzt.

Die Substanz Patritumab deruxtecan (Her3-DXd) besteht aus einem Antikörper gegen HER3, der über einen Linker an die toxische Substanz Deruxtecan gebunden ist. HER3 ist bei über 80% der NSCLC exprimiert. In einer Phase-II-Studie wurden 57 Patienten mit EGFR-TKI-resistenter Erkrankung mit der Substanz in einer Dosis von 5,6 mg/kg KG behandelt [72]. 49 der 57 Patienten waren mit Osimertinib vortherapiert. Zudem waren 91% der Patienten mit platinbasierter Chemotherapie und 40% mit zusätzlicher Immuntherapie vorbehandelt. Die Remissionsrate betrug 39%, die Krankheitskontrollrate 72%. Das mediane progressionsfreie Überleben lag immerhin bei 8,2 Monaten die Remissionsdauer bei 6,9 Monaten. 25 Patienten wiesen Hirnmetastasen auf. Darunter erreichten 32% der Patienten eine Remission. Die Substanz war gut verträglich, ein Therapieabbruch war bei 6 Patienten erforderlich. Die Hauptnebenwirkungen waren Thrombopenie und Leukopenie.

8.4 Immuntherapie nach EGFR-TKI-Versagen

EGFR-mutierte NSCLC weisen in aller Regel eine relativ geringe Sensitivität gegenüber einer Immuntherapie auf. Lai et al. stellten bei der WCLC-Tagung 2020 im Januar 2021 eine kleine Phase-II-Studie mit dem Vergleich Nivolumab versus Nivolumab plus Ipilimumab bei EGFR-mutierten Tumoren mit Progress unter EGFR-TKI vor [83]. Die Studie umfasste lediglich 31 Patienten. Nur ein Patient erreichte eine partielle Remission, zwölf Patienten (38%) eine Krankheitsstabilisierung. Das mediane progressionsfreie Überleben lag bei 1,3 Monaten und war zwischen beiden Therapieansätzen nicht unterschiedlich. Insgesamt schlossen die Autoren, dass die Immuntherapie für EGFR-TKI-mutierte Tumoren nur eine begrenzte Wirksamkeit hat.

Fazit für die Praxis

Die Therapie mit Osimertinib hat sich in der Praxis als Standardbehandlung für die Erstlinientherapie etabliert. Insbesondere für die Patientengruppe mit Exon-19-Deletion lässt sich ein signifikanter Überlebensvorteil gegenüber Erlotinib und Gefitinib nachweisen. In der FLAURA-Studie war hingegen das Überleben für die Patientenpopulation mit L858R-Mutation nicht signifikant unterschiedlich. Für den primären Einsatz von Osimertinib auch bei dieser Patientenpopulation spricht allerdings einerseits eine bessere Verträglichkeit und andererseits eine bessere ZNS-Wirksamkeit und somit das Vermeiden einer zerebralen Metastasierung. Bei Patienten mit einem Progress unter Osimertinib sollte zwischen einer lokalen Progression und einer systemischen unterschieden werden. Bei lokaler Progression bietet sich eine Lokaltherapie unter Fortsetzung der Osimertinib-Therapie an. Bei systemischem Progress bedarf es einer Therapieumstellung. Hier kann zunächst nach angebaren molekularen Resistenzursachen gesucht werden. Sollten sich hierfür keine Ansätze für eine zielgerichtete Therapie identifizieren lassen, so ist die Indikation für eine systemische Chemotherapie gegeben. Aus prospektiven Studien liegen hier zumindest Daten zur Wirksamkeit für die Vierfachkombination Carboplatin/Paclitaxel/Bevacizumab plus Atezolizumab vor.

9 Nichtkleinzelliges Lungenkarzinom – Exon-20-Insertionen im EGFR-Gen

Die Exon-20-Insertion ist nach den klassischen aktivierenden EGFR-Mutationen Exon-19-Deletion und L858R die häufigste weitere EGFR-Mutation. Sie tritt bei etwa 2% der Adenokarzinome auf. Es gibt eine große Bandbreite verschiedener Insertionen, die letztlich zu einem Enthemmen des EGFR-Moleküls und damit zu einer dauerhaften Aktivierung führen. Exon-20-Insertionen sind gegenüber den klassischen EGFR-TKI wenig sensibel. Zur Behandlung von Exon-20-Insertionen stehen inzwischen mehrere Medikamente zu Verfügung.

9.1 Osimertinib 160 mg

Bei der ASCO-Jahrestagung 2020 wurden die Daten der Studie ECOG-ACRIN 5162 mit hoch dosiertem Osimertinib (160 mg) bei Exon-20-Insertion von Piotrowska et al. vorgestellt [141]. Es wurden 17 Patienten behandelt, 4 von ihnen sprachen auf die Therapie an, 14 erreichten zumindest eine Krankheitsstabilisierung. Das mediane progressionsfreie Überleben lag bei 9,6 Monaten. Es ist damit deutlich schlechter als die Osimertinib-Wirksamkeit bei den klassischen aktivierenden Mutationen.

9.2 Mobocertinib (TAK 788)

Bei der ASCO-Jahrestagung 2021 präsentierten Ramalingam et al. die Daten einer Multicenter-Studie zu Mobocertinib für Patienten mit Exon-20-Insertionen [148].

In der Studie wurden insgesamt 114 Patienten behandelt, die eine platinbasierte primäre Chemotherapie erhalten hatten und hierauf progredient waren. 66% waren Frauen, 25% der Patienten waren mit einem TKI vorbehandelt und 43% mit einer Immuntherapie. Die Studiendaten zeigten für das gesamte Kollektiv eine Remissionsrate von 28% mit einer medianen Remissionsdauer von 17,5 Monaten. Für die Gesamtgruppe betrug das mediane progressionsfreie Überleben 7,3 Monate. Insgesamt wurde bei 82% der Patienten eine Reduktion der Tumorgröße beobachtet. Das Problem der Mobocertinib-Therapie ist die doch recht hohe Rate an typischen EGFR-assoziierten Nebenwirkungen: Eine Diarrhö trat bei 91% der Patienten auf, Rash bei 45%, Nagelbettveränderungen bei 38% (Tab. 6).

9.3 Poziotinib

Eine weitere Substanz ist Poziotinib, die sich in der Phase-II-Studie ZENITH20-1 als wirksam erwies bei vorbehandelten Patienten mit Exon-20-Insertionen im EGFR-Gen. In der Studie von Le et al., publiziert bei der ASCO-Jahrestagung 2020, wurden 115 Patienten behandelt, die Daten von 88 Patienten waren auswertbar [86]. Die Remissionsrate betrug 19,3%, die Krankheitskontrollrate 68,7%. Die mediane Dauer des Ansprechens lag bei 7,4 Monaten und das mediane progressionsfreie Überleben bei 4,1 Monaten. Die Daten sehen somit auf den ersten Blick etwas ungünstiger als die für Mobocertinib aus (Tab. 6).

9.4 Amivantamab

Amivantamab ist ein B-spezifischer Antikörper, der sowohl an EGFR als auch an MET bindet. Durch die Bindung des Antikörpers werden mehrere Wege der Zellzerstörung eingeleitet. Zum einen wird die Bindung von Wachstumsliganden an die Tumorzelle blockiert, zum anderen werden natürliche Killerzellen über den Antikörper gebunden und zum dritten wird eine verstärkte Internalisierung des Antikörpers in die Zelle erreicht, die letzlich dann zur Zytolyse führt. Bei der WCLC-Tagung 2020 im Januar 2021 zeigten Sabari et al. die aktualisierten Daten der CHRYSALIS-Studie zu Amivantamab in der Patientenkohorte mit Exon-20-Insertionen des EGFR-Gens [163]. Alle 81 Patienten mussten platinvorbehandelt sein und eine nachweisbare EGFR-Exon-20-Mutation aufweisen. Zusätzlich waren 25% mit einem EGFR-TKI vorbehandelt. Amivantamab zeigte ein gutes Nebenwirkungsprofil, die Rate der Therapieabbrüche lag bei 3%. Eine Dosisreduktion musste bei 10% vorgenommen werden. 11% wiesen eine Diarrhö auf, jedoch nur 3,5% im Grad 3. Ansonsten waren übliche EGFR-typische Nebenwirkungen wie Rash, Stomatitis und Nagelbettveränderungen bei einem Teil der

Tabelle 6: *Therapieoptionen beim NSCLC mit Exon-20-Insertionen im EGFR-Gen.*

	Poziotinib [148]	Mobocertinib [148]	Amivantamab [163]
Patientenzahl	88	114	81
Vorbehandlung	–	Platin (100%), Immuntherapie (43%), TKI (25%)	Platin (100%), Immuntherapie (46%), TKI (25%)
Remissionsrate	19,3%	28%	36%
Ansprechdauer	7,4 Monate	17,5 Monate	6,8 Monate
Krankheitskontrollrate	68,7%	76%	74%
Medianes PFS	4,2 Monate	7,3 Monate	8,3 Monate
Medianes OS		24 Monate	22,8 Monate
Toxizität	Grad ≥3: Rash (28%), Diarrhö (26%), Stomatitis (9%), Paronychie (6%)	Diarrhö gesamt (91%), Diarrhö Grad 3–4 (22%), Rash (45%), andere EGFR-typische Nebenwirkungen (30%)	Diarrhö gesamt (11%), Diarrhö Grad 3 (3%), Rash gesamt (78%), Rash Grad 3 (3%), Infusionsreaktionen (65%)

Patienten nachweisbar (Tab. 6). In der Studie zeigte sich eine Remissionsrate von 36% mit einer medianen Dauer des Ansprechens von 6,8 Monaten. Die klinische Benefit-Rate lag bei 73%. Das mediane progressionsfreie Überleben lag bei 8,3 Monaten. Die antitumorale Aktivität war in allen Subgruppen von Exon-20-Insertionen nachweisbar.

9.5 DZD9008

In Phase-I-Studien, präsentiert von Yang et al. bei der ASCO-Jahrestagung 2021, erhielten Patienten mit einer Exon-20-Insertion die Substanz DZD9008 [207]. Es wurden insgesamt 102 Patienten behandelt, Wirksamkeitsdaten wurden von 56 Patienten vorgestellt. Alle Patienten waren mit einer Chemotherapie vorbehandelt. Eine Grad-3-Toxizität wurde bei 33% der Patienten beobachtet, ein Therapieabbruch war bei 6 Patienten erforderlich. Die Hauptnebenwirkungen waren Diarrhö und andere klassische EGFR-TKI-Nebenwirkungen. Eine Remission wurde bei 40% der Patienten beobachtet, in 87% der Fälle konnte eine

Krankheitsstabilisierung erreicht werden. Daten zu progressionsfreien Überlebenszeiten oder Gesamtüberlebenszeiten wurden nicht vorgestellt.

> **Fazit für die Praxis**
>
> Eine komplette Analyse der Exons 18–21 des EGFR-Gens ist für eine zielgerichtete Therapie heute unerlässlich. Patienten mit einer Exon-18-G719-Mutation scheinen von Neratinib besonders gut zu profitieren. Im Exon 20 kann eine große Bandbreite an verschiedenen Insertionen auftreten. Hier stehen mit den Medikamenten Osimertinib (260 mg), Mobocertinib, Poziotinib, Amivantamab und DZD9008 effektive Substanzen zur Verfügung. Mobocertinib weist ein deutliches Nebenwirkungsprofil auf. Die Daten mit dem bispezifischen Antikörper Amivantamab zeigen eine recht gute Aktivität bei guter Verträglichkeit. Das Medikament wird zurzeit in weiteren Studien intensiv getestet.

10 Nichtkleinzelliges Lungenkarzinom – Exon-18-Mutation im EGFR-Gen

EGFR-Mutationen im Exon 18 des EGFR-Gens sind selten und sprechen auf klassische EGFR-TKI nicht oder nur unzureichend an. Die häufigsten Mutationen hier sind die G719C-, die G719S- und die G719A-Mutation. Weitere Mutationen sind 689M, 700D und 709K. Bereits aus einer alten Studie von Sequist et al. aus dem Jahre 2010 war ersichtlich, dass Patienten mit einer G719-Mutation gut auf Neratinib ansprechen [169]. Die Substanz Neratinib (240 mg täglich) ist nun in der Basket-Studie SUMMIT speziell bei Patienten mit Exon-18-Mutationen getestet worden. Die Studie wurde von Boni et al. bei der WCLC-Tagung 2020 im Januar 2021 vorgestellt [17]. 11 Patienten waren eingeschlossen, 10 von ihnen waren mit einem EGFR-TKI bereits vorbehandelt. Von den 11 Patienten erreichten 6 eine partielle Remission. Die mediane Remissionsdauer lag bei 7,5 Monaten, das mediane progressionsfreie Überleben betrug 9,1 Monate. Neratinib zeigte somit eine Aktivität für Patienten mit einer Exon-18-Mutation, insbesondere wenn eine G719-Mutation vorlag.

11 Nichtkleinzelliges Lungenkarzinom – Therapie bei HER2-Mutation oder -Überexpression

HER2-Alterationen finden sich nicht nur beim Mammakarzinom, sondern auch beim NSCLC. Die Rate von HER2-Mutationen liegt zwischen 3% und 6%, die der HER2-Überexpression wahrscheinlich im Bereich von 10%.

Bereits bei der ASCO-Jahrestagung 2020 stellten Smit et al. eine Interimsanalyse der Phase-II-Studie DESTINY-Lung01 zu dem Antikörper-Wirkstoff-Konjugat Trastuzumab Deruxtecan (T-DXd; DS-8201) beim NSCLC mit HER2-Mutation vor [180]. Hier waren 42 Patienten behandelt, die alle ein Rezidiv nach einer Standardtherapie erlitten hatten. Von diesen Patienten erreichten 26 (61,9%) eine komplette oder eine partielle Remission. Die Krankheitskontrollrate lag bei 90,5% (Tab. 7). Das mediane progressionsfreie Überleben wurde auf mehr als 14 Monate geschätzt, das Gesamtüberleben war ebenfalls nicht erreicht. Insgesamt hatte die Studie eine sehr gute Wirksamkeit bei HER2-mutiertem NSCLC gezeigt.

Bei der WCLC-Tagung 2020 im Januar 2021 ergänzte Nakagawa et al. die Analyse zur Wirksamkeit von Trastuzumab Deruxtecan in der Kohorte der HER2-überprimierenden NSCLC der DESTINY-Lung01-Studie [115]. Auch diese Patienten waren alle mit Standardtherapie vorbehandelt und wiesen immunhistochemisch eine HER2-Überexpression im Grad 2+ oder 3+ auf. 49 Patienten wurden eingeschlossen. 91,8% waren mit Platin vorbehandelt, 73,5% zusätzlich mit einer Immuntherapie. Es zeigte sich insgesamt eine Ansprechrate von 24,5% und eine Krankheitsstabilisierungsrate von 69,4%. Die mediane Dauer des Ansprechens betrug 6 Monate (Tab. 7). Die Patienten erreichten ein progressions-

Tabelle 7: *Therapieansätze für das NSCLC mit HER2-Mutation und HER2-Überexpression.*

	Trastzumab-Emtansin [96]	Trastuzumab Deruxtexan [180]	Trastuzumab Deruxtexan [115]	Trastuzumab, Pertuzumab, Docetaxel [110]	Pyrotinib [216]
HER-2-Status, Vorbehandlung	NSCLC mit HER2-Mutation, Platinvorbehandlung	NSCLC mit HER2-Mutation, Platinvorbehandlung	NSCLC mit HER2-Überexpression, Platinvorbehandlung	NSCLC mit HER2-Mutation, Platinvorbehandlung	NSCLC mit HER2-Mutation, Platinvorbehandlung
Patientenzahl	18	42	49	45	60
Remissionsrate	44%	61,9%	24,5%	29%	30%
Medianes PFS	5,0 Monate	14,0 Monate	5,4 Monate	6,9 Monate	6,9 Monate
Medianes OS		nicht erreicht	11,3 Monate	17,0 Monate	14,4 Monate

freies Überleben von im Median 5,4 Monaten und ein medianes Gesamtüberleben von 11,3 Monaten. Eine Nebenwirkung, die zum Abbruch der Therapie führte, entwickelten 22,4% der Patienten. Eine wesentliche Hauptnebenwirkung bestand in der hämatologischen Toxizität, 5 Patienten (10%) erlitten eine Pneumonitis und brachen daraufhin die Therapie ab.

Insgesamt zeigen die Daten durchaus auch eine Wirksamkeit der Substanz bei den Patienten mit HER2-Überexpression. Unterschiede zwischen HER2-2-fach- und -3-fach-Positivität konnten nicht gefunden werden. Die Ansprechraten und die Krankheitskontrollraten sind aber niedriger im Vergleich zu den Patienten mit HER2-Mutation. Angesichts oft fehlender Alternativen bei Patienten mit vorangegangener Chemo-Immuntherapie ist die Gabe des Antikörper-Wirkstoff-Konjugats jedoch durchaus eine wertvolle Therapieoption.

Eine weitere Option ist die Kombination aus Trastuzumab, Pertuzumab und Docetaxel bei Patienten mit HER2-Mutationen, wie sich in der Phase-II-Studie IFCT-1703 R2D2 von Mazieres et al. herausgestellt hat [110]. In die Studie wurden 46 Patienten aufgenommen, die alle vorbehandelt waren. Sie erhielten eine Therapie mit Pertuzumab, Trastuzumab und Docetaxel in üblicher Standarddosierung, Docetaxel mit 75mg/m^2 alle drei Wochen. Es konnte immerhin eine Remissionsrate von 29% nachgewiesen werden, die Krankheitskontrollrate lag bei über 80%. Das mediane krankheitsfreie Überleben betrug 6,8 Monate, das mediane Gesamtüberleben 10,6 Monate (Tab. 7). Kein Patient musste die Therapie aufgrund von Nebenwirkungen abbrechen. Die Studienautoren schlussfolgerten, dass eine HER2-Antikörper-basierte Therapie für Patienten mit einer HER2-Mutation auch beim NSCLC eine wirksame Therapie darstellt.

> **Fazit für die Praxis**
>
> HER2 ist ein weiteres interessantes Target für eine zielgerichtete Therapie beim NSCLC. Insbesondere Patienten mit HER-2-Mutationen sprechen sehr gut auf eine Therapie mit Amivantamab an. Hier lag die Remissionsrate bei 62%. Aber auch für HER2-überexprimierende Tumoren ist Amivantamab eine interessante Therapieoption. Die Kombination aus Trastuzumab und Pertuzumab ist im Verbund mit Docetaxel ebenfalls ein wirksames Regime.

12 Nichtkleinzelliges Lungenkarzinom – Therapie bei ALK-Mutation

Für die Therapie des ALK-positiven NSCLC sind 5 Substanzen zugelassen. Derzeit werden am häufigsten in der Erstlinie die beiden Substanzen Alectinib oder Brigatinib eingesetzt. Im Jahr 2020 sind einige neue Studien zu der Aktivität dieser Medikamente veröffentlicht worden.

12.1 Erstlinientherapie des ALK-mutierten NSCLC

12.1.1 ALTA-Studie mit Brigatinib versus Crizotinib

Von Camidge et al. publizierten im Journal of Clinical Oncology die zweite Interimsanalyse der Phase-III-Studie ALTA 1L, in der sie die Therapie mit Brigatinib und mit Crizotinib in der ersten Therapielinie miteinander verglichen [22]. 275 Patienten erhielten randomisiert entweder Brigatinib 180 mg 1-mal täglich (Start mit 90 mg täglich für die ersten 7 Tage) oder Crizotinib (250 mg 2-mal täglich). Nach einem Follow-up von nun 2 Jahren zeigte sich im medianen progressionsfreien Überleben weiterhin ein klarer Vorteil für die Brigatinib-Therapie mit 24 versus 11 Monaten (Hazard Ratio 0,49; 95%CI 0,35–0,68; p<0,0001) Das progressionsfreie Überleben war in allen Untergruppen für Brigatinib günstiger. Zum Auswertungszeitpunkt zeigte sich allerdings im Gesamtüberleben kein Unterschied zwischen den Behandlungsgruppen, die Überlebenskurven sind nahezu deckungsgleich mit einer 2-Jahres-Überlebensrate von 76% versus 74%. Brigatinib besitzt in jedem Fall eine höhere ZNS-Wirksamkeit. 78% der Patienten mit Hirnmetastasen sprachen auf die Therapie an im Vergleich zu nur 26% unter Crizotinib. Bei Patienten mit Hirnmetastasen betrug die Rate für das progressionsfreie Überleben nach 2 Jahren 43% versus 10%. Dieser Vorteil ist aber nicht auf die Gruppe mit Hirnmetastasen beschränkt, auch in der Patientengruppe ohne Hirnmetastasen war eine deutlich höhere Rate für das progressionsfreie Überleben nach 2 Jahren mit 50% versus 32% zu beobachten.

Die Nebenwirkungsraten unter Brigatinib und Crizotinib unterschieden sich nicht wesentlich. Eine Dosisreduktion wurde bei 38% unter Brigatinib und 25% unter Crizotinib vorgenommen. Diarrhö ist eine führende Nebenwirkung bei der Hälfte der Patienten in beiden Therapien. Des Weiteren sind Leberwerterhöhungen und gastrointestinale Symptome häufig. Unter Brigatinib scheint es etwas häufiger interstitielle Pneumotitiden zu geben, die kontrolliert werden sollten. Die begleitend durchgeführte Lebensqualitätsanalyse zeigt in der Summe einen deutlich besseren Verlauf unter Brigatinib (Abb. 20). Hier dauert es wesentlich länger,

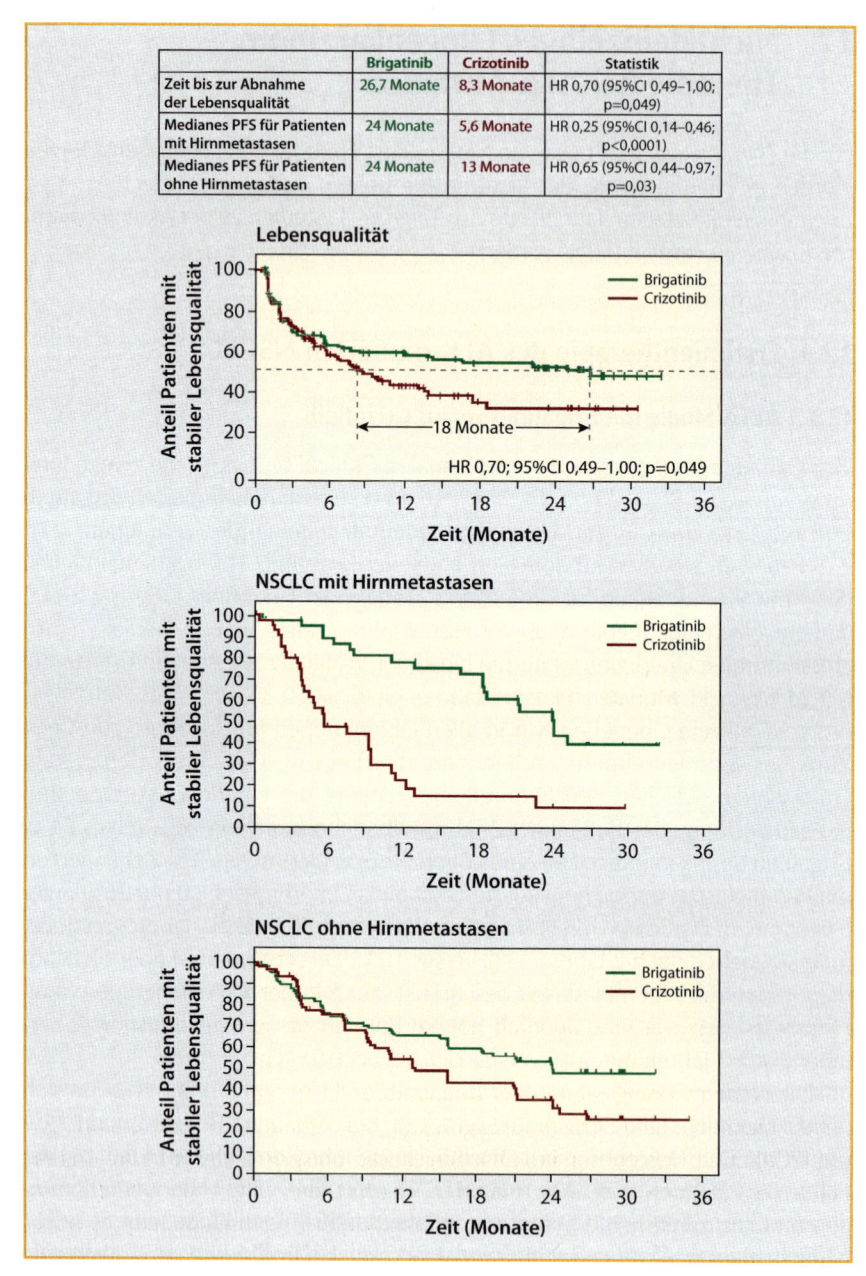

	Brigatinib	Crizotinib	Statistik
Zeit bis zur Abnahme der Lebensqualität	26,7 Monate	8,3 Monate	HR 0,70 (95%CI 0,49–1,00; p=0,049)
Medianes PFS für Patienten mit Hirnmetastasen	24 Monate	5,6 Monate	HR 0,25 (95%CI 0,14–0,46; p<0,0001)
Medianes PFS für Patienten ohne Hirnmetastasen	24 Monate	13 Monate	HR 0,65 (95%CI 0,44–0,97; p=0,03)

Abbildung 20: *ALTA-1-Studie: Erstlinientherapie mit Brigatinib im Vergleich zu Crizotinib bei Patienten mit ALK-positivem NSCLC. Adaptiert nach [22].*

bis sich die Lebensqualitätsparameter verschlechtern als unter Crizotinib: im Median 26,7 Monate mit Brigatinib-Therapie und 8,3 Monate unter Crizotinib-Behandlung. Die Studie belegt die gute Wirksamkeit von Brigatinib bei ALK-positivem NSCLC mit oder ohne ZNS-Beteiligung, auch wenn die Überlebenskurven sich im Vergleich zu Crizotinib bisher nicht unterscheiden.

12.1.2 ALEX-Studie mit Alectinib versus Crizotinib

In Annals of Oncology wurde im August 2020 ein Update aus der ALEX-Studie von Mok et al. publiziert [113]. In der ALEX-Studie wurde randomisiert Alectinib mit Crizotinib in der Erstlinientherapie von NSCLC-Patienten verglichen. Es wurden insgesamt 303 Patienten behandelt, 152 mit Alectinib (600 mg 2-mal täglich) und 151 mit Crizotinib (250 mg 2-mal täglich). Nach 4 Jahren zeigte sich im progressionsfreien Überleben ein großer Vorteil zugunsten von Alectinib (Abb. 21). Das mediane progressionsfreie Überleben betrug 34,8 Monate versus 10,9 Monate. Nach 3 Jahren waren noch 48% der Patienten im Crizotinib-Arm und lediglich noch 10% im Alectinib-Arm progressionsfrei. Auch hier ist der Vorteil bei Patienten mit und ohne ZNS-Metastasen nachweisbar. Bei Patienten mit Hirnmetastasen betrug die Progressionsfreiheit für 3 Jahre 40,5% versus 2,1% und für Patienten ohne Hirnmetastasen 50,6% versus 20,2%.

Die Überlebenszeitanalyse zeigt auch im Gesamtüberleben einen signifikanten Vorteil für Alectinib mit einer Hazard Ratio von 0,67 und einem p-Wert von 0,003. Nach 5 Jahren betrugen die Gesamtüberlebensraten unter Alectinib 62,5% und unter Crizotinib 45,5%. Alectinib weist gegenüber Crizotinib keine erhöhte Toxizität auf. In beiden Therapie-Armen war die Rate der Therapieabbrüche knapp 15%, hinzu kamen 20% Dosisreduktionen. Die häufigsten Nebenwirkungen vom WHO-Grad 3–4 unter Alectinib waren Anämie, erhöhte Leberwerte und Pneumonie. Dies trat unter Alectinib bei jeweils etwa 5% der Patienten auf, bei Crizotinib liegt dieser Wert etwa zwischen 10% und 15% pro Nebenwirkung.

12.1.3 J-ALEX-Studie mit Alectinib versus Crizotinib

Auch in Japan wurde die ALEX-Studie durchgeführt (J-ALEX). Yoshioka et al. stellten hierzu bei der ASCO-Jahrestagung 2021 die finale Überlebenszeitanalyse vor [209]. Das Design der japanischen Studie entspricht der internationalen ALEX-Studie mit dem Vergleich Alectinib (300 mg 2-mal täglich) versus Crizotinib (250 mg 2-mal täglich) bei nicht vorbehandelten ALK-positiven Patienten. Für die insgesamt 207 randomisierten Patienten ist die Gesamtüberlebenskurve fast identisch. Die Hazard Ratio für das Überleben betrug 1,03. Nach mehr als 6 Jahren ist weder das mediane Gesamtüberleben im Crizotinib- noch im Alectinib-Arm

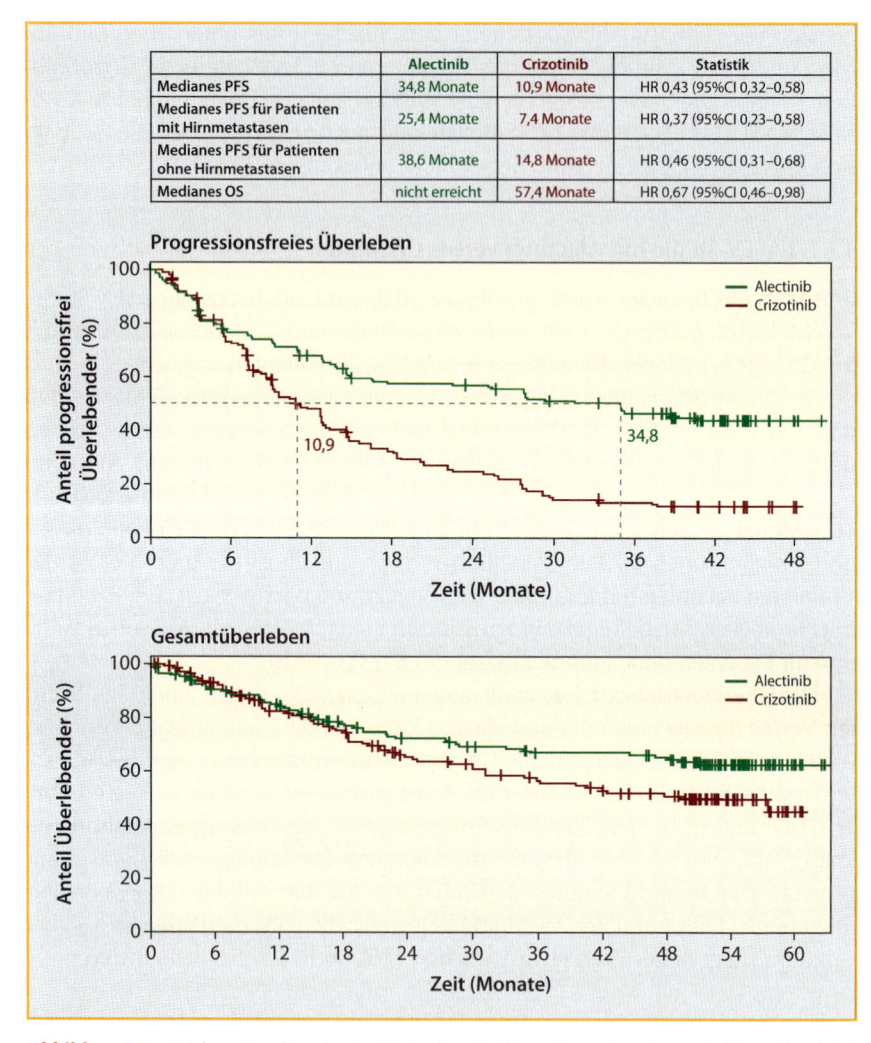

	Alectinib	Crizotinib	Statistik
Medianes PFS	34,8 Monate	10,9 Monate	HR 0,43 (95%CI 0,32–0,58)
Medianes PFS für Patienten mit Hirnmetastasen	25,4 Monate	7,4 Monate	HR 0,37 (95%CI 0,23–0,58)
Medianes PFS für Patienten ohne Hirnmetastasen	38,6 Monate	14,8 Monate	HR 0,46 (95%CI 0,31–0,68)
Medianes OS	nicht erreicht	57,4 Monate	HR 0,67 (95%CI 0,46–0,98)

Abbildung 21: *5-Jahres-Update der ALEX-Studie: Erstlinientherapie mit Alectinib im Vergleich zu Crizotinib bei ALK-positivem NSCLC. Adaptiert nach [113].*

erreicht. Die 6-Jahres-Überlebensrate liegt in beiden Armen weiterhin bei über 60%. Hinsichtlich des progressionsfreien Überlebens zeigt sich allerdings ein eindeutiger Vorteil für den Alectinib-Arm. Die Rate der Tumorprogression nach 5 Jahren unter Alectinib liegt bei etwa 50% im Vergleich zu 90% unter Crizotinib (Abb. 22). Deshalb ist das Ansprechen auf die Zweitlinientherapie bei Patienten aus der Crizotinib-Gruppe wesentlich günstiger als bei jenen aus der Alecti-

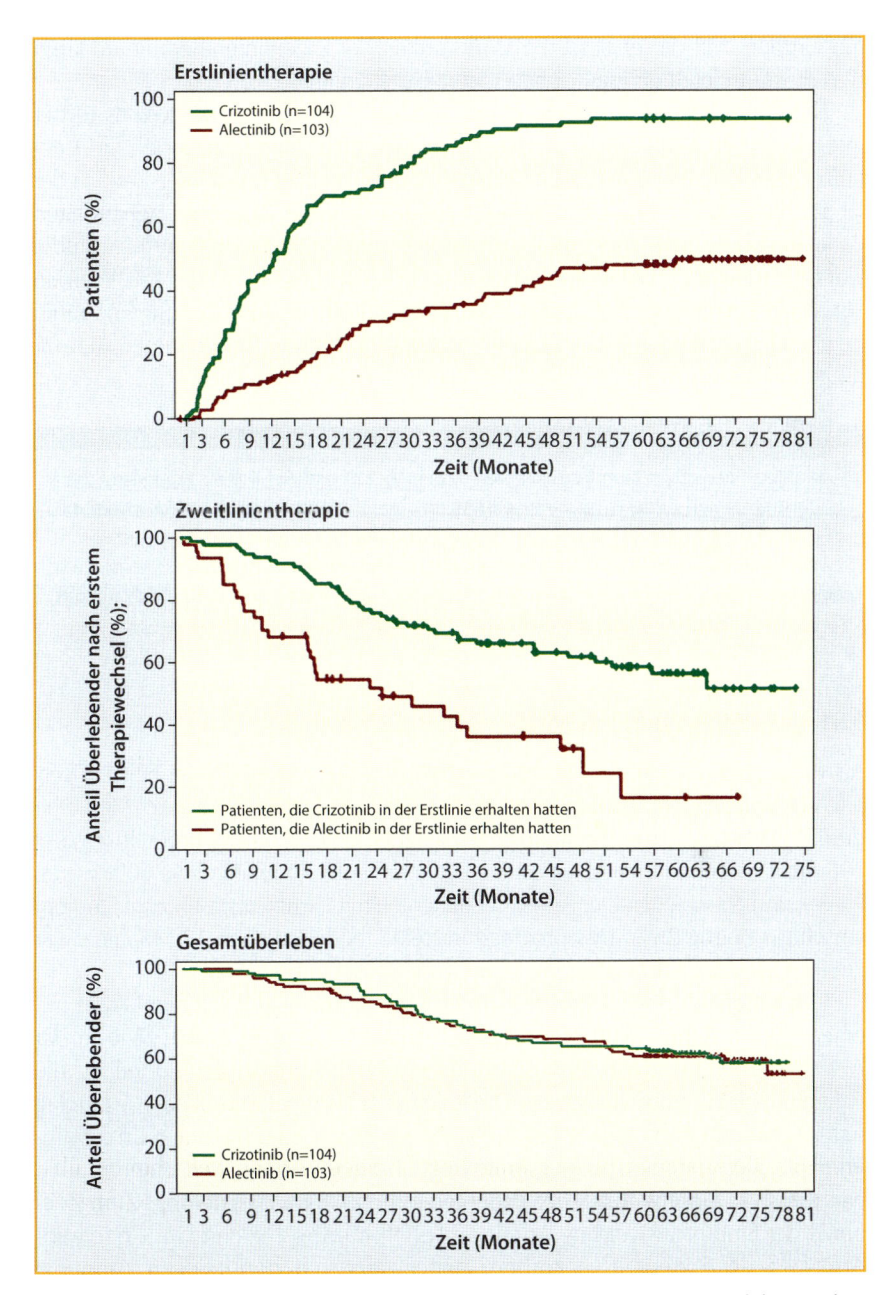

Abbildung 22: *J-ALEX Studie: Zweitlinientherapie mit hoch effektivem ALK-Inhibitor sichert Überlebensvorteil beim ALK-positiven NSCLC. Adaptiert nach [209].*

nib-Gruppe. Mit dieser besseren Wirksamkeit der Zweitlinientherapie erklären sich die dann letztlich identischen Überlebenskurven.

Die Daten zeigen somit ein etwas anderes Überlebensverhalten als in der internationalen ALEX-Studie, in der ein signifikanter Überlebensvorteil für Alectinib zu beobachten war. Die Erklärung hierfür liegt in der Cross-over-Rate. In der japanischen ALEX-Studie erhielten knapp 80 % der mit Crizotinib behandelten Patienten in der Folge Alectinib als Zweitlinie. In der internationalen ALEX-Studie war der Anteil des Cross-overs von Crizotinib zu Alectinib lediglich 21 %. Werden Lorlatinib und Brigatinib hinzugezählt, so erhielten nur 40 % der mit Crizotinib behandelten Patienten in der Zweitlinientherapie einen hoch wirksamen ALK-Inhibitor.

> **Fazit für die Praxis**
>
> Die unterschiedlichen Überlebenskurven in der J-ALEX- und ALEX-Studie unterstreichen noch einmal die Bedeutung einer effektiven Zweitlinientherapie bei ALK-positiven NSCLC-Patienten. ALK-Inhibitoren mit hoher Wirksamkeit sind hier einer Chemotherapie zweifelsfrei überlegen. Wird eine konsequente Zweitlinientherapie eingesetzt, so ist auch ein Therapiebeginn mit einer weniger effektiven ALK-Substanz wie Crizotinib für das Gesamtüberleben der Patienten nicht mit einem Nachteil verbunden.

12.1.4 CROWN-Studie mit Lorlatinib versus Crizotinib

Als dritte große Studie in der Erstlinientherapie des ALK-positiven NSCLC veröffentlichten Shaw et al. im November 2020 im New England Journal of Medicine die CROWN-Studie mit Lorlatinib gegen Crizotinib [171]. Hier wurden insgesamt 296 nicht vorbehandelte ALK-positive Patienten aufgenommen. Etwa 60 % waren Frauen und Nieraucher. Der Anteil der Patienten mit Hirnmetastasen zum Studieneinschluss betrug 26 %. Das progressionsfreie Überleben nach 12 Monaten war 78 % im Lorlatinib-Arm und 39 % in der Crizotinib-Gruppe (Abb. 23).

Der Vergleich des progressionsfreien Überlebens war hoch signifikant mit einer Hazard Ratio von 0,28 und einem p-Wert von unter 0,001. Wie in der ALEX-Studie [113] zeigte sich auch hier ein hoch signifikanter Vorteil für die Patienten mit Hirnmetastasierung. Die Rate neuer Hirnmetastasen nach 1 Jahr lag unter Lorlatinib-Behandlung bei 2,8 % im Vergleich zu 33 % unter Crizotinib-Therapie. Der Vorteil im progressionsfreien Überleben war in allen Untergruppen nachweisbar, einschließlich der Patienten ohne ZNS-Metastasierung. Zum Zeitpunkt der Studienauswertung waren im Lorlatinib-Arm 15 % und im Crizotinib-Arm 19 % der Patienten verstorben. Daher zeigt sich zum jetzigen Zeitpunkt kein signifikanter Überlebenszeitunterschied für die beiden Medikamente, das 2-Jahres-Überleben liegt im Bereich von über 80 % für beide Substanzen.

Lungenkarzinome 369

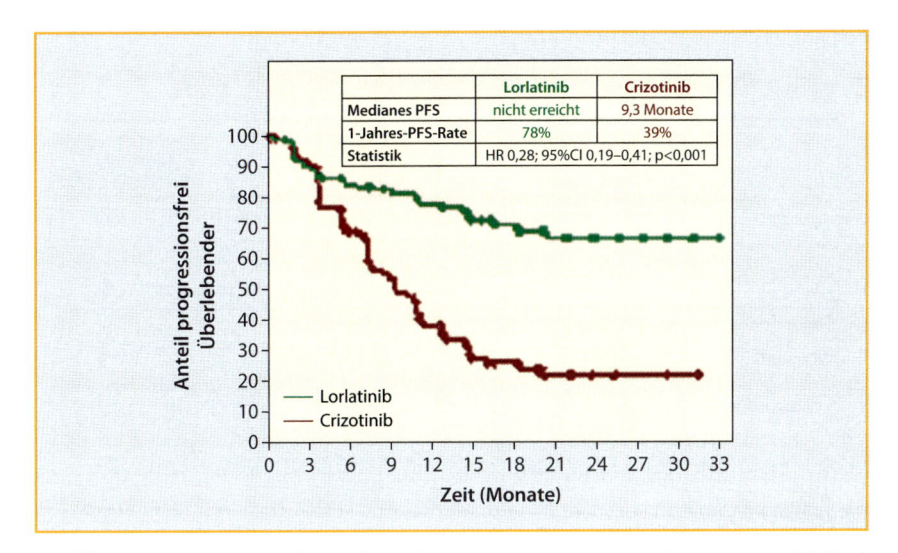

	Lorlatinib	Crizotinib
Medianes PFS	nicht erreicht	9,3 Monate
1-Jahres-PFS-Rate	78%	39%
Statistik	HR 0,28; 95%CI 0,19–0,41; p<0,001	

Abbildung 23: *CROWN-Studie: Erstlinientherapie bei Patienten mit ALK-positivem NSCLC mit Lorlatinib im Vergleich zu Crizotinib. Adaptiert nach [171].*

Die Lorlatinib-Therapie weist daher verglichen mit Crizotinib in der Erstlinie ebenfalls einen hoch signifikanten Vorteil im progressionsfreien Überleben auf. Auch bei Lorlatinib ist die extrem gute ZNS-Wirksamkeit durch die Studie sehr gut belegt. Die Hazard Ratio für die progressionsfreie Überlebenszeit ist noch stärker als sie für Alectinib und Brigatinib in den entsprechenden Studien zu sehen war. Zu beachten ist allerdings auch die nicht etwas höhere Toxizität des Medikaments. Hypercholesterinämien und Hypertriglyzeridämien traten bei mehr als zwei Drittel der Patienten auf, bei je einem Drittel kam es zu einer Gewichtszunahme und einer peripheren Neuropathie der Patienten. Zu beachten sind auch kognitive Effekte, die immerhin bei 21% im Vergleich zu nur 6% unter Crizotinib auftraten. Zum anderen ist Lorlatinib ein Medikament mit einem sehr breiten Wirkungsspektrum, das einige der ALK-Mutationen noch erfasst, die unter Alectinib und Brigatinib entstehen können.

In Abb. 24 sind die aktuelle Therapiemöglichkeiten für das ALK-positive NSCLC zusammengefasst.

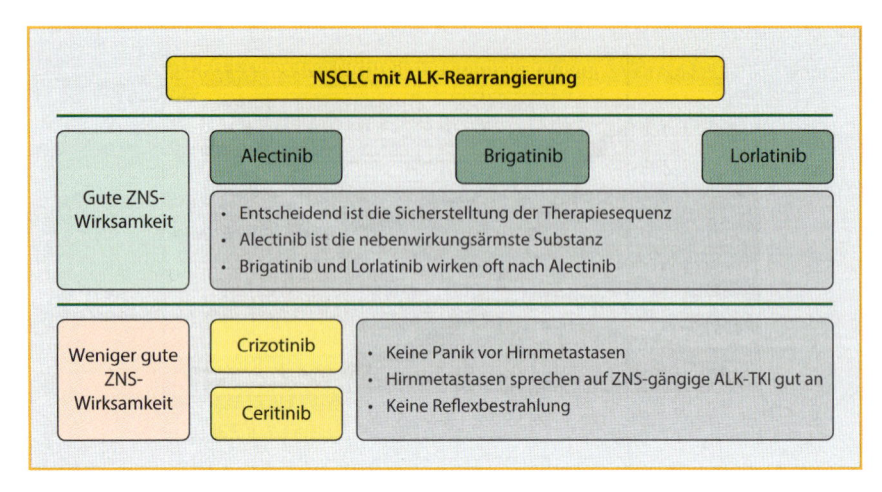

Abbildung 24: *Therapiemöglichkeiten für das NSCLC mit ALK-Rearrangierung (Stand: Juni 2021).*

Tabelle 8: *Ausgewählte Nebenwirkungen der ALK-TKI.*

Nebenwirkungen alle Grade	Crizotinib	Alectinib	Brigatinib*	Lorlatinib
Fettstoffwechsel	6%		7%	70%
Ödeme	39%	17%	7%	55%
Neuropathie	15%			34%
Kognitive Störungen	6%			21%
Durchfall	52%	12%	52%	21%
Fatigue	32%		19%	19%
Sehstörungen	39%	1%		18%
Leberenzyme	34%	15%	26%	17%
Übelkeit	52%	14%	30%	15%
Geschmack	16%	3%	3%	5%
Kreatinkinase-Erhöhung, Myalgie		16%	46%	

*Brigatinib: Früh einsetzende pulmonare Ereignisse treten bei 3%–8% der Patienten auf

> **Fazit für die Praxis**
>
> Zweifelsfrei besitzen die Medikamente Alectinib, Brigatinib und Lorlatinib eine höhere Wirksamkeit im Vergleich zu Crizotinib in der Erstlinienbehandlung des ALK-positiven NSCLC. Die ZNS-Wirksamkeit ist beeindruckend, aber auch die extrazerebrale Wirksamkeit ist höher als die von Crizotinib und führt zu einem verbesserten progressionsfreien Überleben. Patienten mit ALK-positiven NSCLC weisen von allen NSCLC-Untergruppen wahrscheinlich die günstigste Prognose auf. Die medianen Überlebensraten liegen hier im Bereich von 7–10 Jahren. Von daher erhält die Mehrheit von ALK-positiven Patienten im Verlauf ihrer Erkrankung mehrere ALK-Inhibitoren. Vor diesem Hintergrund sind Sequenztherapien besonders wichtig. Für die Auswahl der Sequenz spielt neben der Effektivität natürlich auch die Toxizität eine Rolle (Tab. 8). Hier sind die berichteten Nebenwirkungen unter Alectinib offenbar niedrig. Bei Brigatinib sollte zumindest auf interstitielle Lungenerkrankungen in der Anfangsphase geachtet werden; Lorlatinib verursacht in einem hohen Prozentsatz Stoffwechselentgleisungen und bei einer nicht zu vernachlässigenden Anzahl der Patienten kognitive Einschränkungen.

12.2 Zweitlinientherapie des ALK-mutierten NSCLC

Lorlatinib kann effektiv auch als Zweitlinientherapie nach Alectinib- oder Brigatinib-Versagen eingesetzt werden. Felip et al. haben in Annals of Oncology im Februar 2021 die Daten zur intra- und extrakraniellen Wirksamkeit von Lorlatinib in dieser Situation zusammengestellt [41]. Insgesamt wurden 139 Patienten analysiert, 28 von ihnen hatten 1 ALK-TKI der zweiten Generation als Vormedikation und 111 Patienten zumindest 2. Etwa die Hälfte der Patienten waren mit Alectinib vorbehandelt worden, der Anteil der mit Brigatinib vorbehandelten Patienten lag bei 5%. 2% der Patienten erreichten unter Lorlatinib eine komplette Remission und 38% eine partielle Remission. Die Krankheitskontrollrate lag bei 82%. Das progressionsfreie Überleben unter Lorlatinib betrug 6,6 Monate, das Gesamtüberleben 20,7 Monate. Bei 93 Patienten mit Chemotherapie-Vorbehandlung war die Remissionsrate mit 43% höher als bei 46 Patienten ohne entsprechende Chemotherapie-Vorbehandlung mit 33%. Bei Patienten mit vorbestehenden Hirnmetastasen entwickelten unter Lorlatinib etwa 25% eine Progression, bei Patienten ohne vorbekannte Hirnmetastasierung betrug die Progressionsrate im ZNS unter Lorlatinib 15%. Die systemische Rezidivrate war deutlich höher, sie betrug bei Patienten ohne Hirnmetastasen 60% und bei Patienten mit Hirnmetastasen 40%. Insgesamt zeigten die Studiendaten eine gute Wirksamkeit der Substanz Lorlatinib auch nach Alectinib-Vorhandlung. Speziell in der mit Alectinib vorbehandelten Gruppe (62 Patienten) lag die Krankheitskontrollrate unter Crizotinib bei knapp 80%, auch intrakraniell waren 80% der Patienten zumindest stabil. Die Remissionsrate betrug 40%, auch die intrazerebrale Remissionsrate lag bei 40%.

Eine ähnliche Untersuchung führten Nishio et al. zu Brigatinib bei japanischen Patienten mit einem Progress unter Alectinib in der Phase-II-Studie J-ALTA durch [120]. Es wurden 72 Patienten behandelt, die refraktär auf den vorangegangenen ALK-Inhibitor waren, 47 Patienten hatten Alectinib als letzte Therapie erhalten. In dieser Alectinib-refraktären Population betrug die objektive Ansprechrate unter Brigatinib 34% und die Krankheitskontrollrate 79%. Die Patienten erreichten im Median ein progressionsfreies Überleben von 7,3 Monaten. Auch in diese Patientengruppe waren Patienten mit Hirnmetastasen eingeschlossen, 2 von 8 Patienten mit messbaren Hirnmetastasen erzielten unter Brigatinib nach einer gescheiterten Alectinib-Therapie wieder ein gutes Ansprechen. Eine Aktivität von Brigatinib war auch bei Patienten mit den typischen Resistenzmutationen einschließlich der G1202R-Mutation zu sehen.

12.3 Nebenwirkungen von ALK-Inhibitoren

Weitere Publikationen haben sich speziell mit dem Nebenwirkungsprofil von ALK-Inhibitoren beschäftigt. Die Untersuchung von Al-Samkari et al. hat das Risiko von thromboembolischen Komplikationen untersucht. Hier wurden 422 Patienten mit ALK-mutierter Erkrankung 385 NSCLC-Patienten ohne ALK-Mutation gegenübergestellt. Obwohl die ALK-Patienten deutlich jünger waren und weniger Risikofaktoren aufwiesen, war die Rate von Venenthrombosen mit 43% versus 29% deutlich erhöht. Auch das Risiko für Wiederholungsthrombosen war mit 14% versus 3% deutlich gesteigert. Arterielle Thrombosen waren mit 5% in beiden Gruppen gleich häufig. Die Studienautoren resümierten aus den Ergebnissen, dass die Diagnose eines ALK-positiven NSCLC mit einer deutlich erhöhten Thromboserate vergesellschaftet ist und bei diesen Patienten eine Antikoagulation durchgeführt werden sollte.

Von Ng et al. wurde ebenfalls im Journal of Thoracic Oncology eine Analyse zum frühen Auftreten von pulmonalen Veränderungen unter Brigatinib publiziert [118]. In dieser Analyse wurden Patienten mit Brigatinib-Therapie aus verschiedenen Studien eingeschlossen. Bei 20 von 440 Patienten trat ein pulmonaler Effekt früh innerhalb der ersten Tage auf (Tab. 8). Dies entspricht 4,5% der Patienten. 12 Patienten erlitten ein Grad-3/4-Ereignis und mussten von Brigatinib absetzen, 7 Patienten konnten die Therapie nach entsprechender Medikation mit Unterbrechung, Steroiden und symptomatischer Therapie später weiterführen. Die Nebenwirkungen waren bei älteren Patienten etwas höher als bei jüngeren, sie traten typischerweise innerhalb der ersten Woche nach dem Start der Brigatinib-Behandlung auf.

13 Nichtkleinzelliges Lungenkarzinom – Therapie bei ROS1-Mutation

Im Jahr 2020 wurden keine wesentlichen neuen Daten zu ROS1-positiven NSCLC publiziert. Eine Vielzahl von Medikamenten weist eine Wirksamkeit bei ROS1-positiven NSCLC auf. Die meisten Erfahrungen liegen zur Substanz Crizotinib vor. Hier zeigen die Daten ein medianes progressionsfreies Überleben von 16 Monaten und ein medianes Gesamtüberleben von 32 Monaten. Ceritinib ist in einer kleineren Patientenzahl ebenfalls getestet worden mit medianem progressionsfreiem Überleben von 19 Monaten, Lorlatinib erreicht ein medianes progressionsfreies Überleben von 21 Monaten und Entrectinib von 19 Monaten. Insgesamt scheint zwischen diesen Medikamenten kein großer Aktivitätsunterschied zu bestehen. 5-Jahres-Überlebensdaten zu den verschiedenen Substanzen liegen allerdings zum jetzigen Zeitpunkt noch nicht vor. Auch gibt es wenig Erfahrung über Sequenzbehandlungen und den Einsatz eines zweiten ROS-Inhibitors nach dem Versagen eines ROS-Inhibitors in der Erstlinie.

14 Nichtkleinzelliges Lungenkarzinom – Therapie bei BRAF-Mutation

Auch im Bereich der BRAF-mutierten NSCLC gab es im Jahr 2020 keine wesentlichen Neuerungen. Hier besteht die Standardtherapie aus der Kombinationsbehandlung mit Dabrafenib und Trametinib. Die Überlebensdaten hierzu präsentierten Planchard et al. bei der ASCO-Jahrestagung 2020 [143]: In einer Phase-II-Studie erreichten die Patienten unter der Standardkombination ein medianes Überleben von etwa 18 Monaten. Die Kombination aus Dabrafenib plus Trametinib ist demnach zwar weniger wirksam als eine EGFR- oder ALK-Inhibition, scheint aber im Vergleich zur Chemotherapie günstig.

15 Nichtkleinzelliges Lungenkarzinom – Therapie bei RET-Mutation

Eine RET-Alteration findet sich bei ca. 1% der NSCLC. RET-Mutationen sind bei Schilddrüsenkarzinomen wie dem medullären Schilddrüsenkarzinom in 90% und beim papillären Schilddrüsenkarzinom mit 20% deutlich häufiger. Das Ansprechen auf eine Chemotherapie und auf eine Immuntherapie ist eher niedrig. Inzwischen stehen aber RET-spezifische Inhibitoren zur Verfügung.

15.1 Selpercatinib

Selpercatinib (Loxo-292) ist ein hoch selektiver Inhibitor der RET-Kinase. Zu dieser Substanz veröffentlichten Drilon et al. im New England Journal of Medicine im August 2020 die Studie LIBRETTO-001 bei Patienten mit RET-positivem NSCLC [32]. In die Studie wurden insgesamt 144 Patienten mit RET-positivem NSCLC aufgenommen. 105 waren platinbasiert vortherapiert, 39 Patienten waren behandlungsnaiv. Von den platinvorbehandelten Patienten konnte bei 105 die Wirksamkeit der Substanz untersucht werden. Von den 39 therapienaiven Patienten erreichten 33 eine partielle Remission. Dies entspricht einer Remissionsrate von 85%, weitere 4 Patienten waren stabil, nur 1 Patient war unter der Therapie progredient. Von den 105 vorbehandelten Patienten erreichten 64% eine Remission, das progressionsfreie Überleben für das Gesamtkollektiv lag bei 16,5 Monaten, die 1-Jahres-Rate für das progressionsfreie Überleben bei 66%. Die Wirksamkeit der Therapie war unabhängig vom Fusionspartner und auch unabhängig von der Vortherapie der Patienten. Auch bei 11 Patienten mit ZNS-Metastasen betrug die Remissionsrate 90%. Die Substanz ist gut verträglich (Tab. 9). Nebenwirkungen von Grad 3–4 waren Hypertension bei 17% und erhöhte Leberwerte bei 7–9% der Patienten. Andere Nebenwirkungen in geringerer Ausprägung waren Diarrhö, Mundtrockenheit und Fatigue bei etwa einem Drittel der Patienten.

Die Substanz ist bereits zugelassen für die Therapie des RET-positiven NSCLC nach Platin- und/oder Immuntherapie.

Tabelle 9: *Häufig aufgetretene Nebenwirkungen unter Selpercatinib zur Therapie von RET-positivem NSCLC in der LIBRETTO-001-Studie. Adaptiert nach [32].*

Hauptnebenwirkungen	Häufigkeit
Durchfall	48%
Mundtrockenheit	41%
Hypertonie	31%
erhöhte Leberwerte	30%
Fatigue	29%
Übelkeit	26%
periphere Ödeme	24%
Kopfschmerzen	21%
Rash	19%

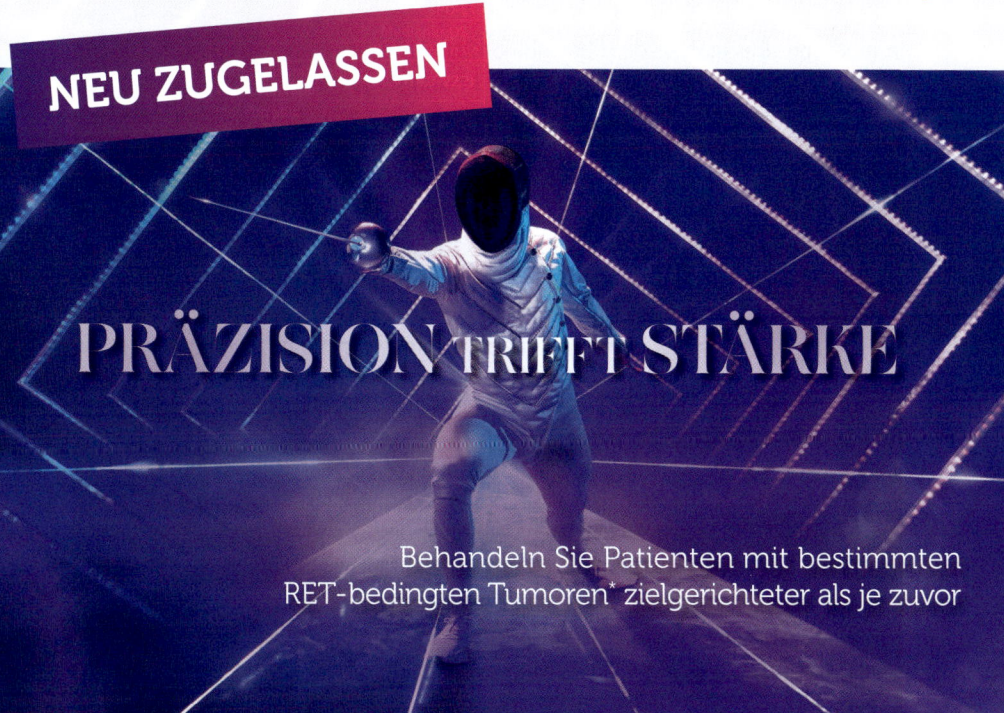

Retsevmo® selpercatinib

Lilly

NEU ZUGELASSEN

PRÄZISION TRIFFT STÄRKE

Behandeln Sie Patienten mit bestimmten RET-bedingten Tumoren* zielgerichteter als je zuvor

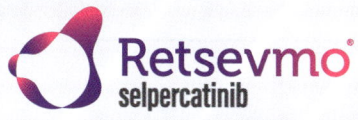

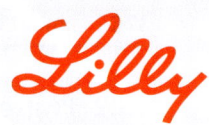

Retsevmo® – die erste hochselektive Therapie für Patienten mit RET-bedingten Tumoren.

Testen Sie auf RET. Behandeln Sie zielgerichtet.

---

* Tumore mit aktivierenden RET (rearranged during transfection)-Alterationen. Genaue Anwendungsgebiete vgl. untenstehenden Pflichttext.

Dieses Arzneimittel hat eine bedingte Zulassung erhalten. Das bedeutet, dass weitere Nachweise für den Nutzen des Arzneimittels erwartet werden.

Retsevmo® 40 mg/80 mg Hartkapseln. Zusammensetzung: *arzneilich wirksamer Bestandteil:* Jede Hartkapsel enthält 40 mg bzw. 80 mg Selpercatinib. *Sonstige Bestandteile:* Kapselinhalt: Mikrokristalline Cellulose, Hochdisperses Siliciumdioxid. Kapselhülle 40 mg: Gelatine, Titandioxid (E171), Eisen(II, III)-oxid. Kapselhülle 80 mg: Gelatine, Titandioxid (E171), Brillantblau FCF (E133). **Anwendungsgebiete:** Retsevmo als Monotherapie wird angewendet zur Behandlung von Erwachsenen mit:
- fortgeschrittenem *RET*-Fusions-positivem nicht-kleinzelligen Lungenkarzinom (NSCLC), die eine systemische Therapie nach Platin-basierter Chemotherapie und/oder einer Behandlung mit Immuntherapie benötigen.
- fortgeschrittenem RET-Fusions-positivem Schilddrüsenkarzinom, die eine systemische Therapie nach einer Behandlung mit Sorafenib und/oder Lenvatinib benötigen.

Retsevmo als Monotherapie wird angewendet zur Behandlung von Erwachsenen und Jugendlichen ab 12 Jahren mit fortgeschrittenem *RET*-mutierten medullären Schilddrüsenkarzinom (MTC), die eine systemische Therapie nach einer Behandlung mit Cabozantinib und/oder Vandetanib benötigen. **Gegenanzeigen:** Überempfindlichkeit gegen den Wirkstoff oder einen der sonstigen Bestandteile. **Nebenwirkungen:** *sehr häufig:* verminderter Appetit, Kopfschmerzen, Schwindel, EKG QT-Intervall-Verlängerung, Hypertonie, Bauchschmerzen, Diarrhö, Übelkeit, Erbrechen, Obstipation, Mundtrockenheit, Ausschlag, Fieber, Fatigue, Ödeme, ALT/AST erhöht, Thrombozyten erniedrigt, Lymphozytenzahl erniedrigt, Magnesium erniedrigt, Kreatinin erhöht, Hämorrhagie; *häufig:* Überempfindlichkeit. **Warnhinweise:** Arzneimittel für Kinder unzugänglich aufbewahren. **Verschreibungspflichtig. Pharm. Unternehmer:** Eli Lilly Nederland B.V.; Papendorpseweg 83; 3528 BJ Utrecht; Niederlande. **Ansprechpartner in Deutschland:** Lilly Deutschland GmbH, Werner-Reimers-Straße 2-4, 61352 Bad Homburg, Deutschland. **Stand der Information:** Februar 2021

15.2 Pralsetinib

In einer Interimsanalyse der Phase-I/II-Studie ARROW waren insgesamt 233 Patienten mit einem RET-fusionierten NSCLC eingeschlossen, die Daten von 116 dieser Patienten waren bezüglich der Effektivität auswertbar [45]. Von diesen wiesen 42% Hirnmetastasen auf. Der RET-Fusionspartner war in 71% der Fälle KIF5B und in 17% CCDC6. 92 der Patienten waren mit einer platinbasierten Chemotherapie vorbehandelt und 29 therapienaiv. 53 von 87 Patienten (61%) mit einer Platin-Vortherapie sprachen auf die Therapie an, 5 davon (6%) erreichten eine komplette Remission. Außerdem sprachen 19 von 27 der therapienaiven Patienten (70%) an, wovon 3 (11%) eine Komplettremission aufwiesen. Das Medikament war gut verträglich. Hauptnebenwirkungen mit einem WHO-Grad von mindestens 3 waren Neutropenie (18%), Hypertonie (11%) und Anämie (10%). Pralsetinib hatte auch eine gute Wirksamkeit bei Patienten mit Hirnmetastasierung.

Der Wirkstoff ist bereits in den USA zur Therapie des RET-positiven NSCLC zugelassen.

> **Fazit für die Praxis**
>
> Für die Therapie der RET-positiven Erkrankung stehen mit den beiden Substanzen Selpercatinib und Pralsetinib nun 2 sehr wirksame Medikamente zu Verfügung. Beide Medikamente erreichen Krankheitskontrollraten von 90% und zeigen Wirksamkeit sowohl bei therapienaiven als auch bei vorbehandelten Patienten. Beide Substanzen sind ZNS-gängig und erreichen eine ZNS-Ansprechrate, die der systemischen Ansprechrate entspricht. Die Untersuchung auf das Vorliegen einer RET-Veränderung sollte daher bei NSCLC heute standardmäßig durchgeführt werden, da für diese Patienten eine sehr effektive und gute Therapieoption verfügbar ist.

16 Nichtkleinzelliges Lungenkarzinom – Therapie bei K-RAS-Mutation

K-RAS-Mutationen sind die häufigsten Mutationen bei Adenokarzinomen der Lunge. Sie werden in bis zu 30% der Fälle beobachtet. K-RAS-Mutationen sind eine heterogene Gruppe von verschiedenen Mutationen.

Die K-RAS^{G12C}-Mutation ist mit etwa 12% die häufigste Einzelmutation. Bei der WCLC-Tagung 2020 im Januar 2021 wurde von Lee et al. eine Analyse zu den klinischen Merkmalen und zur Prognose der K-RAS-mutierten Erkrankung vorgestellt [92]. Die Analyse schloss 216 Patienten mit K-RAS-Mutation ein, 53 wiesen eine K-RAS^{G12C}-Mutation und 163 eine andere K-RAS-Mutation auf. 90% der Patienten hatten ein Adenokarzinom, circa 66% waren Raucher und 25% wiesen

Hirnmetastasen auf. Bezüglich der klinischen Merkmale unterschieden sich die Patienten mit G12C-Mutationen und anderen K-RAS-Mutationen nicht. Das mediane Gesamtüberleben unter der Erstlinientherapie betrug 10,8 Monate. Auch hier war kein Unterschied zwischen K-RAS^{G12C}-Mutationen und anderen K-RAS-Mutationen nachweisbar. Interessant war die Beobachtung, dass das mediane Überleben unter einer Immuntherapie deutlich besser ausfiel mit 15,5 Monaten im Vergleich zu 7,7 Monaten für Patienten ohne Immuntherapie. Die Daten deuten darauf hin, dass K-RAS-positive NSCLC sensitiv gegenüber einer Immuntherapie sind.

Bisher galt K-RAS als nicht behandelbare Mutation, spezifische RAS-Inhibitoren standen bisher nicht zur Verfügung. Im letzten Jahr sind nun erstmals zwei Medikamente mit nachgewiesener Wirksamkeit gegenüber K-Ras-Mutationen eingesetzt worden. Hierbei handelt es sich um die Substanzen Sotorasib und Adagrasib.

Sotorasib

K-RAS^{G12C} ist eine Mutation, die etwa bei 13% der Lungenadenokarzinome auftritt und Sotorasib ist ein spezifischer K-RAS^{G12C}-Inhibitor. Zur K-RAS^{G12C}-Inhibition mit dieser Substanz publizierten Hong et al. im September 2020 im New England Journal of Medicine eine Untersuchung bei verschiedenen Tumorerkrankungen [63]. Aus einer Gesamtgruppe von 129 Patienten wiesen 59 Patienten ein NSCLC auf. Sotorasib war trotz Nebenwirkungen wie Diarrhö und andere gastrointestinale Beschwerden insgesamt gut verträglich, die Rate der Therapieabbrüche lag bei 7%. Bei NSCLC-Patienten betrug die Remissionsrate 32%, die Krankheitsstabilisierungsrate 56%. Das mediane progressionsfreie Überleben lag bei 6,3 Monaten.

Von Skoulidis et al. wurde bei der ASCO-Jahrestagung 2021 die Phase-II-Studie CodeBreak 100 zu Sotorasib bei Patienten mit vorbehandeltem K-RAS^{G12C}-mutiertem NSCLC vorgestellt [178]. In die Studie wurden Patienten mit fortschreitendem Tumor trotz einer Standardtherapie aufgenommen. Sie erhielten eine tägliche orale Dosis von 960 mg bis zur Tumorprogression. Insgesamt wurden 126 Patienten behandelt, 93% waren Raucher, 43% hatten eine Vortherapie und 57% mindestens 2. Die Remissionsrate betrug 37%, davon waren 4% eine komplette Remission. Es wurde eine Krankheitskontrollrate von 81% erreicht, das mediane progressionsfreie Überleben lag bei 6,8 Monaten und das mediane Gesamtüberleben bei 12,4 Monaten. Die Therapienebenwirkungen waren vertretbar, Grad-3-Nebenwirkungen erlitten 20% der Patienten und bestanden aus Diarrhö und Leberwerterhöhung (Tab. 10). Bei 9 der 126 Patienten musste die Therapie aufgrund von Nebenwirkungen beendet werden. Die Wirksamkeit der Substanz war unabhängig von der K-RAS-Allelfrequenz und unabhängig von der Tumorlast. Interessant war die Beobachtung, dass Patienten mit STK11-Mutation

Tabelle 10: *CodeBreak100 Studie: Behandlungsbedingte unerwünschte Nebenwirkungen unter Sotorasib bei der Therapie von NSCLC mit K-Ras-G12C-Mutationen. Adaptiert nach [178].*

Behandlungsbedingte unerwünschte Ereignisse (TRAE)	bei >5%, n (%) Jeglicher Grad n=126	bei >5%, n (%) Grad 3 n=126
jegliche TRAE	88 (69,8)	25 (19,8)
Diarrhö	40 (31,7)	5 (4,0)
Übelkeit	24 (19,0)	0
ALT-Anstieg	19 (15,1)	8 (6,3)
AST-Anstieg	19 (15,1)	7 (5,6)
Fatigue	14 (11,1)	0
Erbrechen	10 (7,9)	0
Anstieg der alkalischen Phosphatase im Blut	9 (7,1)	1 (0,8)
makulopapilöser Ausschlag	7 (5,6)	0

und Wildtyp-KEAP1 ein besonders gutes Ansprechen mit einer Remissionsrate von 50% und ein langes Überleben von im Median 16,3 Monaten erzielten.

Adagrasib

Adagrasib ist ebenfalls ein selektiver Inhibitor von KRAS^{G12C}-Mutationen. In der Phase-I/II-Studie KRYSTAL-1 [157] erhielten bisher 79 Patienten mit vorbehandeltem, KRAS^{G12C}-mutiertem NSCLC Adagrasib 600 mg 2-mal täglich. Von 51 Patienten mit auswertbaren Daten erreichten 23 Patienten (45%) eine partielle Remission und 26 Patienten hatten eine stabile Erkrankung. Das mediane Follow-up war noch kurz, sodass noch keine Daten zum progressionsfreien oder zum Gesamtüberleben vorliegen.

> **Fazit für die Praxis**
>
> Die Studien belegen die Wirksamkeit von Sotorasib und auch Adagrasib bei KRAS^{G12C}-Mutation. Damit sind erstmals Medikamente verfügbar, die diese Treibermutation gezielt beeinflussen. Die progressionsfreien Überlebenszeiten und Gesamtüberlebenszeiten sind jedoch weiterhin begrenzt. Ob tatsächlich ein Vorteil im Vergleich zu einer Zweitlinienchemotherapie besteht, muss in einer großen randomisierten Studie geprüft werden. Diese ist initiiert und vergleicht Sotorasib gegenüber Docetaxel.

17 Nichtkleinzelliges Lungenkarzinom – Therapie bei MET-Alteration

Die MET-Exon-14-Skippingmutation tritt bei etwa 3%–4% der Patienten mit NSCLC auf. Sie ist in der Regel mit einer schlechten Prognose vergesellschaftet. Klinisch weisen MET-Exon-14-mutierte NSCLC häufig ein sarkomatoid-differenziertes Histologiemuster auf. Das Ansprechen auf eine Standardchemotherapie ist ungünstig, ebenso wenig ist in aller Regel eine Immuntherapie bei dieser Tumorentität wirksam.

Bei der ASCO-Jahrestagung 2021 wurde von Wolf et al. ein Update zur Wirksamkeit von Capmatinib bei Patienten mit MET-Exon-14-Mutation vorgestellt [199]. 160 Patienten waren eingeschlossen, 60 waren nicht vorbehandelt und 100 vorbehandelt. Von den nicht vorbehandelten Patienten erreichte 1 Patient eine komplette Remission und 60% der Patienten eine partielle Remission. Das mediane progressionsfreie Überleben lag bei 12,3 Monaten und das mediane Gesamtüberleben bei 20,8 Monaten. Für die vorbehandelten Patienten betrug die Remissionsrate 44% und die Krankheitskontrollrate 82%. Hier lag das mediane progressionsfreie Überleben bei 5,5 Monaten und das mediane Gesamtüberleben bei 13,8 Monaten. Als wesentliche Nebenwirkung der Substanz trat das periphere Ödem bei 75% der Patienten auf. 45% der Patienten litten unter Übelkeit und 20% unter Erbrechen. Kreatinin-Anstiege entwickelten 36% der Patienten.

Insgesamt belegen die Ergebnisse die Wirksamkeit der Substanz Capmatinib bei Patienten mit einer MET-Exon-14-Mutation. Die Daten sind bei nicht vorbehandelten Patienten sehr positiv mit hohen Remissionsraten und einem medianen Gesamtüberleben von über 20 Monaten. Bei vorbehandelten Patienten sprachen zwar auch knapp die Hälfte der Patienten auf die Therapie an, das progressionsfreie Überleben ordnete sich jedoch mit 5,5 Monaten in den Bereich anderer nicht zielgerichteter Therapien ein.

Lu et al. präsentierten bei der ASCO-Jahrestagung 2020 eine Phase-II-Studie zu Savolitinib bei Patienten mit einem nicht resezierbaren oder metastasierten NSCLC und MET-Exon-14-Skipping-Mutation [104]. Darin wurden Patienten nach chemotherapeutischer Vorbehandlung aufgenommen, wenn sie keine parallele EGFR-, ALK- oder ROS-Mutation hatten und nicht mit einem MET-Inhibitor vorbehandelt waren. Die Therapie bestand aus Savolitinib 600 mg täglich. Es wurden 70 chinesische Patienten mit MET-Exon-14-Mutation behandelt. Von diesen wiesen 25 pathologisch das Merkmal eines sarkomatoid-differenzierten Tumors auf. 45 Patienten hatten eine andere NSCLC-Morphologie. Nicht vorbehandelt waren 28 der 70 Patienten (40%). Bei 42 Patienten war eine chemotherapeutische Vorbehandlung durchgeführt worden. Die Remissionsrate auf

Savolitinib betrug 47,5%. Das mediane progressionsfreie Überleben lag bei 6,8 Monaten und das mediane Gesamtüberleben bei 14 Monaten. Die Remissionsrate lag sowohl bei Patienten mit sarkomatoid-differenziertem NSCLC als auch bei jenen mit anderen NSCLC-Subtypen bei knapp 50%. Die Remissionsrate war unabhängig von der Vorbehandlung. Bei behandlungsnaiven Patienten lag sie bei 54%, bei vorbehandelten Patienten bei 46%. Savolitinib war gut verträglich. Zu den auftretenden Grad-3-Nebenwirkungen gehörten periphere Ödeme (7%) und Leberwerterhöhungen (20%). Alle anderen Nebenwirkungen waren lediglich in Grad-1/2-Ausprägung nachweisbar. Die Studiendaten zeigen, dass Savolitinib eine nachweisbare Antitumoraktivität bei Patienten mit MET-Exon 14-Mutation aufweist.

> **Fazit für die Praxis**
>
> Eine MET-Exon-14-Mutation lässt sich bei 2%–3% der NSCLC in der Primärdiagnose nachweisen. Bei einer MET-Exon-14-Mutation stehen mit Crizotinib und Capmatinib wirksame Substanzen zur Verfügung, auch Tepotinib und Savolitinib weisen in dieser Gruppe eine hohe Wirksamkeit auf. Die Liste der wirksamen Medikamente wird sich in den nächsten Jahren weiter verlängern. Bei MET-Exon-14-Mutationen ist in der Regel bei mehr als 80% der Patienten eine Tumorremission mit einem MET-Inhibitor erreichbar. Patienten mit MET-Amplifikation beziehungsweise -Überexpression sprechen auf die Therapie mit MET-Inhibitoren weniger gut an als Patienten mit einer MET-Mutation.

18 Kleinzelliges Lungenkarzinom

18.1 Therapie des kleinzelligen Lungenkarzinoms im limitierten Stadium

Bei der ASCO-Jahrestagung 2021 stellte Bogart et al. die Studie CALGB 30610 (Alliance)/RTOG 0538 zur Optimierung der Strahlentherapie im limitierten Stadium des kleinzelligen Lungenkarzinoms (LD-SCLC) vor [16]. In die Studie wurden zwischen 2008 und 2019 insgesamt 638 Patienten rekrutiert. Initial sollten die Patienten auf 3 Therapie-Arme aufgeteilt werden, aber der dritte Arm mit einer Gesamtherddosis (GHD) von 61 Gy über 5 Wochen wurde jedoch 2012 geschlossen. Somit liegen nun die Daten vor zum Vergleich von 2 Strahlentherapie-Schemata:
➤ simultane Strahlentherapie mit 2-mal täglicher Bestrahlung über 3 Wochen mit einer GHD von 45 Gy (Turrisi-Schema),
➤ 1-mal tägliche Strahlentherapie mit einer GHD von 70 Gy über 7 Wochen.

60% der Patienten erhielten eine intensitätsmodulierte Radiotherapie (IMRT). Mit dem ersten Zyklus der Chemotherapie wurde bei 45% der Patienten mit der Strahlentherapie begonnen, bei 81% wurde Cisplatin als Chemotherapie-Basis verwendet. In der Studie zeigt sich kein Überlebenszeitunterschied zwischen den Gruppen. Das mediane Gesamtüberleben lag bei knapp 2,5 Jahren, die 5-Jahres-Überlebensrate bei 29% im 2-mal täglichen Bestrahlungs-Arm und bei 34% in der Gruppe mit 1-mal täglicher Bestrahlung. Auch das mediane progressionsfreie Überleben überschnitt sich mit 14 Monaten. Ebenso war die Rate der Nebenwirkungen vergleichbar: Ösophagus-Komplikationen traten bei 17% der Patienten auf, eine Pneumonie bei 1%. Allerdings war die Rate der möglicherweise therapiebedingten Todesfälle im 1-mal täglichen Bestrahlungs-Arm mit 11 Patienten höher als in der Gruppe mit 2-mal täglicher Bestrahlung mit 5 Patienten.

Grønberg et al. publizierten 2021 in Lancet Oncology eine randomisierte Phase-II-Studie, in der eine 2-mal tägliche simultane Strahlentherapie mit einer Gesamtdosis von 45 Gy (Standard-Turrisi-Schema) einem Schema mit 60 Gy gegenübergestellt wurde [55]. Alle Patienten erhielten parallel zur Bestrahlung eine Chemotherapie mit Cisplatin oder Carboplatin und Etoposid. Insgesamt wurden 176 Patienten aufgenommen, 89 Patienten erhielten die Dosis von 60 Gy und 81 Patienten von 45 Gy. Die 2-Jahres-Überlebensraten betrugen 74,2% mit

Tabelle 11: *Vergleich von 4 Studien: Hypofraktionierte versus konventionell fraktionierte Strahlentherapie beim SCLC im limitierten Stadium.*

	Patienten	Therapie	3-Jahres-OS-Rate	5-Jahres-OS-Rate
Turrisi et al. [194]	206	RT 45 Gy, 1,8 Gy ED × 25	33%	16%
	211	RT 45 Gy, 2 × 1,5 Gy ED × 15	27%	26%
Faivre-Finn et al. [38]	270	RT 66 Gy, 1 × 2 Gy ED × 33	39%	27%
	273	RT 45 Gy, 2 × 1,5 Gy ED × 15	43%	33%
Bogart et al. [16]	325	RT 70 Gy, 1 × 2 Gy ED × 35	44%	34%
	313	RT 45 Gy, 2 × 1,5 Gy ED × 15	42%	29%
Grønberg et al. [55]	89	RT 60 Gy, 2 × 1,5 Gy ED × 20	66% (2 Jahre)	
	81	RT 45 Gy, 2 × 1,5 Gy ED × 15	39% (2 Jahre)	

60 Gy verglichen mit 48,1 % mit 45 Gy. Die häufigsten Nebenwirkungen waren hämatologischer Art mit Neutropenie in 80 % der Fälle. Eine neutropenische Infektion wurde bei 27 % gesehen. Eine Ösophagitis trat bei 21 % in der 60-Gy-Gruppe auf und bei 18 % in der 45-Gy-Gruppe. In beiden Therapie-Armen starben 3 Patienten an therapiebedingten Komplikationen. Insgesamt war die höhere Strahlendosis jedoch mit einer hoch signifikanten Verbesserung des 2-Jahres-Überlebens vergesellschaftet.

In Tab. 11 sind mehrere Studien aufgeführt, in denen eine hyperfraktionierte und eine konventionell fraktionierte Strahlentherapie beim SCLC im limitierten Stadium miteinander verglichen worden sind.

> **Fazit für die Praxis**
>
> Während die Studie CALGB 30610 (Alliance)/RTOG 0538 das Standard-Turrisi-Schema mit 2-mal täglicher Strahlentherapie bis 45 Gy mit einer 1-mal täglichen Strahlentherapie mit 70 Gy verglich, war der Vergleichsarm in der Arbeit von Grønberg et al. eine 2-mal tägliche Strahlentherapie mit höherer Gesamtdosis von 60 Gy. In der CALGB 30610 (Alliance)/RTOG 0538-Studie konnte kein Überlebensunterschied erbracht werden, hingegen erwies sich in der Untersuchung von Grønberg et al. die 2-mal tägliche Strahlentherapie mit 60 Gy im 2-Jahres-Überleben als deutlich günstiger. Zu bedenken ist daher, dass es sich bei der Studie von Grønberg et al. um eine Phase-II-Studie mit relativ kleiner Patientenzahl handelt. Eine Überprüfung mit einer höheren Patientenzahl ist sicherlich sinnvoll. Wenn möglich, sollten Patienten mit LD-SCLC heutzutage eine 2-mal tägliche hyperfraktionierte Strahlentherapie erhalten. Ist dies aus logistischen Gründen nicht möglich, kann auch eine 1-mal tägliche konventionelle Strahlentherapie zur Anwendung kommen. In diesem Fall ist jedoch eine Strahlendosis von zumindest 60 Gy anzustreben.

18.2 Erhaltung mit Immuntherapie

Die positiven Daten der Immuntherapie bei SCLC mit „extensive disease" (ED-SCLC) haben in der ETOP/IFCT-4-12-STIMULI-Studie auch zu einer Überprüfung dieses Konzepts als Erhaltungstherapie beim LD-SCLC geführt. Die Studie wurde von Peters et al. auf der ESMO-Jahrestagung 2020 vorgestellt [140]. Aufgenommen wurden LD-SCLC-Patienten nach simultaner Chemo-Radiotherapie. Bei fehlender Progression erfolgte eine Randomisierung auf Nivolumab (1 mg/kg KG) und Ipilimumab (3 mg/kg KG) alle 3 Wochen für 4 Gaben und anschließend eine Fortsetzung der Nivolumab-Therapie für ein Jahr. Es wurden 153 Patienten randomisiert: 78 in die Immuntherapie-Gruppe und 75 in die Beobachtungs-Gruppe. Das progressionsfreie Überleben unterschied sich nicht: die Rate für das progressionsfreie Überleben nach 2 Jahren betrug 43 % versus 40 %.

Auch das Gesamtüberleben zeigte keinen statistisch signifikanten Unterschied. Nach 2 Jahren lagen die Überlebensraten bei 69% für die Beobachtungs-Gruppe und 62% für die Immuntherapie-Gruppe. Die Rate von therapiebedingten Komplikationen von Grad 3–5 erreichte im Immuntherapie-Arm 51% im Vergleich zu 25% im Beobachtungs-Arm. Bei der Hälfte der Patienten musste die Therapie unterbrochen oder abgebrochen werden. 3 Patienten starben infolge der Therapie.

> **Fazit für die Praxis**
>
> Die Immun-Erhaltungstherapie mit Nivolumab und Ipilimumab konnte nach einer Chemo-Radiotherapie die Prognose nicht verbessern. Die Therapie war mit einer hohen Nebenwirkungsrate und einer hohen Rate an Therapieabbrüchen verbunden. Es ist zu vermuten, dass die Toxizität auf die Substanz Ipilimumab und die gewählte Dosis von 3 mg/kg KG zurückzuführen ist. Gegebenenfalls muss der Erhaltungstherapie-Ansatz noch einmal mit einer Mono-Immuntherapie und der alleinigen Gabe eines PD-(L)1-Antikörpers geprüft werden.

18.3 Therapie in der Erstlinie beim ED-SCLC

18.3.1 IMpower133-Studie

In der Phase-III-Studie IMpower133 untersuchten Horn et al. placebokontrolliert die Platin-/Etoposid-Chemotherapie mit oder ohne Atezolizumab-Gabe in der Erstlinie des SCLC im Stadium IV („extensive disease") [65]. In diese Studie wurden insgesamt 403 Patienten aufgenommen und erhielten randomisiert 6 Zyklen der Chemotherapie mit oder ohne dem PD-L1-Antikörper.

Nun sind die Überlebensdaten nach einem längeren Follow-up verfügbar [101]. Bei einem medianen Follow-up von 23 Monaten betrug die mediane Überlebenszeit unter Atezolizumab 12,3 Monate versus 10,3 Monate im Placebo-Arm. Die 1-Jahres-Überlebensraten lagen bei 52% versus 39% und die 2-Jahres-Überlebensraten bei 22% versus 17% (Tab. 12). Der Vergleich der Überlebenskurven war weiterhin statistisch signifikant mit einer Hazard Ratio von 0,73. Bei der Betrachtung der Patienten-Untergruppen war der Vorteil für die zusätzliche Immuntherapie in allen Untergruppen zu sehen mit Ausnahme der jüngeren Patienten unter 65 Jahren und der Patienten mit Hirnmetastasen.

Higgins et al. analysierten darüber hinaus, ob Atezolizumab die Rate von Hirnmetastasen senkt oder die Zeit bis zum intrazerebralen Progress verlängert [62]. Die Rate neuer Hirnmetastasen war mit knapp 15% in beiden Untergruppen gleich, aber die Zeit bis zum Auftreten eines ZNS-Progresses war in der Atezoli-

Tabelle 12: *Vergleich der drei großen Phase-III-Studien zur Erstlinientherapie des SCLC Extensive Disease mit Platin-/Etoposid-Chemotherapie mit oder ohne Immuntherapie.*

Phase-III-Studie	Therapie-Arm	Patienten	Remissionsrate	Medianes PFS, Monate	Medianes OS, Monate
IMpower133 [101]	Atezolizumab	201	60%	5,2 (HR 0,72)	12,3 (HR 0,76)
	Platin-/Etoposid	201	64%	4,3 (HR 0,62–0,96)	10,3 (0,6–0,95)
CASPIAN [50]	Durvalumab	268	68%	5,1 (HR 0,80)	12,9 (HR 0,75)
	Platin-/Etoposid	269	58%	5,4 (HR 0,70–1,01)	10,6 (HR 0,68–1,00)
KEYNOTE 604 [161]	Pembrolizumab	228	71%	4,5 (HR 0,75)	10,8 (HR 0,80, nicht signifikant)
	Platin-/Etoposid	225	62%	4,3 (HR 0,61–0,91)	9,7 (HR 0,64–0,98)

zumab-Gruppe mit 20 Monaten doppelt so lang wie in der Placebo-Gruppe. Die Immuntherapie konnte zwar somit nicht die Metastasierungsrate verringern, wohl aber die Zeit bis zur Entwicklung der Hirnmetastasen verlängern.

Bei der WCLC-Tagung 2020 im Januar 2021 ergänzten Reck et al. eine Analyse der IMpower133-Studie zum Effekt der Erhaltungstherapie von Atezolizumab nach Abschluss der Chemo-Immuntherapie [152]. Eine Erhaltungstherapie erhielten 77% der Patienten der Atezolizumab-Gruppe und 81% der Patienten in der Placebo-Gruppe. Die Überlebenszeitanalyse zeigt auch für die Patienten, die eine Erhaltungstherapie bekamen, einen signifikanten Überlebensvorteil im Vergleich zu jenen ohne Erhaltungstherapie: Das mediane Gesamtüberleben betrug 12,5 Monate versus 8,4 Monate. In der Studie wurden auch mögliche molekulare Marker für die Wirksamkeit der Immuntherapie untersucht. Doch es hatten weder die Stärke der PD-L1-Expression, noch die Anzahl der Tumormutationen einen prädiktiven Wert für die Wirksamkeit der Immuntherapie.

18.3.2 CASPIAN-Studie

Als weitere große Phase-III-Studie zum Einsatz einer Immuntherapie in der Erstlinie beim ED-SCLC wurde die CASPIAN-Studie von Goldman et al. in Lancet Oncology publiziert [50]. In dieser Studie erhielten 805 SCLC-Patienten randomisiert eine Platin-/Etoposid-Chemotherapie mit oder ohne den PD-L1-Antikörper Durvalumab oder Durvalumab plus Tremilimumab. Aufgenommen werden konnten auch Patienten mit asymptomatischen oder behandelten stabilen Hirnmetastasen. Solche Hirnmetastasen lagen bei 10% der Patienten vor. Etwa 90% dieser Patienten hatten nicht vorbehandelte und asymptomatische Hirnmetastasen. Drei Viertel der Patienten wurden mit Carboplatin behandelt, ein Viertel mit Cisplatin. Mehr als 4 Zyklen der Therapie erhielten immerhin 85% der Patienten. In der CASPIAN-Studie waren die Remissionsraten mit der Immuntherapie höher und lagen bei 68% versus 58% (Tab. 12). Die Analyse des Überlebens zeigte für beide Immuntherapie-Arme ein besseres Überleben als für die alleinige Chemotherapie. Das mediane Gesamtüberleben betrug für den Durvalumab-Monotherapie-Arm 12,9 Monate, für Durvalumab plus Tremilimumab 10,4 Monate und für die Chemotherapie allein 10,3 Monate. Das 2-Jahres-Überleben betrug in beiden Immuntherapie-Armen 22% und 23%, im Arm mit einer alleinigen Chemotherapie nur 14%. Der Überlebensunterschied war statistisch signifikant mit einer Hazard Ratio von 0,75.

In der CASPIAN-Studie profitierten alle Patienten-Untergruppen von der zusätzlichen Immuntherapie einschließlich der Patienten mit Hirnmetastasen. Im Unterschied zur IMpower133-Studie waren hier die Patienten mit Hirnmetastasen nicht vorbehandelt. Eine Strahlentherapie der Hirnmetastasen war im weiteren Verlauf bei 40% der Patienten in beiden Studienarmen erforderlich, jeweils 15% entwickelten neue Hirnmetastasen. Somit konnte auch Durvalumab nicht die Rate der neuen Hirnmetastasen verringern, wohl aber ihr Auftreten verzögern.

18.3.3 KEYNOTE-604-Studie

Als dritte große Erstlinienstudie veröffentlichten Rudin et al. die KEYNOTE-604-Studie im Journal of Clinical Oncology und verglichen darin die Erstlinientherapie mit Pembrolizumab mit einer Placebo-Behandlung plus Platin-/Etoposid beim SCLC [161]. In diese Studie wurden 453 Patienten eingeschlossen. Aufgenommen werden konnten Patienten mit stabilen und vorbehandelten Hirnmetastasen. Solche Hirnmetastasen lagen im Pembrolizumab-Arm bei 14,5% und im Placebo-Arm bei 9,8% der Patienten vor (Tab. 12). Carboplatin erhielten 70% und Cisplatin 30% der Patienten. Eine PD-L1-Expression (>1%) konnte bei 40% der

Patienten nachgewiesen werden. In die Gruppe mit Pembrolizumab plus Chemotherapie wurden 228, in den Placebo-Arm 225 Patienten randomisiert. Das progressionsfreie Überleben zeigte auch in dieser Studie in den ersten 6 Monaten keine Unterschiede (4,8 Monate versus 4,3 Monate). Die Erkrankung von 70% der Patienten aus beiden Therapie-Armen progredierte in dieser Zeit erneut. Nach 12 Monaten erreichten die Patienten im Pembrolizumab-Arm allerdings eine höhere Rate für das progressionsfreie Überleben (15,9% versus 5%), ebenso wie nach 18 Monaten (10,8% versus 2%). Im Gesamtüberleben war der Verlauf ähnlich. Nach 6 Monaten separierten sich die Überlebenskurven leicht: Das Gesamtüberleben war im Median mit 10,8 Monaten im Pembrolizumab-Arm etwas länger als im Vergleichsarm mit 9,7 Monaten und die 1-Jahres-Überlebensrate lag mit 45% versus 39,6% etwas höher, genau wie die 2-Jahres-Überlebensrate mit 22,5% versus 11,1%. Die Hazard Ratio für den Überlebenszeitvergleich betrug 0,8, der p-Wert 0,016. Aufgrund des statistischen Designs war der Überlebensunterschied nicht statistisch signifikant.

Bei den Subgruppenanalysen fiel wiederum auf, dass die Patienten mit den stabilen Hirnmetastasen vor Therapiebeginn von der Behandlung nicht profitiert hatten. Auch hier waren alle Patienten vorbestrahlt. Die Hazard Ratio betrug 1,32. Die Remissionsrate war im Pembrolizumab-Arm höher mit einer Remissionszeit von 71% im Vergleich zu 62% im Placebo-Arm. Auch die Dauer der Remission war länger: Die 18-Monats-Remissionsrate betrug 16,3% versus 1,3%.

> **Fazit für die Praxis**
>
> Für den Vergleich von der alleinigen Chemotherapie mit einer Chemotherapie plus Immuntherapie in der Erstlinie des metastasierten SCLC liegen nun 3 große randomisierte Studien vor. Formal sind die Studien mit Atezolizumab und Durvalumab signifikant positiv, die Studie mit Pembrolizumab negativ. – Unabhängig von der formalen statistischen Negativität oder Positivität sind die Ergebnisse der Studien komplett übereinstimmend. Das mediane Gesamtüberleben wird für die Gesamtgruppe um circa 2 Monate verlängert, längerfristig profitieren von der Immuntherapie 10%–15% der Patienten. Die 2-Jahres-Überlebensrate liegt in allen Studien bei 22%–24%, die der Kontrollgruppe bei etwa 10%–12%. Die Therapie mit Atezolizumab und Durvalumab ist für die Behandlung zugelassen, die Therapie mit Pembrolizumab nicht.

Die Nebenwirkungen der zusätzlichen Immuntherapie waren in allen 3 Studien sehr vergleichbar. Ein Therapieabbruch aufgrund immuntherapiebedingter Nebenwirkungen war bei etwa 10% der Patienten erforderlich. Der Vergleichswert bei alleiniger Chemotherapie lag zwischen 3% und 9%. Eine Steroidbehandlung aufgrund immunvermittelter Nebenwirkungen war ebenfalls in allen drei Studien bei 20%–25% der Patienten erforderlich. Hier liegen die Vergleichsraten im Placebo-Arm zwischen 5% und 10%. In Einzelfällen können unter Immuntherapie auch schwerwiegende Nebenwirkungen auftreten. Die Rate therapiebedingter Todesfälle lag in den Studien zwischen 1,5% und 6% und war im Schnitt um etwa 1% höher als in der Vergleichsgruppe ohne Immuntherapie.

Wünschenswert wäre eine prätherapeutische Identifikation der 10%–15% von Patienten, die von der Therapie längerfristig profitieren. Leider stehen hierzu allerdings zurzeit keine prädiktiven Faktoren zur Verfügung, auch die PD-L1-Expression und die Tumorlast waren in den Studien dafür nicht geeignet.

Die Kombination aus Immuntherapie plus Chemotherapie stellt somit heute die Standardbehandlung in der Erstlinie des SCLC dar. Diskutabel ist das Therapievorgehen bei Patienten mit symptomatischen Hirnmetastasen. Hier konnte in den Studien kein signifikanter Überlebensvorteil durch die Zugabe der Immuntherapie gezeigt werden. Bei asymptomatischen Hirnmetastasen ist es sicher gerechtfertigt, zunächst auf die Ganzhirnbestrahlung zu verzichten, und den Verlauf der Metastasierung unter der Chemo-Immuntherapie zu kontrollieren. Bei symptomatischen Hirnmetastasen größeren Ausmaßes ist die Ganzhirnbestrahlung initial unumgänglich. In diesen Fällen kann allenfalls über eine Hinzugabe des Immuntherapeutikums im weiteren Therapieverlauf bei gutem Ansprechen diskutiert werden.

18.4 Stereotaktische Strahlentherapie für Hirnmetastasen

Bisher galt das kleinteilige Lungenkarzinom als Krankheitsentität, bei der im Falle einer zerebralen Metastasierung eine Ganzhirnbestrahlung erforderlich ist. Rusthoven et al. publizierten nun in JAMA Oncology eine Fallsammlung von Patienten mit Hirnmetastasen bei SCLC, die mittels stereotaktischer Strahlentherapie behandelt worden [162]. Dies waren insgesamt 710 Patienten. 33% der Patienten hatten eine Hirnmetastase, 35% zwischen 2 und 4 und die restlichen 32% mehr als 4 Hirnmetastasen. Bei nur 1 Hirnmetastase wurde ein medianes Gesamtüberleben von 11 Monaten erreicht, circa 55% der Patienten entwickelten in der Folge weitere Hirnmetastasen. Bei 2–4 Hirnmetastasen betrug das mediane Gesamtüberleben 8,7 Monate, hier entwickelten im weiteren Verlauf 70% der Patienten weitere Hirnmetastasen. Bei mehr als 4 Hirnmetastasen betrug das mediane Gesamtüberleben 8 Monate, auch hier entwickelten circa 70% der Patienten später weitere Hirnmetastasen. Die Studienautoren haben eine Matched-pair-Analyse mit Patienten und Ganzhirnbestrahlung durchgeführt. Hier wurden Patienten unter stereotaktischer Strahlentherapie verglichen mit Patienten, die eine Ganzhirnbestrahlung erhielten und die die gleichen Prognoseparameter aufwiesen. Dieser Vergleich zeigte im Überleben einen Vorteil für die

Patienten mit stereotaktischer Strahlentherapie, wenn auch die Rate der neu aufgetretenen Hirnmetastasen mit circa 60% doppelt so hoch war wie nach der Ganzhirnbestrahlung mit 30%.

> **Fazit für die Praxis**
>
> Die Durchführung einer stereotaktischen Strahlentherapie ist auch beim SCLC möglich. Geeignete Kandidaten sind Patienten mit 1 oder bis zu 4 Hirnmetastasen. Nach Stereotaxie ist das Risiko für weitere Hirnmetastasen hoch. In diesem Falle kann dann jedoch immer noch die Ganzhirnbestrahlung zum Einsatz kommen. Hinsichtlich des Überlebens scheint unter der stereotaktischen Strahlentherapie für die Patienten kein Nachteil zu entstehen.

18.5 Zielgerichtete Therapieansätze beim SCLC

Für das Antikörper-Wirkstoff-Konjugat Rova-T konnte beim SCLC weder in der Zweitlinie noch in der Erhaltungstherapie ein Vorteil für eine solche zielgerichtete Therapie nachgewiesen werden. Nun wurden allerdings bei der ASCO-Jahrestagung 2021 von Owonikoko et al. die Ergebnisse der Phase-I-Studie mit AMG 757 vorgestellt [124]. AMG 757 ist ein BiTE („Bi-specific T-cell engager", das zum einen an DLL-3 auf der Oberfläche von kleinzelligen Tumorzellen und zum anderen an CD-3 auf toxischen T-Zellen bindet. Die Substanz wurde bei 66 Patienten eingesetzt, 73% hatten 1 zuvor oder 2 Linien Chemotherapie als Vorbehandlung und 44% eine Immuntherapie erhalten. Hirnmetastasen lagen bei 24, Lebermetastasen bei 47% der Patienten vor. Hauptnebenwirkung war das Auftreten eines Zytokinsturms bei 44% der Patienten. Die Ausprägung war in der Regel mild, nur bei 3 Patienten musste die Therapie beendet werden. Von den 64 Patienten mit auswertbaren Ergebnissen erreichten 13 eine partielle Remission, die Remissionsrate betrug somit 20%. Die Dauer der Remission lag im Median bei 8,7 Monaten.

Diese Studie hat eine Wirksamkeit des Medikamentes AMG 757 im Rezidiv eines SCLC belegt. Immerhin wurde eine Krankheitsstabilisierung bei knapp der Hälfte der Patienten und einer Remission bei knapp einem Viertel beobachtet. Das Medikament wird sicher in weiteren Studien geprüft werden.

19 Literatur

[1] Akinboro O, Vallejo JJ, Mishra-Kalyani PS, et al. (2021) Outcomes of anti-PD-(L1) therapy in combination with chemotherapy versus immunotherapy (IO) alone for first-line (1L) treatment of advanced non-small cell lung cancer (NSCLC) with PD-L1 score 1–49%: FDA pooled analysis. J Clin Oncol 39 (suppl; abstr 9001)

[2] Al-Samkari H, Leiva O, Dagogo-Jack I, et al. (2020) Impact of ALK Rearrangement on Venous and Arterial Thrombotic Risk in NSCLC. J Thorac Oncol 15(9): 1497–1506

[3] Antonia SJ, Villegas A, Daniel D, et al. (2017) Durvalumab after Chemoradiotherapy in Stage III Non-Small-Cell Lung Cancer. N Engl J Med 377(20): 1919–1929

[4] Antonia SJ, Villegas A, Daniel D, et al. (2018) Overall Survival with Durvalumab after Chemoradiotherapy in Stage III NSCLC. N Engl J Med 379(24): 2342–2350

[5] Aguilar EJ, Ricciuti B, Gainor JF, et al. (2019) Outcomes to first-line pembrolizumab in patients with non-small-cell lung cancer and very high PD-L1 expression. Ann Oncol 30(10): 1653–1659

[6] Aredo JV, Luo SJ, Gardner RM, et al. (2021) Tobacco Smoking and Risk of Second Primary Lung Cancer. J Thorac Oncol 16(6):968–979

[7] Aredo JV, Mambetsariev I, Hellyer JA, et al. (2021) Durvalumab for Stage III EGFR-Mutated NSCLC After Definitive Chemoradiotherapy. J Thorac Oncol 16(6): 1030–1041

[8] Baas P, Scherpereel A, Nowak AK, et al. (2021) First-line nivolumab plus ipilimumab in unresectable malignant pleural mesothelioma (CheckMate 743): a multicentre, randomised, open-label, phase 3 trial. Lancet 397(10272): 375–386

[9] Baine MK, Hsieh M-S, Lai WV, et al. (2020) SCLC Subtypes Defined by ASCL1, NEUROD1, POU2F3, and YAP1: A Comprehensive Immunohistochemical and Histopathologic Characterization. J Thorac Oncol 15(12): 1823–1835

[10] Baize N, Monnet I, Greillier L, et al. (2020) Carboplatin plus etoposide versus topotecan as second-line treatment for patients with sensitive relapsed small-cell lung cancer: an open-label, multicentre, randomised, phase 3 trial. Lancet Oncol 21(9): 1224–1233

[11] Baudin E, Berruti A, Giuliano M, et al. (2021) First long-term results on efficacy and safety of long-acting pasireotide in combination with everolimus in patients with advanced carcinoids (NET) of the lung/thymus: Phase II LUNA trial. J Clin Oncol 39 (suppl; abstr 8574)

[12] Bauml J, Cho BC, Park K, et al. (2021) Amivantamab in combination with lazertinib for the treatment of osimertinib-relapsed, chemotherapy-naïve EGFR mutant (EGFRm) non-small cell lung cancer (NSCLC) and potential biomarkers for response. J Clin Oncol 39 (suppl; abstr 9006)

[13] Belderbos JSA, De Ruysscher DKM, De Jaeger K, et al. (2021) Phase 3 Randomized Trial of Prophylactic Cranial Irradiation With or Without Hippocampus Avoidance in SCLC (NCT01780675). J Thorac Oncol 16(5): 840–849

[14] Besse B, Menis J, Bironzo P, et al. (2020) REACTION: A phase II study of etoposide and cis/carboplatin with or without pembrolizumab in untreated extensive small cell lung cancer. Ann Oncol 31 (suppl; abstr LBA85)

[15] Bi N, Xu K, Ge H, et al. (2021) PSM Analysis Results from REFRACT: A Multi-Center Cohort Study Investigating the Treatment Patterns in EGFR-Mutant Unresectable LA-NSCLC J Thorac Oncol 16 (suppl; abstr OA02.06)

[16] Bogart JA, Wang XF, Masters GA, et al. (2021) Phase 3 comparison of high-dose once-daily (QD) thoracic radiotherapy (TRT) with standard twice-daily (BID) TRT in limited stage small cell lung cancer (LSCLC): CALGB 30610 (Alliance)/RTOG 0538. J Clin Oncol 39 (suppl; abstr 8505)

[17] Boni V, et al. (2021) Neratinib in Pretreated EGFR Exon 18-Mutant Non-Small Cell Lung Cancer (NSCLC): Initial Findings From the SUMMIT Basket Trial. J Thorac Oncol 16 (suppl; abstr OA04.06)

[18] Borghaei H, Gettinger S, Vokes EE, et al. (2021) Five-Year Outcomes From the Randomized, Phase III Trials CheckMate 017 and 057: Nivolumab Versus Docetaxel in Previously Treated Non–Small-Cell Lung Cancer. J Clin Oncol 39(7): 723–733

[19] Boyer M, Şendur MAN, Rodríguez-Abreu D, et al. (2021) Pembrolizumab Plus Ipilimumab or Placebo for Metastatic Non-Small-Cell Lung Cancer With PD-L1 Tumor Proportion Score ≥ 50%: Randomized, Double-Blind Phase III KEYNOTE-598 Study. J Clin Oncol 39(21): 2327–2338

[20] Brahmer JR, Rodriguez-Abreu D, Robinson AG, et al. (2020) KEYNOTE-024 5-year OS update: First-line (1L) pembrolizumab (pembro) vs platinum-based chemotherapy (chemo) in patients (pts) with metastatic NSCLC and PD-L1 tumour proportion score (TPS) ≥50%. Ann Oncol 31 (suppl; abstr LBA51)

[21] Burns TF, Borghaei H, Ramalingam SS, et al. (2020) Targeting KRAS-Mutant Non–Small-Cell Lung Cancer: One Mutation at a Time, With a Focus on KRAS G12C Mutations. J Clin Oncol 38(35): 4208–4218

[22] Camidge DR, Kim HR, Ahn M-J, et al. (2020) Brigatinib Versus Crizotinib in Advanced ALK Inhibitor – Naive ALK-Positive Non–Small Cell Lung Cancer: Second Interim Analysis of the Phase III ALTA-1L Trial. J Clin Oncol 38(31): 3592–3603

[23] Camidge DR, Otterson GA, Clark JW, et al. (2021) Crizotinib in Patients With MET-Amplified NSCLC. J Thorac Oncol 16(6): 1017–1029

[24] Carioli G, Malvezzi M, Bertuccio P, et al. (2021) European cancer mortality predictions for the year 2021 with focus on pancreatic and female lung cancer. Ann Oncol 32(4): 478–487

[25] Chan JM, Quintanal-Villalonga A, Gao V, et al. (2021) Signatures of plasticity and immunosuppression in a single-cell atlas of human small cell lung cancer. J Clin Oncol 39 (suppl; abstr 8509)

[26] Chang JY, Mehran RJ, Feng L, et al. (2021) Stereotactic ablative radiotherapy in operable stage I NSCLC patients: Long-term results of the expanded STARS clinical trial. J Clin Oncol 39 (suppl; abstr 8506)

[27] Cho BC, Lee KH, Cho EK, et al. (2020) Amivantamab (JNJ-61186372), an EGFR-MET bispecific antibody, in combination with lazertinib, a 3rd-generation tyrosine kinase inhibitor (TKI), in advanced EGFR NSCLC. Ann Oncol 31 (suppl; abstr 12580)

[28] Cho JH, Lim SH, An HJ, et al. (2020) Osimertinib for Patients With Non-Small-Cell Lung Cancer Harboring Uncommon EGFR Mutations: A Multicenter, Open-Label, Phase II Trial (KCSG-LU15-09). J Clin Oncol 38(5): 488–495

[29] Chouaid C, Filleron T, Debieuvre D, et al. (2021) EGFR Exon 20 insertion: Prognostic and predictive values in advanced non-small cell lung cancer, a real-world study. J Clin Oncol 39 (suppl; abstr 9062)

[30] Curigliano G, Gainor JF, Griesinger F, et al. (2021) Safety and efficacy of pralsetinib in patients with advanced RET fusion-positive non-small cell lung cancer: Update from the ARROW trial. J Clin Oncol 39 (suppl; abstr 9089)
[31] Domblides C, Leroy K, Monnet I, et al. (2020) Efficacy of Immune Checkpoint Inhibitors in Lung Sarcomatoid Carcinoma. J Thorac Oncol 15(5): 860–866
[32] Drilon A, Oxnard GR, Tan DSW, et al. (2020) Efficacy of Selpercatinib in RET Fusion-Positive Non-Small-Cell Lung Cancer. N Engl J Med 383(9): 813–824
[33] Drilon AE, Gautschi O, Besse B, et al. (2021) Response to selpercatinib versus prior systemic therapy in patients (pts) with RET fusion+ non-small-cell lung cancer (NSCLC). J Clin Oncol 39 (suppl; abstr 9032)
[34] Dumoulin DW, Visser S, Cornelissen R, et al. (2020) Renal Toxicity From Pemetrexed and Pembrolizumab in the Era of Combination Therapy in Patients With Metastatic Nonsquamous Cell NSCLC. J Thorac Oncol 15(9): 1472–1483
[35] Dunnett-Kane V, Burkitt-Wright E, Blackhall FH, et al. (2020) Germline and sporadic cancers driven by the RAS pathway: parallels and contrasts. Ann Oncol 31(7): 873–883
[36] Dziadziuszko R, Krebs MG, De Braud F, et al. (2021) Updated Integrated Analysis of the Efficacy and Safety of Entrectinib in Locally Advanced or Metastatic ROS1 Fusion-Positive Non-Small-Cell Lung Cancer. J Clin Oncol 39(11): 1253–1263
[37] Ewer MS, Tekumalla SH, Walding A, et al. (2021) Cardiac Safety of Osimertinib: A Review of Data J Clin Oncol 39(4): 328–337
[38] Faivre-Finn C, Snee M, Ashcroft L, et al. (2017) Concurrent once-daily versus twice-daily chemoradiotherapy in patients with limited-stage small-cell lung cancer (CONVERT): an open-label, phase 3, randomised, superiority trial. Lancet Oncol 18(8): 1116–1125
[39] Faivre-Finn C, Vicente D, Kurata T, et al. (2021) Four-Year Survival With Durvalumab After Chemoradiotherapy in Stage III NSCLC—an Update From the PACIFIC Trial. J Thorac Oncol 16(5): 860–867
[40] Farjah F, Grau-Sepulveda MV, Gaissert H, et al. (2020) Volume Pledge is Not Associated with Better Short-Term Outcomes After Lung Cancer Resection. J Clin Oncol 38(30): 3518–3527
[41] Felip E, Shaw AT, Bearz A, et al. (2021) Intracranial and extracranial efficacy of lorlatinib in patients with ALK-positive non-small-cell lung cancer previously treated with second-generation ALK TKIs. Ann Oncol 32(5): 620–630
[42] Finn SP, Addeo A, Dafni U, et al. (2021) Prognostic Impact of KRAS G12C Mutation in Patients With NSCLC: Results From the European Thoracic Oncology Platform Lungscape Project. J Thorac Oncol 16(6): 990–1002
[43] Forde PM, Spicer J, Lu S, et al. (2021) Nivolumab + platinum-doublet chemotherapy vs chemotherapy as neoadjuvant treatment for resectable (IB-IIIA) non-small cell lung cancer in the phase 3 CheckMate 816 trial. AACR 2021, virtuell, Apr 9–14. Abstr CT003
[44] Gale D, Heider K, Perry M, et al. (2021) Residual ctDNA after treatment predicts early relapse in patients with early-stage NSCLC. J Clin Oncol 39 (suppl; abstr 8517)
[45] Gainor JF, Curigliano G, Kim D-W, et al. (2021) Pralsetinib for RET fusion-positive non-small-cell lung cancer (ARROW): a multi-cohort, open-label, phase 1/2 study. Lancet Oncol 22(7): 959–969

[46] Garassino MC, Whisenant JG, Huang L-C, et al. (2020) COVID-19 in patients with thoracic malignancies (TERAVOLT): first results of an international, registry-based, cohort study. Lancet Oncol 21(7): 914–922
[47] Gemma A, Kusumoto M, Sakai F, et al. (2020) Real-World Evaluation of Factors for Interstitial Lung Disease Incidence and Radiologic Characteristics in Patients With EGFR T790M-positive NSCLC Treated With Osimertinib in Japan. J Thorac Oncol 15(12): 1893–1906
[48] Goldberg SB, Redman MW, Lilenbaum R, et al. (2020) Randomized Trial of Afatinib Plus Cetuximab Versus Afatinib Alone for First-Line Treatment of EGFR-Mutant Non-Small-Cell Lung Cancer: Final Results From SWOG S1403. J Clin Oncol 38(34): 4076–4085
[49] Goldberg SB, Schalper KA, Gettinger SN, et al. (2020) Pembrolizumab for management of patients with NSCLC and brain metastases: long-term results and biomarker analysis from a non-randomised, open-label, phase 2 trial. Lancet Oncol 21(5): 655–663
[50] Goldman JW, Dvorkin M, Chen Y, et al. (2021) Durvalumab, with or without tremelimumab, plus platinum–etoposide versus platinum–etoposide alone in first-line treatment of extensive-stage small-cell lung cancer (CASPIAN): updated results from a randomised, controlled, open-label, phase 3 trial. Lancet Oncol 22(1): 51–65
[51] Goldman JW, Ramirez SV, Mahipal A. (2021) Neratinib efficacy in a subgroup of patients with EGFR exon 18-mutant non-small cell lung cancer (NSCLC) and central nervous system (CNS) involvement: Findings from the SUMMIT basket trial. J Clin Oncol 39 (suppl; abstr 9068)
[52] Gray JE, Rodríguez-Abreu D, Powell SF, et al. (2021) Pembrolizumab + pemetrexed-platinum for metastatic NSCLC: 4-year follow-up from KEYNOTE-189. J Thorac Oncol 16 (suppl; abstr FP13.02)
[53] Gray JE, Villegas A, Daniel D, et al. (2020) Three-Year Overall Survival with Durvalumab after Chemoradiotherapy in Stage III NSCLC-Update from PACIFIC. Thorac Oncol 15(2): 288–293
[54] Grohé C, Wehler T, Dechow D, et al. (2021) Second-line nintedanib plus docetaxel for patients with lung adenocarcinoma after failure on first-line immune checkpoint inhibitor combination therapy: Initial efficacy and safety results from VARGADO Cohort C. J Clin Oncol 39 (suppl; abstr 9033)
[55] Grønberg BH, Killingberg KT, Fløtten Ø, et al. (2021) High-dose versus standard-dose twice-daily thoracic radiotherapy for patients with limited stage small-cell lung cancer: an open-label, randomised, phase 2 trial. Lancet Oncol 22(3): 321–331
[56] Hamamoto Y, Kogure Y, Kada A, et al. (2021) A randomized phase III study comparing carboplatin with nab-paclitaxel versus docetaxel for elderly patients with squamous-cell lung cancer: Capital study. J Clin Oncol 39 (suppl; abstr 9031)
[57] Hanna NH, Schneider BJ, Temin S, et al. (2020) Therapy for Stage IV Non-Small-Cell Lung Cancer With Driver Alterations: ASCO and OH (CCO) Joint Guideline Update. J Clin Oncol 38(14): 1608–1632
[58] Hellyer JA, Aredo JV, Das M, et al. (2021) Role of Consolidation Durvalumab in Patients With EGFR- and HER2-Mutant Unresectable Stage III NSCLC. J Thorac Oncol 16(5): 868–872

[59] Hellyer JA, Padda SK, Diehn M, et al. (2021) Clinical Implications of KEAP1-NFE2L2 Mutations in NSCLC. J Thorac Oncol 16(3): 395–403
[60] Herbst RS, Baas P, Kim D-W, et al. (2016) Pembrolizumab versus docetaxel for previously treated, PD-L1-positive, advanced non-small-cell lung cancer (KEYNOTE-010): a randomised controlled trial. Lancet. 2016 387(10027): 1540–1550
[61] Herbst RS, Giaccone G, De Marinis F, et al. (2020) Atezolizumab for First-Line Treatment of PD-L1-Selected Patients with NSCLC. N Engl J Med 383(14): 1328–1339
[62] Higgins KA, Curran Jr WJ, Liu SV, et al. Patterns of Disease Progression after Carboplatin/ Etoposide + Atezolizumab in Extensive-Stage Small-Cell Lung Cancer (ES-SCLC). Int J Radiat Oncol Biol Phys 108(5): 1398
[63] Hong DS, Fakih MG, Strickler JH, et al. (2020) KRASG12C Inhibition with Sotorasib in Advanced Solid Tumors. N Engl J Med 383(13): 1207–1217
[64] Hong L, Negrao MV, Dibaj SS, et al. (2020) Programmed Death-Ligand 1 Heterogeneity and Its Impact on Benefit From Immune Checkpoint Inhibitors in NSCLC. J Thorac Oncol 15(9): 1449–1459
[65] Horn L, Mansfield AS, Szczęsna A, et al. First-Line Atezolizumab plus Chemotherapy in Extensive-Stage Small-Cell Lung Cancer. N Engl J Med 379(23). 2220–2229
[66] Howlader N, Forjaz G, Mooradian MJ, et al. (2020) The Effect of Advances in Lung-Cancer Treatment on Population Mortality. N Engl J Med 383(7): 640–649
[67] Huang RSP, Gottberg-Williams A, Vang P, et al. (2020) Correlating ROS1 Protein Expression With ROS1 Fusions, Amplifications, and Mutations. JTO Clin Res Rep 2(2): 100100
[68] Imai H, Sugiyama T, Tamura T, et al. (2017) A retrospective study of amrubicin monotherapy for the treatment of relapsed small cell lung cancer in elderly patients. Cancer Chemother Pharmacol 2017 80(3): 615–622
[69] Imai H, Yamada Y, Minemura H, et al. (2018) Topotecan monotherapy for the treatment of relapsed small cell lung cancer in elderly patients: A retrospective analysis. Thorac Cancer 9(12): 1699–1706
[70] Jabbour SK, Lee KH, Frost N, et al. (2021) KEYNOTE-799: Phase 2 trial of pembrolizumab plus platinum chemotherapy and radiotherapy for unresectable, locally advanced, stage 3 NSCLC. J Clin Oncol 39 (suppl; abstr 8512)
[71] Jamme P, Fernandes M, Copin M-C, et al. (2020) Alterations in the PI3K Pathway Drive Resistance to MET Inhibitors in NSCLC Harboring MET Exon 14 Skipping Mutations. J Thorac Oncol 15(5): 741–751
[72] Janne PA, Baik CS, Su W-C, et al. (2021) Efficacy and safety of patritumab deruxtecan (HER3-DXd) in EGFR inhibitor-resistant, EGFR-mutated (EGFRm) non-small cell lung cancer (NSCLC). J Clin Oncol 39 (suppl; abstr 9007)
[73] Janning M, Sueptitz J, Forstreuter A, et al. (2021) Treatment outcome and functional characterization of uncommon EGFR mutations in the German National Network Genomic Medicine Lung Cancer (nNGM). J Clin Oncol 39 (suppl; abstr 9036)
[74] Jotte R, Cappuzzo F, Vynnychenko I, et al. (2020) Atezolizumab in Combination With Carboplatin and Nab-Paclitaxel in Advanced Squamous NSCLC (IMpower131): Results From a Randomized Phase III Trial. J Thorac Oncol 15(8): 1351–1360
[75] Jung HA, Jeon YJ, Kim J, et al. (2021) Natural history of curatively resected stage IB-IIIA EGFR mutation (+) NSCLC: Clinicopathologic and molecular prognostic factors (ROOT-EGFR-ADJ). J Clin Oncol 39 (suppl; abstr 8529)

[76] Kenmotsu H, Yamamoto N, Yamanaka T, et al. (2020) Randomized Phase III Study of Pemetrexed Plus Cisplatin Versus Vinorelbine Plus Cisplatin for Completely Resected Stage II to IIIA Nonsquamous Non–Small-Cell Lung Cancer. J Clin Oncol 38(19): 2187–2196

[77] Kenmotsu H, Niho S, Tsuboi M, et al. (2020) Randomized Phase III Study of Irinotecan Plus Cisplatin Versus Etoposide Plus Cisplatin for Completely Resected High-Grade Neuroendocrine Carcinoma of the Lung: JCOG1205/1206. J Clin Oncol 38(36): 4292–4301

[78] Kilickap S, Sezer A, Gümüş M, et al. (2021) Clinical Benefits of First-Line (1L) Cemiplimab Monotherapy by PD-L1 Expression Levels in Patients With Advanced NSCLC. J Thorac Oncol 16 (suppl; abstr OA01.03)

[79] Kohsaka S, Hayashi T, Nagano M, et al. (2020) Identification of Novel CD74-NRG2-Fusion From Comprehensive Profiling of Lung Adenocarcinoma in Japanese Never or Light Smokers. J Thorac Oncol 15(6): 948–961

[80] Kondo M, Sugawara S, Yokoyama T, et al. (2021) Brigatinib in Japanese patients with anaplastic lymphoma kinase (ALK)-positive non-small cell lung cancer (NSCLC): First results from the J-ALTA tyrosine kinase inhibitor (TKI)-naive expansion cohort. J Clin Oncol 39 (suppl; abstr 9042)

[81] Kong T, Chen L, Duan F, et al. (2021) Efficacy and safety analysis of anlotinib combined with etoposide plus cisplatin/carboplatin as first-line therapy for extensive-stage small cell lung cancer (SCLC): The final results from a phase II single-arm trial. J Clin Oncol 39 (suppl; abstr 8560)

[82] Kwiatkowski DJ, Rusch VW, Chaft JE, et al. (2019) Neoadjuvant atezolizumab in resectable non-small cell lung cancer (NSCLC): Interim analysis and biomarker data from a multicenter study (LCMC3). J Clin Oncol 37 (suppl; abstr 8503)

[83] Lai G, Alvarez J, Yeo JC, et al. (2021) Randomised Phase 2 Study of Nivolumab (N) Versus Nivolumab and Ipilimumab (NI) Combination in EGFR Mutant NSCLC. J Thorac Oncol 16 (suppl; abstr OA01.06)

[84] Lamberti G, Spurr LF, Li Y, et al. (2020) Clinicopathological and genomic correlates of programmed cell death ligand 1 (PD-L1) expression in nonsquamous non-small-cell lung cancer. Ann Oncol 31(6): 807–814

[85] Laskin J, Liu SV, Tolba K, et al. (2020) NRG1 fusion-driven tumors: biology, detection, and the therapeutic role of afatinib and other ErbB-targeting agents. Ann Oncol 31(12): 1693–1703

[86] Le X, Goldman JW, Goldman, Clarke JM, et al. (2020) Poziotinib shows activity and durability of responses in subgroups of previously treated EGFR exon 20 NSCLC patients. J Clin Oncol 38 (suppl; abstr 9514)

[87] Le X, Nilsson M, Goldman J, et al. (2021) Dual EGFR-VEGF Pathway Inhibition: A Promising Strategy for Patients With EGFR-Mutant NSCLC. J Thorac Oncol 16(2): 205–215

[88] Le X, Paz-Ares LG, Van Meerbeeck J, et al. (2021) Tepotinib in patients (pts) with advanced non-small cell lung cancer (NSCLC) with MET amplification (METamp). J Clin Oncol 39 (suppl; abstr 9021)

[89] Lee KH, Ahn MJ, Han JY, et al. (2020) Efficacy and safety of lazertinib 240 mg as the clinical dose in patients with EGFR T790M mutant NSCLC: data from a phase I/II study. J Clin Oncol 38 (suppl; abstr 9572)

[90] Lee J, Choi YL, Han J, et al. (2020) Osimertinib Improves Overall Survival in Patients With EGFR-Mutated NSCLC With Leptomeningeal Metastases Regardless of T790M Mutational Status. J Thorac Oncol 15(11): 1758–1766
[91] Lee J-S, Sugawara S, Kang JH, et al. (2020) Randomized phase III trial of nivolumab in combination with carboplatin, paclitaxel, and bevacizumab as first-line treatment for patients with advanced or recurrent non-squamous NSCLC. Ann Oncol 31 (suppl; abstr LBA54)
[92] Lee J, Tan A, Zhou S, et al.(2021) Clinical characteristics and outcome in advanced KRAS mutant NSCLC – a multi-centre collaboration in Asia (ATORG-005), J Thorac Oncol 16 (suppl; abstr MA04.06)
[93] Lee Y-R, Yehia L, Kishikawa T, et al. (2020) WWP1 Gain-of-Function Inactivation of PTEN in Cancer Predisposition. N Engl J Med 382(22): 2103–2116
[94] Leighl NB, Hui R, Rodríguez-Abreu D, et al. (2020) Pembrolizumab plus lenvatinib vs docetaxel in patients with previously treated metastatic non-small-cell lung cancer (NSCLC) and PD after platinum-doublet chemotherapy and immunotherapy: Phase 3, randomized, open-label LEAP-008 trial. AACR 2020, Philadelphia Apr 27–28. Abstr CT289
[95] Le Pechoux C, Pourel N, Barlesi F, et al. (2020) An international randomized trial, comparing post-operative conformal radiotherapy (PORT) to no PORT, in patients with completely resected non-small cell lung cancer (NSCLC) and mediastinal N2 involvement: Primary end-point analysis of LungART (IFCT-0503, UK NCRI, SAKK) NCT00410683. Ann Oncol 31 (suppl; abstr LBA3_PR)
[96] Li BT, Shen R, Buonocore D, et al. (2018) Ado-Trastuzumab Emtansine for Patients With HER2-Mutant Lung Cancers: Results From a Phase II Basket Trial. J Clin Oncol 36(24): 2532–2537
[97] Lim EKS, Batchelor TJP, Dunning J, et al. (2021) Video-assisted thoracoscopic versus open lobectomy in patients with early-stage lung cancer: One-year results from a randomized controlled trial (VIOLET). J Clin Oncol 39 (suppl; abstr 8504)
[98] Lin JJ, Liu SV, McCoach CE, et al. (2020) Mechanisms of resistance to selective RET tyrosine kinase inhibitors in RET fusion-positive non-small-cell lung cancer. Ann Oncol 31(12): 1725–1733
[99] Lin SH, Lin Y, Yao L, et al. (2020) Phase II Trial of Concurrent Atezolizumab With Chemoradiation for Unresectable NSCLC. J Thorac Oncol 2020; 15(2): 248–257
[100] Liu D, Flory J, Lin A, et al. (2020) Characterization of on-target adverse events caused by TRK inhibitor therapy. Ann Oncol 31(9): 1207–1215
[101] Liu SV, Reck M, Mansfield AS, et al. (2021) Updated Overall Survival and PD-L1 Subgroup Analysis of Patients With Extensive-Stage Small-Cell Lung Cancer Treated With Atezolizumab, Carboplatin, and Etoposide (IMpower133). J Clin Oncol 39(6): 619–630
[102] Liu Y, Zhang Z, Rinsurongkawong W, et al. (2021) Driver mutations to predict for poorer outcomes in non-small cell lung cancer patients treated with concurrent chemoradiation and consolidation durvalumab. J Clin Oncol 39 (suppl; abstr 8528)
[103] Lu S, Dong X, Jian H, et al. (2021) Randomized phase III trial of aumolertinib (HS-10296, Au) versus gefitinib (G) as first-line treatment of patients with locally advanced or metastatic non-small cell lung cancer (NSCLC) and EGFR exon 19 del or L858R mutations (EGFRm). J Clin Oncol 39 (suppl; abstr 9013)

[104] Lu S, Fang J, Li X, et al. (2020) Phase II study of savolitinib in patients (pts) with pulmonary sarcomatoid carcinoma (PSC) and other types of non-small cell lung cancer (NSCLC) harboring MET exon 14 skipping mutations (METex14+). J Clin Oncol 38 (suppl; abstr 9519)
[105] Lu S, Wang Q, Zhang G, et al. (2020) A multicenter, open-label, single-arm, phase II study: The third generation EGFR tyrosine kinase inhibitor almonertinib for pretreated EGFR T790M-positive locally advanced or metastatic non-small cell lung cancer (APOLLO). Cancer Res 2020; 80 (suppl; abstr CT190)
[106] Lurienne L, Cervesi J, Duhalde L, et al. (2020) NSCLC Immunotherapy Efficacy and Antibiotic Use: A Systematic Review and Meta-Analysis. J Thorac Oncol 15(7): 1147–1159
[107] Lyu C, Wang R, Li S, et al. (2021) Different exposure duration of adjuvant icotinib in stage II-IIIA non-small cell lung cancer patients with positive EGFR mutation (ICOMPARE study): A randomized, open-label phase 2 study. J Clin Oncol 39 (suppl; abstr 8521)
[108] Marabelle A, Fakih M, Lopez J, et al. (2020) Association of tumour mutational burden with outcomes in patients with advanced solid tumours treated with pembrolizumab: prospective biomarker analysis of the multicohort, open-label, phase 2 KEYNOTE-158 study. Lancet Oncol 21(10): 1353–1365
[109] Marinelli D, Mazzotta M, Scalera S, et al. (2020) KEAP1-driven co-mutations in lung adenocarcinoma unresponsive to immunotherapy despite high tumor mutational burden. Ann Oncol 31(12): 1746–1754
[110] Mazieres J, Lafitte C, Ricordel C, et al. (2021) Combination of trastuzumab, pertuzumab and docetaxel in patients with advanced non-small cell lung cancer (NSCLC) harboring HER2 mutation: Final results from the IFCT-1703 R2D2 trial. J Clin Oncol 39 (suppl; abstr 9015)
[111] McGrail DJ, Pilié PG, Rashid NU, et al. (2021) High tumor mutation burden fails to predict immune checkpoint blockade response across all cancer types. Ann Oncol 32(5): 661–672
[112] Miyauchi E, Morita S, Nakamura A, et al. (2021) Update analysis of NEJ009: Gefitinib alone (G) versus gefitinib plus chemotherapy (GCP) for non-small cell lung cancer with mutated EGFR. J Clin Oncol 39 (suppl; abstr 9081)
[113] Mok T, Camidge DR, Gadgeel SM, et al. (2020) Updated overall survival and final progression-free survival data for patients with treatment-naive advanced ALK-positive non-small-cell lung cancer in the ALEX study. Ann Oncol 31(8): 1056–1064
[114] Mok T, Cheng Y, Zhou X, et al. (2019) Updated overall survival (OS) from extended follow up in ARCHER 1050: A randomized phase III study comparing dacomitinib with gefitinib as first-line therapy for patients (pts) with EGFR mutations. Ann Oncol 30 (suppl; abstr LBA19)
[115] Nakagawa K, Nagasaka M, Felip E, et al. (2021) Trastuzumab deruxtecan in HER2-overexpressing metastatic non-small cell lung cancer: Interim Results of DESTINY-Lung01. J Thorac Oncol 16 (suppl; abstr OA04.05).
[116] Nagasaka M, Zhu VW, Lim MS, et al. (2021) Beyond Osimertinib: The Development of Third-Generation EGFR Tyrosine Kinase Inhibitors For Advanced EGFRþ NSCLC. J Thorac Oncol 16(5): 740–763

[117] Negrao MV, Raymond VM, Lanman RB, et al. (2020) Molecular Landscape of BRAF-Mutant NSCLC Reveals an Association Between Clonality and Driver Mutations and Identifies Targetable Non-V600 Driver Mutations. J Thorac Oncol 15(10): 1611–1623
[118] Ng TL, Narasimhan N, Gupta N, et al. (2020) Early-Onset Pulmonary Events Associated With Brigatinib Use in Advanced NSCLC. J Thorac Oncol 15(7): 1190–1199
[119] Nishio M, Barlesi F, West H, et al. (2021) Atezolizumab Plus Chemotherapy for First-Line Treatment of Nonsquamous NSCLC: Results From the Randomized Phase 3 IMpower132 Trial J Thorac Oncol 16(4): 653–664
[120] Nishio M, Yoshida T, Kumagai T, et al. (2021) Brigatinib in Japanese Patients With ALK-Positive NSCLC Previously Treated With Alectinib and Other Tyrosine Kinase Inhibitors: Outcomes of the Phase 2 J-ALTA Trial. J Thorac Oncol 16(3): 452–463
[121] Nowak AK, Joost Lesterhuis W, Kok P-S, et al. (2020) Durvalumab with first-line chemotherapy in previously untreated malignant pleural mesothelioma (DREAM): a multicentre, single-arm, phase 2 trial with a safety run-in. Lancet Oncol 21(9): 1213–1223
[122] Novello S, Monica V, Serke M, et al. (2021) International tailored chemotherapy adjuvant (ITACA) phase III study of pharmacogenomic-driven versus standard adjuvant chemotherapy in completely resected state II-IIIA non-small cell lung cancer. J Thorac Oncol 16 (suppl; Abstr PS01.04)
[123] Osta BE, Ramalingam SS. (2020) RET Fusion: Joining the Ranks of Targetable Molecular Drivers in NSCLC. JTO Clin Res Rep 1(3): 100050
[124] Owonikoko TK, Champiat S, Johnson ML, et al. (2021) Updated results from a phase 1 study of AMG 757, a half-life extended bispecific T-cell engager (BiTE) immuno-oncology therapy against delta-like ligand 3 (DLL3), in small cell lung cancer (SCLC). J Clin Oncol 39 (suppl; abstr 8510)
[125] Owonikoko TK, Keunchil P, Govindan R, et al. (2021) Nivolumab and Ipilimumab as Maintenance Therapy in Extensive-Disease Small-Cell Lung Cancer: CheckMate 451. J Clin Oncol 39(12): 1349–1359
[126] Paik PK, Felip E, Veillon R, et al. (2020) Tepotinib in Non–Small-Cell Lung Cancer with MET Exon 14 Skipping Mutations. N Engl J Med 383(10): 931–943
[127] Pallis AG, Shepherd FA, Lacombe D, et al. (2010) Treatment of Small-Cell Lung Cancer in Elderly Patients Cancer 116(5): 1192–1200
[128] Palma DA, Olson R, Harrow S, et al. (2020) Stereotactic Ablative Radiotherapy for the Comprehensive Treatment of Oligometastatic Cancers: Long-Term Results of the SABR-COMET Phase II Randomized Trial. J Clin Oncol 38(25): 2830–2838
[129] Papadimitrakopoulou VA, Mok TS, Han J-Y, et al. (2020) Osimertinib versus platinum-pemetrexed for patients with EGFR T790M advanced NSCLC and progression on a prior EGFR-tyrosine kinase inhibitor: AURA3 overall survival analysis. Ann Oncol 31(11): 1536–1544
[130] Park S, Lee M-H, Seong M, et al. (2020) A phase II, multicenter, two cohort study of 160 mg osimertinib in EGFR T790M-positive non-small-cell lung cancer patients with brain metastases or leptomeningeal disease who progressed on prior EGFR TKI therapy. Ann Oncol 31(10): 1397–1404
[131] Passaro A, Mok T, Peters S, et al. (2021) Recent Advances on the Role of EGFR Tyrosine Kinase Inhibitors in the Management of NSCLC With Uncommon, Non Exon 20 Insertions, EGFR Mutations. J Thorac Oncol 16(5): 764–773

[132] Patil N, Cho BC, Johnson M, et al. (2021) Efficacy of Tiragolumab + Atezolizumab in PD-L1 IHC and TIGIT Subgroups in the Phase II CITYSCAPE Study in First-Line NSCLC. J Thorac Oncol 16 (suppl; abstr P77.02)

[133] Patil T, Tsui DCC, Nicklawsky A, et al. (2021) Effect of continuing osimertinib with chemotherapy in the post-progression setting on progression-free survival among patients with metastatic epidermal growth factor receptor (EGFR) positive non-small cell lung cancer. J Clin Oncol 39 (suppl; abstr 9124)

[134] Paz-Ares L, Ciuleanu T-E, Lee J-S, et al. (2021) Nivolumab (NIVO) plus ipilimumab (IPI) versus chemotherapy (chemo) as first-line (1L) treatment for advanced non-small cell lung cancer (NSCLC): 4-year update from CheckMate 227. J Clin Oncol 39 (suppl; abstr 9016)

[135] Paz-Ares L, Spira A, Raben D, et al. (2020) Outcomes with durvalumab by tumour PD-L1 expression in unresectable, stage III non-small-cell lung cancer in the PACIFIC trial. Ann Oncol 31(6): 798–806

[136] Paz-Ares L, Tan E-H, O'Byrne K, et al. (2017) Afatinib versus gefitinib in patients with EGFR mutation-positive advanced non-small-cell lung cancer: overall survival data from the phase IIb LUX-Lung 7 trial. Ann Oncol 28(2): 270–277

[137] Paz-Ares L, Vicente D, Tafreshi A, et al. (2020) A Randomized, Placebo-Controlled Trial of Pembrolizumab Plus Chemotherapy in Patients With Metastatic Squamous NSCLC: Protocol-Specified Final Analysis of KEYNOTE-407. J Thorac Oncol 15(10): 1657–1669

[138] Pearsall SM, Humphrey S, Revill M, et al. (2020) The Rare YAP1 Subtype of SCLC Revisited in a Biobank of 39 Circulating Tumor Cell Patient Derived Explant Models: A Brief Report J Thorac Oncol 15(12): 1836–1843

[139] Perets R, Bar J, Rasco DW, et al. (2021) Safety and efficacy of quavonlimab, a novel anti-CTLA-4 antibody (MK-1308), in combination with pembrolizumab in first-line advanced non-small-cell lung cancer. Ann Oncol 32(3): 395–403

[140] Peters S, Pujol J-L, Dafni U, et al. (2020) Consolidation ipilimumab and nivolumab vs observation in limited stage SCLC after chemo-radiotherapy: Results from the ETOP/IFCT 4-12 STIMULI trial. Ann Oncol 31 (suppl; abstr LBA84)

[141] Piotrowska Z, Wang Y, Sequist LV, et al. (2020) ECOG-ACRIN 5162: A phase II study of osimertinib 160 mg in NSCLC with EGFR exon 20 insertions. J Clin Oncol 38 (suppl abstr 9513)

[142] Piper-Vallillo AJ, Sequist LV, Piotrowska Z, et al. (2020) Emerging Treatment Paradigms for EGFR-Mutant Lung Cancers Progressing on Osimertinib: A Review. J Clin Oncol 38(25): 2926–2936

[143] Planchard D, Besse B, Groen H, et al. (2020) Updated overall survival (OS) and genomic analysis from a single-arm phase II study of dabrafenib (D) + trametinib (T) in patients (pts) with BRAF V600E mutant (Mut) metastatic non-small cell lung cancer (NSCLC). J Clin Oncol 38 (suppl; abstr 9593).

[144] Popat SA, Curioni-Fontecedro A, Dafni U, et al. (2020) A multicentre randomised phase III trial comparing pembrolizumab vs single-agent chemotherapy for advanced pre-treated malignant pleural mesothelioma: the European Thoracic Oncology Platform (ETOP 9-15) PROMISE-meso trial. Ann Oncol 31(12): 1734–1745

[145] Provencio M, Nadal E, Insa A, et al. (2020) Neoadjuvant chemotherapy and nivolumab in resectable non-small-cell lung cancer (NADIM): an open-label, multicentre, single-arm, phase 2 trial. Lancet Oncol 21(11): 1413–1422

[146] Puri S, Naqash AR, Elliott A, et al. (2021) Real-world multiomic characterization of small cell lung cancer subtypes to reveal differential expression of clinically relevant biomarkers. J Clin Oncol 39 (suppl; abstr 8508)
[147] Ramalingam SS, Vansteenkiste J, David Planchard D, et al. (2020) Overall Survival with Osimertinib in Untreated, EGFR-Mutated Advanced NSCLC. N Engl J Med 382(1): 41–50
[148] Ramalingam SS, Zhou C, Kim TM, et al. (2021) Mobocertinib (TAK-788) in EGFR exon 20 insertion (ex20ins)+ metastatic NSCLC (mNSCLC): Additional results from platinum-pretreated patients (pts) and EXCLAIM cohort of phase 1/2 study. J Clin Oncol 39 (suppl; abstr 9014)
[149] Ray MA, Smeltzer MP, Faris NR, et al. (2020) Survival After Mediastinal Node Dissection, Systematic Sampling, or Neither for Early Stage NSCLC. J Thorac Oncol 15(10): 1670–1681
[150] Reck M, Ciuleanu T-E, Cobo M, et al. (2021) First-line nivolumab (NIVO) plus ipilimumab (IPI) plus two cycles of chemotherapy (chemo) versus chemo alone (4 cycles) in patients with advanced non-small cell lung cancer (NSCLC): Two-year update from CheckMate 9LA. J Clin Oncol 39 (suppl; abstr 9000)
[151] Reck M, Ciuleanu T-E, Lee J-S, et al. (2021) First-Line Nivolumab Plus Ipilimumab Versus Chemotherapy in Advanced NSCLC With 1% or Greater Tumor PD-L1 Expression: Patient- Reported Outcomes From CheckMate 227 Part 1. J Thorac Oncol 16(4): 665–676
[152] Reck M, Horn L, Mok TSK, et al. (2021) IMpower133: Exploratory Analysis of Maintenance Therapy in Patients With Extensive-Stage Small-Cell Lung Cancer. J Thorac Oncol 16 (suppl; abstr OA11.0)
[153] Reck M, Wehler T, Orlandi F, et al. (2020) Safety and Patient-Reported Outcomes of Atezolizumab Plus Chemotherapy With or Without Bevacizumab Versus Bevacizumab Plus Chemotherapy in Non–Small-Cell Lung Cancer. J Clin Oncol 38(22): 2530–2542
[154] Redman MW, Papadimitrakopoulou VA, Minichiello K, et al. (2020) Biomarker-driven therapies for previously treated squamous non-small-cell lung cancer (Lung-MAP SWOG S1400): a biomarker-driven master protocol. Lancet Oncol 21(12): 1589–1601
[155] Remon J, Aldea M, Besse B, et al. (2021) Small cell lung cancer: a slightly less orphan disease after immunotherapy. Ann Oncol 32(6): 698–709
[156] Ricciuti B, Naqash AR, Naidoo J, et al. (2020) Association Between Immune-Related Adverse Events and Clinical Outcomes to Programmed Cell Death Protein 1/Programmed Death-Ligand 1 Blockade in SCLC. JTO Clin Res Rep 1(4): 100074
[157] Riely G, Ou SI, Rybkin I, et al. (2021) KRYSTAL-1: Activity and Preliminary Pharmacodynamic (PD) Analysis of Adagrasib (MRTX849) in Patients (Pts) With Advanced Non-Small-Cell Lung Cancer (NSCLC) Harboring KRASG12C Mutation. J Thorac Oncol 16 (suppl; abstr 990_PR)
[158] Rodriguez-Abreu D, Johnson ML, Hussei MA, et al. (2020) Primary analysis of a randomized, double-blind, phase II study of the anti-TIGIT antibody tiragolumab (tira) plus atezolizumab (atezo) versus placebo plus atezo as first-line (1L) treatment in patients with PD-L1-selected NSCLC (CITYSCAPE). J Clin Oncol 38 (suppl; abstr 9503)
[159] Ross HJ, Kozono DE, Urbanic JJ, et al. (2021) AFT-16: Phase II trial of neoadjuvant and adjuvant atezolizumab and chemoradiation (CRT) for stage III non-small cell lung cancer (NSCLC). J Clin Oncol 39 (suppl; abstr 8513)

[160] Rossi A, Di Maio M, Chiodini P, et al. (2012) Carboplatin- or Cisplatin-Based Chemotherapy in First-Line Treatment of Small-Cell Lung Cancer: The COCIS Meta-Analysis of Individual Patient Data. J Clin Oncol 30(14): 1692–1698

[161] Rudin CM, Awad MM, Navarro A, et al. (2020) Pembrolizumab or Placebo Plus Etoposide and Platinum as First-Line Therapy for Extensive-Stage Small-Cell Lung Cancer: Randomized, Double-Blind, Phase III KEYNOTE-604 Study. J Clin Oncol 38(21): 2369–2379

[162] Rusthoven CG, Yamamoto M, Bernhardt D, et al. (2020) Evaluation of First-line Radiosurgery vs Whole-Brain Radiotherapy for Small Cell Lung Cancer Brain Metastases: The FIRE-SCLC Cohort Study. JAMA Oncol 6(7): 1028–1037

[163] Sabari JK, Shu CA, Park K, et al. (2021) Amivantamab in Post-platinum EGFR Exon 20 Insertion Mutant Non-small Cell Lung Cancer. J Thorac Oncol (suppl; abstr OA04.04)

[164] Safiri S, Sohrabi M-R, Carson-Chahhoud K, et al. (2021) Burden of Tracheal, Bronchus, and Lung Cancer and Its Attributable Risk Factors in 204 Countries and Territories, 1990 to 2019. J Thorac Oncol 16(6): 945–959

[165] Saito M, Shiraishi K, Kunitoh H, et al. (2016) Gene aberrations for precision medicine against lungadenocarcinoma. Cancer Sci 107(6): 713–720

[166] Schild SE, Zhao L, Wampfler JA, et al. (2019) Small-cell Lung Cancer in Very Elderly (≥80 Years) Patients. Clin Lung Cancer 20(4): 313–321

[167] Schoenfeld AJ, Rizvi H, Bandlamudi C, et al. (2020) Clinical and molecular correlates of PD-L1 expression in patients with lung adenocarcinomas. Ann Oncol 31(5): 599–608

[168] Schuler M, Berardi R, Lim W-T, et al. (2020) Molecular correlates of response to capmatinib in advanced non-small-cell lung cancer: clinical and biomarker results from a phase I trial. Ann Oncol 31(6): 789–797

[169] Sequist LV, Besse B, Lynch TJ, et al. (2010) Neratinib, an irreversible pan-ErbB receptor tyrosine kinase inhibitor: results of a phase II trial in patients with advanced non-small-cell lung cancer. J Clin Oncol 28(18): 3076–83

[170] Sezer A, Kilickap S, Gümüş M, et al. (2020) EMPOWER-Lung 1: Phase III first-line (1L) cemiplimab monotherapy vs platinum-doublet chemotherapy (chemo) in advanced non-small cell lung cancer (NSCLC) with programmed cell death-ligand 1 (PD-L1) ≥50%. Ann Oncol 31 (suppl 4; LBA52)

[171] Shaw AT, Bauer TM, De Marinis F, et al. (2020) First-line lorlatinib or crizotinib in advanced ALK-positive lung cancer. N Engl J Med 383(21): 2018–29

[172] Shi Y, Fang J, Shu Y, et al. (2019) A phase I study to evaluate safety and antitumor activity of BPI-7711 in EGFRM+/T790M+ advanced or recurrent NSCLC patients. J Thorac Oncol 37: 9034

[173] Shi M, Gu A, Tu H, et al. (2021) Comparing nanoparticle polymeric micellar paclitaxel and solvent-based paclitaxel as first-line treatment of advanced non-small-cell lung cancer: an open-label, randomized, multicenter, phase III trial. Ann Oncol 32(1): 85–96

[174] Shi Y, Zhang S, Hu X, et al. (2020) Safety, Clinical Activity, and Pharmacokinetics of Alflutinib (AST2818) in Patients With Advanced NSCLC With EGFR T790M Mutation. J Thorac Oncol 15(6): 1015–1026

[175] Shim JH, Kim HS, Cha H, et al. (2020) HLA-corrected tumor mutation burden and homologous recombination deficiency for the prediction of response to PD-(L)1 blockade in advanced non-small-cell lung cancer patients. Ann Oncol 31(7): 902–911

[176] Sholl LM, Hirsch FR, Hwang D, et al. (2020) The Promises and Challenges of Tumor Mutation Burden as an Immunotherapy Biomarker: A Perspective from the International Association for the Study of Lung Cancer Pathology Committee. J Thorac Oncol 15(9): 1409–1424
[177] Shu CA, Gainor JF, Awad MM, et al. Neoadjuvant atezolizumab and chemotherapy in patients with resectable non-small-cell lung cancer: an open-label, multicentre, single-arm, phase 2 trial. Lancet Oncol 21(6): 786–795
[178] Skoulidis F, Li BT, Govindan R, et al. (2021) Overall survival and exploratory subgroup analyses from the phase 2 CodeBreaK 100 trial evaluating sotorasib in pretreated KRAS p.G12C mutated non-small cell lung cancer. J Clin Oncol 39 (suppl; abstr 9003)
[179] Smeltzer MP, Wynes MW, Lantuejoul S, et al. (2020) The International Association for the Study of Lung Cancer Global Survey on Molecular Testing in Lung Cancer. J Thorac Oncol 15(9): 1434–1448
[180] Smit EF, Nakagawa K, Nagasaka M, et al. (2020) Trastuzumab deruxtecan (T-DXd; DS-8201) in patients with HER2-mutated metastatic non-small cell lung cancer (NSCLC): Interim results of DESTINY-Lung01. J Clin Oncol 38 (suppl; abstr 9504)
[181] Socinski MA, Jotte RM, Cappuzzo F, et al. (2021) Pooled analyses of immune-related adverse events (irAEs) and efficacy from the phase 3 trials IMpower130, IMpower132, and IMpower150. J Clin Oncol 39 (suppl; abstr 9002)
[182] Socinski MA, Nishio M, Jotte RM, et al. (2021) IMpower150 Final Overall Survival Analyses for Atezolizumab Plus Bevacizumab and Chemotherapy in First-Line Metastatic Nonsquamous NSCLC. J Thorac Oncol S1556-0864(21)02322-4
[183] Sousa AC, Silveira C, Janeiro A, et al. (2020) Detection of rare and novel EGFR mutations in NSCLC patients: Implications for treatment-decision. Lung Cancer 139: 35–40
[184] Spicer J, Wang C, Tanaka F, et al. (2021) Surgical outcomes from the phase 3 CheckMate 816 trial: Nivolumab (NIVO) + platinum-doublet chemotherapy (chemo) vs chemo alone as neoadjuvant treatment for patients with resectable non-small cell lung cancer (NSCLC). J Clin Oncol 39 (suppl; abstr 8503)
[185] Spigel DR, Faivre-Finn C, Gray JE, et al. (2021) Five-year survival outcomes with durvalumab after chemoradiotherapy in unresectable stage III NSCLC: An update from the PACIFIC trial. J Clin Oncol 39 (suppl; abstr 8511)
[186] Spigel DR, Vicente D, Ciuleanu TE, et al. (2021) Second-line nivolumab in relapsed small-cell lung cancer: CheckMate 331. Ann Oncol 32(5): 631–641
[187] Steuer CE, Opeyemi AJ, Dahlberg SE, et al. (2021) Smoking Behavior in Patients With Early-Stage NSCLC: A Report From ECOG-ACRIN 1505 Trial. J Thorac Oncol 16(6): 960–967
[188] Stokes WA, Behera M, Jiang R, et al. (2021) Effect of antibiotic therapy on immunotherapy outcomes for non-small cell lung cancer: Analysis from the Veterans Health Administration Database. J Clin Oncol 39 (suppl; abstr 9017)
[189] Subbiah V, Shen T, Terzyan SS, et al. (2021) Structural basis of acquired resistance to selpercatinib and pralsetinib mediated by non-gatekeeper RET mutations. Ann Oncol 32(2): 261–268
[190] Sud A, Jones ME, Broggio J, et al. (2020) Collateral damage: the impact on outcomes from cancer surgery of the COVID-19 pandemic. Ann Oncol 31(8): 1065–1074
[191] Tada H, Mitsudomi T, Yamanaka T, et al. Adjuvant gefitinib versus cisplatin/vinorelbine in Japanese patients with completely resected, EGFR-mutated, stage II-III non-small cell

lung cancer (IMPACT, WJOG6410L): A randomized phase 3 trial. J Clin Oncol 39 (suppl; abstr 8501)
[192] Tan AC, Seet AOL, Lai GGY, et al. (2020) Molecular Characterization and Clinical Outcomes in RET-Rearranged NSCLC. J Thorac Oncol 15(12): 1928–1934
[193] Tsuboi M, Wu Y, He J, et al. (2020) Osimertinib adjuvant therapy in patients (pts) with resected EGFR mutated (EGFRm) NSCLC (ADAURA): Central nervous system (CNS) disease recurrence. Ann Oncol (suppl; abstr LBA1)
[194] Turrisi 3rd AT, Kim K, Blum R, et al. (1999) Twice-daily compared with once-daily thoracic radiotherapy in limited small-cell lung cancer treated concurrently with cisplatin and etoposide. N Engl J Med 340(4): 265–71
[195] Wakelee HA, Altorki NK, Zhou C, et al. (2021) IMpower010: Primary results of a phase III global study of atezolizumab versus best supportive care after adjuvant chemotherapy in resected stage IB-IIIA non-small cell lung cancer (NSCLC). J Clin Oncol 39 (suppl; abstr 8500)
[196] Waterhouse DM, Garon EB, Chandler J, et al. (2020) Continuous Versus 1-Year Fixed-Duration Nivolumab in Previously Treated Advanced Non–Small-Cell Lung Cancer: CheckMate 153. J Clin Oncol 38(33): 3863–3873
[197] Welsh JW, Heymach JV, Guo C, et al. (2020) Phase 1/2 Trial of Pembrolizumab and Concurrent Chemoradiation Therapy for Limited-Stage SCLC. J Thorac Oncol 15(12): 1919–1927
[198] Wislez M, Mazieres J, Lavole A, et al. (2020) Neoadjuvant durvalumab in resectable non-small cell lung cancer (NSCLC): Preliminary results from a multicenter study (IFCT-1601 IONESCO). Ann Oncol 31 (suppl; abstr 1214O)
[199] Wolf J, Seto T, Han JY, et al. (2020) Capmatinib in MET Exon 14–Mutated or MET-Amplified Non–Small-Cell Lung Cancer. N Engl J Med 383(10): 944–957
[200] Wolf J, Garon EB, Groen HJM, et al. (2021) Capmatinib in MET exon 14-mutated, advanced NSCLC: Updated results from the GEOMETRY mono-1 study. J Clin Oncol 39 (suppl; abstr 9020)
[201] Wu Y, John T, Grohe C, et al. (2021) Postoperative chemotherapy use and outcome from ADAURA: Osimertinib as adjuvant therapy for resected EGFR mutated NSCLC. J Thorac Oncol 16 (suppl; abstr OA06.04)
[202] Wu Y-L, Zhong W, Chen K-N, et al. (2021) CTONG1103: Final overall survival analysis of the randomized phase 2 trial of erlotinib versus gemcitabine plus cisplatin as neoadjuvant treatment of stage IIIA-N2 EGFR-mutant non-small cell lung cancer. J Clin Oncol 39 (suppl; abstr 8502)
[203] Wu Y-L, Tsuboi M, He J, et al. (2020) Osimertinib in Resected EGFR-Mutated Non-Small-Cell Lung Cancer. N Engl J Med 383(18): 1711–1723
[204] Yan X, Tian X, Wu Z, et al. (2020) Impact of Age on the Efficacy of Immune Checkpoint Inhibitor-Based Combination Therapy for Non-small-Cell Lung Cancer: A Systematic Review and Meta-Analysis. Front Oncol 10: 1671
[205] Yang JC-H, Reckamp KL, Kim Y-C, et al. (2021) Efficacy and Safety of Rociletinib Versus Chemotherapy in Patients With EGFR-Mutated NSCLC: The Results of TIGER-3, a Phase 3 Randomized Study. JTO Clin Res Rep 2(2): 100114
[206] Yang JC-H, Schuler M, Popat S, et al. (2020) Afatinib for the Treatment of NSCLC Harboring Uncommon EGFR Mutations: A Database of 693 Cases. J Thorac Oncol 15(5): 803–815

[207] Yang JC-H, Wang M, Mitchell P, et al. (2021) Preliminary safety and efficacy results from phase 1 studies of DZD9008 in NSCLC patients with EGFR Exon20 insertion mutations. J Clin Oncol 39 (suppl; abstr 9008)

[208] Yang Y, Wang Z, Fang J, et al. (2020) Efficacy and Safety of Sintilimab Plus Pemetrexed and Platinum as First-Line Treatment for Locally Advanced or Metastatic Nonsquamous NSCLC: a Randomized, Double-Blind, Phase 3 Study (Oncology pRogram by InnovENT anti-PD-1-11). J Thorac Oncol 15(10): 1636–1646

[209] Yoshioka H, Hida T, Nokihara H, et al. (2021) Final OS analysis from the phase III j-alex study of alectinib (ALC) versus crizotinib (CRZ) in Japanese ALK-inhibitor naïve ALK-positive non-small cell lung cancer (ALK+ NSCLC). J Clin Oncol 39 (suppl; abstr 9022)

[210] Yue D, Xu S-D, Wang Q, et al. (2021) Updated overall survival (OS) and exploratory analysis from the randomized, phase II EVAN study of erlotinib (E) versus vinorelbine plus cisplatin (NP) as adjuvant therapy in Chinese patients with stage IIIA EGFR+ NSCLC. J Clin Oncol 39 (suppl; abstr 8520)

[211] Zhang Y, Luo G, Etxeberria J, et al. (2021) Global Patterns and Trends in Lung Cancer Incidence: A Population-Based Study. J Thorac Oncol 16(6): 933–944

[212] Zhao S, Fang W, Pan H, et al. (2020) Conformational Landscapes of HER2 Exon 20 Insertions Explain Their Sensitivity to Kinase Inhibitors in Lung Adenocarcinoma. J Thorac Oncol 15(6): 962–972

[213] Zhong W-Z, Wang Q, Mao W-M, et al. (2021) Gefitinib Versus Vinorelbine Plus Cisplatin as Adjuvant Treatment for Stage II-IIIA (N1-N2) EGFR-Mutant NSCLC: Final Overall Survival Analysis of CTONG1104 Phase III Trial. J Clin Oncol 39(7): 713–722

[214] Zhou C, Chen G, Huang Y, et al. (2021) Camrelizumab plus carboplatin and pemetrexed versus chemotherapy alone in chemotherapy-naive patients with advanced non-squamous non-small-cell lung cancer (CameL): a randomised, open-label, multicentre, phase 3 trial. Lancet Respir Med 9(3): 305–314

[215] Zhou C, Feng J, Ma S, et al. (2020) Randomized, open-label phase III study of pembrolizumab (pembro) vs docetaxel (doce) in patients (pts) with previously treated NSCLC with PD-L1 tumour proportion score (TPS) ≥1%: KEYNOTE-033. Ann Oncol 31 (suppl; abstr 1262P)

[216] Zhou C, Li X, Wang Q, et al. (2020) Pyrotinib in HER2-Mutant Advanced Lung Adenocarcinoma After Platinum-Based Chemotherapy: A Multicenter, Open-Label, Single-Arm, Phase II Study. J Clin Oncol 38(24): 2753–2761

[217] Zhou C, Wu L, Fan Y, et al. (2020) ORIENT-12: Sintilimab plus gemcitabine and platinum (GP) as first-line (1L) treatment for locally advanced or metastatic squamous non-small-cell lung cancer. Ann Oncol 31 (suppl; abstr LBA56)

[218] Zhou Q, Wu L, Feng L, et al. (2019) Safety and efficacy of abivertinib (AC0010), a third-generation EGFR tyrosine kinase inhibitor, in Chinese patients with EGFR-T790M positive non-small cell lung cancer (NCSLC). J Clin Oncol 37 (suppl; abstr 9091)

[219] Zhu VW, Lin Y-T, Kim D-W, et al. (2020) An International Real-World Analysis of the Efficacy and Safety of Lorlatinib Through Early or Expanded Access Programs in Patients With Tyrosine Kinase Inhibitor–Refractory ALK-Positive or ROS1-Positive NSCLC. J Thorac Oncol 15(9): 1484–1496

Urologische Tumoren

Thomas Otto

A	**Therapiesequenzen zu urologischen Tumoren**	407
1	Therapiesequenz zum Urothelkarzinom/Harnblasenkarzinom	407
2	Therapiesequenz zum Nierenzellkarzinom	408
3	Therapiesequenz zum Prostatakarzinom	409
B	**Updates zu urologischen Tumoren**	411
1	**Harnblasenkarzinom**	411
1.1	Einleitung	411
1.2	Diagnostik und Therapie nicht muskelinvasiver Harnblasenkarzinome	411
1.3	Muskelinvasive Harnblasenkarzinome	421
1.4	Metastasierte Harnblasenkarzinome	429
1.5	Urothelkarzinome des oberen Harntrakts	451
1.6	Literatur	452
2	**Nierenzellkarzinom**	458
2.1	Risikofaktoren	458
2.2	Therapie des lokal begrenzten Tumors	459
2.3	Metastasiertes Nierenzellkarzinom	460
2.4	Zusammenfassung	484
2.5	Literatur	485
3	**Prostatakarzinom**	489
3.1	Risikofaktoren	489
3.2	Früherkennung	491
3.3	Diagnostik	494
3.4	Risikoeinteilung	499
3.5	Therapie des lokal begrenzten Prostatakarzinoms	499
3.6	Therapie des fortgeschrittenen Prostatakarzinoms	508
3.7	Therapie des kastrationsresistenten Prostatakarzinoms	518
3.8	Osteoonkologie	533
3.9	Literatur	535

4	**Seltene Tumoren**	543
4.1	Peniskarzinom	543
4.2	Hodentumor	543
4.3	Literatur	546

5	**Offene Fragen**	546
5.1	Hyperprogression: Worauf ist bei der Immunonkologie zu achten?	546
5.2	Literatur	550
5.3	Immunonkologie – Wie lange muss/sollte man behandeln?	551
5.4	Literatur	552

6	**Was mache ich morgen anders?**	553

A Therapiesequenzen zu urologischen Tumoren

1 Therapiesequenz zum Urothelkarzinom/ Harnblasenkarzinom

Oberflächlich, Ta/1/CIS
- Ta, low grade: Transurethrale Resektion/TUR, intravesikale Instillationsbehandlung (Frühinstillation mit MMC) empfohlen
- T1, oder high grade: Re-TUR obligat, intravesikale Instillationsbehandlung, vorzugsweise mit BCG empfohlen
- T1 high grade bei Re-TUR mit persistierendem Tumor: Empfehlung zur radikalen Zystektomie (alternativ Radiochemotherapie)

Muskelinvasiv, N0, M0
Empfehlung zur radikalen Zystektomie mit regionärer Lymphadenektomie (alternativ Radiochemotherapie)

Lokal fortgeschritten, T3/4, N pos.
- Radikale Zystektomie in Kombination mit neo-/adjuvanter systemischer Chemotherapie: Gemcitabin + Cisplatin
  NEU: Nivolumab adjuvant, Zulassung erwartet
- Urothelkarzinome (≥pT2) des oberen Harntrakts profitieren von einer adjuvanten Chemotherapie: Gemcitabin + Cisplatin (alternativ: Gemcitabin, Carboplatin)
- Maintenance nach DDP-Vorbehandlung:
  Neu: Avelumab

M1
- Systemtherapie erfolgt mit den Zielen: Lebensqualitätsverbesserung und Lebensverlängerung
- Erstlinie:
  Chemotherapie: Gemcitabin + DDP
  Bei DDP-Kontraindikation **und** PD-L1-Überexpression: Atezolizumab oder Pembrolizumab
- Maintenance nach DDP-Vorbehandlung:
  Neu: Avelumab
- Zweitlinie:
  Nivolumab oder Pembrolizumab oder Atezolizumab
  Abnehmende/keine Bedeutung: Vinflunin
- Drittlinie:
  Neu: Enfortumab-Vedotin, Zulassung angestrebt

2 Therapiesequenz zum Nierenzellkarzinom

Lokal begrenzt
➤ Watchful Waiting bei (biologisch) alten und/oder komorbiden Patienten Organerhaltende Nierentumorresektion; Voraussetzungen: onkologisch sicher (R0), technisch sinnvoll und funktionell ausreichend verbleibendes Nierengewebe. In allen anderen Fällen: Tumornephrektomie.
➤ Bislang keine Indikation zur neo-/adjuvanten Therapie *(Neu: Pembrolizumab hat Zulassungschancen im adjuvanten Therapieansatz.)*

Metastasiert
➤ Metastasenchirurgie bei solitären und/oder metachronen Metastasen
➤ Systemtherapie erfolgt mit den Zielen: Lebensqualitätsverbesserung und Lebensverlängerung.

> **Die Erstlinientherapie als sequenziell alternierende Therapie planen: damit behält man die Vielzahl an Erstlinienoptionen!**

➤ „Good Prognosis"
  – Erstlinie: Pembrolizumab + Axitinib oder Avelumab + Axitinib oder Neu: Nivolumab + Cabozantinib. **Zulassung erwartet: Lenvatinib + Pembrolizumab.**
  – Abnehmende Bedeutung: TKI-Monotherapie, Bevacizumab + IFN-α
  – Alternativ: Active Surveillance oder verzögerter Therapiebeginn
  – Zweitlinie: Nivolumab oder Cabozantinib oder Lenvatinib + Everolimus
    – Abnehmende Bedeutung: Axitinib
    – Abnehmende Bedeutung: Everolimus, Sunitinib, Sorafenib

➤ „Intermediate Prognosis" Neu: zytoreduktive Nephrektomie
  – Erstlinie: Nivolumab + Ipilimumab oder Pembrolizumab + Axitinib
  – oder Avelumab + Axitinib oder **Neu: Nivolumab + Cabozantinib**
  – *Zulassung erwartet: Lenvatinib + Pembrolizumab*
  – Abnehmende Bedeutung: TKI Monotherapie, Bevacizumab + IFN-α
  – Zweitlinie: Nivolumab, Cabozantinib, Lenvatinib + Everolimus oder Axitinib, falls noch nicht in der Erstlinie appliziert.
    – Abnehmende Bedeutung: Everolimus, Sunitinib, Sorafenib

▶ **"Poor Prognosis"**
- Erstlinie: Nivolumab + Ipilimumab oder Cabozantinib
  - oder Pembrolizumab + Axitinib oder Avelumab + Axitinib oder Neu: Nivolumab + Cabozantinib
  - *Zulassung erwartet: Lenvatinib + Pembrolizumab* abnehmende Bedeutung: TKI Monotherapie, Bevacizumab + IFN-α, Temsirolimus
- Zweitlinie: Cabozantinib, Nivolumab, Axitinib
  - oder Lenvatinib + Everolimus, falls noch nicht in der Erstlinie appliziert
  - Abnehmende Bedeutung: Sunitinib, Sorafenib, Everolimus

3 Therapiesequenz zum Prostatakarzinom

Lokal begrenzt, N0, M0
1. Low Risk (1 Lappen, PSA<10, Gleason 3+3)
   - Active Surveillance oder Watchful Waiting (ältere oder komorbide Patienten)
2. Intermediate Risk
   - Radikale Prostatektomie oder externe Radiotherapie + antiandrogene Therapie
3. High Risk (Gleason 4+4/>, PSA>10)
   - Multimodales Konzept unter Einbeziehung von OP, RTX, ADT

Lokal fortgeschritten, M0
1. Stufe: OP/RTX + GnRH-Therapie
2. Stufe (M0, CRPC): GnRH + Apalutamid oder Enzalutamid oder **Neu: Darolutamid**

M1, Low Risk, hormonsensitiv
Stufenunabhängig: im Falle von ossären Metastasen: Denosumab; alternativ Zoledronsäure + Celecoxib
1. Stufe: sofortige GnRH-Therapie; *NEU (Zulassung erwartet): oraler GnRH-Antagonist Relugolix*
2. **NEU: Lokaltherapie (RTx) bei oligometastasierter Erkrankung**
3. Stufe: Intermittierende Androgendeprivation
4. Stufe: GnRH + Antiandrogen
5. Stufe: Wegnahme des Antiandrogens

Kastrationsresistent
Stufenunabhängig bei ossären Metastasen und wenigstens zwei vorausgegangenen Systemtherapien: GnRH + Radium 223 Cl
6. Stufe: GnRH + Docetaxel
7. Stufe: GnRH + Cabazitaxel oder
8. Stufe: GnRH + Abirateron oder
9. Stufe: GnRH + Enzalutamid
10. **Stufe:** GnRH + **Neu: Olaparib (BRCA1/2-positiv)**
11. Stufe: GnRH + Lu PSMA (Zulassung erwartet)
12. Stufe: GnRH + alleinig best supportive care

M1, High Risk, hormonsensitiv
Stufenunabhängig im Fall von ossären Metastasen: Denosumab; alternativ Zoledronsäure + Celecoxib
1. Stufe: sofortige GnRH-Therapie
2. Stufe: GnRH + Abirateron oder
3. **Stufe:** GnRH + **Neu: Enzalutamid**
4. Stufe: GnRH + Docetaxel oder
5. Stufe: GnRH + Apalutamid oder

Kastrationsresistent
Stufenunabhängig bei ossären Metastasen und wenigstens zwei vorausgegangenen Systemtherapien: GnRH + Radium 223 Cl. **Enzalutamid oder Abirateron; falls noch nicht eingesetzt**
6. Stufe: GnRH + Cabazitaxel oder
7. **Stufe:** GnRH + **Neu: Olaparib (BRCA1/2-positiv)**
8. Stufe: GnRH + Lu PSMA (Zulassung erwartet)
9. Stufe: GnRH + alleinig best supportive care

B Updates zu urologischen Tumoren

1 Harnblasenkarzinom

1.1 Einleitung

Die Sterblichkeit ist mit 17980 Toten bei 81400 Neuerkrankungen pro Jahr in den USA hoch [69]. Im Unterschied zum deutschen Gesundheitswesen werden nicht/unzureichend versicherte Patienten in den USA in jeder Hinsicht schlechter behandelt. Der Zugang in spezialisierte Einrichtungen für derartige Patienten ist signifikant erschwert; eine Behandlung erfolgt, wenn überhaupt, zeitlich verzögert bei schlechterer Versorgungsqualität [20]. Cisplatin/Gemcitabin bleibt die akzeptierte Behandlung in der Erstlinientherapie der Patienten mit metastasierter Erkrankung. Es bleibt anzumerken, dass eine Lebensverlängerung nur dann zu erwarten ist, wenn mindestens 3 Zyklen Gemcitabin/Cisplatin in adäquater Dosis Patienten in einem guten Allgemeinzustand gegeben werden können. Eine Maintenance-Therapie mit Avelumab hat sich als vorteilhaft erwiesen.

Neue immunonkologische Substanzen wie Checkpoint-Inhibitoren haben zu Fortschritten in der Behandlung des metastasierten Urothelkarzinoms geführt. Dies betrifft ausschließlich Patienten in der Erstlinie, die für Cisplatin nicht geeignet sind. Zusätzlich müssen die Patienten in der Erstlinie PD-L1-positiv sein. Patienten in der Zweitlinie können eine immunonkologische Therapie nach Progress auf eine Cisplatin-haltige Therapie unabhängig vom PD-L1-Status erhalten. Aktuell sind nachstehende Immunonkologika zugelassen: Atezolizumab, Nivolumab, Pembrolizumab, Avelumab.

1.2 Diagnostik und Therapie nicht muskelinvasiver Harnblasenkarzinome

1.2.1 Risikofaktoren

Karzinogene

Das Rauchen ist nach wie vor der Risikofaktor Nr. 1 in der Entstehung des Harnblasenkarzinoms. In den USA werden 70% der Urothelkarzinome auf das Rauchen zurückgeführt [18]. Früher Beginn und Rauchen im häuslichen Bereich sind mit einer deutlich erhöhten Mortalität am Harnblasenkarzinom zu versterben korreliert (HR: 2,99). Die Raucherentwöhnung gehört zum integralen Bestandteil eines Behandlungsplans. Der Anteil Nikotin-assoziierter Kosten an den Gesundheitskosten beträgt allein in den USA 170 Mrd. USD/Jahr. Ethische Aspekte wie auch das Alter der Betroffenen müssen in der „Suchtberatung" berücksichtigt werden. Bis zu 7% aller Urothelkarzinome werden auf berufsbedingte Faktoren zurückgeführt. Dies betrifft Arbeiter in der Kohle-, Öl- und Reifenindustrie [18]. Polyzyklische aromatische Kohlenwasserstoffe sowie aromatische Amine sind anerkannte Karzinogene unter arbeits- und sozialmedizinischen Aspekten [26].

> **Kommentar des Autors**
>
> Sieben Prozent berufsbedingte Urothelkarzinome sind zu niedrig geschätzt. Ursächlich dafür ist, dass Betroffene und Hausärzte nicht konsequent den Berufsgenossenschaften entsprechende Verdachtsfälle melden.

Genetische Faktoren

Neben DNA-Mismatch-Reparatur-Defekten sind Genpolymorphismen in den Entgiftungsgenen von kausaler Bedeutung [53, 81].

Sozioökonomische Faktoren

Der Entwicklungsstand eines Landes und das damit vorhandene Bruttosozialprodukt hat Bedeutung hinsichtlich der Sterblichkeit an Harnblasenkrebs. Länder mit hohem Bruttosozialprodukt haben trotz zunehmender Inzidenz eine abnehmende Sterblichkeit, was Ausdruck einer guten Gesundheitsversorgung ist [75]. Bestätigt wird dies durch Kotha et al., die in den USA für sozial schlecht gestellte Menschen – vor allem Schwarze – eine signifikant höhere Sterblichkeit im Rahmen einer SEER-Registeranalyse ermittelt haben [42].

Geschlecht

Frauen erkranken seltener an Harnblasenkarzinomen, dafür ist die Mortalität um 40% größer. Besonders risikobehaftet sind Raucherinnen mit früh einsetzender Menopause, das heißt, vor dem 45. Lebensjahr.

Strahlentherapie

Die Strahlentherapie infolge eines Prostatakarzinoms ist ein unabhängiger Risikofaktor für die Entstehung eines Zweitmalignoms der Harnblase. Das Risiko, innerhalb von 5 Jahren an einem Harnblasenkarzinom zu erkranken, ist nach Radiotherapie um 72% erhöht. Verbesserungen im Bereich der Strahlenapplikation haben zu einer deutlich niedrigeren Strahlenbelastung von Nachbarorganen geführt, was die Rate an Zweitmalignomen beeinflussen wird.

Infekte

Selten, aber bedeutsam sind fortgeschrittene Harnblasenkarzinome nach Querschnittlähmung mit neurogener Harnblasenfunktionsstörung. Chronische Harnwegsinfektionen sind ursächlich. Die lange Latenzzeit zwischen Lähmungseintritt und Entstehung von Blasentumoren scheint gesichert. Die Analyse beruht allerdings nur auf 32 Tumorpatienten [Golka pers. Mitteilung]. Vornehmlich finden sich Plattenepithelkarzinome.

Alter

Ohne bekannte Risikofaktoren ist die Entstehung von Harnblasenkarzinomen bei Kindern. Auf der Basis von 234 Kindern (mittleres Alter 12,5 Jahre) haben 84% der Kinder ein günstiges Tumorstadium (Ta) und 93% der Tumoren sind gut differenziert (G1). Erfahrungen aus dem eigenen Krankengut bestätigen dies. Das jüngste Kind war zum Zeitpunkt der Erstdiagnose 7 Jahre alt und ist dem Haushalt von Starkrauchern ausgesetzt. Eine genetische Disposition ist wahrscheinlich. Ursächlich könnte ein Genpolymorphismus bei den Entgiftungsgenen sein [Golka, pers. Mitteilung; Otto, pers. Mitteilung].

1.2.2 Markersysteme

Urinmarker

Eine Metaanalyse zu Urinmarkern mit FDA-Zulassung ist ein Beleg für die Unverzichtbarkeit der Urethrozystoskopie bei Makrohämaturie. Die Sensitivität der Urinmarkersysteme schwankt zwischen 67% und 95% bei einer Spezifität von 68–93%. Der UBC-Urintest basiert auf der Detektion von Fragmenten aus Zytokeratin 8 und 18. Der Vergleich von 226 gesunden Kontrollpatienten mit 134 Patienten mit Low-Grade-Ta-Tumor, 48 Ta/T1-High-Grade-Tumoren und 60 muskelinvasiven Karzinomen zeigt nachstehende Sensitivitäten: Ta Low Grade 38,8%, T1 G2–3 75% und ≥T2 G3 68,3%. Die Spezifität beträgt 93,8% [50].

Die in Deutschland etablierte Urinzytologie wird in den USA angezweifelt. In der DETECT-Studie an 3556 Patienten mit Hämaturie sind mit der Zytologie gar 4/21 muskelinvasive Harnblasenkarzinome und 10/21 Hochrisiko-T1 G2/3-Karzinome übersehen worden. Ein Beleg für die expertenabhängige Qualität der Zytologie. Durch Ringversuche ist die Qualität in der Beurteilung zytologischer Präparate in Deutschland vorbildlich (Abb. 1 und Abb. 2) [Rübben, pers. Mitteilung]. Aber auch in Deutschland ist eine abnehmende Qualität in der Zytologie zu beobachten.

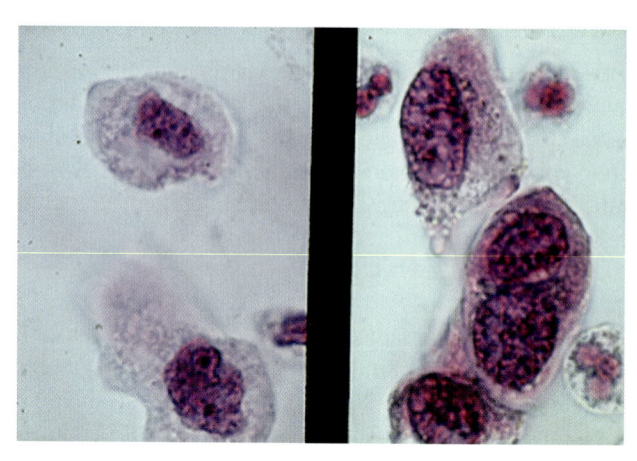

Abbildung 1: *Links: G2 Urothelkarzinomzellen. Rechts: G3 Urothelkarzinomzellen. Mit freundlicher Genehmigung von H. Rübben, Duisburg.*

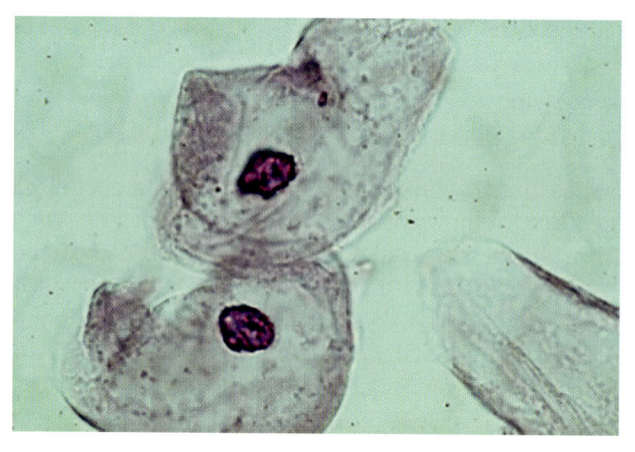

Abbildung 2: *Unauffällige Urinzytologie mit Urothel- und Plattenepithelzellen. Mit freundlicher Genehmigung von H. Rübben, Duisburg.*

Gen-basierte Diagnostik

Die genetische Disposition hat für die Entwicklung von Harnblasenkarzinomen Bedeutung. Entgiftungsgene spielen eine tragende Rolle. In dem Zusammenhang hat das Leibniz-Institut in Dortmund auf der Basis weltweiter Kooperationen Ansätze für eine mögliche Primärprävention entwickelt [40]. Hoffnung wird in molekulare Markersysteme gesetzt. Die Kombination aus tumorassoziierten Biomarkern und sogenannten *liquid biopsies* ist vielversprechend. Problematisch sind dabei die Tumorheterogenität und die stark variierende Markerexpression im Vergleich von Primärtumor und Metastase. Auch hat das sogenannte Mikroenvironment eine bisher nicht definierte Bedeutung. Das Ansprechen auf die Therapie stellt eine weitere Störgröße in der Messung molekularer Marker dar. In einem von der FDA zugelassenen Test werden durch Exom-Sequenzierung aus einer Tumorbiopsie 16 Tumor-SNVs (*single nucleotide variants*) individuell für jeden Patienten bestimmt, deren ctDNA dann hochspezifisch im personalisierten Bluttest (*liquid biopsy*) nachgewiesen werden kann. Dieser personalisierte „*Tumor informed*"-Ansatz ermöglicht eine Früherkennung von Rezidiven.

Daten liegen bisher zu den Indikationen Lunge, Brust, Kolon und Harnblase vor. In verschiedenen publizierten Studien konnte gezeigt werden, dass in Abhängigkeit vom Tumortyp die im Plasma zirkulierende Tumor-DNA im Schnitt zwischen 3 und 9 Monaten vor dem klinischen oder radiologischen Rückfall nachgewiesen werden konnte. Auf der Basis von 68 Harnblasenkarzinom-Patienten beträgt der positive prädiktive Vorhersagewert (PPV) 93%.

Dieser personalisierte *tumor informed approach* könnte zu einer besseren Früherkennung von Rezidiven führen. Falsch-positive Resultate durch CHIP (*clonal hematopoiesis of indeterminate potential*)-Mutationen sind bis dato nicht festgestellt worden.

Wertung

Außer der untersucherabhängigen Urinzytologie sind keine verlässlichen Markersysteme in der Behandlung nicht muskelinvasiver Harnblasenkarzinome vorhanden. Diagnostischer Standard bleibt die Urethrozystoskopie mit konsekutiver Probenentnahme.

1.2.3 Resektionstechniken

TUR

Der Vergleich der transurethralen Resektion/TUR mit monopolarem oder bipolarem Strom zeigt hinsichtlich der Effektivität und der Komplikationen keine signifikanten Unterschiede. Da bei der bipolaren Resektion mit physiologischer saliner Lösung gearbeitet wird (Abb. 3), ist damit ein, wenn auch seltenes, so doch lebensbedrohliches TUR-Syndrom ausgeschlossen.

Die Holmium-Laser-en-bloc-Resektion ist mit der konventionellen TUR randomisiert verglichen worden. Hauptzielkriterium ist die Residualtumorrate im Rahmen der Nachresektion nach 4 Wochen. 94 Patienten wurden randomisiert. Die Residualtumorrate war mit 7% versus 27,7% signifikant niedriger in der Lasergruppe (p=0,01). Auch war der Anteil vorhandener Muskulatur mit 98% versus 62% signifikant größer in der Holmium-Laser-Gruppe (p<0,001) [34].

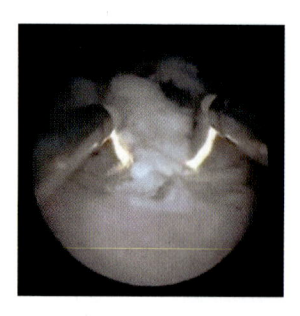

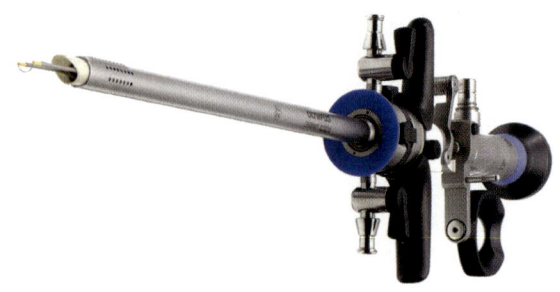

Abbildung 3: Darstellung einer bipolaren Resektion mittels Plasmabogen (links) und zugehöriges Resektoskop (rechts). Mit freundlicher Genehmigung der Firma Olympus.

> **Kommentar des Autors**
>
> Nach kritischer Wertung der Daten müssen Zweifel an der operativen Kompetenz geäußert werden. Wenn in mehr als einem Drittel der Fälle keine Harnblasenmuskulatur miterfasst wurde, ist die Qualität der Operation schlecht und entspricht nicht dem geforderten Standard!

Die Einlage eines DJ-Katheters in selber Sitzung mit einer Harnblasentumorresektion wird kontrovers diskutiert. In einer retrospektiven Analyse finden sich mehr Tumoren des oberen Harntrakts für DJ-abgeleitete Patienten. Auch wenn es sich hier um eine retrospektive Analyse von niedriger Evidenz handelt, so ist die Beobachtung bemerkenswert und sollte bis zur Klärung ein zweizeitiges Vorgehen bedingen, das heißt: erst die Harnblasentumorresektion, gefolgt von einer späteren Abklärung des oberen Harntrakts.

Eine restharnfreie Blasenentleerung beugt dem Tumorrezidiv vor. Strittig war bis dato die simultane Resektion von Blasentumoren sowie die Resektion einer benignen Prostatavergrößerung (BPH). In einer randomisierten Phase-II-Studie sind 42 Patienten simultan (TUR-B/P) und 43 Patienten nur mittels TUR-B behandelt worden. Nach einer Nachbeobachtungszeit von 37 Monaten findet sich kein geändertes Rezidivverhalten. Maßgeblich für die Entstehung eines Rezidivs ist die Multifokalität des Tumors. Tumorrezidive im Resektionsbett der Prostata im Sinne von Implantationstumoren bestehen nicht. Somit kann ohne zusätzliche Gefährdung eine Blasentumorresektion mit einer Prostataresektion kombiniert werden [17].

1.2.4 Adjuvante Therapie

Empfohlen wird die Frühinstillation (binnen 24 Stunden nach TUR) mit Mitomycin C bei Low-Risk-Tumoren. Standard in der Therapie von Hochrisikotumo-

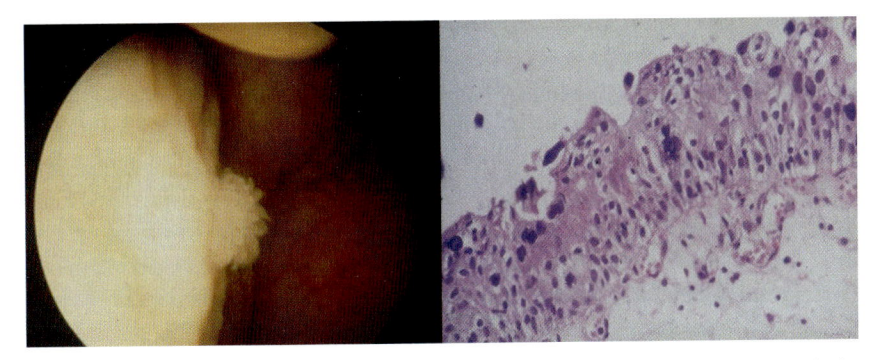

Abbildung 4: *Endoskopische Darstellung eines Ta G1-Harnblasentumors sowie histopathologische Darstellung eines völlig anderen, hochaggressiven Carcinoma in situ der Harnblase mit G3-Zellen und komplett gestörter Wuchsform (CIS, G3). Beide Tumoren stellen die Extreme in der Klassifikation oberflächlich wachsender Urothelkarzinome dar. Mit freundlicher Genehmigung von H. Rübben, Duisburg.*

ren (CIS/T1 G3) (Abb. 4) ist die BCG-Therapie nach transurethraler Tumorresektion. Diese erfolgt verzögert, das heißt, nach Abheilung der vesikalen Wunde.

BCG

Die deutsche Arbeitsgruppe um Grimm hat die Standardinstillation von BCG (wöchentlich x 6) mit einer auf die Hälfte reduzierten Instillation BCG (Woche 1, 2, 6) verglichen. Inklusive der Erhaltungstherapie sind damit 15 versus 9 BCG-Instillationen verglichen worden. Interessant ist auch das operative Vorgehen in der Studie. Vor BCG-Therapie sind alle Patienten konsequent einer Re-TUR unterzogen worden. Die Nebenwirkungsrate war mit 68,5% versus 82,4% geringer in der BCG-reduzierten Gruppe bei signifikant mehr Tumorrezidiven (27,1% versus 12,0%). Interessant ist die niedrige Progressionsrate von nur insgesamt 2,0%. Ursächlich dafür kann die Qualität der Re-TUR sein [28].

Re-TUR

Der Stellenwert der Re-TUR bei T1-Harnblasenkarzinomen ist auf der Basis einer Medline-Analyse/Metaanalyse untersucht worden. Hier ist kein Einfluss der Re-TUR auf das Rezidiv-Progressionsverhalten sowie das Gesamtüberleben ermittelt worden [43].

> **Kommentar des Autors**
>
> Die Untersuchung lässt derartige Rückschlüsse allerdings nicht zu. Denn unklar bleibt, wie die Patienten im Anschluss an die TUR behandelt wurden. Nicht die Diagnostik, sondern die Therapie nimmt Einfluss auf den Erkrankungsverlauf. Eine Nachresektion ist für T1-Tumoren obligat; falls nicht eine Zystektomie geplant ist.

Zystektomie oder BCG

Schwierig ist die wissenschaftliche Beantwortung der Frage, wer wie am besten behandelt werden kann. Der Versuch einer randomisierten, multizentrischen Studie ist an den prinzipiell völlig unterschiedlichen Vorgehensweisen (operativ versus konservativ) gescheitert. Von 407 gescreenten Patienten sind 215 Patienten für die Studie prinzipiell in Betracht gekommen. Lediglich 51 Patienten haben einer Randomisation zugestimmt. Bei dieser Subgruppe ist die Akzeptanz der randomisiert zugewiesenen Behandlungsform mit 86% allerdings hoch [14]. Auf dieser Basis bleibt nur eine hochselektionierte kleine Subgruppe übrig, auf deren Basis die entscheidende Frage für das Vorgehen bei T1-G2/3-Urothelkarzinomen auch in Zukunft leider nicht beantwortet werden kann.

1.2.5 Medikamente in der Erprobung

Pembrolizumab

Im Rahmen einer einarmigen Phase-II-Studie ist die systemische Therapie mit Pembrolizumab bei BCG-Non-Respondern durchgeführt worden. 101 Patienten sind rekrutiert worden. Die mittlere Nachsorge beträgt 36,4 Monate. 41 Patienten (40,6%) haben eine CR erzielt (Abb. 5). Die Dauer des Ansprechens beträgt 16,2 Monate, was die prinzipielle Wirksamkeit einer immunonkologischen Tumortherapie mit Pembrolizumab auch für diese Tumorentität belegt [4]. 40 Patienten mussten zystektomiert werden. Bei 35/40 Patienten hat sich der Lokalbefund nicht verschlechtert. In der Gesamtgruppe haben 67 Patienten (65,7%) Nebenwirkungen entwickelt, 13 Patienten Grad-3/4-Nebenwirkungen. Eine zusätzliche intravesikale Behandlung haben 31%, eine transurethrale Resektion 28% sowie eine Systemtherapie 10% erhalten [4].

> **Kommentar des Autors**
>
> Eine praktische Therapieempfehlung lässt sich aus den Daten nicht ableiten. Dennoch hat Pembrolizumab basierend auf den vorgestellten Daten eine FDA-Zulassung erhalten.

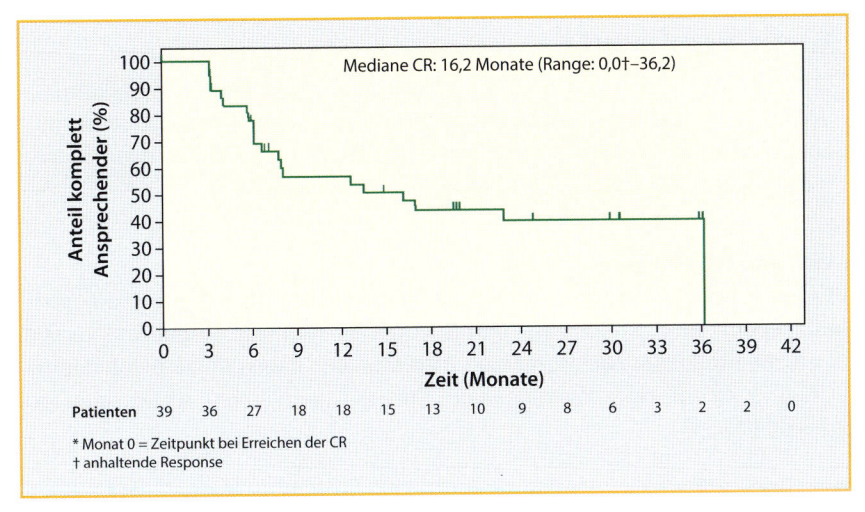

Abbildung 5: *Dauer des Ansprechens bei Patienten mit kompletter Remission (CR) nach Monat 3. Adaptiert nach [4].*

Vicinium

Vicinium ist ein rekombinantes Fusionsprotein und wurde bei BCG-Versagern instilliert. 89 Patienten weisen ein CIS auf. 40% haben 3 Monate nach Therapie eine CR, die im Mittel 9,4 Monate anhält. Von den Respondern sind nach 1 Jahr 52% tumorfrei. Das Ansprechen von Patienten mit papillären Tumoren (n=38) ist nach 1 Jahr mit 50% vergleichbar [67]. Zehn Prozent in der Responder- und 32% in der Non-Responder-Gruppe mussten konsekutiv zystektomiert werden.

Nadofaragen-Firadenovec

BCG-refraktäre Patienten sind mittels intravesikaler genvermittelter Therapie mit Nadofaragen-Firadenovec behandelt worden. Bei papillären Tumoren (n=35) sind 72,9% nach 3 und 43,8% (n=21) nach 12 Monaten rezidivfrei. Die größte Gruppe sind Patienten mit einem *Carcinoma in situ* (CIS, n=103). Hier sind 53,4% nach 3 Monaten und 24,3% nach 12 Monaten rezidivfrei. 25/103 Patienten sind auch im zwölften Monat frei von hochgradigen (G3-)Rezidiven. Die Substanz ist gut verträglich. Am häufigsten sind lokale Nebenwirkungen von Seiten der Harnblase (akuter Harndrang). Die einzige beobachtete systemische Nebenwirkung ist Müdigkeit bei 23,6% der behandelten Patienten. Grad-4-Nebenwirkungen sind nicht aufgetreten; ebenso keine Todesfälle [11, 12, 71].

> **Kommentar des Autors**
>
> Das therapierefraktäre CIS ist eine Indikation zur radikalen Zystektomie. Weicht man davon ab, so wäre ein randomisierter Vergleich zur Zystektomie anzustreben. Die Feststellung, dass 25/103 Patienten 12 Monate nach Therapie frei von hochgradigen Rezidiven sind, reicht nicht.

MMC und Hyperthermie

BCG ist mit der Kombination einer intravesikalen Therapie bestehend aus MMC und Hyperthermie randomisiert an insgesamt 50 Patienten verglichen worden. Nach einer mittleren Nachsorge von 24,8 Monaten haben fünf Patienten in der BCG-Gruppe und zwei Patienten in der Chemohyperthermie-Gruppe einen Progress erlitten [33].

BCG mit Levofloxacin

Interessant ist die Kombination von BCG mit Levofloxacin im randomisierten Vergleich zur alleinigen BCG-Therapie. Hauptzielkriterium ist die Rate an Nebenwirkungen. Für die meisten Nebenwirkungen besteht kein positiver Einfluss des Gyrasehemmers. Allerdings findet sich überraschend in der Kombinationsgruppe ein besseres Rezidivprofil (p=0,011) [52]. Die Studie ist bei der kleinen Fallzahl mit Zurückhaltung zu bewerten. Außerdem bedürfen Gyrasehemmer der besonderen Beachtung im Hinblick auf unerwünschte Nebenwirkungen.

BCG + Anktiva

Es handelt sich um einen IL-15-basierten Fusionskomplex, der Patienten mit einem *Carcinoma in situ* und unzureichendem Ansprechen auf BCG im Rahmen einer Phase-II-Studie verabreicht wird. 51/71 Patienten (72%) haben eine im Mittel 19,2 Monate anhaltende komplette Remission [15].

> **Wertung**
>
> Die transurethrale Resektion erfolgt bei Tumoren <1 cm in einem Partikel. Größere Tumoren werden fraktioniert reseziert. Bei der Primärtumorresektion ist der Nachweis von Detrusormuskulatur obligat. Die Erfahrung des Operators ist von Bedeutung für die Qualität der Resektion. Eine Fluoreszenz-gestützte Diagnostik ist fakultativ. Obligat ist die transurethrale Nachresektion von T1- und/oder High-Grade-Tumoren, falls nicht die Indikation zur primären Zystektomie getroffen worden ist. Eine einmalige Frühinstillation für Patienten mit kleinem primärem Low-Risk-Tumor nach TUR ist ausreichend, um das Rezidivrisiko zu senken. Die Therapie mit BCG ist Standard für die adjuvante Therapie von Hochrisikokarzinomen. BCG darf nur als verzögerte Therapie nach Abheilung der transurethralen Resektionsfläche erfolgen.

1.3 Muskelinvasive Harnblasenkarzinome

In der Diagnostik ist für Patienten mit muskelinvasivem Harnblasenkarzinom eine Computertomographie oder Kernspintomographie der Thoraxorgane und des Abdomens angezeigt; diese sollte mit Kontrastmittel erfolgen, um auch den oberen Harntrakt abklären zu können. Kurative Therapieverfahren sind die Zystektomie oder alternativ die Radiochemotherapie. Die alleinige transurethrale Resektion ist in dem Zusammenhang ein palliatives Verfahren im Sinne einer „Blasentoilette" bei alten und komorbiden Patienten. Das Risiko für einen kurzfristigen systemischen Progress ist mit 41% hoch; konsekutiv ist die Sterblichkeit mit 95% nach 5 Jahren entsprechend hoch [48].

1.3.1 Radikale Zystektomie

Die Frage der erweiterten Lymphadenektomie ist randomisiert geprüft worden. 203 Patienten sind regionär und 198 Patienten erweitert lymphadenektomiert worden. Eine adjuvante Chemotherapie haben 15%, bzw. 14% erhalten. Nach einer medianen Beobachtungszeit von 43 Monaten hatten 31% der regionär und 26% der erweitert lymphadenektomierten Patienten ein Rezidiv. 22%. beziehungsweise 18% der Patienten sind tumorbedingt verstorben. Die erweiterte Lymphadenektomie hat im randomisierten Vergleich weder auf das PFS, (p=0,36) noch das Gesamtüberleben (p=0,12) einen signifikanten Einfluss. Damit sollte die Lymphadenektomie im Rahmen der radikalen Zystektomie auf die Fossa obturatoria sowie die iliakalen Gefäße beschränkt bleiben. Nachteilig ist zudem die höhere Lymphozelenrate nach erweiterter Lymphadenektomie [32]. Für ältere und komorbide Patienten sowie für Patienten mit fortgeschrittener Tumorerkrankung ist die Harnleiterhautfistel ohne Verwendung von Darminterponaten ein geeignetes Verfahren. Die Operationszeit sowie die Rekonvaleszenz sind deutlich verkürzt [53].

In zwei randomisierten Studien ist die roboterassistierte Zystektomie mit dem Standardverfahren der offenen Zystektomie verglichen worden (Abb. 6). Hauptzielkriterium war das PFS nach 2 Jahren. Geprüft wurde das neue Verfahren auf Nicht-Unterlegenheit, wobei eine 15%ige Irrtumswahrscheinlichkeit zugrunde gelegt wurde. Weder das Gesamtüberleben, das PFS noch die Nebenwirkungen wiesen signifikante Unterschiede zwischen der jeweiligen operativen Vorgehensweise auf. Die Erfahrung des Operateurs ist somit entscheidend. Die RAZOR-Studie an 302 randomisierten Patienten ist auf der Basis einer dreijährigen Nachsorge aktualisiert worden. Auch die aktuelle Analyse zeigt keine Unterschiede (Rezidiv, Progress, Überleben) [77]. Das gleiche Ergebnis findet sich für das Auftreten von Nebenwirkungen. Sowohl für die Gesamtkomplikationsrate als

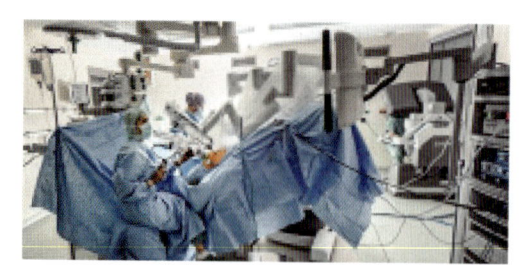

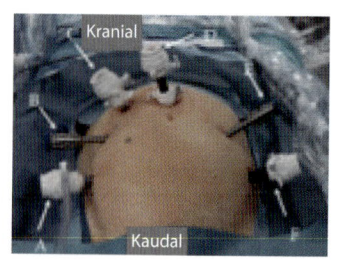

Abbildung 6: *Operative Techniken bei Harnblasenkarzinom. Links: Lagerung. Rechts: Trokarplatzierung. Mit freundlicher Genehmigung der Firma Intuitive.*

auch für die Schwere der Komplikationen unterscheiden sich die beiden Operationsmethoden nicht [78]. Ebenso ist die gesundheitsbezogene Lebensqualität nicht vom Operationsverfahren abhängig [7]. Eine Metastasierung der Bauchdecke, ausgehend von der Portstelle, tritt in 1,2% auf – ebenso wie eine Peritonealkarzinose nach robotischem Eingriff. Insgesamt ist das Tumorstadium und weniger die operative Technik bestimmend für den weiteren Verlauf [19]. Bestätigung finden die Daten in einer Metaanalyse aus fünf randomisierten kontrollierten Studien. DFS, Komplikationen und Nebenwirkungen unterscheiden sich nicht [44].

Wie sehr die Erfahrung des Operateurs eine Rolle spielt, zeigt sich beim Vergleich von Operationszeiten. In robotischen Zentren ist die OP-Zeit mittlerweile für offen operierte Patienten signifikant verlängert (387,8 versus 364,7 min; p=0,001) [41]. Dies ist ein Beleg dafür, dass die Fähigkeiten des offenen Operierens nicht mehr im ausreichenden Maße vorhanden sind beziehungsweise vorausgesetzt werden können. Der Versuch, Vorteile für die robotische Vorgehensweise zu finden, führt zu Untersuchungen zur Befindlichkeit des Chirurgen. Hier wird aktuell eine Untersuchung an 30 Operateuren angeführt, die im Vergleich zum offenen OP-Verfahren häufiger über Nackenschmerzen klagen [9].

Mehr denn je ist eine personalisierte operative Therapie unter Vorhaltung unterschiedlicher Techniken gefragt. Kliniken mit 38 und mehr Zystektomien pro Jahr erzielen bessere Ergebnisse im Hinblick auf die Mortalität. Im Rahmen der spanischen Registerstudie sind 1215 Patienten rekrutiert worden. Die 90-Tage-Mortalität kann in sogenannten *high volume centers* von 6,5% auf 3,3% halbiert werden. In Österreich erfolgt eine populationsbasierte Untersuchung zur Zystektomie für den Zeitraum von 5 Jahren (2013–2017). Insgesamt sind 2310 Patienten zystektomiert worden; durchschnittlich 13,6 Eingriffe/Jahr/Hospital. Korreliert man die Wiederaufnahmerate mit der Eingriffshäufigkeit, so zeigt sich kein signifikanter Unterschied; auch unterscheidet sich die Verweildauer im Hospital nicht.

Die Erfahrung mit >10 Zystektomien pro Jahr scheint hier ausreichend zu sein. Aktuell findet über die AUO eine Erhebung zur Zystektomie statt. Dies erfolgt unter der Fragestellung, ob Zentren und Mindestmengen vorteilhaft sind.

Diskutiert wird das Ausmaß der radikalen Zystektomie bei jungen Frauen. Hysterektomie, Ovarektomie beidseits sowie die Resektion des Vaginaldachs gehören zur sogenannten vorderen Exenteration. In einer türkischen Studie ist bei 20/31 Patientinnen auf die vordere Exenteration verzichtet worden. Die Autoren plädieren bei jungen Frauen für einen Verzicht auf die vordere Exenteration [83].

> **Kommentar des Autors**
>
> Der Erhalt der Vagina ist operativ schwieriger als die Resektion. Gerade bei jungen Frauen dient der jeweilige Erhalt von Vagina, Uterus und Adnexen der Innervation des weiblichen Genitals. Im Falle einer Neoblasenanlage beugt eine erhaltene Vagina einer Fistelbildung zwischen Neoblase und Vagina vor. Ein derartiges Vorgehen setzt voraus, dass der Tumor nicht organüberschreitend wächst. Auch müssen die Absetzungsränder – durch Schnellschnitte gesichert – tumorfrei sein.

1.3.2 Harnableitungen

Inkontinente Harnableitungen

Für ältere und komorbide Patienten ist die doppelläufige Harnleiterhautfistel (Uretero-Ureterokutaneostomie) ohne Verwendung von Darminterponaten ein alternatives wie sicheres Verfahren. Ermittelt an 417 Patienten sind Operationszeit (Schnitt-Naht-Zeit median 82 min; Range: 63–121 min) und Mortalität (2,1%) trotz ausgeprägter Negativselektion alter und komorbider Patienten nach doppelläufiger Harnleiterhautfistel niedrig [53].

Ileumconduit

Eine weitere inkontinente Harnableitung ist das Ileumconduit. Hier wird Dünndarm zwischen Haut und Harnleiter interponiert. Der Darm dient als „Durchlaufrohr". Die Mündungsstelle wird mit einem Beutel versorgt. Im Gegensatz zur Harnleiterhautfistel kann auf die Schieneneinlage verzichtet werden.

> **Kommentar des Autors**
>
> Aufgrund distaler Harnleiterstenosen ist auch beim Conduit die permanente Schienung in ca. 30% der Fälle erforderlich.

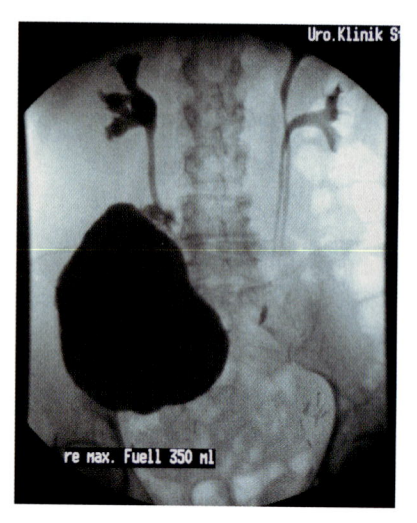

Abbildung 7: *Radiologische Darstellung eines Pouches mit Appendixstoma (Ausleitung im Bauchnabel). Nebenbefundlich findet sich eine Doppelanlage links mit Ureter duplex.*

Kontinente Harnableitung

Alle kontinenten Harnableitungen setzen die Verwendung von Darmabschnitten voraus. Deshalb sind die Rückresorption von Urin und eine konsekutive metabolische Azidose bei der Diskussion zur Wahl einer Harnableitung zu berücksichtigen. Dies bedingt beziehungsweise setzt eine normale Nierenfunktion sowie normale Lungenfunktion voraus.

Der Pouch wird als Ileozökalpouch mit Appendixstoma angelegt (Abb. 7). Ist die Appendix/der Blinddarm nicht mehr vorhanden, so wird ein invaginierter/kontinenter Ileumnippel/Indiana-Nippel angelegt.

> **Kommentar des Autors**
>
> Der Ileozökalpouch hat den Nachteil, dass die Bauhinsche Klappe für den Gastrointestinaltrakt entfernt wird. Zudem wird das terminale Ileum zur Harnableitung umfunktioniert. Dadurch werden die Vitamin-B12- und die Gallensäurerückresorption eingeschränkt, was zu Durchfällen, Anämie und Gallensteinen führen kann. Deshalb verwenden wir einen reinen Ileumpouch unter Belassung des terminalen Ileums.

Ileumneoblase

Ist die favorisierte und häufigste Form der kontinenten Harnableitung. Sie ermöglicht die Miktion via naturalis und hat somit die äußerlich geringste Einschränkung für den Patienten. Nebenwirkungen können eine Harnleitermündungsstenose oder eine Harninkontinenz sein. In bis zu 30% der Fälle müssen die Patienten den Urin via Einmalkatheterismus entleeren.

> **Kommentar des Autors**
> Im eigenen Patientengut beträgt die Rate kontinenter Harnableitungen auf der Basis von 628 Zystektomien 21%. Falls möglich wird die Ileumneoblase präferiert. Die Mehrzahl der Patienten erhält aufgrund des Alters und bestehender Komorbiditäten eine inkontinente Harnableitung (Beutellösung). Die Mortalität für die Gesamtgruppe ist niedrig und beträgt 2,3%. Bestimmende Faktoren für die niedrige Gesamtmortalität sind die Wahl der Harnableitung, eine kurze Operationszeit, eine niedrige Transfusionsrate und ein perioperativ interdisziplinäres Management bei Auftreten von Komplikationen. Sind die Grundvoraussetzungen nicht gegeben, so steigt die Mortalitätsrate nach Zystektomie inakzeptabel auf bis zu 40%!

1.3.3 Neo-/Adjuvante Therapie

Die neoadjuvante Chemotherapie ist seit 2016 EBM IA Standard in den EAU-Leitlinien. Ursächlich dafür ist eine 18 Jahre alte Studie. Im randomisierten Vergleich wurde das mediane Überleben mit 77 versus 46 Monaten im Vergleich zur alleinigen Zystektomie signifikant verlängert [31]. Dennoch ist die Akzeptanz dieser Empfehlung in Deutschland gering. Grund sind eine zeitliche Verzögerung der Operation um ca. 3 Monate sowie bestehende klinische Symptome bedingt durch den lokalen Tumor. Maßgeblich ist im Rahmen neoadjuvanter Konzepte die der Behandlung vorausgegangene transurethrale Tumorresektion, die in Abhängigkeit vom Operateur und der Größe sowie Fokalität des Tumors unterschiedliche Befunde erwarten lässt.

Alle Studien zur Fragestellung der adjuvanten systemischen Chemotherapie wurden wegen mangelnder Rekrutierung frühzeitig abgebrochen oder als wenig aussagekräftige Phase-II-Studie angelegt. Aktuell und vielversprechend ist die positive Adjuvanzstudie mit Nivolumab.

Nivolumab

Eines der Highlights des diesjährigen ASCO GU ist die prospektiv-randomisierte Adjuvanzstudie nach radikaler Zystektomie mit Nivolumab [1]. 709 Patienten sind rekrutiert worden. Alle Patienten sind zystektomiert worden. 43% der Patienten haben vor Zystektomie (neoadjuvant) eine Chemotherapie erhalten. Im Rahmen einer 1:1-Randomisierung haben die Patienten Placebo (n=348) oder Nivolumab (n=351) erhalten. Hauptzielkriterium ist das krankheitsfreie Überleben

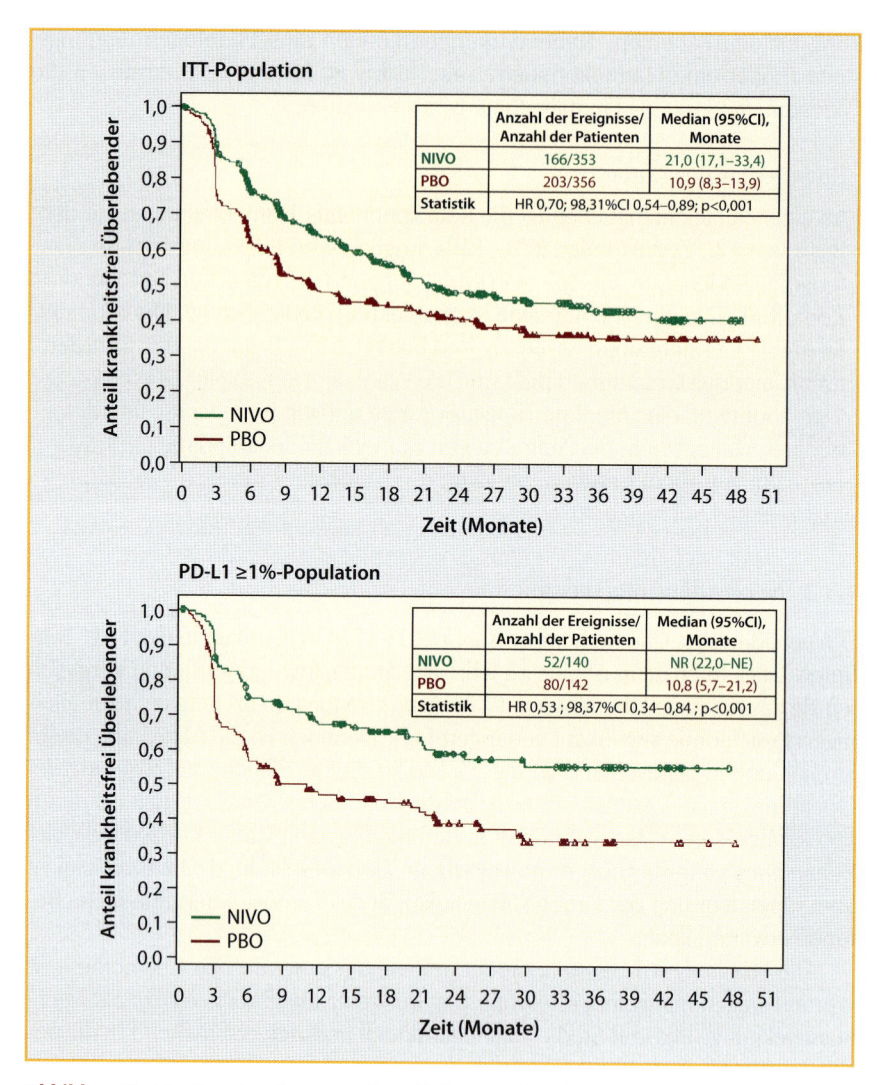

Abbildung 8: *Nivolumab adjuvant nach radikaler Zystektomie. Links: Intent-to-Treat-Population; rechts: Gruppe mit PD-L1 ≥1%. Adaptiert nach [1].*

(DFS) in Abhängigkeit von der PD-L1-Expression. Die mediane Nachsorge beträgt 20,9 Monate bei einer Mindestnachsorge von 5,9 Monaten (Abb. 8).

40% der Patienten sind PD-L1-positiv. In Bezug auf das Hauptzielkriterium DFS besteht ein signifikanter Vorteil für das krankheitsfreie Überleben in der Nivolumab-Gruppe (21,0 versus 10,9 Monate, p<0,001). Der Unterschied wird nochmals größer für die PD-L1-positiven Patienten (n.e. versus 10,8 Monate, p<0,001). Rezidiv- und metastasenfrei sind signifikant mehr Patienten in der Nivolumab-Gruppe (24,6 Monate versus 13,7 Monate). Nebenwirkungen Grad 3/4 sind mit 17,9% versus 7,2% mehr in der Nivolumab-Gruppe. Gleiches trifft auf die Abbruchrate hin (7,1% versus 1,4%).

> **Kommentar des Autors**
>
> Auch wenn das Hauptzielkriterium – DFS – überzeugend verlängert wird, so stellt sich die Frage, ob die Patienten quoad vitam von der Therapie mit Nivolumab profitieren.

Pembrolizumab

In einer weiteren Studie, diesmal zur neoadjuvanten Therapie mit Pembrolizumab vor geplanter Zystektomie, liegen erste Studiendaten vor. Der Vergleich zur Chemotherapie wird in der wissenschaftlichen Präsentation nicht vorgenommen [6]. Das progressionsfreie Überleben (PFS), ermittelt vom ersten Zyklus Pembrolizumab bis zum Auftreten einer radiologisch messbaren Remission, beträgt nach einer mittleren Nachsorge von 23 Monaten 71,7% (2-J-PFS). Besonders günstig schneiden die Patienten mit kompletter Remission (CR) im Zystektomiepräparat ab. Ungünstige klinische Verläufe weisen die Patienten mit positivem Lymphknotenbefall auf. Eine Beobachtung, die auch in lange zurückliegenden Studien zur systemischen adjuvanten Chemotherapie gemacht wurden. Briganti et al. haben an 68 Patienten mit neoadjuvanter Pembrolizumab-Therapie die operativen und postoperativen Komplikationen nach radikaler Zystektomie und erweiterter Lymphadenektomie ermittelt. Die Komplikationsrate scheint im historischen Vergleich nicht erhöht [13].

1.3.4 Medikamente in der Erprobung

Atezolizumab

In zwei nicht vergleichenden Phase-II-Studien (ABACUS, PURE-01) zeigten sich positive Hinweise für eine neoadjuvante Atezolizumab-Therapie. In einer sich daran anschließenden Phase-III-Studie ist Atezolizumab versus Kontrolle bei Patienten mit muskelinvasivem Harnblasenkarzinom verglichen worden. Hauptzielkriterium ist DSF (*disease free survival*). Die Studie ist auf der Basis von 809 Patienten mit einem Negativergebnis beendet worden [Pressemitteilung der Fa. Roche vom 24. Januar 2020]. Auf dem ASCO sind die Daten präsentiert worden. 406 Patienten haben Atezolizumab erhalten, 403 Patienten gehören der Kontrollgruppe an. Das DFS unterscheidet sich in beiden Gruppen nicht. Progressionen sind bei jeweils 52% der Patienten aufgetreten (p=0,24). Verstorben sind 29% in der Therapiegruppe und 31% in der Kontrollgruppe (p=0,19). Obgleich der Median in beiden Gruppen nicht erreicht ist, muss hier von einem negativen Studienergebnis ausgegangen werden [8, 37].

> **Kommentar des Autors**
>
> Keine Indikation zur adjuvanten Therapie mit Atezolizumab bei muskelinvasivem Urothelkarzinom mit hohem Risiko.

Gemcitabin intraarteriell

Eine chinesische Arbeitsgruppe hat randomisiert den adjuvanten Einsatz einer Therapie mit Gemcitabin (800 mg/m^2) versus DDP (25 mg/m^2) intraarteriell geprüft. Die Therapiegruppe basiert auf 86 Patienten, die Kontrollgruppe auf 75 Patienten. Von den 86 Patienten haben 68 Patienten die geplante Anzahl von 3 Zyklen erhalten. Patienten aus der Kontrollgruppe erhielten bei Progress ein Cross-over in den Behandlungsarm. Lokalrezidive wurden intraarteriell und Fernmetastasen intravenös behandelt. Trotz der methodischen Einschränkungen ist das 5Jahres-Gesamtüberleben bei einer mittleren Nachsorge von 33 Monaten mit 55% versus 41% größer in der intraarteriellen Therapiegruppe [39].

> **Kommentar des Autors**
>
> Die wissenschaftliche Vergleichbarkeit anhand von GCP-Kriterien wird für klinische Studien aus China angezweifelt.

Nintedanib

Im neoadjuvanten Ansatz ist Nintedanib in Kombination mit Gemcitabin und Cisplatin (n=57) versus Gemcitabin, Cisplatin und Placebo (n=63) randomisiert verglichen worden. Hauptzielkriterium ist die Rate kompletter Remissionen. Die CR-Rate ist mit 21 versus 20 Patienten gleich. Auffallend sind die Ergebnisse zu den Nebenzielkriterien. PFS und Gesamtüberleben weisen einen deutlichen Trend zugunsten der Kombination auf. So ist das PFS signifikant verlängert (p=0,013) und das 2-Jahres-Überleben mit 89% versus 69% ebenfalls signifikant größer (p=0,018) [36]. Neutropenie und Hypertonie scheinen limitierend Faktoren zu sein. Aufgrund der kleinen Fallzahl ist eine Phase-III-Studie zu fordern.

> **Wertung**
>
> Die radikale Zystektomie ist Standard in der Behandlung muskelinvasiver Karzinome der Harnblase. Entscheidet man sich gegen ein operatives Vorgehen, so ist die Radiochemotherapie effektiver als die alleinige Radiotherapie. Entscheidend für die Ergebnisqualität

ist weniger das technische Vorgehen, sondern die Erfahrung des Operateurs und die Ausstattung der Klinik unter den Aspekten eines effektiven interdisziplinären Komplikationsmanagements. Die neoadjuvante Chemotherapie ist in Studien belegt. Die adjuvante Chemotherapie ist offensichtlich ähnlich wirksam, aber nicht so gut belegt. Immunonkologische Konzepte werden im perioperativen Therapieansatz geprüft. Ein DFS-Vorteil ist für die adjuvante Therapie mit Nivolumab belegt.

1.3.5 Harnblasenerhaltende Therapie

Bei der ASCO-Jahrestagung 2021 sind drei Phase-II-Studien zum Harnblasenerhalt vorgestellt worden. In zwei Studien basiert das Konzept auf einer Kombination von Immunonkologie und Radiotherapie [3, 4, 51]. In einer dritten Studie auf der Kombination bestehend aus bekannter Erstlinientherapie mit Gemcitabin, Cisplatin und Nivolumab ohne Radiotherapie [23].

Kommentar des Autors

Die Studien sind weder von der Fallzahl noch vom Konzept her geeignet, die Radiochemotherapie in der bisherigen Form abzulösen. Blasenerhaltende Konzepte sind im Wesentlichen davon abhängig, wie die endoskopische Tumorabtragung (TUR) erfolgt. TUR und Re-TUR sind dabei obligat. Erzielt man im Rahmen der Re-TUR eine R0-Resektion bei zugleich funktionell großer Harnblasenkapazität (400–500 ml), sind dies Eingangsvoraussetzungen für eine erfolgversprechende harnblasenerhaltende Behandlungsstrategie.

1.4 Metastasierte Harnblasenkarzinome

Hatte in der zytostatischen Therapie das TNMG-Schema in Verbindung mit der Metastasenlokalisation große Bedeutung, so spielt in der Immunonkologie die Expression von Biomarkern eine zunehmende Rolle.

1.4.1 Erstlinientherapie

Kommentar des Autors

Die Therapie mit Gemcitabin/Cisplatin ist seit 2004 akzeptiert in der Behandlung des metastasierten Harnblasenkarzinoms, ohne dass die Therapie Überlebensvorteile gegenüber dem 30 Jahre alten M-VAC-Schema aufweist [38] (Tab. 1).

Tabelle 1: *Erstlinienoptionen für die Therapie des metastasierten Urothelkarzinoms der Harnblase (TCC, M1; Zulassungsstudien für die Erstlinie). Adaptiert nach [2, 80].*

Therapie	n	ORR	Medianes Gesamtüberleben
Gemcitabin, DDP	203	49%	13,8 Monate
versus			
M-VAC	207	46%	14,8 Monate
Atezolizumab	119	24%	16,3 Monate
Pembrolizumab	370	27%	11,5 Monate

In einer randomisierten Phase-III-Studie ist die dosisintensivierte MVAC-Therapie (n=248) mit Gemcitabin und Cisplatin (n=245) verglichen worden. 81% der Patienten haben die vorgesehene Therapie mit Gemcitabin und Cisplatin erhalten, wohingegen 60% der Patienten die MVAC-Therapie bedingt durch Nebenwirkungen abgebrochen haben. Febrile Neutropenie sowie Übelkeit/Erbrechen und Asthenie standen dabei im Vordergrund [16]. Dies unterstreicht die Bedeutung der Kombination von Gemcitabin und Cisplatin als Standard in der Erstlinie und widerlegt die 20 Jahre alten Sternberg-Daten zur dosisintensivierten MVAC-Therapie.

Immunonkologie
Durvalumab versus Tremelimumab + Durvalumab versus CTX
In einer dreiarmigen randomisierten Studie an 1032 Patienten ist eine Monotherapie mit Durvalumab (n=346) gegen die Kombination aus Tremelimumab und Durvalumab (n=342) versus Gemcitabin/Platin (n=344) bei lokal fortgeschrittenen oder metastasierten Urothelkarzinomen in der Erstlinie geprüft worden. Dabei zeigt sich für die Immunonkologie kein Vorteil gegenüber der Chemotherapie. Arm A: Durvalumab versus Arm B: Tremelimumab + Durvalumab versus Arm C: CTx. Der Vergleich der drei Behandlungsarme (A versus B versus C) zeigt keinen signifikanten Unterschied für das PFS (2,3 versus 3,7 versus 6,7 Monate), ORR (26 versus 36 versus 49%) und OS (14,4 versus 15,1 versus 12,1 Monate) [59].

Atezolizumab
Atezolizumab (Arm B) ist verglichen worden mit der Chemotherapie (Arm C) bestehend aus Cisplatin oder Carboplatin + Gemcitabin und der Kombination (Arm A) aus Atezolizumab + Chemotherapie (Tab. 2). Es handelt sich um eine dreiarmige randomisierte Phase-III-Studie an 1213 Patienten. Die Nachsorge beträgt 11,8 Monate. Die Ansprechrate ist in der Kombination (Arm A) am größten (47%) und in der Atezolizumab-Gruppe (Arm B) am niedrigsten (23%). Das PFS

Tabelle 2: Phase-III-Studie mit Atezolizumab versus Gemcitabin/Cisplatin. Adaptiert nach [21].

	OS Ereignis/ Pat. (Arm B)	OS Ereignis/ Pat. (Arm C)	Outcome	Arm B	Arm C	OS HR (95%CI)
ITT	191/360	198/359	Med. OS (95% CI), Monate	15,7 (13,1–17,8)	13,1 (11,7–15,1)	1,02 (0,83–1,24)
–	–	–	ORR (95% CI), %	23 (19–28)	43 (38–49)	–
IC2/3	–	–	ORR (95% CI), %	k.A. (17,7–k.A.)	44 (33–55)	–
–	–	–	ORR (95% CI), %	39 (28–50)	44 (33–55)	–
Ungeeignet für Cisplatin IC2/3	21/50	26/43	Med. OS (95% CI), Monate	18,6 (13,–NE)	10,0 (7,4–19,1)	0,53 (0,30–0,94)
–	–	–	ORR (95% CI), %	38 (25–53)	33 (19–49)	–
Ungeeignet für Cisplatin IC0/1	85/140	85/140	Med. OS (95% CI), Monate	11,2 (6,9–15,0)	11,2 (9,9–15,0)	1,11 (0,82–1,51)
–	–	–	ORR (95% CI), %	16 (10–23)	42 (34–51)	–

beträgt 8,2 (Arm A) versus 6,3 Monate (Arm C, p=0,027) und das Gesamtüberleben 15,7 (Arm B) versus 13,1 Monate (Arm C, n.s.) [21]. Die Studie ist auf dem diesjährigen ASCO GU hinsichtlich der Behandlungsarme B und C analysiert worden. Hier findet sich lediglich für die Patienten, welche kein Cisplatin erhalten dürfen und eine PD-L1-Überexpression aufweisen, ein signifikanter Überlebensvorteil (18,6 versus 10,0 Monate) für eine Atezolizumab-Therapie. Die Beobachtung entspricht und unterstreicht den Zulassungstext für Atezolizumab in der Erstlinientherapie des metastasierten Urothelkarzinoms.

Nivolumab
Ist bei inoperablem oder metastasiertem Urothelkarzinom geprüft worden. Eine chemotherapeutische Vorbehandlung stellt kein Ausschlusskriterium dar; insofern wird hier Erst- und Zweitlinie in einer nicht randomisierten Phase-II-Studie betrachtet [29]. Nach einer Induktionstherapie mit Nivolumab erfolgt eine Stratifikation nach Respondern und Non-Respondern. Die Patienten mit einem objektiven Ansprechen (CR/PR) werden mittels Nivolumab weiterbehandelt. Patienten mit SD/PROG erhalten eine Kombination aus Nivolumab und Ipilimumab. Hauptzielkriterium ist das objektive Ansprechen nach RECIST-Kriterien. Sekundäre Endpunkte sind PFS, OS, RR und QoL. 86 Patienten sind rekrutiert worden. 42 Patienten werden im Rahmen einer Erstlinie und 44 Patienten im Rahmen einer Zweitlinie behandelt. Im Rahmen der Monotherapie haben 12/42 in der Erst- und 10/44 Patienten in der Zweitlinie ein Ansprechen. Betrachtet man die Patienten in der Kombinationsgruppe, so liegt hier sicherlich eine ungünstige Selektion vor, da die Patienten auf die Monotherapie nicht angesprochen haben. Immerhin haben nach Therapieumstellung acht Patienten aus der ursprünglichen Erstliniengruppe und nur zwei Patienten aus der ursprünglichen Zweitliniengruppe angesprochen. Ob die Kombination aus Nivolumab plus Ipilimumab eine Bedeutung in der Erstlinie erlangt, bleibt randomisierten Untersuchungen vorbehalten.

Berzosertib
Ist in Kombination mit Gemcitabin, Cisplatin versus Gemcitabin, Cisplatin allein geprüft worden. Es handelt sich um eine kleine randomisierte Phase-II-Studie an 87 Patienten. Bei signifikant mehr Nebenwirkungen findet sich weder ein verbessertes Ansprechen noch ein Hinweis auf ein verbessertes Gesamtüberleben [54].

> **Kommentar des Autors**
> Standard in der Erstlinientherapie des metastasierten Urothelkarzinoms bleibt die Platin-basierte Chemotherapie. Sämtliche Ansätze, die Cisplatin-basierte Chemotherapie durch eine Immunonkologie zu verbessern sind bis dato gescheitert.

1.4.2 Erhaltungstherapie

Entscheidend für den klinischen Verlauf in der Zweitlinie ist das Ansprechen auf eine Chemotherapie in der Erstlinie; hier am Beispiel einer Behandlung mit Atezolizumab (Abb. 9). Dies unterstreicht prinzipiell die Notwendigkeit einer möglichst erfolgreichen Vorbehandlung und stellt die Rationale einer konsolidierenden Erhaltungstherapie dar [76].

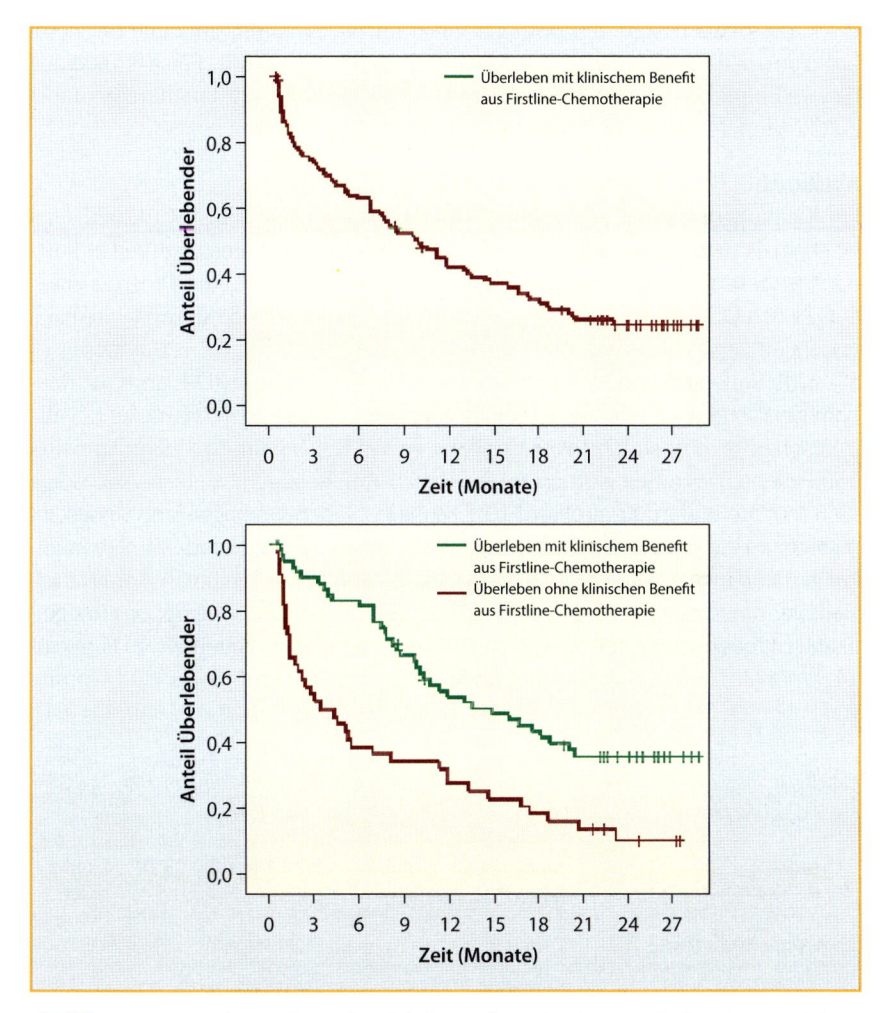

Abbildung 9: *Atezolizumab in der Erhaltungstherapie des Urothelkarzinoms. Oben: Überleben. Unten: Klinischer Benefit durch Erstlinienchemotherapie. Adaptiert nach [76].*

Pembrolizumab

Ein interessanter Ansatz ist die Erhaltungstherapie mit Pembrolizumab nach 8 Zyklen Chemotherapie und stable disease. Dieser Ansatz ist doppelblind placebokontrolliert geprüft worden. 55 Patienten haben Pembrolizumab und 53 Patienten ein Placebo erhalten. Nach einer mittleren Nachsorge von 14,7 Monaten sind 41 von 107 randomisierten Patienten verstorben. 26 Patienten aus der Placebo-Gruppe wechselten in die Therapiegruppe. Die Rate objektiver Remissionen war mit 23% versus 10% größer in der Maintenance-Gruppe. Trotz des Cross-overs besteht ein positiver Effekt für die Erhaltungstherapie mit Pembrolizumab (PFS: 5,4 versus 3,0 Monate; p=0,04; HR: 0,65). Für das mediane Gesamtüberleben zeichnet sich ebenfalls ein Vorteil für die Erhaltungstherapie ab (22 Monate versus 18,7 Monate) [22].

Avelumab

Die Maintenance-Studie zu Avelumab war das Highlight auf dem ASCO 2020. Hier ist erstmals ein signifikanter Überlebensvorteil für die Maintenance-Behandlung nachgewiesen werden. Eingeschlossen werden Patienten ohne Progress nach 4–6 Zyklen DDP, Gemcitabin oder Carboplatin, Gemcitabin. Stratifiziert wird nach viszeralen versus nicht viszeralen Metastasen und nach ORR (CR versus PR versus SD). 700 Patienten sind rekrutiert worden. 51% (n=358) sind PD-L1-positiv. Randomisiert verglichen wird die Erhaltungstherapie mit Avelumab (10 mg/kg KG alle 2 Wochen) + best supportive care (BSC) versus BSC allein. In jedem Arm sind 350 Patienten rekrutiert worden. Im Avelumab-Arm beträgt die mittlere Nachsorge 19,6 Monate und im Kontrollarm 19,2 Monate. Nebenwirkungen sind signifikant häufiger im Avelumab-Arm aufgetreten (98% versus 77,7%). Grad-3/4-Nebenwirkungen sind mit 47,4% versus 25,2% ebenfalls häufiger im Avelumab-Arm. Hauptzielkriterium ist das Gesamtüberleben. Hier besteht über alle Subgruppen ein signifikanter Überlebensvorteil für die Avelumab behandelten Patienten (21,4 versus 14,3 Monate; p=0,0005). Gleiches findet sich für die Subgruppe der PD-L1-positiven Patienten (n.e. versus 17,1 Monate, p=0,0003) (Tab. 3, Abb. 10, Abb. 11) [61].

Tabelle 3: Harnblasenkarzinom M1, CR/PR/SD: Erhaltungstherapie. Avelumab 10 mg/kg KG i.v. alle 2 Wochen plus BSC (best supportive care) allein. Adaptiert nach [61].

Therapie	n	Medianes Gesamtüberleben (Monate)	PD-L1-positiv	NW >Grad 2
BSC plus Avelumab	350	21,4	nicht erreicht	47,4%
		p=0,0005	p=0,0003	
BSC	350	14,3	17,1	25,2%

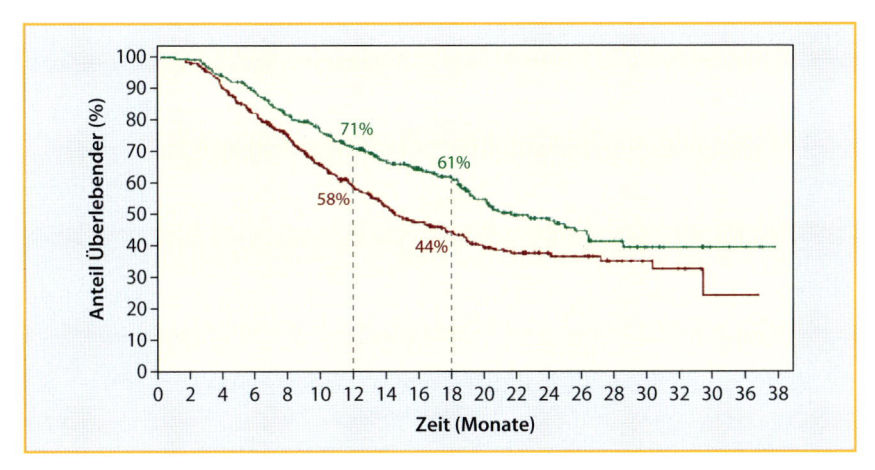

Abbildung 10: *Gesamtüberleben unter Avelumab plus BSC versus BSC allein. Ergebnisse aus der Gesamtpopulation. BSC best supportive care. Adaptiert nach [60].*

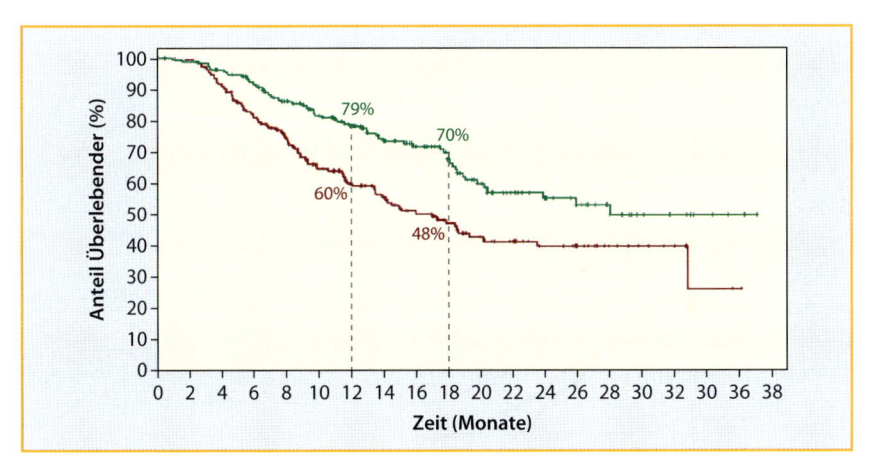

Abbildung 11: *Gesamtüberleben unter Avelumab plus BSC versus BSC allein. Ergebnisse aus der PD-L1-positiven Population. BSC = best supportive care. Adaptiert nach [60].*

Eine Aktualisierung der Studie ist auf dem ASGO GU vorgenommen worden [46]. Hier ist der Einfluss der Erstlinienchemotherapie im Hinblick auf die Dauer und Anzahl der Zyklen geprüft worden (Abb. 12).

Bei dieser Analyse besteht ein Vorteil im Hinblick auf das Gesamtüberleben unabhängig davon, ob die Patienten 4 oder 6 Zyklen Chemotherapie in der Erstlinie erhalten haben. Auffällig im Rahmen der Subgruppenanalyse ist das Gesamtüberleben der Patienten, die 5 Zyklen Chemotherapie erhalten haben. Die

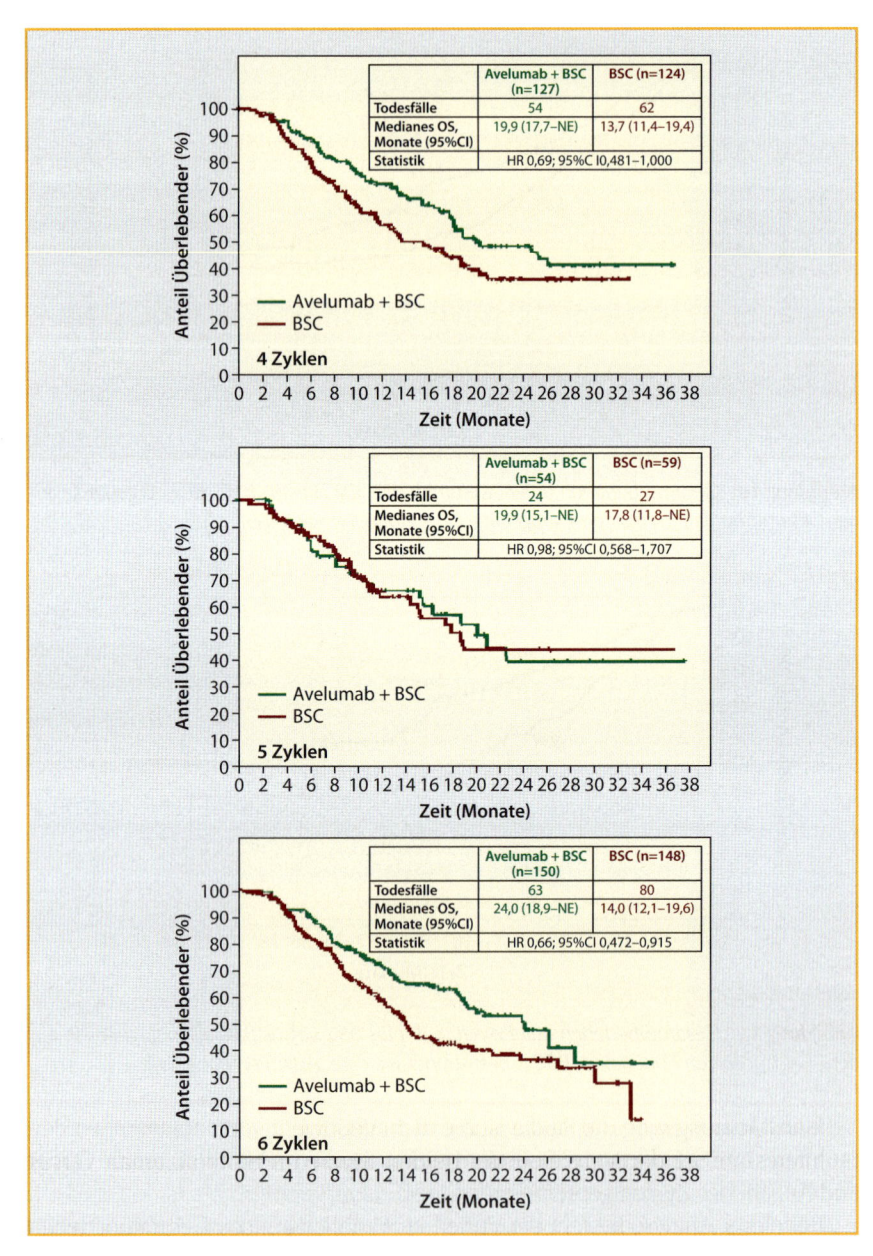

Abbildung 12: *Einfluss der Dauer der Erstlinienchemotherapie auf das Gesamtüberleben unter Avelumab plus BSC versus BSC allein. Links: 4 Zyklen; Mitte: 5 Zyklen; rechts: 6 Zyklen Chemotherapie. Adaptiert nach [46].*

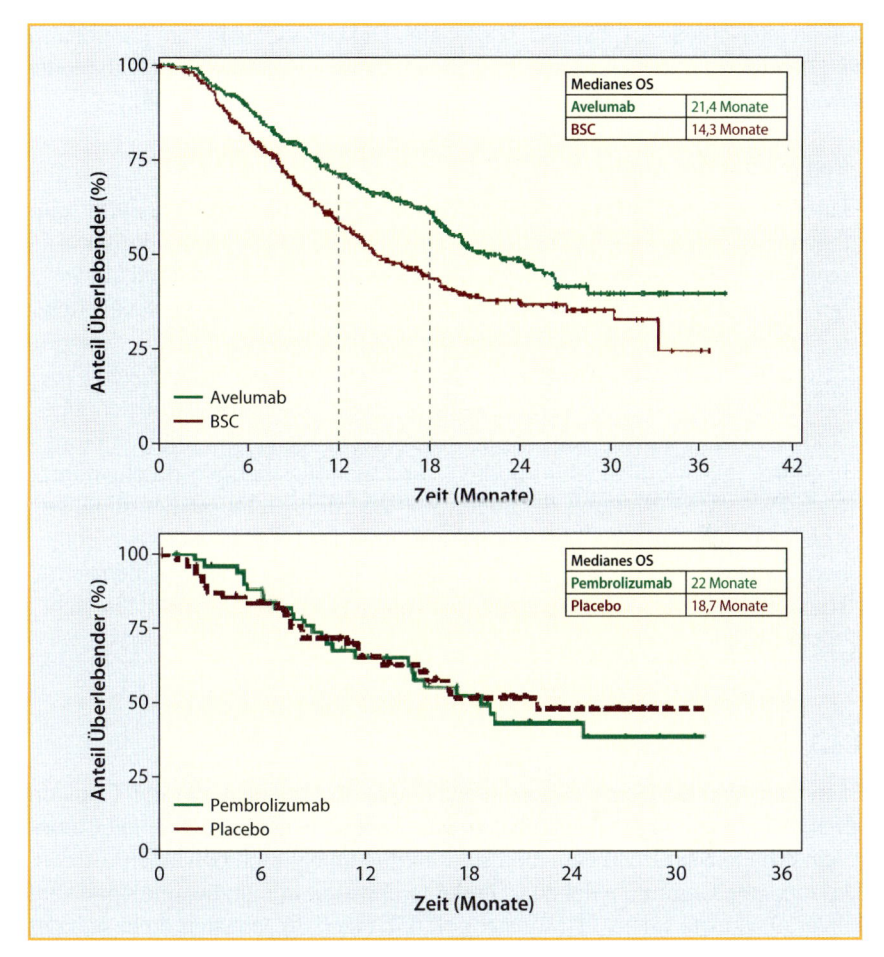

Abbildung 13: *Vergleich der beiden Studien JAVELIN (links, Avelumab versus BSC) und HCRN GU14-182 (rechts, Pembrolizumab versus Placebo) zur Erhaltungstherapie. Adaptiert nach [58].*

Betrachtung macht die Schwäche derartiger Untergruppenanalysen deutlich. Für diese Betrachtung war und ist die Studie nicht gepowert.

Interessant ist der Vergleich der beiden Studien (Pembrolizumab versus Placebo und Avelumab versus BSC) zur Erhaltungstherapie [58].

Offensichtlich scheint Avelumab im randomisierten Vergleich mit best supportive care besser zu sein als Pembrolizumab im Vergleich zu Placebo. Betrachtet man trotz der unterschiedlichen Fallzahlen das Gesamtüberleben aus den beiden Studien, so bestehen hier zwischen Avelumab und Pembrolizumab keine erkennbaren Unterschiede (21,4 versus 22 Monate). Die Unterschiede zum Kontrollarm sind beeinflusst durch den Ausschluss für ein Cross-over in der Avelumab-Studie sowie ein erlaubtes Cross-over in der Pembrolizumab-Studie (Abb. 13).

> **Kommentar des Autors**
>
> Eine Maintenance-Behandlung nach erfolgreicher Chemotherapie wird seit langem gefordert. Die Studienlage war bis dato völlig unzureichend. Bis auf eine kleine Phase-II-Studie zu Vinflunin gab es keine wissenschaftlich fundierten Informationen. Studienkonzepte zur Maintenance-Therapie scheiterten bereits im Ansatz. Ursächlich waren die geringen Preise für niedrig dosierte Zytostatika (z. B. MTX 30 mg oral/1 x pro Woche) und die hohen Overhead-Kosten für eine Zulassungsstudie. Aus Sicht der Pharmaindustrie sind derartige Studien finanziell unattraktiv. Insofern wundert es nicht, dass mit Einführung hochpreisiger Medikamente Studien zur Erhaltungstherapie durchgeführt werden. Bei der Wertung derartiger Studien zählt nicht nur der alleinige Vergleich zum internen Kontrollarm, sondern das Langzeitüberleben unter Berücksichtigung von Erst- und Zweitlinie. Der Nutzen der Maintenance-Therapie kann nur in der Sequenz sichtbar werden. Der Beweis dafür steht trotz Zulassung noch aus.

1.4.3 Hyperprogression

Interessant sind die Daten zur Erstlinientherapie bei Patienten, die kein Cisplatin erhalten können. 939 Patienten haben eine Erstlinienchemotherapie mit Carboplatin erhalten, und 280 Patienten sind immunonkologisch behandelt worden. Das mediane Gesamtüberleben ist in der Gruppe mit Immuntherapie signifikant kürzer (9 Monate versus 11 Monate; p=0,05). Nach 36 Monaten dreht sich der Vorteil um und man beobachtet einen signifikant höheren Anteil an Langzeitüberlebenden nach Immuntherapie (28% versus 13%). Auch in dieser Studie zeigt sich, dass ein auffallend hoher Anteil von fast 50% der Patienten innerhalb von 6 Monaten nach Einleitung einer Immuntherapie verstirbt. Zunehmend werden Fälle gemeldet, wo im Zusammenhang mit der Immunonkologie unerwartete Progressionen beobachtet werden. 2019 haben wir auf dem DGHO-Update aus der eigenen Klinik vier fatale Verläufe innerhalb weniger Monate gemeldet. Die Zulassungsbehörden (EMA, FDA) streben eine Ursachenforschung in Zusammenarbeit mit den Herstellern an. Erste Hinweise aus dem Jahr 2019 belegen einen Zusammenhang zu einer begleitenden Therapie mit Antibiotika und Kortison. Ein weiterer Hinweis auf begleitende chronische Infektionen, die eine derartige unerwartete immunologische Reaktion auslösen können. In einer prospektiven Multizentrumstudie sind 196 immunonkologisch behandelte Patienten rekrutiert worden. Eine vorherige antibiotische Therapie ist mit einer hochsignifikanten Verschlechterung der Prognose unabhängig von der jeweiligen Tumorentität korreliert (Gesamtüberleben 2 versus 26 Monate, HR: 7,4). Die Beobachtung trifft auf unterschiedliche Tumorerkrankungen im vergleichbaren Rahmen zu (NSLC: 2,5 versus 26 Monate, malignes Melanom 3,9 versus 14 Monate, Sonstige 1,1 versus 11 Monate, p jeweils <0,001). Aktuell sind die Vermutungen durch die italienische Arbeitsgruppe um Pederzoli bestätigt worden (Abb. 14) [55]. Basis dieser Untersuchung ist die Studie zur neoadjuvanten Therapie mit Pembrolizumab. Patienten mit antibiotischer Therapie haben einen signifikant ungünstigeren Verlauf. Die Rate an persistierendem Tumor im Zystektomiepräparat ist signifikant höher (p=0,001). Das PFS ist sowohl nach 12 als auch nach 24 Monaten signifikant kürzer (p=0,0006), was mit einem erhöhten Rezidivrisiko einhergeht (p=0,03) (Tab. 4).

Bei der Betrachtung bleibt unbeantwortet, ob das Antibiotikum oder der zu grunde liegende Infekt für den ungünstigen Verlauf verantwortlich ist. Zu vergleichbaren Ergebnissen kommt man in der Anwendung von Atezolizumab. Auch hier besteht ein Zusammenhang zwischen Antibiotikagabe und ungünstigem onkologischem Outcome. Im Vergleich zur systemischen Chemotherapie sind PFS und OS signifikant ungünstiger [35]. Auf die zytostatische Therapie haben im Gegensatz zur immunonkologischen Therapie eine Antibiotikabehandlung oder/ und begleitender chronischer Infekt keinen Einfluss. Dies hat unter anderem dazu geführt, dass EMA wie FDA einen Warnhinweis für die Verwendung von Atezo-

Tabelle 4: Assoziation von Antibiotikagabe und Outcome bei Patienten mit muskelinvasivem Urothelkarzinom und neoadjuvantem Pembrolizumab. Adaptiert nach [55].

	Mit Antibiose (n=48)	Ohne Antibiose (n=101)	p-Wert
Tumormutationslast (TMB)	9,3 Mut/Mb	11,4 Mut/Mb	p=0,15
Combined Positive Score (CPS; PD-L1)	9,5%	20,0%	p=0,06
ypT0N0	OR 0,18 (95%CI 0,05–0,48)		p=0,001
12-Monate-RFS	80% (70–93%)	95% (91–99%)	
24-Monate-RFS	63% (48–83%)	90% (83–97%)	p=0,0006
Rezidivrisiko	HR 2,64 (95%CI 1,08–6,50)		p=0,03

RFS rezidivfreies Überleben

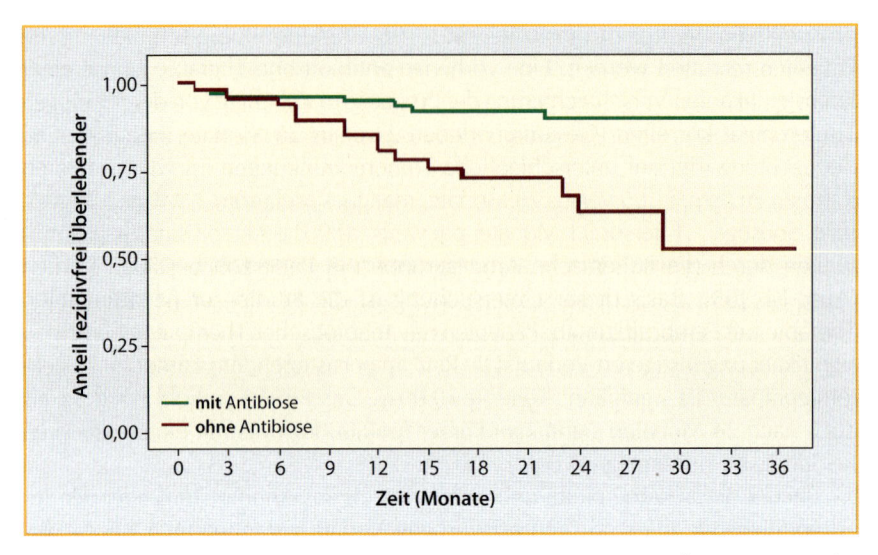

Abbildung 14: *Assoziation zwischen Antibiotikagabe und rezidivfreiem Überleben (RFS) bei muskelinvasivem Urothelkarzinom. Adaptiert nach [55].*

lizumab oder Pembrolizumab in der Erstlinie bei Patienten, die eine fehlende PD-L1-Expression aufweisen, ausgesprochen haben (EMA/364553/2018).

> **Kommentar des Autors**
>
> Eine antibiotische Therapie im Zusammenhang mit einem chronischen Infekt kann eine Hyperprogression hervorrufen. Die Indikation zur Verwendung neuer Substanzen muss sich strikt am Zulassungstext orientieren. Auch ist dies ein Beleg zur Wachsamkeit im Umgang mit neuen Substanzen und neuen Zulassungsverfahren auf dem Boden nicht randomisierter Studien.

1.4.3.1 COVID und Tumortherapie

Tumorpatienten haben ein deutlich erhöhtes Risiko, infolge COVID zu versterben [49]. Im Rahmen einer monozentrischen Analyse aus New York sind Alter, Herzerkrankung und Komorbiditäten unabhängige Risikofaktoren. Besonders hoch ist die Sterblichkeit bei Lungen- (55%) und Pankreaskarzinomen (67%). Bei einem Kontrollkollektiv ohne Tumorerkrankung beträgt die Sterblichkeit 14% [82].

> **Kommentar des Autors**
>
> Tumorpatienten sollten bevorzugt geimpft werden.

Woran sterben die Tumorpatienten mit COVID? Kommt es zu einer Hyperprogression? Was sind die Ursachen für eine Hyperprogression? Ohne COVID vermutet man eine Hyperprogression unter Immuntherapie (IO) und Infekt (das sind Patienten unter antibiotischer Therapie). Mit COVID wird ein schwerer Infekt erzeugt, was theoretisch zur Hyperprogression führen könnte. Eine laufende Chemotherapie oder Strahlentherapie ist ohne erkennbaren Einfluss [49]. Für immunonkologische Behandlungen liegen bis dato keine aussagekräftigen Daten vor.

> **Kommentar des Autors**
>
> Bis zum Beweis des Gegenteils keine Immuntherapie einleiten oder fortführen bei akuter COVID-Erkrankung.

Bei Tumorpatienten mit COVID wird unter stationären Bedingungen die IO in der Regel nicht weiter fortgeführt. Es ist unklar, wie sich die IO auf COVID auswirkt.

Alle Empfehlungen/Kommentare zum Thema befinden sich auf einem schwachen EBM-Level III D.

1.4.3.2 Kasuistik

In der nachfolgenden Kasuistik ist bei einem 70-jährigen Patienten nach zweimaliger Gabe von Pembrolizumab ein schweres Krankheitsbild entstanden mit klinischen Zeichen einer fulminanten Sepsis (Procalcitonin-Erhöhung, Leukozytose) und einem Multiorganversagen (Otto, persönl. Mitteilung) (Abb. 15 und 16). Der begleitende chronische Harnwegsinfekt im Zusammenhang mit einer koinzidenten antibiotischen Therapie stützt die Hypothese zur Hyperprogression.

> **Wertung**
>
> Die dargestellten Studien zu immunonkologischen Substanzen in der Erstlinie sind schwer zu werten, da es sich um ausgesprochene Negativselektionen von Patienten handelt und ein Vergleichsarm fehlt. Folgende Beobachtungen werden gemacht: die Substanzen sind allgemein gut verträglich und führen zu langanhaltenden Remissionen bei etwa 20% der Patienten. Avelumab ist neuer Standard in der Maintenance-Behandlung nach vorausgegangener Erstlinien-Chemotherapie. Checkpoint-Inhibitoren in der Erstlinie können unter Umständen einen negativen Effekt (Hyperprogression) haben. Dies hat dazu geführt, dass EMA wie FDA einen Warnhinweis für die Verwendung von Atezolizumab oder Pembrolizumab in der Erstlinie bei Patienten, die eine fehlende PDL1-Expression aufweisen, ausgesprochen haben (EMA/364553/2018).

**Kasuistik
Hyperprogression**

- I.H., männlich, 70 Jahre
2/2017 Rad. Cystoprostatovesikulektomie bei Urothelkarzinom pT3a pN0 cM0 G3 R0
Nebendiagnosen: Adipositas pm, Niereninsuffizienz III°, im Verlauf PCN bds.
Adj. Chemotherapie Gem/cis (3 Zyklen, dosisreduziert) 6/2017-9/2017
    Hierunter 2x Urosepsis bei dislozierten Pigtails

2/2018 PD mit Metastasen pulmonal, mediastinal
2/2018 Beginn der Therapie mit Pembrolizumab
5/2018 Notfallmäßige Aufnahme mit dem Bild einer schweren Sepsis
    Multiorganversagen, exitus letalis

Mögliche Erklärung:
Hyperprogression (Lebermetastasen) unter IO
DD autoimmunvermittelte Hepatitis und Cholangitis
DD Sepsis

Abbildung 15: *Fallbeispiel für eine Hyperprogression unter Therapie.*

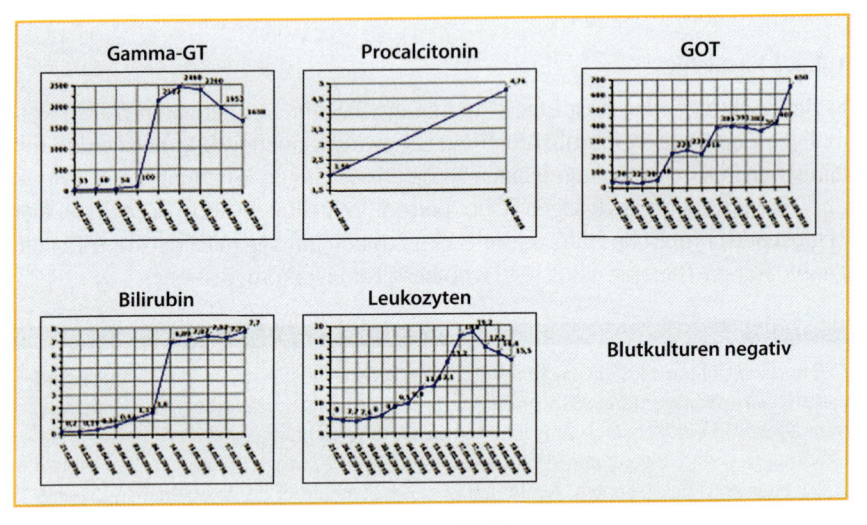

Abbildung 16: *Labordaten zum Fallbeispiel aus Abbildung 15.*

1.4.4 Zweitlinientherapie

Atezolizumab

Atezolizumab war die erste von der FDA zur Zweitlinientherapie zugelassene Substanz. In einer einarmigen Phase-IIIb-Studie ist Atezolizumab bei 997 Patienten in der Zweit- bis Viertlinie eingesetzt worden. Grad-3/4-Nebenwirkungen sind bei 43% der Patienten aufgetreten. Sechs Prozent haben die Therapie abgebrochen. In der Gesamtpopulation beträgt das mittlere Überleben 8,7 Monate. In einem Real-World-Kollektiv, vergleichbar zur Zulassungsstudie, beträgt das Gesamtüberleben gar 10 Monate. Ein seltenes Beispiel dafür, dass Real World Data bessere Ergebnisse als in der Zulassungsstudie erzielen.

In einem Rote-Hand-Brief vom 25. März 2021 wird vor dem Risiko sehr seltener (0,7%) schwerer kutaner Nebenwirkungen gewarnt.

Nivolumab

In einer einarmigen Open-Label-Studie sind die Effektivitätsparameter für Nivolumab bei Cisplatin-refraktärer metastasierter Erkrankung bei 270 Patienten geprüft worden. Die objektive Remissionsrate beträgt 20,7%, wobei 7% eine CR aufweisen. Das PFS ist mit 1,9 Monaten niedrig, und das mOS ist mit 8,6 Monaten im erwarteten Bereich. Bei den Patienten mit einer positiven PD-L1-Expression >1% ist das mediane Gesamtüberleben (mOS) mit 11,9 Monaten verlängert.

Pembrolizumab

In einer zweiarmigen Phase-III-Studie ist Pembrolizumab im Second-Line-Ansatz mit der Chemotherapie an 542 Patienten randomisiert verglichen worden. Die Wahl des Zytostatikums blieb den Therapeuten freigestellt. Es konnte hier zwischen Docetaxel oder Paclitaxel oder Vinflunin gewählt werden. Im chemotherapeutischen Arm haben 87 Patienten Vinflunin, 84 Patienten Paclitaxel und 84 Patienten Docetaxel erhalten. Die mittlere Behandlungsdauer für Pembrolizumab beträgt 3,5 Monate und für die Chemotherapie 1,5 Monate. Es bestanden mehr Therapieabbrüche in der Chemotherapie-Gruppe (11% versus 6%). Auch ist die Rate an Nebenwirkungen größer oder gleich Grad 3 signifikant niedriger in der Pembrolizumab-Gruppe (15% versus 49%). Nach einer mittleren Nachsorge von 14,1 Monaten besteht ein signifikant verbessertes Gesamtüberleben für die mit Pembrolizumab behandelten Patienten (10 versus 7 Monate, p=0,002). Ebenso ist die 1-Jahres-Überlebensrate mit 44% versus 31% größer für die mit Pembrolizumab behandelten Patienten. Nach 1 Jahr haben 68% der Pembrolizumab behandelten Patienten noch die vorbestehende Remission, während dies nur bei 33% der zytostatisch behandelten Patienten der Fall ist.

Ermittelt nach dem validierten Lebensqualitätstool EORTC QLQ-C30 geben nach 15 Wochen 31% (PEM) versus 22% (CTx) eine Verbesserung ihrer Lebensqualität an. Die Lebensqualität hat sich verschlechtert für 41% der Patienten nach CTx und für 29% nach Pembrolizumab.

Vergleicht man die Zweitlinienoptionen im Behandlungsalltag (Real-World-Daten), so bestehen in Bezug auf das Gesamtüberleben keine signifikanten Unterschiede für Nivolumab versus Atezolizumab versus Pembrolizumab. Unter Berücksichtigung des Verordnungs-/Verschreibungsverhaltens nimmt die Anwendung von Atezolizumab ab und von Pembrolizumab zu [73].

> **Kommentar des Autors**
>
> Eine Cisplatin-haltige Chemotherapie ist Standard in der Erstlinie. Die Zweitlinie ist eine Domäne der Immunonkologie.

1.4.5 Maintenance in der Gesamtbetrachtung

Interessant ist die Frage nach der geeigneten Sequenz in der Gesamtgruppe metastasierter Urothelkarzinome. Dabei zählt folgender Vergleich:
A: Erstlinie, gegebenenfalls gefolgt von Zweitlinie bei Progress
versus
B: Erstlinie gefolgt von Maintenance plus Zweitlinie bei Progress nach Maintenance
plus
C: Erstlinie gefolgt von Zweitlinie bei Progress

Die Frage, ob ein Einfluss auf das Gesamtüberleben in den Gruppen A versus B+C vorliegt, bleibt unbeantwortet.

> **Kommentar des Autors**
>
> Da eine Maintenance-Therapie eine erfolgreiche Vorbehandlung voraussetzt und die Zweitlinie auf einem Progress nach erfolgloser Erstlinie basiert, vergleicht man völlig unterschiedliche Kollektive. Es stellt sich die Frage nach einer bislang nicht definierten Therapiesequenz.

1.4.6 Medikamente in der Prüfung

Enfortumab-Vedotin/EV-301 (FDA-Zulassung)
Ist ein Antikörper-Wirkstoff-Konjugat. Eindrucksvoll sind die Ergebnisse an 125 mit drei verschiedenen Systemtherapien vorbehandelten Patienten. Eine Phase-II-Studie mit ausgesprochener Negativselektion. Trotz dieser Umstände weisen 12% eine CR und 32% eine PR auf bei einem medianen Gesamtüberleben von 11,7 Monaten. Die Arbeitsgruppe um Rosenberg präsentiert die Daten von 45 Patienten, die aus

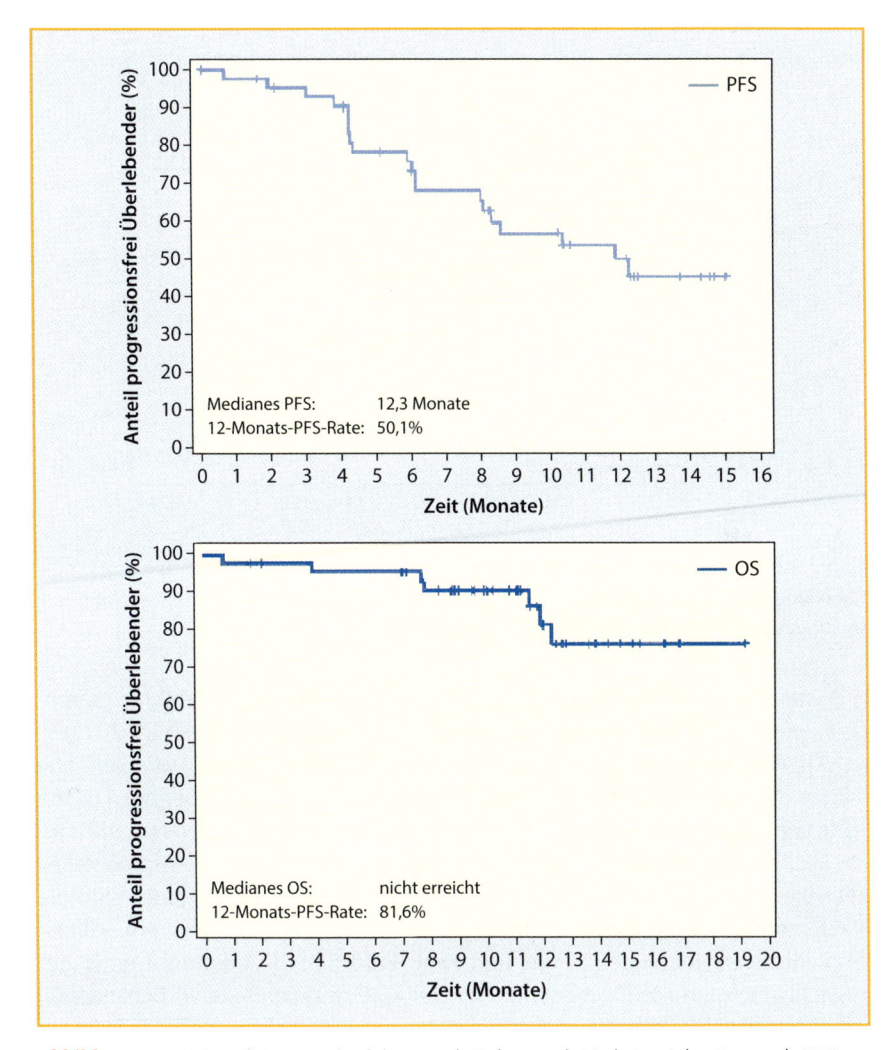

Abbildung 17: *PFS und Gesamtüberleben nach Enfortumab-Vedotin. Adaptiert nach [65].*

einer Kombination von EV201 und Pembrolizumab behandelt wurden. Im Mittel sind 9 Zyklen verabreicht worden. Jeder Zyklus beinhaltet 3 Wochen. Nach einer mittleren Nachsorge von 11,5 Monaten beträgt die objektive Remissionsrate 73,3% bei 15,6% kompletten Remissionen. Das 1-Jahres-Überleben beträgt 81,6%. Auch hier scheint der PD-L1-Status von untergeordneter Bedeutung zu sein. Verfolgt man die Responder (n=33), so ist das Ansprechen bei 18 (55%) Patienten anhaltend, ohne dass der Median erreicht wurde (Abb. 17) [65].

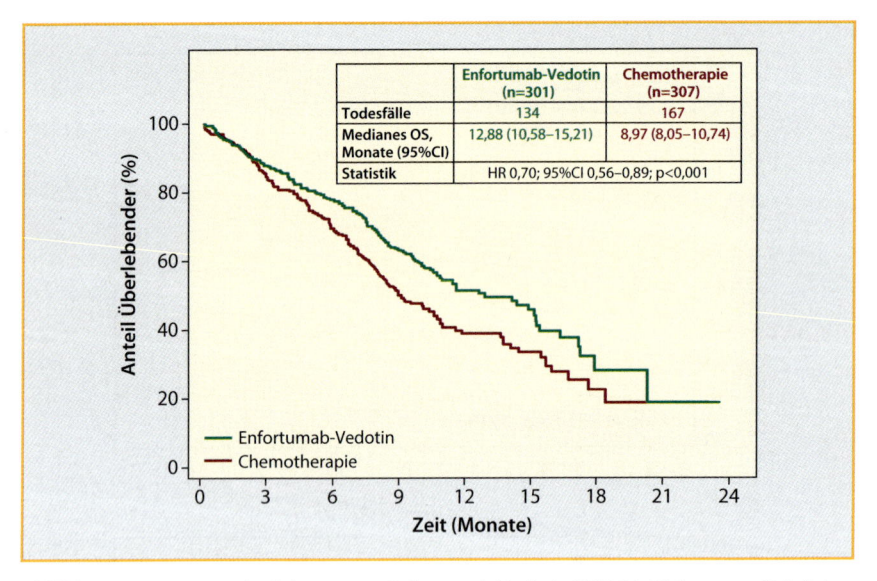

	Enfortumab-Vedotin (n=301)	Chemotherapie (n=307)
Todesfälle	134	167
Medianes OS, Monate (95%CI)	12,88 (10,58–15,21)	8,97 (8,05–10,74)
Statistik	HR 0,70; 95%CI 0,56–0,89; p<0,001	

Abbildung 18: *Gesamtüberleben unter Enfortumab-Vedotin/EV-301 (EV) versus Drittlinienchemotherapie. Adaptiert nach [62].*

Aktuell sind die Daten der Phase-III-Studie im Rahmen der Drittlinie präsentiert worden [62]. Randomisiert verglichen wird Enfortumab-Vedotin/EV-301 (EV) an 301 Patienten versus einer Drittlinienchemotherapie an 307 Patienten. Die mittlere Nachsorge beträgt 11,1 Monate. Das mediane Gesamtüberleben ist mit 12,9 versus 9,0 Monaten signifikant verlängert (p=0,001). Gleiches trifft auf das PFS zu (5,6 versus 3,7 Monate; p<0,00001). Das objektive Ansprechen ist mit 40,6% versus 17,9% signifikant größer (p<0,001) (Abb. 18). Noch sind die Nachsorgezeiträume mit weniger als 1 Jahr zu gering, um hier verbindliche Empfehlungen abzuleiten. Sicherlich zählt Enfortumab-Vedotin zu einer der aussichtsreichsten Medikamente in der Therapie des mehrfach vorbehandelten fortgeschrittenen Urothelkarzinoms.

Interessant sind die Daten zur Lebensqualität und zu schmerzbezogenen Symptomen. Hier weist EV eine signifikant verbesserte Lebensqualität auf. Nachteilig ist der Appetitverlust. Auch ist die Schmerzreduktion signifikant nach EV verbessert (51,6% versus 28,8%) [47].

Erdafitinib (FDA-Zulassung)
Ist ein selektiver FGF-Rezeptor-Inhibitor und ist bei Mutation von FGFR2/3 bei 87 Patienten in der Zweitlinie eingesetzt worden. 32% der Patienten haben auf die Therapie angesprochen, wobei 2,3% eine CR entwickelt haben. Auf Basis

dieser Ergebnisse hat die FDA eine vorläufige Zulassung erteilt (Pressemitteilung). Berichtet wird über mittlerweile 99 Patienten einer nicht randomisierten Phase-II-Studie. Die Ansprechrate beträgt 40% (3% CR, 37% PR). Das PFS hält im Median für 5,5 Monate an, und das mediane Gesamtüberleben beträgt 13,8 Monate [45]. Aktuell werden die Ergebnisse zu n=101 Patienten präsentiert. Die Ansprechrate beträgt 40%, das PFS 5,5 Monate sowie das mediane OS 11,3 Monate. 31% der so behandelten Patienten leben noch nach 2 Jahren [68]. Eine Phase-III-Studie (THOR) ist in der Rekrutierung.

Sacituzumab-Govitecan
Ist ein gegen TROP-2 gerichtetes Antikörper-Drug-Konjugat. In der Drittlinie nach Platin-haltiger Chemotherapie und Immunonkologie sind 113 Patienten mit dem Konjugat behandelt worden. Nach einer mittleren Nachsorge von 9,1 Monaten haben 31/113 (27%) eine ORR. Das PFS beträgt 5,4 und das OS 10,9 Monate (Abb. 19). Hämatologische Nebenwirkungen stehen im Vordergrund [74].

Durvalumab (FDA-Zulassung)
Durvalumab ist ein Anti-PD-L1-monoklonaler Antikörper (IgG1 kappa), mit dem im Zweitlinien-Ansatz bei 16/42 Patienten eine PR erreicht wurde. In einer Phase-IIIb-Studie sind 700 Patienten in der Zweitlinie therapiert worden. Die Verträglichkeit ist mit 6,6% Grad-3- bis -5-Nebenwirkungen moderat. 1,9% Therapieabbrüche sprechen ebenfalls für eine gute Verträglichkeit [71]. Effektivitätsdaten stehen aus.

Avelumab (FDA-Zulassung)
Avelumab ist in einer Phase-Ib-Studie an 242 Cisplatin-vorbehandelten Patienten geprüft worden. Das mediane OS beträgt 7,0 Monate und das 1Jahres-Überleben 35,9%. Der PD-L1-Status ist auch hier ohne Relevanz (8,4 versus 6,5 Monate). 20% der Patienten haben immunologische Nebenwirkungen entwickelt. Die Studie ist aktualisiert worden. Vier Prozent haben eine CR und 12% eine PR entwickelt (mediane Nachsorge: 2,7 Jahre). Nur 11% der Patienten weisen Grad-3/4-Nebenwirkungen auf. Ein Patient ist therapiebedingt an einer Pneumonitis verstorben. Patienten mit erniedrigtem Serumalbumin oder Lebermetastasen sprechen schlechter an. Besseres Ansprechen wird bei älteren Patienten beobachtet; ebenso ist ein frühes Ansprechen von Vorteil. Kein Unterschied besteht bei Tumoren des oberen Harntrakts oder bei vorbestehender Niereninsuffizienz.

Ramucirumab
Ramucirumab ist ein VEGFR-2-Antagonist. Verglichen wird die Kombination aus Ramucirumab + Docetaxel (n=263) mit Placebo + Docetaxel (n=267). Die

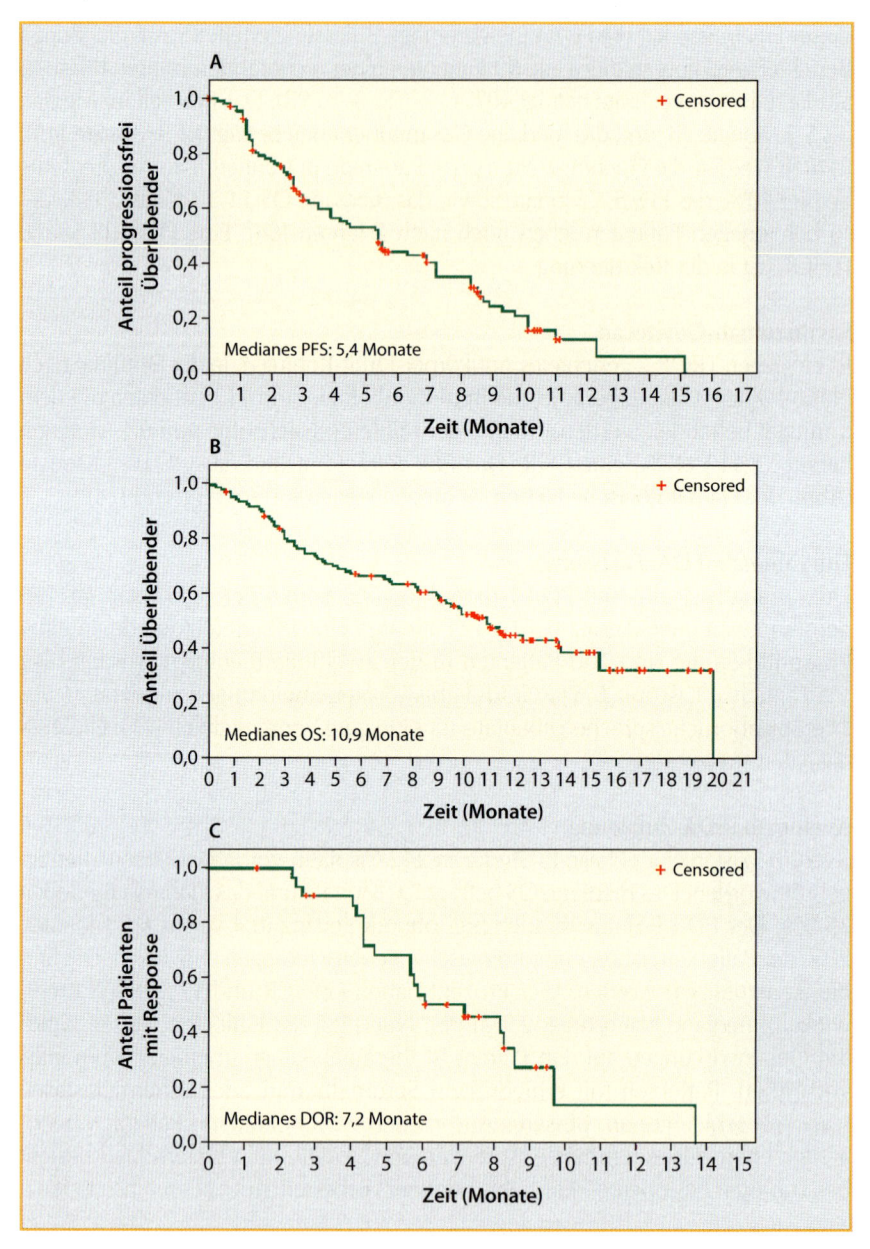

Abbildung 19: Sacituzumab-Govitecan in der Drittlinie nach Platin-haltiger Chemotherapie und Immunonkologie. **A** Progressionsfreies Überleben, **B** Gesamtüberleben, **C** Dauer des Ansprechens. Adaptiert nach [74].

mittlere Nachsorge beträgt 7,4 Monate. Das PFS ist zwar signifikant (p=0,0005) zugunsten der Ramucirumab-Gruppe verlängert; ist jedoch mit 4,1 versus 2,8 Monaten (p=0,0002) sehr kurz. Ebenfalls enttäuschend sind die PFS-Daten nach 1 Jahr (8,5% versus 5,1%). Auch besteht kein signifikanter Unterschied in der Zeit bis zur Verschlechterung der Lebensqualität. Das Gesamtüberleben beträgt im Median 9,4 versus 7,9 Monate (p=0,25) und ist damit nicht signifikant überlegen. Aktuell diskutiert wird die Dauer der Exposition von Ramucirumab auf das Ansprechen und Gesamtüberleben. In dieser Subgruppenbetrachtung scheint eine hohe Expositionszeit von Vorteil zu sein (OS 15,6 versus 10,5 Monate) [56].

Ipilimumab + Nivolumab
Die Kombination ist mit zwei verschiedenen Dosen im Rahmen einer Phase-I/II-Studie durchgeführt worden. Hier scheint die niedrigere Dosis Nivolumab (1 mg/kg KG) kombiniert mit der höheren Dosis von Ipilimumab (3 mg/kg KG) vorteilhaft, ermittelt anhand von 28 Patienten, zu sein. 38,5% der Patienten haben ein ORR, und das mediane Überleben beträgt 10,2 Monate im Second-Line-Ansatz [66]. Mehr als 30% der Patienten berichten über Grad-3/4-Nebenwirkungen.

Eganelisib + Nivolumab versus Placebo + Nivolumab
Die Kombination ist im Rahmen einer placebokontrollierten 2:1-randomisierten Phase-II-Studie verglichen worden. Hepatische Nebenwirkungen traten häufiger in der Kombinationsgruppe (12/33) auf. Das objektive Ansprechen beträgt 10/33 in der Kombinationsgruppe und 4/16 in der Nivolumab/Placebo-Gruppe. Das mediane PFS beträgt 9,1 Monate in der Kombinations- und 8,0 Monate in der Placebo-Gruppe. Ein Vorteil für Eganelisib lässt sich aus der Studie bis dato nicht ableiten.

Nab-Paclitaxel + Pembrolizumab
Die Kombination ist im Rahmen einer einarmigen Phase-II-Studie in der Zweit- und Drittlinie bei 70 Patienten geprüft worden. Nach einer mittleren Nachbeobachtung von 9,8 Monaten haben 40/70 Patienten einen Progress erlitten. Das mediane PFS beträgt 5,9 Monate bei einem ORR von n=10 CR plus n= 17 PR [25]. Interessant bleibt die Nachbeobachtung der Patienten mit CR.

Rucaparib
Rucaparib ist bei lokal fortgeschrittenen oder metastasierten Erkrankungen nach frustraner Vorbehandlung geprüft worden. Wegen Wirkungslosigkeit ist die Studie abgebrochen worden [30].

Rogaratinib
Rogaratinib wird randomisiert im Zweitlinienansatz gegen Taxane (Docetaxel/Paclitaxel oder Vinflunin) geprüft. Die Studie lässt momentan noch keine Rückschlüsse zu. Interessant ist das Ansprechen auf Patienten mit FGFR3-mutierten Tumoren zu. Hier zeigt sich eine hohe Ansprechrate von 52% versus 10%, allerdings und einschränkend auf der Basis von nur n=11 Patienten [63].

1.4.7 Vorgehen bei Tumorprogress in der Zweitlinie

Bei Patienten unter palliativer Zielsetzung ist der Glaube an Wunder bei 78% der Patienten weit verbreitet. Dies macht die Patienten weniger einsichtig und empfänglich für unkonventionelle Maßnahmen [24].

Es existieren keine verbindlichen Empfehlungen für eine Sequenz jenseits der Zweitlinie. Einvernehmen besteht darin, dass nach Progress unter zytostatischer Behandlung eine immunonkologische Drittlinientherapie mittels Checkpoint-Inhibitor erfolgen sollte. Kontrovers wird das jeweilige Vorgehen nach Progress unter Zweitlinientherapie mit einem Checkpoint-Inhibitor diskutiert: Bei klinisch asymptomatischem Progress kann die Therapie beibehalten werden, da Bildgebung und PFS in der Immunonkologie keine maßgebliche Bedeutung haben. Umstellung auf ein Chemotherapeutikum (zum Beispiel Taxan plus αVEGF) oder Umstellung der Therapie auf einen anderen Checkpoint-Inhibitor stellen Sequenzalternativen auf niedrigem Evidenzlevel dar. Gute Ergebnisse jenseits der Zweitlinie liegen für Enfortumab-Vedotin/EV-301 vor. Hierbei handelt es sich um ein Antikörper-Wirkstoff-Konjugat mit FDA-Zulassung.

> **Wertung**
>
> In der Erstlinienbehandlung ist die Kombination aus Gemcitabin und Cisplatin Standard. Neu ist die Empfehlung zu einer Erhaltungstherapie mit Avelumab. Die Zulassung ist aktuell erfolgt und bezieht sich auch auf lokal fortgeschrittene Erkrankungen. Atezolizumab sowie Pembrolizumab sind bei fehlender Cisplatin-Option Behandlungsalternativen. Durchführbar ist der Einsatz nur bei positiver PD-L1-Expression. Chemotherapeutische Alternative ist die Kombination aus Gemcitabin und Carboplatin. In der Zweitlinientherapie sind bei Cisplatin-refraktären Karzinomen Pembrolizumab, Atezolizumab, Nivolumab und als Zytostatikum Vinflunin Behandlungsalternativen. Atezolizumab überzeugt im randomisierten im Vergleich zur Chemotherapie nicht. Im Falle von Nivolumab fehlt ein randomisierter Vergleich zur Chemotherapie. In einer Phase-III-Studie zeigt sich Pembrolizumab gegenüber der Chemotherapie sowohl hinsichtlich der Ansprechraten als auch der Nebenwirkungen überlegen. Im Gegensatz zur Erstlinie ist eine PD-L1-Bestimmung in der Zweitlinie nicht gefordert. In der Drittlinie überzeugt Enfortumab-Vedotin/EV-301 (nicht zugelassen).

1.5 Urothelkarzinome des oberen Harntrakts

Die Therapie oberflächlicher, gut differenzierter Urothelkarzinome des oberen Harntrakts orientiert sich am Vorgehen der Instillationstherapie vergleichbar zur Harnblase. Randomisierte Studien fehlen. In der Systemtherapie ist die adjuvante Chemotherapie Standard bei muskelinvasiven Karzinomen. Gleiches scheint auch auf die neoadjuvante Therapie zuzutreffen: In einer retrospektiven Analyse ist die neoadjuvante Therapie vor Nephroureterektomie dargestellt worden. Hier weist die neoadjuvante Platin-basierte Chemotherapie mit zwei Zyklen Vorteile gegenüber der alleinigen OP auf [84].

Die bislang einzige randomisierte Studie zur adjuvanten systemischen Chemotherapie des Urothelkarzinoms des oberen Harntrakts ist aktualisiert worden. 131 Patienten haben eine Chemotherapie und 129 Patienten eine alleinige postoperative Kontrolle erhalten. Das mediane Alter beträgt 68,5 Jahre, die Nachbeobachtungszeit 3 Jahre. Ein Rezidiv, beziehungsweise einen Progress haben 29% im Chemotherapie-Arm und 47% im Kontrollarm entwickelt (p=0,0006). Nach 5 Jahren sind 43% der Patienten im Chemotherapie-Arm versus 46% der Patienten im Kontrollarm tumorfrei. Das Risiko, Metastasen zu entwickeln und am Tumor zu versterben, ist mit 28% versus 47% signifikant geringer für die chemotherapeutisch behandelten Patienten (p=0,0007) [10]. Die Lebensqualität wie die Langzeittoxizitäten unterscheiden sich statistisch nicht. Der Median im Rahmen des Gesamtüberlebens ist aktuell noch nicht erreicht, sodass hier aktuell nur ein Trend im Hinblick auf ein verbessertes Gesamtüberleben zugunsten der Chemotherapie besteht (79% versus 67%).

Lokal fortgeschritten/M1
Eine Interimsanalyse zur Behandlung mit Atezolizumab zeigt für Tumoren des oberen Harntrakts exakt gleiche Ergebnisse wie die Chemotherapie. Das Gesamtüberleben ist im Vergleich zur Atezolizumab-Therapie des fortgeschrittenen/metastasierten Harnblasenkarzinoms nicht signifikant verschieden. Gleiches gilt für die Ansprechrate [72]. Das unterstreicht die Indikation für die Chemotherapie in der Erstlinie auch bei Tumoren des oberen Harntrakts.

> **Kommentar des Autors**
>
> Urethrozystoskopie, TUR-B mit anschließender Frühinstillation von Mitomycin C oder BCG (nach Ausheilung, das heißt, nach 4–6 Wochen) sind Standard in der Behandlung oberflächlicher Harnblasenkarzinome. Muskelinvasive Harnblasenkarzinome werden in Deutschland überwiegend mittels radikaler Zystektomie behandelt. Die verwandte Operationstechnik ist von nachgeordneter

Bedeutung. Entscheidend ist die Erfahrung des Operateurs. Die Wahl der Harnableitung wird durch das Alter und die Komorbiditäten des jeweiligen Patienten bestimmt. Die adjuvante systemische Chemotherapie mit Cisplatin, Gemcitabin ist bei lokal fortgeschrittenen Urothelkarzinomen (pT3/L1/V1/N1) zu empfehlen, falls nicht bereits zuvor eine neoadjuvante Therapie erfolgte. Neu ist die Indikation zur adjuvanten Therapie mit Nivolumab (Zulassung wird erwartet). Die metastasierte Erkrankung ist in der Erstlinie eine Domäne der Cisplatinbasierten Chemotherapie. Mit Avelumab besteht erstmals eine Empfehlung zur Maintenance-Behandlung. In der Zweitlinie dominieren immunonkologischer Behandlungsansätze. Zur Auswahl stehen: Pembrolizumab, Nivolumab und Atezolizumab. Etwa 25% der Patienten profitieren davon langfristig. Jenseits der Zweitlinie existiert bis dato kein Therapiestandard. Enfortumab-Vedotin/ EV-301 wird aktuell in der Drittlinie geprüft.

1.6 Literatur

[1] Bajorin DF et al. (2021) First results from the phase 3 CheckMate 274 trial of adjuvant nivolumab vs placebo in patients who underwent radical surgery for high-risk muscle-invasive urothelial carcinoma (MIUC). J Clin Oncol 39(Suppl 6):391

[2] Balar AV (2019) Keynote 057: Phase II trial of Pembrolizumab (pembro) for patients (pts) with high-risk (HR) nonmuscle invasive bladder cancer (NMIBC) unresponsive to bacillus calmette-guérin (BCG). J Clin Oncol 37(Suppl 7):350

[3] Balar AV et al. (2020) Phase III study of pembrolizumab (pembro) plus chemoradiotherapy (CRT) versus CRT alone for patients (pts) with muscle-invasive bladder cancer (MIBC): KEYNOTE-992. J Clin Oncol 38(Suppl 15):published online

[4] Balar AV et al. (2021) Pembrolizumab for the treatment of patients with high-risk (HR) non-muscle-invasive bladder cancer (NMIBC) unresponsive to Bacillus Calmette-Guérin: Extended follow-up of KEYNOTE-057 cohort A. J Clin Oncol 39(Suppl 6):451

[5] Balar AV et al. (2021) Pembrolizumab (pembro) in combination with gemcitabine (Gem) and concurrent hypofractionated radiation therapy (RT) as bladder sparing treatment for muscle-invasive urothelial cancer of the bladder (MIBC): A multicenter phase 2 trial. J Clin Oncol 39(Suppl 15):4504

[6] Bandini M et al. (2020) Does the administration of preoperative pembrolizumab lead to sustained remission post- cystectomy? First survival outcomes from the PURE-01 study. Ann Oncol 31(12):1755–1763

[7] Becerra MF et al. (2020) Health Related Quality of Life of Patients with Bladder Cancer in the RAZOR Trial: A Multi-Institutional Randomized Trial Comparing Robot versus Open Radical Cystectomy. J Urol 204(3):450–459

[8] Bellmunt J et al. (2021) Adjuvant atezolizumab versus observation in muscle-invasive urothelial carcinoma (IMvigor010): a multicentre, open-label, randomised, phase 3 trial. Lancet Oncol 22(4):525–537

[9] Bigham J et al. (2021) Using wearable technology to measure the association between neck posture and neck pain during urologic open and robotic surgery. J Endourol doi.org/10.1089/end.2021.0260
[10] Birtle A et al. (2020) Adjuvant chemotherapy in upper tract urothelial carcinoma (the POUT trial): a phase 3, open-label, randomised controlled trial. Lancet 395(10232):1268–1277
[11] Boorjian SA et al. (2020) Safety and efficacy of intravesical nadofaragene firadenovec for patients with high-grade BCG unresponsive nonmuscle invasive bladder cancer (NMIBC): Results from a phase III trial. J Clin Oncol 38(Suppl 6):442
[12] Boorjian SA et al. (2021) Intravesical nadofaragene firadenovec gene therapy for BCG-unresponsive non-muscle-invasive bladder cancer: a single-arm, open-label repeat-dose clinical trial. Lancet Oncol 22(1):107–117
[13] Briganti A et al. (2020) Surgical Safety of Radical Cystectomy and Pelvic Lymph Node Dissection Following Neoadjuvant Pembrolizumab in Patients with Bladder Cancer: Prospective Assessment of Perioperative Outcomes from the PURE-01 Trial. Eur Urol 77(5):576–580
[14] Catto JWF et al. (2021) Radical Cystectomy Against Intravesical BCG for High-Risk High-Grade Nonmuscle Invasive Bladder Cancer: Results From the Randomized Controlled BRAVO-Feasibility Study. J Clin Oncol 39(3):202–214
[15] Chamie K et al. (2021) Phase II/III clinical results of IL-15RαFc superagonist N-803 with BCG in BCG-unresponsive non-muscle invasive bladder cancer (NMIBC) carcinoma in situ (CIS) patients. J Clin Oncol 39(Suppl 6):510
[16] Culine S et al. (2020) Randomized phase III trial of dose-dense methotrexate, vinblastine, doxorubicin, and cisplatin (dd-MVAC) or gemcitabine and cisplatin (GC) as perioperative chemotherapy for muscle invasive urothelial bladder cancer (MIUBC): Preliminary results of the GETUG/AFU V05 VESPER trial on toxicity and pathological responses. J Clin Oncol 38(Suppl 6):437
[17] Dellabella et al. (2019) Oncological safety and quality of life in men undergoing simultaneous transurethral resection of bladder tumor and prostate: results from a randomized controlled trial. World J Urol 36(10):1629–1634
[18] Edwards DC et al. (2021) Socio-environmental conditions associated with geospatial clusters of urothelial carcinoma: A multi-institutional analysis. J Clin Oncol 39(Suppl 6):392
[19] Elsayed AS et al. (2021) Rates and Patterns of Recurrences and Survival Outcomes after Robot-Assisted Radical Cystectomy: Results from the International Robotic Cystectomy Consortium. J Urol 205(2):407–413
[20] Fletcher SA et al. (2020) The impact of underinsurance on bladder cancer diagnosis, survival and care delivery for individuals under the age of 65. Cancer 126(3):496–505
[21] Galsky MD et al. (2020) Tumor, immune, and stromal characteristics associated with clinical outcomes with atezolizumab (atezo) + platinum-based chemotherapy (PBC) or atezo monotherapy (mono) versus PBC in metastatic urothelial cancer (mUC) from the phase III IMvigor130 study. J Clin Oncol 38(Suppl 15):5011
[22] Galsky MD et al. (2020) Randomized double-blind phase II study of maintenance Pembrolizumab versus placebo after first-line chemotherapy in patients with metastatic urothelial cancer. J Clin Oncol 38(16):1797–1806

[23] Galsky MD et al. (2021) Phase 2 trial of gemcitabine, cisplatin, plus nivolumab with selective bladder sparing in patients with muscle- invasive bladder cancer (MIBC): HCRN GU 16-257. J Clin Oncol 39(Suppl 15):4503
[24] George LS et al. (2020) "My doctor says the cancer is worse, but I believe in miracles" – When religious belief in miracles diminishes the impact of news of cancer progression on change in prognostic understanding. Cancer 126(4):832–839
[25] Giannatempo P et al. (2020) Pembrolizumab and nab-paclitaxel as salvage therapy for platinum-treated, locally advanced or metastatic urothelial carcinoma: interim results of the open-label, single-arm, phase II PEANUT study. Ann Oncol 31(12):1764–1772
[26] Golka K et al. (2021) Aromatische Amine (BK 1301). In: Letzel S, Schmitz-Spanke S, Lang J, Nowak D (Hrsg.) Krebs und Arbeit. Arbeits- und sozialmedizinische Aspekte. Reihe Jahrestagung DGAUM. ecomed Medizin, Landsberg 184–202
[27] Golka K et al. (2021) Polyzyklische aromatische Kohlenwasserstoffe (BK 1321). In: Letzel S, Schmitz-Spanke S, Lang J, Nowak D (Hrsg.) Krebs und Arbeit. Arbeits- und sozialmedizinische Aspekte. Reihe Jahrestagung DGAUM. ecomed Medizin, Landsberg 252–262
[28] Grimm M-O et al. (2020) Treatment of high-grade non-muscle invasive bladder carcinoma by standard number and dose of BCG instillations versus reduced number and standard dose of BCG instillations: Results of the phase III clinical trial (NIMBUS). J Clin Oncol 38(Suppl 6):436
[29] Grimm M-O et al. (2021) Tailored immunotherapy approach with nivolumab in advanced transitional cell carcinoma (TITAN-TCC). J Clin Oncol 39(Suppl 6):446
[30] Grivas P et al. (2020) Rucaparib for recurrent, locally advanced or metastatic urothelial carcinoma (mUC): Results from ATLAS, a phase II open-label trial. J Clin Oncol 38(Suppl 6):440
[31] Grossman HB et al. (2003). Neoadjuvant chemotherapy plus cystectomy compared with cystectomy alone for locally advanced bladder cancer. N Engl J Med 349(9):859–866
[32] Gschwend J et al. (2019) Extended Versus Limited Lymph Node Dissection in Bladder Cancer Patients Undergoing Radical Cystectomy: Survival Results from a Prospective, Randomized Trial. Eur Urol 75(4):604–611
[33] Guerrero-Ramos F et al. (2020) BCG vs Chemohyperthermia with mitomycin C for high-risk non-muscle invasive bladder carcinoma: preliminary results of HIVEC-HR randomized clinical trial. J Urol 203(4):PD03–01
[34] Hashem A et al. (2020) Holmium laser enbloc versus conventional resection of bladder tumors. A randomized controlled trial. J Urol 203(4):LBA02-11
[35] Hopkins AM et al. (2020) Concomitant antibiotic use and survival in urothelial carcinoma treated with atezolizumab. Eur Urol 78(4):540–543
[36] Hussain S et al. (2020) Phase II randomized placebo-controlled neoadjuvant trial of nintedanib or placebo with gemcitabine and cisplatin in locally advanced muscle invasive bladder cancer (NEO-BLADE). J Clin Oncol 38(Suppl 6):438
[37] Hussain HA et al. (2020) IMvigor010: Primary analysis from a phase III randomized study of adjuvant atezolizumab (atezo) versus observation (obs) in high-risk muscle-invasive urothelial carcinoma (MIUC). J Clin Oncol 38(Suppl 15):5000
[38] Jagoda EM et al. (1994) An affinity column method for determination of the immunoreactivity of 131I-chimeric L6 monoclonal antibody and comparison to in vivo tumor localization. J Immunol Methods 173(2):191–201

[39] Jiang L et al. (2020) Adjuvant intraarterial chemotherapy following surgery in treating patients with locally advanced bladder cancer: A China, prospective, multicenter, randomized phase III trial. J Urol 203(4):MP55–13
[40] Kadhum T et al. (2021) Impact on bladder cancer of 4 SNPs, related to the genes PSCA, FGFR3-TACC3 and CBX-APOBEC3A. N Schmied Arch Pharmacol 394(Suppl 1): P53
[41] Khalil MI et al. (2020) Early operative morbidity of robotic versus open radical cystectomy in obese patients. J Endourol 34(4):461–468
[42] Kotha NV et al. (2021) Impact of equal access healthcare on race disparities in bladder cancer. J Clin Oncol 39(Suppl 69):399
[43] Krajewski W et al. (2020) The impact of restaging TUR of bladder tumour on survival parameters in T1 non-muscle invasive bladder cancer – systematic review and meta-analysis. J Endourol 34(8):795–804
[44] Kunath F (2020) Robotische vs. offene radikale Zystektomie bei Erwachsenen mit Blasentumor. Urologe 59:595–599
[45] Loriot Y et al. (2019) Erdafitinib in Locally Advanced or Metastatic Urothelial Carcinoma. N Eng J Med 381(1):338 348
[46] Loriot Y et al. (2021) Avelumab (Ave) first-line (1L) maintenance plus best supportive care (BSC) versus BSC alone for advanced urothelial carcinoma (UC): JAVELIN Bladder 100 subgroup analysis based on duration and cycles of 1L chemotherapy. J Clin Oncol 39(Suppl 6):438
[47] Mamtani R et al. (2021) Quality of life, functioning, and symptoms in patients with previously treated locally advanced or metastatic urothelial carcinoma from EV-301: A randomized phase 3 trial of enfortumab vedotin versus chemotherapy. J Clin Oncol 39(Suppl 15):4539
[48] Martini A et al. (2020) The natural history of untreated muscle-invasive bladder cancer. BJU Int 125(2):270–275
[49] Mehta V et al. (2020) Case Fatality Rate of Cancer Patients with COVID-19 in a New York Hospital System. Cancer Discov 10(7):935–941
[50] Meisl C et al. (2021) Prognostic relevance of UBC® Rapid Test to detect low-grade and high-grade urinary bladder cancer: Nomograms based on a multicenter data set. Eur Urol submitted
[51] del Muro XG et al. (2021) Phase II trial of durvalumab plus tremelimumab with concurrent radiotherapy (RT) in patients (pts) with localized muscle invasive bladder cancer (MIBC) treated with a selective bladder preservation approach: IMMUNOPRESERVE-SOGUG trial. J Clin Oncol 39(Suppl 15):4505
[52] Numakura K et al. (2020) Effects of Levofloxacin on BCG induced toxicity in patients with nmi bladder cancer: Results of a randomized prospective mulöticenter study. J Urol 203(4):PD03–06
[53] Otto T (2021) Das Harnblasenkarzinom – Aktueller Fortschritt nach jahrzehntelangem Stillstand. Dtsch Arztebl Int (Diskussionsbeitrag) doi:10.3238/arztebl.m2021.0228
[54] Pal et al. (2021) A randomized phase II study comparing cisplatin and gemcitabine with or without berzosertib in patients with advanced urothelial carcinoma. J Clin Oncol 39(Suppl 15):4507

[55] Pederzoli F et al. (2021) Is There a Detrimental Effect of Antibiotic Therapy in Patients with Muscle-invasive Bladder Cancer Treated with Neoadjuvant Pembrolizumab? Eur Urol 80(3):319–322
[56] Petrylak DP et al. (2020) Ramucirumab plus docetaxel versus placebo plus docetaxel in patients with locally advanced or metastatic urothelial carcinoma after platinum-based therapy (RANGE): overall survival and updated results of a randomised, double-blind, phase 3 trial. Lancet Oncol 21(1):105–120
[57] Plimack ER et al. (2020) Pembrolizumab plus axitinib versus sunitinib as first-line therapy for advanced renal cell carcinoma (RCC): Updated analysis of KEYNOTE-426. J Clin Oncol 38(Suppl 15):5001
[58] Plimack ER et al. (2020) Checkpoint Inhibition in Metastatic Urothelial Carcinoma: Timing is Everything. ASCO 2020. Uro Today
[59] Powles T et al. (2020) Durvalumab alone and durvalumab plus tremelimumab versus chemotherapy in previously untreated patients with unresectable, locally advanced or metastatic urothelial carcinoma (DANUBE): a randomised, open-label, multicentre, phase 3 trial. Lancet Oncol 21(12):1574–1588
[60] Powles T et al. (2020) Maintenance avelumab + best supportive care (BSC) vs BSC alone after platinum-based first-line chemotherapy in advanced urothelial carcinoma (UC): JAVELIN Bladder 100 phase III interim analysis. J Clin Oncol 38(Suppl 18):LBA1
[61] Powles T et al. (2020) Avelumab maintenance therapy for advanced or metastatic urothelial carcinoma. N Engl J Med 383(13):1218–1230
[62] Powles T et al. (2021) Primary results of EV-301: A phase III trial of enfortunab vedotin versus chemotherapy in patients previously treated locally advanced or metastatic urothelial carcinoma. J Clin Oncol 39(Suppl 6):393
[63] Quinn D et al. (2020) FORT-1: Phase II/III study of rogaratinib versus chemotherapy (CT) in patients (pts) with locally advanced or metastatic urothelial carcinoma (UC) selected based on FGFR1/3 mRNA expression. J Clin Oncol 38(6):489
[64] Raggi D et al. (2021) Concomitant antibiotics (ATBs) use and survival outcomes in patients (pts) with muscle-invasive bladder cancer (MIBC) treated with neoadjuvant pembrolizumab (PURE-01 study). J Clin Oncol 38(Suppl 15):449
[65] Rosenberg JE et al. (2020) Study EV-103: Preliminary durability results of enfortumab vedotin plus pembrolizumab for locally advanced or metastatic urothelial carcinoma. J Clin Oncol 38(Suppl 6):441
[66] Sharma P et al. (2019) Nivolumab Alone and With Ipilimumab in Previously Treated Metastatic Urothelial Carcinoma: CheckMate 032 Nivolumab 1 mg/kg Plus Ipilimumab 3 mg/kg Expansion Cohort Results. J Clin Oncol 37(19):1608–1616
[67] Shore N et al. (2020) Phase III results of Vicinium in BCG-unresponsive non-muscle invasive bladder cancer. J Urol 203(4):PD03-02
[68] Siefker-Radtke AO et al. (2020) Erdafitinib in locally advanced or metastatic urothelial carcinoma: Long term outcomes in BLC2001. J Clin Onc 38(Suppl 15):5015
[69] Siegel RL et al. (2020) Cancer Statistics, 2020. CA Cancer J Clin 70(1):7–30
[70] Sonpavde G et al. (2020) Validation of 3-factor clinical-genomic model to predict response to atezolizumab as first-line or post-platinum therapy for advanced urothelial carcinoma. Clin Oncol 38(Suppl 6):552

[71] Sonpavde G et al. (2020) An open-label, multicenter, phase IIIb study of patients with urinary tract carcinoma (UTC) (STRONG): Interim safety results for fixed-dose durvalumab (D) monotherapy (module A). J Clin Oncol 38(Suppl 6):484
[72] Sternberg C et al. (2020) Atezolizumab (atezo) therapy for upper tract (UT) urothelial carcinoma (UC): Subgroup analysis of the single-arm international SAUL study in pretreated locally advanced/metastatic urinary tract carcinoma. J Clin Oncol 38(Suppl 6): 488
[73] Swami U et al. (2020) Comparative effectiveness of second-line (2L) single-agent atezolizumab (A), nivolumab (N), and pembrolizumab (P) in patients (Pts) with locally advanced or metastatic urothelial cancer (aUC) who progressed on platinum-based systemic chemotherapy (plat-chemo): Results from a real-world dataset. J Clin Oncol 38(Suppl 15):5032
[74] Tagawa ST et al. (2021) TROPY-U-1: A phase II open-label study of Sacituzumab Govitecan in patients with metastatic urothelial carcinoma progressing after platinum-based chemotherapy and checkpoint inhibitors. J Clin Oncol 39(22):2474–2485
[75] Teoh JYC et al. (2020) Global trends of bladder cancer incidence and mortality, and their associations with tobacco use and gross domestic product per capita. Eur Urol 78(6):893–906
[76] Tural D et al. (2021) Prognostic factors in patients with metastatic urothelial carcinoma who have treated with Atezolizumab. Int J Clin Oncol 26(8):1506–1513
[77] Venkatramani V et al. (2020) Predictors of Recurrence, and Progression-Free and Overall Survival following Open versus Robotic Radical Cystectomy: Analysis from the RAZOR Trial with a 3-Year Followup. J Urol 203(3):522–529
[78] Venkatramani V et al. (2020) Predictors of postoperative complications after robotic and open radical cystectomy: an analysis from the RAZOR trial. J Urol 203(4): MP61-09
[79] Von der Maase H et al. (2000) Gemcitabine and cisplatin versus methotrexate, vinblastine, doxorubicin, and cisplatin in advanced or metastatic bladder cancer: results of a large, randomized, multinational, multicenter, phase III study. J Clin Oncol 18(17):3068–3077
[80] Vuky J et al. (2018) Updated efficacy and safety of KEYNOTE-052: A single-arm phase 2 study investigating first-line pembrolizumab (pembro) in cisplatin-ineligible advanced urothelial cancer (UC). J Clin Oncol 36(Suppl 15):4524
[81] de Wit M et al. (2021) Diagnostik und Therapie bei Patienten mit Harnblasenkarzinom. Dtsch Arztebl Int 118:169–176
[82] Wörmann B et al. (2020) COVID-19 und Onkologie: Anpassungsfähiges System. Dtsch Arztebl 117:33–34
[83] Yikilmaz TN et al. (2019) Is anterior exenteration necessary in women undergoing radical cystectomy? Bull Urooncol 18:89–92
[84] Zennami K et al. (2021) Two cycles of neoadjuvant chemotherapy improves survival in patients with high-risk upper tract urothelial carcinoma. BJU Int 127(3):332–339

Die nationalen S3-Leitlinien sind unter der DGU-Homepage abrufbar. Die internationalen Leitlinien der *European Association of Urology* zum Harnblasenkarzinom finden sich in der aktualisierten Fassung unter www.uroweb.org.

2 Nierenzellkarzinom

2.1 Risikofaktoren

Rauchen
Karzinome in Projektion auf die Niere treten in den USA in einer Häufigkeit von 73 750 Fällen pro Jahr auf. 14 830 Patienten versterben am Tumor [53]. Bei 1600 von 12 900 Erkrankungen ist das Rauchen ursächlich (Cancer Research UK: Obese people outnumbers smoker two to one). Auch für das Nierenkarzinom stellt das Rauchen somit einen gesicherten Risikofaktor dar. Früher Beginn im Teenageralter und das Rauchen zu Hause mit dauerhafter Schadstoffbelastung korrelieren mit der Mortalität.

Fettleibigkeit
Aufgrund des hohen Anteils fettleibiger Patienten (29% mit BMI >30) in Großbritannien beträgt der Anteil von Übergewichtigen zu Rauchern 2:1. Das macht Untersuchungen in Korrelation zu den bekannten Risikofaktoren interessant. Für Nierenkarzinome werden 2900 von 12 900 Erkrankungen auf Fettleibigkeit zurückgeführt [53]. Gewichtsreduktion ist auch hier ein präventiver Ansatz!

Kaffee
In einer prospektiven Untersuchung an 420 000 Teilnehmern über einen Zeitraum von bis zu 16 Jahren zeigt sich ein protektiver Effekt in der Gruppe der Nichtraucher von 6–23% je nach Menge. Koffein scheint dabei von untergeordneter Bedeutung zu sein [46].

Risikoklassifikation
Die Erkrankung des metastasierten Nierenzellkarzinoms wird drei Risikogruppen (günstig, intermediär, schlecht) zugeordnet. Die Patienten der günstigen Risikogruppe weisen keinen Risikofaktor auf; die Patienten der intermediären Gruppe weisen 1–2 Risikofaktoren auf, und die ungünstige Gruppe hat 3–6 Risikofaktoren. Als Risikofaktoren sind definiert:
- Karnofsky-Performance-Status: <80%
- Hb: < untere Grenze des Normalbereichs
- Synchrone Metastasierung
- Hypercalcämie
- erhöhte neutrophile Leukozyten
- Thrombozytose

2.1.1 Prävention

Vitamin D und Omega-3-Fettsäuren sind ohne präventive Bedeutung für die Entstehung von Tumoren. In einer randomisierten Studie an 25 871 Patienten ist bei einer mittleren Beobachtungszeit von 3–5 Jahren im Vergleich zur Placebo-Gruppe kein Effekt erkennbar. Es existiert keine medikamentöse Präventionsempfehlung. Gewichtsreduktion und Verzicht auf das Rauchen sind gesicherte Präventionsempfehlungen.

2.2 Therapie des lokal begrenzten Tumors

Die operative Entfernung des Tumors ist die einzige kurative Therapieoption. Es sollte, falls technisch möglich und onkologisch machbar, eine organerhaltende Tumorresektion angestrebt werden. Die Wahl des operativ-technischen Vorgehens bleibt dem Operateur vorbehalten. Prinzipiell ist ein organerhaltendes Vorgehen offen chirurgisch wie laparoskopisch oder robotisch assistiert möglich. Im Rahmen des robotischen Vorgehens weist die Enukleation unter Belassung der Tumorkapsel bessere funktionelle Werte auf als die Resektion. Die Warmischämiezeit ist mit 16 versus 18 Minuten günstiger [24]. Wissenschaftlich randomisierte Untersuchungen zum Vergleich der verschiedenen Techniken sind bis dato unzureichend. Problematisch ist die geplante Tumorresektion bei Patienten mit einer vorbestehenden Niereninsuffizienz. Hier besteht eine rasche Progredienz zur terminalen Niereninsuffizienz. Dies besonders bei minimalinvasiven Techniken [41]. Leider wurde in der Studie nicht untersucht, welchen Einfluss die Zeit der Gefäßabklemmung auf die Verschlechterung der Nierenfunktion hat.

Unterschiede im klinischen Outcome bestehen zwischen Weißen und Afroamerikanern nicht. Ermittelt an 981 Patienten mit robotischer, organerhaltender Nierentumorresektion besteht kein signifikanter Funktionsunterschied sowie ein onkologisches Outcome [50]. Auffällig ist allerdings der geringe Anteil von Afroamerikanern an der Gesamtgruppe von nur 13% (129/981). Hier bestehen erhebliche Rassenunterschiede im Hinblick auf den Zugang in US-amerikanische medizinische Spitzenzentren.

Kommentar des Autors

Entscheidend ist auch hier die Erfahrung des Operateurs. Eine R0-Resektion (Entfernung des Tumors im Gesunden) ist anzustreben. Die Enukleation von Tumoren unter Belassung der Tumorkapsel ist technisch einfacher – beinhaltet jedoch die Gefahr positiver Ränder. Insofern ist die Tumorresektion unter Mitnahme eines 2 mm schmalen Parenchymstreifens aus onkologischer Sicht zu empfehlen.

Funktionell wichtig ist, ob man die Niere von der Durchblutung zeitweise abklemmen muss oder nicht. Im Falle der Hilusabklemmung muss die Ischämiezeit so kurz wie möglich gehalten werden, um eine irreversible Schädigung des verbleibenden Nierenparenchyms zu verhindern. In einer Registeranalyse an 255 Patienten beträgt unter robotisch gewähltem Verfahren die mittlere Ischämiezeit 18,6 Minuten [6]. Der Vergleich zu Warmischämiezeiten hat im Rahmen einer japanischen Registeranalyse an 1762 Patienten Vorteile für das robotische Verfahren gezeigt [56].

> **Kommentar des Autors**
>
> In 9 von 10 Fällen kann bei der organerhaltenden Nierentumorresektion auf eine Ischämie, das heißt Abklemmung der Hilusgefäße, verzichtet werden. Lässt sich eine Ischämie operationstechnisch nicht vermeiden, so sollte vor Abklemmen der Nierengefäße die Niere durch Umlegung mit Eis runtergekühlt werden.

Die fokale Therapie bleibt Studien vorbehalten. In einer SEER-Analyse ist die Kryotherapie an 242 Patienten mit einer organerhaltenden Nierentumorresektion an 5521 Patienten verglichen worden. Bei allen Einschränkungen derartiger retrospektiver Registerdaten fällt die 2,5-fach höhere krebsspezifische Mortalitätsrate der kryotherapierten Patienten auf.

2.3 Metastasiertes Nierenzellkarzinom

2.3.1 Behandlung des Primärtumors

Empfohlen wurde bislang die zytoreduktive Tumornephrektomie vor Einleitung einer Systemtherapie. Dies basierte auf alten Studien vor dem Hintergrund einer wirkungslosen Interferontherapie. Das reflexartige Verhalten mit Indikation zur zytoreduktiven Primärtumorentfernung als Erstmaßnahme ist bereits in den vergangenen Jahren hinterfragt worden.

Unbestritten ist die besondere Indikation spezieller Tumorstadien unter Berücksichtigung der individuellen Situation des jeweiligen Patienten. Derartige Tumorerkrankungen wie in den nachstehenden Abbildungen sind und bleiben individuellen Therapieentscheidungen vorbehalten (Abb. 20 und Abb. 21).

Die Präsentation der CARMENA-Studie hat die Frage „Nephrektomie/Primärtumorentfernung ja oder nein?" wissenschaftlich untersucht.

Verglichen wird die Tumornephrektomie gefolgt von Sunitinib (n=226) versus Sunitinib allein (n=224), das heißt: ohne Tumornephrektomie. Nach einer mitt-

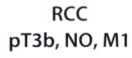

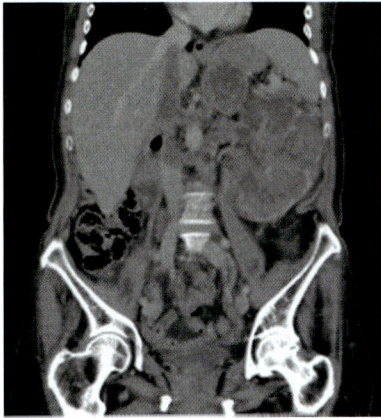

Abbildung 20: *Darstellung eines fortgeschrittenen Nierenzellkarzinoms links mit ipsilateraler Nebennierenmetastase und ausgedehntem Tumorthrombus in der V. cava und der doppelt angelegten V. renalis.*

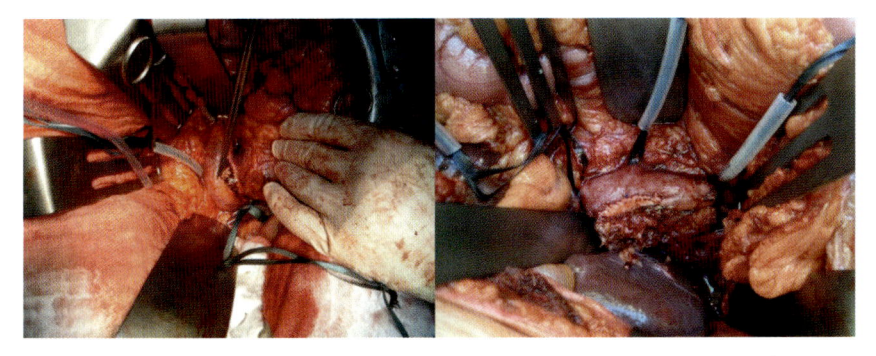

Abbildung 21: *Linksseitiger Nierentumor mit Einbruch ins Gefäßsystem (V. cava inferior) mit ausgedehntem Tumorthrombus. Operative Darstellung der Thrombektomie mit Cavapatch. Mit freundlicher Genehmigung des Rheinlandklinikums, Neuss.*

leren Nachsorge von 61,5 Monaten ist das Gesamtüberleben mit 15,6 versus 19,8 Monaten zugunsten der nicht operierten Gruppe. Unter Berücksichtigung der Risikoeinteilung ergibt sich folgendes Bild. Poor-Risk-Gruppe: 16,6 versus 31,2 Monate. Intermediate-Risk-Gruppe: 30,5 versus 25,2 Monate. Damit hat sich die Aussage zugunsten der intermediären Gruppe geändert! Hier hat die Zytoreduktion Vorteile. Auch sind 40 Patienten im Sunitinib-Arm sekundär infolge von Komplikationen nephrektomiert worden. Obgleich die Studie statistisch auf Nicht-Unterlegenheit des Sunitinib-Arms angelegt war, so kann die Konsequenz daraus nur lauten, dass die zytoreduktive Tumornephrektomie als Standardverfahren für Patienten mit einer ungünstigen Prognose der Vergangenheit angehört! Sinnvoll ist die Indikation zur Nephrektomie bei Patienten mit mittlerem Risikoprofil. Zur Therapie von Patienten mit günstigem Risikoprofil können im Rahmen der Studie keine Angaben gemacht werden, da diese Patienten von der Studie ausgeschlossen waren. Eine weitere Studie an nur insgesamt 99 Patienten belegt Vorteile für eine verzögerte Nephrektomie nach vorangegangener TKI-Behandlung (32,4 Monate versus 15,0 Monate; p=0,03) [5]. Bex fordert eine neoadjuvante Therapie vor geplanter zytoreduktiver Tumornephrektomie. Auch sind die systemtherapeutischen Ansätze der vorgestellten Studien mit Sunitinib mittlerweile überholt.

Interessant ist eine große Registeranalyse an 3856 Patienten. Die Mortalität ermittelt nach 2 Jahren ist für die zusätzlich operierten Patienten deutlich reduziert worden (Gesamtüberleben 69,1% versus 41,4%). Ein Einfluss der Systemtherapie auf den Unterschied war nicht erkennbar [3]. Die Frage des optimalen Timings einer operativen Therapie bleibt nach wie vor offen und ist damit eine individuelle Entscheidung. Empfehlungen zur zytoreduktiven Therapie bestehen laut Dudani et al. [16] bei Patienten:
1. mit günstiger und intermediärer Prognose,
2. mit geringer Metastasenlast und möglicher chirurgisch kompletter Remission oder
3. mit der Indikation zur lokalen Kontrolle infolge von Schmerzen, Blutung, paraneoplastischem Syndrom, zum Beispiel Stauffer-Syndrom.

> **Kommentar des Autors**
>
> Eine Primärtumorentfernung bei metastasierter Erkrankung muss immer im Zusammenhang mit einer Systembehandlung gesehen werden. Mit zunehmender Effektivität der Systemtherapie rückt die operative Behandlung im Rahmen neoadjuvanter Konzepte in den Hintergrund.

2.3.2 Metastasenchirurgie

Die Metastasenchirurgie bietet in Einzelfällen eine lokale Tumorkontrolle, kann Symptome der Erkrankung reduzieren und im Einzelfall das Gesamtüberleben verlängern. Bei schwachem Evidenzlevel bleibt die Entscheidung zur Metastasenchirurgie individuell. Es zeigt sich insgesamt die Entwicklung hin zu einem multimodalen Behandlungskonzept mit integralem operativen Bestandteil. Häufig werden Lungenmetastasen, gefolgt von Lymphknoten- und Knochenmetastasen entfernt. Die Daten basieren auf Registeranalysen und sind ohne eindeutigen

Wirksamkeitsbeleg. Zudem stammen die Daten aus einer Vergangenheit ohne effektive systemtherapeutische Möglichkeiten.

> **Kommentar des Autors**
>
> Patienten mit solitären metachronen Metastasen profitieren aufgrund der Biologie der Erkrankung von einer operativen Metastasenentfernung.

> **Wertung**
>
> Die Entfernung des Primärtumors bietet Vorteile für Patienten der intermediären Risikogruppe. Der Zeitpunkt operativer Maßnahmen bleibt offen. Ein Selektionsvorteil besteht für Patienten mit gutem Ansprechen auf eine Systemtherapie. Nachteile haben Patienten mit ungünstigem Risikoprofil. Keine Studienergebnisse finden sich für Patienten der Good-Risk-Gruppe. Bis dato sollte wie bei Patienten der intermediären Gruppe verfahren werden. Lokalrezidive und solitäre Metastasen sollten nach Möglichkeit operativ entfernt werden.

2.3.3 Systemtherapie – Übersicht

Der Nutzen einer Biopsie der Metastase vor Einleitung einer Systembehandlung bleibt offen. Eine klare diagnostische Empfehlung dazu existiert nicht. Das liegt zum Teil auch daran, dass therapieentscheidende Biomarker fehlen. So ist der PD-L1-Status kein unabhängiger prognostischer Faktor für den Behandlungsverlauf und die Wahl des jeweiligen Behandlungsschemas. Wohl ist der PD-L1-Status mit einem insgesamt ungünstigen Risikoprofil der metastasierten Erkrankung korreliert [59]. Hyperprogressionen unter Immunonkologie werden – vergleichbar zum Urothelkarzinom – nicht beobachtet.

Erstlinie

Die nachstehenden Substanzkombinationen beherrschen aktuell die Erstlinientherapie:
- Nivolumab + Ipilimumab
- Pembrolizumab + Axitinib
- Avelumab + Axitinib
- Nivolumab + Cabozantinib
- *Lenvatinib + Pembrolizumab* (Zulassung erwartet)

Bevacizumab plus IFN-α …

… ist aktuell von deutlich abnehmender Bedeutung und lässt sich bei fehlendem Überlebensvorteil vor dem Hintergrund einer Vielzahl effektiverer Behandlungsmöglichkeiten nicht begründen.

Bevacizumab plus Atezolizumab versus Sunitinib
454 Patienten erhalten die Kombination, und 452 Patienten sind mit Sunitinib behandelt worden. Eine PD-L1-Überexpression besteht bei 362 von 915 Patienten. Bei PD-L1+ ist das PFS in der Kombinationsgruppe signifikant verlängert (11,2 versus 7,7 Monate; p=0,02). Gleiches trifft auf ORR zu (43% versus 35%). In der Intent-to-treat-Analyse heben sich die Vorteile sowohl für PFS als auch ORR auf. Die Daten zum Gesamtüberleben sind noch vorläufig; hier zeichnet sich auch nur für die Gruppe der PD-L1+ Patienten ein Gesamtüberlebensvorteil ab (n.r. versus 23,3 Monate). Das Nebenwirkungsspektrum ist bezogen auf Grad-3/4-Nebenwirkungen günstiger in der Kombination (40% versus 54%) [31].

Alle für die Erstlinien-Monotherapie zugelassenen Medikamente sind von abnehmender Bedeutung:
- Sunitinib
- Cabozantinib
- Tivozanib

Weitgehend ohne klinische Bedeutung sind:
- Pazopanib
- Sorafenib
- Temsirolimus

Zweitlinie

Deutlich weniger Forschungsaktivitäten finden sich in der Zweitlinientherapie nach Versagen der Erstlinie. Die für die Zweitlinie zugelassenen Substanzen entstammen zudem der Ära einer zum Zeitpunkt der Prüfung noch nicht vorhandenen Erstlinienkombination. Auch sind die effektiven Zweitlinientherapeutika aktuell zu Kombinationspartnern in der Erstlinie geworden.
- Nivolumab
- Cabozantinib
- Axitinib
- Sunitinib
- Everolimus + Lenvatinib
- Everolimus (ohne Bedeutung)

2.3.4 Adjuvante Therapieansätze

Die dreiarmige prospektiv-randomisierte Studie zur adjuvanten Therapie mit Sorafenib (3 Jahre versus 1 Jahr plus 2 Jahre Placebo versus Placebo) hat erwartungsgemäß zu einem negativen Ergebnis geführt. Das Überleben unterscheidet sich mit 6,8 Jahren nicht. Mehr als die Hälfte der Patienten hat die Therapie nach

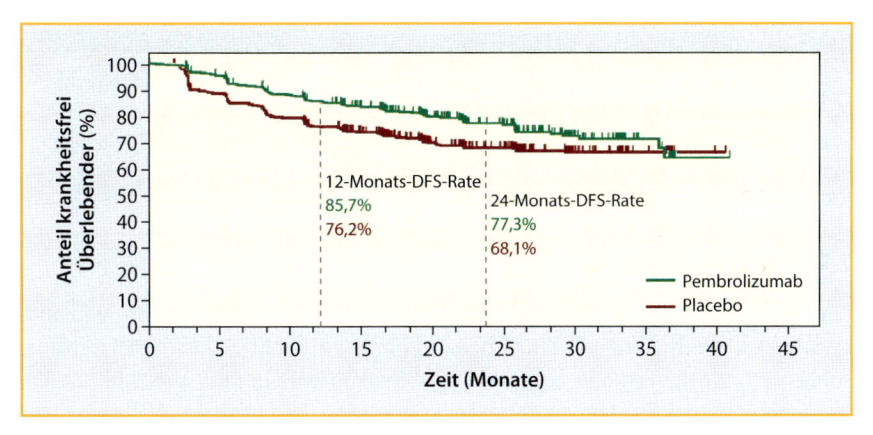

Abbildung 22: *Krankheitsfreies Überleben in der Studie KeyNote-564. Adjuvantes Pembrolizumab versus Placebo nach Nephrektomie beim RCC. Adaptiert nach [14].*

12 Monaten bedingt durch Nebenwirkungen abgebrochen [18]. Die ungünstigen Ergebnisse zur adjuvanten Therapie mit Sunitinib, Sorafenib, Pazopanib und Axitinib haben sich erwartungsgemäß in einer Metaanalyse bestätigt. Lediglich in einer Studie findet sich für Sunitinib ein DFS-Vorteil. In Bezug auf das Gesamtüberleben hat sich die adjuvante Therapie insgesamt nicht bewährt.

Choueiri präsentierte die ersten Daten zur adjuvanten Therapie nach Tumornephrektomie mit Pembrolizumab bei der ASCO-Jahrestagung 2021. 496 Patienten haben Pembrolizumab und 498 haben Placebo erhalten. Nach einer Nachsorge von 24,1 Monaten sind Aussagen zum DFS und den Nebenwirkungen möglich. Ein Progress/Event ist bei 18 Patienten in der Pembrolizumab-Gruppe und 33 Patienten in der Placebo-Gruppe aufgetreten. Daraus resultiert der signifikante DFS-Vorteil von 77,3% versus 68,1% (Abb. 22). Das Gesamtüberleben lässt sich aufgrund der günstigen Prognose der Patienten auch im Trend noch nicht bewerten: OS-Rate 96,6% versus 93,5%. Nebenwirkungen Grad 3–5 sind mit 32,4% versus 17,7% größer in der Behandlungsgruppe [14]. Die Daten reichen bis dato nicht für einen Paradigmenwechsel.

Kommentar des Autors

Eine TKI Monotherapie ist nicht indiziert. Die Aktivitäten der forschenden Pharmaindustrie lassen eine Verlagerung immunonkologischer Therapieansätze in sehr frühe Indikationsbereiche erwarten. Insofern werden Studienergebnisse mit neuen Immunonkologika auch für den Indikationsbereich der adjuvanten Therapie erwartet. Pembrolizumab gibt hier erste Hinweise auf einen klinischen Nutzen durch Verlängerung des PFS.

> **Wertung**
>
> Die Studienlage zur adjuvanten Therapie mit Sunitinib, Pazopanib, Sorafenib oder Axitinib ist eindeutig und belegt keinen Überlebensvorteil. Damit besteht zurzeit KEINE gesicherte Indikation zur neo-/adjuvanten Therapie. Eine Zulassung für Pembrolizumab wird in den USA erwartet.

2.3.5 Erstlinientherapie

Die Vielzahl der Behandlungsmöglichkeiten in der Erstlinie setzt eine geplante sequenziell alternierende Erstlinienbehandlung voraus. Nur so lassen sich die ausschließlich für die Erstlinie zugelassenen Medikamente in ihrer Vielzahl nutzen. Vergleichbar zum Prostatakarzinom muss auch bei der Entität des Nierenzellkarzinoms die Biologie der Erkrankung in die Therapieüberlegung einfließen. Die Unterscheidung zwischen günstiger und schlechter Prognose hat für die Therapie entscheidenden Einfluss. Die Immuntherapie des metastasierten Nierenzellkarzinoms hat sich in den letzten 25 Jahren von einer rein palliativ ausgerichteten Behandlung zu einer Therapie mit möglichen Heilungsaussichten entwickelt. Neue Medikamente erfordern ein neues Nebenwirkungsmanagement.

> **Kommentar des Autors**
>
> Zum Zeitpunkt der Drucklegung stehen sechs Substanzkombinationen sowie sechs Monotherapien in der Erstlinienbehandlung zur Diskussion. Bei der für viele Urologen und Onkologen relativ selten vorkommenden Entität ist die individuelle Erfahrung außerhalb von Zentren mitunter begrenzt. Dies führt auch aktuell noch dazu, dass ein Teil der Patienten keinen optimalen Zugang zur bestmöglichen Therapie erhält.

Die Therapiekosten sind für den US-Patienten von zum Teil existenzieller Bedeutung. Kosten und Effektivität sind auf Basis der Studienergebnisse zu Nivolumab/Ipilimumab und Pembrolizumab/Axitinib im jeweiligen Vergleich zu Sunitinib dargestellt worden. Auf Basis der Hochrechnung zu den Studien ergeben sich Gesamtkosten für die mit Sunitinib behandelten Patienten über 2,38 Jahre von 283.907 US-Dollar. Die Kombination Ipilimumab/Nivolumab verursacht über 2,96 Jahre Gesamtkosten von 388.255 US-Dollar, und die größten Kosten ergeben sich für die Kombination aus Pembrolizumab und Axitinib mit 709.493 US-Dollar über 3,35 Jahre. Weniger Nebenwirkungen und ein begrenzter Überlebensvorteil stehen dem individuellen finanziellen Mehraufwand für jeden Selbstzahler gegenüber [42]. Auch wenn die Zahlen nicht mit unserem System vergleichbar sind, so können wir mit dem deutschen Gesundheitssystem insgesamt zufrieden sein.

Active Surveillance

Nicht jeder Patient benötigt eine Therapie. Offen ist und bleibt der Zeitpunkt des Therapiebeginns nach der Diagnose einer metastasierten Erkrankung. Im Rahmen von Registeranalysen schneiden verzögert oder gar nicht behandelte Patienten quoad vitam zum Teil besser ab (Gesamtüberleben 70,2% versus 32,1%, p<0,0001). Der Bias dieser Analysen liegt in Selektionskriterien für eine abwartende Strategie.

> **Kommentar des Autors**
>
> Selektionskriterien für einen verzögerten Beginn sind:
> ➤ geringe Tumorlast,
> ➤ günstige Prognosegruppe,
> ➤ hohes Alter.

Monotherapie

Die Monotherapie hat dramatisch an Bedeutung verloren. Die Indikation im klinischen Alltag beschränkt sich auf Patienten, die eine abwartende Strategie ablehnen und für eine Kombinationstherapie nicht in Betracht kommen. Finanzielle Überlegungen zu den Kosten einer Therapie vergleichbar zu den USA spielen in Deutschland keine Rolle.

Die Zusammenfassung der Erstlinienoptionen in der Monotherapie des metastasierten Nierenzellkarzinoms ist in Tabelle 5 dargestellt. Es handelt sich

Tabelle 5: *Erstlinienoptionen in der Monotherapie des metastasierten Nierenzellkarzinoms (Stadium M1). Adaptiert nach [8, 20, 23, 27, 28, 54, 55,].*

Therapie	Remission (%)	PFS (Monate)	Überleben (Monate)	Klinische Toxizität (%)
Pazopanib versus Placebo	+27,0	+5,0	(+2,4)	+10
Sunitinib versus IFN	+25,0	+5,9	+4,6	+16
Temsirolimus versus IFN	+3,8	+2,4	+3,6	−15
Sorafenib versus Placebo	+8,0	+2,7	+3,4	+12
Cabozantinib versus Sunitinib	+21	+3,3	nicht bestimmt	+4
Tivozanib versus Sorafenib	−	+2,8	−0,5	−29

Rot hervorgehoben: statistsch signifikante Veränderungen

dabei um fünf Tyrosinkinase-Inhibitoren und einen mTOR-Inhibitor. Die Angaben beziehen sich auf die Zulassungsstudien und stellen die Unterschiede im Hinblick auf den Vergleichsarm dar. Hervorgehoben (rot) sind die statistisch signifikanten Veränderungen.

> **Kommentar des Autors**
> TKI werden erfolgreich in Kombination mit Immunonkologika eingesetzt. Der positive Einfluss auf das PFS wird dabei den TKI zugeschrieben. Die Behandlung mit mTOR-Inhibitoren wird nicht mehr weiter verfolgt.

Sunitinib
Sunitinib ist aktuell der akzeptierte TKI-Standard und Vergleichsarm für die publizierten randomisierten Studien.

Tivozanib
Stratifiziert man die Ergebnisse nach Risikogruppen, so profitieren im Vergleich zu Sorafenib die Patienten mit günstigem Risikoprofil am deutlichsten (16,7 versus 10,8 Monate). Insofern ist Tivozanib im Mai 2020 in die Onkopedia-Leitlinie zum Nierenzellkarzinom für die Erstlinie bei niedrigem Progressionsrisiko aufgenommen worden [4].

Pembrolizumab
Pembrolizumab ist in der Mono-Erstlinientherapie bei 110 Patienten geprüft worden. Zwanzig Patienten haben die vorgesehene Therapie von 2 Jahren abgeschlossen und 90 Patienten vorzeitig beendet. Ursache für den Therapieabbruch waren Nebenwirkungen oder in 53 Fällen eine Progression der Erkrankung. Vier Patienten hatten eine CR und 36 Patienten eine PR. Das mediane PFS beträgt 7,1 Monate und das OS 31,2 Monate, wobei der Median noch nicht erreicht wurde [26].

Cabozantinib
In einer randomisierten Phase-II-Studie ist Cabozantinib bei Patienten mit metastasiertem papillären Nierenzellkarzinom geprüft worden [39]. Cabozantinib weist hier Vorteile für beide Typen (1 und 2) auf. Auf die weiteren Vergleichssubstanzen wie Crizotinib oder Savolitinib wird bei fehlender Wirksamkeit nicht eingegangen. Cabozantinib ist als Therapie der Wahl für das metastasierte papilläre Nierenzellkarzinom bezeichnet worden (Abb. 23).

Urologische Tumoren

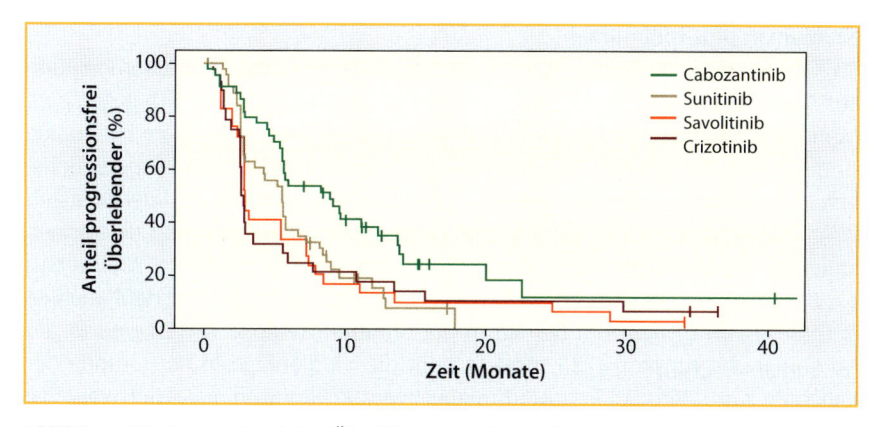

Abbildung 23: *Progressionsfreies Überleben unter Sunitinib versus Cabozantinib, Crizotinib und Savolitinib beim Nierenzellkarzinom. Adaptiert nach [39].*

Kombinationstherapie

Basierend auf dem Verständnis immunonkologischer Wirkmechanismen werden Kombinationsstudien präsentiert (Tab. 6). Kombiniert wird der PD1-Wirkmechanismus mit CTLA-4- oder VEGF-Inhibitoren.

Tabelle 6: *Zusammenfassung der Erstlinienoptionen im Vergleich zum Kontrollarm mit Sunitinib in der Kombinationsbehandlung des metastasierten Nierenzellkarzinoms. Die Angaben beziehen sich auf die Zulassungsstudien und stellen die Unterschiede im Hinblick auf den Vergleichsarm dar. Hervorgehoben (rot) sind die statistisch signifikanten Veränderungen.*

Therapie	Remission (%)	PFS (Monate	Überleben (Monate	Klinische Toxizität (%)
Lenvatinib, Pembrolizumab versus Sunitinib	+34,9	+14,7	Nicht erreicht	+12,8
Cabozantinib, Nivolumab versus Sunitinib	+28,0	+8,3	Nicht erreicht	+10,3
Nivolumab, Ipilimumab versus Sunitinib	+15,0	+3,0	Nicht erreicht	−17,0
Pembrolizumab, Axitinib versus Sunitinib	+23,6	+4	Nicht erreicht	+5,2
Avelumab, Axitinib versus Sunitinib	+24,7	+6,6	+0,9	−0,4
Atezolizumab, Bevacizumab versus Sunitinib	+3,0	+2,8	Nicht erreicht	−14,0

Nivolumab plus Ipilimumab
Im Rahmen einer prospektiv randomisierten Phase-III-Studie ist die Kombination aus Nivolumab (3 mg/kg KG) und Ipilimumab (1 mg/kg KG, n=550) gegen eine Monotherapie mit Sunitinib (n=546, 50 mg) geprüft worden. Primäre Endpunkte sind: Gesamtüberleben (OS), objektives Ansprechen (ORR) und progressionsfreies Überleben (PFS). Mehr als 80% der Patienten gehören der Intermediate-/Poor-Risk-Gruppe an. 20% der Patienten sind der Good-Risk-Gruppe zugeordnet. Patienten mit günstigem Risikoprofil profitieren von Sunitinib (PFS 25,1 versus 15,3 Monate; p<0,0001; ORR: 52 versus 29%; p=0,002). Die Zahl der Patienten mit günstigem Risikoprofil beträgt in der Sunitinib-Gruppe n=124 und in der Kombinationsgruppe n=125. Anders sieht die Studienlage in der Gruppe der Patienten mit intermediärem und ungünstigem Risikoprofil aus. Hier weist die Kombinationsgruppe (n=425) gegenüber der Sunitinib-Gruppe (n=422) signifikante Vorteile auf (ORR: 42 versus 27%, p<0,0001; PFS: 11,6 versus 8,4 Monate, p=0,0331; OS: n.e. versus 26,0, p<0,0001).

Die aktualisierten Daten nach 48 Monaten bestätigen den PFS-Vorteil (34% versus 17%), den OS-Vorteil (53% versus 33%) sowie den ORR-Vorteil (39% versus 33%) [57].

Die günstigen Ergebnisse für die Kombination spiegeln sich auch in einer signifikant verbesserten Lebensqualität der Patienten wider. Im Vergleich zu Sunitinib reduziert die Kombination das Risiko einer Verschlechterung des FKSI-19 (Functional Assessment of Cancer Therapy Kidney Symptom Index 19) signifikant (HR: 0,54). Gleiches trifft für das körperliche wie allgemeine Wohlbefinden, ermittelt nach FACT-G (HR: 0,63) zu.

Prognostisch ungünstig sind Erkrankungen mit sarkomatoider Komponente. Im Rahmen der Studie finden sich 112 Patienten mit dieser ungünstigen Histologie. Auch und gerade hier ist die Kombination von Vorteil. Das mediane Überleben ist mit 31,2 versus 13,6 Monaten signifikant verlängert.

Auffällig ist die Abhängigkeit von der PD-L1-Expression. Bei einer Überexpression von >1% ist der PFS-Unterschied mit 22,8 versus 5,9 Monaten besonders groß (p=0,0003). Liegt auf der anderen Seite keine Überexpression vor, so besteht mit 11,0 versus 10,4 Monaten kein signifikanter PFS-Unterschied.

Betrachtet man Grad-3- bis -5-Nebenwirkungen, so finden sich mit 46% versus 63% weniger Nebenwirkungen in der Kombinationsgruppe. Immunkorrelierte Nebenwirkungen sind mit Kortikosteroiden bei 60% der Patienten in der Kombinationsgruppe behandelt worden. Dies zeigt die notwendige Erfahrung im Umgang mit Immunonkologika. Verstorben (Grad-5-Nebenwirkungen) sind n=7 Patienten in der Kombinations- und n=4 Patienten in der Kontrollgruppe. Patienten, die wegen Nebenwirkungen die Kombinationstherapie abbrechen, haben im Gegensatz zu den Sunitinib-Abbrechern keine schlechtere Prognose.

Interessant sind die Real-World-Daten zur Kombinationstherapie. Auf der Basis von 182 Patienten zeigt sich ein junges Alter der Patienten von 63 Jahren. Bei einer mittleren Nachsorge von 8,8 Monaten lassen sich keine Aussagen zur Effektivität treffen. Anders sieht es bei der Durchführung der Therapie aus. Nur 30% haben die volle Anzahl an 4 Zyklen erhalten. Davon haben allerdings 78% nur Nivolumab und kein Ipilimumab erhalten. Ein Therapieabbruch erfolgte bei 21% der Patienten aufgrund von Toxizitäten. Am häufigsten wurde eine Kolitis (56%), eine Pneumonitis (19%) und eine Hepatitis (8%) beobachtet. Damit weicht die Behandlungsroutine deutlich von den sehr positiven Erfahrungen aus der Zulassungsstudie ab [60].

Spannend ist die Frage, wie lange die Therapie verabreicht werden sollte. Eine gezielte Untersuchung dazu existiert nicht. Allerdings hat Tannir in der Zulassungsstudie die Patienten untersucht, die die Behandlung unterbrochen beziehungsweise abgebrochen haben. Hier zeigt sich für die ersten 6 Monate ein identischer Kurvenverlauf, danach schneiden die Therapieabbrecher sogar besser ab (OS ermittelt nach 42 Monaten: 66% versus 56%) [57]. Dies deckt sich mit der Beobachtung von Grimm et al. [22]. Auch hier haben die Patienten, welche eine immunonkologische Behandlung wegen Nebenwirkungen abgebrochen haben, keine schlechtere Prognose.

Cabozantinib plus Nivolumab

Die Kombination Cabozantinib/Nivolumab ist randomisiert gegen Sunitinib geprüft worden. Hauptzielkriterium der Phase-III-Studie ist das PFS. Nebenzielkriterium ist unter anderem das Gesamtüberleben. 638 Patienten sind 1:1-randomisiert worden. Nach einer mittleren Nachsorge von 18,1 Monaten ist sowohl das PFS (HR: 0,51; p<0,0001) wie auch das Gesamtüberleben (HR: 0,60; p<0,001) signifikant für die Kombination verlängert (Pressemitteilung der Firmen Ipsen und BMS vom 20. April 2020). Auf dem diesjährigen ASCO GU stellte Motzer die Ergebnisse vor. Für die Patienten der Hauptgruppe metastasierter Nierenzellkarzinome bestätigt sich die eindrucksvolle Wirksamkeit der Kombination aus Nivolumab und Cabozantinib (n=279) gegenüber der Monotherapie mit Sunitinib (n=278). Das mediane PFS (17,0 versus 8,3 Monate) ist ebenso wie die Ansprechrate (56,6% versus 28,4%) signifikant verlängert beziehungsweise größer (Abb. 24). Der Median für das Gesamtüberleben ist in beiden Gruppen noch nicht erreicht. Die Toxizitäten Grad 3 und höher sind um 10,3% mehr in der Kombinationsgruppe.

Für die Subgruppe der sarkomatoiden Nierenzellkarzinome stellt die Kombination aus Cabozantinib, Nivolumab eine interessante Therapieoption dar. Im Vergleich zu Sunitinib kann das PFS (10,9 versus 4,2 Monate) sowie das med. Gesamtüberleben (n.r. versus 19,7 Monate) eindrucksvoll verlängert werden.

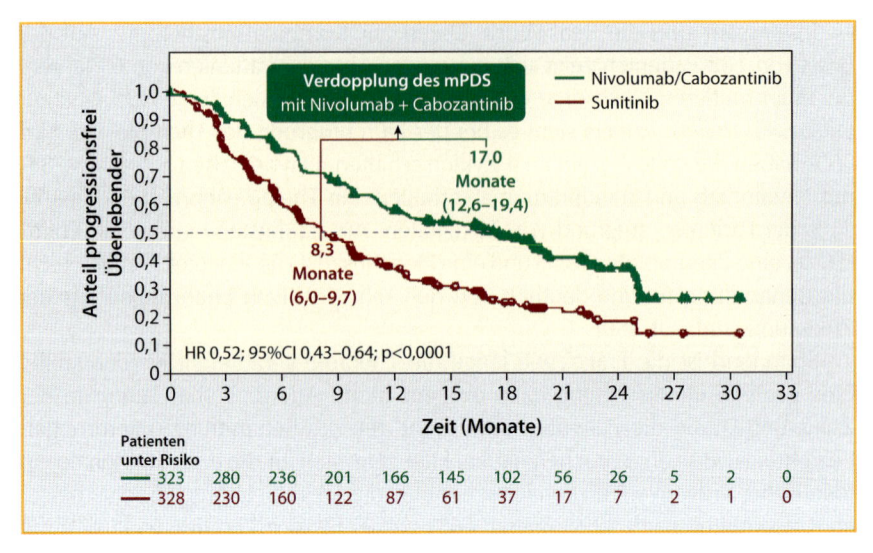

Abbildung 24: PFS unter Cabozantinib/Nivolumab versus Sunitinib. Adaptiert nach [36].

Allerdings sind die Gruppengrößen bei der seltenen Tumorentität gering (34 versus 41 Patienten). Der Trend ist interessant und vergleichbar zu der Kombination aus Ipilimumab, Nivolumab bei gleicher Entität.

Avelumab plus Axitinib

Eine 1:1-randomisierte Studie zur Kombination von Avelumab + Axitinib versus Sunitinib ist präsentiert worden. Die Dosierung beträgt für Avelumab (10 mg/kg KG, i.v. alle 2 Wochen) und für Axitinib (5 mg, 2 x täglich oral). Hauptzielkriterium ist PFS sowie Gesamtüberleben für die PD-L1-positiven Tumorpatienten. Sekundäres Zielkriterium ist das PFS für die Gesamtpopulation. 442 Patienten haben die Kombination und 444 Patienten die Monotherapie mit Sunitinib erhalten. Aus der Gesamtgruppe von 560 Patienten mit PD-L1-Positivität sind PFS (13,8 versus 7,2 Monate, p<0,001) und ORR (55,2% versus 25,5%) signifikant größer für die Patienten aus der Kombinationsgruppe. Unabhängig von der PD-L1-Expression ist im Vergleich der beiden Behandlungsgruppen das PFS mit 13,8 versus 8,4 Monaten signifikant länger (p<0,0001) und die objektive Remissionsrate doppelt so groß (52,5% versus 27,3%). Entsprechend wird die Zeit bis zur Therapieumstellung zugunsten der Kombination signifikant verzögert (19,4 Monate versus n.e.). Das Gesamtüberleben unterscheidet sich nicht signifikant (11,6 versus 10,7 Monate); allerdings erklärt sich dies durch die noch geringe Anzahl verstorbener Patienten (n=37 versus 44 Patienten) und den noch kurzen Nachsorgezeit-

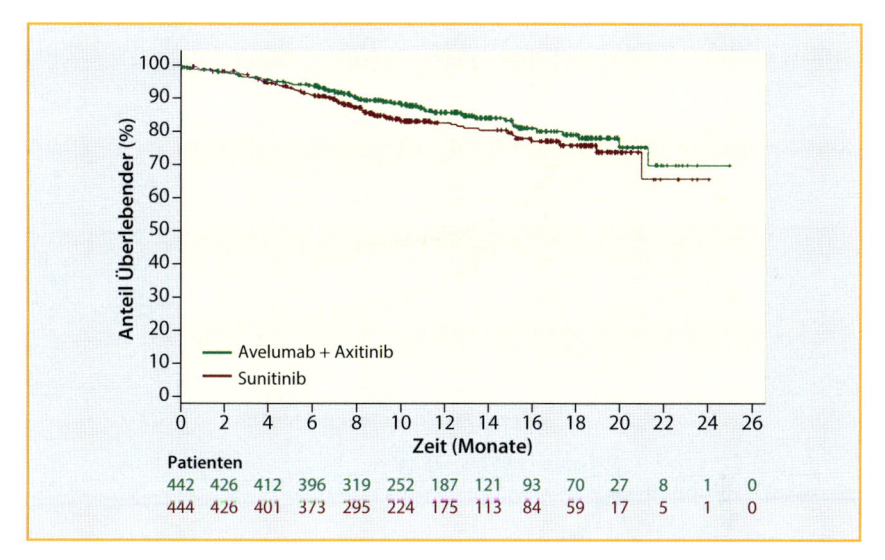

Abbildung 25: Avelumab plus Axitinib versus Sunitinib beim metastasierten Nierenzellkarzinom in der Erstlinie. Ergebnisse in Bezug auf das Gesamtüberleben (OS). Adaptiert nach [12].

raum. Eine Aktualisierung zeigt einen Vorteil für die Kombination mit einer Reduktion des Mortalitätsrisikos um 35% [12]. Der Median ist in beiden Gruppen noch nicht erreicht. Aktuell zeichnet sich für die Poor-Risk-Gruppe ein verlängertes Überleben in der Kombinationsgruppe ab (14,8 versus 9,5 Monate, Stellungnahme der DGHO vom 20. März 2020) (Abb. 25). Keine Unterschiede bestehen in dem Auftreten von Nebenwirkungen von Grad 3/4 (71,2% versus 71,5%). Der Anteil steroidbedürftiger Nebenwirkungen ist bei der Kombination mit 11,1% relativ niedrig.

Die japanische Arbeitsgruppe um Tomita hat die Studie im Hinblick auf die Altersstruktur der Patienten analysiert [58]. Die Kombination wirkt unabhängig vom Alter (Abb. 26). Auch finden sich nicht mehr Toxizitäten bei alten Patienten.

Pembrolizumab plus Axitinib

Eine der wichtigsten Studien des vergangenen Jahres war die prospektiv randomisierte zweiarmige Studie: Pembrolizumab + Axitinib versus Sunitinib. Die Dosis ist für Pembrolizumab 200 mg i.v. alle 3 Wochen und für Axitinib 5 mg 2× täglich oral. Die Studie ist auf dem ASCO aktualisiert worden [44]. 432 Patienten haben die Kombination und 429 Patienten die Monotherapie erhalten. Nach einer mittleren Nachsorge von 31,1 Monaten ist das Gesamtüberleben signifikant für die Kombination verlängert. Das 2-Jahres-Überleben ist signifikant größer in

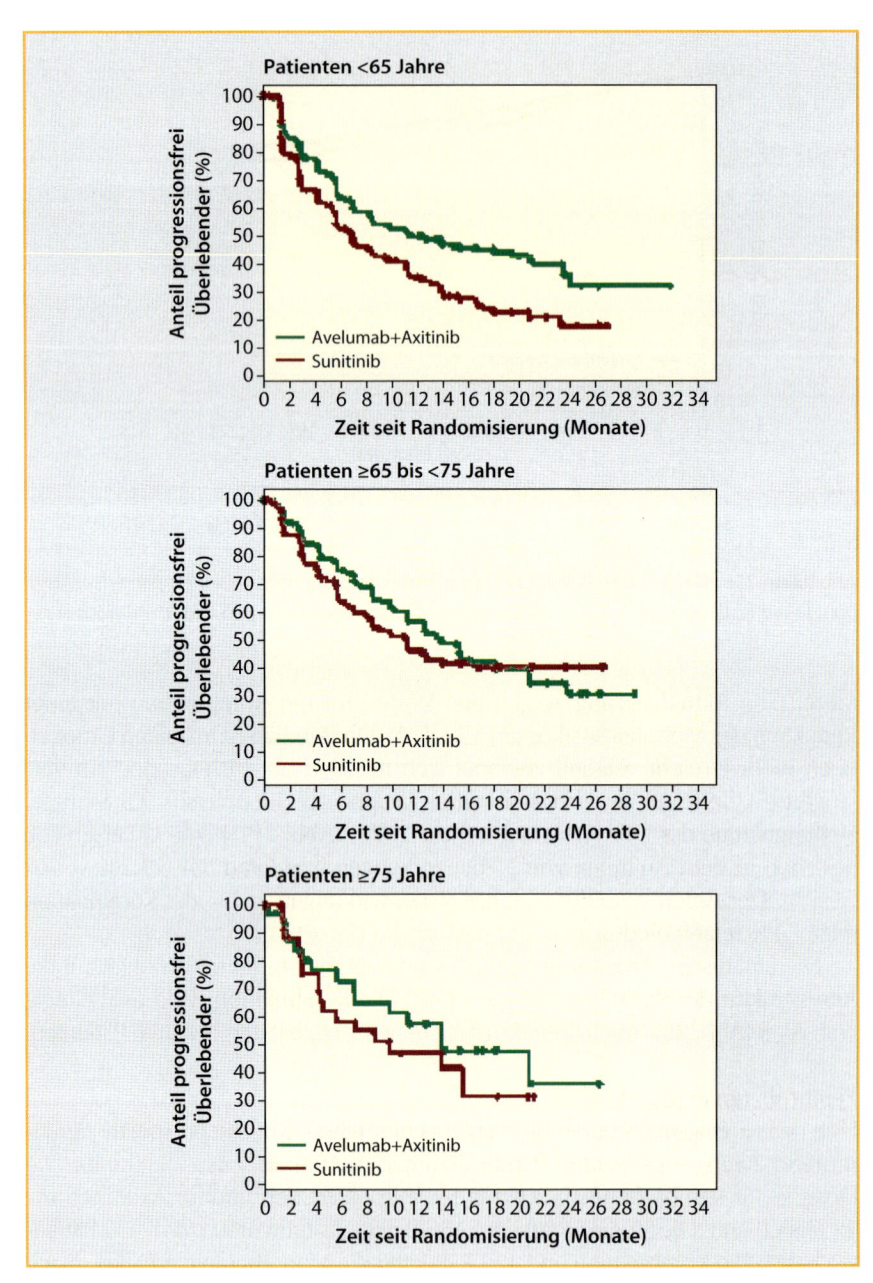

Abbildung 26: PFS unter Avelumab plus Axitinib versus Sunitinib beim metastasierten Nierenzellkarzinom nach Altersgruppe. Adaptiert nach [58].

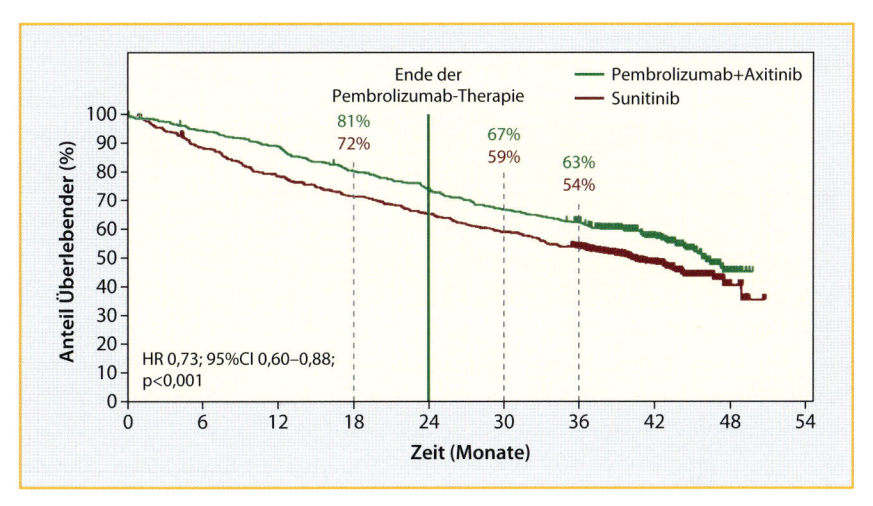

Abbildung 27: Überleben unter Pembrolizumab + Axitinib beim fortgeschrittenen Nierenzellkarzinom nach 2 Jahren Therapie in der Phase-III-Studie KEYNOTE-426. Adaptiert nach [44].

der Kombinationsgruppe (74% versus 66%, p<0,0001). Das Gesamtüberleben wird mit 35,7 Monaten versus 33,3 Monaten angegeben, wobei der Median im Kombinationsarm noch nicht erreicht ist [45] (Abb. 27). Rini aktualisiert die 42-Monats-Daten [49]. Dabei überzeugt die Kombination in jeder Hinsicht (OS, PFS, ORR jeweils p<0,001).

Das PFS ist signifikant nach 2 Jahren verlängert (15,4 versus 11,1 Monate, p<0,001). Die objektive Remissionsrate ist mit 60% versus 40% signifikant größer (p<0,0001). Ein OS-Unterschied besteht zwischen partieller und kompletter Remission nicht. Die Vorteile sind unabhängig von der Prognosegruppe und unabhängig vom PD-L(1)-Status. Auch sprechen Patienten mit ungünstiger Histologie (sarkomatoide Tumoren) signifikant besser an [43]. Auch hier wieder ähnliche Resultate wie unter den vorgenannten Kombinationen.

Das Ansprechen auf die Target-Läsion (>80% versus <30%) ist ohne Bedeutung im Hinblick auf das Überleben. Das belegt den untergeordneten Stellenwert der bildgebenden Diagnostik im Rahmen der Therapiebeurteilung immunonkologischer Medikamente.

Eine Subgruppenbetrachtung nimmt Plimack vor. Hier werden die Patienten betrachtet, welche eine 2-jährige Therapiephase beendet haben. Dies entspricht 103/432 Patienten. Betrachtet man die 103 Patienten, so weisen 67,4% ein intermediäres oder ungünstiges Risikoprofil auf. Das Gesamtüberleben nach 36 Monaten beträgt 93,8% bei einer Ansprechrate von 85,3%. Immunrelevante Grad-3- bis -5-Nebenwirkungen sind bei 8,5% der Patienten aufgetreten. Wenn es sich hier auch um eine positive Selektion aus der Gesamtstudiengruppe handelt, so sind die Langzeitergebnisse überzeugend.

Interessant in dem Zusammenhang sind die Phase-II-Vorläuferstudien. Die Nachsorgezeiträume betragen hier 5 Jahre. Vier Jahre nach Einleitung der Therapie leben noch 66,8% der Patienten, was den Langzeiteffekt der Therapie unterstreicht [2].

Lenvatinib plus Pembrolizumab
Die Kombination Lenvatinib und Pembrolizumab ist randomisiert in der Erstlinie 1:1:1 gegen die in der Zweitlinie zugelassene Kombination aus Lenvatinib + Everolimus sowie gegen eine Sunitinib-Monotherapie geprüft worden [34]. Hauptzielkriterium ist das PFS ermittelt nach RECIST. Nebenzielkriterien sind Gesamtüberleben, Ansprechrate, Sicherheit und QoL. Für das PFS finden sich hoch signifikante Vorteile für die Kombination aus Lenvatinib und Pembrolizumab. Dies betrifft auch den Vergleich zur zugelassenen Kombination mit Everolimus (Abb. 28).

Bei der Betrachtung des Gesamtüberlebens zeichnet sich ausschließlich ein Trend zugunsten der Kombination aus Lenvatinib und Pembrolizumab ab. Der jeweilige Median ist bis dato für keinen der drei Therapiearme erreicht (Abb. 29). Ein signifikanter Überlebensvorteil zeichnet sich für die Kombinationsgruppe ab. Interessant ist die Kurvenbetrachtung zur Kombination mit Everolimus. Diese Kombination kann auch in der Erstlinie nicht überzeugen. Der mTOR-Inhibitor scheint kein geeigneter Kombinationspartner zu sein.

Bei den Nebenwirkungen stehen für die Kombination aus Lenvatinib und Pembrolizumab im Vordergrund: Diarrhö, Bluthochdruck, Hypothyreose, Rash

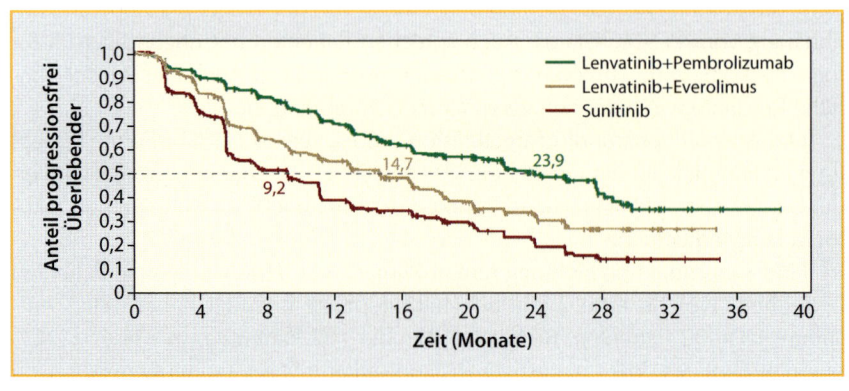

Abbildung 28: *Progressionsfreies Überleben unter Lenvatinib/Pembrolizumab versus Lenvatinib/Everolimus versus Sunitinib. Adaptiert nach [34].*

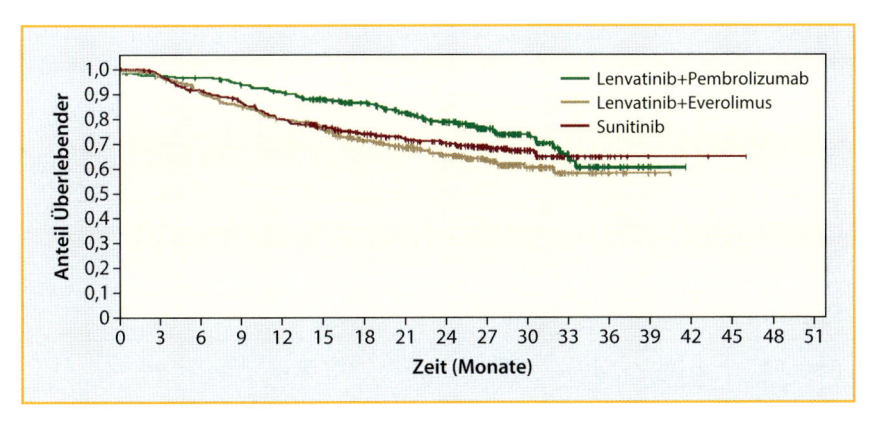

Abbildung 29: *Gesamtüberleben unter Lenvatinib/Pembrolizumab versus Lenvatinib/Everolimus versus Sunitinib. Der Median ist bei keinem der drei Arme erreicht. Adaptiert nach [35].*

und Dysphonie. Im Vergleich zu Sunitinib bestehen 12,3% mehr Grad-3/4-Nebenwirkungen.

Metaanalysen

In einer Metaanalyse sind die Kombinationen aus Pembrolizumab/Axitinib, Avelumab/Axitinib und Atezolizumab/Bevacizumab miteinander verglichen worden. Ziel ist ein Ranking auf Basis der PFS und Nebenwirkungsraten. Im Hinblick auf das PFS zeigt sich ein Ranking für die oben genannte Reihenfolge (Pembrolizumab/Axitinib gefolgt von Avelumab/Axitinib gefolgt von Atezolizumab/Bevacizumab); ein vergleichbares Ranking besteht für die erfassten Nebenwirkungen [1]. Interessant ist der Erstlinienvergleich, den Motzer auf dem diesjährigen ASCO GU angestellt hat (Tab. 7).

Bei der Interpretation der Studiendaten im Vergleich ist Vorsicht geboten. Die Arbeitsgruppe um Shay et al. hat acht randomisierte Studien hinsichtlich des Ergebnisses gerankt [51]. Wesentliche Aspekte fehlen in der Betrachtung. Die Nachsorgezeiträume sind unterschiedlich und liegen je nach Studie zwischen 1 und 3 Jahren. Die Nebenwirkungen sind nicht einheitlich erfasst. Entscheidende Fragen müssen beantwortet werden: Leben die Patienten durch die Behandlung erstens länger und zweitens besser? Auf beide Fragen gibt es zurzeit keine wertende Antwort.

Tabelle 7: Vergleich Kombinationsregime in der Erstlinientherapie des fortgeschrittenen Nierenzellkarzinoms. Besonders signifikante Werte sind rot hervorgehoben [36].

	Clear	Checkmate-9er	JAVELIN Renal 101	KEYNOTE-426
	Pembrolizumab + Lenvatinib (n=1069)	Nivolumab + Cabozantinib (n=651)	Avelumab + Axitinib (PD-L1+, n=5609)	Pembrolizumab + Axitinib (n=861)
mPF (m)	23,9	16,6	13,8	15,4
HR (95% Cl)	0,39	0,51	0,62	0,71
mOS (m)	NR	NR	NR	NR
HR (95% Cl)	0,66	0,60	0,83	0,68
ORR/CR (%)	71/16,1	55,7/8	55,2/5,6	60/9
Sarkomatoide Anteile (%)	7,9	NA	12,2	17,9
IMDC oder MKSCC-Risiko F/I/P (%)	31/59,2/9,3	22,6/57,6/19,7	19,3/64,1/16,3	31,9/55,1/13
Medianes Follow-up (Monate)	27	18,1	13	30,6

Wertung der Erstlinientherapie

Die TKI-Monotherapie verliert zunehmend an Bedeutung; die Behandlung mit dem mTOR-Inhibitor Temsirolimus ist ohne Bedeutung. Kombinationstherapien mit gesichertem Überlebensvorteil dominieren die Erstlinie. Sechs randomisierte Kombinationstherapien mit dem jeweils gleichen Kontrollarm (Sunitinib) ermöglichen eine Wertung nach EBM (*evidence based medicine*). Die Kombinationen Pembrolizumab/Axitinib wie Nivolumab/Ipilimumab haben einen signifikanten Überlebensvorteil. PFS-Vorteile bestehen für die Kombinationen Pembrolizumab/Axitinib, Nivolumab/Cabozantinib sowie Avelumab/Axitinib; ebenso für die Kombination Atezolizumab/Bevacizumab und Pembrolizumab/Lenvatinib. Hier scheint für das PFS der TKI – Axitinib, Lenvatinib oder Cabozantinib – von Bedeutung zu sein. Gleiches trifft für die objektive Remission zu. Vergleicht man die Studien, so beziehen sich die Aussagen in der Pembrolizumab/Axitinib-Studie auf die Gesamtgruppe der Patienten. In der Nivolumab/Ipilimumab-Studie bezieht sich der Vorteil auf die Patienten mit intermediärem und ungünstigem Risikoprofil. Für die Kombination aus Avelumab und Axitinib wie Atezolizumab und Bevacizumab bestehen für die PD-L1-positiven Patienten Vorteile.

Kommentar des Autors

Um das Potenzial der vorhandenen Substanzen in der Erstlinie nutzen zu können, sollte die Behandlung als sequenziell alternierende Therapie angelegt werden.

2.3.6 Zweitlinientherapie

Standardtherapeutika in der Zweitlinientherapie sind **Sorafenib** (de facto aber mit Erstlinien-Zulassung, weil geforderte Interferon-Vorbehandlung verlassen ist), **Everolimus** (ohne Bedeutung), **Sunitinib, Axitinib, Cabozantinib, Lenvatinib/Everolimus und Nivolumab**. Die Studienergebnisse für Cabozantinib wie für Nivolumab sind im Vergleich zum randomisierten Kontrollarm mit Everolimus positiv. Berücksichtigt man das Gesamtüberleben, so haben sich in randomisierten Studien Nivolumab und Cabozantinib als eindeutig überlegen erwiesen (Tab. 8).

Cabozantinib

Interessant sind die Subgruppenanalysen zu Cabozantinib. Eine frühe Tumorschrumpfung innerhalb von 8 Wochen signalisiert einen Überlebensvorteil; umgekehrt besteht im Vergleich zu Everolimus kein Überlebensvorteil, wenn der frühe Schrumpfungseffekt ausbleibt. Eine praktisch wichtige Beobachtung, die bei ausbleibendem Effekt eine Therapieumstellung indizieren kann.

Tabelle 8: Zweitlinienoptionen in der Therapie des metastasierten Nierenzellkarzinoms. Die Angaben beziehen sich auf die Zulassungsstudien und stellen die Unterschiede im Hinblick auf den Vergleichsarm dar. Hervorgehoben (rot) sind die statistisch signifikanten Veränderungen. Adaptiert nach [7, 29, 30, 47].

Therapie	Remission (%)	PFS (Monate)	Überleben (Monate)	cToxizität (%)
Everolimus plus Lenvatinib[1] versus Everolimus	+37,0	+9,1	+10,1	+21
Axinitib[2] versus Sorafenib	+10,0	+2,0	n.d.	n.d. (−4)
Cabozantinib[3] versus Everolimus	+16,0	+3,6	+4,9	+10
Nivolumab[4] versus Everolimus	+20,0	+0,2	+5,4	−18

[1] Motzer et al. 2016; [2] Rini et al. 2011; [3] Choueiri et al. 2015; [4] Motzer et al. 2015

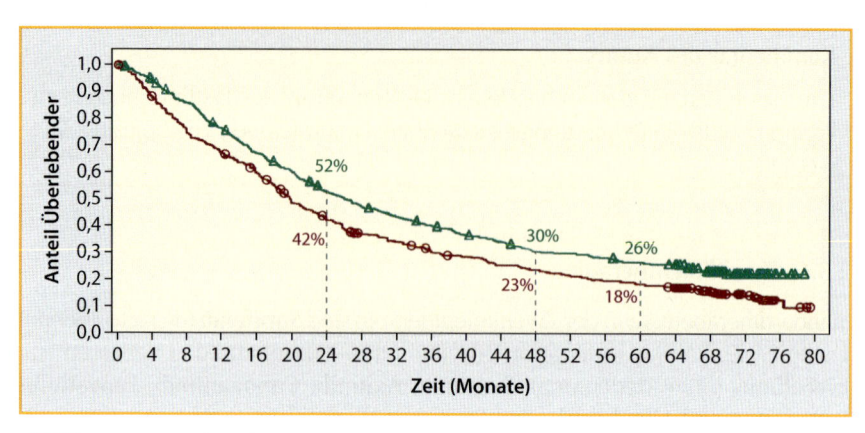

Abbildung 30: *Nivolumab versus Everolimus; Daten zum Gesamtüberleben. Adaptiert nach [32].*

Nivolumab

ist ein PD-1-Checkpoint-Inhibitor. Im Vergleich zu Everolimus zeigen sich signifikante Verbesserungen für das Gesamtüberleben (26,0 versus 19,7 Monate, p=0,006), ORR (25% versus 5%, p<0,001) und deutlich weniger Nebenwirkungen Grad 3/4 (19% versus 37%).

Die finale Analyse der Zulassungsstudie bestätigt den hochsignifikanten Überlebensvorteil für Nivolumab im Vergleich zu Everolimus (25,8 versus 19,7 Monate, p<0,0001) [32]. Die wesentliche Aussage der finalen Analyse ist das Langzeitüberleben 60 Monate nach Therapie von 26% (Abb. 30). Dies sind sehr positiv zu wertende Daten, an denen sich neue Therapien zu messen haben. Interessant in dem Zusammenhang ist der sehr früh auftretende positive Therapieeffekt innerhalb der ersten 8 Wochen bis 6 Monate. Der daraus resultierende Unterschied bleibt über die Gesamtbeobachtungszeit bestehen. Auch stellt sich in dem Zusammenhang die Frage, wie lange die Therapie fortgeführt werden sollte.

2.3.7 Sequenziell alternierende Therapie

Die **Erstlinientherapie** besteht aktuell aus sechs Substanzen in der Mono- oder insgesamt sieben Kombinationstherapien (davon n=3 im Zulassungsverfahren). Das beinhaltet n=17 verschiedene Therapeutika allein in der Erstlinie und n=7 Substanzen in der Zweitlinie! Um die Möglichkeiten in der Erstlinientherapie optimal nutzen zu können, bietet sich die Anwendung im Rahmen einer sequenziell alternierenden Erstlinientherapie an. Hier besteht die Möglichkeit der geplanten Anwendung mehrerer Substanzen/Substanzkombinationen in einem Erstliniensetting.

Monotherapie (insgesamt eher abnehmende Bedeutung):
- Cabozantinib
- Sunitinib
- Tivozanib
- Pazopanib
- Sorafenib
- Temsirolimus (ohne Bedeutung)

Kombinationstherapie (insgesamt zunehmende Bedeutung):
- Nivolumab + Ipilimumab
- Avelumab + Axitinib
- Pembrolizumab + Axitinib
- Nivolumab + Cabozantinib
- *Lenvatinib + Pembrolizumab (Zulassung erwartet)*

Fragliche Bedeutung
- *Atezolizumab + Bevacizumab (Zulassung fraglich)*
- Bevacizumab +IFN-α (zugelassen, aber weitgehend ohne Bedeutung)

In der **Zweitlinie sind seit Einführung der TKI insgesamt sechs Monotherapien und eine Kombination zugelassen. Von praktischer Bedeutung sind:** Nivolumab, Cabozantinib und Axitinib.

Monotherapien:
- Nivolumab
- Cabozantinib
- Axitinib

Abnehmende Bedeutung:
- Sunitinib
- Sorafenib
- Lenvatinib + Everolimus
- Everolimus (ohne Bedeutung)

Kommentar des Autors

Um die Medikamentenauswahl zu erhalten, sollte die Erstlinienbehandlung von Beginn an auf einer sequenziell alternierenden Therapie ausgelegt sein. So lassen sich die Therapieoptionen bei der Vielzahl der zur Verfügung stehenden Substanzen in der Erstlinie nutzen. Die Wahl der Zweitlinientherapeutika muss von den verwandten Substanzen aus der Erstlinie abhängig gemacht werden. Eine Monotherapie mit Everolimus erscheint nicht mehr sinnvoll. Auch hat die Bedeutung für eine Monotherapie mit Axitinib abgenommen, da Nivolumab oder Cabozantinib in einem überzeugenden Studiendesign mit einer verbesserten Gesamtüberlebensrate aufwarten. Der Stellenwert von Axitinib wird künftig in der Kombination in der Erstlinie gesehen. Der Status von Sorafenib als Zweitlinientherapeutikum ist mittlerweile ohne Bedeutung.

2.3.8 Medikamente in der Prüfung

Erstlinie

Pembrolizumab + Bevacizumab
48 Patienten sind in einer Phase-II-Studie rekrutiert worden. Alle Patienten sind nicht vorbehandelt. Hauptzielkriterium ist die Ansprechrate (ORR). ORR beträgt 60,9% (28/48) bei n=1 CR, n=27 PR, davon (CR in der Targetläsion). Das mediane PFS beträgt 20,7 Monate. Das mediane Überleben beträgt 28,3 Monate [17].

Savolitinib
Savolitinib ist ein MET-Inhibitor. Patienten mit MET-Amplifikationen oder Mutationen könnten hier profitieren. Im randomisierten Vergleich (Phase-II-Studie) ist Savolitinib mit Sunitinib verglichen worden. Auf der Basis von insgesamt 60 randomisierten Patienten mit derartigen Mutationen/Amplifikationen besteht ein Trend (nicht signifikant) für ein verbessertes PFS, OS und ORR [10].

Bifidobacterium
stellt eine probiotische Ergänzung dar und wird in einer kleinen randomisierten Phase-II-Studie peranal (Suppositorium) bei Patienten unter VEGF-TKI appliziert. 20 Patienten sind bis dato behandelt. Ein Effekt auf das Tumorgeschehen lässt sich aus der Untersuchung nicht ableiten [15].

Zweitlinie

MK-6482
MK-6482 ist ein HIF-2α-Inhibitor, der in der Zweitlinie bei Patienten mit metastasiertem Nierenzellkarzinom geprüft wird (Protokoll NCT04195750). Die Therapie erfolgt per os. 736 Patienten werden randomisiert. Der Kontrollarm besteht aus einer Behandlung mit Everolimus. Phase-I/II-Daten schätzen das Ansprechen auf 24% (n=13). Das mediane PFS beträgt 11,0 Monate. Grad->3-Nebenwirkungen sind nicht aufgetreten [9].

> **Kommentar des Autors**
> Kritikwürdig ist die Wahl von Everolimus als Kontrollarm; hier haben sich bereits zwei Substanzen als eindeutig überlegen erwiesen (Cabozantinib und Nivolumab). Everolimus stellt aktuell keine sinnvolle Zweitlinienoption mehr dar und sollte in einem aktuellen Studiendesign nicht mehr als Kontrollarm dienen.

Belzutifan

Belzutifan ist ein oral verfügbarer HIF-2α-Inhibitor, der in Kombination mit Cabozantinib bei 41 Patienten in der Zweit- und Drittlinie geprüft wird. Das PFS beträgt 16,8 Monate bei einer CR-Rate von 22%. 60% der Patienten haben Grad-3-Nebenwirkungen erlitten [13].

Sitravatinib plus Nivolumab

Diese Kombination ist bei 40 Patienten in der Zweit- bzw. Drittlinie getestet worden. Im Rahmen der Phase-I/II-Studie sind vier verschiedene Dosisstufen des TKI geprüft worden. Das PFS (10,3 Monate), das OS (17,7 Monate, Median noch nicht erreicht) sowie das objektive Ansprechen (39%) lassen auf eine Fortführung der Studie schließen [37].

Nivolumab plus Ipilimumab

Nivolumab plus Ipilimumab ist bei 46 Patienten in der Zweitlinie nach Checkpoint-Inhibitor-Versagen eingesetzt worden. Nach einer mittleren Nachsorge von 8,9 Monaten haben 7 Patienten eine PR entwickelt. 36 Patienten berichten über Nebenwirkungen. 13 Patienten haben Grad-3/4-Nebenwirkungen [11].

Tivozanib versus Sorafenib

In einer randomisierten Phase-III-Studie sind 350 Patienten mit refraktärer Erkrankung rekrutiert worden. Auf dem ASCO sind die finalen Daten präsentiert worden: 60% hatten zwei und 40% jeweils drei verschiedene Vorbehandlungen. Das PFS war mit 5,6 versus 3,9 Monaten signifikant zugunsten von Tivozanib verlängert; ebenso das Ansprechen mit 18% versus 8%. Gleiches trifft auf die Viertlinie zu (PFS: 5,5 versus 3,6 Monate). Die Verträglichkeit war bei weniger Grad-3/4-Nebenwirkungen günstiger für Tivozanib (44% versus 55%). Das Gesamtüberleben unterscheidet sich jedoch statistisch nicht signifikant [38, 48, 49]. Bei Patienten mit nur zwei Vortherapien ist das Ansprechen mit 15,2% versus 7,5% günstig für die mit Tivozanib behandelten Patienten.

> **Kommentar des Autors**
> Studienansätze mit Sorafenib oder Everolimus als alleinigem Kontroll-/Vergleichsarm reichen für eine Therapieempfehlung aktuell nicht mehr aus.

Sunitinib ...

... ist nach Immunonkologischer Behandlung in der Zweitlinie eingesetzt worden. Die Studie basiert auf 20 Patienten. 2/20 haben eine PR, das PFS beträgt 6,8 Monate und das mediane Gesamtüberleben 13,6 Monate [21]. Daten, die dem Behandlungsalltag in der Verwendung von TKIs in der Zweitlinie entsprechen.

> **Kommentar des Autors**
>
> Sunitinib hat eine Zweitlinienzulassung, die vor dem Hintergrund aktiverer Substanzen von nur untergeordneter Bedeutung ist.

Everolimus ...

... war früher Standard in der Zweitlinientherapie. Die Monotherapie mit Everolimus ist mittlerweile ohne Bedeutung. Studien belegen ein signifikant verbessertes Ansprechen und Überleben unter Cabozantinib gegenüber Everolimus (OS, RR, PFS) und unter Nivolumab gegenüber Everolimus (RR, OS). Die Bedeutung für Everolimus wird dort gesehen, wo kein Zugang zu neuen Zweitlinientherapeutika gegeben ist; also außerhalb der westlichen Welt.

Telaglenastat (Glutaminase-Inhibitor)

Telaglenastat ist in Kombination mit Cabozantinib versus Cabozantinib/Placebo an 444 Patienten randomisiert geprüft worden. Das mediane PFS wie das Gesamtansprechen unterscheiden sich nicht. Damit handelt es sich um ein Negativergebnis [58].

Vorolanib ...

... ist in Kombination mit Everolimus versus Everolimus versus Vorolanib bei 399 Patienten 1:1:1-randomisiert geprüft worden. Das Gesamtüberleben unterscheidet sich in allen drei Studienarmen nicht signifikant bei verbessertem mPFS zugunsten der Kombination (10 versus 6,4 Monate, p=0,0171) [52]. Damit handelt es sich um ein Negativergebnis.

2.4   Zusammenfassung

Kombinationstherapien im Erstlinien-Ansatz haben Vorteile gegenüber der Monotherapie, ohne dass eine Sequenz der ersten Wahl existiert. In der Therapiesequenz ist eine lange und erfolgreiche Vorbehandlung in der Erstlinie vorteilhaft. Mit der Anzahl der Vorbehandlungen verringert sich die progressionsfreie Zeit bei jeder neuen Therapie. Im Vordergrund der Sequenztherapie steht auch in Zukunft ein verlängertes Gesamtüberleben bei guter Verträglichkeit. Auch beim

Nierenzellkarzinom rückt die Biologie der Erkrankung bei der Wahl des Medikaments in den Vordergrund. Die Wahl der Sequenz bleibt bei der Vielzahl an Möglichkeiten eine individuell geprägte Therapieentscheidung. Zugelassene Indikationsbereiche bedürfen der Beachtung. Vor dem Hintergrund sollte die Erstlinientherapie als sequenziell alternierende Therapie geplant werden.

> **Kommentar des Autors**
>
> Standard ist die operative Entfernung lokal begrenzter Nierenzellkarzinome. Anzustreben ist eine organerhaltende Nierentumorresektion. Voraussetzungen sind technische Durchführbarkeit, onkologische Sinnhaftigkeit und verbleibender funktionsfähiger Nierenanteil. Die offene Nierentumorresektion bietet den Vorteil der Nierentumorresektion ohne Abklemmung der Nierengefäße, das heißt ohne Ischämie. Bei metastasierter Erkrankung ist die zytoreduktive Therapie Standard im Rahmen eines multimodalen Konzepts. Ausnahme sind Patienten mit ungünstiger Prognose. Metastasenchirurgie ist indiziert bei metachroner solitärer Metastasierung. Die Erstlinientherapie richtet sich nach dem Prognoseprofil des individuellen Patienten aus. Neben einer Behandlung mit TKI oder Checkpoint-Inhibitoren stehen Kombinationsbehandlungen unter Verwendung von Immunonkologika zur Verfügung. Ein Medikament oder Medikamentenkombination der ersten Wahl existiert nicht. Im Vordergrund stehen die Erfahrung des Uro-/Onkologen und die individuelle Verträglichkeit. Herausfordernd sind das Vorgehen bei Progress und die Wahl einer geeigneten Therapiesequenz. Indikationsbeschränkungen müssen bei der Wahl der kostspieligen Medikamente berücksichtigt werden, um Regressansprüche zu vermeiden.

2.5 Literatur

[1] Alam MU et al. (2020) Combination therapy for metastatic renal cell carcinoma: a systematic review and network meta-analysis. J Urol 203(Suppl 4):MP14–16
[2] Atkins MB et al. (2020) Axitinib plus pembrolizumab in patients with advanced renal cell carcinoma: Long-term efficacy and safety from a phase Ib study. J Clin Oncol 38(Suppl 15):5080
[3] Bakouny Z et al. (2020) Cytoreductive nephrectomy (CN) for metastatic renal cell carcinoma (mRCC) treated with immune checkpoint inhibitors (ICI) or targeted therapy (TT): A propensity score-based analysis. 38(Suppl 6):608
[4] Bergmann L et al. (2020) Onkopedia. Leitlinie Nierenzellkarzinom, https://www.onkopedia.com/de/onkopedia/guidelines/nierenzellkarzinom-hypernephrom/@@guideline/html/index.html

[5] Bex A et al. (2021) Renal cancer controversies. EAU20 Virtual Congress
[6] Buffi NM et al. (2020) Buffi NM et al. (2020) Robotic assisted partial nephrectomy for complex tumors. Eur Urol 77(1):95–100
[7] Choueiri TK et al. (2015) Cabozantinib versus everolimus in advanced renal-cell carcinoma. N Engl J Med 373:1814–1823
[8] Choueiri TK et al. (2017) Cabozantinib versus sunitinib as initial targeted therapy for patients with metastatic renal cell carcinoma of poor or intermediate risk: The Alliance A031203 CABOSUN trial. J Clin Oncol 35(6):591–597
[9] Choueiri TK et al. (2020) Phase I/II study of the oral HIF-2α inhibitor MK-6482 in patients with advanced clear cell renal cell carcinoma (RCC). J Clin Oncol 38(Suppl 6):611
[10] Choueiri TK et al. (2020) SAVOIR: A phase III study of savolitinib versus sunitinib in pts with MET-driven papillary renal cell carcinoma (PRCC). J Clin Oncol 38(Suppl 15):5002
[11] Choueiri TK et al. (2020) FRACTION-RCC: Innovative, high-throughput assessment of nivolumab + ipilimumab for treatment-refractory advanced renal cell carcinoma (aRCC). J Clin Oncol 38(Suppl 15):5007
[12] Choueiri TK et al. (2020) Updated efficacy results from the JAVELIN Renal 101 trial: first-line avelumab plus axitinib versus sunitinib in patients with advanced renal cell carcinoma. Ann Oncol 31(8):1030–1039
[13] Choueiri TK et al. (2021) Phase 2 study of the oral hypoxia-inducible factor 2α (HIF-2α) inhibitor MK-6482 in combination with cabozantinib in patients with advanced clear cell renal cell carcinoma (ccRCC). J Clin Oncol 39(Suppl 6):272
[14] Choueiri TK et al. (2021) Pembrolizumab versus placebo as post-nephrectomy adjuvant therapy for patients with renal clear cell carcinoma: Randomized double-blind phase III KEYNOTE-564 study. J Clin Oncol 39(Suppl 18):published online
[15] Dizman N et al. (2020) Randomized prospective trial assessing Bifidobacterium-containing probiotic supplementation in metastatic renal cell carcinoma (mRCC) patients receiving vascular endothelial growth factor-tyrosine kinase inhibitors (VEGF-TKIs). J Clin Oncol 38(Suppl 15):5078
[16] Dudani C (2019) Selecting Patients With Metastatic Renal Cell Carcinoma for Cytoreductive Nephrectomy. https://dailynews.ascopubs.org/do/10.1200/ADN.19.190484/full/
[17] Dudek AZ et al. (2020) Phase Ib/II Clinical Trial of Pembrolizumab With Bevacizumab for Metastatic Renal Cell Carcinoma: BTCRC-GU14-003. J Clin Oncol 38(11):1138–1145
[18] Eisen T et al. (2020) Adjuvant Sorafenib for Renal Cell Carcinoma at Intermediate or High Risk of Relapse: Results From the SORCE Randomized Phase III Intergroup Trial. J Clin Oncol 38(34):4064–4075
[19] Escudier B et al. (2009) Sorafenib for Treatment of Renal Cell Carcinoma: Final Efficacy and Safety Results of the Phase III Treatment Approaches in Renal Cancer Global Evaluation Trial. J Clin Oncol 27(20):3312–3318
[20] Escudier B et al. (2010) Phase III trial of bevacizumab plus interferon alfa-2a in patients with metastatic renal cell carcinoma (AVOREN): final analysis of overall survival. J Clin Oncol 28(13):2144–2150

[21] Grande E et al. (2020) INMUNOSUN-SOGUG trial: A prospective phase II study to assess the efficacy and safety of sunitinib as second-line (2L) treatment in patients (pts) with metastatic renal cell cancer (RCC) who received immunotherapy-based combination upfront. J Clin Oncol 38(Suppl 15):5060

[22] Grimm MO et al. (2019) Checkmate 214 patients who discontinued first-line nivolumab + ipilimumab or sunitinib due to treatment-related adverse events. Urol (Suppl 58): 43

[23] Hudes G et al. (2007) Temsirolimus, interferon alfa, or both for advanced renal-cell carcinoma. N Engl J Med 356(22):2271–2281

[24] Ishiyama Y et al. (2021) Greater renal function benefit from enucleation technique for more complex renal tumors in robot-assisted partial nephrectomy. J Endourol doi.org/10.1089/end 2020.1210

[25] McDermott DF et al. (2020) First-line pembrolizumab (pembro) monotherapy in advanced clear cell renal cell carcinoma (ccRCC): Updated follow-up for KEYNOTE-427 cohort A. J Clin Oncol 38(15):5069

[26] McDermott DF et al. (2021) Open-Label, Single-Arm Phase II Study of Pembrolizumab Monotherapy as First-Line Therapy in Patients With Advanced Clear Cell Renal Cell Carcinoma. J Clin Oncol 39(9):1020–1028

[27] Motzer RJ et al. (2009) Overall survival and updated results for sunitinib compared with interferon alfa in patients with metastatic renal cell carcinoma. J Clin Oncol 27(22):3584–3590

[28] Motzer RJ et al. (2013) Tivozanib versus sorafenib as initial targeted therapy for patients with metastatic renal cell carcinoma. Results from a phase III trial. J Clin Oncol 31(30):3791–3799

[29] Motzer RJ et al. (2015) Nivolumab versus everolimus in advanced renal-cell carcinoma. N Engl J Med 373:1803–1813

[30] Motzer RJ et al. (2016) Independent assessment of lenvatinib plus everolimus in patients with metastatic renal cell carcinoma. Lancet Oncol 17(1):e4–5

[31] Motzer RJ et al. (2018) IMmotion151: A Randomized Phase III Study of Atezolizumab Plus Bevacizumab vs Sunitinib in Untreated Metastatic Renal Cell Carcinoma (mRCC). J Clin Oncol 36(Suppl 6):578

[32] Motzer RJ et al. (2020) Final analysis of the CheckMate 025 trial comparing nivolumab (NIVO) versus everolimus (EVE) with >5 years of follow-up in patients with advanced renal cell carcinoma (aRCC). J Clin Oncol 38(Suppl 6):617

[33] Motzer RJ et al. (2020) Nivolumab versus everolimus in patients with advanced renal cell carcinoma: Updated results with long-term follow-up of the randomized, open-label, phase 3 CheckMate 025 trial. Cancer 26(18):4156–4167

[34] Motzer RJ et al. (2021) Phase 3 trial of lenvatinib (LEN) plus pembrolizumab (PEMBRO) or everolimus (EVE) versus sunitinib (SUN) monotherapy as a first-line treatment for patients (pts) with advanced renal cell carcinoma (RCC) (CLEAR study). J Clin Oncol 39(Suppl 6):269

[35] Motzer RJ et al. (2021) Lenvatinib plus pembrolizumab or everolimus for advanced renal cell carcinoma. N Engl J Med 384(14):1289–1300

[36] Motzer RJ et al. (2021) Nivolumab + cabozantinib (NIVO+CABO) versus sunitinib (SUN) for advanced renal cell carcinoma (aRCC): Outcomes by sarcomatoid histology

and updated trial results with extended follow-up of CheckMate 9ER. J Clin Oncol 39(Supp 6):308
[37] Msaouel P et al. (2020) A phase I/II trial of sitravatinib (sitra) combined with nivolumab (nivo) in patients (pts) with advanced clear cell renal cell cancer (aCCRCC) that progressed on prior VEGF-targeted therapy. J Clin Oncol 38(Suppl 6):612
[38] Pal SK et al. (2020) TIVO-3: Final OS analysis of a phase III, randomized, controlled, multicenter, open-label study to compare tivozanib to sorafenib in subjects with metastatic renal cell carcinoma (RCC). J Clin Oncol 38(Suppl 15):5062
[39] Pal SK et al. (2021) Sunitinib versus cabozantinib, crizotinib or savolitinib in metastatic papillary enal cell carcinoma (pRCC): Results from the randomized phase II SWOG 1500 study. J Clin Oncol 39(Suppl 6):270
[40] Pal SK et al. (2021) A comparison of sunitinib with cabozantinib, crizotinib, and savolitinib for treatment of advanced papillary renal cell carcinoma: a randomised, open-label, phase 2 trial. Lancet 397(10275):695–703
[41] Palacios DA et al. (2020) Partial nephrectomy for patients with severe chronic kidney disease – Is it worthwile? J Urol 204(3):434–441
[42] Parikh DA et al. (2020) Cost-effectiveness of first-line therapy for advanced renal cell carcinoma in the immunotherapy era. J Clin Oncol 38(Suppl 15):published online
[43] Plimack ER et al. (2020) Pembrolizumab plus axitinib versus sunitinib as first-line therapy for advanced renal cell carcinoma (RCC): Updated analysis of KEYNOTE-426. J Clin Oncol 38(Suppl 15):5001
[44] Plimack ER et al. (2021) Outcomes for patients in the pembrolizumab + axitinib arm with advanced renal cell carcinoma (RCC) who completed two years of treatment in the phase III KEYNOTE-426 study. J Clin Oncol 39(Suppl 6):327
[45] Powles T et al. (2020) Pembrolizumab plus axitinib versus sunitinib monotherapy as first-line treatment of advanced renal cell carcinoma (KEYNOTE-426): extended follow-up from a randomised, open-label, phase 3 trial. Lancet Oncol 21(12):1563–1573
[46] Rhee J et al. (2021) Coffee consumption and risk of renal cell carcinoma in the NIH-AARP Diet and Health Study. Int J Epidemiol dyab011
[47] Rini BI et al. (2011) Comparative effectiveness of axitinib versus sorafenib in advanced renal cell carcinoma (AXIS): a randomised phase 3 trial. Lancet 387(9807)1931–1939
[48] Rini BI et al. (2020) Tivozanib versus sorafenib in patients with advanced renal cell carcinoma (TIVO-3): a phase 3, multicentre, randomised, controlled, open-label study. Lancet Oncol 21(1):95–104
[49] Rini BI et al. (2021) Pembrolizumab (pembro) plus axitinib (axi) versus sunitinib as first-line therapy for advanced clear cell renal cell carcinoma (ccRCC): Results from 42-month follow-up of KEYNOTE-426. J Clin Oncol 39(Suppl 15):4500
[50] Sands KG et al. (2021) Racial Comparison of Patients Undergoing Minimally Invasive Partial Nephrectomy for Renal Masses at a Large Volume Tertiary Center. J Endourol 35(9):1365–1371
[51] Shay RC et al. (2021) Comparative effectiveness of combination first-line therapies for metastatic renal cell carcinoma (mRCC). J Clin Oncol 39(Suppl 15):published online
[52] Sheng X et al. (2021) Vorolanib, everolimus, and the combination in patients with pretreated metastatic renal cell carcinoma (CONCEPT study): A randomized, phase 3, double-blind, multicenter trial. J Clin Oncol 39(Suppl 15):4512

[53] Siegel RL et al. (2020) Cancer statistics, 2020. CA Cancer J Clin 70(1):7–30
[54] Sternberg CN et al. (2010) Pazopanib in locally advanced or metastatic renal cell carcinoma: results of a randomized phase III trial. J Clin Oncol 28(6):1061–1068
[55] Sternberg CN et al. (2013) A randomised, double-blind phase III study of pazopanib in patients with advanced and/or metastatic renal cell carcinoma: final overall survival results and safety update. Eur J Cancer 49(6):1287–1296
[56] Tachibana H et al. (2020) Lower incidence of postoperative acute kidney injury in robot-assisted partial nephrectomy than in open partial nephrectomy: a propensity score-matched study. J Endourol 34(7):754–762
[57] Tannir NM et al. (2020) Overall survival and independent review of response in CheckMate 214 with 42-month follow-up: First-line nivolumab + ipilimumab (N+I) versus sunitinib (S) in patients (pts) with advanced renal cell carcinoma (aRCC). J Clin Oncol 38(Suppl 6):609
[58] Tannir NM et al. (2021) CANTATA: Primary analysis of a global, randomized, placebo (Pbo)-controlled, double-blind trial of telaglenastat (CB-839) + cabozantinib versus Pbo + cabozantinib in advanced/metastatic renal cell carcinoma (mRCC) patients (pts) who progressed on immune checkpoint inhibitor (ICI) or anti-angiogenic therapies. J Clin Oncol 39(Suppl 15):4501
[59] Tatsugami K et al. (2020) Prognostic value of PD-L1 expression on tumor-infiltrating immune cells in RCC (archery study). J Urol 203(4): LBA02-02
[60] Thana M et al. (2020) Real-world utilization and safety of ipilimumab plus nivolumab (I+N) in metastatic renal cell carcinoma (mRCC) patients: Results from the Canadian Kidney Cancer Information System (CKCis). J Clin Oncol 38(Suppl 6):633
[61] Tomita Y et al. (2021) Efficacy and safety of avelumab plus axitinib (A + Ax) versus sunitinib (S) in elderly patients with advanced renal cell carcinoma (aRCC): Extended follow-up results from JAVELIN Renal 101. J Clin Oncol 39(Suppl 6):301

Die internationalen Leitlinien der *European Association of Urology* zum Nierenzellkarzinom finden sich in der aktualisierten Fassung unter www.uroweb.org

3 Prostatakarzinom

3.1 Risikofaktoren

Genetische Faktoren
Eine positive Familienanamnese ist das größte relative Risiko (RR: 2,30) für alle Prostatakrebssubtypen. Die Untersuchung basiert auf 619 630 Männern mit Stammbaumanamnese, die mehr als drei aufeinanderfolgende Generationen umfasst [7].

Fettleibigkeit
Fettleibigkeit ist im mittleren bis höheren Lebensalter mit einem signifikanten Anstieg des Risikos assoziiert, an Prostatakarzinom zu versterben. Ursächlich

dafür könnte die erhöhte Rate fortgeschrittener Prostatakarzinome sein [32]. Obgleich sich diese Daten nicht auf das frühe Erwachsenenalter übertragen lassen, so ist die generelle Empfehlung, ein gesundes Körpergewicht einzuhalten, sinnvoll [67]. Ein besonderes Risiko weisen übergewichtige Männer auf. Hier ist das Risiko, an kardiovaskulären Komplikationen zu versterben, signifikant größer (HR: 1,24). Das Gleiche gilt für die Sterblichkeit am Prostatakarzinom (HR: 1,28) [110]

Fettleibigkeit löst in den USA mittlerweile das Rauchen als Risikofaktor Nr. 1 ab.

Diabetes

Im Rahmen einer retrospektiven Analyse an 1409 Patienten nach radikaler Prostatektomie ist das Gesamtüberleben in univariater Analyse mit dem HbA1c-Wert korreliert. Ein schlecht eingestellter Diabetes könnte ein Risikofaktor für eine Progression sein (p=0,043) [76]. Obgleich prospektive Studien zu dieser Fragestellung fehlen, so ist die grundsätzlich eine optimale Diabeteseinstellung zu fordern.

Alkohol

In der „US Health Professionals Follow-up"-Studie ist der Einfluss von Alkohol bei 47 568 Männern mit einem erhöhten Risiko für die Entwicklung eines Prostatakarzinoms geprüft worden. Die Alkoholeinnahme verringert das Risiko der Entwicklung aggressiver Prostatakarzinome (HR: 0,84). Besonders Rotwein ist vorteilhaft. Das Risiko, an Prostatakarzinom zu versterben, kann durch die Einnahme von 30 g Alkohol/Tag verringert werden. Unabhängig davon bedürfen die schädlichen Auswirkungen erhöhten Alkoholkonsums der Beachtung.

Protonenpumpenhemmer (PPI)

PPI haben in einer kanadischen retrospektiven Analyse ungünstigen Einfluss auf die Tumorprogression und die Wahrscheinlichkeit, am Tumor zu versterben. In einer Kohortenanalyse sind 21 512 Männer erfasst worden, die eine negative Prostatabiopsie aufwiesen (kein Tumor). Die mittlere Nachsorge beträgt 8 Jahre. 51 % der Männer haben PPI eingenommen. 5187 Männer haben im Beobachtungszeitraum ein Prostatakarzinom entwickelt. 805 von 5187 Männern sind am Tumor verstorben. Dabei war die Entstehung eines Prostatakarzinoms nicht PPI-assoziiert. Allerdings war die tumorspezifische Mortalität in der Gruppe der mit PPI behandelten Patienten um 39 % erhöht [35]. Ein möglicher negativer prognostischer Faktor, der der jeweiligen Indikationsabwägung bedarf.

> **Kommentar des Autors**
>
> Positive Familienanamnese, Fettleibigkeit, schlecht eingestellter Diabetes sowie eine Protonenpumpenhemmer-Einnahme haben im Rahmen von Registeranalysen einen ungünstigen Einfluss auf den Verlauf der Erkrankung.

3.2 Früherkennung

Das Prostatakarzinom ist der mit Abstand (21%) häufigste Tumor des Mannes, vor dem Lungenkarzinom (13%). Aktuell sterben in den USA 33 820 Männer an einem Prostatakarzinom, bei 191 930 Neuerkrankungen/Jahr. Der Rückgang der US-amerikanischen Krebssterblichkeit um 29% geht unter anderem auf die Erfolge in der Prostatakrebsbehandlung zurück [98]. In Europa zeigt der Vergleich der Sterblichkeit im Zeitraum 2015–2020 einen Rückgang um 7%. Die Unterschiede zwischen den USA (Rückgang um 29%) und Europa (Rückgang um 7%) erklären sich methodisch durch unterschiedlich lange Betrachtungszeiträume (20 Jahre versus 5 Jahre). Die weltweite Entwicklung ist Ausdruck moderner Medizin und konsequenter Umsetzung von Früherkennung und stadiengerechter Therapie [9]. Obgleich die Mortalitätsrate eindrucksvoll sinkt, nimmt die Gesamtzahl der am Prostatakarzinom verstorbenen Patienten von 75 000 Männern im Jahr 2015 auf 78 800 im Jahr 2020 zu. Dieser scheinbare Widerspruch ist durch die älter werdende Bevölkerung zurückzuführen; auch dies ein weiterer Beleg für die gute Gesundheitsvorsorge in Europa. Einzige Ausnahme ist Polen, wo ein Anstieg der Sterblichkeit im Vergleich zu 2015 um +18% vorliegt. Die Inzidenz und die Mortalität werden anhand US-amerikanischer Daten seit dem Jahr 1950 betrachtet und mit dem Lungen- und Mammakarzinom verglichen. Die Zeit von 1950–1970 ist besonders wichtig, da die Behandlung ausschließlich auf Basis eingeschränkter OP- und Bestrahlungsmethoden sowie der operativen Kastration erfolgte (Abb. 31). Vor dem Hintergrund der *„treated natural history"* findet sich für das Prostatakarzinom von 1950–1970 eine Inzidenz von 100/100 000 und eine Mortalität von 30/100 000. Alle folgenden diagnostischen und therapeutischen Fortschritte müssen sich an dieser Baseline orientieren. In den 90er-Jahren nimmt die Inzidenz von 100 auf 300/100 000 (!) signifikant zu. Ursächlich dafür ist die konsequente Einführung der PSA-Messung. Auch nimmt in dieser Zeit die Mortalität am Prostatakarzinom von 30 auf 40/100 000 zu. Was ist die Erklärung dafür? Ein sogenannter *„sticky diagnosis bias"*, das heißt, der Tod eines Patienten wird unkritisch der „neuen" Diagnose Prostatakarzinom zugeordnet. Bleibt man bei der Baseline aus den 50er-Jahren, so ist die Mortalität im Jahr 2015 nicht um 51%, sondern um 37% gesunken. Hier stellt sich die Frage, warum die Real-

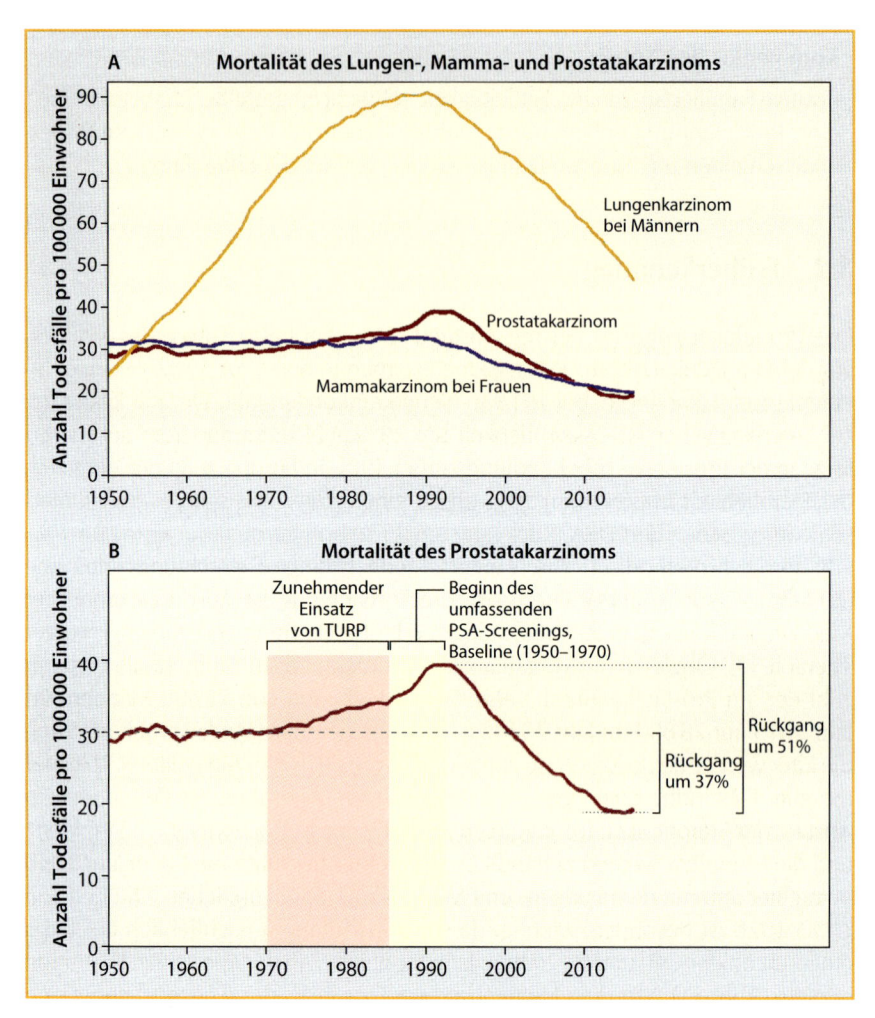

Abbildung 31: *Mortalität von Lungen-, Brust- und Prostatakrebs in den Jahren 1950–2010 (**A**) sowie Mortalität von Prostatakrebs bei zunehmend verbreitetem PSA-Screening (**B**). Adaptiert nach [113].*

World-Daten deutlich besser sind als die Studiendaten. Antwort: Die Studiendaten beziehen sich in erster Linie auf kurative Behandlungen wie Operation oder Bestrahlung, wo ein Einfluss auf die Mortalität nur durch hohe Fallzahlen erkennbar wird. Ursächlich für die Erfolge sind die zahlreichen Neuentwicklungen in der Therapie fortgeschrittener Prostatakarzinome und die Summe der Einzelmaßnahmen im Rahmen einer Therapiesequenz. Dies zeigt sich auch in der Abnahme

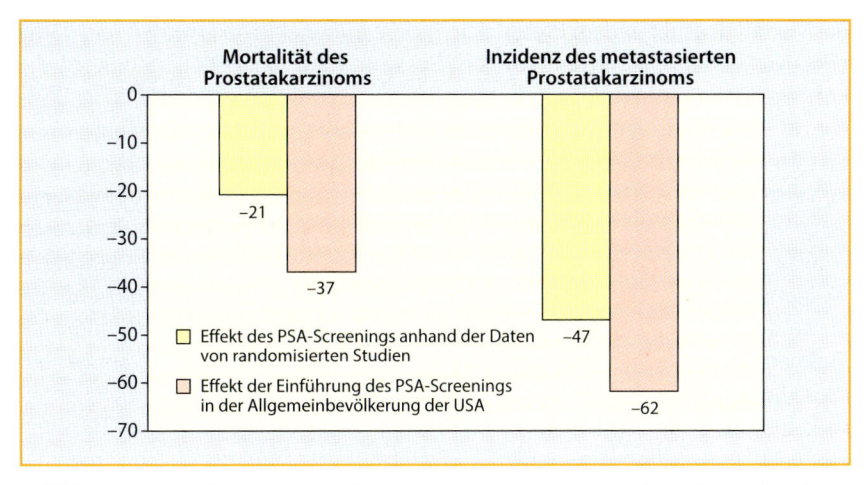

Abbildung 32: Mortalität von Prostatakrebs sowie Inzidenz des metastasierten Prostatakarzinoms in den Jahren 1950–2010 in den USA nach Beginn des PSA-Screenings. Adaptiert nach [113].

metastasierter Erkrankungen um 62% (Abb. 32) [113]. Auch hier besteht wieder die Diskrepanz zwischen Studiendaten und den wesentlich günstigeren Daten des Behandlungsalltags. Die Arbeitsgruppe sieht die Zukunft in neuen Markersystemen, die der klinischen Bedeutung besser entsprechen als das bisherige PSA-basierte Screening.

Studien zum PSA-Screening

In der PROBASE-Studie werden 47 000 Männer im Alter von 45 Jahren gescreent. Es besteht eine Randomisation auf zwei Gruppen. Die Screening-Gruppe erhält einen sofortigen PSA-Test, und die zweite Gruppe erhält den ersten PSA-Test ab 50 Jahren. Bei PSA-Werten <1,5 ng/ml werden weitere Tests im Abstand von 5 Jahren (verlängertes Intervall) vorgenommen. 90% der Männer wiesen in dem jungen Alter einen PSA-Wert <1,5 ng/ml auf. Nur 0,8% der Männer im Alter von 45 Jahren benötigten eine weiterführende Diagnostik, und ein Drittel dieser Patienten entwickelte ein Prostatakarzinom [Albers, DKG-Kongress 2020]. Die Screening-Studie zeigt deutlich, dass die Gruppe junger Männer nicht die Zielgruppe für eine PSA-basierte Prostatakarzinom-Früherkennung darstellt. Ein weiteres Problem im Rahmen von randomisierten Screening-Studien stellt eine Kontamination dar. Mit Kontamination ist die Rate der Patienten gemeint, die PSA-Messungen erhalten, obgleich sie einer Kontrollgruppe zugeordnet wurden.

Die ERSPC-Studie weist eine „PSA-Kontamination" des Kontrollarms in der Größenordnung von 30% auf. Trotz dieser Einschränkung besteht nach 13 Jahren Nachsorge kein wissenschaftlich begründeter Zweifel, dass ein PSA-Screening die Mortalität senkt, indem Prostatakarzinome früher entdeckt werden und damit effektiver behandelt werden können. Basierend auf der EORTC-Studie ist die Kohorte der Rotterdam-Pilotstudie nach 19 Jahren evaluiert worden. Auf der Basis von 1134 randomisierten Männern zeigt sich ein signifikanter Screening-Vorteil hinsichtlich der Entstehung von Metastasen (HR: 0,46) oder am Prostatakarzinom zu versterben (HR: 0,48) [79]. Die ERSPC-Daten sind auf der Basis einer Nachsorge von 19 Jahren aktualisiert worden. Sowohl die Rate an späteren Metastasen (−26%) als auch die tumorbedingte Mortalität (-24%) ist signifikant verringert worden [87]. Interessant ist die Frage nach den Screening-Intervallen beziehungsweise der Frequenz einer PSA-Messung. Auch hier gibt die ERSPC-Studie im Rahmen der Finnischen Subgruppe Antworten. Je häufiger man misst, umso mehr Prostatakarzinome detektiert man. Dies bezieht sich jedoch nur auf die Niedrigrisikotumoren. Für die Detektion intermediärer und fortgeschrittener Tumoren reicht ein zweimaliges Screening. Die Detektionsrate ist in der ersten Screening-Runde am größten [81]. So haben auch die US-Gesundheitsbehörden ihre aus dem Jahr 2012 resultierende ablehnende Haltung gegen eine PSA-basierte Früherkennung aufgegeben. Diese ursprünglich ablehnende Empfehlung hat zu gravierenden Entwicklungen geführt. Die Inzidenz an lokalisierten Prostatakarzinomen hat in der Altersgruppe (50–74) von 195,4 auf 131,9/100 000, $p<0,001$ abgenommen. Im selben Zeitraum hat die Inzidenz metastasierter Prostatakarzinome über alle Altersgruppen zugenommen ($p<0,001$) [8]. Aktualisiert wurden die Ergebnisse durch Sharma et al. [94]. Im Vergleich 2008 versus 2016 hat das Prostatascreening von 61,8% versus 50,5% abgenommen. Konsekutiv hat die Rate an metastasierten Prostatakarzinomen von 6,4/100 000 Männern auf 9,0/100 000 Männern in den USA zugenommen. Hier wird durch Aufgabe einer Früherkennung der Zeitpunkt für eine kurative Therapie verpasst! Aktuell wird nunmehr auch wieder in den USA geraten, individuell über Vorteile und Risiken einer PSA-basierten Früherkennung zu beraten.

> **Wertung**
>
> Die Limitationen des PSA-Tests sind ebenso wie die daraus resultierende verbesserte Karzinomdiagnostik bekannt. Weiterführende Diagnostik (Prostatabiopsie) und daraus resultierende Therapieempfehlungen sind unter den individuellen Voraussetzungen eines jeden Patienten zu diskutieren. Mögliche Fehler in der Indikationsstellung für das jeweilige Behandlungsverfahren sind nicht PSA-, sondern Arzt-basiert!

3.3 Diagnostik

Standard ist die Prostatagewebe-Probeentnahme. Hier wird zwischen transrektaler Punktion und perinealer Punktionstechnik unterschieden. Die transrektale

Technik ist einfacher und kann, sonographisch geführt, leicht erlernt werden. Die perineale Gewebeprobeentnahme setzt wesentlich mehr Erfahrung voraus. Vorteile sind die fehlende Notwendigkeit einer perioperativen antibiotischen Behandlung sowie einer Darmvorbereitung. Lange Zeit ist die transrektale Technik als gleichwertig empfohlen worden. Die EAU-Leitlinienkommission hat sich der Thematik angenommen und auf der Basis von 90 randomisierten Studien mit insgesamt n=16 941 Patienten eine Empfehlung zugunsten der perinealen Entnahmetechnik ausgesprochen. Ursächlich dafür sind der Verzicht auf Antibiotika und die signifikante Reduktion an Infekten [83].

> **Kommentar des Autors**
>
> Die Empfehlung zur perinealen Stanzbiopsietechnik hätte viel früher erfolgen müssen. Das Umdenken zum jetzigen Zeitpunkt wird zu logistischen Schwierigkeiten und einer unnötigen Lernkurve im Rahmen der Umstellung von transrektaler auf die perineale Stanzbiopsietechnik führen.

3.3.1 PSMA-PET-CT

In einer multizentrischen zweiarmigen Studie ist bei Hochrisikokarzinomen das PSMA-PET-CT (n=150) mit der konventionellen Diagnostik (n=152) verglichen worden. Genauigkeit (92% versus 65%, p<0,0001), Sensitivität (85% versus 38%) und Spezifität (98% versus 91%) sind signifikant günstiger für die PSMA-Diagnostik. Entscheidend ist jedoch die Frage, ob die geplante Therapie sich durch die Diagnostik ändert. Hier führt die PSMA-Diagnostik zu signifikant mehr Therapiekonzeptänderungen als die konventionelle Diagnostik (28% versus 15%, p=0,008) [46]. In einer weiteren Diagnostik wird das PSMA-PET-CT mit dem multiparametrischen MRT zur lokalen Stadienfestlegung verglichen. Beide Methoden weisen eine vergleichbare Stadiendifferenzierung des lokalen Tumors auf [101]. Völlig unklar bleiben dabei die Sinnhaftigkeit und der Nutzen der Diagnostik für die Prognose der Patienten mit lokal begrenztem Prostatakarzinom.

> **Kommentar des Autors**
>
> Auch hier werden mittlerweile Leitlinienempfehlungen ausgesprochen, die in der täglichen Routine problematisch sind. Das PSMA-PET-CT ist einerseits keine GKV-Leistung; andererseits ist die Anwendung von PSMA weder in der Diagnostik noch Therapie zugelassen. Wenn man außerhalb der Zulassung eine Behandlung anstrebt, so setzt dies neben einer dezidierten Aufklärung des Patienten eine Herstellererlaubnis des Anwenders voraus!

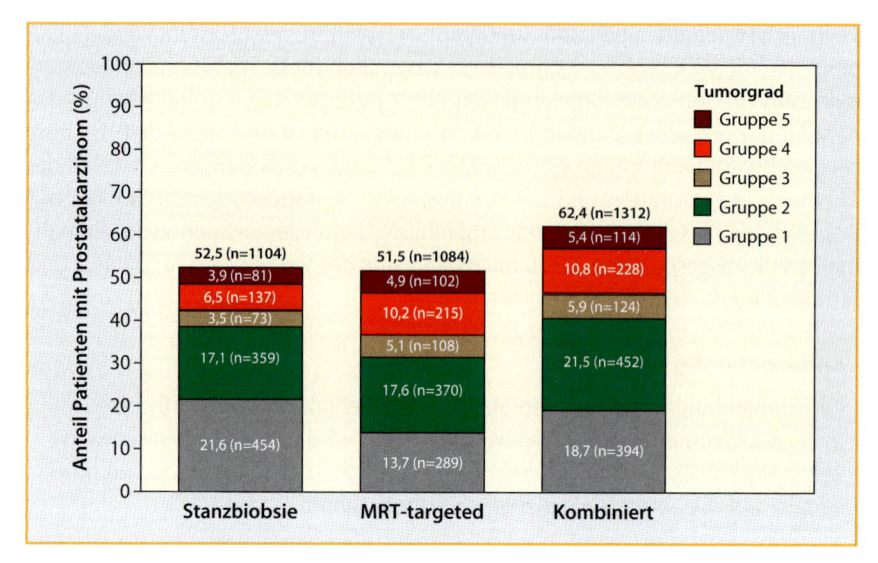

Abbildung 33: Detektion des Prostatakarzinoms mit Stanzbiopsie, MRT-targeted-Biopsie sowie der Kombination beider Verfahren. Gruppeneinteilung nach klinischer Signifikanz beziehungsweise Gleason Score. Gruppe 1 = klinisch insignifikante Karzinome; Gruppe 2 = günstiges intermediäres Risiko; Gruppe 3 oder höher = ungünstiges intermediäres Risiko oder schlechter. Adaptiert nach [3].

3.3.2 MRT

Eine Verbesserung der Diagnostik wird durch den Einsatz des initialen MRT-Scans postuliert. 2020 wird eine vergleichende Untersuchung zwischen 12-fach-Stanzbiopsie, MRI-targeted-Biopsie und der Kombination aus beiden Verfahren bei 2103 Männern dargestellt. 1312 Männer haben ein Prostatakarzinom (62,4%). Die höchste Fallfindungsrate findet man mit 62,4% in der Kombinationsgruppe. Stanzbiopsie und MRT-targeted-Biopsie unterscheiden sich im Hinblick auf die positive Fallfindungsrate nicht (52,5% versus 51,5%). Allerdings ist der Anteil insignifikanter Prostatakarzinome mit 21,6% versus 13,7% signifikant größer in der Stanzbiopsie-Gruppe. Erwartungsgemäß nimmt der Anteil insignifikanter Karzinome durch die Kombination beider Methoden zu. So steigt der Anteil insignifikanter Prostatakarzinome in der Kombinationsgruppe auf 18,7% an (Abb. 33) [3].

Die Bedeutung des MRT wird durch die Untersuchung von Yaxley relativiert. Im Vergleich zur postoperativen vollständigen Aufarbeitung der Prostatektomiepräparate wird durch das MRT der Tumorgrad und das Tumorvolumen unterschätzt. Damit kann das MRT die Sättigungsbiopsie nicht ersetzen [116]. Der Kohortenvergleich von Fusionsbiopsie (n=456) versus sonographisch gesteuerter

Sättigungsbiopsie (n=474) zeigt keinen signifikanten Unterschied in der Detektion klinisch signifikanter Karzinome (p=0,093). Dies trifft sowohl für die Erstbiopsien (p=0,095) als auch die Wiederholungsbiopsien (p=0,91) zu. Die Autoren schlussfolgern, dass die Methode der Biopsieentnahme den klinischen Verlauf von Patienten mit einem Prostatakarzinom nicht beeinflusst [50].

Auf dem DGU-Kongress hat eine chinesische Arbeitsgruppe eine randomisierte dreiarmige Studie präsentiert. Verglichen wird die sonographisch geführte 12-fach Biopsie (n=133) mit der MRT-Fusionsbiopsie (n= 134, ebenfalls 12-fach) mit einer kombiniert CT-Sono-geführten Biopsie gekoppelt an ein mathematisches Analysemodell (n=133). Hier werden signifikant höhere Tumorfindungsraten für das CTAnalysemodell beschrieben (49,6% versus 34,6% versus 35,8%) [112]. Hier gelten die gleichen Einschränkungen wie für die MRI-Diagnostik.

Der molekulargenetische und immunhistologische Vergleich MRT-sichtbarer wie nicht detektierter Prostatakarzinome zeigt Unterschiede in der Tumorformation und gibt Hinweise auf eine andere Tumorentität des Prostatakarzinoms (Zelldichte, Stromainteraktion) [59].

Kommentar des Autors

Durch MRI-geführte Biopsie steigt die Anzahl kurativer Therapien und sinkt der Anteil an Patienten unter aktiver Überwachung. Der klinische Nutzen für ein MRI ist fraglich. Sämtliche Studien zur aktiven Überwachung bei vermuteten insignifikanten Prostatakarzinomen erfolgten ohne MRI mit alleiniger Sättigungs-/Stanzbiopsie. Damit hätten Patienten unter aktiver Überwachung eine deutlich schlechtere Prognose aufweisen müssen. Dies ist jedoch nicht der Fall. Alle Patienten unter aktiver Überwachung, auch die mit späterem Progress, haben im Rahmen der prospektiven Studien keinen Nachteil hinsichtlich des tumorspezifischen Überlebens sowie des Gesamtüberlebens. Eine klinische Nutzen-Risiko-Bewertung der MRI-Diagnostik ist dringend geboten und erstmals durch die Arbeitsgruppe um Ahdoot im randomisierten Vergleich vorgenommen worden. So ist die Stellungnahme des IQWiG vom 20. Juni 2020 konsequent. Hier wird festgestellt, dass die Fusionsbiopsie gegenüber der Standardbiopsie keinen Nutzen aufweist!

3.3.3 Genom-basierte Analysen

Vielfach diskutiert werden Analysen auf der Basis sogenannter *liquid biopsies*. Ein beschriebener Urintest beruht auf dem Nachweis von *„Small non coding"*-RNA. In einem Validierungsverfahren sind 1436 Patienten rekrutiert worden. Die Sensitivität beträgt 94% bei einer Spezifität von 92%. Auch korreliert das Messverfahren mit der Detektion von Hochrisikogruppen. Auch für diese Gruppe beträgt die Sensitivität 94% bei einer Spezifität von 96% [61].

AR-V7 ist bei 118 Patienten vor Einleitung einer Behandlung mit Abirateron oder Enzalutamid gemessen worden. Zwei verschiedene Testsysteme sind miteinander verglichen worden. Die Übereinstimmung zwischen den beiden Testverfahren beträgt 82%. Patienten mit positiver AR-V7-Expression haben eine ungünstigere Prognose und ein ungünstigeres Ansprechen [5]. Interessant ist der Vorhersagewert im Rahmen einer Folgetherapie. Die Prognose für AR-V7-negative Patienten ist sowohl nach Taxanen als auch nach Abirateron/Apalutamid/Enzalutamid günstiger; allerdings ändert das am praktischen Vorgehen bis dato nichts [38]. Keimbahnmutationen erlangen therapeutische Bedeutung. In dem Zusammenhang stellt sich die Frage, wie häufig derartige Veränderungen auftreten. Dabei hat die Arbeitsgruppe um Greenberg an insgesamt 408 Männern mit einem Prostatakarzinom eine Keimbahnmutation in nur 10,3% (42/408) ermittelt [41]. Eine Genomanalyse basierend auf 22 verschiedenen Genen aus Prostatakarzinomgewebe eignet sich als Vorhersagekriterium einer Fernmetastasierung ($p=0,003$) oder Tod am Tumor ($p=0,001$). Die Analyse ist ein Nebenzielkriterium aus der prospektiv-randomisierten Studie zur Salvage-RTx +/− Bicalutamid [24].

In einer Untersuchung sind 376 Männer mit einer BRCA1− und 447 Männer mit einer BRCA2-Mutation jeweils 5,9 beziehungsweise 5,3 Jahre nachgesorgt worden. Während dieser Zeit haben 16 beziehungsweise 26 Männer ein Prostatakarzinom entwickelt. Damit ist die Inzidenz von Prostatakarzinomen gegenüber der Normalbevölkerung signifikant erhöht. Dies betrifft im Besonderen die Entstehung aggressiver Karzinome. Auch hat dieselbe Arbeitsgruppe nachgewiesen, dass ein erhöhtes Risiko einer BRCA2-Mutation an der Position im jeweiligen Gen abhängig ist [77, 78]. Ein weiteres Testkit (Oncotype DX Genomic Prostate Score) basiert auf der Analyse von 17 Genen. Das Testsystem wurde auf Vorhersagbarkeit einer späteren ungünstigen Histopathologie geprüft. Hier bestand kein positiver Vorhersagewert ($p=0,48$) [65]. Bedenklich sind Berichte zu therapeutischen Konsequenzen bis zur radikalen Prostatektomie (!) bei bis dato nicht erkrankten Männern auf Basis derartiger Bestimmungen (Stichwort: präventive radikale Prostatektomie).

Kommentar des Autors

Liquid biopsies und Genom-basierte Analysen sind vielversprechend. Vergleichbar zum PSA sind vor Anwendung im klinischen Alltag Markerstudien der Phase III zu fordern.

> **Wertung**
>
> Die 12-fach-Stanzbiopsie oder Sättigungsbiopsie ist Standard in der Indikationsstellung zur Erstbiopsie. Der perineale Zugang ist besser. Bei geplanter Re-Biopsie kann ein MRT in Verbindung mit einer PSA-Dichtemessung sinnvoll sein und eine Überdiagnostik vermeiden. Die Fusionsbiopsie hat laut IQWiG keinen klinischen Zusatznutzen.

3.4 Risikoeinteilung

In die individuelle Beratung über therapeutische Vorgehensweisen bei lokal begrenztem Prostatakarzinom gehen Alter, Komorbidität, Tastbefund, PSA-Wert, Anzahl der tumorbefallenen Stanzen, Tumorvolumen, gemessen am prozentualen Befall der Gewebestanze, und Gleason-Score ein. Auf diesen Befunden basierend erfolgt die Einteilung in Prostatakarzinome von:
➤ niedrigem Risikopotenzial,
➤ mittlerem Risikopotenzial oder
➤ hohem Risikopotenzial.

Im Jahr 2014 ist eine Modifikation des Gradings eingeführt worden, die 2016 von der WHO übernommen wurde. Neben fünf „Grade Groups" sind zusätzliche histomorphologische Kriterien angepasst worden. Ziele sind ein vereinfachtes Grading sowie eine bessere Verständlichkeit. Ermittelt am Hauptzielkriterium des biochemischen Progresses hat das geänderte Grading einen besseren Vorhersagewert.

3.5 Therapie des lokal begrenzten Prostatakarzinoms

3.5.1 Konservative Therapie

HAROW-Studie
In der HAROW-Studie (prospektiv, nichtinterventionell) sind 3169 Patienten mit einem lokal begrenzten Prostatakarzinom rekrutiert worden. 1165 Patienten sind >70 Jahre. Ziel der prospektiven Untersuchung sind die Behandlungsergebnisse bei Patienten mit einem Prostatakarzinom unter Alltagsbedingungen. Auf die individuelle Therapieentscheidung wurde kein Einfluss genommen. Interessant sind die getroffenen Therapieentscheidungen. 35% der Patienten haben sich für eine radikale Prostatektomie, 26% für eine Radiotherapie und 39% für eine konservative Therapie entschieden. Die konservativ behandelten Patienten (n=457) sind mehrheitlich der *active surveillance* (AS) unterzogen worden (46%), gefolgt

von einer antiandrogenen Therapie (35%) und einer reinen Beobachtung/WW (19%). Nach einer Beobachtungszeit >6,3 Jahren weisen die Patienten unter AS das beste Gesamtüberleben (94,3%) auf, gefolgt von der Gruppe mit *watchful waiting* (WW) (90,8%) und der Hormontherapie (81,9%). Interessant sind die Ergebnisse zu Therapiewechseln. Patienten unter WW oder Hormontherapie blieben der Strategie verbunden. Nur jeder sechste Patient wechselte die Behandlung. Anders unter AS; hier wechselten 44,4% der Patienten in ein kuratives Konzept [44].

Active Surveillance
Basierend auf einer Datenbank sind 514 Patienten unter AS evaluiert worden. Interessant und erwartungsgemäß sind die Resultate zur jährlichen Biopsie. Je mehr aufeinanderfolgende negative Biopsien erhoben wurden, desto größer ist die Rate derer, die ohne Behandlung blieben (66% versus 84%, p=0,02) [11].

> **Kommentar des Autors**
>
> Die AS wird für Patienten mit Niedrigrisiko-Karzinom empfohlen. Häufig werden die Ängste des Patienten als Argument gegen eine AS gewertet. So haben 43,6% der Männer die Überwachung abgebrochen. Da die Rate an Metastasierung und gar Tod am Tumor sehr niedrig ist, bleibt das Biopsieintervall eine individuelle Entscheidung und hängt vom Alter, der Anzahl vorangegangener negativer Biopsien und den Komorbiditäten des Patienten ab.

3.5.2 Prostataoperation

Standard ist die radikale Prostatovesikulektomie mit regionärer Lymphadenektomie bei Patienten mit mittlerem bis hohem Risikoprofil einer lokal begrenzten Erkrankung.

Lymphadenektomie
Im Memorial Sloan Kettering Cancer Center(MSKCC) ist die erweiterte versus limitierte Lymphadenektomie im Hinblick auf Nebenwirkungen randomisiert untersucht worden. Aufgrund der exzellenten Expertise der dortigen Operateure ist die Rate konsekutiver Nebenwirkungen in beiden Armen niedrig (8,5% versus 10,5%, n.s.) [109]. Die Studie lässt den Nutzen einer erweiterten Lymphadenektomie unbeantwortet. Dies wurde nachfolgend geklärt: Die erweiterte Lymphadenektomie ist im Rahmen einer Metaanalyse ohne prognostische Bedeutung. Dies bezieht sich auf den biochemischen Progress, die Metastasierung und die Mortalität [84]. Bestätigt wird die Hypothese durch eine prospektiv-randomisierte

Untersuchung an insgesamt 300 Patienten. Im Rahmen der extendierten Lymphadenektomie sind fünfmal mehr Lymphknoten exstirpiert worden (17 versus 3, p<0,001) [64]. Die Maßnahme ist ohne Einfluss auf das spätere Tumorgeschehen. Biochemischer Progress, tumorspezifisches Überleben oder metastasenfreies Überleben unterscheiden sich nicht (p=0,6).

Kommentar des Autors
Keine Indikation zur Ausweitung der Lymphadenektomie.

Radikale Prostatektomie
Die neoadjuvante Chemotherapie mit Docetaxel in Kombination mit einer Androgendeprivation ist mit der alleinigen radikalen Prostatektomie verglichen worden. Zwischen den Behandlungsarmen besteht kein signifikanter Unterschied im bPFS (p=0,74) und im tumorspezifischen Überleben [22].

Kommentar des Autors
Die größte Evidenz findet sich für das offene Verfahren der radikalen retropubischen Prostatektomie (RRP). Die Indikation wird in Abhängigkeit vom Alter (<74), dem Risikoprofil (intermediate und high risk) und bestehenden Vorerkrankungen (geschätzte Lebenserwartung >8 Jahre) getroffen. Entscheidend ist die Expertise in der Behandlung der Prostatakrebserkrankung. Die nationale Datenbank in den USA hat das Gesamtüberleben in Korrelation zur Gesamtzahl der Patienten mit einer Prostatakrebserkrankung sowie zur Gesamtzahl der durchgeführten operativen Eingriffe gesetzt. Dabei zeigt sich ein signifikant verbessertes Überleben für Patienten, die in Einrichtungen mit hohen Fallzahlen behandelt werden. Die Häuser, die über der 90. Perzentile liegen, haben signifikant bessere Behandlungsergebnisse als Häuser unter der 50. Perzentile (Gesamtüberleben +13,2 Monate, p<0,0001).

Wertung
Die erweiterte/extendierte Lymphadenektomie weist keinen Vorteil auf. Standard ist die auf die Fossa obturatoria begrenzte Lymphadenektomie. Bei Low-Risk-Tumoren kann auf eine Operation inklusive Lymphadenektomie verzichtet werden. Operativer Standard ist die radikale Prostatovesikulektomie mit regionärer Lymphadenektomie bei Patienten mit mittlerem bis hohem Risikoprofil bei einer lokal begrenzten Erkrankung.

3.5.3 Technische Innovationen

Die erektile Dysfunktion nach radikaler Prostatektomie ist über die letzten 10 Jahre unverändert hoch. Trotz Einführung neuer Operationstechniken/robotischer Chirurgie (RALP) hat sich die postoperative Potenzrate nicht verbessert. Die Nebenwirkungen sind für die verschiedenen operativen Techniken nicht signifikant verschieden. Die Ergebnisse der unterschiedlichen Arbeitsgruppen zeigen für die offene wie robotische Vorgehensweise eine vergleichbare Rate an Inkontinenz, Obstruktion und erektiler Dysfunktion.

Zwischen Rektum und Prostata wird vor Bestrahlung Hydrogel als „Spacer" platziert. Dadurch soll der Abstand zum Rektum vergrößert und radiogene Nebenwirkungen nach Bestrahlung der Prostata verhindert werden. Auf der Basis von 199 Patienten ist der Effekt evaluiert worden. Im Vergleich zur Gruppe ohne Spacer sind die Nebenwirkungen auf den Darm und die Harnblase signifikant reduziert worden [93].

> **Kommentar des Autors**
>
> In der Medizin spielt im Rahmen der Automatisierung die Robotik eine zunehmende Bedeutung. Vorteile sind eine einfachere Handhabung und niedrigere Lernkurve für den individuellen Operateur. Das Miteinander wie die Vorhaltung offener wie robotischer Verfahren ermöglichen eine personalisierte operative Medizin. Studien belegen weder einen onkologischen noch funktionellen Vorteil der Robotik in der Urologie und sind zudem auf Nicht-Unterlegenheit statistisch ausgerichtet. Ein positives Marketing führt zu vermehrten Zuweisungen. Die Ausbildung der Mediziner an der „Konsole" erweitert das Spektrum und erhöht die individuellen Karrierechancen. Nachteile sind die verlängerten Eingriffszeiten, inklusive Rüstzeiten. Nach dem gültigen Vergütungssystem sind die Kosten im Vergleich zu offenen chirurgischen Techniken höher. Der Anschaffungspreis, die Einmalkosten pro OP und die jährlichen Wartungskosten sind Fixkosten, die in Vorleistung erbracht werden müssen. Die verlängerten OP-Zeiten und die Einrichtung eines zusätzlichen robotischen Saals erfordern zusätzliche Personal- und Sachmittel.

3.5.4 Strahlentherapie

In einer prospektiv-randomisierten Untersuchung sind 3216 Männer mit pT1b-pT3a Prostatakarzinomen 1:1:1 randomisiert worden. Die konventionelle Strahlentherapie mit 74 Gy, verteilt auf 37 Fraktionen, ist mit zwei hypofraktionierten Therapieschemata verglichen worden (60 Gy/20 Fraktionen und 57 Gy/19 Fraktionen). Die hypofraktionierte Strahlentherapie mit 60 Gy, verteilt auf 20 Fraktionen, ist dabei der herkömmlichen Strahlentherapie mit 74 Gy, verteilt auf 37 Fraktionen, nicht unterlegen. Nach 8 Jahren ist die Rate der Patienten ohne PSA-Rezidiv mit 83,7% versus 80,6% tendenziell sogar höher. Im Umkehrschluss ist eine weitere Hypofraktionierung auf 57 Gy/19 Fraktionen nicht ratsam. Vergleicht man die Toxizitäten, so finden sich weder für die Harnblase noch den Darm/das Rektum statistisch signifikante Unterschiede [16].

Eine Metaanalyse aus zwei randomisierten Studien zur Strahlentherapie wertet die Ergebnisse einer adjuvanten (n=534) versus neoadjuvanten (n=531) Hormontherapie im Zusammenhang mit der Strahlentherapie aus. Gesamtüberleben und Nebenwirkungen unterscheiden sich nicht. Vorteile bestehen im Hinblick auf das PFS (p=0,01), den bPFS (p=0,002) und die Inzidenz an Metastasen (p=0,04) zugunsten des adjuvanten Ansatzes [23]. Der PSA-Wert als vermeintlicher Surrogatparameter korreliert nicht mit dem Gesamtüberleben. Dies als Ergebnis aus insgesamt 15 randomisierten Studien zur Strahlentherapie [115].

Eine randomisierte Untersuchung an insgesamt 350 Patienten mit einem Hochrisiko-Prostatakarzinom soll den Stellenwert von Docetaxel als Radiosensitizer klären. Bei einer Nachsorge von 10,2 Jahren unterscheidet sich das Gesamtüberleben nicht. Interessant ist eine Beobachtung zur Entwicklung von Zweittumoren nach Radiotherapie. Hier führt die Gabe von Docetaxel zu einer signifikant reduzierten Zweittumorrate (0,61% versus 4,90%) [15]. Eine Ausdehnung des Bestrahlungsfelds auf das gesamte Becken führt im Rahmen einer randomisierten Studie an 224 Patienten zu keinem verbesserten Gesamtüberleben (5-Jahres-OS 92,5% versus 90,8%) [73]. Allerdings ist das DFS im Rahmen der Beckenbestrahlung mit 89,5% versus 77,2% ermittelt nach 5 Jahren signifikant verbessert (p=0,02). Die Studie bietet keinen Anlass zur Ausdehnung des Strahlenfelds.

> **Wertung**
>
> Die externe Strahlentherapie (Standarddosis) ist ein Standardverfahren in der Behandlung des lokal begrenzten Prostatakarzinoms mit wissenschaftlich belegtem Einfluss auf das Überleben. Vorteilhaft ist die Kombination der Radiotherapie mit einer auf bis zu 18 Monate begrenzten hormonellen Behandlung. Die Radiotherapie kann hypofraktioniert erfolgen.

3.5.5 Wertung lokaler Behandlungsverfahren

Keine andere Tumorentität wie das lokal begrenzte Prostatakarzinom wird derart kontrovers diskutiert. Maßgeblich für die Therapieentscheidung sind die Risikostratifizierung des Tumors in low, intermediate und high risk sowie der Allgemeinzustand und das Vorhandensein von Begleiterkrankungen wie die geschätzte Lebenserwartung des Patienten.

So muss zwischen Kontrolle, Operation oder Strahlentherapie abgewogen werden: Klärung sollte die PREFERE-Studie erbringen. Die vier Optionen (active surveillance, Brachytherapie, Strahlentherapie und radikale Prostatektomie) sollten randomisiert an geplant 7600 Patienten geprüft werden. Die Studie ist aus organisatorischen Gründen und fehlender Akzeptanz gescheitert. Insgesamt wurden nur 345 Patienten rekrutiert. 12% wechselten nach Randomisation die Behandlungsgruppe (Protokollverstoß). Binnen eines weiteren Monats wechselten bis zu 19% weitere Patienten den Behandlungsarm. Auffallend ist die hohe Rate des Wechsels aus der AS-Gruppe. Unerwartet hoch ist die Abbruchrate von 35% aufgrund einer histopathologischen Reklassifizierung. Vorsicht scheint bei der Empfehlung zur AS bei intermediärer Risikogruppe zu bestehen [4, 114].

Kommentar des Autors

Die Studie hat als berufspolitisches Spektakel begonnen und ist als wissenschaftliches Desaster geendet. Leider sind hier Spendengelder der Deutschen Krebshilfe ohne Erkenntnisgewinn vergeudet worden.

Die britische ProtecT-Studie, hat eine wissenschaftlich begründete Abwägung zwischen den grundlegend verschiedenen Vorgehensweisen vorgenommen. Obgleich die Studie einen hohen Anteil von Niedrigrisiko-Prostatakarzinomen (77%) beinhaltet, finden sich in der Beobachtungsgruppe signifikant mehr Progressionen und Metastasierungen (Tab. 9). Auch ist die Rate der am Tumor Verstorbenen im Vergleich zur Gesamtgruppe der aktiv behandelten Patienten signifikant höher (p=0,003) [75]. Die beiden Behandlungsarme unterscheiden sich dabei nicht. Nachteilig sind die Einschränkungen der Lebensqualität in den beiden Behandlungsgruppen. Die Einschränkung der Sexualität ist innerhalb der ersten 6 Monate nach Therapie mit 88–95% hoch. Die Belastungsinkontinenz

Tabelle 9: *10-Jahres-Ergebnisse einer Phase-III-Studie zum Vergleich von aktiver Überwachung, Radiotherapie und Operation; lokal begrenztes Prostatakarzinom (niedriges/intermediäres Risiko). Adaptiert nach [75].*

Therapie	n	PD	M1	DOD	Low risk
Aktive Überwachung	545	20,3%	5,6%	1,85%	71%
RTX	545	6,6%	2,4%	0,73%	66%
Operation	553	5,8%	2,7%	0,67%	66%

RTX Radiotherapie, *DOD* died of disease, *PD* progression of disease

beträgt nach Operation 55% und die Funktionsstörung des Darms nach Bestrahlung 5%. Nach heutigen Kriterien würde man >70% der hier rekrutierten Patienten von einer aktiven Therapie ausschließen, da es sich um Low-Risk-Prostatakarzinome handelt. Umso erstaunlicher sind trotz des hohen Anteils insignifikanter Karzinome die statistisch signifikanten Unterschiede zugunsten der aktiven Therapie.

Bestätigt werden die Aussagen durch eine SEER-Analyse an fast 200 000 Patienten. Vorteile von einer Operation haben Patienten mit mittlerem und hohem Risikoprofil. Bei Patienten >70 Jahre hat die Radiotherapie gegenüber der Operation Vorteile. Niedrigrisiko-Karzinome profitieren von einer kurativen Behandlung nicht. Patienten mit einem lokalen Progress nach Radiotherapie haben ein signifikant erhöhtes Risiko, am Tumor zu versterben [60].

Eine Untersuchung aus Australien mit 1600 Prostatakarzinom-Patienten und 800 tumorfreien Kontrollpatienten zeigt für das Zielkriterium „erektile Dysfunktion/ED" eine Häufigkeit von 25% in der Kontrollgruppe versus 62% in der Surveillance-Gruppe und 83% in der Prostatektomie-Gruppe. Bestrahlte Patienten entwickeln erst verzögert, das heißt nach 5 Jahren eine ED. Bei der Harninkontinenz ist eine Früh- von einer Spätphase zu unterscheiden. Unabhängig von der Methode der Nervschonung ist die Inkontinenzrate in der Gruppe der operierten Patienten im ersten Jahr hoch. Nach zwischenzeitiger Besserung nimmt die Harninkontinenz ab dem 10. Jahr der Behandlung auf bis zu 27% zu. Verdauungsbeschwerden sind eine Hauptkomplikation nach Strahlentherapie. Besonders Patienten unter Androgendeprivation bewerten das subjektive Wohlbefinden über den gesamten Beobachtungszeitraum von 15 Jahren am ungünstigsten [70].

Insgesamt sollte mehr für die Lebensqualität der Männer gemacht werden. Im Vordergrund steht hier die sexuelle Funktion. 81% beklagen dauerhaft Einschränkungen.

Interessant ist die Wahl des jeweiligen Vorgehens bei gleichzeitig bestehender obstruktiver Miktionssymptomatik. Eine Gruppe aus Israel hat die Komplikationsrate nach transurethraler Prostataresektion (TUR-P) und bestrahltem Prostatakarzinom bei 66 Patienten untersucht und dies mit einer TUR-P-Gruppe infolge benigner Prostatahyperplasie (Kontrollgruppe) verglichen. 34 Patienten sind vor und 32 Patienten nach Bestrahlung reseziert worden. Die transurethrale Resektion hat im Zusammenhang mit der Bestrahlung eine deutlich erhöhte Komplikationsrate (21% versus 6%, p=0,02) mit konsekutiver Revisionsoperation (38% versus 13,6%, p=0,0025) [71]. Hier empfehlen die Autoren die radikale Prostatektomie statt einer Radiatio.

> **Wertung**
>
> Die Effektivität von Operation und Bestrahlung ist vergleichbar. Von einer Bestrahlung sollten Patienten mit obstruktiver Miktionssymptomatik ausgeschlossen werden. Unterschiede bestehen im Hinblick auf die Nebenwirkungen. Innerhalb der ersten 6 Monate nach Operation stehen Harninkontinenz und erektile Dysfunktion im Vordergrund. Entscheidend für ein gutes Behandlungsergebnis ist die Erfahrung des Operateurs und weniger das gewählte technische Verfahren. Nach Radiotherapie können Miktionsstörungen, Sexualitätsstörungen und Darmfunktionsstörungen auftreten.

3.5.6 PSA-Progress nach Lokaltherapie

Ungünstige Faktoren für einen PSA-Progress nach kurativer Therapie sind:
- PSA-Nadir >0,5 ng/ml (p=0,01)
- PSA-Verdopplungszeit <9 Monate (p=0,003)
- Zeit bis zum PSA-Progress <30 Monate (p=0,03) (D´Amico et al. JAMA Oncol in press.)

Eine intensivierte PSA-Nachsorge nach kurativer Therapie eines lokal begrenzten Prostatakarzinoms schlägt sich für keine Risikogruppe in einem verbesserten Gesamtüberleben nieder.

Die Bedeutung des PSMA-PET ist an 633 Patienten ermittelt worden. Hauptzielkriterium ist die Detektion pelviner Lymphknotenmetastasen. Alle Patienten sind lymphadenektomiert worden und das präoperative PSMA-PET mit dem histopathologischen Befund korreliert worden. Die Sensitivität beträgt nur 0,4 bei einer Spezifität von 0,95. Lymphknotengröße und PSA-Wert korrelieren positiv mit dem PSMA-Befund [51]. Auf Basis dieser Daten kann ein negativer PSMA-PET-Befund Metastasen nicht sicher ausschließen.

3.5.7 Salvage-Radiotherapie

Die Strahlentherapie sollte mit einer zeitlich begrenzten Hormontherapie kombiniert werden. Dabei spielt die Anzahl der vorhandenen Risikofaktoren zum Zeitpunkt der Erstbehandlung eine Rolle. Risikofaktoren sind: >=pT3b (p<0,0001), Gleason >=8 (p<0,0005) und hoher PSA-Spiegel präoperativ (p=0,015). Patienten ohne Risikofaktor profitieren von einer zusätzlichen Hormontherapie nicht. Bei zwei oder drei Risikofaktoren besteht ein signifikanter Überlebensvorteil zugunsten der zusätzlichen Hormontherapie. Die Arbeitsgruppe um Ghadjar hat eine Dosis intensivierte versus konventionelle Strahlentherapie bei biochemischen PSA-Progress nach radikaler Prostatektomie randomisiert untersucht [34]. Einschlusskriterium ist ein PSA-Nadir nach radikaler Prostatektomie von <0,4 ng/ml und ein konsekutiver, das heißt postoperativer PSA-Anstieg auf <2,0 ng/ml. Klinische Symptome einer Tumorprogression stellen ein Ausschlusskriterium dar. 350 Patienten sind rekrutiert worden. Die Randomisierung erfolgt 1:1 mit 175 Patienten pro Therapiearm. Die konventionelle Strahlentherapie erfolgt mit 64 Gy über 32 Fraktionen. Die dosisintensivierte Therapie mit 70 Gy über 35 Fraktionen. Primäres Zielkriterium ist die biochemische (PSA-) Progression, sekundäre Zielkriterien sind OS, PFS und Toxizität. Nach einer medianen Nachsorge von 6,2 Jahren ist der PSA-Progress mit 37,7% (konventionell) versus 38,7% nicht signifikant verschieden (p=0,44). Gleiches gilt für das Gesamtüberleben und den klinischen Progress (PFS beträgt 61% in beiden Gruppen nach 6 Jahren). Allerdings sind die Spättoxizitäten im gastrointestinalen Bereich (Grad 2+3) mit 11,5% versus 22,3% signifikant größer in der dosisintensivierten Behandlungsgruppe (p=0,009). Die adjuvante Strahlentherapie ist der Salvage-Therapie nicht überlegen [89]. In einer randomisierten Phase-III-Studie besteht bei 424 Patienten nach 5 Jahren ein PFS von 92% versus 90% (n.s.) Die Nebenwirkungen sind nach adjuvanter Therapie signifikant größer. Des Weiteren konnte bei abwartendem Verhalten 46% der Patienten eine Folgetherapie erspart werden [89]. Die australische Arbeitsgruppe bestätigt in einer weiteren randomisierten Untersuchung an 333 Patienten den Nutzen einer Salvage-Therapie und damit den Verzicht auf eine adjuvante Therapie. Die bPFS-Rate unterscheidet sich nicht (86% versus 87%) bei signifikant weniger Toxizität in der Salvage-Gruppe [62]. Eine dritte randomisierte Studie kommt zu einem gleichen Ergebnis. Bei vergleichbarem bPFS (85% versus 88%, p=0,56) hat die Salvage-Therapie signifikant weniger Nebenwirkungen (p=0,02) [82]. Alternativ zur Strahlentherapie ist die Kombination aus Docetaxel und Bicalutamid versus Bicalutamid allein verglichen worden [57]. Hier zeigt sich ein geringer PFS-Vorteil (p=0,041) für die Kombination bei erheblicher Toxizität (26% febrile Neutropenie). Die Studie gibt keinen Anlass zur Regimeänderung.

Wertung

Die Strahlentherapie eignet sich in Kombination mit einer antiandrogenen Therapie für Hochrisiko-Patienten. Von einer zusätzlichen Hormontherapie können Patienten ohne Risikofaktoren (pT3b/Gleason 8) ausgenommen werden. Zeitpunkt und Indikation werden vom PSA abhängig gemacht (PSA 0,2–0,4 ng/ml). Die Salvage-Radiotherapie hat Vorteile gegenüber der adjuvanten Radiotherapie. Die routinemäßige Nachbestrahlung bei T3 Prostatakarzinomen wird daher nicht mehr empfohlen, da funktionell schlechter (Nebenwirkungsrate ist höher!).

3.6 Therapie des fortgeschrittenen Prostatakarzinoms

Die Therapiesequenz des fortgeschrittenen Prostatakarzinoms ist extrem komplex geworden. Die Frage ist nicht mehr, welche Substanz, sondern welche Abfolge an Medikamenten im Sinne einer Therapiesequenz der Patient erhalten sollte. Ursache für die Komplexität ist die zunehmende Verlagerung von etablierten Substanzen in neue, das heißt zeitlich frühere Indikationsbereiche. Die frühere Unterteilung einer First- und Second-Line-Therapie des mCRPC ist durch die Verlagerung von Docetaxel in den bereits hormonsensitiven Indikationsbereich zum Teil hinfällig geworden. Des Weiteren ist ein neuer Indikationsbereich hinzugekommen: das kastrationsresistente, NICHT metastasierte Prostatakarzinom. Als neue Substanz ist für diesen Indikationsbereich Darolutamid zugelassen. Enzalutamid und Apalutamid haben hier bereits eine Zulassungsempfehlung. Fest durchdekliniert bleiben die LHRH-Medikamente (eventuell in Zukunft ersetzt durch LHRH-Antagonisten) sowie Cabazitaxel als einziges Standard-Zweitlinienzytostatikum. In der aktuellen Diskussion haben die klassischen Antiandrogene (Cyproteronacetat, Flutamid, Bicalutamid) an Bedeutung verloren. Die intermittierende Androgendeprivation wie die komplette Androgenblockade sind bei Patienten nach initial gutem Ansprechen nach Hormonentzug nach wie vor Therapiestandard. Für Docetaxel, Apalutamid, Enzalutamid und Abirateron sind die früheren Indikationsbeschränkungen aufgehoben und auf den hormonsensitiven Bereich erweitert worden. Da der EBM-Level für eine Therapiesequenz in der Abfolge der diversen Substanzen nach wie vor schwach ist und auf Expertenniveau (Level III) steht, bleibt die Therapieentscheidung individuell und orientiert sich an der Biologie der Erkrankung, den Organreserven des individuellen Patienten sowie seinen Komorbiditäten. Bedeutung erlangt zunehmend die biologische Einschätzung des Tumors zum Zeitpunkt der Erstdiagnose. Die Mehrzahl der Patienten zeigt nach wie vor ein gutes Ansprechen auf die antiandrogene Therapie. Bei dieser Patientengruppe hat sich an der bisherigen Therapiesequenz wenig geändert. Hochrisikopatienten profitieren bereits im hormonsensitiven Stadium von einer frühzeitigen Therapie mit Abirateron oder Apalutamid oder Enzalutamid oder Docetaxel. Bei der Kombination von Medikamenten ist Vorsicht geboten. Geprüfte Ausnahmen für eine sichere Kombinationsbehandlung stellen die LHRH-Analoga/-Antagonisten, Denosumab/Zoledronsäure sowie Antiandrogene dar. Auch wird zunehmend die Erfahrung des individuellen Therapeuten im Umgang mit den jeweiligen Substanzen eine bedeutende Rolle spielen. Bei geeigneter Sequenz beträgt das mittlere Überleben bei symptomatischem mCRPC bis zu 54 Monate, was den immensen Fortschritt seit 2004 deutlich macht. Nicht zu unterschätzen, bleibt der Bias in der Verordnung der hochpreisigen Onkologika.

Zu unterscheiden sind sechs verschiedene Stadien des Prostatakarzinoms, die unterschiedliche biologische Varianten der Erkrankung darstellen:
A: das lokal begrenzte Prostatakarzinom
B: das lokal fortgeschrittene, nicht metastasierte Prostatakarzinom
C: das metastasierte Prostatakarzinom mit gutem Ansprechen auf eine LHRH-Therapie
D: das metastasierte Hochrisiko-Prostatakarzinom
E: das kastrationsresistente, nicht metastasierte Prostatakarzinom
F: das kastrationsresistente metastasierte Prostatakarzinom

3.6.1 Virginelles/hormonsensitives Prostatakarzinom

Zum Zeitpunkt der Erstdiagnose stellt sich die Frage der weiteren Prognose beziehungsweise der Therapieempfehlung. Hier ist das Ansprechen auf die Androgendeprivation ein wichtiger klinischer Surrogatparameter. Eine Progression innerhalb von 6 Monaten nach Hormonentzug signalisiert einen ungünstigen klinischen Verlauf. Gemessen am 2-Jahres-Überleben beträgt der Unterschied 42% versus 89%, ($p<0,001$) [69]. Bedeutung haben zirkulierende Tumorzellen gemessen am PSA Ansprechen und dem Progressionsverhalten. Eine prospektive Markeranalyse (*liquid biopsy*) im Rahmen der randomisierten SWOG-S1216-Studie zeigt einen hochsignifikanten Unterschied im PFS ($p<0,001$) sowie im Ansprechen im Rahmen des PSA-Verlaufs ($p<0,001$) [36].

Hormonentzugstherapie
In einer Phase-III-Studie ist der oral verfügbare GnRH-Rezeptor-Antagonist Relugolix (120 mg/Tag) mit LHRH (Leuprorelin, 3-Monats-Depot, subkutan) an 934 Patienten im 2:1-Randomisationsschema verglichen worden. Nach 48 Wochen besteht ein höheres Kastrationsniveau für die mit Relugolix behandelten Patienten (96,7% versus 88,8%, $p<0,0001$). Ein weiterer Vorteil besteht im Rahmen der intermittierenden Androgendeprivation (Abb. 34). Nach Absetzen erholt sich der Testosteronspiegel nach 3 Monaten wesentlich schneller (270 ng/dl versus 12,26 ng/dl). Ebenso finden sich weniger schwere kardiovaskuläre Nebenwirkungen (2,9% versus 6,2%) [96].

Eine weitere randomisierte Phase-II-Studie kardiovaskulär vorerkrankter Männer (n=80) bestätigt ein geringeres Auftreten von kardiovaskulären Nebenwirkungen in der Gruppe der GnRH-Antagonisten (20% versus 3%, $p=0,013$) [66]. Dies ist aufgrund der zahlenmäßig kleinen Phase-II-Studie als Hinweis zu sehen. Vor dem Hintergrund ist die individuelle Bestimmung des kardiovaskulären Risikos von großer Bedeutung.

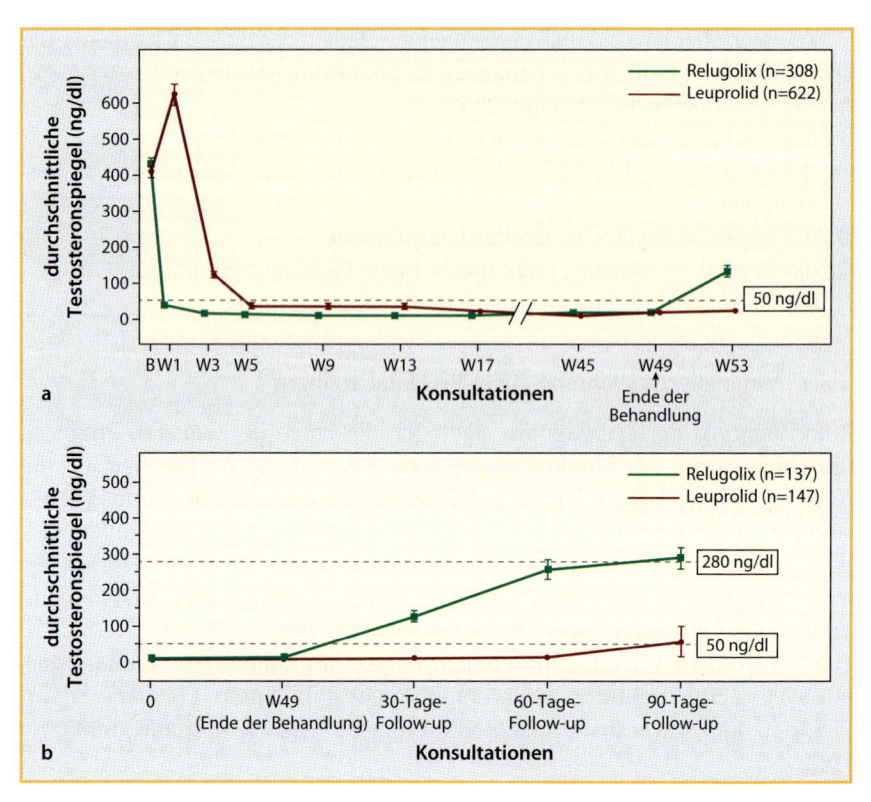

Abbildung 34: *Testosteron-Substitutionstherapie: Relugolix als oral verfügbarer GnRH-Rezeptor-Antagonist versus LHRH (Leuprorelin, 3-Monats-Depot, subkutan).* **a** *Testosteron-Suppression.* **b**) *Testosteron-Erholung. B = Baseline; W = Woche. Adaptiert nach [96].*

Die intermittierende Androgendeprivation bleibt für die Patienten mit *low volume disease* und exzellentem initialen Ansprechen auf eine Hormonentzugstherapie eine Option.

Die komplette Androgendeprivation (GnRH + Antiandrogen) gehört nach wie vor zum Standardrepertoire. Für eines der längsten am Markt befindlichen Antiandrogene, das Cyproteronacetat, wurde ein Rote-Hand-Brief erlassen. Ursächlich ist das gehäufte Auftreten von Meningeomen bei höherer Dosis (50–100 mg/Tag). Die Untersuchung basiert auf diversen Beobachtungen zu unterschiedlichen Indikationen beider Geschlechter.

Nachdem die Androgendeprivation für 75 Jahre die einzige Therapieoption darstellte, hat sich die Behandlung mit Einführung neuer Substanzklassen dramatisch verändert.

> **Kommentar des Autors**
>
> Die Androgenentzugsbehandlung ist unverändert Standardtherapie und Erstbehandlung im Stadium des metastasierten Prostatakarzinoms.

Docetaxel

Docetaxel ist zum Standardzytostatikum bei *high volume disease* geworden. Zwischenzeitig hat eine Neubewertung der drei Studien zum Einsatz von Docetaxel stattgefunden. So zeigt sich selbst in der bis dato einzigen negativen Studie (AFU-GETUF 15) ein Trend zu einem verbesserten Gesamtüberleben, der auf den Ergebnissen der High-Volume-Gruppe beruht. Eindeutig wird dies durch die CHAARTED-Studie präsentiert.

Ist die Studienlage eindeutig, so interessanter sind die Ergebnisse aus dem Behandlungsalltag (Real-World-Daten). Hier sind die Ergebnisse bei Männern mit virginell metastasiertem Prostatakarzinom im Rahmen einer Registerstudie bei 339 Patienten präsentiert worden [95]. Das mittlere Alter beträgt 72 Jahre. Die beabsichtigten sechs Zyklen Docetaxel erhielten nur 44% der Patienten. Eine Dosisreduktion wurde zudem bei weiteren 43% der Patienten vorgenommen. Die Rate einer febrilen Neutropenie mit konsekutiver stationärer Notaufnahme betrug 16% und war damit deutlich höher als unter Studienbedingungen.

Abirateron

> **Kommentar des Autors**
>
> Abirateron in Kombination mit Prednison verbessert das Gesamtüberleben wie das PFS bei *high volume disease*. Für die Patienten mit *low volume disease* besteht ein hochsignifikanter PFS-Vorteil. Auch hier zeichnet sich ein Überlebensvorteil ab. Der Median ist für die Abirateron-Gruppe noch nicht erreicht. Eine Verschlechterung der Lebensqualität ermittelt am FACT-P-Gesamtscore trat in der Abirateron-Gruppe erst signifikant später ein, was für die Wirksamkeit und klinische Bedeutung der Substanz spricht.

Abirateron im Vergleich mit Docetaxel

Die Resultate sind im Hinblick auf die Lebensqualität mit der Docetaxel-Therapie verglichen worden. Basis sind die CHAARTED-, die GETUG-AFU-15- und die LATITUDE-Studie. Im indirekten Vergleich ist die Beurteilung der Lebensqualitätsparameter ermittelt nach FACT-P und BPI-Score besser nach Abirateron. Im Rahmen der Stampede-Studienabfolge ist der direkte Vergleich von ADT + Abirateron, Prednison mit ADT + Docetaxel in einer 2:1-Randomisierung erfolgt. Nach einer mittleren Nachsorge von 4 Jahren sind sämtliche Parameter (Gesamtüberleben, tumorspezifisches Überleben, PFS, SREs und Schweregrad an Nebenwirkungen) vergleichbar, beziehungsweise statistisch nicht signifikant unterschieden. Allerdings ist die Lebensqualität in den ersten 6 Monaten signifikant besser nach Abirateron. Mit längerer Nachbeobachtungszeit (>24 Monate) verliert sich dieser Unterschied [88].

In einer randomisierten Phase-II-Studie ist Abirateron (n=42) mit der Kombination aus Abirateron und Cabazitaxel (n=39) verglichen worden. Das rPFS ist für die Kombination mit 13,6 versus 8,3 Monaten verlängert. Das Gesamtüberleben ist im Median für die Kombinationsgruppe noch nicht erreicht [99].

Enzalutamid (Neu: Zulassung im Mai 2021)
Zu Enzalutamid finden sich aktuell drei randomisierte Studien beim metastasierten hormonsensitiven Prostatakarzinom.

In einer placebokontrollierten, 1:1-randomisierten Studie (ARCHES-Studie) ist unter Androgenentzug Enzalutamid versus Placebo an insgesamt 1152 Patienten geprüft worden. Hauptzielkriterien sind das rPFS und das Gesamtüberleben. Nach einer mittleren Nachsorge von 14,4 Monaten besteht ein hochsignifikanter rPFS-Vorteil für die mit Enzalutamid behandelten Patienten (n.e. versus 19,45 Monate, p<0,0001). Ermittelt nach 1 Jahr ist die rPFS-Rate mit 84% versus 64% zugunsten der mit Enzalutamid behandelten Patienten. In der ersten Zwischenauswertung konnte 2019 bei insgesamt 84 verstorbenen Patienten keine Aussage zum Gesamtüberleben getroffen werden (Anzahl verstorbener Patienten: 39 versus 45, n.s.). Die Auswertung zur Lebensqualität (HRQoL) zeigt keinen klinisch bedeutenden Unterschied im Vergleich zur Placebo-Gruppe (p=0,2998). Die Arbeitsgruppe aus Melbourne stellt die Daten zum fortgeschrittenen, nicht metastasierten wie metastasierten Prostatakarzinom dar [6]. Hier zeigt sich für das rPFS ein hochsignifikanter Vorteil für die mit Enzalutamid behandelten Patienten (Abb. 35 und 36). Dies trifft sowohl für den Vergleich von Patienten zu, die von M0 zu M1 (rPFS n.e. versus 19,45 Monate) eingestuft wurden, als auch für Patienten mit De-novo-M1-Metastasierung zu. Hier ist der Unterschied zugunsten von Enzalutamid noch größer (n.e. versus 13,8 Monate).

Die Überlebensraten auf der Basis von 1125 Patienten aus der ENZAMET-Studie liegen vor. Auch hier findet eine 1:1-Randomisierung statt. Klinisch profitieren die mit Enzalutamid behandelten Patienten, ermittelt am „clinical PFS" hochsignifikant (HR; 0,4, p<0,001). Die 3-Jahres- Überlebensrate ist mit 80% versus 72% signifikant zugunsten der mit Enzalutamid behandelten Patienten verlängert (p=0,002).

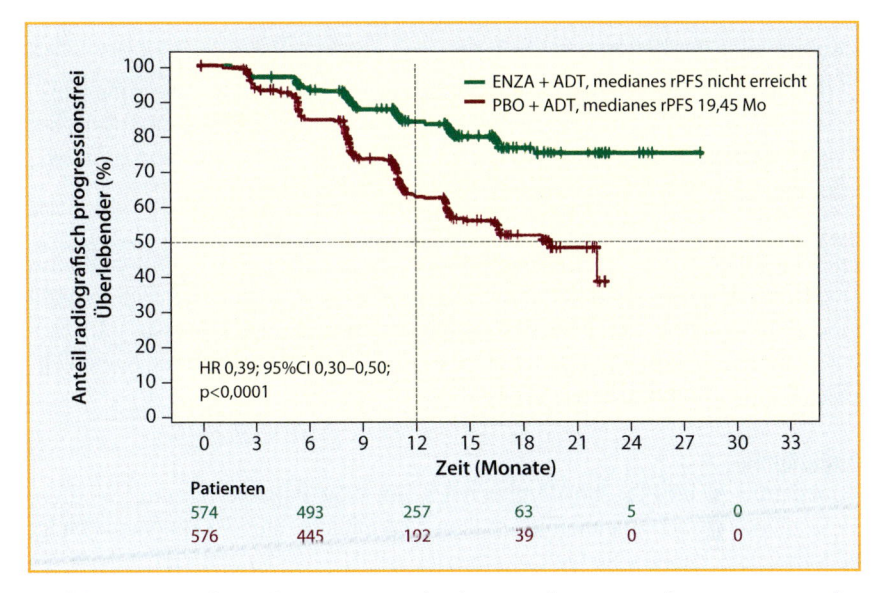

Abbildung 35: Enzalutamid (ENZA) versus Placebo (PBO) beim Prostatakarzinom unter Androgenentzug (ADT). Vorteil der mit Enzalutamid behandelten Patienten in Bezug auf das radiologisch progressionsfreie Überleben (rPFS). Adaptiert nach [5].

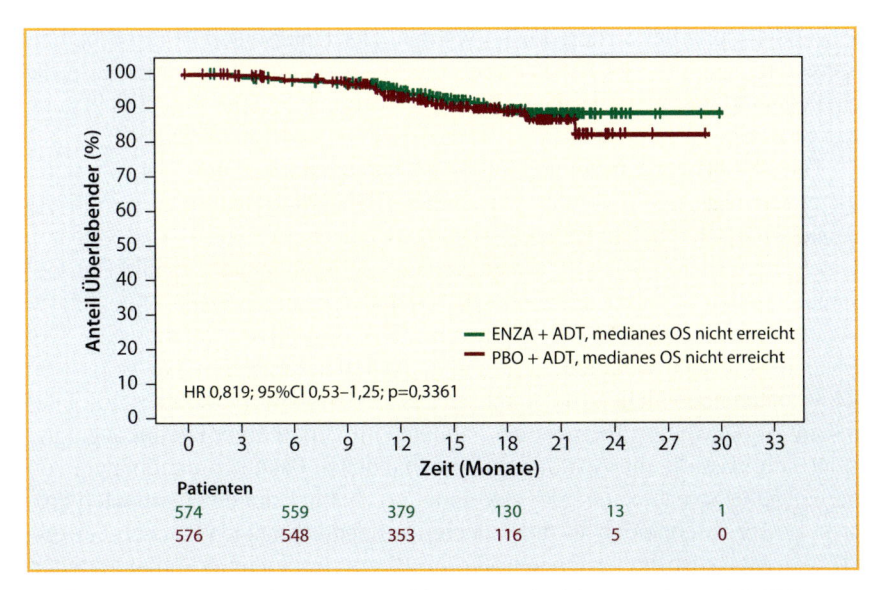

Abbildung 36: Interimsanalyse in Bezug auf das Gesamtüberleben: Enzalutamid (ENZA) versus Placebo (PBO) beim Prostatakarzinom unter Androgenentzug (ADT). Adaptiert nach [5].

> **Kommentar des Autors**
>
> Enzalutamid verbessert das Gesamtüberleben wie das PFS. Die Zulassung wurde am 4. Mai 2021 auch für die Indikation des metastasierten hormonsensitiven Prostatakarzinoms erteilt, sodass Enzalutamid über verschiedene Entitäten der metastasierten Erkrankung Verwendung finden kann.

In einer dritten Studie ist Enzalutamid randomisiert gegen die Kombination aus Enzalutamid, Abirateron und Prednison geprüft worden. Hier besteht kein Vorteil für die Kombination. Das mittlere Gesamtüberleben ist mit 33,6 versus 32,7 Monaten (p=0,53) statistisch nicht signifikant verschieden bei vermehrten Nebenwirkungen in der Kombinationsgruppe.

Apalutamid

Apalutamid ist im Placebo-Vergleich 1:1 an 1052 Patienten geprüft worden. 525 Patienten haben Apalutamid erhalten. Das mittlere Alter der Patienten beträgt 68 Jahre. 63% haben eine *high volume disease*. Nach einer mittleren Nachsorge von 22,6 Monaten weist Apalutamid für sämtliche Zielkriterien Vorteile auf. Über alle Subgruppen bestätigt sich der rPFS-Vorteil. Das Risiko, am Tumor zu versterben, ist nach 44 Monaten signifikant niedriger für die mit Apalutamid behandelten Patienten (n.e. versus 52,2 Monate) und kann im Vergleich zur Placebo-Gruppe um 33% reduziert werden. Der Unterschied ist umso bemerkenswerter, da 40% der Patienten aus der Placebo-Gruppe bei Progress in die Apalutamid-Gruppe wechselten (Cross-over) (Abb. 37). Unter Berücksichtigung des Cross-overs ist das Sterberisiko nahezu halbiert worden (48%) [10].

Die Zeit bis zur Umstellung auf eine Chemotherapie kann ebenfalls signifikant hinausgezögert werden. Die mittlere Behandlungsdauer ist für die mit Apalutamid behandelten Patienten signifikant länger (39,3 versus 20,2 Monate), was einen weiteren Beleg für die Effektivität von Apalutamid darstellt. Das Gesamtüberleben ist signifikant verlängert (2-Jahres-Gesamtüberlebensrate: 82,4% versus 73,5%; p=0,005) bei einem um 33% verringerten Sterberisiko. Der Median ist für den Behandlungsarm auch nach einer mittleren Nachsorge von 44 Monaten noch nicht erreicht (n.e. versus 52,2 Monate, p<0,0001) [10]. Interessant ist die weitere Therapie der Patienten im Verlauf ihrer Erkrankung. Hier zeigt sich, dass die mit Apalutamid vorbehandelten Patienten unabhängig von der Folgetherapie (Taxane oder Hormone) im Hinblick auf einen erneuten Progress besser abschneiden als die Patienten aus der ehemaligen Placebo-Gruppe [1]. Allerdings ist die Gruppengröße mit 87 mit Apalutamid vorbehandelten Patienten deutlich geringer als die 190 Patienten aus der ehemaligen Placebo-Gruppe.

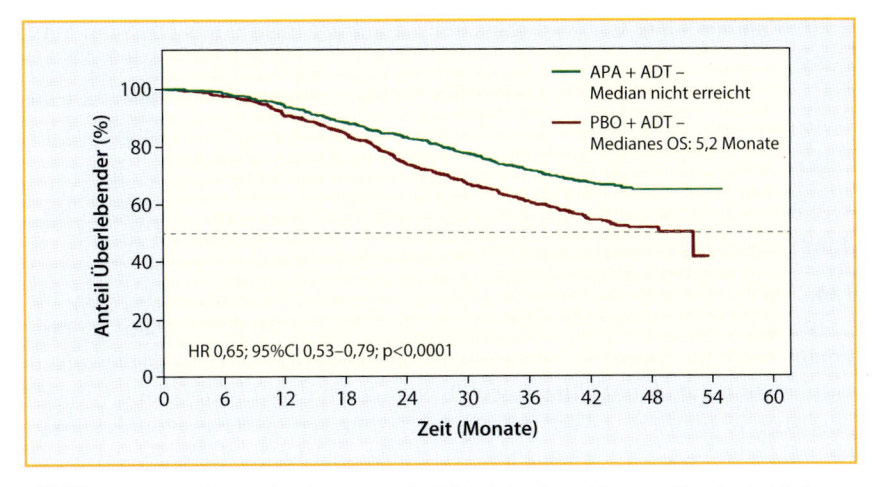

Abbildung 37: Ergebnisse der Phase-III-Studie TITAN. Apalutamid versus Placebo bei Patienten mit metastasiertem Prostatakarzinom und Androgendeprivation: Gesamtüberleben. ADT Androgen-Deprivationstherapie, APA Apalutamid, PBO Placebo. Adaptiert nach [10].

Auf der Basis von 8 randomisierten Studien ist der Einfluss des Tumorvolumens (*high volume* versus *low volume*) untersucht worden. Bei den Androgensignalwegs-Inhibitoren (Abirateron, Enzalutamid, Apalutamid) spielt die Risikoklassifikation keine signifikante Bedeutung. Das zeigt sich sowohl für das Gesamtüberleben als auch für das PFS. Anders sieht es für Docetaxel aus. Hier profitieren die Patienten quoad vitam mit einer High-Volume-Erkrankung signifikant im Vergleich zur Low-Volume-Erkrankung. Stratifiziert man nicht nach Risikogruppen, so ist das Ergebnis für die Inhibitoren der Signaltransduktion besser [86].

Tabelle 10: Therapie des metastasierten hormonsensitiven Prostatakarzinoms mit den „neuen Substanzen". Adaptiert nach [112].

Therapie	Gesamt-überleben (OS) HR (OS versus ADT)	Ranking	PFS HR (OS versus ADT)	Ranking
Abirateron	0,62	1	0,45	2
Apalutamid	0,67	2	0,48	3
Docetaxel	0,80	3	0,68	4
Enzalutamid	0,81	4	0,39	1
Antiandrogene (ADT)	1,21	5	0,97	5

Im Rahmen einer weiteren Metaanalyse auf der Basis von sieben randomisierten Studien ist der Einfluss der „neuen" Substanzen auf das Gesamtüberleben und das radiographische PFS ermittelt worden. Interessant ist die Einbeziehung nichtsteroidaler Antiandrogene in den Vergleich sowie ein Ranking (Tab. 10) [112].

3.6.2 In der Erprobung

TAK-700 …
… ist ein selektiver, nichtsteroidaler Androgeninhibitor. In einer großen randomisierten Phase-III-Prüfung ist TAK (n=638) versus Bicalutamid (n=641) jeweils in Kombination mit einer LHRH-Therapie geprüft worden. Das mediane Gesamtüberleben ist mit 81,1 versus 70,7 Monaten verbessert (p=0,04); ebenso wie das PFS mit 47,6 versus 23,0 Monaten [2]. Kritikpunkt bleibt der Kontrollarm mit Bicalutamid. Hier liegen wesentlich effektivere Behandlungsoptionen vor.

3.6.3 Lokaltherapie und Metastasenchirurgie bei metastasierter (Low-volume-) Erkrankung

Primärtumor

Der Nutzen einer zytoreduktiven Prostatektomie ist randomisiert im Rahmen einer multizentrischen AUO-Studie (RAMPP) untersucht worden. Die Studie ist beendet/geschlossen worden. Ergebnisse liegen nicht vor. Noch weiter geht die Kölner Arbeitsgruppe um Heidenreich. Hier ist bei 103 Patienten mit lokal fortgeschrittenen kastrationsresistenten wie sensitiven Prostatakarzinomen eine Exenteration erfolgt. Indikation dazu sind intrapelvine Komplikationen infolge des Tumors. Bei 90% der Patienten wird eine Linderung der klinischen Symptome berichtet [43].

> **Kommentar des Autors**
>
> Die operative Primärtumorbehandlung bei metastasierter Erkrankung ist kein Standard! Es handelt sich bei lokal weit fortgeschrittener Erkrankung um ein für den Patienten extrem belastendes operatives Vorgehen bis hin zur vorderen und hinteren Exenteration. In dem Zusammenhang stellt sich die Frage nach weniger invasiven Maßnahmen.

Weniger invasiv und belastend ist für den Patienten die palliative transurethrale Prostataresektion (TUR-P); auch hier mit dem Ziel der Volumenreduktion. Dieser Ansatz wurde bei 110 Patienten untersucht. Alle Patienten erhalten vor ADT eine

TUR-P. Als Kontrollgruppe dienen 78 strukturgleiche Patienten, die nur mittels ADT behandelt worden sind. Das tumorspezifische Überleben, ermittelt nach 3 Jahren, ist mit 95,9% versus 64,9% (p=0,004) signifikant verlängert. Es profitieren in dieser Studie Patienten mit <6 ossären Metastasen.

Kommentar des Autors

Die erste randomisierte Studie zur Strahlentherapie des Primärtumors aus der STAMPEDE-Gruppe anhand von 2061 Patienten liefert eindeutige Ergebnisse: Die Strahlentherapie verbessert das PFS hochsignifikant (HR: 0,76; p<0,0001). Patienten mit *low volume disease* haben einen signifikanten Gesamtüberlebensvorteil (HR: 0,68; p=0,007) sowie einen 3Jahres-Überlebensvorteil von 81% versus 73%. Bestätigt wird die Studie aus der STAMPEDE-Gruppe durch die Resultate der HORRAD-Studie an 432 randomisierten Patienten. Auch hier zeigen sich die Vorteile für die Patienten mit *low volume disease*. Patienten mit *low volume disease* profitieren von einer Radiatio!

Auf dem AUA-Kongress werden die Daten zur Strahlentherapie in vergleichbarer Weise auf die radikale Prostatektomie übertragen. 186 Patienten haben eine operative Volumenreduktion in Kombination mit einer Androgendeprivation erhalten. Nach 3 Jahren leben 87% der Patienten. Auch die Subgruppenanalysen ähneln den Ergebnissen aus der STAMPEDE-Studie [31].

Kommentar des Autors

Die Volumenreduktion bei *low volume dieseaese* wird im Behandlungsalltag bestätigt. Kritisch sollte das jeweilige Verfahren einer Volumenreduktion betrachtet werden. Je weniger Nebenwirkungen, umso überzeugender erscheint die Methode.

Metastasen

Mit Einführung der PSMA-basierten Diagnostik wird die Erkennung von Prostatakarzinommetastasen verbessert. Dies führt dazu, dass zunehmend die Indikation zur Resektion PSMA-positiver Metastasen außerhalb klinischer Studien gestellt wird.

Kommentar des Autors

Aufgrund fehlender randomisierter Studien und einem nicht nachgewiesenen Nutzen ist die Metastasenchirurgie bis dato ebenfalls experimentell.

> **Wertung**
>
> Die Hormonentzugstherapie ist die akzeptierte Behandlung dieser Tumorentität. Die Therapie des Primärtumors hat bei metastasierter Erkrankung und geringer Tumorlast Vorteile. Hier sind operative/strahlentherapeutische Verfahren mit möglichst wenigen Nebenwirkungen zu bevorzugen. Die Metastasenchirurgie asymptomatischer Befunde ist ausschließlich experimentell.

3.7 Therapie des kastrationsresistenten Prostatakarzinoms

Die Behandlungssituation im Stadium des kastrationsresistenten Prostatakarzinoms (CRPC: *castration-resistant prostate cancer*) ist wesentlich komplexer geworden. Ursächlich ist die Neuentwicklung und wissenschaftliche Prüfung einer Vielzahl von Substanzen. Die fast 50 Jahre bestehende Hypothese zur Entstehung kastrationsresistenter Prostatakarzinome durch klonale Selektion oder Adaptation an den Hormonentzug hat noch heute unverändert Bestand (Abb. 38) [54].

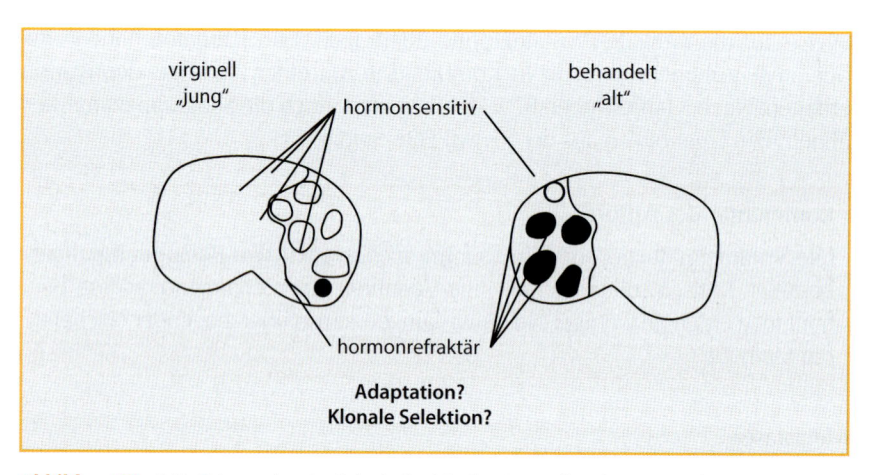

Abbildung 38: *Mögliche pathophysiologische Mechanismen bei der Entwicklung des hormonsensitiven beziehungsweise refraktären (kastrationsresistenten) Prostatakarzinoms. Adaptiert nach [54].*

3.7.1 Kastrationsresistentes Prostatakarzinom, M0/nmCRPC

> **Kommentar des Autors**
>
> Jeder Patient mit biochemischen Progress unter Hormonentzugstherapie hat entweder ein Lokalrezidiv oder eine Mikro-/Makrometastasierung. M0 bezieht sich auf die Insuffizienz der herkömmlichen bildgebenden Diagnostik und stellt damit eine konstruierte, artifizielle Entität dar. Es handelt sich bei diesem Tumorstadium um ein initial metastasiertes, kastrationsresistentes Prostatakarzinom.

Patienten mit dieser neu definierten Tumorentität weisen eine der Normalbevölkerung vergleichbare Lebensqualität, ermittelt nach HRQoL auf. Erstaunlicherweise weisen übergewichtige Patienten mit kastrationsresistentem Prostatakarzinom eine günstigere Prognose auf [68].

Dies macht deutlich, dass jeder weitere Therapieansatz besonders im Hinblick auf eine mögliche Einschränkung der Lebensqualität untersucht werden muss. Bis dato liegen die Daten aus drei Zulassungsstudien vor. Naheliegend ist der Vergleich von Nebenwirkungen, basierend auf den drei Protokollen. Leider ermöglichen die Protokolle keine Vergleichbarkeit. Von 34 erfassten Nebenwirkungen sind nur zehn in allen drei Protokollen erfasst worden. Diese methodische Unzulänglichkeit lässt die wichtige Frage des Verträglichkeitsvergleichs unbeantwortet [21].

Apalutamid

Apalutamid (n=806) ist beim **nicht** fernmetastasierten CRPC im Vergleich zu Placebo (n=401) an 1207 Patienten geprüft worden [100]. Alle Patienten erhalten eine GnRH-Therapie. Hauptzielkriterium ist das metastasenfreie Überleben. Hier zeigt sich ein hochsignifikanter Vorteil für Apalutamid von 40,5 versus 16,2 Monate. Das mediane Gesamtüberleben ist nach Apalutamid verlängert (73,9 versus 59,9 Monate, p=0,0161) [100]. Hier besteht eine um ca. 30% verminderte Sterberate. Auch unter Berücksichtigung eines Cross-overs von 19% der Patienten aus dem Placebo-Arm in den Apalutamid-Arm bleibt der signifikante Überlebensvorteil bestehen. Rechnet man den Effekt des Cross-overs heraus, so verstärkt sich der Gesamtüberlebensvorteil für die mit Apalutamid behandelten Patienten (73,9 Monate versus 52,8 Monate, p=0,0002) (Tab. 11) [100].

Die Aktualisierung der Daten zeigt signifikante Vorteile nicht nur in der Hochrisiko-Gruppe (rPFS; p <0,00001), sondern auch in der Niedrigrisiko-Gruppe (p=0,001). Das Überleben nach 2 Jahren beträgt in der Hochrisiko-Gruppe 76% versus 63% und in der Niedrigrisiko-Gruppe 90% versus 85% [80]. Die Lebensqualität wird unter Apalutamid nicht signifikant verändert, was bei der postulier-

Tabelle 11: *Apalutamid plus LHRH versus Placebo plus LHRH beim nicht metastasierten, kastrationsresistenten Prostatakarzinom. Adaptiert nach [100].*

Therapie	n	OS (Monate)	Metastasenfreies Überleben (MFS) (Monate)
LHRH+Apalutamid	806	73,9	40,5
		p=0,0161	p=0,0001
LHRH+Placebo	401	59,9	16,2

ten Effektivität zu erwarten wäre. Erklärung dafür könnte die Rate an Grad-3/4-Nebenwirkungen sein, die mit 45% versus 34% größer nach Apalutamid ist. Besondere Beachtung bedarf die erhöhte Sturz- (1,2% versus 0,7%) und Frakturrate (2,0 versus 0,9%) nach Apalutamid, was den Einsatz bei der Patientengruppe gebrechlicher Männer einschränkt.

Enzalutamid

Enzalutamid ist unter Beibehaltung einer antiandrogenen Therapie (ADT, n=933) im Vergleich zu Placebo + ADT (n=468) im Rahmen einer 2:1-Randomisierung verglichen worden. Alle Patienten weisen zum Zeitpunkt der Rekrutierung keine Fernmetastasen auf (M0) und sind durch eine hohe PSA-Verdopplungszeit gekennzeichnet.

Das Hauptzielkriterium ist das metastasenfreie Überleben. Für das „Metastasenfreie Überleben/MFS" besteht ein hochsignifikanter Vorteil zugunsten von Enzalutamid (36,6 versus 14,7 Monate, p<0,0001). Auch ist die Zeit bis zum Wechsel auf eine neue antineoplastische Wirksubstanz signifikant durch Enzalutamid verlängert (39,6 versus 17,7 Monate, 33% versus 65%, p<0,0001; entspricht einer Risikoreduktion von 79%). Gleiches trifft auf die PSA-Progression zu (37,2 versus 3,9 Monate, p<0,0001; entspricht einer Risikoreduktion von 93%). Nebenwirkungen sind signifikant mehr in der Enzalutamid-Gruppe aufgetreten (48% versus 27%, alle Grade; davon therapieassoziiert: 16% versus 6%).

Betrachtet man das Gesamtüberleben, so sind im Enzalutamid-Arm 30,9% (n=288) und im Placebo-Arm 38,0% (n=178) Patienten verstorben. Der Median ist im Enzalutamid-Arm noch nicht erreicht (67,0 Monate versus 56,3 Monate, p=0,0011) (Tab. 12) [105]. Dies entspricht einer um 27% reduzierten Sterblichkeit für die mit Enzalutamid behandelten Patienten.

Darolutamid

Dieser Androgenrezeptor-Antagonist wurde in einer doppelblinden placebokontrollierten Phase-III-Studie geprüft. Darolutamid (600 mg 2 × täglich oral) ist

Tabelle 12: *LHRH plus Enzalutamid versus LHRH plus Placebo beim nicht metastasierten kastrationsresistenten Prostatakarzinom. Adaptiert nach [105].*

Therapie	n	OS (Monate)	Metastasenfreies Überleben (MFS) (Monate)	Nebenwirkungen
LHRH+Enzalutamid	933	67,0	36,6	48%
		p=0,0011	p=0,0001	
LHRH+Placebo	468	56,3	14,7	27%

2:1 gegen Placebo bei Aufrechterhaltung der antiandrogenen Therapie geprüft worden. Die Nachsorge beträgt 29,0 Monate. 170 Patienten erhielten nach Entblindung der Studie ein Cross-over aus dem Kontrollarm in den Darolutamid-Arm. Darolutamid (n=955) versus Kontrolle (n=554) bei dem gewählten Hauptzielkriterium (metastasenfreies Überleben/MFS) hat einen hochsignifikanten Vorteil für Darolutamid erbracht (40,4 versus 18,4 Monate) (Abb. 39).

Zusätzlich finden sich Vorteile für sekundäre Zielkriterien wie SRS (Reduktion um 57%, p=0,011), PFS 36,8 versus 14,8 Monate, Zeit bis zur Chemotherapie,

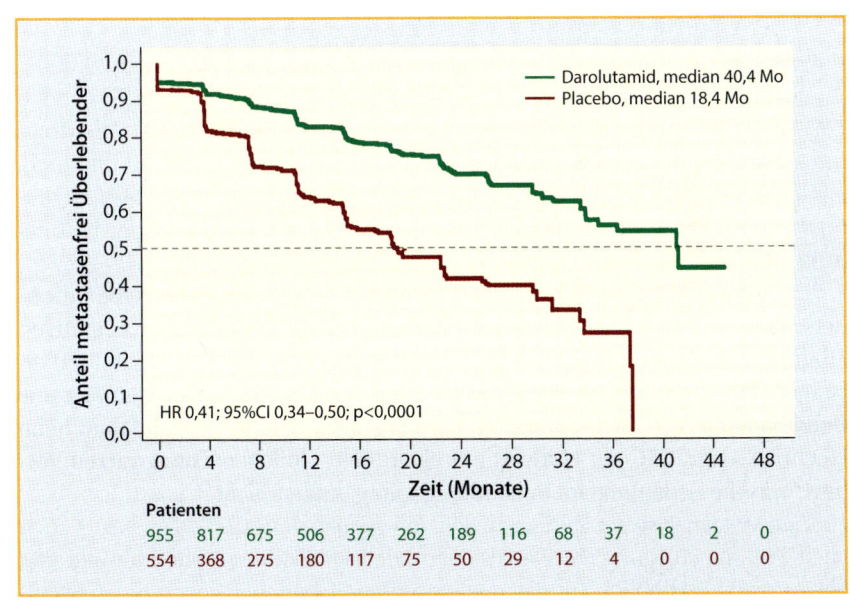

Abbildung 39: *Darolutamid plus ADT versus Placebo plus ADT: Vorteil beim metastasenfreien Überleben. Adaptiert nach [25].*

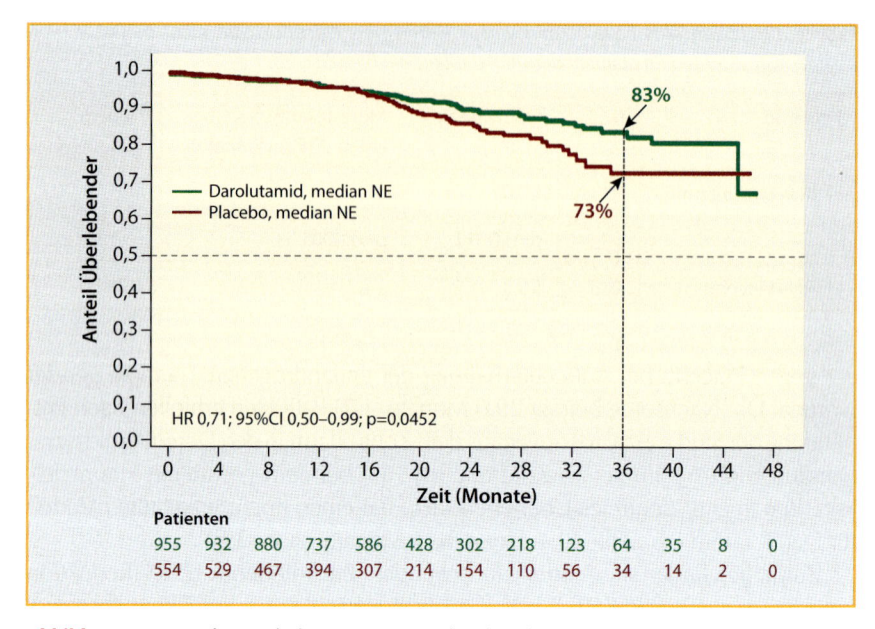

Abbildung 40: *Darolutamid plus ADT versus Placebo plus ADT: Vorteil beim Gesamtüberleben. Adaptiert nach [25].*

Verzögerung im Auftreten von Schmerzen (40,3 versus 25,4 Monate, p<0,0001. Auch zeigt sich ein signifikanter Überlebensvorteil (Sterblichkeit: 15,5% versus 19,1%). Dies entspricht einer um 31% reduzierten Sterblichkeit. Allerdings muss man hier bei aktuell insgesamt nur 254 verstorbenen Patienten und nicht erreichtem Median in beiden Gruppen noch zurückhaltend sein. Das Gesamtüberleben nach 3 Jahren beträgt 83% versus 77% im Placebo-Arm: HR 0,69 (Abb. 40) [26, 27].

Im Nebenwirkungsspektrum unterscheiden sich beide Gruppen nicht. Besonders findet sich keine Häufung von Stürzen, Krampfanfällen oder kognitiven Störungen. Basierend darauf ist eine CHMP-Empfehlung am 31. Januar 2020 ergangen. Die Zulassung ist am 27. März 2020 erteilt worden. **Der Gemeinsame Bundesausschuss (G-BA) kommt zu dem Ergebnis, dass für Darolutamid beim Hochrisiko-nmCRPC ein Hinweis auf einen beträchtlichen Zusatznutzen vorliegt, was die Bedeutung im Behandlungsalltag unterstreicht.**

Eine Metaanalyse der Studien zu den drei verfügbaren Substanzen belegt auch nach Zusammenlegung der Daten einen hochsignifikanten Vorteil für alle drei Substanzen im Hinblick auf das metastasenfreie Überleben sowie das Gesamtüberleben. Die Unterschiede sind unabhängig von der PSA-Verdopplungszeit stratifiziert nach </>6 Monaten PSA-Verdopplung [56].

> **Wertung**
>
> Das kastrationsresistente, nicht metastasierte Prostatakarzinom ist eine neue Entität. Die Wertung im Hinblick auf das metastasenfreie Überleben sowie das Gesamtüberleben belegt die Vorteile aller drei geprüften Substanzen. Die Lebensqualität ist mit erwartet langer Lebenszeit nicht eingeschränkt. Jede Form der Behandlung sollte die Lebensqualität der Patienten nicht negativ beeinflussen. Es stellt sich die Frage, ob die Patienten zu dem Zeitpunkt eine weiterführende Therapie überhaupt benötigen. Hauptzielkriterium ist in allen Studien das metastasenfreie Überleben. Ob es sich dabei um ein geeignetes Zielkriterium handelt, ist zum jetzigen Zeitpunkt unklar. Die Vielzahl der Studien zu der Entität belegt das Interesse der Industrie an dieser neuen Entität, die sehr lange Behandlungszeiten erwarten lässt. Zugelassen sind aktuell unter dieser Indikation: Apalutamid, Darolutamid und Enzalutamid. Eine Wertung der Substanzen im Hinblick auf die Nebenwirkungen ist nicht möglich, da unterschiedliche Nebenwirkungen in den Zulassungsstudien erfasst wurden, was eine Vergleichbarkeit nicht möglich macht.

3.7.2 Erstlinientherapie, mCRPC

Docetaxel
ist das Zytostatikum für die Erstlinie. Basierend auf der CHAARTED-Studie kommt der histopathologischen Befundung der basal-luminalen Subtypen besondere Bedeutung zu. Patienten mit einer solchen Expression (Luminal B) haben ein signifikant verbessertes Ansprechen im Vergleich zur alleinigen hormonellen Therapie (OS 47,1 versus 29,8 Monate) [42].

Enzalutamid
ist in der PREVAIL-Studie randomisiert gegen Placebo geprüft worden. Alle Patienten sind antiandrogen behandelt geblieben. 845 Patienten haben Placebo und 872 Patienten haben Enzalutamid erhalten. Die Überlebensrate nach 5 Jahren zeigt bei einer mittleren Nachsorge von 69 Monaten Vorteile für Enzalutamid (35,5 versus 31,4 Monate, p=0,0008). Insgesamt sind nach 5 Jahren 1382 Patienten verstorben: 689/872 Patienten im Enzalutamid Arm und 693/845 Patienten im Placebo-Arm.

Enzalutamid und Abirateron im Vergleich
Abirateron ist mit Enzalutamid verglichen worden. Alle Patienten haben bis dato kein Docetaxel erhalten. Im Rahmen der nicht randomisierten Untersuchung haben 43 Patienten Enzalutamid und 77 Patienten Abirateron erhalten. Das Gesamtüberleben unterscheidet sich nicht (p=0,22) [37]. Da beide Substanzen das gleiche Zulassungsprofil aufweisen, erfolgt eine Prüfung der Sequenz Abirateron gefolgt von Enzalutamid (Gruppe A n=101) und umgekehrt (Gruppe B, n=101). Bei 72% der Patienten in Gruppe A und 74% der Patienten in Gruppe B

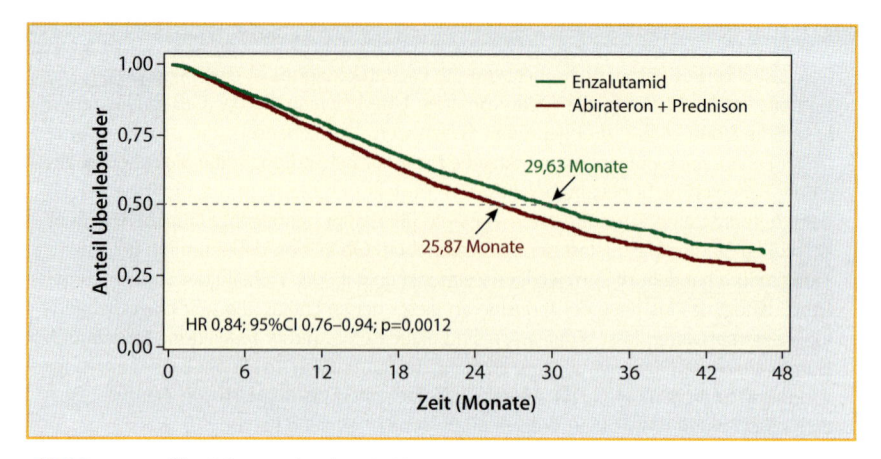

Abbildung 41: *Überlebenswahrscheinlichkeit bei Chemotherapie-naiven Männern mit kastrationsresistentem Prostatakarzinom und Behandlung mit Enzalutamid oder Abirateron. Adaptiert nach [33].*

erfolgte bei Progress die jeweilige Umstellung. Die Zeit bis zum erneuten Progress ist mit 19,3 versus 15,2 Monaten länger für die mit Abirateron erstbehandelten Patienten. Gestützt wird die Aussage durch Chung et al. [12].

In zwei unabhängigen retrospektiven Analysen zur Verwendung der beiden Substanzen im Therapiealltag sind marginale Vorteile für Enzalutamid beschrieben worden. Die Real-World-Daten aus Frankreich vergleichen das Überleben von 3723 Patienten nach Enzalutamid und 6585 Patienten nach Abirateron. Das mediane Gesamtüberleben weist einen Trend zugunsten von Enzalutamid aus (34,2 versus 31,7 Monate) [91, 92]. Eine US-amerikanische Gruppe mit insgesamt 3174 Patienten bestätigt den Trend (29,6 versus 25,8 Monate) (Abb. 41) [33].

> **Kommentar des Autors**
>
> Ob eine derartige Aussage zu einem geringen Überlebensvorteil aus einer retrospektiven Untersuchung Rückschlüsse zulässt, darf angezweifelt werden. Auch fällt in der französischen Arbeitsgruppe auf, dass der beschriebene Unterschied schon wenige Wochen nach Beginn der Therapie besteht. Das lässt auf unterschiedliche Selektionskriterien schließen.

Für ein Ansprechen auf eine Therapie mit Enzalutamid oder Abirateron spricht eine Mutation des Wnt-Signalwegs. Ermittelt wird dies an DNSAnalysen aus Tumorproben. Im Vergleich zum Wnt-Wildtyp weist die somatische Mutation ein verbessertes Gesamtüberleben nach Enzalutamid oder Abirateron auf (23,6 versus 27,7 Monate, p=0,01). Einschränkend kommt hier zum Tragen, dass

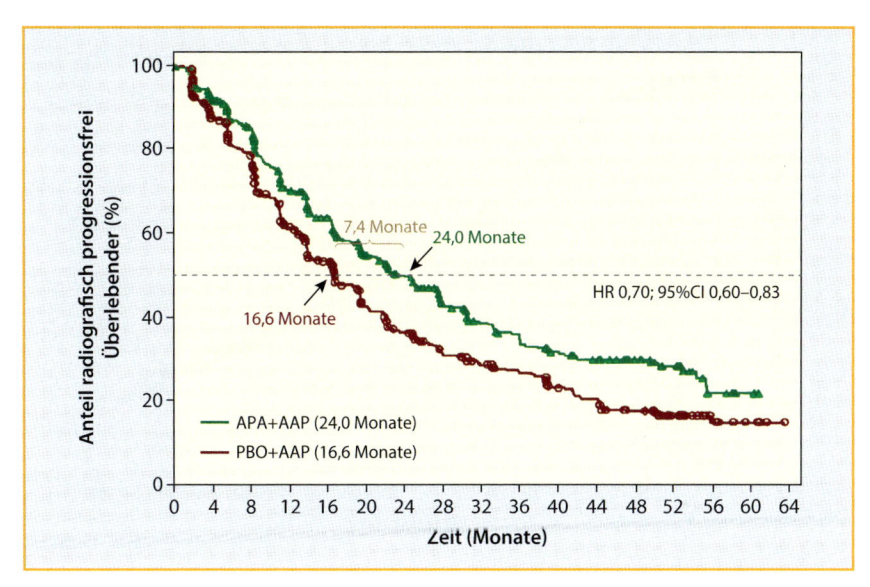

Abbildung 42: Radiografisch progressionsfreies Überleben in der ACIS-Studie. Apalutamid (APA) plus Abirateron/Prednison (AAP) versus Placebo (PBO) plus Abirateron/Prednison. Adaptiert nach [85].

die Mutationen nur in 11% der Fälle detektiert wurden und die Aussage im Rahmen der Studie auf n=15 Patienten beruht [55].

Abirateron, Prednison plus Apalutamid versus Abirateron, Prednison
Dargestellt werden die Ergebnisse einer prospektiven placebokontrollierten Studie bei Patienten mit Progress unter antiandrogener Therapie. Andere Vorbehandlungen waren Ausschlusskriterien. Die Randomisierung erfolgt 1:1. Hauptzielkriterium ist rPFS. Sekundäre Zielkriterien sind Gesamtüberleben, Zeit bis zur Einleitung einer Chemotherapie, Schmerzen, Zeit bis zur Opioidgabe. Für das Hauptzielkriterium rPFS besteht nach einer medianen Nachsorge von 54,8 Monaten ein signifikanter Vorteil für die Kombinationstherapie: 24,0 versus 16,6 Monate, HR 0,7 (Abb. 42) [85].

Betrachtet man das Gesamtüberleben, so besteht mit 36,2 versus 33,7 Monaten kein signifikanter Unterschied: p=0,49 (Abb. 43).

Kommentar des Autors
Docetaxel, Enzalutamid und Abirateron sind im Hinblick auf die Effektivität vergleichbar. Vorteilhaft ist das jeweils unterschiedliche Nebenwirkungsspektrum, was eine individuelle Therapieentscheidung ermöglicht.

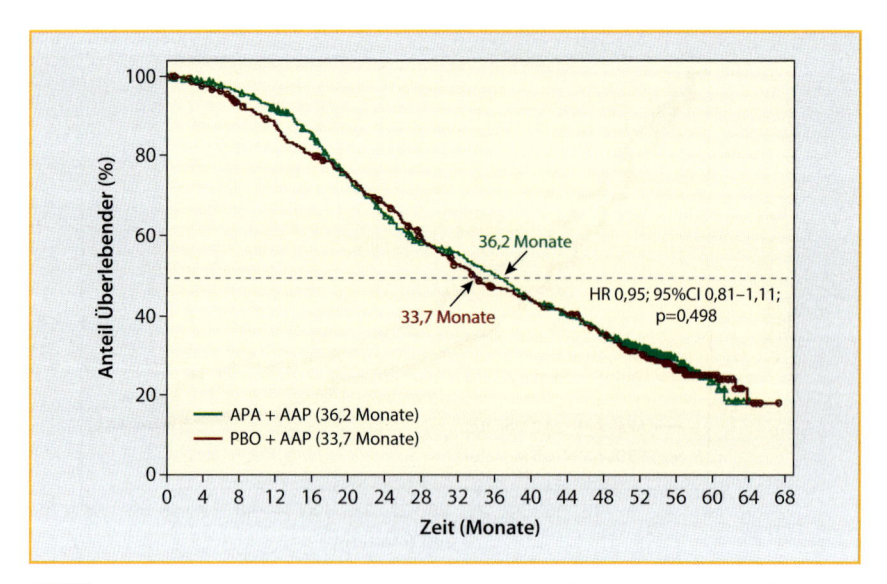

Abbildung 43: *Gesamtüberleben in der ACIS-Studie. Apalutamid (APA) plus Abirateron/ Prednison (AAP) versus Placebo (PBO) plus Abirateron/Prednison. Adaptiert nach [85].*

3.7.3 Neue Ansätze in der Prüfung

Ipilimumab nach Metastasenbestrahlung
Im randomisierten Vergleich erfolgte bei 799 Patienten eine Bestrahlung von Knochenmetastasen. Danach erhielten 399 Patienten Ipilimumab und 400 Patienten ein Placebo. Im Rahmen der Nachsorge sind nach 2,4 Jahren 721/799 Patienten verstorben. Das Gesamtüberleben ist dabei höher im Ipilimumab-Arm (2-Jahres-OS: 25,2% versus 16,6%; 3-Jahres-OS: 15,3% versus 7,9%; 5-Jahres-OS: 7,9% versus 3,3%) [29]. Die hohe Sterblichkeit in der Gesamtgruppe verwundert.

Nivolumab plus Docetaxel ...
... ist bei Patienten mit mCRPC ohne chemotherapeutische Vorbehandlung bei n=84 Patienten geprüft worden. Im Rahmen der nicht randomisierten Prüfung beträgt das mediane Überleben 182 Monate. Ein PSA-Ansprechen besteht bei der Hälfte der Patienten (46,9%). Das rPFS beträgt 9,0 Monate. Patienten ohne vorangegangene Androgenrezeptor-gerichtete Therapie haben erwartungsgemäß bessere Verläufe [30].

Ipatasertib ...
... ist in Kombination mit Abirateron versus Abirateron placebokontrolliert bei 1101 Patienten verglichen worden. Voraussetzung war ein Verlust der PTEN-Ex-

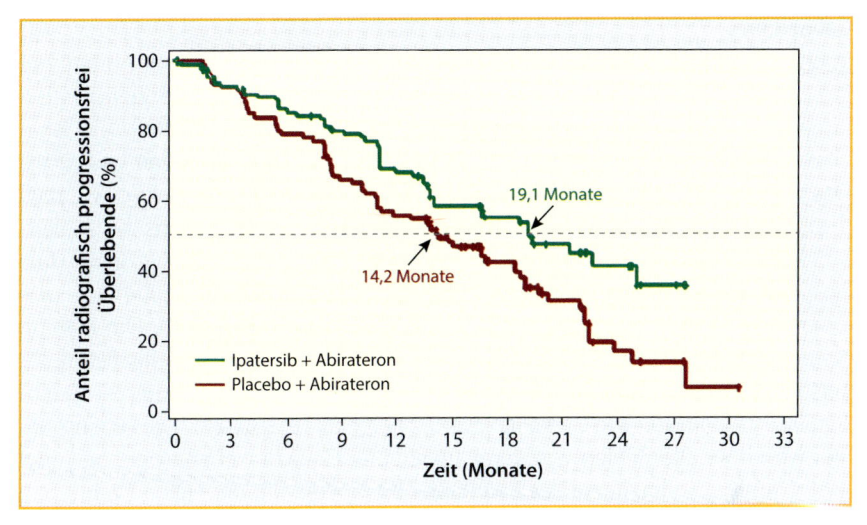

Abbildung 44: *Phase-III-Studie IPATential150 zu Ipatasertib plus Abirateron versus Placebo plus Abirateron bei Patienten mit einem metastasierten kastrationsresistenten Prostatakarzinom und Verlust der PTEN-Expression. Adaptiert nach [19].*

pression. Die Remissionsrate ist mit 61% versus 44% signifikant größer; ebenso das PFS (19,1 versus 14,2; p=0,0431) (Abb. 44). Unterschiede im Gesamtüberleben bestehen nicht [17]. Die Daten wurden auf dem ASCO GU aktualisiert [19].

Wertung

Docetaxel, Abirateron und Enzalutamid sind effektiv, verlängern das Gesamtüberleben und sind zur primären Therapie des metastasierten kastrationsresistenten Prostatakarzinoms zugelassen.

3.7.4 Zweitlinientherapie

Durch die geänderten Indikationsbereiche mit Verlagerung von Docetaxel, Abirateron und Enzalutamid in den hormonsensitiven Bereich wird die Auswahl der Zweitlinientherapeutika stark eingeschränkt. Standardzytostatikum bleibt Cabazitaxel, da diese Substanz eine ausschließliche Zweitlinienindikation aufweist und sich der Therapie mit Enzalutamid oder Abirateron als überlegen erwiesen hat. Die Daten der randomisierten Studie von Cabazitaxel im Vergleich zu Abirateron oder Enzalutamid auf der Basis von 255 Patienten sind auf dem ASCO präsentiert worden [105, 108]. Die Resultate sind überzeugend und lassen Cabazitaxel in eine frühere Sequenzstufe in der Zweitlinie vorrücken.

Cabazitaxel

In einer randomisierten Phase-III-Studie ist Cabazitaxel (n=129) mit Abirateron/Enzalutamid (n=126) verglichen worden. Alle Patienten hatten zuvor einen Progress nach Docetaxel. Es bestanden für sämtliche Parameter Vorteile für Cabazitaxel. Das PFS ist mit 4,4 versus 2,7 Monaten signifikant verlängert (p<0,001). Das rPFS ist mit 8,0 versus 3,7 Monaten signifikant verlängert; ebenso wie *pain response* (45% versus 19,3%). Folgerichtig werden symptomatische skelettbedingte Komplikationen zeitlich hinausgezögert (n.e. versus 16,7 Monate). Die Ansprechrate ist mit 36,5% versus 11,5% signifikant größer (p=0,004), und das Überleben ist mit 13,6 versus 11,0 Monaten verlängert (p=0,008). Die Rate an Nebenwirkungen Grad 3 oder größer unterscheidet sich nicht signifikant (56,3% versus 52,4%). Auch ist das Ansprechen auf tumorbedingte Schmerzen hochsignifikant zugunsten von Cabazitaxel (45,9% versus 19,3%) [26]. Die Lebensqualität wird über alle Zyklen von den Patienten für Cabazitaxel günstiger bewertet [63]. Damit ist Cabazitaxel das Zweitlinientherapeutikum der ersten Wahl!

Eine Post-hoc-Analyse der PROSELICA-Studie an 1200 Patienten ergibt im Hinblick auf die Dosierung von Cabazitaxel bessere Überlebensraten für die Dosierung mit 25 mg/m^2 in der Gruppe von Patienten mit ungünstiger Prognose. Der unabhängige klinische Prognosefaktor ist in dem Zusammenhang das Vorhandensein von Schmerzen [20].

Eine Phase-I/II-Prüfung hat die Kombination aus Cabazitaxel + Carboplatin mit Cabazitaxel allein an 160 Patienten randomisiert untersucht. Die Progressionsrate ist für die Kombinationsbehandlung mit 7,3 versus 4,5 Monaten signifikant verlängert (p=0,018) bei erhöhter Nebenwirkungsrate [14]. Die Daten geben keinen Anlass zur Polychemotherapie!

DNA-Reparatur

Sogenannte Mismatch-Reparatur-Defizite haben auch bei besonders aggressiven Prostatakarzinomen sowohl in der Entstehung als auch in der Behandlung eine immer größer werdende Bedeutung [40].

PARP-Inhibition

Normalerweise werden häufig vorkommende Brüche im DNA-Einzelstrang durch Poly(ADP-ribose)-Polymerase Enzyme (PARP) repariert. Bei einer normalen Zelle erfolgt die Reparatur von Brüchen im DNA-Doppelstrang durch die fehlerfreie homologe Rekombination. Diese spielt eine entscheidende Rolle für die genomische Integrität. Das Prinzip der PARP-Inhibition beruht darauf, dass es während der DNA-Replikation zu Brüchen im DNA-Doppelstrang kommt. Dieses Prinzip wird im Falle der Tumorzelle therapeutisch genutzt. So führt die PARP-Inhibition bei einer gestörten homologen Rekombination zu einer genomischen Instabilität und schließlich zum Tod der Tumorzelle. Mit Olaparib liegt der erste PARP-Inhibitor zur Behandlung des kastrationsresistenten Prostatakarzinoms vor.

Olaparib
Ist ein PARP-Inhibitor und in einer Phase-III-Studie im Verhältnis 2:1 randomisiert worden. Kohorte A besteht aus 245 Patienten, die eine Alteration in BRCA1/2 oder ATM aufweisen. Kohorte B wurden auf 12 andere Gene positiv getestet. Entscheidend sind die Unterschiede für die BRCA1/2-mutierten Patienten. Das PFS ist für die mit Olaparib behandelten Patienten signifikant verlängert (7,4 versus 3,6 Monate, p<0,001). Symptomatisch profitieren die Patienten von einer verlängerten Zeit bis zur Entwicklung von Schmerzen. Das Gesamtüberleben ist mit 17,3 (Arm A+B) versus 14,0 (Arm C) Monaten zugunsten der mit Olaparib behandelten Patienten verlängert, obgleich 81% der Patienten aus der Kontrollgruppe (Enzalutamid/Abirateron) nach Progress ein Cross-over in die Olaparib-Gruppe aufwiesen. Differenziert man nach den Behandlungsarmen A und B, so zeigt sich im Vergleich zum Kontrollarm C ein signifikanter Überlebensvorteil für Olaparib A versus C = 19,1 Monate versus 14,7 Monate (p=0,02) und für B versus C = 14,1 Monate versus 11,5 Monate [53] (Abb. 45). An Nebenwirkungen werden Anämie und Nausea beobachtet [17]. Die *Health Related Quality of Life* (HRQoL) ist signifikant über alle verwandten „Tools" besser in der Olaparib-Gruppe [107].

Aktuell ist Olaparib bei Patienten mit mCRPC und Vorbehandlung mit Abirateron/Enzalutamid im November 2020 zugelassen worden. Voraussetzung ist eine Genmutation (Keimbahn-/somatische Mutation) für BRCA 1/2.

Radium-223-Cl
In einer kleinen randomisierten Phase-II-Studie ist Radium-223-Cl + Enzalutamid (n=23) versus Enzalutamid (n=12) allein geprüft worden. Hier ergaben sich Hinweise/Tendenzen für ein verbessertes PFS wie OS (n.s.) [58]. Die Fallzahlen lassen keine Rückschlüsse zu. Besonders werden die Hinweise zur schädlichen Kombination mit Abirateron + Radium-223-Cl nicht entkräftet.

> **Kommentar des Autors**
>
> Radium-223-Cl ist der bis dato einzige Alphastrahler mit wissenschaftlich belegter Verlängerung der Überlebenszeit. Kombinationsversuche mit Ausnahme von LHRH und/oder Antiandrogenen sollten, wenn überhaupt, nur unter Studienbedingungen erfolgen.

Auf der Basis von 1465 behandelten Patienten zeigt sich eine Abbruchrate von 6% bei 11% Nebenwirkungen Grad-≥3-Frakturen sind bei 5% der Patienten aufgetreten. Das mittlere Überleben beträgt 15,6 Monate. Die Real-World-

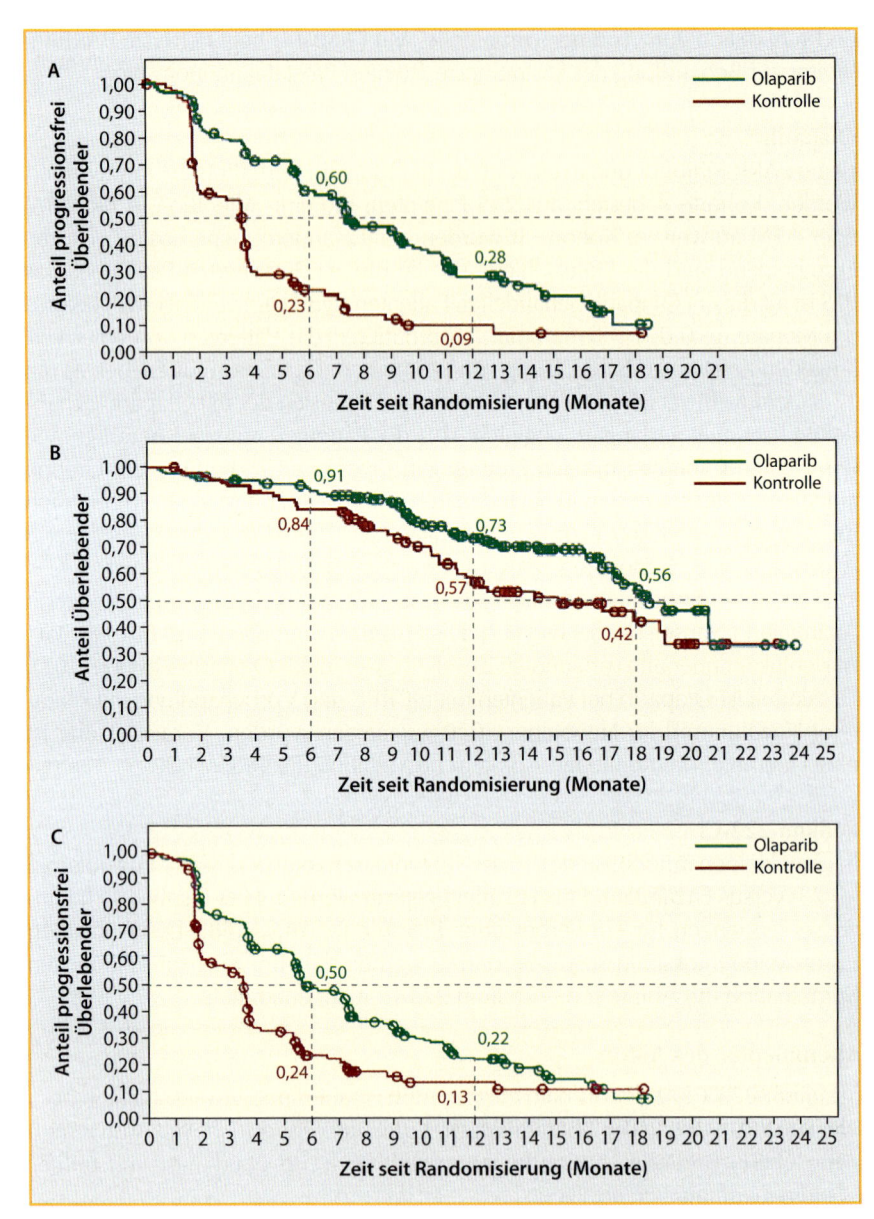

Abbildung 45: *Olaparib beim metastasierten kastrationsresistenten Prostatakarzinom.* **A:** *Radiografisch progressionsfreies Überleben in Kohorte A;* **B:** *Interimsanalyse Gesamtüberleben in Kohorte A).* **C:** *Radiografisch progressionsfreies Überleben in Kohorte A und B. Adaptiert nach [53].*

Daten sind ein Beleg für die gute Verträglichkeit bei Beachtung der Kontraindikationen [45].

> **Wertung**
>
> Chemotherapie-Standard in der Zweitlinientherapie ist Cabazitaxel. Alternativ zur Chemotherapie existieren mit der gut verträglichen oralen Therapie mit den Substanzen Abirateron oder Enzalutamid wirksame Alternativen. Olaparib ist im November 2020 bei BRCA1/2-Mutation und Vorbehandlung mit Enzalutamid/Abirateron zugelassen worden. Radium-223-Cl ist bei ausschließlich ossär metastasiertem CRPC und mindestens zwei vorausgegangenen Systemtherapien indiziert und führt zu einem Überlebensvorteil.

3.7.5 Neue Ansätze in der Prüfung

177-Lu-PSMA-617 Radioliganden-Therapie

Die PSMA-basierte Therapie ist in Deutschland bei 145 Patienten mit mCRPC durchgeführt worden. Die PSA-Ansprechrate beträgt 45%. An Nebenwirkungen steht die Hämatotoxizität bei 17% Grad-3/4-Nebenwirkungen im Vordergrund. Klinisch wird eine Mundtrockenheit bei 8% der Patienten berichtet. Angaben zur Effektivität liegen bislang nicht vor.

In einer Phase-II-Studie sind 64 Patienten rekrutiert worden. Drei Zyklen erscheinen vorteilhaft, gemessen an der PSA-Response. 24 Patienten haben eine PSA-Remission >50% erzielt. 44 Patienten haben eine Dosiseskalation erhalten. Die Verträglichkeit war gut ohne Grad-4-Nebenwirkungen. 66,7% weisen einen PSA-Abfall >50% auf. Die Patienten profitieren im Hinblick auf die Lebensqualität und haben ein mittleres Gesamtüberleben von 16 Monaten [111].

Im randomisierten Vergleich zu Cabazitaxel besteht ein verbessertes PSA-Ansprechen für die Radioligandentherapie [46]. Ergebnisse zum rPFS und Überleben stehen aus. Das Nebenwirkungsprofil scheint günstiger im Rahmen der Radioligandentherapie (Grad-3/4-Nebenwirkungen 35% versus 54%) . Die Aktualisierung der Studie auf der ASCO-Jahrestagung 2021 bestätigt den Trend zugunsten von Lu-PSMA-617. PSA-Response (>50%) ist mit 66% versus 37% besser. Das mediane PFS ist in beiden Therapiearmen mit 5,1 Monaten gleich (Abb. 46). Allerdings sind nach 1 Jahr 19% versus 3% der Patienten progressionsfrei (p=0,0028). Das objektive Ansprechen ist mit 49% versus 24% ebenfalls verbessert. Signifikanzniveau wurde mittlerweile für die niedrigere Toxizität bezogen auf schwere Nebenwirkungen und bessere Verträglichkeit gemessen nach *patient reported outcomes* für Lu-PSMA gezeigt [48].

Eine bemerkenswerte Studie zur placebokontrollierten Therapie mit Lu-PSMA ist von Morris präsentiert worden. Eindrucksvoll ist das rPFS mit 8,7 versus 3,4 Monaten signifikant verlängert worden. Auch findet sich ein früher Effekt, direkt nach Beendigung der Therapie [72].

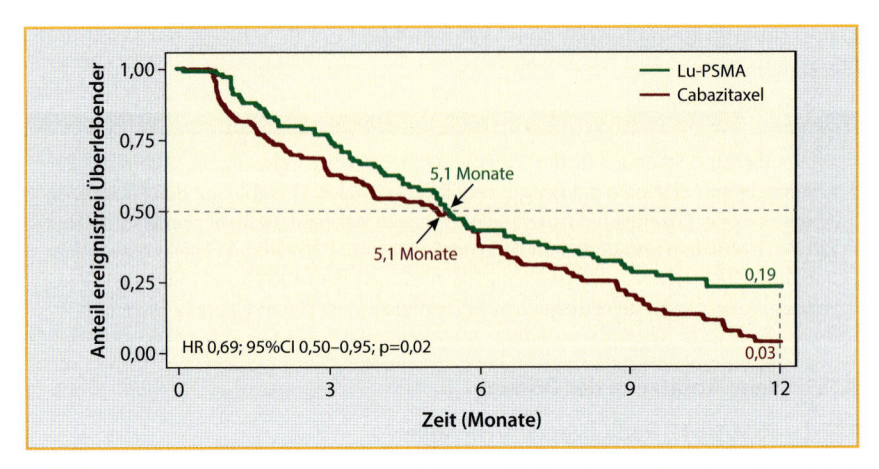

Abbildung 46: Lu-PSMA versus Cabazitaxel beim mCRPC – eine randomisierte Open-Label-Phase-II-Studie: Ereignisfreies Überleben. Adaptiert nach [46].

Die Beobachtung setzt sich bei der Betrachtung des Gesamtüberlebens fort. Auch hier findet sich ein signifikant verlängertes Gesamtüberleben (15,3 versus 11,3 Monate). Der früh erzielte Überlebensvorteil nach Applikation von 4–6 Zyklen setzt sich über den Gesamtverlauf fort (Abb. 47) [106].

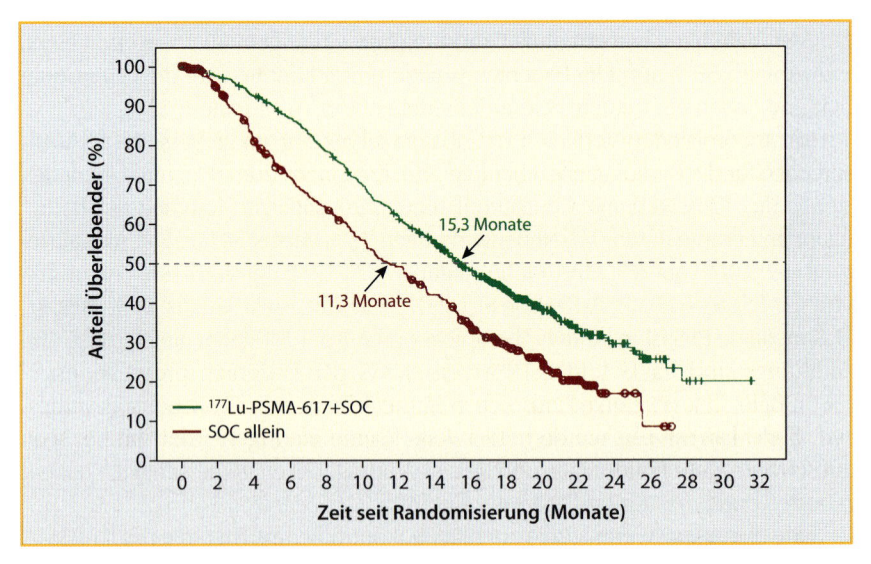

Abbildung 47: VISION-Studie: ^{177}Lu-PSMA-167 bei Patienten mit einem progredienten PSMA-positiven mCRPC. Primärer Endpunkt: Gesamtüberleben (OS). SOC Standard of Care. Adaptiert nach [106].

Pembrolizumab
Pembrolizumab wird in der Kombination mit Enzalutamid (medianes OS: 20,4 Monate) [13] oder Docetaxel (medianes OS: 20,4 Monate) [101] oder Olaparib (medianes OS: 14,4 Monate) [117] in mehreren nicht randomisierten Phase-II-Studien geprüft. In einer weiteren Studie wird Pembrolizumab in Kombination mit Enzalutamid bei mit Abirateron vorbehandelten Patienten geprüft. Bei messbaren Befunden und 81 Patienten beträgt die ORR 12%. Das rPFS beträgt 4,2 Monate, und das mediane Überleben ist bei 15,9 Monaten noch nicht erreicht. Nebenwirkungen treten bei 75% der Patienten auf. Der Anteil an Grad-3- bis 5Nebenwirkungen beträgt dabei 26% [39]. Die Daten sind im Hinblick auf einen etwaigen klinischen Nutzen aktuell noch nicht zu bewerten. Da sämtliche Kombinationspartner eine nachgewiesene Aktivität aufweisen, bleibt die Bedeutung von Pembrolizumab in der jeweiligen Kombination unklar.

Nivolumab + Ipilimumab
Diese Kombination ist bei 90 Patienten in der Zweitlinie geprüft worden. Unterschieden wird, ob die Patienten zytostatisch vorbehandelt waren (Kohorte 2, n=45) oder nicht (Kohorte 1, n=45). In Abhängigkeit vom Ansprechen (rPFS) sowie vom Gesamtüberleben (OS) zeigt sich ein nicht signifikanter Trend zuungunsten der mit CTx vorbehandelten Patienten.

3.8 Osteoonkologie

Interessant ist die Metaanalyse zum Auftreten von Sturzereignissen und Frakturen in Abhängigkeit der Therapie. Patienten, die Placebo, Bicalutamid oder Abirateron erhalten haben, werden der Kontrollgruppe (n=4846) zugeordnet, und Patienten mit Enzalutamid, Apalutamid, Darolutamid werden der Androgenrezeptor-Inhibitions-Gruppe (6536) zugerechnet. Die Kontrollgruppe weist signifikant weniger Sturzereignisse auf (4,1% versus 7,4%). Konsekutiv niedriger ist die Rate an Frakturereignissen (1,9% versus 3,1%) [74].

Interessant ist die Studie zur Kombination von Radium-223-Cl mit Enzalutamid. Obgleich kein Zielkriterium, so zeigt sich eindrucksvoll, dass osteoprotektive Medikamente obligat sind (Tab. 13). Ohne **Osteoprotektion finden sich drastisch erhöhte Frakturraten [52]**!

Tabelle 13: Frakturinzidenz in der PEACE-3-Studie. Adaptiert nach [52].

Zeitpunkt	Ohne BPA		Mit BPA	
	Enza+Rad (n=35)	Enza (n=32)	Enza+Rad (n=87)	Enza (n=97)
	Kumulative Inzidenz (95%CI)	Kumulative Inzidenz (95%CI)	Kumulative Inzidenz (95%CI)	Kumulative Inzidenz (95%CI)
9 Monate	25,7 (12,6–41,0)	9,4 (2,3–22,5)	2,7 (0,5–8,5)	1,3 (0,1–6,1)
12 Monate	**37,1 (21,3–53,0)**	**15,6 (5,6–30,3)**	**2,7 (0,5–8,5)**	**2,6 (0,5–8,3)**
15 Monate	42,9 (26,1–58,6)	21,9 (9,5–37,5)	4,3 (1,1–10,9)	2,6 (0,5–8,3)
18 Monate	**45,9 (28,6–61,6)**	**21,9 (9,5–37,5)**	**4,3 (1,1–10,9)**	**2,6 (0,5–8,3)**
21 Monate	52,0 (33,8–67,5)	21,9 (9,5–37,5)	4,3 (1,1–10,9)	2,6 (0,5–8,3)

Kommentar des Autors

Die Auswertung von 6 randomisierten Studien zum Vergleich von Denosumab mit Zoledronsäure belegt Vorteile für Denosumab. Hier ist die Substanz besser bei der Verzögerung skelettbezogener Ereignisse und dem Auftreten beziehungsweise der Verschlechterung einer Schmerzsymptomatik. In einer randomisierten Studie ist der 12-wöchentliche Modus im Vergleich zum 4-wöchentlichen Applikationsmodus nicht von Nachteil. Dies trifft auf alle osteoprotektiven Substanzen wie Zoledronsäure, Denosumab und Pamidronat zu.

Wertung

Effektive osteoonkologisch wirksame Therapeutika sind: Denosumab (effektiver als Zoledronsäure); wenn Zoledronsäure, dann in Kombination mit Celecoxib. Die 3-monatliche Gabe ist zu bevorzugen. Die Therapie ist obligat! Radium-223-Cl und Lu-PSMA sind die einzigen Radionuklidbehandlungen mit Überlebensvorteil. Zur ossären Konsolidierung kann eine Radiotherapie erfolgen. Unabhängig davon ist eine effektive Schmerztherapie/Analgesie integraler Behandlungsbaustein.

Kommentar des Autors

Die Früherkennung ist sinnvoll. Die Indikation zur Therapie des lokal begrenzten Prostatakarzinoms richtet sich nach dem Alter, den Komorbiditäten und dem Prognoseprofil. Unter den genannten Einschränkungen sind die Zahlen zur kurativen Therapie des Prostatakarzinoms mittels Operation oder Radiotherapie in Deutschland deutlich rückläufig. Es besteht eine Tendenz zur multimodalen Therapie des lokal fortgeschrittenen Prostatakarzinoms. Die gewählte operative Technik ist dabei von untergeordneter Bedeutung. Entscheidend ist auch hier die Erfahrung des Operateurs. Bei metastasierter Erkrankung bleibt die Hormonentzugstherapie Standard. Neu ist die Einteilung in Risikogruppen. In der Low-Risk-Gruppe ist die Zytoreduktion sinnvoll. An der bisherigen Sequenztherapie sind in der Low-Risk-Gruppe keine wesentlichen Änderungen klinisch erforderlich. Die High-Risk-Gruppe erfordert den frühen Einsatz von Docetaxel, Apalutamid, Enzalutamid oder Abirateron. Neu ist die Definition des nicht metastasierten kastrationsresistenten Prostatakarzinoms mit den Substanzen Darolutamid, Enzalutamid oder Apalutamid. In der Zweitlinie des metastasierten kastrationsresistenten Prostatakarzinoms ist Cabazitaxel das Zytostatikum der ersten Wahl.

3.9 Literatur

[1] Agarwal N et al. (2020) Time to second progression (PFS2) in patients (pts) from TITAN with metastatic castration-sensitive prostate cancer (mCSPC) by first subsequent therapy (hormonal vs. taxane). J Clin Oncol 38(Suppl 6):82

[2] Agarwal N et al. (2021) SWOG S1216: A phase III randomized trial comparing androgen deprivation therapy (ADT) plus TAK-700 with ADT plus bicalutamide in patients (pts) with newly diagnosed metastatic hormone-sensitive prostate cancer (mHSPC) (NCT01809691). J Clin Oncol 39(Suppl 15):5001

[3] Ahdoot M et al. (2020) MRI-targeted, systematic, and combined biopsy fpr prostate cancer diagnosis. N Engl J Med 382(10):917–928

[4] Albers P et al. (2021) Termination rates and histopathological reclassification of active surveillance patients with low- and intermediate-risk prostate cancer: results of the PREFERE trial. World J Urol 39(1):65–72

[5] Armstrong AJ et al. (2020) Five-year Survival Prediction and Safety Outcomes with Enzalutamide in Men with Chemotherapy-naïve Metastatic Castration-resistant Prostate Cancer from the PREVAIL Trial. Eur Urol 78(3):347–357

[6] Azad A et al. (2021) Efficacy of enzalutamide (ENZA) plus androgen deprivation therapy (ADT) in men with de novo (M1) metastatic hormone-sensitive prostate cancer (mHSPC) versus progression to mHSPC (M0): Post hoc analysis of the phase III ARCHES trial. J Clin Oncol 39(Suppl 6):102

[7] Beebe-Dimmer JL et al. (2020) Risk of prostate cancer associated with familial and hereditary cancer syndromes. J Clin Oncol 38(16):1807–1813
[8] Butler SS et al. (2020) Prostate cancer incidence across stage, NCCN risk groups, and age before and after USPSTF Grade D recommendations against prostate-specific antigen screening in 2012. Cancer 126(4):717–724
[9] Carioli G et al. (2020) European cancer mortality for the year 2020 with a focus on prostate cancer. Ann Oncol 31(5):650–658
[10] Chi KN et al. (2021) Final analysis results from TITAN: A phase III study of apalutamide (APA) versus placebo (PBO) in patients (pts) with metastatic castration-sensitive prostate cancer (mCSPC) receiving androgen deprivation therapy (ADT). J Clin Oncol 39(Suppl 6):11
[11] Chu CE et al. (2021) The clinical significance of multiple negative surveillance prostate biopsies for men on active surveillance--does cancer vanish or simply hide? J Urol 205(1):109–114
[12] Chung W et al. (2020) Comparison of Oncologic Outcomes between Two Alternative Sequences with Abiraterone Acetate and Enzalutamide in Patients with Metastatic Castration-Resistant Prostate Cancer: A Systematic Review and Meta-Analysis. Cancers 12(1):8
[13] Conter HJ et al. (2020) Pembrolizumab (pembro) plus enzalutamide (enza) in patients (pts) with abiraterone acetate (abi)-pretreated metastatic castration-resistant prostate cancer (mCRPC): KEYNOTE-365 cohort C efficacy, safety, and biomarker results. J Clin Oncol 38(Suppl 15):5545
[14] Corn PG et al. (2019) Cabazitaxel plus carboplatin for the treatment of men with metastatic castration-resistant prostate cancers: a randomised, open-label, phase 1–2 trial. Lancet Oncol 20(10):1432–1443
[15] D'Amico AV et al. (2021) Radiation and androgen deprivation therapy with or without docetaxel in the management of nonmetastatic unfavourable-risk prostate cancer: a prospective randomized trial. J Clin Oncol 39(26):2938–2947
[16] Dearnaley DP et al. (2020) Eight-year outcomes of a phase III randomized trial of conventional versus hypofractionated high-dose intensity modulated radiotherapy for prostate cancer (CRUK/06/016): Update from the CHHiP Trial. J Clin Oncol 38(Suppl 6):325
[17] De Bono J et al. (2020) Olaparib for metastatic castration-resistant prostate cancer. N Engl J Med 328(22):2091–2102
[18] De Bono J et al. (2020) IPATential150: Phase III study of ipatasertib (ipat) plus abiraterone (abi) vs placebo (pbo) plus abi in metastatic castration-resistant prostate cancer (mCRPC). Ann Oncol 31(Suppl 4):LBA4
[19] De Bono et al. (2021) PI3K/AKT pathway biomarkers analysis from the phase III IPATential150 trial of ipatasertib plus abiraterone in metastatic castration-resistant prostate cancer. J Clin Oncol 39(Suppl 6):13
[20] Delanoy N et al. (2020) Pain progression at initiation of cabazitaxel in metastatic castration-resistant prostate cancer (mCRPC) is associated with a poor prognosis: a post-hoc analysis of PROSELICA. J Clin Oncol 38(Suppl 15):5558
[21] Drago JZ et al. (2021) Inferences About Drug Safety in Phase III Trials in Oncology: Examples From Advanced Prostate Cancer. J Natl Cancer Inst. 113(5):553–561

[22] Eastham JA et al. (2020) Cancer and Leukemia Group B 90203 (Alliance): Radical Prostatectomy With or Without Neoadjuvant Chemohormonal Therapy in Localized, High-Risk Prostate Cancer. J Clin Oncol 38(26):3042–3050
[23] Eidelberg Spratt D et al. (2020) Short-term adjuvant versus neoadjuvant hormone therapy in localized prostate cancer: A pooled individual patient analysis of two phase III trials. J Clin Oncol 38(Suppl 15):5584
[24] Feng FY et al. (2020) Transcriptome profiling of NRG Oncology/RTOG 9601: Validation of a prognostic genomic classifier in salvage radiotherapy prostate cancer patients from a prospective randomized trial. J Clin Oncol 38(Suppl 6):276
[25] Fizazi K et al. (2019) Darolutamide in Nonmetastatic, Castration-Resistant Prostate Cancer. N Engl J Med 380(13):1235–1246
[26] Fizazi K et al. (2020) Pain response and health-related quality of life (HRQL) analysis in patients with metastatic castration-resistant prostate cancer (mCRPC) receiving cabazitaxel (CBZ) versus abiraterone or enzalutamide in the CARD study. J Clin Oncol 38(Suppl 6):16
[27] Fizazi K et al. (2020) Overall survival (OS) results of phase III ARAMIS study of darolutamide (DARO) added to androgen deprivation therapy (ADT) for nonmetastatic castration resistant prostate cancer (nmCRPC). J Clin Oncol 38(Suppl 15):5514
[28] Fizazi K et al. (2020) Nonmetastatic, Castration-Resistant Prostate Cancer and Survival with Darolutamide. N Engl J Med 383(11):1040–1049
[29] Fizazi K et al. (2020) Final Analysis of the Ipilimumab Versus Placebo Following Radiotherapy Phase III Trial in Postdocetaxel Metastatic Castration-resistant Prostate Cancer Identifies an Excess of Long-term Survivors. Eur Urol 78(6):822–830
[30] Fizazi K et al. (2021) CheckMate 9KD Arm B final analysis: Efficacy and safety of nivolumab plus docetaxel for chemotherapy-naïve metastatic castration-resistant prostate cancer. J Clin Oncol 39(Suppl 6):12
[31] Gandaglia G et al. (2020) PD16-04. Radical prostatectomy versus radiotherapy in M1a and low volume M1b prostate cancer patients. An indirect comparison with the STAMPEDE trial arm H. J Urol 203(4):e364
[32] Genkinger JM et al. (2020) Measures of body fatness and height in early and mid-to-late adulthood and prostate cancer: risk and mortality in The Pooling Project of Prospective Studies of Diet and Cancer. Ann Oncol 31(1):103–114
[33] George DJ et al. (2020) Overall survival (OS) in men with chemotherapy-naïve metastatic castration-resistant prostate cancer (mCRPC) receiving bicalutamide (BIC) followed by enzalutamide (ENZA) or abiraterone (ABI). J Clin Oncol 38(Suppl 6):40
[34] Ghadjar P et al. (2021) Dose-intensified versus conventional dose-salvage radiotherapy for biochemically recurrent prostate cancer after prostatectomy: Six-year outcomes of the SAKK 09/10 randomized phase III trial. J Clin Oncol 39(Suppl 6):194
[35] Goldberg H et al. (2020) The deleterious association between proton pump inhibitors and prostate cancer specific death. J Clin Oncol 38(Suppl 6):309
[36] Goldkorn A et al. (2020) Baseline circulating tumor cell (CTC) count as a prognostic marker of PSA response and progression in metastatic castrate sensitive prostate cancer (mCSPC): Results from SWOG S1216, a phase III randomized trial of androgen

deprivation plus orteronel (cyp17 inhibitor) or bicalutamide. J Clin Oncol 38(Suppl 15): 5506
[37] Goldner Cesca M et al. (2019) Comparison of enzalutamide versus abiraterone in castration-resistant prostate cancer before docetaxel: Results of a propensity score-matched analysis. J Clin Oncol 37(Suppl 15):published online
[38] Graf RP et al. (2020) Clinical Utility of the Nuclear-localized AR-V7 Biomarker in Circulating Tumor Cells in Improving Physician Treatment Choice in Castration-resistant Prostate Cancer. Eur Urol 77(2):170–177
[39] Graff JN et al. (2020) Pembrolizumab (pembro) plus enzalutamide (enza) for enza-resistant metastatic castration-resistant prostate cancer (mCRPC): KEYNOTE-199 cohorts 4–5. J Clin Oncol 38(Suppl 6):15
[40] Graham LS et al. (2020) Mismatch repair deficiency in metastatic prostate cancer: Response to PD-1 blockade and standard therapies. PLoS ONE 15(5):e0233260
[41] Greenberg SE et al. (2021) Clinical Germline Testing Results of Men With Prostate Cancer: Patient-Level Factors and Implications of NCCN Guideline Expansion. J Clin Oncol 5:533–542
[42] Hamid A et al. (2020) Luminal B subtype as a predictive biomarker of docetaxel benefit for newly diagnosed metastatic hormone sensitive prostate cancer (mHSPC): A correlative study of E3805 CHAARTED. J Clin Oncol 38(Suppl 6):162
[43] Heidenreich A et al. (2020) Pelvic exenteration surgery in patients with locally advanced castration-naïve and castration-resistant, symptomatic prostate cancer. BJU Int 126(3):342–349
[44] Herden J et al. (2020) Die nichtinvasive Therapie des organbegrenzten Prostatakarzinoms im Alter – Ergebnisse der HAROW-Studie. Urologe 59:450–460
[45] Higano CS et al. (2020) Clinical outcomes and patient (pt) profiles in REASSURE: An observational study of radium-223 (Ra-223) in metastatic castration-resistant prostate cancer (mCRPC). J Clin Oncol 38(Suppl 6):32
[46] Hofman MS et al. (2020) TheraP: A randomised phase II trial of ^{177}Lu-PSMA-617 (LuPSMA) theranostic versus cabazitaxel in metastatic castration resistant prostate cancer (mCRPC) progressing after docetaxel: Initial results (ANZUP protocol 1603). J Clin Oncol 38(Suppl 15):5500
[47] Hofman MS et al. (2020) Prostate-specific membrane antigen PET-CT in patients with high-risk prostate cancer before curative-intent surgery or radiotherapy (proPSMA): a prospective, randomised, multicentre study. Lancet 395(10231):1208–1216
[48] Hofman MS et al. (2021) 177Lu-PSMA-617 (LuPSMA) versus cabazitaxel in metastatic castration-resistant prostate cancer (mCRPC) progressing after docetaxel: Updated results including progression-free survival (PFS) and patient-reported outcomes (PROs) (TheraP ANZUP 1603). J Clin Oncol 39(Suppl 6):6
[49] Hofman MS et al. (2021) [^{177}Lu]Lu-PSMA-617 versus cabazitaxel in patients with metastatic castration-resistant prostate cancer (TheraP): a randomised, open-label, phase 2 trial. Lancet 397(10276):797–804
[50] Hoge C et al. (2020) A Comparison of Cancer Detection Rates Between Template Systematic Biopsies Obtained Using Magnetic Resonance Imaging-Ultrasound Fusion Machine and Freehand Transrectal Ultrasound-Guided Systematic Biopsies. J Endourol 34(10):1095–1098

[51] Hope TA et al. (2020) Diagnostic Accuracy of 68Ga-PSMA-11 PET for Pelvic Nodal Metastasis Detection Prior to Radical Prostatectomy and Pelvic Lymph Node Dissection: A Multicenter Prospective Phase 3 Imaging Trial. JAMA Oncol e213771
[52] Horvath et al. (2021) Decreased Fracture Rate by Mandating Bone Protecting Agents in the EORTC 1333/PEACEIII Trial Combining Ra223 with Enzalutamide Versus Enzalutamide Alone: An Updated Safety Analysis. ASCO 2021. UroToday
[53] Hussain M et al. (2020) Survival with Olaparib in Metastatic Castration-Resistant Prostate Cancer. N Engl J Med 383(24):2345–2357
[54] Isaacs JT et al. (1972) Adaptation versus selection as the mechanism responsible for the relapse of prostatic cancer to androgen ablation therapy as studied in the Dunning R-3327-H adenocarcinoma. Cancer Res 41:5070–5075
[55] Isaacsson VP et al. (2019) Wnt pathway activating mutations are associated with resistance to first line abirateron and enzalutamide in CRPC. Eur Urol 77(1):14–21
[56] Jahan N et al. (2020) Efficacy of androgen receptor antagonists in combination with androgen deprivation therapy in nonmetastatic, castration-resistant prostate cancer: A systematic review and meta-analysis of published phase III randomized controlled trials. J Clin Oncol 38(Suppl 15):published online
[57] Josefsson AS et al. (2020) A Prospective, Open, Multicentre, Phase II Clinical Trial of Bicalutamide Alone or With Addition of Docetaxel in Nonmetastatic Prostate Cancer With a Rising PSA (SPCG-14). Game changing session 4. EAU
[58] Kessel A et al. (2021) Randomized phase II trial of radium-223 (RA) plus enzalutamide (EZ) versus EZ alone in metastatic castration-refractory prostate cancer (mCRPC): Final efficacy and safety results. J Clin Oncol 39(Suppl 6):135
[59] Kim E et al. (2020) Integrated-omics of MRI-visible and -invisible prostate cancer identifies molecular correlations with clinical outcome. J Clin Oncol 38(Suppl 15):published online
[60] Kishan AU et al. (2020) Local Failure and Survival After Definitive Radiotherapy for Aggressive Prostate Cancer: An Individual Patient-level Meta-analysis of Six Randomized Trials. Eur Urol 77(2):201–208
[61] Klotz L et al. (2020) Analysis of small non-coding RNAs in urinary exosomes to classify prostate cancer into low-grade (GG1) and higher-grade (GG2-5). J Clin Oncol 38(Suppl 6):277
[62] Kneebone A et al. (2020) Adjuvant radiotherapy versus early salvage radiotherapy following radical prostatectomy (TROG 08.03/ANZUP RAVES): a randomised, controlled, phase 3, non-inferiority trial. Lancet Oncol 21(10):1331–1340
[63] Kramer G et al. (2020) PD16-08 Effect of cabazitaxel vs abiraterone or enzalutamide on patient reported outcomes in mCRPC. J Urol 203(4):e366
[64] Lestingi JFP et al. (2021) Extended Versus Limited Pelvic Lymph Node Dissection During Radical Prostatectomy for Intermediate- and High-risk Prostate Cancer: Early Oncological Outcomes from a Randomized Phase 3 Trial. Eur Urol 79(5):595–604
[65] Lin DW et al. (2020) 17-gene genomic prostate score test results in the canary prostate active surveillance study (PASS) cohort. J Clin Oncol 38(14):1549–1557
[66] Margel D et al. (2019) Cardiovascular morbidity in a randomized trial comparing GnRH agonist and GnRH antagonist among patients with advanced prostate cancer and preexisting cardiovascular disease. J Urol 202(6):1199–1208

[67] Marshall CH et al. (2020) Mounting weight of evidence on the importance of body weight for men with prostate cancer. J Clin Oncol 38(18):2007–2009
[68] Martini A et al. (2020) PD16-05 The inverse correlation between obesity and mortality in patients with mCRPC: Results from the control arms of ASCENT2, MAINSAL and VENICE trials. J Urol 203(4):e364–e365
[69] Martini A et al. (2020) Surrogate endpoints for overall survival for patients with metastatic hormone-sensitive prostate cancer in the CHAARTED trial. Prostate Cancer Prostatic Dis 23(4):638–645
[70] Mazariego CG et al. (2020) Fifteen year quality of life outcomes in men with localised prostate cancer: population based Australian prospective study. BMJ 371:m3503
[71] Molineros G et al. (2021) Transurethral Prostatectomy Before or After External Beam Radiotherapy: Complications and Reoperation Rates. Res Rep Urol 13:175–179
[72] Morris MJ et al. (2021) Phase III study of lutetium-177-PSMA-617 in patients with metastatic castration-resistant prostate cancer (VISION). J Clin Oncol 39(Suppl 18): published online
[73] Murthy V et al. (2021) Prostate-Only Versus Whole-Pelvic Radiation Therapy in High-Risk and Very High-Risk Prostate Cancer (POP-RT): Outcomes From Phase III Randomized Controlled Trial. J Clin Oncol 39(11):1234–1242
[74] Myint Z et al. (2020) Risk of fall and clinical fracture associated with androgen receptor inhibitors: A systematic review and meta-analysis. J Clin Oncol 38(Suppl 6):71
[75] Neal DE et al. (2020) Ten-year mortality, disease progression and treatment-related side effects in men with localized prostate cancer from the ProtecT randomised controlled trial according to treatment. Eur Urol 77(3):320–330
[76] Nik-Ahd F et al. (2020) Poorly controlled diabetes increases the risk of metastases and castration-resistant prostate cancer in men undergoing radical prostatectomy: Results from the SEARCH database. Cancer 125(16):2861–2867
[77] Nyberg T et al. (2020) Prostate cancer risks for male BRCA1 and BRCA2 mutation carriers: a prospective cohort study. Eur Urol 77(1):24–35
[78] Nyberg T et al. (2020) Prostate cancer risk by BRCA2 genomic regions. Eur Urol 78(4):494–497
[79] Osses DF et al. (2017) Results of prostate cancer screening in a unique cohort of 19 yr follow up. Eur Urol 75(3):374–377
[80] Ozguroglu M et al. (2020) Apalutamide (APA) for metastatic castration-sensitive prostate cancer (mCSPC) in TITAN: Outcomes in patients (pts) with low- and high-risk disease. J Clin Oncol 38(Suppl 6):87
[81] Pakarainen T et al. (2021) Number of screening rounds attended and incidence of high-risk prostate cancer in the Finnish Randomized Study of Screening for Prostate Cancer (FinRSPC). Cancer 127(2):188–192
[82] Parker CC et al. (2020) Timing of radiotherapy after radical prostatectomy (RADICALS-RT): a randomised, controlled phase 3 trial. Lancet 369(10260):1413–1421
[83] Pradere B et al. (2021) Non antibiotic strategies for the prevention of infectious complications following prostate biopsy: A systematic review and meta-analysis. J Urol 205(3):653–663
[84] Preisser F et al. (2020) Effect of Extended Pelvic Lymph Node Dissection on Oncologic Outcomes in Patients with D'Amico Intermediate and High Risk Prostate Cancer

Treated with Radical Prostatectomy: A Multi-Institutional Study. J Urol 203(2): 338–343
[85] Rathkopf DE et al. (2021) Final results from ACIS, a randomized, placebo (PBO)-controlled double-blind phase 3 study of apalutamide (APA) and abiraterone acetate plus prednisone (AAP) versus AAP in patients (pts) with chemo-naive metastatic castration-resistant prostate cancer (mCRPC). J Clin Oncol 39(Suppl 6):9
[86] Riaz Sipra QUA et al. (2020) Treatment of metastatic castration sensitive prostate cancer (mCSPC) by disease volume: A systematic review and a meta-analysis. J Clin Oncol 38(Suppl 15):published online
[87] Roobol M et al. (2020) Screening for prostate cancer: results of the Rotterdam section of the European randomized study of screening for prostate cancer. Eur Urol 64(4): 530–539
[88] Rush H et al. (2020) Comparative quality of life in patients randomized contemporaneously to docetaxel or abiraterone in the STAMPEDE trial. J Clin Oncol 38(Suppl 6):14
[89] Sargos P et al. (2020) Adjuvant radiotherapy versus early salvage radiotherapy plus short-term androgen deprivation therapy in men with localised prostate cancer after radical prostatectomy (GETUG-AFU 17): a randomised, phase 3 trial. Lancet Oncol 21(10):1341–1352
[90] Sartor AO et al. (2021) VISION: An international, prospective, open-label, multicenter, randomized phase III study of 177Lu-PSMA-617 in the treatment of patients with progressive PSMA-positive metastatic castration-resistant prostate cancer (mCRPC). J Clin Oncol 38(Suppl 6):TPS 259
[91] Scailteux LM et al. (2020) Overall survival of abiraterone versus enzalutamide in chemotherapy-naïve castration-resistant prostate cancer patients: a direct comparison based on a 2014–2017 French population study. EAU 19:901
[92] Scailteux L-M et al. (2021) Overall Survival Among Chemotherapy-Naive Patients With Castration-Resistant Prostate Cancer Under Abiraterone Versus Enzalutamide: A Direct Comparison Based on a 2014–2018 French Population Study (the SPEAR Cohort). Am J Epidemiol 190(3):413–422
[93] Seymour ZA et al. (2020) Long-term follow-up after radiotherapy for prostate cancer with and without rectal hydrogel spacer: a pooled prospective evaluation of bowel-associated quality of life. BJU Int 126(3):367–372
[94] Sharma V et al. (2021) Association of reductions in PSA screening across states with increased metastatic prostate cancer in the United States. J Clin Oncol 39(Suppl 6):228
[95] Shayegan B et al. (2021) Real-world utilization of docetaxel among men with de novo metastatic castration-sensitive prostate cancer: A population-based study in men aged 66 or older. J Clin Oncol 39(Suppl 6):47
[96] Shore N et al. (2020) LBA02-07: HERO phase 3 trial: Results comparing relugolix, an oral GnRH receptor antagonist, vs Leuprolide acetate for advanced prostate cancer. J Urol 203(4):e1117
[97] Shore N et al. (2020) Concurrent or layered treatment (Tx) with radium-223 (Ra-223) and enzalutamide (Enza) or abiraterone plus prednisone/prednisolone (Abi/pred): A retrospective study of real-world clinical outcomes in patients (pts) with metastatic castration-resistant prostate cancer (mCRPC). J Clin Oncol 38(Suppl 6):50
[98] Siegel RL et al. (2020) Cancer statistics, 2020. CA Cancer J Clin 70(1):7–30

[99] Slovin S et al. (2020) Abiraterone acetate (AA) with or without cabazitaxel (CBZ) in treatment of chemotherapy naive metastatic castration-resistant prostate cancer (mCRPC). J Clin Oncol 38(Suppl 6):84
[100] Small EJ et al. (2020) Final survival results from SPARTAN, a phase III study of apalutamide (APA) versus placebo (PBO) in patients (pts) with nonmetastatic castration-resistant prostate cancer (nmCRPC). J Clin Oncol 38(Suppl 15):5516
[101] Sonni I et al. (2021) Head-to-head comparison of 68Ga-PSMA-11 PET/CT and mpMRI in the detection, intra-prostatic localization, and local extension of primary prostate cancer: A single-center imaging study with histopathology gold-standard. J Clin Oncol 39(Suppl 6):193
[102] Sridhar SS et al. (2020) Pembrolizumab (pembro) plus docetaxel and prednisone in patients (pts) with abiraterone acetate (abi) or enzalutamide (enza)-pretreated metastatic castration-resistant prostate cancer (mCRPC): KEYNOTE-365 cohort B efficacy, safety and, biomarker results. J Clin Oncol 38(Suppl 15):5550
[103] Sternberg C et al. (2020) Efficacy and safety in older patients (pts) with metastatic castration-resistant prostate cancer (mCRPC) receiving cabazitaxel (CBZ) versus abiraterone (ABI) or enzalutamide (ENZ) in the CARD study. J Clin Oncol 38(Suppl 15):5559
[104] Sternberg C et al. (2020) Final overall survival (OS) from PROSPER: A phase III, randomized, double-blind, placebo (PBO)-controlled study of enzalutamide (ENZA) in men with nonmetastatic castration-resistant prostate cancer (nmCRPC). J Clin Oncol 38 (Suppl 15):5515
[105] Sternberg C et al. (2020) Enzalutamide and survival in nonmetastatic, castration-resistant prostate cancer. N Eng J Med 382(23):2197–2206
[106] Taplin M-E et al. (2021) Applying the Results of the Phase III VISION Trial, Lutetium-177-PSMA-617 in Patients with Metastatic Castration-Resistant Prostate Cancer to Clinical Practice – Discussion. ASCO GU
[107] Thiery-Vuillemin A et al. (2020) Health-related quality of life (HRQoL) for olaparib versus enzalutamide or abiraterone in metastatic castration-resistant prostate cancer (mCRPC) with homologous recombination repair (HRR) gene alterations: PROfound. J Clin Oncol 38(Suppl 15):5539
[108] Tombal BF (2020) CARD: CARD: Overall survival (OS) analysis of patients with metastatic castration-resistant prostate cancer (mCRPC) receiving cabazitaxel versus abiraterone or enzalutamide. J Clin Oncol 38(Suppl 15):5569
[109] Touijer K et al. (2020) [Comparison of the morbidity between limited and extended pelvic lymphadenectomy during laparoscopic radical prostatectomy] Prog Urol 24(2):114–120
[110] Troeschel AN et al. (2020) Postdiagnosis Body Mass Index, Weight Change, and Mortality From Prostate Cancer, Cardiovascular Disease, and All Causes Among Survivors of Nonmetastatic Prostate Cancer. J Clin Oncol 38(18):2018–2027
[111] Vlachostergios PJ et al. (2020) Patient-reported outcomes (PRO) from a phase I/II dose-escalation study of fractionated dose 177Lu-PSMA-617 for progressive metastatic castration-resistant prostate cancer (mCRPC). J Clin Oncol 38(Suppl 6):45
[112] Wang L et al. (2020) Comparative effectiveness of systemic treatments for metastatic castration-sensitive prostate cancer: A parametric survival network meta-analysis of randomized controlled trials. J Clin Oncol 38(Suppl 15):5532

[113] Welch HG, Albertsen PC (2020) Reconsidering prostate cancer mortality –The future of PSA screening. N Engl J Med 382(16):1557–1563
[114] Wiegel T et al. (2021) Results of a randomized trial of treatment modalities in patients with low or early-intermediate risk prostate cancer (PREFERE trial). J Cancer Res Clin Oncol 147(1):235–242
[115] Xie W et al. (2020) Event-Free Survival, a Prostate-Specific Antigen–Based Composite End Point, Is Not a Surrogate for Overall Survival in Men With Localized Prostate Cancer Treated With Radiation. J Clin Oncol 38(26):3032–3041
[116] Yaxley WJ et al. (2020) Histological findings of totally embedded robot assisted laparoscopic radical prostatectomy (RALP) specimens in 1197 men with a negative (low risk) preoperative multiparametric magnetic resonance imaging (mpMRI) prostate lobe and clinical implications. Prostate Cancer Prostatic Dis 24(2):398–405
[117] Yu EY et al. (2020) KEYNOTE-365 cohort A updated results: Pembrolizumab (pembro) plus olaparib in docetaxel-pretreated patients (pts) with metastatic castration-resistant prostate cancer (mCRPC). J Clin Oncol 38(Suppl 6):100

4 Seltene Tumoren

4.1 Peniskarzinom

Neu ist die deutsche S3-Leitlinie zur Behandlung des Peniskarzinoms. Die Indocyaningrün-Färbung (ICG-^{99m}Tc-Nanokolloid) ist in der Sentinel-Lymphknoten-Suche signifikant besser als die bisherige Methylenblau-Färbung. Die Detektionsrate wird um 39% erhöht [4].

> **Kommentar des Autors**
>
> Standard ist die operative inguinale Resektion bei G3-Karzinomen und/oder palpablen beziehungsweise vergrößerten Lymphknoten. In Abhängigkeit vom Vorhandensein positiver Lymphknoten kann der Eingriff auf die pelvinen Lymphknoten (gesonderte Schnittführung) ausgedehnt werden.

4.2 Hodentumor

Bei der Lokaltherapie kleiner Hodentumoren (<1 cm) ist die organerhaltende Tumorresektion empfohlen. Auf der Basis von 101 Männern sind nach einer medianen Nachbeobachtungszeit von 80 Monaten 100/101 Patienten ohne Lokalrezidiv. Allerdings sind 79% zusätzlich/adjuvant lokal bestrahlt worden [9].

Der Trend zur Reduzierung der notwendigen Therapie auf ein Mindestmaß wird durch die Studie aus den Niederlanden [7] bestätigt. Basis sind Registerdaten von 6042 Patienten mit einer Hodentumordiagnose aus den Jahren 1976–2006. Auf der Basis einer mittleren Nachsorge von 17,6 Jahren sind 800 Patienten verstorben, 40% im Progress. Ursächlich für den Tod der Mehrzahl der Patienten sind Sekundärmalignome sowie eine ischämische Herzerkrankung. Eine Platin-haltige Therapie ist dosisabhängig mit einer erhöhten Mortalität korreliert [7]. Jeder 30. Patient mit Keimzelltumor entwickelt im Laufe seines Lebens einen kontralateralen Hodentumor. Die Häufigkeit kontralateraler Hodentumoren nimmt mit jedem zusätzlichen Zyklus Platin-haltiger Chemotherapie ab [3]. In die gleiche Richtung geht eine Untersuchung zur *active surveillance* im Stadium I bei Seminom. 12% (n=82) der Patienten haben einen Progress erlitten. Das CT ist gleichwertig zum MRT. Die Untersuchung wird auf das Abdomen begrenzt. Eine zeitlich gestreckte Nachsorge ist zu bevorzugen. Drei MRTs innerhalb von 3 Jahren (6, 18, 36 Monaten) sind gleichwertig zu einer Nachsorge mit 7 CTs über 5 Jahre (6, 12, 18, 24, 36, 48, 60 Monate). Rezidive/Progressionen jenseits von 3 Jahren sind extrem selten (5/558) [5]. Interessant sind Ergebnisse an 69 konsekutiven Patienten vor Semikastration. Anhand einer Serumprobe ist miR-371 a-39 (MikroRNA) untersucht worden. Hier zeigt sich eine Spezifität von 100% und eine Sensitivität von 93%. Der Wert dieses Markers könnte in der Prognose für Patienten im Stadium I liegen. Hier zeigt ein positiver Marker das Vorhandensein vitalen Tumorgewebes an. Allerdings beruht die Beobachtung auf einer Untersuchung von nur 6 Patienten [1]. Interessant sind die Registeranalysen zum klinischen Verlauf bei Patienten mit metastasiertem Seminom. Im Vergleich zu den Jahren 1975–1990 hat sich im Zeitraum 1990–2013 sowohl das PFS wie das Gesamtüberleben signifikant verbessert. Prognostische Bedeutung erhält die LDH als unspezifischer Tumormarker [2]. Kritisch sind die Registerdaten aus Norwegen zur Mortalität und Todesursache zu sehen. Hier wird die Chemotherapie als ungünstiger Faktor gesehen und die Empfehlung zur alleinigen RLPA in den Stadien I–IIA/B gesehen. Auch wenn sich ein statistischer Trend zu erhöhten Zweitmalignomen und eine erhöhte Suizidrate chemotherapeutisch behandelter Patienten zeigt, so sollten die Vorteile der BEP-Therapie auf das tumorspezifische Überleben nicht vernachlässigt werden. Unzweifelhaft hat die Residualtumorresektion einen großen Stellenwert in der Therapie nicht seminomatöser Germinalzelltumoren [8, 10].

Die IGCCCG-Gruppe hat eine vergleichbare Analyse zum nicht seminomatösem Germinalzelltumor durchgeführt. Das Gesamtüberleben hat sich über alle drei Risikogruppen signifikant verlängert. Beim PFS bestehen signifikante Vorteile nur in der ungünstigen Risikogruppe (41% versus 54%) (Abb. 48) [6]. Prognostisch ungünstig sind höheres Lebensalter, eine erhöhte LDH (>2,5-fach) sowie Lungenmetastasen.

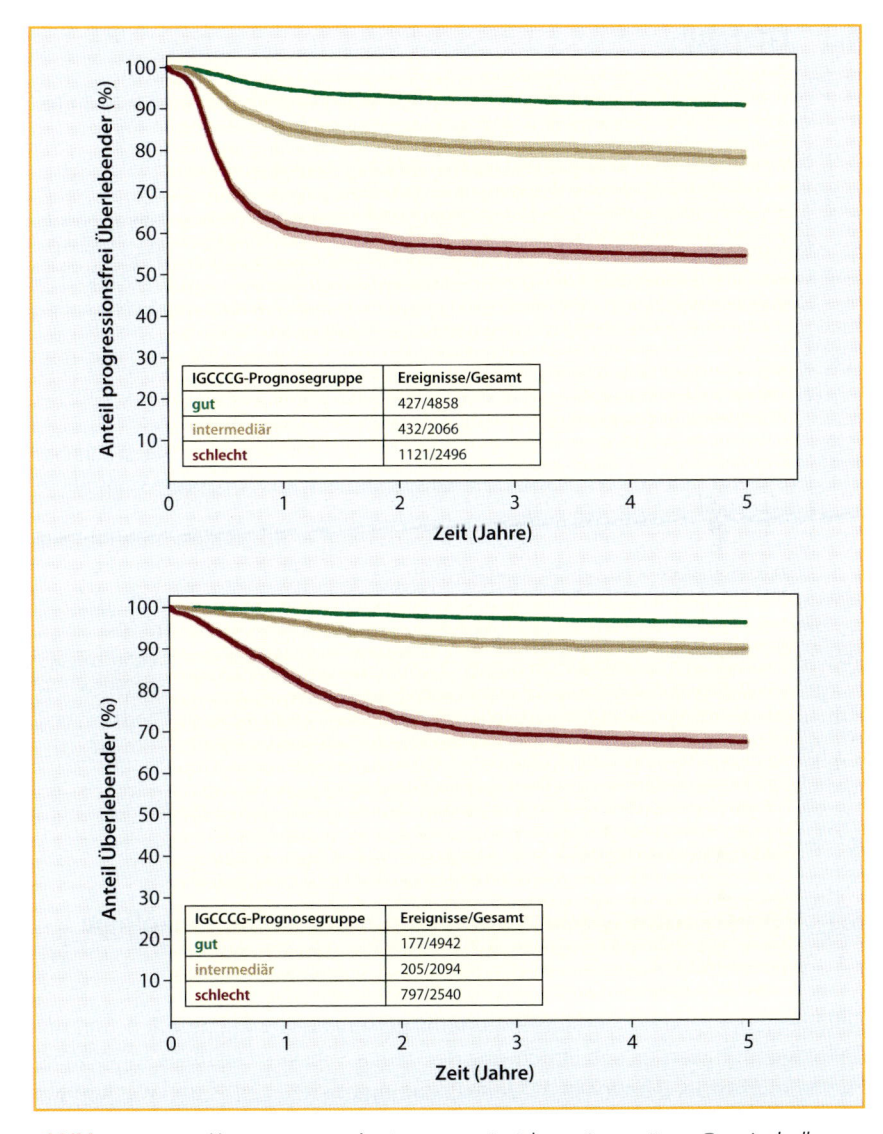

Abbildung 48: Prädiktives Outcome bei Männern mit nicht seminomatösem Germinalzelltumor. Ergebnisse des IGCCCG-Update-Konsortiums. Adaptiert nach [6].

4.3 Literatur

[1] Baddia RR et al. (2021) Real-World Application of Pre-Orchiectomy miR-371a-3p Test in Testicular Germ Cell Tumor Management. J Urol 205(1):137–144
[2] Beyer J et al. (2021) Survival and new prognosticators in metastatic seminoma: Results from the IGCCCG-Update consortium. J Clin Oncol 39(14):1553–1562
[3] Blok JM et al. (2021) Dose-Dependent Effect of Platinum-Based Chemotherapy on the Risk of Metachronous Contralateral Testicular Cancer. J Clin Oncol 39(4):319–327
[4] Dell'Oglio P et al. (2020) PD19-04: Validation of hybrid ICG-^{99m}Tc-nanocolloid for sentinel node biopsy in a large cohort of penile cancer patients: improved sentinel noded detection compared to blue dye. J Urol 203(4):e383
[5] Joffe JK et al. (2021) Imaging modality and frequency in surveillance of stage I seminoma testicular cancer: Results from a randomized, phase III, factorial trial (TRISST). J Clin Oncol 39(Suppl 6):374
[6] Gillessen S et al. (2021) Predicting Outcomes in Men With Metastatic Nonseminomatous Germ Cell Tumors (NSGCT): Results From the IGCCCG Update Consortium. J Clin Oncol 39(14):1563–1574
[7] Groot HJ et al. (2020) Platinum exposure and cause-specific mortality among patients with testicular cancer. Cancer 126(3):628–639
[8] Hellesness R et al. (2021) Testicular cancer in the cisplatin era: Causes of death and mortality rates in a population-based cohort. J Clin Oncol 39(Suppl 15):5006
[9] Ory J et al. (2021) Outcomes of organ sparing surgery for adult testicular tumors: A systematic review of the lietrature. BJUI Compass. https://doi.org/10.1002/bco2.77.
[10] Richardson NH et al. (2021) Late relapse of germ cell tumors: Detection and treatment outcomes. J Clin Oncol 39(Suppl 15):5007

5 Offene Fragen

5.1 Hyperprogression: Worauf ist bei der Immunonkologie zu achten?

Seltene, jedoch fatale Verläufe innerhalb der ersten 3 Monate nach Immunonkologie (IO) werden seit Einführung der neuen Substanzklasse als sogenannte Hyperprogressionen berichtet. Welche Erklärungsansätze gibt es und was können wir aus den randomisierten Studien zur Immunonkologie lernen?

Studien
Vergleicht man die Behandlungsergebnisse einer IO mit der Standardchemotherapie beim Urothelkarzinom, so ist die Sterblichkeit in der Frühphase nach IO signifikant größer und das mediane 1-Jahres-Gesamtüberleben nach IO signifikant verkürzt (9 Monate versus 11 Monate, p=0,05). Ein auffallend hoher Anteil

von fast 50% der Patienten verstirbt innerhalb von 6 Monaten nach Einleitung einer IO. Nach 3 Jahren dreht sich der Vorteil um, infolge eines hohen Anteils an Langzeitüberlebenden nach IO (28% versus 13%) [2]. Ein ähnliches Bild zeichnet sich in der Zweitlinie ab. Die bis dato einzige randomisierte Studie beim metastasierten Harnblasenkarzinom mit Pembrolizumab im Vergleich zur Chemotherapie ist ein weiterer Beleg für fatale Krankheitsverläufe innerhalb der ersten 3 Monate nach Einleitung einer IO. So sind 25% der Patienten innerhalb der ersten 3 Monate nach IO im Progress verstorben.

Wer sind die Patienten, die einen raschen Progress nach IO entwickeln, und welche Risikofaktoren lassen sich ableiten?

Tumorlast
Bei hoher Metastasenlast infolge eines Urothelkarzinoms versterben signifikant mehr Patienten in der Frühphase nach IO als nach Chemotherapie.

Bei niedriger Tumorlast besteht das Phänomen der Hyperprogression im Vergleich zur Chemotherapien nicht. In den Maintenance-Studien zu Avelumab [10] oder Pembrolizumab [3] sowie in den Adjuvanzstudien mit Atezolizumab oder Nivolumab [5] sind im randomisierten Vergleich derartige Effekte nicht aufgetreten. Auch bei den Maintenance-Patienten besteht ein gutes Ansprechen auf die Chemotherapie im Sinne einer partiellen und zum kleineren Teil kompletten Remission und damit einer geringen Tumorlast. In den Adjuvanzstudien findet sich in allen Fällen eine chirurgisch komplette Remission ohne sichtbare Tumorresiduen.

Tumorentität
Bei Patienten mit Nierenzellkarzinom finden sich derartige Beobachtungen nicht. Im Vergleich zur konventionellen Therapie besteht in der Initialphase der Immunonkologie weder eine erhöhte Progressionsrate noch eine vermehrte Sterblichkeit. Das Gegenteil scheint hier der Fall zu sein. Die ersten 3–6 Monate sind entscheidend für das Ansprechen und machen den späteren signifikanten Überlebensvorteil aus (Abb. 49) [6, 7].

Die gleiche Beobachtung besteht in der Erstlinie des metastasierten Nierenkarzinoms für alle immunonkologischen Kombinationen (Ipilimumab + Nivolumab, Avelumab + Axitinib, Pembrolizumab + Axitinib, Cabozantinib + Nivolumab). Hier gibt es keine erkennbaren Hyperprogressionen durch IO!

Ist die Hyperprogression spezifisch für das Urothelkarzinom?
Auch andere Tumorentitäten wie das NSLC oder das maligne Melanom weisen in der Frühphase der IO ebenfalls fatale Hyperprogressionen auf [8]. Betrachtet man die Subgruppe der Patienten mit Hyperprogression, so könnte ein begleiten-

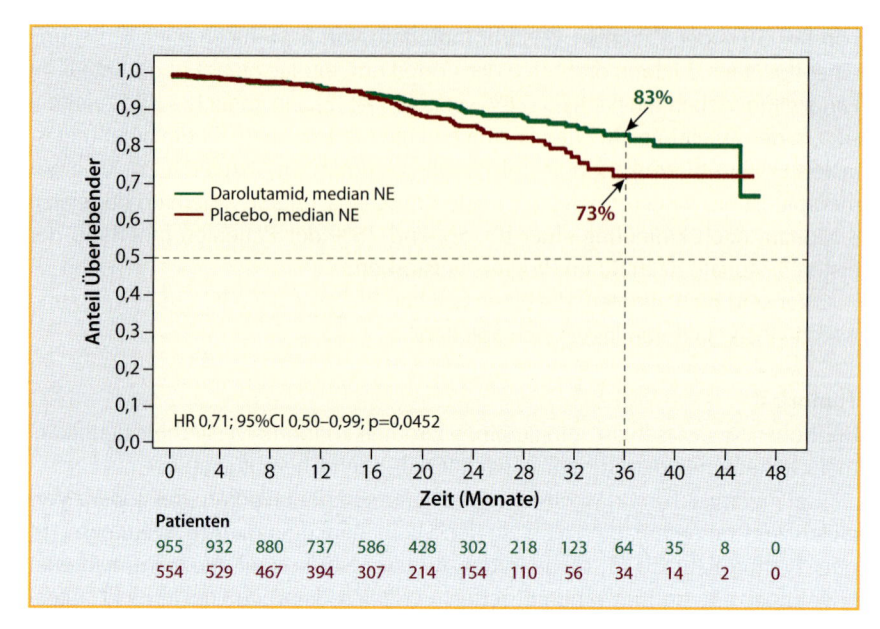

Abbildung 49: *Entscheidend für das spätere Outcome: Ansprechen auf immunonkologische Substanzen in den ersten 3–6 Monaten, am Beispiel des metastasierten Nierenzellkarzinoms. Adaptiert nach [6].*

des chronisches Infektionsgeschehen ursächlich sein. Die komplexen immunologischen Vorgänge in der Infektiologie, speziell der Urosepsis, weisen Parallelen in der Aktivierung immunologischer Prozesse auf. Patienten mit fortgeschrittenem Harnblasenkarzinom haben chronische Harnwegsinfektionen, infolge einliegender Implantate (Dauerkatheter, DJ-Harnleiterschienen) oder der Verwendung von Darmabschnitten zur Harnableitung. Insofern stellt sich die Frage, ob ein Infektionsgeschehen oder/und die daraus resultierende antibiotische Behandlung mitverantwortlich ist. Wir haben bereits 2018 auf die Hypothese aufmerksam gemacht und das BfArM sowie die Herstellerfirmen informiert.

Chronische Infekte
Unter diesen Aspekten ist die Datenlage zur IO aktuell evaluiert worden. Hier finden sich wissenschaftliche Belege für eine Hyperprogression nach IO im Zusammenhang mit einer Infektionsbehandlung.

Erste Hinweise für eine Hyperprogression nach IO im Zusammenhang zu einer begleitenden Therapie mit Antibiotika und Kortison liefert Agarwal. Er postuliert den chronischen Infekt als Auslöser für eine derartige unerwartete wie fatale immunologische Reaktion [1].

Tabelle 14: *Assoziation von Antibiotikagabe und Outcome bei Patienten mit muskelinvasivem Urothelkarzinom und neoadjuvantem Pembrolizumab. Adaptiert nach [8].*

	Mit Antibiose (n=48)	Ohne Antibiose (n=101)	p-Wert
Tumormutationslast (TMB)	9,3 Mut/Mb	11,4 Mut/Mb	p=0,15
Combined Positive Score (CPS; PD-L1)	9,5%	20,0%	p=0,06
ypT0N0	OR 0,18 (95%CI 0,05–0,48)		p=0,001
12-Monate-RFS	80% (70–93%)	95% (91–99%)	
24-Monate-RFS	63% (48–83%)	90% (83–97%)	p=0,0006
Rezidivrisiko	HR 2,64 (95%CI 1,08–6,50)		p=0,03

RFS rezidivfreies Überleben

In einer prospektiven Multizenterstudie sind 196 immunonkologisch behandelte Patienten rekrutiert worden. Auch hier ist eine antibiotische Therapie mit einer hochsignifikanten Verschlechterung der Prognose unabhängig von der jeweiligen Tumorentität korreliert (Gesamtüberleben 2 versus 26 Monate, HR: 7,4) [8]. Die Beobachtung trifft auf diverse Tumorerkrankungen im vergleichbaren Rahmen zu (NSLC: 2,5 versus 26 Monate; malignes Melanom: 3,9 versus 14 Monate; Sonstige: 1,1 versus 11 Monate; p jeweils <0,001).

Ein weiterer Beleg wird durch die italienische Arbeitsgruppe um Raggi erbracht. Basis dieser Untersuchung ist die randomisierte Studie zur neoadjuvanten Therapie mit Pembrolizumab. Patienten mit antibiotischer Therapie haben im Rahmen dieser Untersuchung einen signifikant ungünstigeren Verlauf (Tab. 14). Die Rate an persistierendem Tumor im Zystektomiepräparat ist signifikant höher (p=0,001). Das PFS ist sowohl nach 12 als auch nach 24 Monaten signifikant kürzer (p=0,0006), was mit einem erhöhten Rezidivrisiko einhergeht (p=0,03).

Zu vergleichbaren Ergebnissen führt die Anwendung von Atezolizumab beim Urothelkarzinom. Auch hier besteht ein Zusammenhang zwischen Antibiotikagabe und ungünstigem onkologischem Outcome. Im Vergleich zur systemischen Chemotherapie sind PFS und OS signifikant ungünstiger [4]. Auf die zytostatische Therapie (randomisierter Kontrollarm) hat eine Antibiotikabehandlung hingegen keinen negativen Einfluss.

> **Kommentar des Autors**
>
> Die Hyperprogression unter IO-Therapie ist mit chronischen Infekten und einer damit verbundenen antibiotischen Therapie korreliert. Die komplexen Vorgänge der Tumorimmunologie müssen mit den zum Teil besser verstandenen Vorgängen im Rahmen einer Infektionsimmunologie untersucht werden. Nur so lassen sich in Zukunft fatale Hyperprogressionen nach IO vermeiden.

5.2 Literatur

[1] Agerwal A et al. (2019) Impact of concurrent medications on outcomes with PD1/PD-L1 inhibitors for metastatic urothelial carcinoma. J Clin Oncol 37(Suppl 7):435

[2] Feld E et al. (2019) Effectiveness of First-line Immune Checkpoint Blockade Versus Carboplatin-based Chemotherapy for Metastatic Urothelial Cancer. Eur Urol 76(4):524–532

[3] Galsky MD et al. (2020) Randomized Double-Blind Phase II Study of Maintenance Pembrolizumab Versus Placebo After First-Line Chemotherapy in Patients With Metastatic Urothelial Cancer. J Clin Oncol 38(16):1797–1806

[4] Hopkins AM et al. (2020) Concomitant Antibiotic Use and Survival in Urothelial Carcinoma Treated with Atezolizumab. Eur Urol 78(4):540–543

[5] Hussain HA et al. (2020) IMvigor010: Primary analysis from a phase III randomized study of adjuvant atezolizumab (atezo) versus observation (obs) in high-risk muscle-invasive urothelial carcinoma (MIUC). J Clin Oncol 38(Suppl 15):5000

[6] Motzer RJ et al. (2015) Nivolumab versus Everolimus in Advanced Renal-Cell Carcinoma. N Engl J Med 373(19):1803–1813

[7] Motzer RJ et al. (2020) Final analysis of the CheckMate 025 trial comparing nivolumab (NIVO) versus everolimus (EVE) with >5 years of follow-up in patients with advanced renal cell carcinoma (aRCC). J Clin Oncol 38(Suppl 6):617

[8] Pederzoli F et al. (2021) Is There a Detrimental Effect of Antibiotic Therapy in Patients with Muscle-invasive Bladder Cancer Treated with Neoadjuvant Pembrolizumab? Eur Urol 80(3):319–322

[9] Pinato DJ et al. (2019) Association of Prior Antibiotic Treatment With Survival and Response to Immune Checkpoint Inhibitor Therapy in Patients With Cancer. JAMA Oncol 5(12):1774–1778

[10] Powles T et al. (2020) Maintenance avelumab + best supportive care (BSC) versus BSC alone after platinum-based first-line (1L) chemotherapy in advanced urothelial carcinoma (UC): JAVELIN Bladder 100 phase III interim analysis. J Clin Oncol 38(Suppl 18):published online

5.3 Immunonkologie – Wie lange muss/sollte man behandeln?

Die Therapiedauer ist prinzipiell durch den Zulassungstext vorgegeben. Hier wird in den Zulassungsstudien eine Behandlungsdauer bis zum Auftreten einer Tumorprogression oder einem fiktiven Behandlungszeitraum von 2 Jahren festgeschrieben.

Keine der genannten Zulassungsstudien hat die Dauer der Therapie bei gutem Ansprechen infrage gestellt. Gemäß Expertenmeinung werden Behandlungszeiträume von 2 Jahren empfohlen (Schwentner-Urologen-Infoportal, 2021). Auch die frühen Studien der Phase I/II erfolgten unter der Zielgröße einer Dosisfindung, ohne auf die notwendige Dauer einer IO abzuzielen.

Immunologisch wirksame Medikamente können jedoch vergleichbar zur Vakzinierung auch nach begrenzter Therapiedauer oder Absetzen einen nachhaltigen Effekt haben.

Interessant ist somit die Frage, wie lange die IO verabreicht werden sollte. Eine gezielte Untersuchung dazu existiert nicht. Vielmehr eignen sich für die Beantwortung dieser Frage die Patienten, wo die Therapie aus Gründen von Nebenwirkungen abgebrochen wurde.

Tannir hat in der Zulassungsstudie von Ipilimumab plus Nivolumab beim metastasierten Nierenzellkarzinom die Patienten untersucht, die die Behandlung unterbrochen beziehungsweise abgebrochen haben. Hier zeigt sich für die ersten 6 Monate ein identischer Kurvenverlauf; danach schneiden die Therapieabbrecher sogar besser ab (OS ermittelt nach 42 Monaten: 66% versus 56%) [6].

Dies deckt sich mit der früheren Beobachtung von Grimm et al. 2019 aus derselben Studie. Auch hier haben Patienten, die eine immunonkologische Behandlung wegen Nebenwirkungen abgebrochen haben, keine schlechtere Prognose [3].

In die gleiche Richtung weist die Untersuchung von Alaiwi et al. [1]. Wegen Nebenwirkungen ist die Behandlung nach Immuncheckpoint-Blockade bei 44 Patienten unterbrochen und zum späteren Zeitpunkt fortgeführt worden. Als Kontrollgruppe dienen 36 unverändert weiter behandelte Patienten. Die objektive Ansprechrate war mit 34% versus 28% vergleichbar; ebenso wie das mediane Gesamtüberleben.

Auch das Ansprechen der Targetläsion auf die Behandlung mit Checkpoint-Inhibitoren scheint von Bedeutung. Eine frühe Tumorschrumpfung innerhalb von 8 Wochen signalisiert einen Überlebensvorteil; umgekehrt besteht im Vergleich zum Kontrollarm kein Überlebensvorteil, wenn der frühe Schrumpfungseffekt ausbleibt [2]. Die zeitlichen frühen Vorteile bleiben über den gesamten Behandlungszeitraum bestehen. Insofern ist die Kurvenbetrachtung der klinischen Verläufe von Bedeutung.

Betrachtet man die Patienten (n=103), bei denen Pembrolizumab und Axitinib nach 2 Jahren Erstlinientherapie bei metastasiertem Nierenkarzinom ohne Progress abgesetzt wurden, so sieht man in den folgenden 12 Monaten ohne Therapie ein Gesamtüberleben dieser Patientengruppe von 94,7% und ein PFS von 74,8% [5].

Ein weiterer Beleg für den frühen Effekt stellt die Zulassungsstudie von Nivolumab in der Zweitlinie des metastasierten Nierenzellkarzinoms dar (Abb. 48). Der über 80 Monate fortdauernde Therapieeffekt und Überlebensvorteil für Nivolumab ist bereits 6 Monate nach Einleitung der Behandlung unverändert über den gesamten Behandlungsverlauf messbar [4].

Kommentar des Autors

Bislang orientiert sich die Behandlungsdauer am Zulassungstext. Patienten, bei denen die Therapie aufgrund von Nebenwirkungen abgesetzt oder beendet wurde, haben keine ungünstigere Prognose. Die wissenschaftlichen Untersuchungen zu Therapieabbrechern zeigen überraschend positive Resultate. Gleiches trifft auf Patienten zu, bei denen protokollgemäß die Behandlung nach 2 Jahren beendet wurde. Studien mit dem Ziel, die Behandlungsdauer auf 3–6 Monate zu verkürzen, sind zu fordern. Ein Firmeninteresse ist für derartige Studien wohl nicht zu erwarten. Sollte sich jedoch unter Studienbedingungen für die verkürzte IO kein Nachteil zeigen, so wäre dies ein zukünftiges Konzept.

5.4 Literatur

[1] Alaiwi A et al. (2020) Safety and efficacy of restarting checkpoint inhibitors after clinically significant immune-related adverse events in metastatic renal cell carcinoma. J Immunother Cancer 8 pii:e 000144
[2] Duran I et al. (2019) Analysis of overall survival (OS) based on early tumor shrinkage in the phase III METEOR study of cabozantinib (cabo) versus everolimus (eve) in advanced renal cell carcinoma (RCC). J Clin Oncol 37(Suppl 7):550
[3] Grimm MO et al. (2019) Checkmate 214 patients who discontinued first line nivolumab + ipilimumab or sunitinib due to treatment related events. J Urol (Suppl 1):43
[4] Motzer RJ et al. (2020) Final analysis of the CheckMate 025 trial comparing nivolumab (NIVO) versus everolimus (EVE) with >5 years of follow-up in patients with advanced renal cell carcinoma (aRCC). J Clin Oncol 38(Suppl 6):617
[5] Plimack ER et al. (2021) Outcomes for patients in the pembrolizumab + axitinib arm with advanced renal cell carcinoma (RCC) who completed two years of treatment in the phase III KEYNOTE-426 study. J Clin Oncol 39(Suppl 6):327
[6] Tannir NM et al. (2020) Overall survival and independent review of response in CheckMate 214 with 42-month follow-up: First-line nivolumab + ipilimumab (N+I) versus sunitinib (S) in patients (pts) with advanced renal cell carcinoma (aRCC). J Clin Oncol 38(Suppl 6):609

6 Was mache ich morgen anders?

Harnblasenkarzinom
- Cisplatin-basierte Chemotherapie in der Erstlinie bleibt Standard
- Erhaltungstherapie mit Avelumab
- Immunonkologie in der Zweitlinie

Nierenkarzinom
- Organerhaltende Nierentumorresektion
- Risikoadaptierte Therapie der metastasierten Erkrankung
- Sequenziell alternierende Erstlinienbehandlung
- Immunonkologie als Kombination in der Erstlinie

Prostatakarzinom
- Individualisierte Prostatakrebsvorsorge
- Risikoadaptierte Therapie der lokalen Erkrankung
- Risikoadaptierte Therapie der fortgeschrittenen Erkrankung
- Neue Behandlungsoptionen beim CRPC, M0
- Genbasierte Therapie des mCRPC
- Osteoprotektive Therapie bei Knochenmetastasen

SIRTeX | SIR-Spheres®
Y-90 resin microspheres

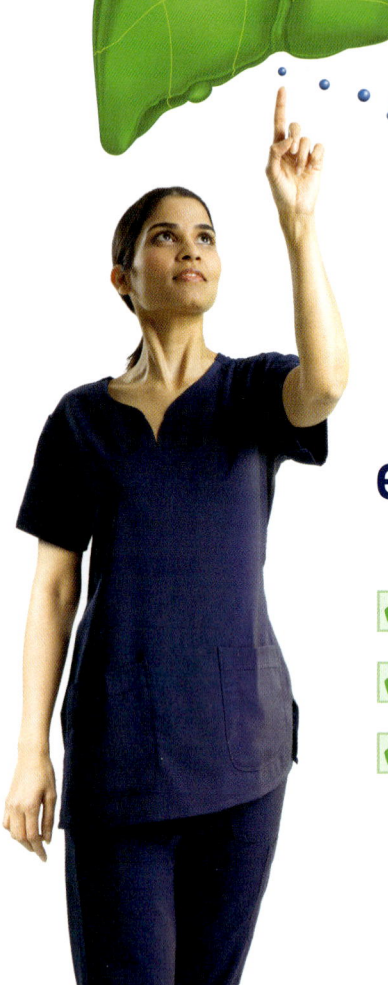

Die selektive interne Radiotherapie mit SIR-Spheres entwickelt sich weiter

- ✓ **Vereinfachte Organisation**
- ✓ **Beschleunigte Behandlung**
- ✓ **Personalisierte Dosierung**

Advancing to the next level.

Hersteller
Sirtex Medical Pty Ltd Shop 6, 207 Pacific Highway St Leonards
NSW 2065 Australien Tel: +61 2 9964 8400 Fax: +61 2 9964 8410

Europa, Naher Osten & Afrika Sirtex Medical Europe GmbH Joseph-Schumpeter-Allee 33 53227
Bonn Deutschland Tel: +49 228 1840 730

SIR-Spheres® ist eine eingetragene Marke von Sirtex SIR-Spheres Pty Ltd.
©2021 Sirtex Medical Pty Ltd APM-DE-001-09-21

Gastrointestinale Tumoren

Stephan Petrasch

1 Ösophaguskarzinom 557
1.1 Prädiktive Marker 557
1.2 Adjuvante Therapie 557
1.3 Palliative Therapie: Erstlinie 558
1.4 Palliative Therapie: Zweitlinie 561

2 Magenkarzinom 563
2.1 Epidemiologie 563
2.2 Chirurgie 564
2.3 Adjuvante Therapie 564
2.4 Palliative Therapie – Erstlinie 565
2.5 Palliative Therapie – Erhaltungstherapie 566
2.6 Palliative Therapie – Zweitlinie 567

3 Kolorektales Karzinom (KRK) 568
3.1 Risikofaktoren und Prävention 568
3.2 Prognose 570
3.3 Diagnostik 571
3.4 Neoadjuvante Therapie des Kolonkarzinoms 573
3.5 Adjuvante Therapie des Kolonkarzinoms 574
3.6 Multimodale Therapie des Rektumkarzinoms – TNT 575
3.7 Palliative Therapie 578

4 Pankreaskarzinom 588
4.1 Epidemiologie 588
4.2 Adjuvante Therapie 588
4.3 Palliative Therapie 590

5 Hepatozelluläres Karzinom (HCC) 591
5.1 Epidemiologie und Prävention 591
5.2 Lokoregionäre Therapien 591
5.3 Systemtherapie 592

6	**Karzinome der Gallenwege**	593
6.1	Interventionelle Therapie	593
6.2	Palliative Therapie	593

7	**Analkarzinom**	596

8	**Take-Home Message**	596

9	**Literatur**	597

1 Ösophaguskarzinom

1.1 Prädiktive Marker

Der IT (Immuntherapie) kommt bei den Tumoren des oberen Gastrointestinaltrakts (GIT) ein immer größerer Stellenwert zu. Als prädiktive Marker für das Ansprechen auf die IT werden häufig der PD-L1-Status beziehungsweise die Mutationslast (tumor mutational burden – TMB) herangezogen. Beide Marker können sich allerdings im Verlauf ändern (zeitlich) beziehungsweise im Vergleich des Primärtumors mit den Metastasen (räumlich) unterscheiden. Eine Arbeitsgruppe aus Chicago [90] untersuchte das Gewebe aus 407 Adenokarzinomen der Speiseröhre beziehungsweise des Magens und fand eine Übereinstimmung hinsichtlich des PD-L1-Status zwischen dem Primarius und der Metastase (räumliche Konkordanz) in lediglich 61% aller Tumoren und hinsichtlich des TMB von nur 69%. In der Studie wurden auch der PD- L1-Status beziehungsweise die TMB vor beziehungsweise nach einer Chemotherapie bestimmt (zeitliche Konkordanz); dabei fand sich für den PD-L1-Status eine Übereinstimmung in lediglich 57%– 63% aller Tumoren und für die TMB eine zeitliche Konkordanz von nur 73%–75%.

Die Autoren schließen aus ihren Daten, dass die zeitliche und räumliche Heterogenität des PD-L1-Status und des TMB bei der Entscheidung für oder gegen eine IT unbedingt berücksichtigt werden muss.

1.2 Adjuvante Therapie

Beim ESMO-Kongress 2020 wurde die CheckMate-577 Studie vorgestellt [41]. In dieser Phase-III-Studie wurde Nivolumab als adjuvante Therapie im Vergleich zu Placebo bei Patienten mit lokalisiertem Ösophaguskarzinom und mit Karzinomen des gastroösophagealen Übergangs (GEJ) geprüft. Alle Patienten hatten eine neoadjuvante Chemostrahlentherapie (CRX) erhalten; rekrutiert wurden nur Patienten, bei denen die histologische Aufarbeitung des OP-Präparates keine pathologisch komplette Remission durch die verabreichte CRX gezeigt hatte. Das krankheitsfreie Überleben (DFS) unterschied sich im Nivolumab-Arm mit 22,4 Monaten zum Placebo-Arm mit 11 Monaten hochsignifikant (p=0,0003). Die Subgruppenanalyse erbrachte, dass besonders Patienten mit einem Plattenepithelkarzinom (PE) hinsichtlich des DFS von der adjuvanten Therapie profitierten. Die Daten für das Gesamtüberleben (OS) lagen zum Zeitpunkt der Präsentation beim ESMO-Kongress 2020 noch nicht vor. Die Studie ist mittlerweile als Originalarbeit im NEJM publiziert [39]. Das metastasenfreie Überleben wurde auf der ASCO-

Tabelle 1: *Adjuvante Therapie des Ösophaguskarzinoms und des GEJ mit Nivolumab. Adaptiert nach [39].*

	Nivolumab	Placebo	p-Wert
Medianes DFS	22,4 Mo	11,0 Mo	<0,001
Metastasenfreies ÜL	28,3 Mo	17,6 Mo	HR 0,74
Medianes OS	Daten stehen noch aus		
Grad-3/4-Tox-Rate	13%	6%	

Jahrestagung 2021 präsentiert (Tab. 1). Es unterschied sich mit 28,3 Monaten versus 17,6 Monaten zugunsten des Nivolumab Arms (HR 0,74) [40].

> **Wertung**
>
> Eine wichtige Studie, auf die Ergebnisse für das OS darf man gespannt sein. Es ist zu erwarten, dass Nivolumab adjuvant zum Therapiestandard beim Karzinom der Speiseröhre bzw. des GEJ immer dann wird, wenn durch die neoadjuvante CRX keine pCR erreicht wurde. Die Zulassung durch die EMA wurde vor Kurzem erteilt.

1.3 Palliative Therapie: Erstlinie

Die Studie KEYNOTE-590 verglich Pembrolizumab plus Chemotherapie (CIS/5-FU) mit Chemotherapie allein in der Erstlinie bei Patienten mit Plattenepithelkarzinomen (PE) und Adenokarzinomen (AC) der Speiseröhre sowie des gastroösophagealen Übergangs (GEJ; hier nur Siewert I). Die Studie wurde beim ESMO-Kongress 2020 und auf beim ASCO-GI 2021 präsentiert (Tab. 2 [37]).

In dieser Studie profitierten also alle Patienten von der Kombination der Immuntherapie (IT) mit der Chemotherapie, besonders aber solche mit einem PE und einem CPS >10. Anzumerken bleibt, dass lediglich 26,5% der Patienten in dieser Studie ein AC hatten; 73,5% hatten ein PE, was die Aussage für Patienten mit AC einschränkt. Außerdem erbrachte die Subgruppenanalyse einen Überlebensvorteil für Patienten aus Asien. Pembrolizumab plus Chemotherapie ist mittlerweile für Patienten mit einem Ösophaguskarzinom oder einem HER2-negativen Adenokarzinom des GEJ und einem CPS >10 für die palliative Erstlinie zugelassen.

Während in die Studie KEYNOTE-590 sowohl Patienten mit PE als auch mit AC eingebracht worden waren, wurden für die bei der ASCO-Jahrestagung 2021 vorgestellte Studie CheckMate-648 ausschließlich Patienten mit PE der Speise-

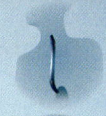

Bewährtem vertrauen.
Perspektive geben.

Jetzt NEU zugelassen!

OPDIVO® als adjuvante Therapie des resezierten EC/GEJC*

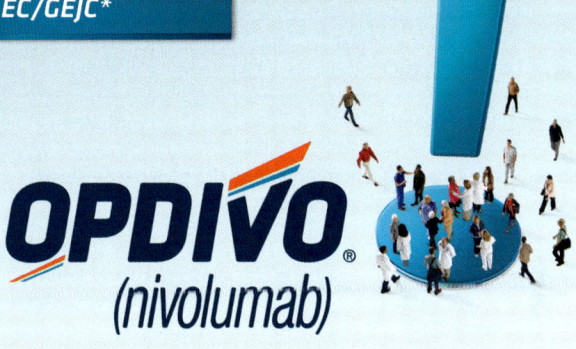

OPDIVO®
(nivolumab)

Erste und einzige Immuntherapie für die adjuvante Behandlung von Karzinomen des Ösophagus und des gastroösophagealen Übergangs.*,1

- Verdopplung des medianen DFS (22,4 vs. 11,0 Monate)#, 2
- Zulassung über alle Histologien und PD-L1-Expressionslevel hinweg[1,2]

Bristol Myers Squibb™

bms-onkologie.de

OPDIVO® 10 mg/ml Konzentrat z. Herst. e. Infusionslösung. **Wirkstoff:** Nivolumab. **Sonst. Bestandteile:** Natriumcitratdihydrat, Natriumchlorid, Mannitol, Pentetsäure, Polysorbat 80, Natriumhydroxid, Salzsäure u. Wasser f. Injektionszwecke. **Anw.:** Als Monother. b. Erw. f. d. Behandl. d. fortgeschritt. (nicht resezierb. od. met.) Melanoms. Als Monother. b. Erw. zur adjuv. Behandl. d. Melanoms mit Lymphknotenbeteilig. od. Metastasierg. nach vollst. Resektion. Als Monother. zur Behandl. d. lokal fortgeschritt. od. met. NSCLC nach vorheriger CTx b. Erw. Als Monother. b. Erw. zur Behandl. d. fortgeschritt. RCC nach Vorther. Als Monother. zur Behandl. d. rezidiv. od. refrakt. cHL b. Erw. nach ASCT u. Behandl. m. Brentuximab Vedotin. Als Monother. zur Behandl. d. rezidiv. od. met. Plattenepithelkarzinoms d. Kopf-Hals-Bereichs b. Erw. mit Progress. während od. nach Pt-basierter Ther. Als Monother. zur Behandl. d. lokal fortgeschritt. nicht resezierb. od. met. Urothelkarzinoms b. Erw. nach Versagen vorheriger Pt-haltiger Ther. Als Monother. zur Behandl. d. nicht resezierb. fortgeschritt., rezidiv. od. met. Plattenepithelkarzinoms d. Ösophagus b. Erw. nach vorheriger fluoropyrimidin- u. Pt-basierter Komb.-CTx. Als Monother. zur adjuv. Behandl. d. Karzinome d. Ösophagus od. d. gastroösoph. Übergangs b. Erw. mit patholog. Resterkr. nach vorheriger neoadjuv. Chemoradiother. **Gegenanz.:** Überempf.-keit gg. d. Wirkstoff od. sonst. Bestandt. **Nebenwirk.: Sehr häufig:** Infekt. d. oberen Atemwege; vermind. Appetit; Kopfschm.; Dyspnoe; Husten; Diarrhö; Erbr.; Übelk.; Bauchschm.; Obstipation; Hautausschl.; Pruritus; Muskel- u. Skelettschm.; Arthralgie; Fatigue; Pyrexie; Ödeme; Lymphopenie; Hyperglykämie; Anämie; Anstieg AST; Hyponatriämie; Hypoalbuminämie; Anstieg alkal. Phosphatase, Kreatinin, ALT, Lipase; Hyperkaliämie; Anstieg Amylase; Hypokalziämie; Leukopenie; Hypomagnesiämie; Neutropenie; Thrombozytopenie; Hypokaliämie; Hypoglykämie; Hyperkalziämie. **Häufig:** Pneumonie; Bronchitis; Infusionsbed. Reakt.; Hypersensib. (einschl. anaphylakt. Reakt.); Hypothyreose; Hyperthyreose; Thyroiditis; Dehydr.; periph. Neuropathie; Schwindelgef.; verschwomm. Sehen; trock. Augen; Tachykard.; Vorhofflimm.; Hypertonie; Pneumonitis; Pleuraerguss; Kolitis; Stomatitis; trock. Mund; Vitiligo; trock. Haut; Erythem, Alopezie; Arthritis; Nierenvers. (einschl. akutem N.); Schm.; Schm. in d. Brust; Anstieg Gesamtbilirubin; Hypermagnesiämie; Hypernatriämie; Gew.-Verlust. **Gelegentl.:** Sarkoidose; Nebennierenisuff.; Hypophyseninsuff.; Hypophysitis; Diabetes mell.; metabol. Azidose; Polyneuropathie; autoimm. Neuropathie (einschl. Gesichtsnerv- u. Abduzensparese); Uveitis; perikard. Erk.; Arrhythmie (einschl. ventrik. A.); Lungeninfiltr.; Pankreatitis; Gastritis; Hepatitis; Cholestase; Erythema multiforme; Psoriasis; Rosazea; Urtikaria; rheumat. Polymyalgie; tubulointerstit. Nephritis. **Selten:** Asept. Meningitis; Histiozytär nekrotisier. Lymphadenitis (Kikuchi-L.); Eosinophilie; diab. Ketoazidose; Hypoparathyreoidismus; Guillain-Barré-Syndr.; Demyelinisier.; myasthenes Syndr.; Enzephalitis; Myokarditis; Vaskulitis; Zwölffingerdarmgeschw.; tox. epiderm. Nekrolyse; Stevens-Johnson-Syndr.; Sjögren-Syndr.; Myopathie; Myositis (einschl. Polym.); Rhabdomyolse. **Nicht bekannt:** Hämophagozyt. Lymphohistiozytose; Abstoß. solides Organtransplantat; Tumorlyse-Syndr.; Vogt-Koyanagi-Harada-Syndr.; Lichen sclerosus; and. Lichenerkrank..

Weitere Hinweise siehe Fachinformation. Verschreibungspflichtig. Pharmazeutischer Unternehmer: Bristol-Myers Squibb Pharma EEIG, Plaza 254, Blanchardstown Corporate Park 2; Dublin 15; D15 T867; Irland. Stand: v23.

EC/GEJC = Esophageal Cancer (Ösophaguskarzinom)/Gastroesophageal Junction Cancer (gastroösophageales Übergangskarzinom); DFS = Disease-free survival (krankheitsfreies Überleben)

* OPDIVO® ist als Monotherapie zur adjuvanten Behandlung der Karzinome des Ösophagus oder des gastroösophagealen Übergangs bei Erwachsenen mit pathologischer Resterkrankung nach vorheriger neoadjuvanter Chemoradiotherapie indiziert.   # vs. Placebo

1. OPDIVO®-Fachinformation, aktueller Stand   2. Kelly RJ et al. N Engl J Med, 2021; 384: 1191-1203; DOI: 10.1056/NEJMoa2032125

© Bristol Myers Squibb, 08/2021, 1506-DE-2100097

Tabelle 2: *Pembrolizumab + CX (CIS/5-FU) vs. CX allein in der Erstlinientherapie von Patienten mit Ösophagus-CA oder Siewert-I-Tumoren der GEJ. Adaptiert nach [37].*

	CPS	PEM+CX	CX	p-Wert
Medianes OS (PE)	>10	13,9 Mo	8,8 Mo	<0,0001
Medianes OS (PE)	alle	12,6 Mo	9,8 Mo	<0,0006
Medianes OS	>10	13,4 Mo	9,4 Mo	<0,0001
Medianes OS	alle	12,4 Mo	9,8 Mo	<0,0001
Medianes PFS	alle	6,3 Mo	5,8 Mo	<0,0001

CPS combined positivity score, *CX* Chemotherapie, *PFS* progressionsfreies Überleben, *OS* Gesamtüberleben, *PE* Plattenepithelkarzinom

Tabelle 3: *Erstlinientherapie des Plattenepithelkarzinoms der Speiseröhre (n=970). Adaptiert nach [18].*

	NIVO+IPI	NIVO+5-FU/CIS	5-FU/CIS	p-Wert
OS PD-L1 >1%	13,7 Mo	15,4 Mo	9,1 Mo	<0,001/<0,0001
OS PD-L1 all	12,8 Mo	13,2 Mo	10,7 Mo	0,011/0,002
RR PD-L1 >1%	35%	53%	20%	
RR PD-L1 all	28%	47%	27%	
PFS PD-L1 >1%		X	X	0,0023
PFS PD-L1 all		X	X	0,035

röhre rekrutiert [18]. In dieser Phase-III-Studie wurde die Kombination aus Nivolumab und Ipilimumab verglichen mit Nivolumab plus 5-FU/Cisplatin beziehungsweise mit der Chemotherapie allein (Tab. 3).

Die Subgruppenanalyse zeigte: je höher der PD-L1-Score, desto besser das Therapieergebnis.

David Cunningham kommentierte die Studie bei der virtuellen ASCO-Jahrestagung 2021: für ihn ist die Kombination aus Nivolumab plus Chemotherapie beziehungsweise Nivolumab plus Ipilimumab der neue Standard in der Erstlinientherapie von Patienten mit PE der Speiseröhre. Für die oft schwierigen und komorbiden Patienten mit Ösophaguskarzinom bietet sich aufgrund der Ergebnisse von CheckMate-648 neben der Immunchemotherapie auch die reine Immuntherapie an. Hingegen sollte bei symptomatischen Patienten beziehungsweise bei Patienten mit einem rasch wachsenden Tumor wegen der höheren Ansprechraten eher mit der Kombination aus Immuntherapie plus Chemotherapie behandelt werden.

Zu dem gleichen Ergebnis kommt die ESCORT-Studie, die gleichfalls auf der ASCO-Jahrestagung 2021 vorgestellt wurde [86]. Dabei wurde der PD-L1-Antikörper Camrelizumab plus Paclitaxel plus Cisplatin verglichen mit der alleinigen Chemotherapie. Auch in diese Studie wurden ausschließlich Patienten mit PE, und zwar unabhängig vom Vorliegen PD-L1-positiver Zellen aufgenommen. Sowohl das OS als auch das PFS unterschieden sich signifikant zugunsten der Immunchemotherapie.

Bei Patienten mit HER2-positivem Ösophagus-, GEJ-, oder Magenkarzinom könnte durch die Zugabe von Pembrolizumab zu Trastuzumab plus Erstlinien-Chemotherapie eine Verbesserung der Prognose erreicht werden. Das ist zumindest das Ergebnis einer einarmigen Phase-II-Studie mit 37 Patienten [35]. Die PFS-Rate nach 6 Monaten betrug 70% (26 von 37 Patienten). Allerdings musste wegen einer Nephritis 3. Grades bei 2 Patienten die Behandlung abgebrochen werden. Eine Phase-III-Studie ist initiiert.

Wertung

Die Kombination von Nivolumab plus Ipilimumab beziehungsweise Nivolumab plus 5-FU/CIS wird der neue Standard für die Therapie des PE der Speiseröhre in der Erstlinientherapie werden, und zwar unabhängig vom PD-L1-Status. Dabei sollte meines Erachtens wegen der höheren Ansprechraten dann der Immunchemotherapie der Vorzug gegenüber der alleinigen IT gegeben werden, wenn der Patient symptomatisch oder aber der Tumor rasch progredient ist. Andererseits steht für die oft schwierige und komorbide Patientenklientel mit der alleinigen IT eine Chemotherapie-freie Behandlungsmöglichkeit zur Verfügung. Wahrscheinlich wird auch die Kombination aus Pembrolizumab plus CIS/5-FU in den klinischen Alltag Einzug finden (hier unabhängig von der Histologie). Die Zulassungen der EMA stehen noch für beide aus, Pembrolizumab plus CIS/5-FU ist von der FDA bereits zugelassen.

1.4 Palliative Therapie: Zweitlinie

Auf die Studie ATTRACTION-3, also den Vergleich von Nivolumab versus Chemotherapie in der Zweitlinie bei Patienten mit Plattenepithelkarzinom der Speiseröhre, wurde an dieser Stelle im letzten Jahr bereits hingewiesen (Colloquium Onkologie, S. 540). Die Behandlung mit Nivolumab in dieser klinischen Situation ist mittlerweile in Deutschland unabhängig vom PD-L1-Status nach einer vorherigen platinhaltigen Chemotherapie zugelassen.

Tabelle 4: *Immuntherapie mit Pembrolizumab in der 2° Line bei Patienten mit Ösophaguskarzinom (PE und AC). Adaptiert nach [45].*

	CPS	PEM	CX	Statistik
Medianes OS (PE+AC)	>10	9,3 Mo	6,7 Mo	p<0,0074
Medianes OS (PE)	>10	10,3 Mo	6,7 Mo	HR 0,64
12-Mo-ÜL-Rate (PE+AC)	>10	43%	20,4%	
Medianes OS (PE+AC)	alle	7,1 Mo	7,1 Mo	n.s.
Medianes OS (PE)	alle	8,2 Mo	7,1 Mo	n.s.

Im Oktober 2020 wurden die Ergebnisse der Studie KEYNOTE-181 im Journal of Clinical Oncology (JCO) publiziert [45]. In dieser Phase-III-Studie wurde Pembrolizumab bei vorbehandelten Patienten mit einem fortgeschrittenen/metastasierten PE oder AC der Speiseröhre verabreicht, oder die Patienten wurden randomisiert einer Chemotherapie zugeordnet. Dabei war das OS der Patienten mit einem CPS >10 das Hauptzielkriterium (Tab. 4).

Nebenwirkungen wurden bei der Behandlung mit Pembrolizumab erheblich seltener beschrieben, verglichen mit den chemotherapierten Patienten. Die Autoren halten die palliative Behandlung mit Pembrolizumab bei Patienten mit Ösophaguskarzinom und einem CPS >10 in der Zweitlinie für die bessere Wahl, verglichen mit der Chemotherapie.

Mit dem bereits erwähnten Camrelizumab steht ein neuer Anti-PD-L1-Antikörper zur Verfügung. Eine Arbeitsgruppe aus Peking [32] prüfte Camrelizumab bei Patienten mit einem PE des Ösophagus in der Zweitlinie (ESCORT-Studie). In dieser Phase-III-Studie wurde Camrelizumab randomisiert mit Docetaxel oder Irinotecan verglichen.

Insgesamt 457 Patienten wurden in die Studie eingebracht. Das mediane OS unterschied sich mit 8,3 Monaten versus 6,2 Monaten signifikant zugunsten von Camrelizumab (p=0,001).

> **Wertung**
>
> Nivolumab ist für Patienten mit Plattenepithelkarzinom der Speiseröhre, unabhängig vom PD-L1-Score in der Zweitlinie nach Vorbehandlung mit einer alleinigen Chemotherapie zugelassen; hierzu gibt es derzeit keine Alternative!

Bei der Besprechung der palliativen Therapie des Ösophaguskarzinoms sollte nicht unerwähnt bleiben, dass die frühzeitige Einbeziehung einer palliativen Komplextherapie nicht nur die Lebensqualität der Patienten verbessert, sondern auch die Prognose [51]. In einer randomisierten Phase-III-Studie überlebten die

Patienten, die eine solche Komplextherapie erhielten, 14,8 Monate, die Patienten mit üblicher Betreuung dagegen nur 11,9 Monate (p=0,021). Wichtig ist in diesem Zusammenhang, dass beiden Patientengruppen unabhängig von der palliativen Komplextherapie eine palliative Chemotherapie verabreicht wurde.

Synopsis Ösophaguskarzinom
(Vorgehen des Autors)

Neoadjuvant
(PE und AC, lokal fortgeschritten, einschließlich Siewert I):
RCX (Carbo/Taxol)

Adjuvant
(PE und AC/Ö und GEJ): Nach CRX ohne pCR → NIVO mono (1 Jahr)

Palliativ Erstlinie
(PE): NIVO+IPI* oder NIVO+5-FU/CIS*
(AC): NIVO+FOLFOX/CAPOX* (siehe Abschnitt Magen-CA)

Palliativ Zweitlinie
(PE): NIVO mono (wenn nur CX in Erstlinie)
(AC, CPS >10): PEM mono* (wenn nur CX in Erstlinie)

---

* derzeit keine Zulassung EMA → Antrag KK

---

2 Magenkarzinom

2.1 Epidemiologie

Noch bis 1940 war das Magenkarzinom weltweit die am häufigsten zum Tode führende Neoplasie. Mit der Einführung des Kühlschrankss und der damit einhergehenden Eliminierung des Hauptrisikofaktors für das Magenkarzinom – die durch Pökelfleisch induzierte Bildung von Nitrosaminen – nahm die Inzidenz deutlich ab. Auch Helicobacter pylori gilt als Risikofaktor, seine Eradikation mit Antibiotika ist gleichfalls weltweit etabliert. So nimmt es nicht Wunder, dass die Inzidenz des Magenkarzinoms stetig abnimmt. Die Analyse einer französischen Arbeitsgruppe [8] ergab, dass das Magenkarzinom in vielen Ländern zukünftig eine seltene Erkrankung sein wird; beispielsweise soll in Australien die Inzidenz bald bei 4,6 pro 100 000 Einwohnern liegen. Allerdings ergab die Studie auch, dass die Inzidenz bei Menschen <50 Jahren zunehmen wird.

2.2 Chirurgie

Auch beim Magenkarzinom verdrängt die laparoskopisch durchgeführte Operationstechnik die offene Operationsmethode mehr und mehr. Zwei Arbeiten aus den letzten 12 Monaten seien dazu zitiert:

Hyung et al. aus Korea berichten über eine Phase-III-Studie zur laparoskopisch durchgeführten distalen Gastrektomie einschließlich einer D2 Resektion [33]. In dieser Nicht-Unterlegenheitsstudie betrug die krankheitsfreie 3-Jahres-Überlebensrate bei der laparoskopischen Technik 80,3%, für die Patientengruppe die offen operiert wurde lag die 3-Jahres-Überlebensrate bei 81,3%. Postoperative Komplikationen beziehungsweise Spätkomplikationen wurden nach der laparoskopischen Vorgehensweise signifikant seltener berichtet, verglichen mit der offenen Operationstechnik.

Aber auch eine totale Gastrektomie scheint laparoskopisch ohne Nachteil für die Patienten möglich zu sein, zumindest im Stadium I [50]. Die Studiengruppe aus Shanghai berichtet allerdings zum jetzigen Zeitpunkt nur über den Vergleich der 30-Tages-Morbiditäts- und -Mortalitätsraten; diese unterschieden sich mit einer Ratendifferenz von 1,1% nicht signifikant.

2.3 Adjuvante Therapie

In Deutschland ist die perioperative Therapie mit dem FLOT-Protokoll beim operablen Magenkarzinom etabliert. In den Annals of Oncology wird jetzt über zwei aktuelle Studien zur adjuvanten Therapie berichtet:

In der CRITICS-Studie, die 2018 in Lancet Oncology veröffentlicht worden war, war die post-operative CX mit der postoperativen CRX verglichen worden; es fand sich in der Studie kein Unterschied zwischen den beiden Behandlungsmodalitäten. Allen Patienten war auch eine neoadjuvante CX verabreicht worden aber nur 60% der Studienteilnehmer erhielten letztendlich eine post-operative Behandlung, was die Intent-to-treat-Auswertung stark beeinträchtigt haben dürfte. Deshalb wurde jetzt eine "per protocol" Analyse der CRITICS-Studie erstellt [22]. Dabei fand sich überraschenderweise ein Vorteil für die 5-Jahres-Überlebensrate zugunsten der CX-Gruppe: 57,9% nach CX versus 45,5% nach CRX; p = 0,004.

Die koreanische Arbeitsgruppe, die 2015 bereits die ARTIST-Studie publiziert hatte, veröffentlichte jetzt die ARTIST-2-Studie [62]. Sie verglich S1 mit S1 plus OX (SOX) beziehungsweise mit S1 plus OX plus RX (SOXRT). In diese Studie wurden nur nodalpositive Patienten aufgenommen. Die krankheitsfreie 3-Jahres-Überlebensraten beliefen sich auf 64,8%, 74,3% und 72,8%. Die Monotherapie mit S1 war der Gabe von SOX signifikant unterlegen (p = 0,042), ein Unterschied zwischen SOX und SOXRT ergab sich nicht (p = 0,879).

Wertung

Die Strahlentherapie hat in der postoperativen Behandlung des R0/D2-resezierten Magenkarzinoms keinen Stellenwert mehr.

2.4 Palliative Therapie – Erstlinie

Beim ESMO-Kongress 2020 stellte M. Moehler die Daten der Studie CheckMate-649 vor [58]. In dieser Untersuchung wurde bei Patienten mit AC des Magens, des GEJ und der Speiseröhre in der Erstlinie mit Nivolumab plus Ipilimumab, mit Nivolumab plus CX (Oxaliplatin/ Capecitabin beziehungsweise FOLFOX) oder aber mit der CX alleine behandelt (n=1581). Dabei sind die Ergebnisse für den Arm IT-allein (NIVO plus IPI) zum jetzigen Zeitpunkt noch nicht bekannt.

Zusätzlich sei angemerkt, dass Patienten mit einem CPS >1 nach NIVO plus CX ein besseres OS hatten, verglichen mit Patienten, die einen negativen CPS aufwiesen. Aufgrund dieser Ergebnisse sieht M. Moehler in der Kombination Nivolumab plus FOLFOX/CAPOX den neuen Standard in der Erstlinientherapie des Magenkarzinoms, insbesondere bei Patienten mit einem CPS >5. Die Studie wurde auch bei der ASCO-Jahrestagung 2021 vorgestellt und diskutiert [57].

Tabelle 5: *Therapie der AC des Magens, der GEJ und der Speiseröhre mit Nivolumab plus CX beziehungsweise CX (Oxaliplatin/Capecitabin beziehungsweise FOLFOX). Adaptiert nach [58].*

	CPS	NIVO+CX	CX	p-Wert
Medianes OS	>5			<0,0001
Medianes OS	alle	13,8 Mo	11,6 Mo	<0,0002
Medianes PFS	>5			<0,0001
Medianes PFS	alle			n.s.
RR	alle	58%	46%	

> **Wertung**
>
> Für D. Cunnningham ist die Kombination von Nivolumab plus FOLFOX oder CAPOX der neue Standard für die Erstlinientherapie von Patienten mit Adenokarzinomen der Speiseröhre, des gastro-ösophagealen Übergangs und des Magen. Die FDA hat die Therapie bereits zugelassen, die Zulassung von der EMA steht an.

Der Vergleich von Pembrolizumab mit einer Erstlinien-Chemotherapie (Nicht-Unterlegenheits-Studie) wurde im Rahmen der Studie KEYNOTE-062 bei Patienten mit Magenkarzinom beziehungsweise Tumoren des GEJ durchgeführt [75]. Dabei fand sich, dass eine Immuntherapie mit Pembrolizumab der Chemotherapie (CIS/5-FU) nicht unterlegen ist, die Kombination von Pembrolizumab plus CX aber auch nicht besser ist als die entsprechenden Einzelsubstanzen.

Andecaliximab (ADX) ist ein monoklonaler Antikörper, der gegen die Matrix-Metalloproteinase 9 gerichtet ist. In einer unlängst im JCO publizierten Phase-III-Studie wurde ADX mit FOLFOX in der Erstlinie bei Patienten mit AC des Magens beziehungsweise des GEJ kombiniert [72]. In die randomisierte Studie (FOLFOX plus ADX versus FOLFOX plus Placebo) wurden 432 Patienten eingebracht. Das OS unterschied sich mit 12,5 Monaten nach ADX versus 11,8 Monaten nach Placebo, der Unterschied war nicht signifikant.

Erwähnt sei auch noch eine Studie aus Japan: im Rahmen einer Phase-II-Studie wurden 29 Patienten in erster oder zweiter Therapielinie mit der Kombination aus Lenvatinib plus Pembrolizumab behandelt [38]. Hauptzielkriterium war das Ansprechen auf die Therapie; 20 der 29 Patienten hatten mit der Kombination eine Remission (69%), weshalb die Arbeitsgruppe diesen Therapieansatz nun weiter verfolgen will.

Schließlich wurde bei der ASCO-Jahrestagung 2021 eine Studie zur Behandlung des AC im GEJ oder im Magen bei Patienten mit FGFR2b-positiven Tumoren vorgestellt [14]. Dabei kam der FGFR2b-spezifische monoklonale Antikörper Bemarituzumab in Kombination mit FOLFOX in der Erstlinien-Therapie zum Einsatz. In dieser randomisierten Phase-II-Studie (Phase I siehe unten) war das OS nach Bemarituzumab plus FOLFOX besser als nach FOLFOX alleine.

2.5 Palliative Therapie – Erhaltungstherapie

Ein interessantes Konzept wurde im Rahmen der Studie JAVELIN Gastric 100 geprüft. Kann im Anschluss an eine Erstlinientherapie eine Erhaltungstherapie (ET) mit einem PD-L1-Antikörper verabreicht werden, anstatt die CX weiter zu verabreichen? Als PD-L1-Antikörper wurde dabei Avelumab eingesetzt [56]. Insgesamt 249 Patienten mit Magenkarzinom oder Karzinomen des GEJ wurden nach

Tabelle 6: *Erhaltungstherapie nach einer 1°Line Chemotherapie bei Patienten mit Magenkarzinom beziehungsweise Karzinomen des GEJ (n = 499). Adaptiert nach [56].*

	Avelumab	OX/5-FU	p-Wert
Medianes OS	10,4 Monate	10,9 Monate	
ÜL-Rate nach 24 Mo	22,1%	15,5%	0,1779
OS bei PD-L1 >0	14,9 Monate	11,6 Monate	0,63

12 Wochen einer Erstlinien-Chemotherapie einer ET mit Avelumab zugeordnet, weitere 250 Patienten der Fortführung mit der Chemotherapie (Oxaliplatin/5-FU). Die Ergebnisse sind in Tabelle 6 zusammengestellt.

Somit wurde das Studienziel, eine Überlegenheit der ET mit Avelumab zu zeigen, nicht erreicht.

2.6 Palliative Therapie – Zweitlinie

Eine neue Substanz für die Therapie von Patienten mit HER2-positiven Tumoren ist Trastuzumab-Deruxtecan. Deruxtecan ist ein Topoisomerase-I-Inhibitor. Der Einsatz des Antikörper-Wirkstoff-Konjugats wurde jetzt auch beim Magenkarzinom geprüft, die Ergebnisse sind im NEJM publiziert [74]. In dieser Phase-II-Studie wurden zweifach vortherapierte Patienten entweder mit Trastuzumab-Deruxtecan oder aber randomisiert mit einer CX nach Wahl des Arztes behandelt.

Spezifische Nebenwirkung des Antikörper-Wirkstoff-Konjugats war eine interstitielle Pneumonie beziehungsweise Pneumonitis. Bei 9 Patienten war sie als Grad-1/2-Nebenwirkung ausgeprägt, bei 3 weiteren Patienten als Grad-3/4-Nebenwirkung.

> **Wertung**
>
> Trastuzumab-Deruxtecan wird nicht nur beim Mammakarzinom den Weg in die onkologische Routinetherapie finden. Wichtig bei dem Konzept ist, dass die Bindung des Konjugats an den HER2-Rezeptor für die Wirksamkeit entscheidend ist, eine intrazelluläre Aktivierung der HER2-neu-Kaskade ist dafür nicht notwendig. – Somit sind prinzipiell auch Patienten mit weniger als einem dreifach-positivem HER2-neu-Ergebnis in der IHC für die Therapie empfindlich.

Eine neue molekulare Struktur auf der Oberfläche von Tumorzellen, die gezielt durch Medikamente besetzt werden kann, ist der Fibroblasten-Wachstumsfaktor-Rezeptor (FGFR). Eine Mutation im FGFR-Gen kann zu einer FGFR2b-Überex-

Tabelle 7: *Trastuzumab-Deruxtecan versus Chemotherapie bei vorbehandelten Patienten mit HER2-positivem Magenkarzinom (n = 187). Adaptiert nach [74].*

	Trastuzumab-Deruxtecan	CX	p-Wert
RR	51%	14%	<0,001
Medianes OS	12,5 Mo	8,4 Mo	0,01

pression oder -Amplifikation führen, was mit einer schlechten Prognose einhergeht. Mit Bemarituzumab steht ein FGFR-Inhibitor zur Verfügung, der im Rahmen einer Phase-I-Studie bei Patienten mit Adenokarzinomen des Magens beziehungsweise des GEJ geprüft wurde [15]. Dieselbe Gruppe hat in der Erstlinie auch eine Phase-II-Studie veröffentlicht, siehe Tabelle 6. Voraussetzung für die Aufnahme in die Studie war eine starke Überexpression von FGFR2b. Ziele dieser Phase-I-Studie waren die Dosisfindung sowie die Analyse der Verträglichkeit. Phase-III-Studien mit dem Antikörper in Verbindung mit einer CX sind bereits aktiv.

Das Konzept der FGFR-Inhibition ist beim cholangiozellulären Karzinom bereits gut entwickelt (s.u.).

Synopsis Magenkarzinom
(Vorgehen des Autors)

(Neo)adjuvant: 4-mal FLOT – OP – 4-mal FLOT
Palliation: Erstlinie: NIVO + FOLFOX (CAPOX) (Antrag KK)
Zweitlinie: Ramucirumab + Paclitaxel

3 Kolorektales Karzinom (KRK)

3.1 Risikofaktoren und Prävention

Der Verzehr von rotem Fleisch sowie eine ballaststoffarme Kost werden als Risikofaktoren für das KRK angenommen, wenngleich der statistische Beweis auf schwachen Beinen steht. Eine familiäre Belastung hingegen ist als Risikofaktor gesichert und spiegelt sich in den Leitlinien hinsichtlich des Zeitpunktes und der Häufigkeit einer Vorsorgekoloskopie wider.

Diabetes wird unter anderem als Risikofaktor für das Pankreaskarzinom angenommen. U. Kahn vom Deutschen Krebsforschungszentrum in Heidelberg und

Tabelle 8: *Risikofaktoren für das KRK, eine Kohortenstudie (Vergleich mit dem Standardrisiko = 1). Adaptiert nach [42].*

Risikofaktor	Risiko
Diabetes vor dem 50. LJ	x 1,9
Diabetes nach dem 50. LJ	x 1,3
Diabetes vor dem 50. LJ + positive FA	x 6,9
Diabetes nach dem 50. LJ + positive FA	x 1,9

FA Familienanamnese

Mitarbeiter fanden nun heraus, dass Diabetes für das Kolonkarzinom einen ebenso wichtigen Risikofaktor darstellt wie die Familienanamnese [42]. Die Arbeitsgruppe wertete schwedische Krebsregisterdaten aus, sowie Daten von ambulanten und stationären Patienten mit Diabetes beziehungsweise KRK (Tab. 8).

Darüber hinaus berechneten die Forscher, dass Patienten mit der Diagnose Diabetes vor dem 50. Lebensjahr ein statistisch ebenso hohes Risiko für eine KRK haben wie Patienten mit einer positiven Familienanamnese. Beide Faktoren für sich allein verdoppeln das Risiko für ein KRK.

> **Wertung**
>
> Eine wichtige Arbeit die sich meines Erachtens in den Vorsorgeempfehlungen für eine Screening-Koloskopie bei jungen Patienten mit Diabetes, insbesondere Typ 2, niederschlagen sollte.

Die Wirkung von ASS zur Primärprävention des KRK gilt als gesichert, wird aber wegen der damit verbundenen gastrointestinalen Nebenwirkungen nicht empfohlen (Colloquium Onkologie 12, S.355). Anders ist das bei Genträgern für das Lynch-Syndrom, da diese ein erhöhtes Risiko für KRK haben. In der CAPP2-Studie hatten die Teilnehmer sogar 600 mg ASS eingenommen, zum Zeitpunkt der Erstpublikation (siehe Colloquium Onkologie 14, S.343) betrug die Behandlungsdauer 2 Jahre. In der Zeitschrift Lancet wurden jetzt die Ergebnisse eines Follow-up nach bis zu 20 Jahren publiziert [13]. In der Interventionsgruppe (600 mg ASS) entwickelten gemäß Intent-to-treat-Analyse von den 937 Patienten mit Lynch- Syndrom 9% ein KRK, in der Placebogruppe 13% (p=0,035). In einer Per-Protokoll-Analyse mit 509 Teilnehmern ergab sich sogar ein p-Wert von 0,019. Erstaunlich war die Beobachtung, dass eine bis zu 2 Jahre dauernde Therapie mit 600 mg ASS zu keinem signifikanten Unterschied in der Häufigkeit der Nebenwirkungen zwischen Verum und Placebo führte.

> **Wertung**
>
> ASS 600 mg reduziert signifikant die Häufigkeit von KRK bei Trägern des Lynch-Syndroms. Mit unseren MSI-positiven Patienten (nach Austestung auf Mismatch-Repair-Genen) und KRK sollten wir, auch wegen deren Angehörigen, diese Therapieoption besprechen.

3.2 Prognose

Mit Hilfe von molekularen Markern können Gruppen von Patienten definiert werden, die dann eine unterschiedliche Prognose aufweisen. Verschiedene molekulare Klassifikationen wurden aufgestellt, eine davon ist die CMS(consensus molecular subtypes)-Klassifikation, die auch auf das KRK übertragbar ist. Die CMS-Klassifikation benutzt Marker wie MSS/MSI, VEGFR2, PIK3CA, KRAS, TP53 und andere für die Einteilung der Patienten in 4 verschiedene prognostische Gruppen.

Die Arbeitsgruppe um Amanda Phipps in Seattle ist seit langem in diesem Feld aktiv und publizierte bereits 2015 eine Studie über die Assoziation zwischen molekularen Subtypen und dem Überleben von Patienten. Jetzt meldet sich die Gruppe erneut mit einer Analyse von 5010 Patienten aus insgesamt 7 internationalen Beobachtungsstudien [65]. In diesen 7 Studien fanden sie Patienteninformationen zu den folgenden 4 Markern: MSI, CpG-Inselmethylator-Phänotyp (CIMP), KRAS und BRAF. Mithilfe dieser Marker bildeten die Wissenschaftler nun 5 Gruppen:
Typ 1: MSI-h, CIMP-positiv, BRAF-mutiert, KRAS wt
Typ 2: MSI-low, CIMP-positiv, BRAF-mutiert, KRAS wt
Typ 3: MSI-low, CIMP-negativ, BRAF wt, KRAS-mutiert
Typ 4: MSI-low, CIMP-negativ, BRAF wt, KRAS wt
Typ 5: MSI-h, CIMP-negativ, BRAF wt, KRAS wt

So hatten beispielsweise Patienten vom Typ 2 ein kürzeres krankheitsspezifisches Überleben, verglichen mit Typ 4. Der Unterschied war unabhängig von Alter, Geschlecht oder Tumorstadium.

> **Wertung**
>
> Die sehr pragmatische Klassifikation von A. Phipps und Mitarbeitern könnte zukünftig neben der CMS-Klassifikation für die Abschätzung der Prognose bei Patienten mit KRK herangezogen werden.

Auch der sogenannte Immunoscore kann zur Abschätzung der Prognose von Patienten mit KRK genutzt werden. Er bedient sich der Quantifizierung von

Immunzellen wie den CD3- und CD8-positiven Lymphozyten im Tumorgewebe. Jetzt fand eine internationale Arbeitsgruppe um J. Galon [54] heraus, dass Patienten im UICC-Stadium III dann eine günstige Prognose haben, wenn sie einen hohen Immunoscore aufweisen. Die Patienten mit einem hohen Immunoscore profitierten in der Studie auch am meisten von der adjuvanten Chemotherapie.

Die prognostische und die prädiktive Bedeutung des Immunoscores hinsichtlich des DFS nach einer adjuvanten Therapie mit FOLFOX wurde von F. Pages und Kollegen einer Publikation in den Annals of Oncology bestätigt [60].

Die Tumorformel pTx N1c (0/12) bedeutet, dass die Lymphknoten nicht befallen waren, aber ein Tumordeposit gefunden wurde. Dabei handelt es sich um Tumorzellnester im perikolischen oder mesokolischen Fett innerhalb des Lymphabflussgebietes des Primarius. Ein Tumor pTxN1c (0/12), also der Nachweis eines Tumordeposits ohne Lymphknotenbefall, wird dem UICC-Stadium III zugeordnet.

V. Pricola und Mitarbeiter stellten sich nun die Frage, ob der Nachweis eines Tumordeposits bei gleichzeitigem Befall der Lymphknoten die Prognose zusätzlich verschlechtert. Sie fanden heraus, dass Patienten mit einem Lymphknotenbefall (N+) aber keinem Tumordeposit (TD-negativ) die gleiche Prognose haben wie TD-positive Patienten mit N0. Die Prognose von N- und TD-positiven Patienten war hingegen schlechter, verglichen mit den beiden anderen Tumorformeln ($p<0{,}001$). Außerdem war die Prognose von Patienten mit 3 TD schlechter als die von Patienten mit nur 1 oder 2 TD. Ob und wie diese Befunde Konsequenzen für die adjuvante Therapie haben sollten, wird in der Arbeit diskutiert.

Wertung

Der Immunoscore ist nicht nur ein prädiktiver Marker für das Ansprechen auf eine Immuntherapie, sondern auch ein prognostischer Marker. Wichtig ist die Vorgabe der AJCC-TNM-Klassifikation, nodalnegative Patienten mit TD dem UICC-Stadium III zuzuordnen. Ob die Befunde von V. Pricola et al. zu den TD darüber hinaus Konsequenzen für die adjuvante Therapie haben werden, bleibt abzuwarten.

3.3 Diagnostik

Trägt ein Patient eine Mutation im Gen der Dihydropyrimidin-Dehydrogenase (DPD), kann eine CX mit Fluoropyrimidinen sehr toxisch werden, weil das Zytostatikum dann nur langsam abgebaut wird. Bisher hat man meist die Aktivität des Enzyms überprüft, wenn nach dem ersten Zyklus einer 5-FU-haltigen CX ungewöhnlich starke Nebenwirkungen auftraten. Die EMA hat jetzt eine Emp-

Tabelle 9: Positionspapier der DGHO für den Umgang mit einem DPD-Mangel. Adaptiert nach [82].

Aktivitätsscore	Vorgehen
2,0:	Therapie wie geplant
1,5:	Dosis um 25%-50% reduzieren
1,0:	Dosis auf 50% reduzieren
0,5:	DPD-Phänotypisierung, bei Bestätigung Therapie vermeiden
0:	Keine Therapie mit Fluoropyrimidinen

Vor Ersttherapie mit Fluoropyrimidinen: Genetische Testung auf die DPYD-Varianten DPYD2A, DPYD13, Polymorphismus c.2846A>T und Haplotyp B3 (*Vor der Gabe des Prodrugs Capecitabin kann alternativ zur genetischen Testung auch Uracil im Plasma gemessen werden*).

fehlung zur Durchführung einer Untersuchung auf DPD-Mangel noch vor einer systemischen Therapie mit 5-FU, Capecitabin oder Tegafur ausgesprochen, die DGHO hat sich in einem Positionspapier dieser Empfehlung angeschlossen (Vorstand der DGHO, Juni 2020). Die Nichtbeachtung könnte, zum Beispiel im Falle einer Klage, forensische Konsequenzen haben.

Die DGHO weist darauf hin, dass die Umsetzung der Empfehlung unter Berücksichtigung der individuellen Erkrankungssituation und der möglicherweise vorhandenen Therapiealternativen erfolgen sollte.

> **Wertung**
>
> Jahrelang hielt die Diskussion über die prätherapeutische Testung der DPYD-Varianten an, jetzt ist die Empfehlung der EMA und konsekutiv der DGHO bindend, die Diagnostik **vor der ersten Gabe** durchzuführen! Zu beachten ist, dass es sich um eine Untersuchung im Sinne von §3 N°7c des Gendiagnostikgesetzes handelt, sie bedarf also der Einwilligung des Patienten.

Unter einer palliativen Therapie mit EGFR-Inhibitoren bei Patienten mit KRK und RAS-Wildtyp (wt) kann es im Verlauf zu einer Resistenz gegenüber der Anti-EGFR-Therapie mit Auftreten einer RAS-Mutation kommen.

Umgekehrt kann sich aber auch bei Patienten mit einer RAS-Mutation unter einer konventionellen CX ein „Neo"RAS-Wildtyp entwickeln, der dann neue Therapie-Alternativen ermöglicht. Eine Arbeitsgruppe der Unikliniken in Bochum [44] fand mittels Bestimmung (ddPCR/BEAMing) der ctDNA im Plasma heraus, dass 91% der RAS-mutierten Patienten, die auf eine konventionelle CX mit SD oder PR angesprochen hatten, zum RAS-Wildtyp konvertiert waren.

> **Wertung**
>
> Nicht nur eine Rechallenge mit einem Anti-EGFR-Antikörper in der Drittlinientherapie bei initialem RAS-Wildtyp nach Bestimmung der ctDNA im Plasma kann erfolgreich sein (Colloquium Onkologie 26, S. 581 und Colloquium Onkologie 27, S. 645), sondern möglicherweise auch umgekehrt die Behandlung mit einem Anti-EGFR-Antikörper in der Zweitlinie bei Auftreten eines „Neo"RAS-Wildtyps im Anschluss an eine konventionelle Erstlinienchemotherapie. Leider übernehmen die Krankenkassen die Kosten für die Bestimmung der ctDNA im Plasma noch nicht ohne Antrag. Alternativ bleibt natürlich die Bestimmung von RAS aus der Punktion einer neu entstandenen Metastase durch den Pathologen.

In der Nachsorge lieben Patienten Maximalmaßnahmen, bei den meisten Tumorentitäten bewirkt eine aufwendige Nachsorge aber keine Prognoseverbesserung. Beim KRK geben die S3-Leitlinien genaue Vorgaben über den Inhalt und die Häufigkeit der Nachsorgeuntersuchungen (letzte Version vom Januar 2019). Eine Arbeitsgruppe aus Frankreich [59] verglich jetzt die konventionelle Nachsorge mit einer alle 6 Monate durchgeführten PET/CT-Untersuchung bei 365 Patienten mit einem KRK im UICC-Stadiu II beziehungsweise III.

Nach 3 Jahren waren nach konventioneller Nachsorge 7 Patienten von 31 mit einem Rezidiv einer kurativ intendierten Operation zugeführt worden, verglichen mit 17 kurativ intendierten Operationen bei insgesamt 47 Rezidiven, die durch eine PET/CT detektiert worden waren (p=0,25).

> **Wertung**
>
> Statistisch gesehen ist das Studienergebnis klar, eine PET/CT-Untersuchung halbjährlich alle 6 Monate in den ersten 3 Jahren bringt keinen Vorteil. Die Patienten, die eine konventionelle Nachsorge absolvierten, waren in dieser Studie 1-mal pro Jahr geröntgt beziehungsweise einem CT unterzogen worden, also einer ähnlichen Strahlenbelastung ausgesetzt. Da würde ich mich als Patient dann doch eher einem PET/CT unterziehen, da zwar nicht statistisch signifikant aber numerisch mehr als doppelt so viele operable Rezidive mit der PET/CT gefunden wurden. Besser ist es, sich an die S3-Leitlinien zu halten, die nur wenige strahlenbelastende Untersuchungen vorsehen.

3.4 Neoadjuvante Therapie des Kolonkarzinoms

An dieser Stelle wurde im letzten Jahr über die FOxTROT Studie zur neoadjuvanten Therapie mit FOLFOX berichtet (Colloquium Onkologie 28, S. 555).

Aber auch die Immuntherapie wird in neoadjuvanter Intention geprüft. Sehr hoch angesiedelt, nämlich in Nature Medicine, publizierten M. Chalabi und Kollegen ihre Ergebnisse zur präoperativen Therapie mit Ipilimumab und Nivolumab [16]. Bei den MSI-positiven Patienten lag das Ansprechen bei 100%, bei den

MSS- Patienten bei 27%; dabei war ein positiver Immunoscore (s.o.) prädiktiv für das Ansprechen bei den MSS-Patienten.

> **Wertung**
>
> Die Vielzahl laufender Studien deutet darauf hin, dass ich über die neoadjuvante Therapie des Kolonkarzinoms in den nächsten Jahren sicherlich noch viel werde berichten können.

3.5 Adjuvante Therapie des Kolonkarzinoms

Im Stadium II mit Risikofaktoren empfehlen die S3-Leitlinien eine adjuvante Monotherapie mit Fluoropyrimidinen. Gleichwohl waren in die Auswertungen der IDEA-Analyse auch Studien mit einbezogen worden, in denen Patienten im UICC-Stadium II und Risikofaktoren adjuvant mit Oxaliplatin-haltigen Protokollen behandelt worden waren. Diese Patienten wurden jetzt getrennt ausgewertet und die Ergebnisse im JCO im Januar 2021 publiziert [34]. Die 5-Jahres-DFS-Rate unterschied sich mit 80,7% nach einer 3-monatigen Behandlung und 83,9% nach einer 6-monatigen Behandlung nicht signifikant (p=0,39). Aufgrund der statistischen Vorgaben wurde aber hiermit die Nicht-Unterlegenheit der 3- monatigen versus 6-monatigen Therapie nicht bewiesen.

> **Wertung**
>
> Hierzulande werden Tumorn im UICC-Stadium II mit einem Fluoropyrimidin mono über 6 Monate adjuvant therapiert.

MSI-positive Patienten im UICC-Stadium III erhalten eine adjuvante CX, genauso wie die MSS-Patienten. Im UICC-Stadium II wird bei den MSI-positiven Patienten von den S3 Leitlinien keine adjuvante Therapie empfohlen.

Eine Arbeitsgruppe aus Atlanta überprüfte jetzt, ob MSI-positive Patienten im Stadium III tatsächlich von der adjuvanten Therapie profitieren und ob sich Unterschiede ergeben bei MSI-positiven Patienten UICC-Stadium III mit hohem oder niedrigem Risiko [73]. Die Gruppe wertete dafür die Daten der National Cancer Database in den USA retrospektiv aus. Verglichen mit keiner Behandlung bewirkte eine adjuvante Therapie sowohl bei den MSI-positiven Patienten mit hohem Risiko (T4N+ oder T1–3N2) als auch bei solchen mit niedrigem Risiko (T1–3N1) eine statistisch signifikante Verlängerung des OS (p<001).

Erwähnt werden soll noch die Untersuchung einer französischen Arbeitsgruppe zur Therapie mit HIPEC plus Oxaliplatin [30] im Rahmen einer Second-look-OP. In Frankreich wird die HIPEC erheblich häufiger eingesetzt als hierzulande. In die Studie aufgenommen wurden nur Patienten, bei denen bei der Erstoperation des Kolonkarzinoms intraoperative peritoneale Metastasen gefunden worden waren, die in gleicher Sitzung auch entfernt wurden. Alle Patienten erhielten zunächst die adjuvante Therapie. Ein Vorteil für die adjuvante Therapie, gefolgt von der Second-look-OP mit HIPEC versus adjuvante Therapie allein ergab sich in dieser randomisierten Studie nicht: Die 3-Jahres-DFS-Rate betrug 44% versus 53%.

> **Wertung**
>
> Insgesamt ergaben sich in den letzten 12 Monaten für die adjuvante Therapie des Kolonkarzinoms im Stadium III keine neuen Aspekte. Es gelten weiterhin die im letzten Jahr formulierten Empfehlungen, die sich im Wesentlichen von der finalen Auswertung der IDEA-Studie ableiteten (Colloquium Onkologie 28, S. 556). Die Dauer der adjuvanten Therapie soll 6 Monate betragen. Bei niedrigem Rezidivrisiko, also bei T1–3/N1, soll lediglich eine 3-monatige Therapie nach dem XELOX/CAPOX-Protokoll verabreicht werden.

3.6 Multimodale Therapie des Rektumkarzinoms – TNT

Zentrales Thema beim Rektumkarzinom, so wie bereits beim 21. Update 2020, ist auch in diesem Jahr die TNT (Totale Neoadjuvante Therapie) mit dem Ziel eines Organ-erhaltenden Therapiekonzeptes. Im letzten Jahr wurden an dieser Stelle bereits die Studien CAO/ARO/AIO-12 sowie Prodige 23 und OPRA besprochen (Colloquium Onkologie 28, S. 554). Inhalt der TNT ist es, eine zunächst neoadjuvant intendierte intensive CRX zu verabreichen. Gelingt es damit eine cCR zu induzieren (in den hier zitierten Studien bei 20%–30% der Patienten), wird der Patient zunächst nicht der TME (totale mesorektale Exzision) zugeführt, sondern einer engen Verlaufsbeobachtung unterzogen.

Im Januar 2021 wurden nun auch die Ergebnisse der RAPIDO-Studie veröffentlicht, eine multinationale Studie, in die unter anderem Patienten aus den Niederlanden, Schweden und Spanien aufgenommen wurden [10]. In dieser Studie wurde an die in den Niederlanden präferierte Kurzzeitbestrahlung (5-mal 5 Gy) eine Chemotherapie mit CAPOX oder FOLFOX angeschlossen, und danach erfolgte die TME (experimenteller Arm). Im Standardarm wurde eine Capecitabin-basierte CRX verabreicht, gefolgt von der TME; optional konnte eine adjuvante CX mit CAPOX oder FOLFOX verabreicht werden. Insgesamt 920 Patienten mit lokal fortgeschrittenen Tumoren (cT4, cN2, extramurale Gefäßinvasion, Befall der mesorektalen Faszie oder vergrößerte laterale Lymphknoten) wurden in die Studie aufgenommen (Tab. 10).

Die Autoren sehen in der Kurzzeitbestrahlung mit 5-mal 5 Gy, gefolgt von der CX mit CAPOX oder FOLFOX den neuen Standard für die neoadjuvante Therapie des Rektumkarzinoms.

In der gleichen Ausgabe von Lancet Oncology [27] wurde über die Watch-and-wait-Strategie (W+W-Strategie) bei Patienten mit Rektumkarzinom und cCR

Tabelle 10: *TNT (5-mal 5 Gy plus CAPOX oder FOLFOX → TME) versus Standardtherapie (50 Gy plus Capecitabin → TME +/- CAPOX oder FOLFOX) bei Patienten mit lokal fortgeschrittenem Rektumkarzinom (n = 920). Adaptiert nach [10].*

	TNT	Standardarm	p-Wert
3-J-DrTF*-Rate	23,7%	30,4%	0,019
pCR-Rate	28%	14%	< 0,001
3-J-OS-Rate			n.s.
Grad-3/4-Tox-Rate	38%	34%	

*Disease-related treatment failure: Fernmetastasen, Lokalrezidiv, kolorektaler Zweittumor, Therapie-assoziierter Tod

nach der TNT berichtet. Durchschnittlich 25% dieser Patienten entwickeln ein lokales Rezidiv und weitere 10% Fernmetastasen. Die Wissenschaftler bedienen sich dabei der internationalen W+W-Database (IWWD). Sie fanden heraus, dass, wenn sich Patienten nach dem ersten Jahr im Anschluss an die TNT in cCR befinden, 88% weitere 2 Jahre ohne Lokalrezidiv sind; nach 3 Jahren in cCR sind es nur noch 97,8%. Die Autoren folgern daraus, dass 3 Jahre nach Start der W+W-Strategie die Intensität der Nachsorge heruntergefahren werden kann.

Bleibt noch anzumerken, dass die MRT-Untersuchung, auch im Hinblick auf die TNT, ein unverzichtbares Werkzeug bei der prätherapeutischen Diagnostik von Patienten mit Rektumkarzinom ist; hier sei auf einen lesenswerten Artikel in der Zeitschrift für Gastroenterologie hingewiesen [9].

Wertung

Als ich zum ersten Mal in unserer Tumorkonferenz bei einem Patienten mit Rektumkarzinom nach entsprechender Vortherapie eine W+W Strategie vorschlug, hatte ich schon etwas Herzklopfen: der Chirurg vor Ort würde das wahrscheinlich nicht gerne hören. Umso hilfreicher, dass die AIO/ARO und eben auch die ACO im Oktober 2020 eine gemeinsame Stellungnahme zu den oben zitierten Studien herausgegeben hat, die hier in gekürzter Form aufgeführt ist (ganzer Text: www.aio-portal.de):

1. Patienten mit lokal weit fortgeschrittenem Rektumkarzinom sollen präferiert der TNT zugeführt werden.
2. Die RX kann dabei als 50-Gy-Langzeit-RX plus Fluoropyrimidin mono verabreicht werden oder als 5-mal 5 Gy Kurzzeit-RX.
3. Die Konsolidierung erfolgt in beiden Fällen mit CAPOX oder FOLFOX über 3–4,5 Monate.
4. Eine cCR nach der TNT soll zum Anlass genommen werden, im multidisziplinären Team und mit dem Patienten ein W+W-Konzept zu diskutieren

Die Verlaufskontrolle bei einer W+W-Strategie sollte wie folgt erfolgen:
- Rektal-digitale Untersuchung, Rektosigmoidoskopie, MRT: Jahr 1 alle 4 Monate; Jahr 2–5 alle 6 Monate,
- CT Thorax und Abdomen: Jahr 1–2 alle 6 Monate, ab Jahr 3 alle 12 Monate.

Anzumerken bleibt noch, dass bei minimalem Resttumor nach einer TNT auch eine lokale Exzision anstelle einer TME diskutiert werden kann. Die Daten hierfür liefert die randomisierte GRECCAR 2 -Studie, die im letzten Jahr in Lancet Gastroenterol Hepatol publiziert wurde (Rullier 2020).

Außerhalb der Konzepte zur TNT wurde in der Vergangenheit auch immer wieder der Stellenwert von Oxaliplatin in der neoadjuvanten RCX oder der adjuvanten Therapie des fortgeschrittenen Rektumkarzinoms geprüft. Jetzt wurden die finalen Ergebnisse der PETACC-6-Studie publiziert, dem randomisierten Vergleich zwischen einer neoadjuvanten Capecitabin-basierten CRX, gefolgt von der TME und einer adjuvanten Therapie mit dem Fluoropyrimidin beziehungsweise der gleichen Therapie plus zusätzlicher Oxaliplatingabe [71]. Insgesamt 1094 Patienten waren in die Studie aufgenommen worden, die DFS-Rate nach 3 Jahren unterschied sich mit 76,5% im Nur-Capecitabin-Arm und 75,8% im Capecitabin-plus-Oxaliplatin-Arm nicht signifikant. Auch das DFS und das OS nach 7 Jahren unterschieden sich nicht signifikant.

Wertung

Die Hinzugabe von Oxaliplatin zum bisherigen Standardvorgehen (Capecitabin-basierte RCX plus adjuvante Therapie mit Capecitabin) erbrachte auch in der PETACC-6-Studie keine Prognoseverbesserung. Die Ergebnisse werden natürlich überholt von den oben aufgeführten Studien zur TNT mit einer RC/CRX, gefolgt von einer Konsolidierungstherapie mit CAPOX oder FOLFOX.

Auch Irinotecan wurde bei der perioperativen Behandlung des Rektumkarzinoms von einer Arbeitsgruppe in China auf den Prüfstand gestellt [91]. Dabei wurde die Irinotecan-Dosis entsprechend dem Uridin-Diphosphat-Glucuronosyltransferase-1A1-Genotyp, dem Schlüsselenzym im Abbau des Zytostatikums, ausgerichtet.

Verglichen wurde das Capecitabin-basierte Standardvorgehen der RCX mit beziehungsweise ohne Irinotecan. Auch in dieser Studie folgte auf die CRX eine Konsolidierung mit Capecitabin in Kombination mit Oxaliplatin oder eben Irinotecan. In dem mit Irinotecan behandelten experimentellen Arm belief sich die pCR-Rate auf 30% und war damit signifikant besser als im Kontrollarm mit 15% (p=0,001).

Bleibt noch anzumerken, dass eine Arbeitsguppe aus Frankfurt die Daten der CAO/ARO/AIO-04 hinsichtlich der Therapietreue auswertete. Patienten mit einer guten Adhärenz zur neoadjuvanten CRX hatten ein besseres DFS verglichen mit den Patienten, bei denen Dosiskompromisse gemacht werden mussten [24].

3.7 Palliative Therapie

3.7.1 Erstlinientherapie

Der randomisierte Vergleich (Phase III) zwischen der Resektion des Primarius plus Systemtherapie versus Systemtherapie allein bei Patienten mit KRK und irresektablen synchronen Metastasen wurde von Y. Kanemitsu et al. im JCO vorgestellt [36]. In diese Studie waren asymptomatische Patienten im Stadium IV eingebracht worden; die CX beinhaltete FOLFOX6 plus BEV oder CAPOX plus BEV.

Die Autoren schließen aus den Daten, dass die Entfernung eines asymptomatischen Primarius beim Vorliegen von nicht resektablen Metastasen beim KRK nicht durchgeführt werden sollte. Siehe hierzu auch ein lesenswertes Editorial im JCO [17].

Zwei Arbeiten der GONO-Gruppe, die in 2020 erschienen sind, haben meine Vorgehensweise in der Sequenztherapie des metastasierten KRK verändert (siehe Synopsis). Die TRIBE-2-Studie [20] verglich FOLFOXIRI plus BEV (8-mal) → ET → Reexposition mit FOLFOXIRI plus BEV bei PD mit FOLFOX6 plus BEV (8-mal) → ET → FOLFIRI plus BEV bei PD. Die Erhaltungstherapie (ET) wurde in beiden Studienarmen mit 5-FU/FS plus BEV durchgeführt. Rekrutiert wurden die Patienten unabhängig vom RAS- beziehungsweise BRAF-Typ und unabhängig von der Seitenlokalisation des Primarius (Tab. 12).

Die Autoren halten aufgrund der Ergebnisse die Erstlinientherapie mit FOLFOXIRI plus BEV sowie die Reinduktion mit dem gleichen Protokoll bei PD für die bessere Sequenztherapie, verglichen mit der sequenziellen Gabe der beiden Doubletten.

Tabelle 11: *Chemotherapie mit und ohne Entfernung des Primarius bei Patienten mit irresektablen Metastasen beim KRK (n = 165). Adaptiert nach [36].*

	OP + CX	CX	p-Wert
Medianes OS	25,9 Mo	26,7 Mo	0,69

Tabelle 12: *Ergebnisse der TRIBE-2 Studie zur Sequenztherapie von Patienten mit metastasiertem KRK (n = 679). Adaptiert nach [20].*

	FOLFOXIRI/BEV →	FOLFOX6/BEV →	
	PD: FOLFOXIRI/BEV	PD: FOLFIRI/BEV	p-Wert
Medianes PFS*	19,2 Mo	16,4 Mo	0,0005
Medianes OS	27,4 Mo	22,5 Mo	0,032
Grad-3/4-Tox	25%	17%	
CX-bedingte Todesfälle	8	4	

*Zeit von der Randomisierung bis zweitem PD

Eine Meta-Analyse zur Erstlinientherapie mit FOLFOXIRI plus BEV aus insgesamt 5 Studien wurde gleichfalls unter der Federführung von Cremolini durchgeführt [21]. Die Daten von 1697 Patienten konnten ausgewertet werden (Tab. 13).

Wichtig bei der Metaanalyse ist die Auswertung der Subgruppen. Von der Therapie mit FOLFOXIRI plus BEV profitieren ganz besonders Patienten mit einem RAS/BRAF-Wildtyp, deren Primarius rechts gelegen war (HR 0,44). Einen Vorteil für die Therapie mit dem Triplett findet sich etwas weniger ausgeprägt auch für Patienten mit einem mutierten RAS (rechts HR 0,8; links HR 0,85).

Die Autoren halten die Erstlinientherapie des metastasierten KRK mit FOLFOXIRI plus BEV für das wirkungsvollste Regime, unabhängig von den molekularen Subtypen beziehungsweise der Seitenlokalisation (Patienten mit einer BRAF-Mutation s.u.).

Tabelle 13: *Ergebnisse der Metaanalyse zur Erstlinientherapie metastasierter KRK. Adaptiert nach [21].*

	FOLFOXIRI/BEV	Doublette/BEV	p-Wert
Medianes OS	28,9 Mo	24,5 Mo	<0,001
Medianes PFS	12,2 Mo	9,9 Mo	<0,001
RR	64,5%	53,6%	<0,001
R0-Resektionsrate	16,4%	11,8%	0,007

> **Wertung**
>
> FOLFOXIRI plus BEV ist bei Patienten mit einem sehr guten AZ und einer Tumor-bedingten Symptomatik beziehungsweise für Patienten, bei denen eine sekundäre Operabilität erreicht werden könnte oder aber der Tumor rechts sitzt und einen RAS WT aufweist, für mich das Regime der Wahl. Bei allen anderen Patienten ist mir der Vorteil für das OS gegenüber der erhöhten Toxizität bei der Therapie mit FOLFOXIRI plus BEV zu gering um das Triplett einzusetzen. Die Therapie dieser Patientengruppen wird aber durchaus kontrovers diskutiert.

Auch eine Arbeitsgruppe aus China beschäftigte sich mit der Konversionstherapie bei Patienten mit initial nicht resektablen Lebermetastasen [81]. Berichtet wird über eine R0-Resektionsrate von 22,3% nach FOLFOX6 plus BEV im Vergleich zu 5,8% nach FOLFOX6 allein bei RAS-mutierten, primär irresektablen Lebermetastasen. Kritikpunkte am Studiendesign: die Studie war unizentrisch und nicht verblindet.

Der Vollständigkeit halber sei hier noch eine Studie aus Großbritannien erwähnt, die den Stellenwert der CX mit und ohne Cetuximab bei primär resektablen Lebermetastasen prüfte [12]. Die Studie kommt zu dem Schluss, dass die Gabe von Cetuximab in diesem Kontext von Nachteil ist.

> **Wertung**
>
> Da die S3- Leitlinien bei resektablen Metastasen die sofortige OP empfehlen, sind die Studienergebnisse hierzulande ohne praktische Konsequenz.

Bei ältern oder morbiden Patienten empfehlen die S3 Leitlinien eine palliative Erstlinien-Therapie mit Fluoropyrimidinen mono. Die TASCO-1-Studie ist eine multinationale offene Phase-II-Studie, die den Stellenwert von Trifluridin/Tipiracil plus BEV im Vergleich zu Capecitabin plus BEV prüfte [83]. Die Ergebnisse sind in Tabelle 14 zusammengestellt.

Tabelle 14: *Ergebnisse einer Erstlinientherapie bei älteren bzw. morbiden Patienten (n = 153). Adaptiert nach [83].*

	Trifluridin/Tipiracil + BEV	**Capecitabin + BEV**
Medianes PFS	9,2 Mo	7,8 Mo
Medianes OS	18 Mo	16,2 Mo
Grad-3/4-Neutropenie	47%	5%
Grad-3/4-HFS	0%	12%
Grad-3/4-Diarrhö	1%	8%
Lebensqualität	keine Unterschiede	

Die Autoren prüfen das Protokoll nun im Rahmen der Phase-III-Studie SOLSTICE.

> **Wertung**
> Trifluridin/Tipiracil plus BEV ist eine Alternative für die Therapie dieser Patientengruppe. Mit einer Zulassung für die Erstlinie ist allerdings in absehbarer Zeit nicht zu rechnen.

3.7.2 Erhaltungstherapie

Auf der ASCO-Jahrestagung 2021 wurden die Ergebnisse der PANAMA-Studie vorgestellt, der Vergleich der Erhaltungstherapie mit Panitumumab/5-FU/FS versus 5-FU/FS bei Patienten mit RAS-Wildtyp und einer Induktionstherapie mit FOLFOX plus Panitumumab [55]. Die Ergebnisse sind in Tabelle 15 zusammengestellt.

> **Wertung**
> Somit kann die Kombination von 5-FU/FS/Panitumumab bei Patienten mit RAS Wildtyp und Induktionstherapie mit FOLFOX/Panitumumab als der neue Standard gewertet werden.

3.7.3 Zweitlinientherapie und therapierefraktäre Patienten

Bei Patienten mit RAS-Wildtyp, die in der Erstlinie bereits einen EGFR-Antikörper erhalten hatten, kann eine Rechallenge mit dem EGFR-Antikörper in der Drittlinie durchgeführt werden. Für den Nachweis des Wiederauftretens des RAS-Wildtyps kann neben der Biopsie einer neuen Metastase auch die Bestimmung des RAS-Status mittels Liquid biopsy erfolgen. Im Rahmen der CHRONOS-Studie wurde dieses Konzept verfolgt [70]. In dieser Studie erwiesen sich bei der Liquid biopsy fast 70% der Patienten als negativ für eine RAS-Mutation, alle hatten in einer der Vortherapien eine EGFR-Antikörpertherapie erhalten. Das Ansprechen auf die Rechallenge mit dem Antikörper erbrachte eine Krankheitskontrolle (CR/PR/SD) bei 59% aller Patienten.

Tabelle 15: *Ergebnisse der Panamastudie zur Erhaltungstherapie bei Patienten mit RAS Wildtyp (n = 248). Adaptiert nach [55].*

	PAN/5-FU/FS	5-FU/FS	p-Wert
Medianes PFS	8,8 Mo	5,7 Mo	0,014
Medianes OS	28,7 Mo	25,7 Mo	Trend

Tabelle 16: Chemotherapie bei therapierefraktären Patienten (n=93). Adaptiert nach [63].

	Trifluridin/Tipiracil/ BEV	Trifluridin/Tipiracil	p-Wert
Medianes PFS	4,6 Mo	2,6 Mo	0,0015
Grad-3/4-Tox	41%	45%	

> **Wertung**
> Diese Studie belegt erstmalig, dass ein molekulares Therapiemonitoring mittels einer Liquid biopsy bei Patienten mit KRK möglich ist.

Für die Drittlinientherapie hat sich Trifluridin/Tipiracil etabliert. Eine Arbeitsgruppe aus Dänemark untersuchte nun im Rahmen einer Phase-II-Studie die Kombination von Trifluridin/Tipiracil mit Bevacizumab; die Patienten durften in den Vortherapien den VEGF-Antikörper bereits erhalten haben [63]. Die Ergebnisse sind in Tabelle 16 zusammengestellt.

80% der rekrutierten Patienten hatten in zumindest einer Vortherapie bereits BEV erhalten. Die Autoren sehen in der Kombination von Trifluridin/Tipiracil plus BEV einen neuen Standard.

> **Wertung**
> Gute Daten die allerdings wegen der geringen Fallzahl in dieser Phase-II-Studie an einem größeren Kollektiv überprüft werden sollten. Da es sich um schwer vorbehandelte Patienten handelt und Trifluridin/Tipiracil meist die last line ist, wäre auch eine Analyse des OS sinnvoll. Die Ergebnisse weiterer Studien zu Trifluridin/Tipiracil plus VEGF-AK stehen noch aus.

Erwähnenswert sind noch zwei Studien zur Immuntherapie bei therapierefraktären MSS-Patienten: Im Rahmen einer Phase-Ib-Studie wurde Regorafenib plus Nivolumab geprüft [29]. Durvalumab plus Tremelimumab zeigten in einer Phase-II-Studie bei diesem schwierigen Patientenkollektiv ein besseres OS, verglichen mit einer best supportiv care. Beide Therapieregime werden nun in weiteren Studien evaluiert.

3.7.4 Patienten mit BRAF-mutierten Tumoren

Auf die Metaanalyse zur Erstlinientherapie mit FOLFOXIRI plus BEV im Vergleich zu einer Doublette plus BEV wurde bereits eingegangen [21]. Im Rahmen der Subgruppenanalyse wurden in dieser Arbeit auch Patienten mit einer BRAF-Muta-

DREI PRODUKTE FÜR DREI INDIKATIONEN.

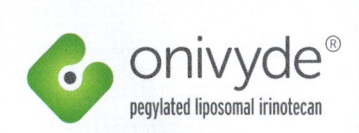

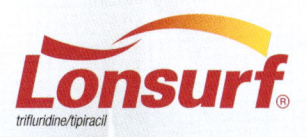

onivyde®
pegylated liposomal irinotecan

Lonsurf®
trifluridine/tipiracil

ALYMSYS®
[BEVACIZUMAB]

EXTENDING
our STRENGTHS
to FIGHT GI CANCERS

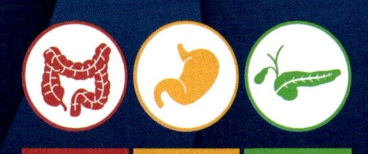

Servier Ihre **GI-Experten**

Fachinformation ONIVYDE®, LONSURF® und ALYMSYS®

22LN1181FA - Credits: SEBASTIAN KAULITZKI/SCIENCE PHOTO LIBRARY
© Getty images – sciencepics/shutterstock.com –
SciePro/shutterstock.com – viktorov.pro/shutterstock.com

SERVIER

Tabelle 17: FOLFOXIRI plus Bevacizumab oder FOLFOXIRI plus Cetumixab bei BRAF-mutierten Patienten mit KRK (n=108). Adaptiert nach [78].

	FOLFOXIRI + BEV	FOLFOXIRI + CET	p-Wert
RR	60%	49,2%	0,33
Medianes PFS	10,1 Mo	6,3 Mo	0,01
Medianes OS	17,1 Mo	15,2 Mo	0,46

tion ausgewertet. Dabei ergab sich eine HR von 1,04 bei rechtsseitigem Primarius und eine von 1,77 bei linksseitigem Primarius zu Ungunsten von FOLFOXIRI plus BEV. Die Autoren folgern daraus, dass bei Patienten mit einer BRAF-Mutation das Triplett nicht eingesetzt werden sollte.

Die Studie FIRE 4.5 verglich prospektiv FOLFOXIRI plus Bevacizumab mit FOLFOXIRI plus Cetuximab bei BRAF-mutierten Patienten [78]. Die Ergebnisse sind in Tabelle 17 dargestellt.

Die Autoren sehen in FOLFOXIRI plus Bevacizumab die wirksamere Therapie für BRAF-mutierte Patienten, verglichen mit FOLFOXIRI plus Cetuximab.

Im NEJM wurde 2019 die Phase-III-Studie BEACON CRC publiziert (Colloquium Onkologie 28, S. 558). In diese dreiarmige, randomisierte, multinationale Studie wurden bei vorbehandelten Patienten (1 oder 2 Therapielinien) die Kombinationen aus Encorafenib plus Binimetinib plus Cetuximab (EBC) mit Encorafenib plus Cetuximab (EC) oder Cetuximab plus FOLFIRI (beziehungsweise Irinotecan) (CI) verglichen. Alle Studienteilnehmer hatten eine BRAF-V600E-Mutation. Jetzt ist ein weiteres Update dieser Studie im JCO erschienen [80]. Die Ergebnisse sind in Tabelle 18 zusammengefasst.

Tabelle 18: Behandlung von vortherapierten Patienten mit KRK und einer BRAF-V600E-Mutation mit Encorafenib plus Binimetinib plus Cetuximab (EBC) versus Encorafenib plus Cetuximab (EC) versus Cetuximab plus FOLFIRI (beziehungsweise Irinotecan) (CI) (n = 665). Adaptiert nach [80].

	EBC	EC	CI	p-Wert
Medianes OS	9,3 Mo	9,3 Mo	5,9	<0,001
RR	26,8%	19,5%	1,8%	<0,001
AE >2	65,8%	57,4%	64,2%	

Wertung

Die Studie belegt die Bedeutung einer umfangreichen molekularen Diagnostik vor Start einer palliativen Systemtherapie. Bis zu 12% aller Patienten mit KRK weisen eine BRAF-Mutation auf. Diese Patienten profitieren von der Chemotherapie-freien Kombination mit Encorafenib plus Cetuximab sowohl hinsichtlich des Ansprechens als auch hinsichtlich des Überlebens.

Wertung

Aufgrund der Daten der TRIBE-Studie (Colloquium Onkologie 22, S. 530) war für BRAF-V600E-mutierte Patienten die Gabe von FOLFOXIRI plus BEV die Behandlung der Wahl. Die jetzt erstellte Metaanalyse kommt zu ganz anderen Ergebnissen, so dass die Therapie mit dem Triplett in dieser Situation nicht mehr empfohlen werden kann, stattdessen sollte hier FOLFOX plus BEV verabreicht werden. Für die Zweitlinie wird dann Encorafenib plus Cetuximab eingesetzt; diese Kombination ist jetzt auch zugelassen.

Hingewiesen sei noch auf ein lesenswertes Editorial im JCO zu Patienten mit KRK und einer BRAF-Mutation [26].

3.7.5 Mikrosatelliten-instabile Patienten (MSI-Patienten)

Bei der ASCO-Jahrestagung 2020 wurde im Rahmen der Plenary-Session die KEYNOTE-177-Studie präsentiert (Colloquium Onkologie 28, S.560). In dieser Untersuchung wurde die Gabe von Pembrolizumab mit der Chemotherapie bei MSI- H/dMMR-positiven Patienten in der Erstlinie geprüft. Die Studie wurde nun im NEJM publiziert. In Tabelle 19 sind die Ergebnisse zusammengefasst [5].

Das OS kann zum jetzigen Zeitpunkt noch nicht berechnet werden (nach 32,4 Monaten erst 66% der notwendigen Ereignisse). Für die Autoren ist der

Tabelle 19: *Pembrolizumab versus Chemotherapie bei MSI-H/dMMR-positiven Patienten mit KRK in der Erstlinie (n=307). Adaptiert nach [5].*

	PEM	Chemotherapie plus BEV oder CET	p-Wert
Medianes PFS	16,5 Mo	8,2 Mo	0,0002
RR	43,8%	33,1%	
2-J PFS-Rate	48,3%	18,6%	
Grad-3–5-Tox	22%	66%	

statistisch signifikante Gewinn von mehr als 8 Monaten beim PFS ein Grund, in der Gabe von Pembrolizumab bei MSI-H positiven Patienten den neuen Standard für die Erstlinie zu sehen.

Auf der ASCO-Jahrestagung 2021 sind die finalen Ergebnisse der Studie KEYNOTE-177 vorgestellt worden [4]: Auch nach 60 Monaten ist das mediane OS in der Pembrolizumab-Gruppe noch nicht erreicht, die OS-Rate nach 36 Monaten unterscheidet sich mit 61% versus 50% nur vom Trend her zugunsten der Therapie mit Pembrolizumab. Wichtig ist, dass 60% der Patienten im Chemotherapie-Arm nach Ende der Studie Pembrolizumab erhalten haben, was sich auf das OS ausgewirkt haben dürfte. Erwartungsgemäß war in der KEYNOTE-177-Studie die Lebensqualität unter Pembrolizumab besser, verglichen mit der Lebensqualität unter der Chemotherapie [6].

Wurden Patienten mit MSI-h oder einer MMR-Defizienz in der ersten Linie mit Chemotherapie behandelt, so steht jetzt für die Zweitlinie die Kombination aus Ipilimumab (1mg/kg KG q3w x4) plus Nivolumab (3 mg/kg KG) zur Verfügung. Die zur Zulassung führende Studie CheckMate-142 wurde auf dem ESMO World Congress on GI Cancer am 2. Juli 2021 präsentiert [3]. In der einarmigen Studie (Kohorte 2) betrugen die RR 65%, die 2-Jahres-Überlebensrate 96% und die 4-Jahres-Überlebensrate 71%.

Wertung

Bei MSI-H/dMMR gibt es bei Patienten mit KRK keine Alternative zur Therapie mit Pembrolizumab, die Zulassung durch die EMA ist mittlerweile erfolgt. Für die Zweitlinie bei mit Chemotherapie-vorbehandelten Patienten wurde kürzlich die sehr wirksame Kombination Ipilimumab plus Nivolumab zugelassen

3.7.6 HER2-positive Patienten

Nicht unerwähnt sollte bleiben, dass auch bei Patienten mit HER2-positivem KRK Trastuzumab-Deruxtecan geprüft wird. Dabei generierte die Phase-II-Studie DESTINY bei Patienten mit sehr stark HER2 exprimierenden Tumoren (+++) und einer Anti-HER2-Vortherapie mit Trastuzumab- Deruxtecan in 57% aller Fälle ein Ansprechen [89, 76].

Synopsis zur palliativen Therapie beim KRK

(Vorgehen des Autors)
Die hier angegebene Therapiestrategie beschreibt das Vorgehen des Autors dieses Kapitels. Hier sind Leitlinien-konform auch zahlreiche andere Wege möglich.

Es sollten auf Grund der klinischen Situation 3 Gruppen unterschieden werden:
1. Patienten (ECOG 0-1) mit starken Symptomen oder angestrebter sekundärer Resektabilität
   FOLFOXIRI + BEV -> ET -> FOLFOXIRI + BEV

2. Patienten mit gutem AZ
   RAS-WT, links: FOLFOX + EGFR-Ak → ET → FOLFIRI + BEV →TAS 102
   (alternativ: EGFR-AK Rechallenge)
   RAS-WT, rechts: FOLFOXIRI + BEV → ET (→ FOLFOXIRI + BEV)
                   → FOLFOX + EGFR-AK → TAS 102
   RAS-mutiert: FOLFOX + BEV → FOLFIRI + VEGF-Ak → TAS 102
                   (alternativ: Testung auf Neo-RAS WT)

3. Patienten mit eingeschränktem AZ oder ältere Patienten
   (orales) Fluoropyrimidine +/− BEV → Trifluridin/Tipiracil

Besondere molekulare Subgruppen
V600-BRAF-mutiert: FOLFOX + BEV → Encorafenib + Cetuximab
MSI-h (hochgradig): Pembrolizumab in der Erstlinie
                     NIVO + IPI in der Zweitlinie,
                     falls Chemotherapie in der Erstlinie gegeben wurde
HER2-Überexpression: Trastuzumab plus Lapatinib (Therapie-refraktäre
                     Patienten + KRAS wt; Antrag KK)
NTRK 1-3:   Larotrectinib oder Entrectinib (Therapie-refraktäre
                     Patienten; maximal 0,4% der KRK-Patienten)

4 Pankreaskarzinom

4.1 Epidemiologie

Die Daten der POLO-Studie wurden im Rahmen der ASCO Plenary Session 2019 präsentiert (Colloquium Onkologie 27, S. 250). Sie wurden zwischenzeitlich als Originalarbeit im NEJM publiziert. Die POLO-Studie etablierte die Therapie mit Olaparib bei Patienten mit Pankreaskarzinom und einer BRCA1/2-Keimbahnmutation nach Vorbehandlung mit einer Platin-haltigen Therapie. Die Daten aus der POLO-Studie wurden jetzt retrospektiv ausgewertet, um die Verteilung der BRCA1/2-Keimbahnmutation in der Bevölkerung epidemiologisch zu analysieren [31] (Tab. 20).

4.2 Adjuvante Therapie

Eine adjuvante Therapie bei einer IPMN (intrapapilläre muzinöse Neoplasie) ist zwar in Studien nicht gesichert, wird aber im Allgemeinen empfohlen, besonders wenn sich ein Befall der Lymphknoten herausstellt. In einer retrospektiven Kohortenstudie wurde die adjuvante Therapie bei dieser Entität jetzt auf den Prüfstand gestellt [68]. Die Wissenschaftler fanden in ihrer Untersuchung keinen Benefit für die postoperative Behandlung, insbesondere dann nicht, wenn die Patienten nodalnegativ waren: OP versus OP plus adjuvante CX: HR 1,03.

Ebenfalls retrospektiv wurden die Daten von 214 Patienten mit Papillenkarzinom ausgewertet, die zwischen 1996 und 2017 an 5 verschiedenen Kliniken operiert worden waren [11]. Bei der multivariaten Analyse erwiesen sich der ASA-Score (American Society of Anesthesiologists Score) und das N-Stadium als

Tabelle 20: *Verteilung der Keimbahnmutation von BRCA1/2 bei Patienten mit Pankreaskarzinom. Adaptiert nach [31].*

Region/Ethnie	Anteil Pankreaskarzinom-Patienten mit BRCA1/2-Keimbahnmutation
USA	9,5%
Frankreich	7,6%
Israel	7,4%
Afroamerika	10,7%
Asien	5,0%

unabhängige prognostische Parameter (p=0,050 und p=0,033). Von einer adjuvanten Therapie profitierten in der Auswertung der Daten Patienten mit einer pankreatobiliären Differenzierung oder einem Mischtyp: adjuvante versus keine adjuvante Therapie: p=0,005. Patienten mit einer intestinalen Differenzierung des Papillenkarzinoms profitierten nicht von der postoperativen Behandlung. Die Autoren halten deshalb eine adjuvante Therapie beim Papillenkarzinom dann für angezeigt, wenn histologisch der pankreatobiliäre beziehungsweise gemischte Subtyp gesehen wird.

Wertung

Weder bei der IPMN noch beim Papillenkarzinom wird es wohl jemals prospektive randomisierte Studien zur adjuvanten CX nach R0-Resektion mit einer ausreichenden Fallzahl geben; dazu sind diese Tumoren einfach zu selten. Die Therapieentscheidung bleibt also letztlich dem behandelnden Arzt beziehungsweise dem Tumorboard vorbehalten. Der Nachweis des Befalls der Lymphknoten könnte aber sowohl bei der IPMN als auch beim Papillenkarzinom durchaus als „subjektives" Kriterium herangezogen werden. Die Onkopedia-Leitlinien empfehlen beim Papillenkarzinom eine adjuvante Therapie nach R0/1-Resektion unabhängig vom histologischen Subtyp.

Patienten nach Pankreatoduodenektomie haben für gewöhnlich einen massiven Gewichtsverlust und leiden oft unter Durchfall. Die Substitution von Enzymen der Bauchspeicheldrüse ist dann klinische Praxis. Eine Arbeitsgruppe aus Korea untersuchte jetzt in einer randomisierten prospektiven Studie die Effektivität der Enzymsubstitution hinsichtlich des Körpergewichtes [43] (Tab. 21).

Die Autoren kritisieren in ihrer Diskussion die schlechte Adhärenz der Studienteilnehmer hinsichtlich der regelmäßigen Einnahme der Kapseln.

Wertung

Auch wenn hier eine Negativstudie vorliegt, ich werde meinen Patienten nach Pankreatoduodenektomie wegen Pankreaskarzinom trotzdem die Einnahme von Pankreasenzymen anraten, allein schon um die Frequenz der Durchfälle zu senken.

Tabelle 21: *Pankreasenzymsubstitution (3-mal 40 000 IU Pancreatin/d) nach Pankreatoduodenektomie bei Patienten mit einem Elastasewert <200 µg/g im Stuhl. Adaptiert nach [43].*

	Pancreatin	Placebo	p-Wert
Kg-Zunahme in 3 Mo			
Per-Protokoll-Analyse	+1,09 kg	–2,28 kg	<0,001
Intent-to-treat-Analyse	–0,68 kg	–1,19 kg	n.s.

4.3 Palliative Therapie

Nab-Paclitaxel plus Gemcitabin ist für die Erstlinientherapie des inoperablen/metastasierten Pankreaskarzinoms zugelassen. In einer multinationalen Studie wurde diese Therapie bei Patienten mit primär inoperablem Pankreaskarzinom erneut auf den Prüfstand gestellt [64]. Insgesamt 107 Patienten erhielten 125 mg/m^2 KOF nab-Paclitaxel plus 1000 mg/m^2 KOF Gemcitabin:

Therapieabbruch während der ersten 6 Zyklen: 41% der Patienten
Mehr als 6 Zyklen absolviert: 11% der Patienten
Sekundäre Resektabilität* → OP: 16% der Patienten
R0-Resektion: 7% der Patienten
*diese Patienten erhielten eine zusätzliche RCX

Die Autoren fokussieren in ihrer Diskussion auf die gute Konversionsrate, die mit dieser Kombination (und der zusätzlichen CRX) erreicht wurde.

Auch eine deutsche Studiengruppe [85] beschäftigte sich mit der neoadjuvanten CX. In ihrer Meta-Analyse mit 239 Patienten aus 7 europäischen Zentren fand sich nach FOLFIRINOX beziehungsweise nab-Paclitaxel plus Gemcitabin ein besseres Ansprechen bei primär inoperablen Patienten, verglichen mit Gemcitabin mono: 59% versus 55,3% versus 6,25%; p=0,001. Dementsprechend wurde mit der Polychemotherapie auch häufiger eine sekundäre Resektabilität erreicht: 73,3% versus 81,6% versus 43,8%; p=0,01 beziehungsweise 0,005. Ein Teil der Patienten hatte vor der Resektion zusätzlich eine CRX erhalten.

Wertung

Beide Arbeiten spiegeln den klinischen Alltag sehr real wider: 41% Therapieabbrüche während der ersten 6 Monate nach Polychemotherapie und nur 6% RR nach Gemcitabin mono deckt sich mit meiner subjektiven Wahrnehmung. Sie untermauert auch die im letzten Jahr empfohlene Vorgehensweise (Colloquium 28, S. 566) bei primär nicht resektabler Tumorsituation zunächst eine Induktionschemotherapie zu verabreichen. Spricht der Patient darauf gut an, folgt eine CRX und danach wird die Operabilität erneut evaluiert. Allerdings operieren Chirurgen eine bestrahlte Pankreasloge nur ungern.

Auf die Therapiestudien zur Behandlung des Pankreaskarzinoms mit Pegvorhyaluronidase plus CX wurde bereits mehrfach hingewiesen (Colloquium Onkologie 26, S. 585). Van Cutsem und Mitarbeiter publizierten jetzt die Ergebnisse der Phase-III-Studie HALO. Der Vergleich von Pegvorhyaluronidase plus nab-Paclitaxel plus Gemcitabin versus Placebo plus nab-Paclitaxel plus Gemcitabin erbrachte zwar ein besseres Ansprechen, PFS und OS waren aber nicht unterschiedlich. Pegvorhyaluronidase wird deshalb nicht weiterverfolgt.

5 Hepatozelluläres Karzinom (HCC)

5.1 Epidemiologie und Prävention

Von einer Immuntoleranz bei einer chronischen Hepatitis B spricht man, wenn die HBV-DNA-Viruslast sehr hoch ist (>20 000 IU/ml), die Transaminasen aber niedrig sind (ALT <40 IU/L). Eine antivirale Therapie ist in dieser Situation nicht angezeigt, da das Risiko für die Entwicklung einer Leberzirrhose gering ist. Das gilt auch für die Entwicklung eines HCC, wie eine Studiengruppe aus Korea jetzt herausgefunden hat [47], wobei die Autoren bei einer HBV-DNA-Viruslast von >107 IU/ml nur selten den Übergang in eine aktive Hepatitis beobachteten.

Auf die Wirkung von Aspirin in der Primär- und Sekundärprävention von KRK ist bereits eingegangen worden. Offensichtlich hat Aspirin auch beim HCC einen präventiven Effekt. Im NEJM wird über eine Auswertung des Gesundheitsregisters in Schweden berichtet [77]. Patienten mit Hepatitis B und Hepatitis C, die Aspirin erhalten hatten, wurden verglichen mit Hepatitis-Patienten, die kein Aspirin erhalten hatten. Es ergab sich für die Entwicklung eines HCC ein Unterschied von 4,0% versus 8,3% (HR 0,69). Auch die Dauer der Einnahme spielte eine Rolle für die Entstehung eines HCC. Interessanterweise war das Risiko für gastrointestinale Blutungen in beiden Gruppen gleich.

5.2 Lokoregionäre Therapien

Neben einer Resektion oder der Anwendung der TACE können kleine HCC-Tumoren auch mit einer stereotaktischen Bestrahlung therapiert werden. In ihrer Studie verabreichten S. Park und Mitarbeiter [61] bei im Durchschnitt 1,7 cm großen Tumoren insgesamt 30–40 Gy an 3–4 aufeinanderfolgenden Tagen. Die 5-Jahres-Überlebensrate betrug bei den 290 Studienpatienten 44,9%.

Wird ein HCC, das initial nicht mehr die Milan-Kriterien zur Transplantation (LTX) erfüllt, aber keine extrahepatische Ausbreitung zeigt, durch lokale oder systemische Therapien „downgestaged" kann doch noch eine LTX möglich werden. Das ist das Ergebnis einer randomisierten Studie (LTX versus Beobachtung) in Italien [53]. Von den 74 initial in die Studie aufgenommenen Patienten konnten 45 nach einer lokalen, operativen oder systemischen Therapie randomisiert werden. Die tumorfreie 5-Jahres-Überlebensrate unterschied sich mit 76,8% versus 18,3% signifikant zugunsten der transplantierten Patienten (p=0,003).

> **Wertung**
>
> Patienten mit intermediär-fortgeschrittenem HCC können auch jenseits der Milan-Kriterien erfolgreich einer LTX zugeführt werden, wenn sie zuvor durch lokale oder systemische Therapien in Remission gebracht wurden.

5.3 Systemtherapie

Auf die als Originalarbeit publizierte Studie IMbrave 150 zu Atezolizumab plus BEV wurde an dieser Stelle im letzten Jahr ausführlich eingegangen (Colloquium Onkologie 28, S. 570). Die Therapie ist für die Erstlinienbehandlung von Patienten mit HCC seit Herbst 2020 in Europa zugelassen. Die bisher unveröffentlichten Ergebnisse der Phase-1b-Studie zu dieser Kombination wurden jetzt nachträglich im Lancet Oncology veröffentlicht [48].

Auch die auf der virtuellen ASCO-Jahrestagung 2020 vorgestellte Phase-Ib-Studie zu Lenvatinib plus Pembrolizumab (Colloquium Onkologie 28, S. 572) wurde mittlerweile als Originalarbeit publiziert [28].

Schließlich wurde an gleicher Stelle im letzten Jahr über die Studie CheckMate-040 berichtet, die sich der Zweitlinientherapie mit Ipilimumab plus Nivolumab bei mit Sorafenib vorbehandelten Patienten mit HCC widmet. Auch diese Studie wurde Ende letzten Jahres als Originalarbeit publiziert, die Kombination ist in dieser Indikation in den USA jetzt zugelassen [87].

> **Wertung**
>
> In diesem Jahr gibt es keine substanziellen Neuigkeiten bei der Systemtherapie des HCC. In der Erstlinie ist Atezolizumab plus BEV zugelassen, sollte aber nur bei Child-A-Patienten, nach Eradikation von Ösophagusvarizen und nach Ausschluss einer hypertensiven Gastropathie zum Einsatz kommen, wobei Patienten mit einer viralen Hepatitis in der Anamnese mehr von der Kombination profitieren als Patienten mit einem HCC auf dem Boden einer nicht viral bedingten Leberzirrhose.

6 Karzinome der Gallenwege

6.1 Interventionelle Therapie

Bei den primär nicht resektablen intrahepatischen Gallengangskarzinomen weist der Autor dieser Zeilen immer gerne auf die guten Ergebnisse der photodynamischen Therapie hin (Update 2004, S. 219 und Colloquium Onkologie 1, S. 248). Jetzt wird über die Behandlung dieser Tumorentität bei 41 Patienten mit SIRT (Y90 microspheres) plus CX (CIS/GEM) berichtet [25]. In dieser Phase-II-Studie betrug die Ansprechrate 39%, 8 Patienten (20%) konnten im Anschluss an die Therapie R0-reseziert werden.

6.2 Palliative Therapie

Drei Arbeiten im Lancet Oncology berichten 2020 über eine individualisierte Therapie von Patienten mit fortgeschrittenem oder metastasiertem Gallengangskarzinom.

6.2.1 Patienten mit einer FGFR-2-Amplifikation

An der Pathogenese des cholangiozellulären Karzinoms sind Amplifikationen (Fusionen oder Rearrangements) des Gens für den Fibroblasten-Wachstumsfaktor-Rezeptor 2 (FGFR-2) beteiligt. Pemigatinib ist ein selektiver Inhibitor von FGFR 1, -2 und -3. Im Rahmen der Phase-II-Studie FIGHT-202 wurde Pemigatinib nun bei vorbehandelten Patienten mit cholangiozellulärem Karzinom geprüft [2]. Mit FIGHT-202 liegt eine einarmige Studie vor, in der Patienten mit einer FGFR-2-Fusion, anderen FGF/FGFR-Alterationen und eine weitere Gruppe ohne FGF/FGFR-Alterationen mit Pemigatinib behandelt wurden. Die Ergebnisse sind in Tabelle 22 zusammengefasst.

Tabelle 22: Ergebnisse der FIGHT-202 Studie zur Therapie mit Pemigatinib bei Patienten (n = 146) mit cholangiozellulärem (CCC) Karzinom. Adaptiert nach [2].

	FGFR2 Fusion	andere FGF/FGFR-Alterationen	keine FGF/FGFR-Alterationen
Medianes PFS	6,9 Mo	2,1 Mo	1,7 Mo
RR	35,5%	0%	0%

Tabelle 23: *Phase III Studie zur Therapie mit Ivosidenib bei vorbehandelten Patienten mit IDH-1 mutiertem CCC (n = 185). Adaptiert nach [3].*

	Ivosidenib	Placebo	p-Wert
Medianes PFS	2,7 Mo	1,4 Mo	<0,0001
Medianes OS	10,8 Mo	9,7 Mo	0,06

Als häufigste Nebenwirkung trat eine Grad-3/4-Hypophosphatämie bei 12% der behandelten Patienten auf.

Aufgrund der Ergebnisse der FIGHT-202 Studie wurde Pemigatinib für vorbehandelte Patienten mit cholangiozellulärem Karzinom und einer FGFR-2-Fusion beziehungsweise -Rearrangement am 23.3.21 von der europäischen Arzneimittelkommission zugelassen.

6.2.2 Patienten mit einer IDH-1-Mutation

Eine Mutation von IDH-1 findet sich bei etwa 12% aller Patienten mit cholangiozellulärem Karzinom. Die gleiche Arbeitsgruppe am Memorial Sloan Kettering Cancer Center in NY, die auch schon Pemigatinib geprüft hatte, untersuchte jetzt die Wirkung von Ivosidenib bei Patienten mit der gleichen Tumorentität [2], Ergebnisse siehe Tabelle 23.

Das OS dürfte durch das Cross-over zu Ivosidenib bei Studienende beeinflusst worden sein.

6.2.3 Patienten mit einer BRAF-Mutation

Auch eine BRAF-Mutation wird beim cholangiozellulären Karzinom beobachtet, allerdings nur bei 5% der Patienten. Die Kombination aus Dabrafenib (150 mg 2-mal täglich) plus Trametinib (2 mg 1-mal täglich) wurde im Rahmen einer Phase-II-Studie ebenfalls bei vorbehandelten Patienten mit cholangiozellulärem Karzinom geprüft [79]. In dieser einarmigen Studie wurde eine Remissionsrate von 51% beobachtet. Insgesamt 40% der Patienten entwickelte schwerwiegende Nebenwirkungen, meist Fieber.

Aber auch die Therapie mit Multikinase-Inhibitoren wurde bei vorbehandelten, unselektionierten Patienten mit CCC auf den Prüfstand gestellt. Mit Regorafenib bei CIS/GEM-vortherapierten Patienten wurde von einer Arbeitsgruppe in Brüssel ein medianes PFS von 3 Monaten erreicht, verglichen mit 1,5 Monaten nach der Gabe von Placebo (p=0,004).

Tabelle 24: *Nanoliposomales Irinotecan (nal-IRI) in der Zweitlinientherapie der cholangiozellulären Karzinome (n = 178)*

	nal-IRI/5-FU/FS	5-FU/FS	p-Wert
Medianes PFS	7,1 Mo	1,4 Mo	0,0019
Medianes OS	8,6 Mo	5,5 Mo	0,039
RR	14,8%	5,8%	0,068

6.2.4 Patienten ohne therapierbare Mutation

Nach der Erstlinientherapie mit CIS/GEM hat sich für die Zweitlinie des cholangiozellulären Karzinoms FOLFOX etabliert (Colloquium Onkologie 27, S. 652). Die Studie von A. Lamarca wurde dieses Jahr als Originalarbeit im Lancet Oncology publiziert [46]. Auf der ASCO-Jahrestagung 2021 wurde eine Studie zur Zweitlinientherapie des cholangiozellulären Karzinoms mit liposomalem Irinotecan plus 5-FU/FS vorgestellt [88].

Die Studie wurde ausschließlich in Krankenhäusern in Südkorea durchgeführt und war vor der Publikation von FOLFOX in der Zweitlinientherapie der cholangiozellulären Karzinome (s.o.) gestartet worden.

Synopsis der Systemtherapie bei cholangiozellulären Karzinomen

Adjuvante Therapie Capecitabin mono

Lokal fortgeschrittene
Stadien: Je nach Expertise, Lokalisation und Verfügbarkeit (ggf. photodynamische Therapie, SIRT, CX u.a.)

Palliative Therapie
Erstlinie: CIS/GEM
Zweitlinie: FoundationOne-Report
FGFR-2-Fusion/Rearrangement (10%–16%)
→ Pemigatinib (zugelassen)
IDH-1 Mutation (12%) → Ivosidenib (KK Antrag),
BRAF-Mutation (5%) → Dabrafenib + Trametinib
 (KK Antrag; z.B. beim
 Melanom zugelassen)
NTKR (<5%): Larotrectinib oder Entrectinib (zugelassen)
Pathologie: MSI-h → Pembrolizumab (KEYNOTE-158) [52], Non-KRK (Antrag KK)
Alle anderen: z.B. FOLFOX (ggf. nal-IRI + 5-FU/FS)

7 Analkarzinom

Im Oktober 2020 sind zum ersten Mal S3-Leitlinien zum Analkarzinom erschienen [49]. Hierin wird in den Stadien II und III die CRX mit 5-FU plus MMC empfohlen, im metastasierten Stadium eine Platin-haltige Kombination.

Im Rahmen einer Phase-II-Studie wurden in dieser Indikation jetzt CIS/5-FU mit Carboplatin/Paclitaxel verglichen [67]. Über 86% der rekrutierten Patienten hatten ein metastasiertes Krankheitsstadium. Es ergab sich kein Unterschied im Ansprechen (57% versus 59%), aber signifikant mehr Grad-3/4-Toxizitäten im CIS/5-FU-Arm verglichen mit Carboplatin/Paclitaxel: 62% versus 36%; p=0,016. Die Autoren halten deshalb Carboplatin/Paclitaxel für die neue Standardtherapie des metastasierten Analkarzinoms.

> **Sonstiges**
>
> Das deutsche Studien-, Dokumentations- und Qualitätszentrum (StuDoQ) wurde 2010 von der Deutschen Gesellschaft für Allgemein- und Viszeralchirurgie zur Qualitätssicherung bei Operationen initiiert. Eine Auswertung der dort gewonnenen Daten [7] erbrachte jetzt, dass die elektive Kolon- und Pankreaskopfkarzinomchirurgie mit einer leicht erhöhten postoperativen Mortalität assoziiert ist, wenn sie zu Beginn einer Kalenderwoche durchgeführt wird. Auf die Ergebnisse der Rektumoperationen hat der Wochentag keinen Einfluss.

8 Take-Home Message

Ösophaguskarzinome und Karzinome des gastroösophagealen Übergangs
- (Plattenepithel- und Adenokarzinome): Nach CRX ohne pCR, dann 1 Jahr NIVO mono (Antrag KK);
- palliative Erstlinientherapie bei Plattenepithelkarzinomen der Speiseröhe: NIVO + PI oder NIVO + 5FU/CIS (Antrag KK)
- Metastasierte Adenokarzinome: Erstlinientherapie NIVO + FOLFOX/CAPOX (Antrag KK)

Kolorektale Karzinome
- Genetische Testung auf DPYD-Varianten vor 5-FU obligat.
- Rektum: cCR nach TNT → W+W-Konzept diskutieren
- KRAS-Wildtyp nach Induktion mit PAN → Erhaltungstherapie (ET) mit 5-FU/FS **plus** PAN- KRK Option: FOLFOXIRI+BEV → ET → FOLFOXIRI+BEV
- BRAF-mutiert: FOLFOX+BEV → Encorafenib + Cetuximab

Cholangiozelluläre Karzinome
Zweitlinie nach CIS/GEM:
➤ FGFR-2-Fusion: Pemigatinib (zugelassen)
➤ IDH1-mutiert: Ivosidenib (Antrag KK; FDA-zugelassen)
➤ BRAF-mutiert: Dabrafenib + Trametinib (Antrag KK)
➤ Keine Mutation: ggf. auch nal-IRI+5-FU/FS

9 Literatur

[1] Abou-Alfa GK, Macaulla T, Javle MM, et al. (2020) Ivosidenib in IDH1-mutant, chemotherapy-refractory cholangiocarcinoma (ClarIDHy): a multicentre, randomised, double-blind, placebo-controlled, phase 3 study. Lancet Oncol ; 21: 796–807

[2] Abou-Alfa GK, Sahai V, Hollebeque A, et al. (2020) Pemigatinib für previously treated, locally advanced or metastatic cholangiocarcinoma: a multicentre, open-label phase 2 study. Lancet Oncol ; 21: 671–684

[3] André T (2021) Nivolumab plus low-dose ipilimumab in previously treated patients with microsatellite instability-high/mismatch repair-deficient (MSI-H/dMMR) metastatic colorectal cancer (mCRC): 4-year follow-up from CheckMate 142. ESMO Word GI 2021, abstr S0-27

[4] André T, Amonkar M, Norquist JM, et al. (2021) Health-related quality of life in patients with microsatellite instability-high or mismatch repair deficient metastatic colorectal cancer treated with first-line pembrolizumab versus chemotherapy (KEYNOTE-177). Lancet Oncol; 22 (5): 665–677

[5] André T, Shiu KK, Kim TW, et al. (2020) Pembrolizumab in Microsatellite-Instability-High Advanced Colorectal Cancer. N Engl J Med ; 383: 2207–2218

[6] Andre T, Shiu KK, Kim TW, et al. (2021) Final overall survival for the phase III KN177 study: Pembrolizumab versus chemotherapy in microsatellite instability-high/mismatch repair deficient (MSI-H/dMMR) metastatic colorectal cancer (mCRC). J Clin Oncol; 39 (15): 3500–3500

[7] Anger F, Wellner U, Klinger C, et al. (2020) The effect of day of the week on morbidity and mortality from colorectal and pancreatic surgery – an analysis from the German StuDoQ register. Dtsch. Arztebl Int; 117: 521–527

[8] Arnold M, Park JY, Camargo MC, et al. (2020) Is gastric cancer becoming a rare disease? A global assessment of predicted incidence trends to 2035. Gut; 69: 823–829

[9] Attenberger U, Rödel C, Ghadimi M, et al. (2020) Stellenwert und qualitative Voraussetzungen der Magnetresonanztomografie für die Therapieplanung beim lokal fortgeschrittenen Rektumkarzinom – Interdisziplinäre Empfehlung. Z. Gastroenterol; 58: 577–582

[10] Bahadoer R, Dijkstra EA, Van Etten B, et al. (2021) Short-course radiotherapy followed by chemotherapy before total mesorectal excision (TME) versus preoperative chemoradiotherapy, TME, and optional adjuvant chemotherapy in locally advanced rectal cancer (RAPIDO): a randomised, open-label, phase 3 trial. Lancet Oncol ; 22: 29–42

[11] Bolm L, Ohrner K, Nappo G, et al. (2020) Adjuvant therapy is associated with improved overall survival in patients with pancreatobiliary or mixed subtype ampullary cancer after pancreatoduodenectomy - A multicenter cohort study. Pancreatology; 20: 433–441
[12] Bridgewater JA, Pugh SA, Maishman T, et al. (2020) Systematic chemotherapy with or without cetuximab in patients with resectable colorectal liver metastasis (New EPOC): long-term results of a multicentre, randomised, controlled, phase 3 trial. Lancet Oncol; 21: 398–411
[13] Burn J, Sheth H, Elliot F, et al. (2020) Cancer prevention with aspirin in hereditary colorectal cancer (Lynch syndrome), 10-year follow-up and registry-based 20-year data in the CAPP2 study: a double-blind, randomised, placebo-controlled trial. Lancet; 395: 1855–1863
[14] Catanacci DVT, Kang YK, Saeed A, et al. (2021) FIGHT: A randomized, Double- blind, Placebo-controlled, phase II study of bemarituzumab (bema) combined with modified FOLFOX6 in 1L FGFR2b+ advanced gastric/gastroesophageal junction adenocarcinoma (GC). J Clin Oncol; 39 (15) 4010–4010
[15] Catanacci DVT, Rasco D, Lee J, et al. (2020) Phase I Escalation and Expansion Study of Bemarituzumab (FPA144) in Patients With Advanced Solid Tumors and FGFR2b-Selected Gastroesophageal Adenocarcinoma. J Clin Oncol; 28: 2418–2426
[16] Chalabi M, Fanchi L, Haanen JB, et al. (2020) Neoadjuvant immunotherapy leads to pathological responses in MMR-proficient and MMR-deficient early-stage colon cancers. Nat Med; 26: 566–576
[17] Chang GJ (2021) Primary Tumor Resection in Colorectal Cancer With Synchronous Unresectable Metastasis: Time to End the Debate? J Clin Oncol; 39: 1095–1097
[18] Chau I, Doki Y, Ajani JA, et al. (2021) Nivolumab (NIVO) plus Ipilimumab (IPI) or NIVO plus chemotherapy (chemo) versus chemo as first-line (1L) treatment Ford Advanced esophageal squamous cell carcinoma (ESCC): First results of the CheckMate 648 study. J Clin Oncology; 39 (18) LBA4001
[19] Chen EX, Jonker DJ, Loree JM, et al. (2020) Effect of Combined Immune Checkpoint Inhibitiion vs Best Supportive Care Alone in Patients With Advanced Colorectal Cancer. The Canadian Cancer Trials Group CO.26 Study. JAMA Oncol; 6: 831–838
[20] Cremolini C, Antoniotti C, Rossini D, et al. (2020) Upfront FOLFOXIRI plus bevacizumab and reintroduction after progression versus mFOLFOX6 plus bevacizumab followed by FOLFIRI plus bevacizumab in the treatment of patients metastatic colorectal cancer (TRIBE2): a multicentre, open-label, phase 3, randomised, controlled trial. Lancet Oncol; 21:497–505
[21] Cremolini C, Antoniotti C, Stein A, et al. (2020) Individual Patients Data meta-Analysis of FOLFOXIRI Plus Bevacizumab Versus Doublets Plus Bevacizumab as Initial Therapy of Unresectable Metastatic Colorectal Cancer. J Clin Oncol; 38: 3314–3324
[22] de Steur WO, van Amelsfoort RM, Hartgrink HH, et al. (2021) Adjuvant chemotherapy is superior to chemoradiation after D2 surgery for gastric cancer in the per-protocol analysis of the randomized CRITICS trial. Ann Oncol; 32 (3): 360–367
[23] Demols A, Borbarth I, van den Eynde M, et al. (2020) Regorafenib after failure of gemcitabine and plantinum-based chemotherapy for locally advanced/metastatic biliary tumors: REACHIN, a randomized, double-blind, phase II trial. Annals of Oncology; 31: 1169–1177

[24] Diefenhardt, M., Ludmir, E.B., Hofheinz, R.D. et al: Association of Treatment Adherence With Oncologic Outcomes for Patients With Rectal Cancer. A Post Hoc Analysis of the CAO / ARO / AIO-04 Phase 3 Randomized Clinical Trial. JAMA Oncol. 2020; 6(9): 1416–1421

[25] Edeline J, Touchefeu Y, Guiu B, et al. (2020) Radioembolization Plus Chemotherapy for Firstline Treatment of Locally Advanced Intrahepatic Cholangiocarcinoma. JAMA Oncol; 6(1): 51–59

[26] Eng Cathy (2021) BRAF Mutation in Colorectal Cancer: An Enigmatic Target. J Clin Oncol ; 39: 259–261

[27] Fernandez LA, São Julião GP, Figueiredo NL, et al. (2021) Conditional recurrence free survival of clinical complete responders managed by watch and wait after neoadjuvant chemoradiotherapy for rectal cancer in the International Watch & Wait Database: a retrospective, international, multicentre registry study. Lancet Oncol; 22: 43–50

[28] Finn RS, Ikeda M, Zhu AX, et al. (2020) Phase Ib Study of Lenvatinib Plus Pembrolizumab in Patients With Unresectable Hepatocellular Carcinoma. J Clin Oncol; 38 (26): 2960–2970

[29] Fukuoka S, Hara H, Takahashi N, et al. (2020) Regorafenib plus nivolumab in patients with advanced gastr. (GC) or colorectal cancer (CRC): An open-label, dose-finding, and dose-expansion phase 1b trial (REGONIVO, EPOC1603). J Clin Oncol; 38 (18): 2035–2061

[30] Goéré D, Glehen O, Quenet F, et al. (2020) Second-look surgery plus hyperthermic intraperitoneal chemotherapy versus surveillance in patients at high risk of developing colorectal peritoneal metastases. Lancet Oncol; 21: 1147–1154

[31] Golan T, Kindler HL, Park JO, et al. (2020) Geographic and Ethnic Heterogeneity of Germlin BRCA1 and BRCA2 Mutation Prevalence Among Patients With Metastatic Pancreatic Cancer Screen for Entry Into the POLO Trial. J Clin Oncol; 38: 1442–1454

[32] Huang J, Xu J, Chen Y, et al. (2020) Camrelizumab versus investigator's choice of chemotherapy as second-line therapy for advanced or metastatic oesophageal squamous cell carcinoma (ESCORT): a multicent, randomised, open-label, phase 3 study. Lancet Oncol; 21: 832–842

[33] Hyung WJ, Yang HK, Park YK, et al. (2020) Long-Term Outcomes of Laparoscopic Distal Gastrectomy for Locally Advanced Gastric Cancer: The KLASS-02-RCT Randomized Clinical Trial. J Clin Oncol; 38; 3304–3313

[34] Iveson TJ, Sobrero AF, Yoshino T, et al. (2021) Durationof Adjuvant Doublet Chemotherapy (3 or 6 months) in Patients With High-Risk Stage II Colorectal Cancer. J Clin Oncol; 39: 631–641

[35] Janjigian YY, Maron SB, Chatila WK, et al. (2020) First-line pembrolizumab and trastuzumab in HER2-positive oesophageal, gastric, or gastro-oesophageal junction cancer: an open-label, single -arm, phase 2trial. Lancet Oncol; 21: 821–831

[36] Kanemitsu Y, Shitara K, Mizusawa J, et al. (2021) Primary Tumor Resection Plus Che:motherapy Versus Chemotherapy Alone for Colorectal Cancer Patients With Asymptomatic, Synchronous Unresectable. Metastases (JCOG 1007; 1007, PACS) A Randomized clinical trial. J Clin Oncol; 39: 1098–1107

[37] Kato K, Sun JM, Shah MA, et al. (2020) Pembrolizumab Plus Chemotherapy Versus Chemotherapy as First-Line Therapy in Patients With Advanced Esophageal Cancer: The Phase 3 KEYNOTE-590 Study. ESMO virtual Congress; LBA8_PR

[38] Kawazoe A, Fukaoka S, Nakamura Y, et al. (2020) Lenvatinib plus pembrolizumab in patients with advanced gastric cancer in the first-line or second-line setting (EPOC1706): an open-label, single-arm, phase 2 trial. Lancet Oncol; 21: 1057–1065
[39] Kelly R, Ajani JA, Kuzdzal J, et al. (2020) Adjuvant nivolumab in resected esophageal or gastroesophageal junction cancer (EC/GEJC) following neoadjuvant chemoradiation therapy (CRT): First results of the CheckMate 577 study. ESMO Congress, abstr LBA9_PR
[40] Kelly RJ, Ajani JA, Kuzdal J, et al. (2021) Adjuvant Nivolumab in Resected Esophageal or Gastroesophageal Junction Cancer. N Engl J Med; 384: 1191- 1203
[41] Kelly RJ, Ajani JA, Kuzdal J, et al. (2021) Adjuvant nivolumab (NIVO) in resected esophageal or gastroesophageal junction cancer (EC/GEJC) following neoadjuvant chemoradiotherapy (CRT): Expanded efficacy and safety analyses from CheckMate 577. J Clin Oncol; 39 (15): 4003–4003
[42] Khan UA, Fallah M, Tian Y , et al. (2020) Personal History of Diabetes as Important as Family History of Colorectal Cancer for Risk of Colorectal Cancer: A Nationwide Cohort Study. The American Journal of Gastroenterology; 115: 1103–1109
[43] Kim H, Yoon YS, Han Y, et al. (2020) Effects of Pancreatic Enzyme Replacement Therapy on Body Weight and Nutritional Assessments After Pancreatoduodenectomy in a Randomized Trial. Clin Gastroenterol Hepatol; 18: 926–934
[44] Klein-Scory S, Wahner I, Maslova M, et al. (2020) Evolution of RAS Mutation Status in Liquid Biopsies During First-Line Chemotherapy für Metastatic Colorectal Cancer. Front Oncol; 10: Article 1115
[45] Kojima T, Shah MA, Muro K, et al. (2020): Randomized Phase III Keynote-181 Study of Pembrolizumab Versus Chemotherapy in Advanced Esophageal Cancer. J Clin Oncol; 38: 4138–4148
[46] Lamarca A, Palmer DH, Wasan HS, et al. (2021) Second-line FOLFOX chemotherapy versus active symptom control for advanced biliary tract cancer (ABC-06): a phase 3, open-label, randomised, controlled trial. Lancet Oncol; 22 (5): 690–701
[47] Lee HA, Lee HW, Kim IH, et al. (2020) Extremly low risk of hepatocellular carcinoma development in patients with chronic hepatitis B in immune-tolerant phase. Aliment Pharmacol Ther; 52: 196–204
[48] Lee MS, Ryoo BY, Hsu CH, et al. (2020): Atezolizumab with or without bevacizumab in unresectable hepatocellular carcinoma (GO30140): an open-label multicentre, phase 1b study. Lancet Oncol; 21: 808–820
[49] Leitlinienprogramm Onkologie (Deutsche Krebsgesellschaft, Deutsche Krebshilfe, AWMF): Analkarzinom (Diagnostik, Therapie und Nachsorge von Analkanal- und Analrandkarzinomen), Langversion 1.2, 2020, AWMF Registernummer: 081 / 004OL, https://www.leitlinienprogramm-onkologie.de/leitlinien/analkarzinom/, Zugriff am 12.10.2021
[50] Liu F, Huang C, Xu Z, et al. (2020) Morbidity and Mortality of Laparoscopic vs Open Total Gastrectomy for Clinical Stage I Gastric Cancer. The CLASS02 Multicenter Randomized Clinical Trial. JAMA Oncol; 6(10): 1590–1597
[51] Lu Z, Fang Y, Liu C, et al. (2021) Early Interdisciplinary Supportive Care in Patients With Previously Untreated Metastatic Esophagogastric Cancer: A Phase III Randomized Controlled Trial. J Clin Oncol; 39: 748–756

[52] Marabelle A, Le DT, Ascierto PA, et al. (2020) Efficacy of Pembrolizumab in Patients With Noncolorectal High Microsatellite Instability/Mismatch Repair-Deficient Cancer: Results From the Phase II KEYNOTE-158 Study. J Clin Oncol; 38(1): 1–10
[53] Mazzaferro V, Citterio D, Bhoori S, et al, (2020) Liver transplantation in hepatocellular carcinoma after tumour downstaging (XXL): a randomised, controlled, phase 2b/3 trial. Lancet Oncol; 21: 947–956
[54] Mlecnik B, Bifulco C, Bindea G, et al. (2020) Multicenter International Society for Immunotherapy of Cancer Study of the Consensus Immunoscore fot the Prediction of Survival and Response to Chemotherapy in Stage III Colon Cancer. J Clin Oncol ; 38: 3638–3651
[55] Modest DP, Karthaus M, Frühauf S, et al. (2021) Maintenance therapy with 5- fluoruracil/leucovorin (5FU/LV) plus pantiumumab (pmab) or 5FU/LV alone in RAS wildtype (WT) metastatic colorectal cancer (mCRC) - the PANAMA trial (AIO KRK 0212). J Clin Oncol; 39 (15): 3503–3503
[56] Moehler M, Dvorkin M, Boku N, et al. (2020) Phase III Trial of Avelumab Maintenance After First-Line Induction Chemotherapy Versus Continuation of Chemotherapy in Patients With Gastric Cancers: Results From JAVELIN Gastric 100. J Clin Oncol; 39: 966–977
[57] Moehler M, Shitara K, Garrido M, et al. (2020) LBA6_PR - Nivolumab (nivo) plus chemotherapy (chemo) versus chemo as first-line (1L) treatment for advanced gastric cancer/gastroesophageal junction cancer (GC/GEJC)/esophageal adenocarcinoma (EAC): First results of the CheckMate 649 study. ESMO Congress, abstr LBA6_PR
[58] Moehler MH, Shitara K, Garrido M, et al. (2021) First-line (1L) nivolumab (NIVO) plus chemotherapy (chemo) versus chemo in advanced gastric cancer/gastroesophageal junction cancer/esophageal adenocarcinoma (GC/GEJC/EAC): Expanded efficacy and safety data from CheckMate 649. J Clin Oncol; 39 (15): 4002–4002
[59] Monteil J, Le Brun-Ly V, Cachin F, et al. (2021) Comparison of 18FDG-PET/CT and conventional follow-up methods in colorectal cancer: A randomised prospective study. Dig Liver Dis; 53: 231–37
[60] Pagès F, André T, Taieb J, et al. (2020) Prognostic and predictive value oft the Immunoscore in stage III colon cancer patients treated with oxaliplatin in the prospective IDEA France PRODIGE-GERCOR cohort study. Ann Oncol ; 31: 921–929
[61] Park S, Jun J, Cho B, et al. (2020) Clinical outcomes of stereotactic body radiation therapy for small hepatocellular carcinoma. J Gastroenterol Hepatol 35(11):1953–1959
[62] Park SH, Lim DH, Sohn TS, et al. (2021) A randomized phase III trial comparing adjuvant single-agent S1, S-1 with oxaliplatin, and postoperative chemoradiation with S-1 and oxaliplatin in patients with node-positive gastric cancer after D2 resection: the ARTIST 2 trial. Ann Oncol; 32 (3): 368–374
[63] Pfeiffer P, Yilmaz M, Möller S, et al. (2020) TAS-102 with or without bevacizumab in patients with chemorefractory metastatic colorectal cancer: an investigator-initiated, open-label, randomised, phase 2 trial. Lancet Oncol; 21: 412–420
[64] Philip AP, Lacy J, Portales F, et al. (2020) Nab-paclitaxel plus gemcitabine in patients with locally advanced pancreatic cancer (LAPACT): a multicentre, open-label phase 2 study. Lancet Gastroenterol Hepatol; 5(3): 285–294

[65] Phipps AI, Alwers E, Harrison T, et al. (2020) Association Between Molecular Subtypes of Colorectal Tumors and Patient Survival, Based on Pooled Analysis of 7 International Studies. Gastroenterology; 158: 2158–2168

[66] Pricolo VE, Steingrimsson J, McDuffie TJ, et al. (2020) Tumor Deposits in Stage III Colon Cancer Correlation With Other Histopathologic Variables, Prognostic Value, and Risk Stratification – Time to Consider "N2c". Am J Clin Oncol0; 43: 133–138

[67] Rao S, Sclafani F, Eng C, et al. (2020) International Rare Cancers Initiative Multicenter Randomized Phase II Trial of Cisplatin and Fluorouracil Versus Carboplatin and Paclitaxel in Advanced Anal Cancer: InterAAct. J Clin Oncol; 38: 2510–2518

[68] Rodrigues C, Hank T, Quadan M, et al. (2020) Impact of adjuvant therapy in patients with invasive intraductal papillary mucinous neoplasms of the pancreas. Pancreatology; 20: 722–728

[69] Rullier E, Vendrely V, Asselineau J, et al. (2020) Organ preservation with chemoradiotherapy plus local excision for rectal cancer: 5-year results of the GRECCAR 2 randomised trial. Lancet Gastroenterol Hepatol; 5(5): 465–474

[70] Satore-Bianchi A, Pietrantonio F, Lonardi S, et al. Phase II study of anti-EGFR rechallenge therapy with panitumumab driven by circulating tumor DNA molecular selection in metastatic colorectal cancer: The CHRONOS trial. J Clin Oncol; 39 (15): 3506–3506

[71] Schmoll HJ, Stein A, van Cutsem E, et al. (2020) Pre- and Postoperative Capecitabine Without or With Oxaliplatin in Locally Advanced Rectal Cancer: PETACC 6 Trial by EORTC GITCG and ROG, AIO, AGITG, BGDO, and FFCD. J Clin Oncol; 39(1): 17–29

[72] Shah MA, Bodoky G, Starodub A, et al. (2021) Phase III Study to Evaluate Efficacy and Safety Andecaliximab With mFOLFOX6 as First-Line Treatment in Patients With Advamced Gatric or GEJ Adenocarcinoma (GAMMA-1) J Clin Oncol; 39: 990–1000

[73] Shaib WL, Zakka KM, Jiang R, et al. (2020) Survival Outcome of Adjuvant Chemotherapy in Deficient Mismatch Repair Stage III Colon Cancer. Cancer; 126: 4136–4147

[74] Shitara K, Bang YJ, Sugimoto N, et al. (2020) Trastuzumab Deruxtecan in Previously Treated HER2-Positive Gastric Cancer. N Engl J Med; 382: 2419–2430

[75] Shitara K, van Cutsem E, Bang YJ, et al. (2020) Efficacy and Safety of Pembrolizumab or Pembrolizumab Plus Chemotherapy vs Chemotherapy Alone for Patients With First-line, Advanced Gastric Cancer. The Keynote-062 Phase 3 Randomized Clinical Trial. JAMA Oncol; 6(10): 1571–1580

[76] Siena S, Di Bartolomeo M, Raghav K, et al. (2021) Trastuzumab deruxtecan (DS-8201) in patients with HER2-expressing metastatic colorectal cancer (DESTINY-CRC01): a multicentre, open-label, phase 2 trial. Lancet Oncol; 22 (6): 779–789

[77] Simon TG, Duberg AS, Aleman S, et al. (2020) Association of Aspirin with Hepatocellular Carcinoma and Liver-Related Mortality. N Engl J Med; 382: 1018–1028

[78] Stintzing S, Heinrich K, Tougeron D, et al. (2021) Randomized study to investigative FOLFOXIRI plus bevacizumab or cetuximab as first-line treatment of BRAF V600E-mutant mCRC: The phase-IFIRE-4.5 study (AIO KRK-0116). J Clin Oncol; 39 (15): 3502–3502

[79] Subbiah V, Lassen U, Èlez E, et al. (2020) Dabrafenib plus trametinib in patients with BRAF V600E-mutated biliary tract cancer (ROAR): a phase 2, open-label, single-arm, multicentre basket trial. Lancet Oncol; 21: 1234–1243

[80] Tabernero J, Grothey A, van Cutsem E, et al. (2021) Encorafenib Plus Cetuximab as a New Standard of Care for Previously Treated BRAF V600E-Mutant Metastatic Colorectal Cancer: Updated Survival Results and Subgroup Analyses from the BEACON Study. J Clin Oncol; 39: 273–284

[81] Tang W, Ren L, Ye Q, et al. (2020) Bevacizumab Plus mFOLFOX6 Versus mFOLFOX6 Alone as First-Line Treatment for RAS Mutant Unresectable Colorectal Liver-Limited Metastases: The BECOME Randomized Controlled Trial. J Clin Oncol; 38: 3175–3184

[82] Trümper L Einsele H, de Wit M, et al. (2020) Positionspapier: Dihydropyrimidin – Dehydrogenase (DPD) – Testung vor Einsatz von 5-Fluorouracil, Capecitabin und Tegafur. www.dgho.de

[83] van Cutsem E, Danielewicz I, Saunders MP, et al. (2020) Trifluridine/tipiracil plus bevacizumab in patients with unreated metastatic colorectal cancer ineligible for intensive therapy: the randomized TASCO1. Ann Oncol; 31: 1160-1168

[84] van Cutsem E, Tempero M, Sigal D, et al. (2020) Randomized Phase III Triial of Pegvorhyaluronidase Alfa With Nab-Paclitaxel Plus Gemcitabine for Patients With Hyaluronan-High Metastatic Pancreatic Adenocarcinoma. J Clin Oncol; 38: 3185–3194

[85] Weniger M, Moir J, Damm M, et al. (2020) Respect – A multicenter retrospective study on preoperative chemotherapy in locally advanced and borderline resectable pancreatic cancer. Pancreatology; 20: 1131–1138

[86] Xu R, Luo H, Lu J, et al. (2021) ESCORT-1st: A randomized, double-blind, placebo-controlled, phase 3 trial of camrelizumab plus chemotherapy versus chemotherapy in patients with untreated advanced or metastatic esophageal squamous cell carcinoma (ESCC). J Clin Oncol; 39 (15): 4000–4000

[87] Yau T, Kang YK, Kim TK, et al. (2020) Efficacy and Safety of Nivolumab Plus Ipilimumab in Patients With Advanced Hepatocellular Carcinoma Previously Treated With Sorafenib. The CheckMate 040 Randomized Clinical Trial. JAMA Oncol; 6(11): e204564

[88] Yoo C, Kim KP, Kim I, et al. (2021) Liposomal irinotecan (nal-IRI) in combination with fluorouracil (5-FU) and leucvorin (LV) for patients with metastatic biliary tract cancer (BTC) after progression on gemcitabine plus cisplatin (GemCis): Multicenter comparative randomized phase 2b study (NIFTY). J Clin Oncol; 39 (15): 4006–4006

[89] Yoshino T, Di Bartolomeo M, Singh Raghav KP, et al. (2021) Trastuzumab deruxtecan (T-DXd; DS-8201) in patients (pts) with HER2-expressing metastatic cancer (mCRC): Final results from a phase 2, multicenter, open-label study (DESTINY- CRC01). J Clin Oncol; 39 (15): 3505–3505

[90] Zhou KI, Peterson B, Serritella A, et al. (2020) Spatial and Temporal Heterogeneity of PD-L1 Espression and Tumor Mutational Burden in Gastroesophageal Adenocarcinoma at Baseline Diagnosis and after Chemotherapy. Clin Cancer Res; 26: 6453–6463

[91] Zhu J, Liu A, Sin X, et al. (2020) Multicenter, Randomized, Phase III Trial of Neoadjuvant Chemoradiation With Capecitabine and Irinotecan Guided by UGT1A1 Status in Patients With Locally Advanced Rectal Cancer. J Clin Oncol; 38: 4231–4239

Supportivtherapie

Ulrich Schuler[1], Barbara Schubert

1	**Ernährung**	607
1.1	EFFORT-Studie und deren Zweitauswertungen	607
1.2	Neue Guideline der ESMO	609
1.3	Fasten und Chemotherapie	611
1.4	Appetitanregung ist schwierig (Megestrolacetat)	613
2	**Transfusionsmedizin**	614
2.1	Querschnitts-Leitlinien zur Therapie mit Blutkomponenten und Plasmaderivaten	614
2.2	Erythrozytentransfusionen	614
2.3	Thrombozytentransfusionen	616
2.4	Thrombozytentransfusion vor Prozeduren	616
3	**Tiefe Venenthrombose (TVT)**	618
3.1	Epidemiologie	618
3.2	Hämolyse als Risikofaktor	618
3.3	Tiefe Venenthrombose (TVT) und Immun-Checkpoint-Inhibitoren (ICI)	619
3.4	Thrombosen und CDK4/6-Inhibitoren	619
3.5	Venöses Thromboembolie-Risiko unter Glukokortikoiden	620
3.6	Neues Verständnis von TVT-Ursachen	620
3.7	TVT-Risiko und Genetik der Neoplasie	620
3.8	Apixaban versus Enoxaparin im chirurgisch-onkologischen Umfeld	621
3.9	TVT-Rezidivprophylaxe in der CANVAS-Studie	622
3.10	Dosierung von Apixaban bei niedrigem Körpergewicht	623
3.11	Interagiert Tumor-gerichtete Therapie (TgT) mit Antikoagulation bei TVT?	624
3.12	DOAKs bei ZNS-Manifestationen?	624
3.13	Krankheitsspezifische TVT-Inzidenzen im Verlauf	625
3.14	TVT in Palliative Care	626
3.15	Neues zu Antagonisten	627

[1] Für die Mitarbeit am Manuskript danke ich Jan Beyer-Westendorf.

4	Neue Form der Erythropoese-Stimulation	628
5	Prävention der Chemotherapie-induzierten (febrilen) Neutropenie	630
6	Infektionen	633
6.1	Influenza-Impfung und ICI	633
6.2	G-CSF bei durch COVID komplizierte Neutropenie	634
7	Statine in der Onkologie	634
8	Welchen Einfluss haben Therapieverzögerungen?	635
9	Vitamin B12 und Transcobalamine	637
10	Literatur	640

1 Ernährung

1.1 EFFORT-Studie und deren Zweitauswertungen

Eines der größten Projekte der letzten Jahre in der Ernährungsmedizin ist die EFFORT-Studie (Effect of Early Nutritional Therapy on Frailty, Functional Outcomes and Recovery of Undernourished Medical Inpatients Trial). Die Hauptstudie wurde bereits 2019 in Lancet publiziert [65] und hätte ohne COVID-Problematik im Folgejahr vermutlich mehr mediale Resonanz erfahren. Nun sind weitere Daten, insbesondere zu den in der Studie eingeschlossenen onkologischen Patienten publiziert worden [6, 43, 44].

Die Schweizer Arbeitsgruppe randomisierte nach einem Screening auf Risiken der Mangelernährung (Nutrition Risk Screening, NRS 2002) Patienten aus acht Spitälern in eine Interventionsgruppe (1015 Patienten) mit individuell festgelegten Ernährungszielen mit festgelegter Kalorienzahl und festgelegter Menge an Eiweiß sowie gegebenenfalls ein Multivitaminsupplement. Die Kontrollgruppe ernährte sich weiter wie bisher.

Der zusammengesetzte primäre Endpunkt war jedes unerwünschte klinische Ergebnis, definiert als Gesamtmortalität, Einweisung in die Intensivstation, nicht elektive Krankenhauswiederaufnahme, schwerwiegende Komplikationen und Verschlechterung des Funktionsstatus nach 30 Tagen. Durch die Ernährungsintervention verminderte sich das Risiko schwerer Komplikationen (22,9% versus 26,9%; p=0,023) und die Tag-30-Letalität (7,2% versus 9,9%, p=0,011).

Der Unterschied im Überleben lässt aufhorchen. Aus onkologischer Perspektive war jedoch anzumerken, dass nur 374 der 2028 Teilnehmenden eine onkologische Diagnose als Einweisungsdiagnose hatten und in dieser Subgruppe (ohne weitere Differenzierung) die Intervention in der Hauptstudie als nicht erfolgreich angesehen wurde. Das unerwünschte primäre Outcome trat in gleicher Häufigkeit ein (Kontrollgruppe 36%, Intervention 35%; aOR 0,98; 0,64–1,49). Nicht eingeschlossen waren unter anderem Patienten bei primärer Aufnahme auf ITS oder Chirurgie, Patienten, die zu oraler Nahrungsaufnahme nicht in der Lage waren, Patienten zur Stammzelltransplantation sowie Patienten mit terminaler Erkrankung.

In der längerfristigen Auswertung nach 6 Monaten [44] war ein Trend im Unterschied des Überlebens für das Gesamtkollektiv nicht mehr signifikant (23,2% mit Intervention versus 24,6%). In der Subgruppe mit Krebs als Einweisungsdiagnose war numerisch der Unterschied höher, aber wegen der kleinen Fallzahl ebenfalls nicht signifikant (Tab. 1). Inzwischen liegen sogar Daten 5 Jahre nach Studienbeginn [28] mit einer medianen Nachbeobachtung von 3,2 Jahren vor. Hierbei scheint sich der Interventionseffekt in Bezug auf das Überleben (nicht unerwartet) vollständig verloren zu haben, NRS ist weiterhin ein relevanter Prognosefaktor.

In einer Zweitauswertung wurden die Patienten nochmals evaluiert und Patienten, die ein Tumorleiden hatten, das aber initial nicht als Hauptdiagnose kodiert worden war, wurden der Tumor-Kohorte zugeschrieben [6]. So wurden schließlich 506 Teilnehmende (statt 374) mit Neoplasien (Lunge 113, GI-Trakt 84, hämatologisch 108, andere 201) als randomisiert ausgewertet. Das Nutritional Risk Screening (NRS 2002) war ein unabhängiger Prädiktor für die Mortalität über 180 Tage mit einer adjustierten Hazard Ratio von 1,29 (p=0,004) pro Punkt Anstieg der NRS. Dieses (von der Intervention unabhängige) Phänomen sollte nicht allzu sehr beeindrucken, da in den NRS 2002 ja auch die Krankheitsschwere initial mit eingeht. Interventionsabhängige Ergebnisse sind in Tabelle 1 dargestellt.

In JAMA-Network open wurde eine weitere interessante Subanalyse der EFFORT-Studie dargestellt [51]. Wenn Patienten anhand des C-reaktiven Protein(CRP)-Wertes in leichte und moderate (CRP <10 und 10–100 mg/l) oder schwere Entzündung (CRP >100 mg/l) eingeteilt wurden, dann konnte der positive Effekt der Ernährung auf die Mortalität nur bei Patienten mit leichter und moderater Entzündung gefunden werden.

Tabelle 1: *Ergebnisse der EFFORT-Studie in Erst- und Zweitauswertung.*

	Kontrolle	Intervention	Adjusted OR oder HR (95%CI)	Quelle
Adverse Outcome bis Tag 30 (Primärer Endpunkt)	62/173 (36%)	71/201 (35%)	0,98 (0,64–1,49)	[65]
Tod binnen 6 Monaten	90/171 (52,6%)	96/197 (48,7%)	0,91 (0,69–1,22)	[44]
Zweitauswertung mit veränderter Patientenzuordnung				
Tod binnen 30 Tagen	50/251 (19,9%)	36/255 (14,1%)	0,57 (0,35–0,94) p=0,027	[6]
Tod binnen 180 Tagen	128/251 (52,7%)	115/255 (47,3%)	0,83 (0,65–1,08) p=0,18	
Gesamtkollektiv nach median 3,2 Jahren, 5 Jahre nach Studienbeginn				
Verstorben (lost to follow up 154)	488/935 (52,2%)	509/939 (54,2%)		[28]

Eine weitere Zweitauswertung [32] befasst sich mit der Inzidenz und Aspekten des Refeeding-Syndroms (RFS). Dies ist bei unterernährten Patienten ein Syndrom, charakterisiert durch Elektrolytverschiebungen nach Beginn einer Ernährungstherapie. Hierdurch kann es beim Übergang von einem katabolen zu einem anabolen Zustand, zum Beispiel zu Herzrhythmusstörungen kommen. Ein neues Auftreten oder die Verschlechterung einer Hypophosphatämie, Hypokaliämie oder -magnesiämie wurden graduiert als RFS-Kriterien erfasst. Mit der eher offenen Definition wurde bei etwa jedem 7. Patienten (aus dieser ja als Ernährungs-Risiko-Kollektiv erfassten Gruppe) ein RFS gesichert. Dies war assoziiert mit höherer Mortalität (180 Tage 29,8% versus 21,9%), mehr ITS-Aufnahmen (4,3% versus 1,6%) und Dauer des Aufenthaltes. Teilnehmende mit Neoplasien (Hauptdiagnose oder Komorbidität) waren jeweils etwas vermehrt in dieser Gruppe vertreten. Die Rate war in der Interventionsgruppe etwas höher, wohl nicht die Mortalität, was auf die vermehrte Ernährung bei gleichzeitig verbesserter Beobachtung und Therapiesteuerung zurückzuführen sein dürfte.

> **Wertung**
>
> Die EFFORT-Studie zeigt für ein Gesamtkollektiv internistischer Patienten die Sinnhaftigkeit des Ernährungsscreenings und einer ernährungstherapeutischen Intervention auf. Inwieweit diese für die Onkologie wirklich relevant ist beziehungsweise welche Subgruppen von Screening und Intervention am meisten profitieren, muss weiter diskutiert werden. Wenn in der Primärstudie kein Unterschied war, wohl aber in der neuen kumulierten Auswertung: Wie sehr muss das hinzugekommene Kollektiv profitiert haben? Lässt sich diese Gruppe genauer charakterisieren? Was sagt die Studie über weit fortgeschrittene onkologische Erkrankungen? Patienten am Lebensende waren nicht eingeschlossen, bei hohen CRP-Werten war die Intervention ohne Nutzen. Die Erinnerung an das RFS ist wichtig.

Exkurs: Ein hübscher Fund des Vorjahres war bei Google-Books ein Werk von 1796 „Über die Kachexie im Allgemeinen und über die Hospitalkachexie insbesondere, nebst einer praktischen Einleitung über die Natur des lebendigen Körpers." Der Autor Dr. Georg Wedekind, Arzt am große Militärspital zu Straßburg, schreibt darin: „… auch wird jeder Arzt Fälle genug beobachtet haben, wo bei guter Eßlust und ohnbeschwerter Verdauung, dennoch Kachexie zugegen war."

1.2 Neue Guideline der ESMO

Online ist eine aktuelle Leitlinie der ESMO zur Neoplasie-assoziierten Kachexie schon frei zugreifbar, die der ASCO liegt schon etwas länger vor [4, 62]. In beiden werden viele der auch in der EFFORT-Studie relevanten Aspekte diskutiert. Bei einer Lebenserwartung von minimal 3–6 Monaten wird das Nutritional Risk

Screening empfohlen (ESMO). Die möglichen Interventionen werden im Detail erörtert; da dies den Rahmen dieser Darstellung sprengen würde, hier nur einige Anmerkungen.

Die kritische, im Vorjahr noch auf Abstractbasis dargestellte randomisierte französische ALIM-K-Studie zur parenteralen Ernährung [4] wird diskutiert. Trotz deren Negativbefund – parenterale Ernährung war mit einer Verschlechterung der Überlebensrate assoziiert – erscheint den Autoren im Einzelfall eine Entscheidung für eine parenterale Ernährung vertretbar.

Hinsichtlich der Cannabinoide lautet die Zusammenfassung der ESMO weiterhin: „Es gibt unzureichende Evidenz für die Verwendung von medizinischem Cannabis oder seinen Derivaten zur Linderung von Anorexie oder frühen Sättigung bei Patienten mit Krebskachexie [II, C]." In der Diskussion wird konzediert, dass eventuell in den Studien eine gewisse Unterdosierung eine Rolle gespielt haben mag, was aber natürlich auch ein günstigeres NW-Profil zur Folge hätte. Auch die ASCO sieht eher (schwache) Argumente gegen den Einsatz. Progestine und „Korticosteroide" (gemeint sind Glucocorticoide) können zum Einsatz kommen, wobei an die ernsten Nebenwirkungen gedacht werden muss (siehe hierzu auch die weiter unten diskutierte Studie von Currow [23]). Hinsichtlich Olanzapin sehen die ESMO-Autoren moderate Hinweise darauf, die Anwendung bei fortgeschrittener Krebserkrankung und Appetitlosigkeit zu erwägen [II, B], die ASCO sieht dies eher zurückhaltender. Das Fehlen eines Nachweises für einen Effekt ist jedoch nicht identisch mit dem Nachweis der Abwesenheit eines Effekts, wie die ESMO Leitlinie in anderem Kontext zitiert.

Als Hintergrund für eine Entscheidung zu einer Intervention bietet die ESMO die Angaben in Tabelle 2.

Beide Guidelines haben wichtige Abschnitte zur Kommunikation. Gewichtsverlust kann mit Schuldgefühlen, Stress und Konflikten in der Familie einhergehen. Die ASCO empfiehlt konkret diese fünf Punkte anzusprechen:
1. Appetitverlust ist nicht ungewöhnlich und kann direkter Ausdruck der Krankheit sein.
2. Es ist wenig hilfreich, Patienten zum Essen zu drängen, es kann Übelkeit und Erbrechen steigern.
3. Bei den meisten Patienten mit fortgeschrittener Erkrankung und Kachexie werden zusätzliche Kalorien über Sonden oder intravenös die Ergebnisse nicht verbessern.
4. Das Drängen zu essen, das Füttern kann Stress und reduzierte Interaktionen nach sich ziehen (bis hin zu Patienten, die sich bei Besuch schlafend stellen, damit sie nicht gefüttert werden).
5. Für Angehörige kann es am besten sein, dem Patienten zuzuhören und auf andere Weise zu unterstützen (zum Beispiel durch Massage).

Tabelle 2: Zu beachtende Kriterien bei der Entscheidung über die Sinnhaftigkeit von Ernährungsmaßnahmen. Adaptiert nach [4].

Nutzen möglich	Nutzen eher ungewiss
Laufende antineoplastische Therapie	Annäherung an das Lebensende
Keine oder nur geringe Entzündungskonstellation. Entzündung, die auf Therapie anspricht	Anhaltende, schwere und nicht ansprechende Entzündungskonstellation
Kein oder nur langsamer und/oder geringer Gewichtsverlust	Rascher und deutlicher Gewichtsverlust, gegebenenfalls ohne Besserung auf onkologische Therapie
Krebserkrankung stabil oder nur langsam fortschreitend	Schnell fortschreitende Erkrankung ohne vernünftige Handlungsoptionen
Der Patient ist sich der Prognose und der positiven/negativen Auswirkungen einer Intervention bewusst	Der Patient ist sich der Prognose oder der positiven/negativen Auswirkungen nicht vollständig bewusst
Starker Wunsch des Patienten, ein individuelles Ziel zu verwirklichen oder zu erreichen	Patient bereitet sich auf das Sterben vor
Motivation und wenig Bedenken hinsichtlich möglicher Belastung, zum Beispiel durch körperliche Aktivität	Gefühl der Belastung durch Intervention
Patient ist in der Lage und motiviert, sich körperlich zu betätigen	Immobilität ohne Drang, aktiv zu sein oder zu werden
Stark beeinträchtigte Möglichkeit der normalen Nahrungsaufnahme	Gewichtsverlust trotz eigentlich wenig gestörter Nahrungsaufnahme

Wertung

Ob überfürsorgliche Angehörige mit diesen Botschaften erreichbar sind, ist eine andere Frage. Der überzeugende Durchbruch in der Kachexie- und Ernährungstherapie steht weiterhin aus.

1.3 Fasten und Chemotherapie

Eine niederländische Studie [24] randomisierte im neoadjuvanten Setting 131 Patientinnen mit Brustkrebs, ohne Diabetes und einem BMI über 18 kg/m^2, um entweder eine Fasting Mimicking Diet (FMD) oder ihre reguläre Ernährung für 3 Tage vor und während der neoadjuvanten Chemotherapie zu erhalten. Die

Tabelle 3: *Toxizitäten einer Fasting Mimicking Diet. Adaptiert nach [24].*

Grad 3/4	FMD (n=65)	Kontrollgruppe (n=64)	p-Wert (ITT)
Total	49 (75,4%)	42 (65,6%)	0,224
Febrile Neutropenie	22 (33,8%)	12 (18,8%)	0,052
Neutropenie	33 (50,8%)	22 (34,4%)	0,060

Fasten-imitierende Diät hatte einen geringen Proteinanteil und einen hohen Anteil an komplexen Kohlenhydraten (Xentigen®/L-Nutra). Am ersten Tag bekamen die Frauen noch 1200 Kilokalorien, an den folgenden drei Tagen (einschließlich des Therapietages) etwa 200 Kilokalorien. Im primären Endpunkt der Toxizität Grad 3/4 zeigte sich kein signifikanter Unterschied zwischen den Gruppen. Die Einzelparameter sind nicht aufgeführt, die Autoren dürften Übelkeit und Erbrechen im Blick gehabt haben, im Supplement finden sich Angaben zu febriler Neutropenie und Neutropenie. Im Summenscore ist die Toxizität im Trend in der FMD-Gruppe höher, was vermutlich vor allem auf einer hohen Rate an febriler Neutropenie beruhen dürfte (Tab. 3).

Die verwendeten Protokolle waren AC-T (>75%) und FEC-T 13 (~23%). Die Adhärenz zu den Protokollvorgaben war in Bezug auf die Diät in der FMD-Gruppe nicht gut, für die Hälfte der Zyklen waren 43/66 Patienten der FMD-Gruppe nicht compliant im Sinne des Protokolls.

Betont wird, dass das Ansprechen mit der FMD besser war. Dies war eigentlich der Endpunkt einer geplanten anschließenden Phase-III-Studie gewesen, die aber wegen der hohen Rate an Non-Compliance und einer unerwartet niedrigen Rate an kompletten Remissionen, der eigentlichen pCR, nicht mehr angeschlossen wurde. Für die Gesamtbeurteilung ist von Bedeutung, dass die Patienten in der FMD-Gruppe kein Dexamethason mit der Chemotherapie erhielten; dieses wurde weggelassen, weil die metabolischen Veränderungen den Stoffwechselzielen entgegenstanden. Hieraus erklären die Autoren, dass die Nebenwirkungen nicht in erwartetem Maße weniger geworden wären.

Die Studie wirft viele interessante Fragen auf:
1. Wenn das bessere Ansprechen kein Zufall ist, kann es wirklich auf eine Intervention zurückgeführt werden, in der mehr als 50% der Patientinnen über mehr als die Hälfte der Zeit non-compliant waren?
2. Was bedeutet die hohe Rate an febrilen Neutropenien? Ist dieser Unterschied Zufall oder der FMD geschuldet? Es gab immer wieder Daten, die als Ausdruck besonders hoher Exposition Assoziationen zwischen Toxizität und Ansprechen sahen [46, 67].

3. Selbst wenn Diätfehler begangen wurden, das zweite Element der Randomisation, das Weglassen von Dexamethason, dürfte fast alle Patienten der FMD-Gruppe durchgängig betroffen haben. Hier stehen zwei weitere denkbare Unterschiede zur Diskussion. Zum einen wird immer wieder berichtet, dass Dexamethason Tumorwachstum auch stimulieren kann [58], zum anderen haben die Checkpoint-Inhibitoren wieder in den Fokus gerückt, dass auch die lymphozytäre Funktion für die Überwindung des Tumors wichtig ist [22, 39].

Exkurs: Andere Autoren halten das Weglassen von Dexamethason aus diesen Gründen für ein untersuchenswertes Ziel. Die Hoffnung anderer [33], hierdurch auch Infektionen zu reduzieren, hat sich in dieser Studie nicht erfüllt.

Wertung

Die Studie ist größer als die vorausgehenden Untersuchungen und weist auch für die kurzfristige Diät auf Compliance-Probleme hin, wie man sie schon aus Studien zur ketogenen Diät kennt. Angesichts der hohen Non-compliance-Rate muss es entweder möglich sein, mit geringeren Ansprüchen etwas zu erreichen (wenn die Ergebnisse durch FMD bedingt sind), oder es ist eine hohe Zufallskomponente dabei. Das Weglassen des Dexamethason könnte ein bisher unzureichend betrachteter Faktor sein.

1.4 Appetitanregung ist schwierig (Megestrolacetat)

Eine australische Arbeitsgruppe [23] verglich in einer multizentrischen doppelblinden Phase-III-Studie Megestrolacetat 480 mg/Tag mit Dexamethason 4 mg/Tag hinsichtlich ihrer Effekte auf Appetit bei Menschen mit tumorassoziierter Anorexie. Patienten mit fortgeschrittener Krebserkrankung und Anorexie seit ≥2 Wochen mit einem Score ≤4 (0–10 numerische Ratingskala [NRS] 0 = kein Appetit, 10 = bestmöglicher Appetit) wurden eingeschlossen. Die Teilnehmenden erhielten täglich 480 mg Megestrol oder 4 mg Dexamethason oder Placebo für bis zu 4 Wochen. Als primärer Endpunkt wurde eine ≥25%ige Verbesserung der NRS an Tag 7 im Vergleich zum Ausgangswert definiert.

Es wurden 190 Personen randomisiert (Megestrolacetat, n=61; Dexamethason, n=67; Placebo, n=62). In Woche 1 (primärer Endpunkt) waren 79,3% in der Megestrol-Gruppe, 65,5% in der Dexamethason-Gruppe und 58,5% in der Placebo-Gruppe (p=0,067) Responder. Unterschiede in Bezug auf den Performancestatus oder die Lebensqualität wurden nicht beobachtet. Unerwünschte Ereignisse während der Behandlung waren häufig. Veränderte Stimmung und Schlaflosigkeit, insbesondere Hyperglykämie und tiefe Venenthrombosen, traten unter Dexamethason häufiger auf als in den beiden anderen Gruppen. Die Autoren resümieren trotz der positiven Trends das Fehlen eines Unterschiedes.

> **Wertung**
>
> Durch die Wahl des Endpunkts und des Zeitpunkts der Erfassung sind die Ergebnisse eventuell schlechter als gefühlt zu erwarten war. Andererseits gab es 2010 schon eine kleine randomisierte Studie von Navari et al. [62], in der Olanzapin in der Kombination dem Megestrolacetat deutlich überlegen war. Wäre das nicht ein sinnvoller Studienarm gewesen? In Deutschland ist Megestrolacetat nach einem Urteil des BSG in dieser Indikation ohnehin nicht erstattungsfähig (BSG vom 13.10.2010 — B 6 KA 47/09 R).

2 Transfusionsmedizin

2.1 Querschnitts-Leitlinien zur Therapie mit Blutkomponenten und Plasmaderivaten

Im August 2020 wurde mit der Gesamtnovelle 2020 von der Bundesärztekammer die aktualisierte Version der Querschnitts-Leitlinie zur Therapie mit Blutkomponenten und Plasmaderivaten veröffentlicht [16]. Die Leitlinie umfasst fast 300 Seiten und löst die Version von 2014 ab.

Eine Reihe von Veränderungen haben sich im Detail ergeben, der Trend zu sinkenden Triggerwerten für Transfusionen und stärkerer Betonung des klinischen Bildes setzt sich fort. Selbst wenn Empfehlungen gleichgeblieben sind, so sind an etlichen Stellen die angegebene Evidenzgrade konsolidiert. In den Abschnitten zu den Plasmaderivaten sei insbesondere auch darauf hingewiesen, dass die Leitlinie umfangreiche Informationen zu etablierten und neuen Therapieverfahren bei der Hämophilie und bei der von-Willebrand-Erkrankung umfasst.

2.2 Erythrozytentransfusionen

Im Einzelnen soll hier die Empfehlung für normovolämische Patienten mit akuter Anämie in stationärer Behandlung wiedergegeben werden. Außer der Hb-Konzentration sollen individuell die Kompensationsfähigkeit und Risikofaktoren des Patienten sowie klinische Symptome einer anämischen Hypoxie berücksichtigt werden (Tab. 4).

Verändert hat sich die Formulierung in folgenden Punkten: Die Schwelle, ab der in jedem Fall transfundiert werden soll (auch hier mit Ausnahmen), ist von 6 auf 7 g/dl angehoben. Die Begründung ist mit mehr Evidenz unterlegt, und die Hinweise auf physiologische Transfusionstrigger und Risikofaktoren, die 2014 in der Tabelle aufgeführt waren, sind heute separat diskutiert und dargestellt (Tachykardie, Hypotension, Dyspnoe, Blutdruckabfall unklarer Genese, Ischämiehin-

Tabelle 4: *Empfehlungen zur Indikation zur Erythrozytentransfusion (Angaben von 2014 in eckigen Klammern). Adaptiert nach [16].*

Hb-Bereich	Kompensationsfähigkeit/ Risikofaktoren	Transfusion	Bewertung
<7 g/dl (<4,3 mmol/l) [<6]	–	ja	1 A [1C]
≥7 und <8 g/dl (≥4,3 und <5,0 mmol/l) [6–8]	Kompensation adäquat, keine Risikofaktoren	nein	1 A [1C]
	Kompensation eingeschränkt oder Risikofaktoren vorhanden	ja	1 A [1C]
	Hinweise auf anämische Hypoxie (physiologische Transfusionstrigger1)	ja	1 C+
≥8 und <10 g/dl (≥5,0 und <6,2 mmol/l)	Hinweise auf anämische Hypoxie (physiologische Transfusionstrigger1)	ja	2 C
≥10 g/dl (≥6,2 mmol/l)		nein	1 A

weise in EKG oder Echo, schlechte O2-Sättigung oder Laktatazidose). Auch für Hospitalisierte ohne akute, schwere Blutung soll in Abwesenheit der Risikokonstellationen die Indikation erst bei einem Hb-Wert unter 7 g/dl (unter 4,3 mmol/l) gestellt werden. Bei adäquater Kompensation können sogar niedrigere Hb-Werte toleriert werden.

Auch für Intensivstationen wird (immer mit den oben genannten Einschränkungen) ein Zielwert von 7–9 g/dl (4,3–5,6 mol/l) vorgegeben.

Dagegen wird für ältere (>65 Jahre) Patienten bei unfallchirurgisch-orthopädischen Interventionen ein Hb-Wert von unter 8 g/dl (unter 5,0 mmol/l) als Trigger formuliert.

Bei akuter oberer gastrointestinaler Blutung (nicht im Schock) wird der Schwellenwert bei unter 7 g/dl (unter 4,3 mmol/l), bei Patienten mit kardiovaskulären Risiken <8 g/dl (unter 5,0 mmol/l) angesetzt.

Bei chronischen Anämien und Hb-Werten unter 8–7 g/dl (unter 5,0–4,3 mmol/l) sollte die Transfusions-Indikation vorrangig anhand der Symptomatik gestellt werden.

Für den hämato-onkologischen Bereich wird explizit angeführt, dass Patienten, die eine intensive Chemotherapie oder eine Radiotherapie erhalten (auch autologe oder allogenen SZT), bei einem Hb-Wert unter 7–8 g/dl (unter 4,3–5,0 mmol/l) transfundiert werden.

2.3 Thrombozytentransfusionen

Hinsichtlich der Thrombozytentransfusion bei hämatologisch-onkologischen Patienten unterscheidet die Leitlinie vier Gruppen:
1. Chronische Thrombozytopenie (Gruppe A), zum Beispiel aplastisches Syndrom, MDS, hereditäre Thrombozytopenie.
   Hier fällt vor allem die Negativempfehlung ins Auge: „Der Nutzen der Gabe von Thrombozyten bei höheren Thrombozytenwerten als 5000/µl zur Prophylaxe von Blutungen ist wissenschaftlich nicht belegt." Bei Werten unter 5000/µl beziehungsweise bei klinisch manifesten Blutungen und vor OPs wird substituiert.
2. Erhöhter Thrombozytenumsatz (Gruppe B), zum Beispiel ITP, TTP, Patienten an ECMO.
   Hier wird die Substitution krankheitsspezifisch diskutiert (siehe LL), bei der ITP erwartungsgemäß nur bei bedrohlichen Blutungen empfohlen.
3. Patienten mit akuter Bildungsstörung durch Chemotherapie (Gruppe C)
   Hier wird ein Trigger von 10000/µl für prophylaktische Thrombozytentransfusionen empfohlen, wenn keine blutungsrelevanten Begleitumstände vorliegen. Ein rein therapeutisches Vorgehen, das heißt Transfusion nur bei Blutungszeichen, wird nur nach autologer SZT als „kann"-Empfehlung erwähnt, „wenn im Fall von Blutungen in kurzer Zeit TK zur Verfügung stehen".
   Bei bestehenden Blutungskomplikationen können höhere Zahlen notwendig sein (>50000/µl). Der Trigger ≤10000/µl unterscheidet sich nur hinsichtlich der Qualität seiner Begründung: Akute Leukämie bei Erwachsenen 1A, nach SZT ohne Komplikationen 1C, Solide Tumoren 2C.
4. Patienten mit akuter Thrombozytenbildungsstörung und zusätzlichen Blutungsrisiken (Gruppe D)
   Liegen Risikofaktoren für Blutungskomplikationen vor (GvHD, Petechien, Fieber, Leukozytose, plasmatische Koagulopathie, steiler Thrombozytenabfall, vorbestehende Nekrosebereiche) „wird in der Regel die prophylaktische Gabe von Thrombozytenkonzentraten bei Thrombozytenzahlen ≤20000/µl empfohlen".

2.4 Thrombozytentransfusion vor Prozeduren

Auch die nachfolgenden Seiten der Leitlinie zu Mindestwerten für bestimmte Prozeduren sind lesenswert. Die zusammenfassende Verkürzung in Tabelle 5 ist in Nuancen sicher angreifbar, im Zweifel wird auf die Originalquelle [16] verwiesen.

Tabelle 5: *(Verkürzte) Zusammenfassung der Thrombozyten-Trigger-Empfehlungen zu Prozeduren. Adaptiert nach [16].*

Indikation für eine Thrombozytentransfusion besteht bei		
Indikation	Trigger	Kommentar
Elektive Lumbalpunktion	<50 000/µl	Bei dringlicher Indikation und Werten >10 000/µl nicht verzögern
LP bei kombinierten Thrombozytenfunktionshemmern	<100 000/µl	
Leberpunktion transkutan transjugulär	<50 000/µl <10 000/µl	
Gelenkpunktion	<20 000/µl	
Zahnärztliche Behandlung (keine OPs)	<20 000/µl	Tranexamsäure, Fibrinkleber
GI-Endoskopie mit Biopsie oder bei Blutung, die nicht gestoppt werden kann	<20 000/µl	
Bronchoskopie – bei transbronchialer Biopsie	<20 000/µl <50 000/µl	
Angiografie („kann erfolgen")	≤20 000/µl	Falls Indikation: akuter arterieller Verschluss, kann TBK eine zusätzliche thrombotische Gefährdung des Patienten darstellen
Beckenkammbiopsie	Kein Minimum	Nur bei anatomischen Besonderheiten (Ergänzung: und wenn keine plasmatische Störung vorliegt)
ZVK-Anlage – bei klinischer Blutungsneigung	<10 000/µl <20 000/µl	Mit Ultraschallkontrolle
Operative Eingriffe: etwas komplexer, siehe Text der Leitlinie		
Epiduralanästhesie	<80 000/µl	
Spinalanästhesie	<50 000/µl	

3 Tiefe Venenthrombose (TVT)

3.1 Epidemiologie

Eine dänische Registerstudie [54] stellte sich die Frage, ob sich die TVT-Inzidenz bei Patientinnen und Patienten mit Krebserkrankungen verändert hat. Etwa eine halbe Million Menschen mit Erstdiagnose einer Krebserkrankung zwischen 1997 und 2017 wurde der dreifachen Zahl Vergleichspersonen gegenübergestellt.

Die kumulative Inzidenz von venösen Thromboembolien (VTE) 12 Monate nach der Krebsdiagnose betrug 2,3% in der Krebskohorte und 0,35% in der Vergleichsgruppe (HR, 8,5; 95%CI, 8,2–8,8). Risikofaktoren für Krebspatienten waren frühere VTE, Fernmetastasen sowie der Einsatz von Chemotherapie, Proteinkinase-Inhibitoren, antiangiogener oder Immuntherapie. Die 12-Monats-Inzidenz in der Krebskohorte stieg von 1,0% im Jahr 1997 auf 3,4% im Jahr 2017, was mit einer verbesserten 12-Monats-Überlebensrate und einem verstärkten Einsatz von CT-Scans, Chemotherapie und zielgerichteten Therapien einherging.

3.2 Hämolyse als Risikofaktor

Die Assoziation von Thrombosen mit der paroxysmalen nächtlichen Hämoglobinurie (PNH) ist jedem Hämatologen geläufig. Aufbauend auf einem Fallbericht referieren Dria Solari und Mitautor*innen Evidenzen, dass eine gewisse Häufung von TVT und LAE auch bei anderen Formen der hämolytischen Anämien, insbesondere der AIHA, vorkommen kann [71]. Die Quantifizierung des Risikos hängt dabei natürlich vom Vergleichskollektiv der ebenfalls hospitalisierten Patienten der Kontrollgruppen ab, scheint aber um die Faktoren 2–3 höher und damit relevant zu sein. Zentral für den Pathomechanismus ist dabei die Freisetzung von Häm, dessen Interaktion mit den Faktoren der Gerinnung und zellulären Strukturen sowohl in der Arbeit von Solari als auch einer Übersicht von Hopp und Imhof [38] umfassend referiert wird. Klinisch findet sich in der aktuellen Version von „How I treat warm autoimmune hemolytic anemia" in BLOOD [5] für die schwereren Verläufe die Empfehlung einer LMWH-Prophylaxe, sofern nicht kontraindiziert.

> **Wertung**
>
> Da schwerere Verläufe ohnehin stationär behandelt werden, wird die Prophylaxe-Empfehlung in der Regel aus anderen Gründen schon umgesetzt werden. Es sei denn, dass man bei extrem niedrigen Hb-Werten zusätzliche Blutungsrisiken als Mitursache initial nicht ausschließen kann oder in einer denkbaren Konsequenz überbewertet.

3.3 Tiefe Venenthrombose (TVT) und Immun-Checkpoint-Inhibitoren (ICI)

In Blood wurden zur Frage der Assoziation von ICI und erhöhter TVT-Inzidenz eine retrospektive Studie [52] und ein begleitendes Editorial publiziert [9]. Weitere Hinweise auf eine Assoziation finden sich in einer Studie, der ausschließlich Verläufe von Patienten mit Melanomen zugrunde lagen [73].

Die Wiener Kohorte [52] von 672 Patienten mit unterschiedlichen ICIs und heterogenen Tumorerkrankungen und -stadien wies eine kumulative Inzidenz von VTE während der ICI-Therapie von 13% auf, hinzu kamen 2% arterielle TE. Das Ausgangsrisiko für Thromboembolien war sicher erhöht, fast 12,6% beziehungsweise 9,2% hatten eine Vorgeschichte einer venösen oder arteriellen thrombotischen Problematik, 16% waren antikoaguliert und jeder 5. erhielt einen Thrombozyten-Aggregationshemmer (TAH).

Die Fallserie aus Cleveland [73] umfasst 228 Patienten, die 2015–2017 behandelt worden waren (81% Stadium IV, 11% mit Hirnmetastasen). Venöse oder arterielle TE-Ereignisse traten bei 47 Patienten (20,6%) auf (16,2% VTE; 6,1% ATE). Als aktuarische personenbezogene Inzidenz waren dies 16,0% nach 12 Monaten. Mit höheren Raten waren Kombinations-ICI-Therapien, Khorana-Score ≥1, KHK-Anamnese und vorbestehende Antikoagulation assoziiert.

Eine Metaanalyse früherer Publikationen mit 20 273 Patienten aus 68 Studien [72] zeigte dagegen nur Inzidenzen von 2,7% und 1,1% (venös und arteriell).

> **Wertung**
>
> Die Inzidenzen der neueren Publikationen sind höher als bisher wahrgenommen. Die Diskrepanz zur Metaanalyse kann verschiedene Ursachen haben. In früheren Studien war möglicherweise im Fokus auf den Tumorverlauf die Erfassung von ATE und VTE unvollständig. Denkbar ist auch, dass sich die Indikationsstellung nach den Initialerfolgen der ICI aber auch auf Gruppen ausgedehnt hat, die primär ein höheres Thromboembolierisiko haben.

3.4 Thrombosen und CDK4/6-Inhibitoren

Als Resultat einer retrospektiven Auswertung weisen West et al. darauf hin, dass CDK4/6-Inhibitoren mit einem erhöhten Thrombose-Risiko assoziiert sein könnten [80]. Bei 266 Patientinnen (überwiegend Palbociclib) fanden sich thrombotische Ereignisse bei 26 (9,8%) Frauen (72% venös, 34% arteriell, Betroffene mit >1 Thrombose, daher >100%). Ein Hämoglobinwert von weniger als 10 g/dL war ein Prädiktor für Thrombose (HR 3,53, p=0,014), während der Khorana-Score nicht prädiktiv für eine VTE war.

3.5 Venöses Thromboembolie-Risiko unter Glukokortikoiden

Von Orsi et al. wurden 2547 Patienten mit VTE aus einer Thrombose-Studie erfolgreich mit einem niederländischen Register für pharmazeutische Statistiken verknüpft [60]. Damit konnte gezeigt werden, dass eine längerfristige Therapie mit Glukokortikoiden mit einem mindestens zweifach erhöhten Risiko für VTE assoziiert war. Das Kollektiv war heterogen (Menschen mit rheumatologischen, onkologischen und hämatologischen Erkrankungen). Der Hinweis, dass Menschen mit einer Indikation für eine Glukokortikoid-Behandlung, insbesondere solche mit einem früheren VTE-Ereignis, mit „Vorsicht behandelt und überwacht" werden sollen, ist natürlich wenig konkret.

3.6 Neues Verständnis von TVT-Ursachen

Eine verminderte Fibrinolyse an der Endothelzell-Oberfläche wurde als potenzieller Risikofaktor für venöse Thromboembolien identifiziert [29]. Der Annexin-A2/S100A10-Komplex ist ein Rezeptor für Plasminogen und Gewebeplasminogenaktivator (tPA) und steigert die Plasminbildung auf der Endothelzelloberfläche um das 60-Fache. Die A2-Protein-Expression und -Funktion wurde bei 115 Patienten mit VTE und 87 gesunden Probanden auf peripheren mononukleären Zellen untersucht. Probanden mit TVT und positiver Familienanamnese, aber ohne bisher etabliertes thrombophiles Syndrom, zeigten eine Abnahme der tPA-abhängigen fibrinolytischen Aktivität auf der Zelloberfläche um 41%. Das A2-Protein war im Durchschnitt um 70% und die Boten-RNA-Spiegel um 30% reduziert. Da das Phänomen mit einer positiven Familienanamnese für TVT assoziiert war, könnte es eine neue Form einer vaskulären Thrombophilie definieren.

3.7 TVT-Risiko und Genetik der Neoplasie

Dass Thrombosen bei Krebserkrankungen mit schlechter Prognose assoziiert sind, ist seit langem klar. Sind es nur die Zufälligkeiten von Gewebe- und Gefäßschäden, Entzündungen, Gerinnungsaktivierung oder Behandlungen, oder ist die TVT direkter mit Eigenschaften des Tumors assoziiert? Dunbar et al. haben in einer großen Kohorte von 11 695 Krebspatienten, für die umfassende genetische Informationen des Tumormaterials vorliegen, Panels von ≥341 ausgewählten Genen sequenziert. Dann wurden diese Daten mit dem Vorliegen oder Nicht-Vorliegen einer erstmaligen klinischen TVT-Diagnose im ersten Jahr (n=693) in Beziehung gesetzt [26]. Unabhängig vom Tumortyp waren Mutationen in bestimmten Genen, wie STK11, KRAS, CTNNB1, KEAP1, CDKN2B und MET, mit signifikant erhöhten Inzidenzen von TVT bis zu 1 Jahr vor der Tumordiagnose assoziiert. Interessanterweise gab es für einige Gene auch negative, wenn man so will „schützende" Assoziationen (SETD2, IDH1).

Im begleitenden Editorial stellt Janusz Rak die Frage, ob die abnorme Gerinnung bei Krebspatienten eine unspezifische Folge von Gewebe- und Gefäßschäden, Entzündungen oder Behandlungen ist oder als ein intrinsischer Teil des „Programms" der Krankheit, eingebettet in ihre onkogenen Treibergene, besser konzeptualisiert wird [61]? Wenn man die ja nun plausible epidemiologische Assoziation von Genetik und TVT-Risiko als gegeben akzeptiert, stellt sich die Frage nach der Pathogenese der VTE. Wie kann es sein, dass ein Tumor mit definierter Organlokalisation, selbst wenn er metastasiert ist, eine Thrombose in einem entfernten Gefäßbett auslösen kann, und zwar auf eine Weise, die mit seiner genetischen Ausstattung zusammenhängt? Einige mögliche Mechanismen werden diskutiert (Freisetzung thrombogener Substanzen, extrazelluläre Vesikel). Eine singuläre, einfache, vereinheitlichende Hypothese ist nicht zu erwarten.

Wertung

Es wurde eine Reihe von onkogenen Mutationen identifiziert, die das Thrombose-Risiko bei Krebspatienten beeinflussen. Praktische Konsequenzen (Indikation für ambulante Prophylaxe, gegebenenfalls kausale Angriffspunkte) sind denkbar, aber noch weit entfernt.

3.8 Apixaban versus Enoxaparin im chirurgisch-onkologischen Umfeld

In einer randomisierten Studie aus USA wurden 400 Frauen mit gynäkologischer Tumor-Operation postoperativ zwischen oralem Apixaban (2-mal 2,5 mg) und subkutanem Enoxaparin (40 mg s.c.) für 28 Tage randomisiert [35]. Es ergaben sich keine signifikanten Unterschiede in Blutungen und Effektivität. Die Patientenzufriedenheit war jedoch in der Apixaban-Gruppe signifikant höher in Bezug auf die Leichtigkeit der Einnahme des Medikaments und die mit der Einnahme des Medikaments verbundenen Schmerzen (2,1% versus 49,2%; OR 9,20; 95%CI 2,7–31,8; p <0,001). Perioperativ erhielten die Patientinnen 5000 E Heparin s.c. 30 Minuten vor Schnitt, pneumatische Kompression während der OP und postoperativ erneut 5000 E Heparin bis chirurgischerseits grünes Licht für die Studienmedikation gegeben wurde.

> **Wertung**
>
> Formal wird in einem Editorial [25] angemerkt, dass die Wirksamkeit nicht primärer Endpunkt war (sondern die Blutungen) und deshalb weitere Studien erforderlich seien. Auch beschränkt sich die perioperative Zulassung der DOAKs in Deutschland auf elektive Hüft- und Kniegelenkersatzoperationen, sodass ein Einsatz nach abdominellen Tumoroperationen eine Off-label-Anwendung darstellen würde.

3.9 TVT-Rezidivprophylaxe in der CANVAS-Studie

In einer pragmatischen Studie [64], die auf dem ASCO-Kongress 2021 vorgestellt wurde, ging es um die Thrombose-Rezidiv-Prophylaxe bei Patienten mit onkologischen Erkrankungen. Es wurde unverblindet zwischen direkten oralen Antikoagulanzien (DOAK) und niedrigmolekularen Heparinen (LMWH) randomisiert, wobei die konkrete Wahl des Präparates wohl frei war (Canvas pragmatic rando-

Tabelle 6: *Ergebnisse der CANVAS-Studie. Adaptiert nach [64].*

CANVAS Ereignis-Raten nach 6 Monaten				
Kohorte	Endpunkt	DOAK	LMWH	Differenz (90%CI)
		(n=330)	(n=308)	
Randomisierte Patienten	Rezidiv VTE	6,1%	8,8%	–2,7 (–6,1–0,7)
	Schwere Blutung*	4,6%	4,6%	0,0 (–2,7–2,7)
	Verstorben	21,5%	18,4%	3,1 (–2,1–8,3)
		(n=107)	(n=30)	
Patienten-Präferenz	Rezidiv VTE	7,5%	4,1%	3,3 (–3,1–9,7)
	Schwere Blutung*	11,5%	3,0%	8,5 (1,2–15,8)
	Verstorben	16,3%	23,8%	–7,5 (–18,8–3,8)
		(n=437)	(n=338)	
Kombiniert	Rezidiv VTE	6,4%	7,8%	–1,3 (–4,4–1,7)
	Schwere Blutung*	5,4%	4,4%	1,0 (–1,5%–3,6)
	Verstorben	20,5%	19,3%	1,2 (–3,5–6,0)

* CTCAE Grade 3–5

mized trial). Neben den Daten von 671 randomisierten Patienten flossen auch die von 140 Patienten separat in die Auswertung ein, die sich ohne Randomisation für einen der Arme entschieden. In der LMWH-Gruppe war der Wechsel auf Vitamin-K-Antagonisten erlaubt.

Primärer Endpunkt war die TVT-Rezidivfreiheit nach 6 Monaten, statistisch als Nichtunterlegenheit mit einem maximalen Unterschied von 3%. Die Ergebnisse sind Tabelle 6 zusammengestellt

Wertung

Die Ergebnisse passen zur bisherigen randomisierten Studienlage der Einzelsubstanzen.

3.10 Dosierung von Apixaban bei niedrigem Körpergewicht

Apixaban wird unabhängig vom Gewicht dosiert (Tab. 7). Lediglich für Patienten mit Vorhofflimmern findet sich in der Fachinformation die Empfehlung zur Reduktion auf 2-mal 2,5 mg falls 2 der Kriterien Alter ≥80 Jahre, Gewicht ≤60 kg oder Serumkreatinin ≥1,5 g/dl (133 Micromol/l) vorliegen. Ein mexikanisches Team [15] hat nun bei 61 routinemäßig behandelten Patienten mit aktiver Krebserkrankung und TVT die Spiegel von Apixaban in Abhängigkeit vom Gewicht analysiert.

Wertung

Obwohl keine harten Endpunkte wie Blutungsneigung berichtet werden, macht die Studie die Dosisreduktion bei Gewicht <60 kg plausibel. Bei einer HWZ von 9–14 Stunden verblüfft auch die hohe Rate von sehr niedrigen Spiegeln beziehungsweise die breite Streuung der Messwerte.

Tabelle 7: *Gewichtsabhängige Dosierung von Apixaban und resultierende Blutspiegel. Adaptiert nach [15].*

	>60 kg Dosis 2-mal 5 mg	≤60 kg Dosis 2-mal 5 mg	≤60 kg Dosis 2-mal 2,5 mg
Anzahl Patienten	21	15	25
Mittlerer Talspiegel, Konfidenzintervall und Standardabweichung	109 ng/dL, 74–145 77,6	136 ng/dL 70–201 114	101 ng/dL 67–135 80

Tabelle 8: *Zweitauswertung der Caravaggio-Studie. Adaptiert nach [78].*

	Apixaban	Dalteparin
Mit Tumor-gerichteter Therapie (TgT)	336 Pat. (58,3%)	332 Pat. (57,3%)
VTE-Rezidiv mit/ohne TgT	6,0%/5,0%	7,2%/8,9%
Schwere Blutung mit/ohne TgT	3,6%/4,2%	4,8%/2,8%
Verstorben mit/ohne TgT	22,0%/25,4%	26,2%/26,7%

3.11 Interagiert Tumor-gerichtete Therapie (TgT) mit Antikoagulation bei TVT?

Eine Zweitauswertung der Caravaggio-Studie (Apixaban versus Dalteparin) schaute auf die Subgruppen, die weiterhin eine antineoplastische Therapie erhielten (Tab. 8) [78].

Da die Gründe für das Nichtvorhandensein einer TgT sehr unterschiedlich sein konnten (denkbar sind unter anderem abgeschlossene Therapie bei vorausgegangener Erkrankung, Beendigung in palliativer Situation), sind die Mortalitätsdaten kaum zu interpretieren.

> **Wertung**
>
> Im Grunde interessante Fragestellung, man muss sich das mal anschauen. Im Ergebnis spielt es allerdings für Alltagsentscheidungen keine Rolle. Angesichts der rasanten Rate an Neuzulassungen sollte man mögliche Interaktionen mit neuen Tumortherapeutika für die Zukunft nicht aus den Augen verlieren. Apixaban ist CYP3A4- und pGP-Substrat.

3.12 DOAKs bei ZNS-Manifestationen?

Was tun, wenn eine Indikation zur Antikoagulation bei Patienten mit Hirnmetastasen oder primären hirneigenen Tumoren besteht? Es gab zuvor nur wenige retrospektive Daten [17], die keine Nachteile für die DOAKs gegenüber LMWH sahen. Zwei weitere Serien sind zuletzt hinzu-gekommen [47, 74]. Tabelle 9 bietet eine Übersicht zu allen drei Serien.

Eine Gruppe aus Pennsylvania [74] berichtet von 125 Patienten mit primären und metastasierten Hirntumoren (Warfarin16, DOAK 52, LMWH 57). Die Rate an intrakraniellen Blutungen (ICH) war in der DOAK-Gruppe günstiger als in der LMWH (5,8% versus 15%, n.s.). Die Gesamtrate aller Blutungen war aber im LMWH eher höher als erwartet (26 versus 9,6% unter DOAKs). Könnte

Tabelle 9: Blutungsraten bei Patienten mit zerebralen Tumormanifestationen und Antikoagulation (retrospektive Auswertungen).

Quelle	Patienten	Kriterium	LMWH	DOAKs
[74]	125 HM und PHT	ICH	15%	5,8%
[47]	96 nur HMet	Schwere ICH /12 Monate	11,1%	5,1%
[17]	67 PHT 105 HMet	Schwere ICH	18,1% 17,8%	0% 11,1%

PHT Primärer Hirntumor; *HMet* Hirnmetastasen; *ICH* Intrakranielle Hämorrhagie

dies ein Hinweis sein, dass bei angenommenen Risiken eher zu LMWH gegriffen wurde?

Eine Serie zweier Zentren aus den Niederlanden und Israel [47] beschreibt 96 Patienten mit Hirnmetastasen (41 DOAK, 55 LMWH). Die kumulative 12-Monats-Inzidenz von schweren ICHs betrug 5,1% unter DOAK und 11,1 % bei LMWH Therapie (n.s.).

> **Wertung**
>
> In drei retrospektiven Serien ergaben sich aus unterschiedlichen Perspektiven (nur Metastasen versus Metastasen plus hirneigene Neoplasien, Blutungsschwere, Vergleichspräparate) keine Nachteile für DOAKs. Im Trend lagen diese Komplikationsraten sogar eher im besseren Bereich. Diese Trends sollten nicht im Sinne einer präferenziellen Verwendung von DOAKs überbewertet werden. Wenn in der jeweiligen Auswahl auch nur minimal eine Einschätzung eine Rolle gespielt hat, die bei subjektiver Risikowahrnehmung jeweils auf die ver trautere Substanz (LMWH) setzt, wären die Unterschiede erklärbar.

3.13 Krankheitsspezifische TVT-Inzidenzen im Verlauf

Eine auf dem ASCO-Kongress vorgestellte prospektive Beobachtungsstudie aus Japan [77] beschreibt den Verlauf bei 1008 Patienten mit inoperablem Bronchialkarzinom in Bezug auf VTEs. Bereits im Umfeld der Diagnose hatten wohl 6,2% der Patienten eine VTE und 42 weitere (4,2%) entwickelten eine VTE im Verlauf. Betroffene erhielten eine Antikoagulation mit Edoxaban, worunter innerhalb von 6 Monaten keine Rezidive auftraten. Blutungen (leichtere und schwerere) traten ohne VTE/Edoxaban bei 9,4% auf und waren in der VTE-Edoxaban-Gruppe höher (23%). Ein Unterschied zwischen Patienten mit und ohne VTE im Überleben nach 2 Jahren bestand nicht.

> **Wertung**
>
> Im Prinzip eine interessante epidemiologische Herangehensweise: Tumorspezifisch den Gesamtverlauf betrachten. Die Thrombose-Rate im Gesamtverlauf erscheint aber niedrig. Dass VTE-Ereignisse nicht prognostisch relevant waren, fällt ebenfalls etwas aus der Reihe.

3.14 TVT in Palliative Care

Simon Noble diskutiert in einem narrativen Review den Kenntnisstand zu TVT/LAE im palliativen Setting [57]. So eindeutig das Problem besteht, so schwer ist seine Abgrenzung. Die WHO-Definition der Palliativmedizin zeigt außer der „lebensbedrohlichen Erkrankung" kein Kriterium auf, nach dem ein Palliativpatient für einen Studieneinschluss in Abgrenzung zu einem onkologischen Patienten definiert werden könnte. In Tabelle 10 sind die wichtigsten Unterschiede zwischen einer onkologisch nicht palliativen (im engeren Sinn) und einer Palliative-Care-Population dargestellt.

Noble referiert die französische RHESO-Studie (siehe Colloquium Onkologie 24, 2017) sowie eigene Daten der HIDDEN-Studie [81]. In dieser waren 343 Krebspatienten bei Aufnahme auf eine Palliativeinheit mit Ultraschall der bilateralen Oberschenkelvenen untersucht worden. Die Prävalenz der femoralen

Tabelle 10: *Unterschiede der onkologischen TVT-Studienkollektive zu Palliative-Care-Patienten im engeren Sinn. Adaptiert nach [57].*

Tumor und Thrombose	Palliative-Care-Population
Empfehlungen weitgehend auf RCTs basierend Ausschlusskriterien sind in der Regel: Prognose <3 Monate oder Performancestatus 3/4	In klinischen Studien kaum vertreten. Überwiegend Beobachtungsdaten. In höherer Inzidenz Manifestationen mit Blutungsrisiken (GI- und/oder zerebrale Beteiligung) und Patienten mit manifester Blutungsanamnese.
Primäre Endpunkte konzentrieren sich auf VTE-Rezidiv, Blutung und Überleben	Fokus auf Lebensqualität, Symptomlinderung.
Normale Nieren- und Leberfunktion	Gestörte und sich verschlechternde Organfunktionen.
Behandlung mit Tumor-gerichteten Medikamenten	Mehr Supportiv-Therapeutika mit potenzieller Interferenz (NSAID, SSRI etc.)

TVT wurde auf 28% geschätzt und nur 4 weitere Patienten entwickelten während der Aufnahme eine neue TVT. Bei einem mittleren Überleben von 44 Tagen gab es keinen Überlebensunterschied zwischen Patienten mit und ohne proximaler TVT. Die Autoren stellen den Nutzen einer Thromboseprophylaxe bei Patienten mit fortgeschrittener Krebserkrankung in Frage, da ein Drittel der untersuchten Patienten nicht in Frage kam (Situation am Lebensende); ein weiteres Drittel der rekrutierten Patienten hatte bereits eine proximale TVT und von den verbleibenden Patienten entwickelten nur 2% eine neue TVT.

3.15 Neues zu Antagonisten

Neben Andexanet alfa und Idarucizumab ist eine weitere Substanz in der Pipeline, die in der Lage ist, DOAKs zu antagonisieren: Ciraparantag. Die Substanz war den Herausgebern von Blood ein Review mit begleitendem Editorial wert [3, 69], bei der Jahrestagung der ASH sind weitere Studien vorgestellt worden [34].

Bei Blutungen kann in vielen Fällen das vorübergehende Absetzen der DOAK-Antikoagulation ausreichend sein, da die HWZ kurz sind. Interessanterweise soll Ciraparantag nicht nur DOAK, sondern auch Heparine und Fondaparinux unspezifisch inhibieren durch nicht-kovalente Bindungen auf Basis von Ladungswechselwirkungen. Erstaunlich ist, dass trotz der neutralisierenden Bindung dieser doch heterogenen Stoffe eine relevante Bindung an andere Medikamente und endogene Substrate bisher in vivo wohl nicht nachgewiesen ist. In vitro stört Ciraparantag aber traditionelle plasmabasierte Assays (aPTT, Quick, Anti-Xa), da die Substanz an die Reagenzien (Citrat und EDTA) bindet. In den Studien wurde die Vollblutgerinnungszeit (whole blood clotting time) monitoriert [34, 69]. Es ist außerdem davon auszugehen, dass auch Reagenzien anderer automatisierter Analysen (Serumwerte, Medikamentenspiegel etc) beeinflusst und so Laborartefakte induziert werden.

In randomisierten Studien mit gesunden Probanden (das heißt ohne erhebliche Überdosierungen der Antikoagulantien) wurde die Antagonisierung von Edoxaban, Enoxaparin, Rivaroxaban und Apixaban (letzter beim ASH-Kongress präsentiert [34]) nachgewiesen.

Im Editorial diskutiert Deborah Siegal auch die Problematik klinischer Studien mit blutenden Patienten. Eigentlich müsste der Effekt des Antidots ja mit dem Spiegel des Antikoagulans korreliert werden, wobei letztlich für die einzelnen Substanzen unklar ist, was kritische Schwellenwerte sind [69] und ob man im Notfall eine DOAK-Spiegelmessung verfügbar hat oder vor Einsatz eines Antidots auf die Werte warten kann und will. Fordert man strenge Kriterien der randomisierten Prüfung, hält sie auch die Anwendung von von Idarucizumab und

Andexanet alfa, die in offenen, prospektiven Kohortenstudien ohne Kontrollgruppen untersucht wurden, für noch unsicher und weiterer Begründung bedürftig. Auch seien die diskutierten und in der Vergangenheit angewendeten Kriterien der hämostatischen Wirksamkeit nicht prospektiv validiert.

In clinicaltrials.gov findet sich derzeit noch keine Studie zu Ciraparantag in klinischen Blutungssituationen.

Eine klare Entscheidungsstrategie zum Einsatz ist derzeit kaum formulierbar. Was man relativ sicher sagen kann, ist Folgendes (Beyer-Westendorf, pers. Mitteilung):

➤ Wenn kein Spiegel verfügbar: DOAK-Einnahmen, die länger als 24 Stunden zurückliegen, bedürfen nur sehr selten einer Antidotstrategie, und bei Einnahmen innerhalb der letzten 12 Stunden macht eine gezielte Antagonisierung Sinn, wenn es die Blutungssituation auch klinisch erfordert. Zwischen 12 und 24 Stunden wäre ein Graubereich, bei dem DOAK-Dosis, Grad der renalen Elimination des betreffenden DOAK und eGFR des Patienten zusätzlich zum Schweregrad der Blutung einbezogen werden sollten.
➤ Bei Verfügbarkeit eines DOAK-Spiegels wären <35 ng/ml definitiv kein Kriterium zur Antidotgabe; Werte zwischen 35 und 75 ng/ml wären ein Graubereich und auch keine eindeutige Indikation. Oberhalb von >75 ng/ml sollte man den Einsatz erwägen, und bei Werten >100 ng/ml macht eine gezielte Antagonisierung pharmakologisch Sinn, wenn es die Blutungssituation auch klinisch erfordert.

4 Neue Form der Erythropoese-Stimulation

Auch wenn der bisherige Fokus die Anämie bei niereninsuffizienten Patientinnen und Patienten ist, so verdient eine neue Substanzklasse zur Anämie-Therapie eine kurze Erwähnung. Eine größere Zahl zum Teil hochrangig publizierter randomisierter Studien und Reviews berichtet über die Effekte von Vadadustat und Roxadustat (Vada; Ruxa) [2, 7, 18, 27, 31, 68] bei niereninsuffizienten Patienten.

Der Hypoxie-induzierbare Faktor (HIF) ist ein Transkriptionsfaktor, der an der Regulation der physiologischen Reaktionen auf Sauerstoffmangel beteiligt ist [37]. Auch die Erythropoetin-Produktion durch Leber und Nieren wird unter anderem dadurch gesteuert, dass HIF durch einen sauerstoffabhängigen proteasomalen Abbau reguliert wird. Eine Familie von Prolyl-Hydroxylasen sind in gewisser Weise Sauerstoffsensoren. Die HIF-Prolyl-Hydroxylase-Inhibitoren (HIF-PHI) stellen eine neue Substanzklasse dar, die HIF stabilisieren (durch Verhinderung der Oxidation), was wiederum unter anderem die endogene Erythropoetin-Produktion stimuliert (Abb. 1).

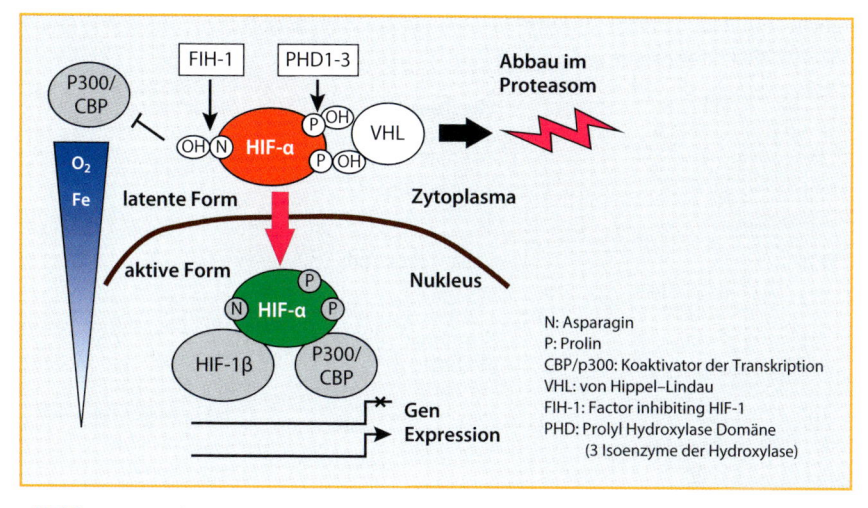

Abbildung 1: *Inaktivierung von HIF-alpha durch Oxidation (Prolyl-Hydroxylase). Adaptiert nach [37].*

Wie bei den ESAs spielt in den Studien neben der eigentlichen Wirksamkeit auf das Hämoglobin auch das Problem potenzieller kardiovaskulärer und thrombotischer Ereignisse eine Rolle, weshalb in den Studien meist ein zusammengesetzter Endpunkt „major adverse cardiovascular event" (MACE, Tod jeder Ursache, Herzinfarkt, Schlaganfall) mitgeführt wurde. Verkürzend und ohne auf Dosierungen, Intervalle der Beurteilung, Verblindung etc. einzugehen, kann man sagen, dass alle Verum-kontrollierten Studien eine Nichtunterlegenheit, alle Placebo-kontrollierten eine Überlegenheit dokumentierten. Nebenwirkungen waren kein wesentliches Problem. Tabelle 11 zeigt die wichtigsten Studien der letzten 12 Monate.

> **Wertung**
>
> Noch geht es ausschließlich um die Anämie bei Niereninsuffzienz, Roxadustat ist in Japan und China zugelassen, weitere Zulassungsanträge weltweit sind in Bearbeitung. Für Roxadustat finden sich Hinweise auf laufende Studien zur Chemotherapie-assoziierten Anämie. Im illegalen Doping kommen dies Substanzen wohl schon zum Einsatz.

Tabelle 11: *Randomisierte Studien zur Anämie bei Niereninsuffizienz durch HIF-Prolyl-Hydroxylase-Inhibitoren.*

Quelle	Dialyse	Medikamente (Patientenzahl)	Kommentar
[56]	Ja	Vada versus Darb (n=323)	
[27]	Ja (2 Studien)	Vada versus Darb (n=3923)	
[31]	Nein	Roxa versus Placebo (n=2781)	
[18]	Nein (2 Studien)	Vada versus Darb (n=3466)	Mehr MACE mit Vada (nur bei hohen Hb-Zielen?)
[55]	Nein	Vada versus Darb (n=304)	
[68]	Nein ALPS-Studie	2:1 Roxa versus Placebo (n=594)	LDL-Cholesterol besser
[7]	Nein, DOLOMITES-Studie	Roxa versus Darb (n=616)	LDL-Cholesterol besser
[21]	Nein, ANDES-Studie	Roxa versus Placebo 2:1 (n=922)	Überlegen, NW kein Problem

Vada Vadadustat, *Roxa* Roxadustat, *Darb* Darbepoetin, *Plac* Placebo

5 Prävention der Chemotherapie-induzierten (febrilen) Neutropenie

Im Feld der Prophylaxe der febrilen Neutropenie war im Grunde in den letzten Jahren wenig Bewegung. Die Empfehlungen der Leitlinien sind über die Jahre präzisiert worden, und es gab einige strukturähnliche Moleküle oder Biosimilars insbesondere zu PEG-Filgrastim.

Nun erscheint eine neue Substanz mit durchaus anderen Eigenschaften, Plinabulin. Die Substanz wird als „selective immunomodulating microtubule binding agent" (SIMBA) beschrieben. Interessanterweise scheint die Substanz sowohl antineoplastische als auch stammzellprotektive Eigenschaften aufzuweisen.

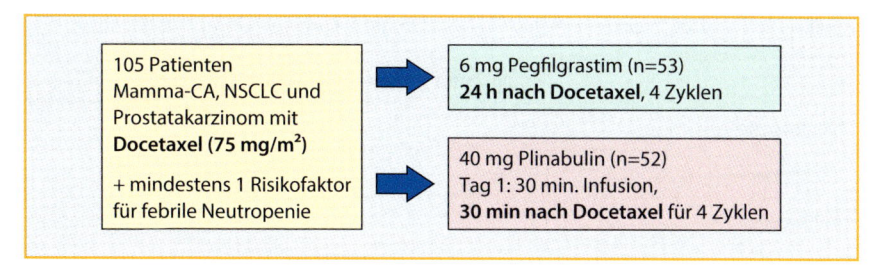

```
┌─────────────────────────────────────────────────────────────────┐
│  ┌──────────────────────────┐      ┌────────────────────────┐   │
│  │ 105 Patienten            │  ➡   │ 6 mg Pegfilgrastim (n=53)│  │
│  │ Mamma-CA, NSCLC und      │      │ 24 h nach Docetaxel, 4 Zyklen│
│  │ Prostatakarzinom mit     │      └────────────────────────┘   │
│  │ Docetaxel (75 mg/m²)     │                                   │
│  │                          │      ┌────────────────────────┐   │
│  │ + mindestens 1 Risikofaktor│ ➡   │ 40 mg Plinabulin (n=52)│  │
│  │ für febrile Neutropenie  │      │ Tag 1: 30 min. Infusion,│  │
│  └──────────────────────────┘      │ 30 min nach Docetaxel für 4 Zyklen│
│                                    └────────────────────────┘   │
└─────────────────────────────────────────────────────────────────┘
```

Abbildung 2: *Ablauf der Studie Plinabulin versus PEG-Filgrastim. Adaptiert nach [11].*

Die Herkunft und Vorgeschichte der Substanz sei anhand einer Übersicht von Jimenez et al. über „Wirkstoffe marinen Ursprungs" [42] kurz wiedergegeben. Plinabulin ist strukturverwandt zu einer natürlichen, unter anderem in einem marinen Pilz vorkommenden Substanz Halimid (ein Diketopiperazin). Diese Ausgangssubstanz ist eine potente zytotoxische Verbindung, die den Zellzyklus in der Mitose arretiert, indem sie die Tubulinpolymerisation durch Interaktion mit der Colchicin-Bindungsstelle hemmt. Diese Beobachtung veranlasste die Synthese von Analoga. Plinabulin zeigt unter anderem in vitro Aktivität gegen Zellreihen von Karzinomen des Kolons, der Prostata, der Mamma, der Lunge und anderen Organen. Weitere Mechanismen (antiangiogenetisch, Caspase-Aktivierung, Reifung von Dendriten und Lymphozyten) werden diskutiert. Der Mechanismus, wie die Hämatopoese geschützt wird, ist unabhängig von G-CSF und letztlich nicht völlig klar [76].

Auf der Jahrestagung der ASCO wurden zwei größere Studien präsentiert. Blayney [11] berichtet über eine Studie, in der bei Bronchialkarzinomen Plinabulin mit Pegfilgrastim verglichen wurde.

Der primäre Endpunkt der Studie war die Nicht-Unterlegenheit von Plinabulin versus Pegfilgrastim bezüglich der Dauer der schweren Neutropenie im ersten Zyklus, also nicht der eigentlich klinisch relevante Endpunkt der febrilen Neutropenie. In Tabelle 12 sind die Ergebnisse zusammengefasst.

Es bestand ein ähnliches Sicherheitsprofil beider Substanzen, Plinabulin verursachte weniger Knochenschmerzen (p=0,01) und weniger Thrombozytopenie (p<0,0001) als Pegfilgrastim an Tag 15.

Wertung

Zweifellos eine interessante Substanz. Falls sie sich durchsetzt, sind mehrere Vorteile denkbar: Rein pragmatisch, die Anwendung am Tag der Chemotherapie und nicht mit 24 Stunden Verzögerung. Des Weiteren sind Vorteile bei Knochenschmerzen und bei der Thrombopenie denkbar. Die Fallzahl ist klein (1 Patient entspricht in etwa 2% in der Tabelle), manches verblüfft (warum mehr Antibiotika bei Plinabulin, wenn im anderen Arm doppelt so viele Infektionen waren?).

Tabelle 12: Plinabulin versus Pegfilgrastim beim Bronchialkarzinom. Adaptiert nach [11].

	Pegfilgrastim (n=53)	Plinabulin (n=52)
Neutropenie	1,9%	0%
Infektionen	15,1%	7,7%
Antibiotika	13,2%	15,4%
Hospitalisierung	1,9%	3,84%
Docetaxel Abbruch	26,4%	13,5%
Docetaxel Verzögerung	5,7%	3,9%

In einer weiteren Studie der Gruppe [11] kam die Kombination von Pegfilgrastim mit Plinabulin versus Pegfilgrastim alleine zum Einsatz (NCT03531099). Auch hier zeigen sich Vorteile für die Kombination mit der neuen Substanz (Tab. 13).

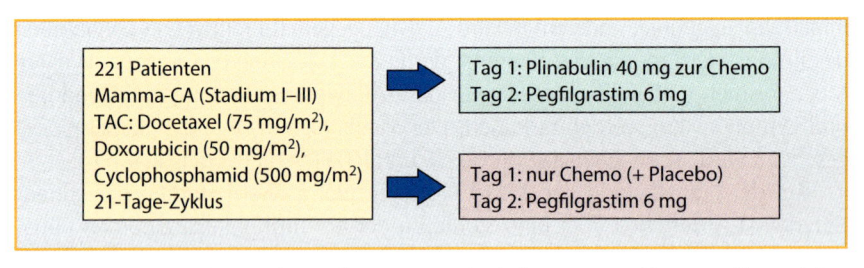

221 Patienten
Mamma-CA (Stadium I–III)
TAC: Docetaxel (75 mg/m^2),
Doxorubicin (50 mg/m^2),
Cyclophosphamid (500 mg/m^2)
21-Tage-Zyklus

→ Tag 1: Plinabulin 40 mg zur Chemo
Tag 2: Pegfilgrastim 6 mg

→ Tag 1: nur Chemo (+ Placebo)
Tag 2: Pegfilgrastim 6 mg

Abbildung 3: Ablauf der Studie Pegfilgrastim mit Plinabulin versus Pegfilgrastim alleine. Adaptiert nach [11].

Tabelle 13: Pegfilgrastim allein versus Pegfilgrastim plus Plinabulin. Adaptiert nach [11].

	PEGFIL alleine	PEGFIL und Plin	Statistik
Keine Grad-4-Neutropenie im ersten Zyklus	13,6%	31,5%	p=0,0015
Anteil der Patienten mit febriler Neutropenie in 4 Zyklen	6,4%	3,6%	p=0,3466

> **Wertung**
>
> Die vorgestellten Arbeiten dokumentieren eine Wirksamkeit in Bezug auf die Neutropenie. Wirklich harte Daten für die febrile Neutropenie beziehungsweise deren Mortalität sind noch nicht dabei. Die kumulativen Inzidenzen sind auch im Pegfilgrastim-Arm nicht exorbitant hoch. Da der neuen Substanz ja auch eine Tumorwirksamkeit zugeschrieben wird, darf man auf Auswertungen in Bezug auf härtere Endpunkte gespannt sein. Weitere Studien, auch in Kombination mit Immuntherapeutika, sind in der Pipeline.

Auf clinicaltrials.gov finden sich Hinweise auf weitere rekrutierende Studien, zum einen in Kombination mit Nivolumab beim NSCLC (NCT02812667, aber nur 38 Patienten), zum anderen eine große randomisierte Studie (Docetaxel +/– Plinabulin beim NSCLC, NCT02504489), die bereits 559 Teilnehmer rekrutiert hat und noch 2021 abgeschlossen werden soll.

6 Infektionen

6.1 Influenza-Impfung und ICI

Ein italienisches Projekt erfasste Patienten unter ICI-Therapie und analysierte den Verlauf von „influenzaähnlichen Erkrankungen" (ILI) mit und ohne Impfungen [8]. Der Begriff wurde vermutlich gewählt, um den unterschiedlichen diagnostischen Standards in 82 Zentren Rechnung zu tragen.

Es wurden 1188 Patienten analysiert, von denen 48,9% (581) eine Influenza-Impfung erhielten. Obwohl geimpfte Patienten im Durchschnitt älter (p<0,0001), mit schlechterem ECOG-PS (p=0,009), häufiger an Lungenkrebs erkrankt (p=0,01) waren und häufiger andere Komorbiditäten hatten (p<0,0001), gab es Indizien für Vorteile in dieser Gruppe. Zwar unterschied sich die ILI-Inzidenz (um 8%) nicht, aber ILI-Komplikationen traten bei geimpften Patienten signifikant seltener auf (11,8% versus 38,3%, p=0,002). ILI-bedingte intravenöse Therapien waren bei Geimpften seltener (11,8 % versus 29,8 %, p=0,027). Die ILI-Letalität betrug 0% bei geimpften und 4,3% bei ungeimpften Patienten. Impfstoffbedingte unerwünschte Ereignisse waren selten und leicht (1,5%, Grad 1–2).

> **Wertung**
>
> Nichts spricht gegen eine Influenza-Impfung unter Immuntherapie.

6.2 G-CSF bei durch COVID komplizierte Neutropenie

Eine spanische Gruppe [41] hatte sich Verläufe von COVID-19 im Zusammenhang mit febriler Neutropenie angeschaut. In die Analyse gingen 83 Patienten ein (Lunge 26%, Mamma 22%, CRC 13%, andere 17%), die meisten mit metastasierter Erkrankung (67%). Etwa zwei Drittel der Patienten verstarb infolge respiratorischen Versagens. Die Autoren vermuten einen Zusammenhang mit der Intensität einer G-CSF-Gabe im Verlauf.

Eine ähnliche Beobachtung wurde bei 304 Patienten mit COVID-19 am Memorial Sloan Kettering Cancer Center gemacht. Es wiesen 55 eine Neutropenie auf, von denen 16 ein CSF-Präparat erhalten hatten [53]. Bei statistischer Berücksichtigung der Neutropenie war im Gesamtkollektiv die G-CSF-Verabreichung assoziiert mit erhöhtem Sauerstoffbedarf und erhöhter Todesrate (HR 2,97; 95%CI 1,06–8.28; p=0,038).

Die Hypothese ist in Bezug auf die beschriebene Hyperinflammation plausibel. Seit Jahren gibt es Berichte, dass bei pulmonalen Infiltraten in der Regenerationsphase aufgrund der massiven Leukozytenvermehrung eine akute klinische Verschlechterung eintreten kann.

Wertung

Hoffentlich bald ein Problem der Vergangenheit. Wenn konventionelles G-CSF gegeben wird, kann im Falle des COVID-Nachweises eine Beendigung erwogen werden. In jedem Fall sollten Patient*innen mit CSF-Gabe in Bezug auf eine denkbare rasche respiratorische Dekompensation besonders überwacht werden.

7 Statine in der Onkologie

Eine akute Metaanalyse [75] höherwertiger Studien (unter dem Einschluss nicht randomisierter Daten) kommt zu dem Ergebnis, dass weder in Bezug auf Nutzen noch unter Berücksichtigung der Nebenwirkungen ein abschließendes Urteil möglich sei.

In einer retrospektiven Studie zur Ototoxizität unter Cisplatin (HNO-Tumoren) fanden Fernandez und Mitautorinnen [30] einen signifikant geringeren Hörverlust bei Patienten, die während der Therapie Atorvastatin erhalten hatten (CTCAE-Grade 2 oder höher, 9,7% versus 29,4%; p=<0,0001).

Eine kanadische Matched-pair-Studie legt nahe [1], dass Statine die Rate an kardialen Komplikationen bei Anthrazyklin-Exposition reduzieren können. Positive Trends bei Trastuzumab waren nicht signifikant.

Rossi und Mitautoren sahen Vorteile für die Statin-Gabe in einem kleinen Kollektiv (n=122) bei Immunotherapie bei NSCLC [63]. Der Vorteil im PFS lag bei 17,6 versus 9,6 Monate, das mediane OS lag bei 19,9 versus 11,0 Monate (beides p=<0,001).

Eine SEER-basierte Untersuchung fand bei Frauen mit nicht metastasiertem tripelnegativem Brustkrebs einen Vorteil für OS [59]. Eine kanadische Register-Studie dokumentiert retrospektiv Vorteile beim Ovarialkarzinom [36]. Jede Einnahme nach der Diagnose war mit einer besseren Überlebensrate (aHR 0,76; 95%CI 0,64–0,89) assoziiert. Dies war in erster Linie auf die neue Anwendung nach der Diagnose zurückzuführen (aHR 0,67; 95%CI 0,51–0,89).

Die einzige richtig prospektiv randomisierte Studie zu Statinen im onkologischen Kontext war (wieder einmal) negativ [40]. Bei 364 randomisierten Patienten in der PRO-STAT-Studie (Prostata-CA adjuvant) war der primäre Endpunkt des biochemischen 1-Jahres-Rezidivs nicht signifikant unterschiedlich (HR 0,96; 95%CI 0,58–1,60).

Wertung

Weiterhin steht eine Fülle von (scheinbar?) positiven retrospektiven Auswertungen einer relativ nüchternen Bilanz bei prospektiver Prüfung oder metaanalytischer Auswertung gegenüber.

8 Welchen Einfluss haben Therapieverzögerungen?

Auf der Basis der National Cancer Database (NCDB), die über 70% der Krebsdiagnosen in den USA erfasst, wurden für die Jahre 2004–2015 Patienten mit nicht metastasiertem Brustkrebs, Prostatakrebs, NSCLC und Darmkrebs in den lokalisierten Stadien mit der Möglichkeit einer definitiven Behandlung erfasst [19]. Die Zeit zwischen Diagnose und definitiver Behandlung (TTI) wurde in einem Kollektiv von 2,4 Mio Patientinnen und Patienten analysiert und in 4 Intervalle eingeteilt: 8–60, 61–120, 121–180 und >180 Tage). In Therapiesituationen mit neo-adjuvanter Therapie galt der Beginn der Chemotherapie als der definitive Zeitpunkt.

Die TTI lagen im Median überwiegend im günstigsten Intervall (Colon 26, Mamma 32, Lunge 41 und Prostata 79 Tage). Außer beim Prostatakarzinom lagen >95% der Patienten in den ersten beiden Gruppen. Über alle Krebsarten hinweg zeigte sich ein allgemeiner Anstieg der 5-Jahres- und 10-Jahres-Sterblichkeit mit zunehmendem TTI. Die ausgeprägteste Mortalitätsassoziation bestand für Kolonkarzinom, das Überleben für Prostatakrebs war am wenigsten TTI-assoziiert (Tab. 14).

Tabelle 14: Einfluss der Therapieverzögerung auf die vorhergesagte 5-Jahres-Mortalitätsrate. Adaptiert nach [19].

Tumor	Stadium/Risiko	Verzögerung in Tagen – resultierende 5-J-Mortalität (%)			
		8–60	61–120	120–180	181–365
Mamma	Stadium I	9,7	11,0	13,7	15,2
	Stadium II	17,0	17,7	20,0	21,7
	Stadium III	29,6	29,4	32,5	32,7
Kolon	Stadium I	22,1	26,6	27,5	29,7
	Stadium II	30,2	36,2	43,2	39,7
	Stadium III	34,6	38,9	42,1	47,8
NSCLC	Stadium I	43,4	47,4	49,6	47,6
	Stadium II	60,8	62,0	60,6	59,6
Prostata	Low Risk	4,9	5,0	5,1	5,2
	Intermediate Risk	7,0	7,4	7,9	8,3
	High Risk	11,6	12,8	13,8	14,1

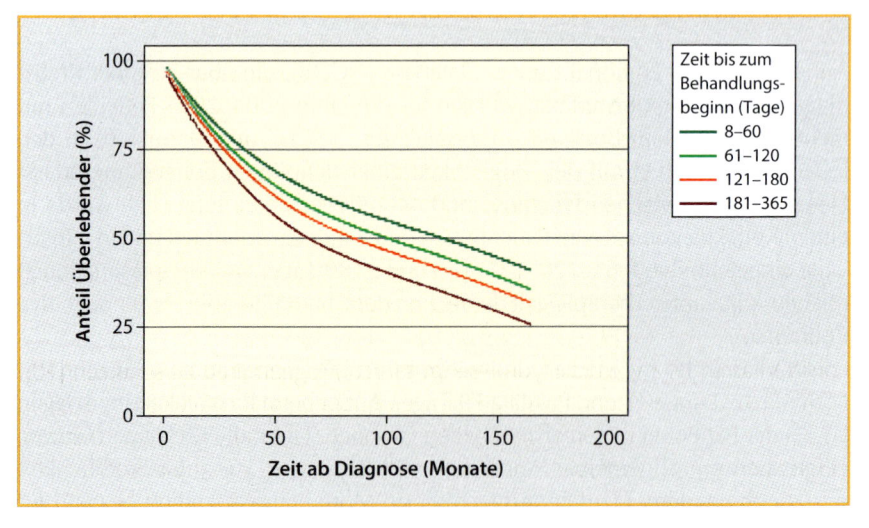

Abbildung 4: Gesamtüberleben bei Patienten mit Kolonkarzinom im Stadium III in Abhängigkeit von der Zeit bis zum Behandlungsbeginn. Adaptiert nach [19].

Aufgrund der retrospektiven Erhebung in einer Datenbank waren natürlich die Ursachen der Verzögerung nicht zu erheben. Die Autoren vertreten die Meinung, dass die Ergebnisse eher für ein Worst-case-Szenario sprechen, wollte man die Erfahrungen aktuell zum Beispiel auf Corona-bedingte Verzögerungen übertragen. Es gibt Reihe von Faktoren, die sowohl den Zeitpunkt der Initialbehandlung als auch das längerfristige Outcome negativ beeinflussen könnten. Als Beispiele werden geringe Literalität in Gesundheitsfragen, schlechter Zugang zu Versorgungsstrukturen genannt.

Man könnte andere ergänzen, wie unzureichend erfasste Komorbiditäten, soziale Besonderheiten, psychische Auffälligkeiten und anderes mehr.

9 Vitamin B12 und Transcobalamine

Im vergangenen Jahr wurde über die negative prognostische Assoziation erhöhter Vitamin B12-Spiegel berichtet. Was wurde da eigentlich gemessen? Die Aufnahme und der Stoffwechsel von Vitamin B12 ist komplex und weitere Studien geben Anlass, nochmals darüber zu berichten.

Leider ist die Terminologie für die verschiedenen Formen des Vitamins sowie dessen Transportproteine uneinheitlich. Transcobalamin (TCN1) ist ein Vitamin B12 (Cobalamin) bindendes Protein, das in Tumorgewebe oft hoch exprimiert wird und mit schlechter Prognose assoziiert ist. Transcobalamin I wird auch als Haptocorrin bezeichnet (laut Römpp die aktuell empfohlene Terminologie) [45]. Zum Verständnis sei daran erinnert, dass das B12-Molekül einen sogenannten Corrin-Ring beinhaltet, Haptocorrin die Corrin-Struktur sozusagen festhält. Autoren, die den Begriff Haptocorrin verwenden, nutzen den Begriff Transcobalamin dann meist für das Molekül Transcobalamin II. Cobalamin-gesättigtes Transcobalamin II, das auch als Holotranscobalamin (Holo-TC) bezeichnet wird, transportiert intravasal Cobalamin zu den Zellen, während die Funktion des intravasalen Haptocorrin noch überwiegend unklar erscheint.

Haptocorrin wurde in einer Reihe von Körperflüssigkeiten (Magensaft, Tränen, Nasensekret, Brustmilch, Samenflüssigkeit und Speichel) nachgewiesen. Eine Rolle in der unspezifischen Abwehr wird vermutet. Im oberen GI-Trakt scheint Haptocorrin Vitamin B12 vor der Hydrolyse im sauren Magenmilieu zu schützen [10]. Nach Übergabe an den bekannteren Intrinsic Factor ermöglicht dieser die Resorption im Ileum. Bei der Freisetzung ins Blut bindet B12 nach der üblichen Interpretation überwiegend mit hoher Spezifität an TCN2, das es mit kurzer HWZ weitergibt. Der Komplex im Blut wird als Holotranscobalamin bezeichnet. Dagegen hat das an Haptocorrin gebundene B12 eine deutlich längere HWZ und stellt deshalb den prozentual höheren Anteil an dem insgesamt im Blut vorhandenen B12.

Die Messung des Holo-TC (oder des „aktiven Vitamin B12") ist interessant, weil es die ungefähr 80% des Gesamt-Vitamin-B12, welches metabolisch inert an Haptocorrin gebunden ist, sozusagen ausblendet. Im Gegensatz zu vielen anderen Situationen beschreibt der Begriff „aktiv" nicht das freie, ungebundene B12, sondern es ist lediglich an ein anderes Protein, nämlich TCN2 und nicht an Haptocorrin (Haptocorrin, TCN1) gebunden. Freies, ungebundenes B12 wird rasch renal ausgeschieden.

Eine große epidemiologische Studie aus USA bestätigt eine Exzess-Mortalität sowohl für zu hohe als auch zu niedrige B12-Spiegel [82]. Substitution war mit Mortalität nur univariat assoziiert. Da aber die Supplement-Einnahme mit Hypertonie, Fettstoffwechselstörungen, kardiovaskulären Erkrankungen und Neoplasien assoziiert war, verschwand der Zusammenhang in multivariater Betrachtung.

In einer prospektiven Kohortenstudie [50] aus Singapur wurde über einen Fragebogen die B12-Aufnahme bei mehr als 60000 Menschen erfasst. Etwa 2000 entwickelten ein Bronchialkarzinom. Gliedert man die Zufuhr nach Quintilen, so ist eine steigende Hazard Ratio mit den höheren Quintilen assoziiert (1,09 für 2 versus 1; CI 0,95–1,25), aber nur die fünfte war im Vergleich zur ersten Quintile mit 1,18 (1,03–1,35) signifikant (Männer eher als Frauen, eher Adenokarzinome). Inwieweit eine Substitution auch ein Risiko darstellen kann, muss man aktuell wohl als unklar ansehen.

Eine französische Gruppe reproduzierte den älteren Befund, dass das Produkt aus CRP und Vitamin-B12-Spiegel (B12, gemessen als pmol/l; B12-C-reactive protein index, BCI) ein prognostischer Marker ist [20]. Bei 13,4% von 621 älteren Patienten mit Krebs (medianes Alter 81 Jahre) lag eine Hypercobalaminämie vor, bei 5,5% lag das Produkt CRP*B12 bei >40000. Multivariat war dieser BCI prognostisch für Mortalität und Krankenhausaufnahme. Nach 3 Monaten lebte in der Gruppe >40000 nur jeder Zehnte.

Lo-Bisgaard und Mitautoren [49] untersuchten zum Diagnosezeitpunkt eines NSCLC die Parameter im Serum und fanden schon früh diskrete Unterschiede zwischen Gesunden und Erkrankten. Bei breiter Überlappung und zum Teil innerhalb der Normbereiche waren die Haptocorrinwerte (normal 240–680) mit 678* pmol/L (349–3940) und die Transcobalamin-Werte (normal 600–1500) mit 1138 pmol/L (470–4360) bei den Patienten mit Karzinomen höher. Adenokarzinome waren im Mittel mit den höchsten „Cobalamin- und Haptocorrin-Werten assoziiert.

In einer Studie aus der VR China [48] wurde bei 194 Proben von Kolonkarzinomen die TCN1-Expression (in der mehrheitlich angewendeten Terminologie also Haptocorrin-Expression) immunhistologisch untersucht. Die Expression war mit fortgeschrittener Erkrankung und schlechterem Überleben assoziiert. Die

Expression in Lungenmetastasen sowie in rechtsseitigen Tumoren lag ebenfalls über dem Durchschnitt. Möglicherweise ist die Überexpression die Ursache des vermehrten Nachweises im Serum als „Gesamt-Vitamin B12".

Wenn nun Vitamin B12 ein Marker negativer Prognose ist, dann wirft das eine Reihe von Fragen auf, die nur unzureichend beantwortet werden können. Vermutlich ist in der Mehrzahl der Fälle eine Vermehrung des Haptocorrin das zugrundeliegende Problem, übrigens nicht nur bei onkologischen, sondern auch bei anderen schweren Erkrankungen, insbesondere der Leber. Es finden sich aber auch vermehrte Werte von TCN2. Damit wäre die Substitution von B12 unproblematisch. Es wäre vorstellbar, dass bei hohen Haptocorrin-Werten sogar ein funktioneller Mangelzustand von B12 kaschiert werden könnte. Würde hier die Bestimmung von Homocystein oder Methylmaleat weiterhelfen? Wenn veränderte Bindungsproteine die Assoziation allerdings nicht vollständig erklären, dann könnte es ein Zuviel an B12-Zufuhr geben.

Hier springt auch die Ungewissheit der Empfehlungen für Menschen mit veganer Diät ins Auge. Empfehlungen für die Zufuhr beim Gesunden liegen in der Größenordnung von 4 µg pro Tag (DGE) bis 25 µg (BfR-Höchstmengenempfehlung). Teilweise findet sich aber auch die Empfehlung zum Einsatz von Präparaten mit 1000 µg/Tablette (zum Beispiel Fachinformation B12 Ankermann). Wie kommt das zustande? Bei der klassischen Perniciosa fehlt der Intrinsic Factor, bei atrophischen Veränderungen eventuell auch das saure Milieu. Hier kann wohl durch IF-unabhängige Prozesse eine minimale Resorption aus den hochdosierten Präparaten ausreichen. Was aber, wenn beim Veganer die Megadosis auf eine intakte Magenschleimhaut und ausreichenden Intrinsic Factor trifft? Zwar nimmt die Bioverfügbarkeit dosisabhängig ab [70], reicht das aber gegebenenfalls aus, um eine zu hohe Substitution zu kompensieren?

Wertung

Zumindest bei fortgeschrittenen Krebserkrankungen ist die Bestimmung von Vitamin B12 allenfalls als prognostischer Faktor sinnvoll. Für die Frage des Vitamin-Mangels ist Holotranscobalamin der sinnvollere Parameter. Bei kniffligen Fragestellungen könnten Homocystein und/oder Methylmaleat weiterhelfen, unklar definierte Normbereiche werden aber meist ebenfalls eine klare Zuordnung erschweren. – Die „erhöhten Vitamin B12"-Werte sind vermutlich durch die Haptocorrin-Expression des Tumors bedingt, auch der histologische Expressionsgrad scheint ein negativer prognostischer Faktor zu sein. Dies würde viel, aber nicht alles erklären. Warum sind bei Lo-Bisgaard [49] die Transcobalamin-Werte bei den Patienten mit Tumoren auch etwas höher?

10 Literatur

[1] Abdel-Qadir H et al. (2021) Statin Exposure and Risk of Heart Failure After Anthracycline- or Trastuzumab-Based Chemotherapy for Early Breast Cancer: A Propensity Score – Matched Cohort Study. JAHA; 10 (2):e018393

[2] Akizawa T et al. (2020) A Phase 3, Multicenter, Randomized, Two-Arm, Open-Label Study of Intermittent Oral Dosing of Roxadustat for the Treatment of Anemia in Japanese Erythropoiesis-Stimulating Agent-Naïve Chronic Kidney Disease Patients Not on Dialysis. Nephron; 144 (8):372–382

[3] Ansell J et al. (2021) Ciraparantag, an anticoagulant reversal drug: mechanism of action, pharmacokinetics, and reversal of anticoagulants. Blood; 137 (1):115–125

[4] Arends J et al. (2021) Cancer cachexia in adult patients: ESMO Clinical Practice Guideline. ESMO open

[5] Barcellini W et al. (2021) How I treat warm autoimmune hemolytic anemia. Blood; 137 (10):1283–1294

[6] Bargetzi L et al. (2021) Nutritional support during the hospital stay reduces mortality in patients with different types of cancers: Secondary analysis of a prospective randomized trial. Ann onc; 32 (8):1025–1033

[7] Barratt J et al (2021) Roxadustat for the treatment of anaemia in chronic kidney disease patients not on dialysis: a phase 3, randomised, open-label, active-controlled study (DOLOMITES). Nephrol Dial Transplant; 36(9):1616–1628

[8] Bersanelli M et al. (2021) INfluenza Vaccine Indication During therapy with Immune checkpoint inhibitors: a multicenter prospective observational study (INVIDIa-2). J Immunother Cancer;9(5)

[9] Beyer-Westendorf J (2021) Checkpoint inhibitors and thrombosis: what's up? Blood; 137 (12):1569–1570

[10] Blakeley M et al. (2020) The Origins of Salivary Vitamin A, Vitamin B(12) and Vitamin D-Binding Proteins. Nutrients; 12 (12)

[11] Blayney DW et al. (2021) Head-to-head comparison of single agent (SA) plinabulin (Plin) versus pegfilgrastim (Peg) for the prevention of chemotherapy-induced neutropenia (CIN) in the phase 3 trial PROTECTIVE-1. J Clin Oncol 39 (15; 547)

[12] Blayney DW et al. (2021) Clinical trial testing superiority of combination plinabulin (Plin) and pegfilgrastim (Peg) versus peg alone in breast cancer treated with high-risk febrile neutropenia risk chemotherapy (chemo): Final results of the phase 3 protective-2 in chemo-induced neutropenia (CIN) prevention. J Clin Oncol; 39 (15) 533–533

[13] Blayney DW et al. (2020) Efficacy of Plinabulin vs Pegfilgrastim for Prevention of Chemotherapy-Induced Neutropenia in Adults With Non-Small Cell Lung Cancer: A Phase 2 Randomized Clinical Trial. JAMA oncol; 6 (11)

[14] Bouleuc C et al. (2020) Impact on Health-Related Quality of Life of Parenteral Nutrition for Patients with Advanced Cancer Cachexia: Results from a Randomized Controlled Trial. The oncologist; 25 (5)

[15] Bravo Villa V et al. (2021) Apixaban in low-weight patients with cancer-associated thrombosis: A cross sectional study of drug levels. Research and practice in thrombosis and haemostasis; 5 (3):421–25

[16] Bundesärztekammer, Hg. (2021) Querschnitts-Leitlinien zur Therapie mit Blutkomponenten und Plasmaderivaten. Gesamtnovelle 2020. ISBN 978-3-7691-3729-3
[17] Carney BJ et al. (2019) Intracranial hemorrhage with direct oral anticoagulants in patients with brain tumors. J Thromb Haemost; 17 (1):72–76
[18] Chertow GM et al. (2021) Vadadustat in Patients with Anemia and Non-Dialysis-Dependent CKD. N Engl J Med; 384:1589–1600
[19] Cone EB et al. (2020) Assessment of Time-to-Treatment Initiation and Survival in a Cohort of Patients With Common Cancers. JAMA Netw Open; 3 (12):e2030072
[20] Couderc AL et al. (2020) High Serum Vitamin B12 Levels Associated with C-Reactive Protein in Older Patients with Cancer. The oncologist; 25 (12):e1980-e89
[21] Coyne DW et al. (2021) Roxadustat for CKD-related Anemia in Non-dialysis Patients. Kidney Int Rep; 6 (3):624–635
[22] Cullinane C et al. (2020) Can the Neutrophil to Lymphocyte Ratio Predict Complete Pathologic Response to Neoadjuvant Breast Cancer Treatment? A Systematic Review and Meta-analysis. Clin. breast cancer; 20 (6):e675-e81
[23] Currow DC et al. (2021) A randomised, double blind, placebo-controlled trial of megestrol acetate or dexamethasone in treating symptomatic anorexia In people with advanced cancer. Sci Rep; 11 (1):2421
[24] de Groot S et al. (2020) Fasting mimicking diet as an adjunct to neoadjuvant chemotherapy for breast cancer in the multicentre randomized phase 2 DIRECT trial. Nat commun; 11 (1):3083
[25] Diver E (2020) Apixaban vs Enoxaparin for Postoperative Prophylaxis: Safety of an Oral Alternative for the Prevention of Venous Thromboembolism. JAMA Netw Open; 3 (6):e208019
[26] Dunbar A et al. (2021) Genomic profiling identifies somatic mutations predicting thromboembolic risk in patients with solid tumors. Blood; 137 (15):2103–13
[27] Eckardt KU et al. (2021) Safety and Efficacy of Vadadustat for Anemia in Patients Undergoing Dialysis. N Engl J Med; 384 (17):1601–12
[28] Efthymiou A et al. (2021) Nutritional risk is a predictor for long-term mortality: 5-Year follow-up of the EFFORT trial. Clin Nutr; 40 (4):1546–1554
[29] Fassel H et al. (2021) Reduced expression of annexin A2 is associated with impaired cell surface fibrinolysis and venous thromboembolism. Blood; 137 (16):2221–30
[30] Fernandez KA et al. (2021) Atorvastatin is associated with reduced cisplatin-induced hearing loss. J Clin Invest; 131 (1)
[31] Fishbane S et al. (2021) Roxadustat for Treating Anemia in Patients with CKD Not on Dialysis: Results from a Randomized Phase 3 Study. J Am Soc Nephrol; 32 (3):737–755
[32] Friedli N et al. (2020) Refeeding syndrome is associated with increased mortality in malnourished medical inpatients: Secondary analysis of a randomized trial. Medicine; 99 (1):e18506
[33] Gjafa E et al. (2021) Neutropenic sepsis rates in patients receiving bleomycin, etoposide and cisplatin chemotherapy using olanzapine and reduced doses of dexamethasone compared to a standard antiemetic regimen. BJU international; 127 (2):205–11
[34] Grover P et al. (2021) Highlights from the American society of hematology conference 2020. J Thromb Thrombolysis; 1–9

[35] Guntupalli SR et al. (2020) Safety and Efficacy of Apixaban vs Enoxaparin for Preventing Postoperative Venous Thromboembolism in Women Undergoing Surgery for Gynecologic Malignant Neoplasm: A Randomized Clinical Trial. JAMA Netw Open; 3 (6):e207410.
[36] Hanley GE et al. (2021) Cardiovascular medications and survival in people with ovarian cancer: A population-based cohort study from British Columbia, Canada. Gynecologic oncology; 162 (2):461–468
[37] Hirota K (2021) HIF-α Prolyl Hydroxylase Inhibitors and Their Implications for Biomedicine: A Comprehensive Review. Biomedicines; 9 (5):468
[38] Hopp MT et al. (2021) Linking Labile Heme with Thrombosis. J Clin Med; 10 (3):427
[39] Janowitz T et al. (2021) Reconsidering Dexamethasone for Antiemesis when Combining Chemotherapy and Immunotherapy. The oncologist; 26 (4):269–73
[40] Jeong IG et al. (2021) Adjuvant Low-dose Statin Use after Radical Prostatectomy: The PRO-STAT Randomized Clinical Trial. Clinical Cancer Research; 27(18)
[41] Jimenez Gordo AM et al. (2021) A multicenter analysis of the outcome of cancer patients with neutropenia and COVID-19 infection optionally treated with granulocyte colony-stimulating factor (G-CSF). J Clin Oncol 39 (15; 12105)
[42] Jimenez PC et al. (2020) Enriching cancer pharmacology with drugs of marine origin. Br J Pharmacol; 177 (1):3–27
[43] Kaegi-Braun N et al. (2021a) Evaluation of Nutritional Support and In-Hospital Mortality in Patients With Malnutrition. JAMA Netw Open; 4 (1):e2033433
[44] Kaegi-Braun N et al. (2021b) Six-month outcomes after individualized nutritional support during the hospital stay in medical patients at nutritional risk: Secondary analysis of a prospective randomized trial. Clin Nutr; 40 (3):812–19
[45] Kolter T et al. (2009) Transcobalamine. Thieme
[46] Lalami Y et al. (2017) Impact of chemotherapy-induced neutropenia (CIN) and febrile neutropenia (FN) on cancer treatment outcomes: An overview about well-established and recently emerging clinical data. Critical reviews in oncology/hematology; 120:163–179
[47] Leader A et al. (2020) Intracranial hemorrhage with direct oral anticoagulants in patients with brain metastases. Blood advances; 4 (24):6291–6297
[48] Liu G. J et al. (2020) High expression of TCN1 is a negative prognostic biomarker and can predict neoadjuvant chemosensitivity of colon cancer. Sci Rep; 10 (1):11951
[49] Lo-Bisgaard T et al. (2020) Vitamin B12 and its binding proteins in patients with non-small cell lung cancer referred to fast-track diagnostic work-up for lung cancer. Scandinavian Journal of Clinical & Laboratory Investigation; 80 (1):14–19
[50] Luu HN et al. (2021) The association between dietary vitamin B12 and lung cancer risk: findings from a prospective cohort study. Eur J Cancer Prev; 30 (3):275–281
[51] Merker M et al. (2020) Association of Baseline Inflammation With Effectiveness of Nutritional Support Among Patients With Disease-Related Malnutrition: A Secondary Analysis of a Randomized Clinical Trial. JAMA Netw Open; 3 (3):e200663
[52] Moik F et al. (2021) Incidence, risk factors, and outcomes of venous and arterial thromboembolism in immune checkpoint inhibitor therapy. Blood; 137 (12):1669–1678
[53] Morjaria S et al. (2020) The Effect of Neutropenia and Filgrastim (G-CSF) in Cancer Patients With COVID-19 Infection. medRxiv

[54] Mulder FI et al. (2021) Venous thromboembolism in cancer patients: a population-based cohort study. Blood; 137 (14):1959–1969
[55] Nangaku M et al. (2021a) Phase 3 Randomized Study Comparing Vadadustat with Darbepoetin Alfa for Anemia in Japanese Patients with Nondialysis-Dependent CKD. J Am Soc Nephrol
[56] Nangaku M et al. (2021b) Efficacy and safety of vadadustat compared with darbepoetin alfa in japanese anemic patients on hemodialysis: A phase 3, multicenter, randomized, double-blind study. Nephrol Dial Transplant; 36(9):1731–1741
[57] Noble S (2020) Venous thromboembolism in palliative care patients: what do we know? Thrombosis research; 191 (1):128–132
[58] Noureddine LM et al. (2021) Glucocorticoid Receptor: A Multifaceted Actor in Breast Cancer. Int J Mol Sci; 22 (9): 4446
[59] Nowakowska M et al. (2021) Association of statin use with clinical outcomes in patients with triple-negative breast cancer. J Clin Oncol; 39 (15):523–23
[60] Orsi FA et al. (2021) Glucocorticoid use and risk of first and recurrent venous thromboembolism: self-controlled case-series and cohort study. BJH
[61] Rak J (2021) Cancer genes and blood clots. Blood; 137 (15):1996–97
[62] Roeland EJ et al. (2020) Management of Cancer Cachexia: ASCO Guideline. J Clin Oncol; 38 (21):2438–53
[63] Rossi A et al. (2021) Statins and immunotherapy: Togetherness makes strength The potential effect of statins on immunotherapy for NSCLC. Cancer Rep; 4(4):e1368
[64] Schrag D et al. (2021) The comparative effectiveness of direct oral anti-coagulants and low molecular weight heparins for prevention of recurrent venous thromboembolism in cancer: The CANVAS pragmatic randomized trial. J Clin Oncol 39 (15; 12020)
[65] Schuetz P et al. (2019) Individualised nutritional support in medical inpatients at nutritional risk: a randomised clinical trial. Lancet; 393 (10188):2312–2321
[66] Shi Y et al. (2021) Chemotherapy induced profound neutropenia (PN) in patients (pt) with breast cancer (BC) after chemotherapy and plinabulin (Plin) plus pegfilgrastim (Peg) combination versus (vs) peg alone: Final phase 3 results from protective-2 (BPI-2358-106). J Clin Oncol; 39 (15):546
[67] Shitara K et al. (2011) Meta-analysis of neutropenia or leukopenia as a prognostic factor in patients with malignant disease undergoing chemotherapy. Cancer Chemother Pharmacol; 68 (2):301–7
[68] Shutov E et al. (2021) Roxadustat for the treatment of anemia in chronic kidney disease patients not on dialysis: a phase 3, randomized, double-blind, placebo-controlled study (ALPS). Nephrol Dial Transplant; 36(9):1629–1639
[69] Siegal DM (2021) Ciraparantag: the next anticoagulant airbag? Blood; 137 (1):10–11
[70] Sobczyńska-Malefora A et al. (2021) Vitamin B 12 status in health and disease: a critical review. Diagnosis of deficiency and insufficiency – clinical and laboratory pitfalls. Crit Rev Clin Lab Sci; 58(6):399–429
[71] Solari D et al. (2021) Autoimmune Hemolytic Anemia and Pulmonary Embolism: An Association to Consider. TH open: companion journal to thrombosis and haemostasis; 5 (1):e8-e13
[72] Solinas C et al. (2020) Venous and arterial thromboembolic events with immune checkpoint inhibitors: A systematic review. Thrombosis research; 196:444–453

[73] Sussman TA et al. (2021) Incidence of thromboembolism in patients with melanoma on immune checkpoint inhibitor therapy and its adverse association with survival. JITC; 9(1)
[74] Swartz AW et al. (2021) Safety of Direct Oral Anticoagulants in Central Nervous System Malignancies. The oncologist; 26 (5):427–32
[75] Thomas JP et al. (2020) Efficacy and safety profile of statins in patients with cancer: a systematic review of randomised controlled trials. European journal of clinical pharmacology; 76:1639–1651
[76] Tonra JR et al. (2020) Plinabulin ameliorates neutropenia induced by multiple chemotherapies through a mechanism distinct from G-CSF therapies. Cancer Chemother Pharmacol; 85(2):461–468
[77] Tsubata Y et al. (2021) Incidence of venous thromboembolism in advanced lung cancer and efficacy and safety of direct oral anticoagulant: A multicenter, prospective, observational study (Rising-VTE/NEJ037 Study). J Clin Oncol 39 (15; 12021)
[78] Verso M et al. (2021) Effects of concomitant administration of anticancer agents and apixaban or dalteparin on recurrence and bleeding in patients with cancer-associated venous thromboembolism. Eur J Cancer; 148:371–381
[79] Wedekind GCG (1790) Ueber die Kachexie im allgemeinen und über die Hospitalkachexie insbesondere, nebst einer praktischen Einleitung über die Natur des lebendigen Körpers. PP Wolf 1796
[80] West MT et al. (2021) CDK 4/6 inhibitors are associated with a high incidence of thrombotic events in women with breast cancer in real-world practice. European Journal of Haematology; 106 (5):634–642
[81] White C et al. (2019) Prevalence, symptom burden, and natural history of deep vein thrombosis in people with advanced cancer in specialist palliative care units (HIDDen): a prospective longitudinal observational study. Lancet Haematol; 6 (2):e79–e88
[82] Wolffenbuttel BHR et al. (2020) Relationship between serum B12 concentrations and mortality: experience in NHANES. BMC medicine; 18:307

Tumorschmerztherapie

Ulrich Schuler, Barbara Schubert, Rainer Sabatowski

1	Epidemiologie	646
2	Pathophysiologie	647
3	Genetik und Schmerzen	647
4	Ist die Schmerzintensität in der Palliativsituation altersabhängig?	648
5	Zwei Studien zur Akupunktur	649
6	Opioide und Obstipation	649
7	Indometacin-Spray zur Behandlung der oralen Mukositis	650
8	Durchbruchschmerzen	651
9	Einzelsubstanzen	652
9.1	Buprenorphin	652
9.2	Oliceridin	652
9.3	Neues Gabapentin-Derivat	654
10	Interaktionen von Opioiden	655
11	Drogenscreening bei Tumorpatienten in der Langzeitbehandlung	655
12	Cannabis Begleiterhebung und mehr	656
13	Versprechen der „exzellenten Symptomkontrolle" gut beraten?	659
14	Methadon-Umstellung parenteral zu oral	659
15	Literatur	660

1 Epidemiologie

Eine multizentrische Studie aus den USA erfasste >1000 Patienten anlässlich eines Notaufnahme-Kontakts mit Schmerzen wegen einer Tumorerkrankung [6]. Die Gabe eines Opioids war – wenig verwunderlich – ein negativer Marker für die Krankenhausaufnahme, die Wiederaufnahme innerhalb von 30 Tagen und einer erhöhten Mortalität.

> **Wertung**
>
> Der Befund ist im Grunde trivial: Schmerz ist bei Tumorerkrankungen auch ein klein wenig ein prognostischer Marker.

Eine Studie aus Australien geht in einer Datenbank mit hoher Fallzahl an Neudiagnosen der Frage nach, mit welchem Prozentsatz im Jahr nach der Krebsdiagnose Opioide verordnet werden [30]. Für das Gesamtkollektiv (n=13 527) von über 65-jährigen Patienten lag der Prozentsatz knapp über 50. Im ersten Moment glaubt man, unterschiedliche Schmerzintensitäten vor sich zu haben, die durch unterschiedliche Tumoren repräsentiert werden (Tab. 1).

Natürlich geht in die 1-Jahres-Inzidenz auch die Quote ein, mit der möglicherweise eine kurative Therapie oder zumindest eine massive Verlangsamung der Progression unterhalb einer Schwelle, die mit Schmerzen einhergeht, möglich ist.

Tabelle 1: *Inzidenz der Opioid-Verordnung im ersten Jahr. Adaptiert nach [30].*

Inzidenz der Opioid-Verordnung	Tumorentitäten
70%–80%	Pankreas (n=344); Leber (n=104); Lunge (n=1300)
60%–70%	CUP (n=292); Head & Neck (n=303), Magen (n=278)
50%–60%	Ösophagus (n=181); Niere (n=332); Hirn (n=97); Andere (n=1130); weibliches Genitale (n=321); Blase (n=518)
40%–50%	Blutbildendes System (n=1097); Kolorektal (n=2179); Mamma (n=949); Melanom (n=1830)
30%–40%	Prostata (n=2272)

2 Pathophysiologie

Eine kleine randomisierte Studie beschäftigt sich mit der Frage, ob die Beeinflussung des Schmerzes über bewusstes Atmen ein über endogene Opioide vermittelter Effekt sei [31]. Konzentration auf langsame bewusste Atmung kann die Schmerzwahrnehmung beeinflussen. Wells et al. kombinierten einen experimentellen Schmerz mit Achtsamkeitsübungen, einer Atemübung, einer Schein-Meditation jeweils in Kombination mit Naloxon oder Placebo. Probanden konnten zwischen Schmerzintensität und dessen Unannehmlichkeit (unpleasentness) in ihrer Beschreibung differenzieren. Achtsamkeit reduzierte die Unannehmlichkeit, ohne die Wahrnehmung der Intensität zu verändern. Sowohl die Verbesserungen durch Achtsamkeit als auch durch reine Atemübung konnte durch Naloxon nicht abgeschwächt werden. Der Mechanismus dürfte also von endogenen Opioiden unabhängig sein.

3 Genetik und Schmerzen

Nach dem negativen Ausfall der riesigen europäischen Assoziationsstudie [14] zum Zusammenhang zwischen Genetik und Schmerzintensität beziehungsweise Opioidbedarf ist es um genetische Risikokonstellationen etwas ruhiger geworden. Die Arbeitsgruppe von Eduardo Bruera [32] legt nun Daten von 178 Patienten vor, in denen wieder einige Assoziationen zwischen einer Reihe von Genloci, deren SNPs und Opioiddosen gesehen werden. Im Vergleich von Patienten (n=240) mit neuropathischen Schmerzen und schmerzfreien Probanden ergaben sich in einer weiteren Studie [27] für den Serotonin-Rezeptor 2A (5-Hydroxytryptamin Rezeptor 2A; HTR2A) signifikante Unterschiede. Das rs6313-Allel war mit erhöhter mechanischer Pinprick-Sensitivität und erhöhten Werten von Dauerschmerzen assoziiert.

> **Wertung**
>
> Für den individuellen Patienten im Alltag sind solche Ergebnisse irrelevant. Wichtig ist zu wissen, dass es Unterschiede gibt, die nichts mit Wehleidigkeit oder Einstellungsfragen zu tun haben. Möglicherweise liefern solche Studien interessante Bezugspunkte für spezielle Fragestellungen, zum Beispiel die seltenen Einzelfälle der Opioid-assoziierten Hyperalgesie.

Tabelle 2: *API-Score und mittlerer SDS-Wert in unterschiedlichen Altersgruppen. Adaptiert nach [33].*

	20–64 Jahre	65–84 Jahre	≥85 Jahre	
Anteil an der Gesamtgruppe	42%	43%	15%	
Mittlere Schmerzintensität (API-Score)	5,6 ± 2,0	4,7 ± 2,0	4,4 ± 1,8	p<0,001
Mittlerer SDS-Wert	36,1 ± 7,3	33,5 ± 8,1	31,6 ± 6,6	p=0,004

4 Ist die Schmerzintensität in der Palliativsituation altersabhängig?

Eine Gruppe aus Florida [33] analysierte bei 230 Patienten, ob bei Aufnahme in eine Hospizsituation die Schmerzintensität mit dem Patientenalter zusammenhängt. Erfasst wurde unter anderem die durchschnittliche Schmerzintensität (API, 0–10: aktuelle, geringste und schlimmste Schmerzintensität während der letzten 24 Stunden), Symptom Distress Scale (SDS, 13–65) (Tab. 2).

Komorbiditäten unterscheiden sich erstaunlicherweise nicht signifikant zwischen den Altersgruppen. In multiplen Regressionsanalysen blieben die altersbedingten Unterschiede in API und SDS signifikant. Komorbiditäten waren im Regressionsmodell positiv mit SDS (p=0,046), aber nicht mit API (p=0,64) assoziiert.

In der Tat zeigt eine Metaanalyse experimenteller Arbeiten [17], dass die Schmerzschwelle mit dem Alter etwas zunimmt, wobei die Empfindlichkeit nur für geringere Schmerzintensitäten reduziert ist. Die Unterschiede sind etwas größer, wenn der Altersunter schied zwischen den Gruppen groß ist, wenn Wärme als Schmerzreiz verwendet wird und wenn Reize auf den Kopf angewendet werden. Davon unterscheiden muss man wohl die Schmerztoleranzschwelle, die keine wesentlichen altersbedingten Veränderungen aufweist.

Wertung

Zeigt diese klinische Studie nun, dass ältere Patienten weniger schmerzempfindlich sind? Die Lage ist vermutlich komplexer. Wenn annehmbarer Schmerz mit der Dauer der Erkrankung im Mittel zunimmt und man annimmt, dass weniger komorbide jüngere Patienten länger tumorgerichtete Therapieziele verfolgen und sich eben nicht der Hospizversorgung anvertrauen, sind die Ergebnisse auch anders erklärbar.

5 Zwei Studien zur Akupunktur

Aus Tschechien [8] stammt eine Studie, in der 60 Patienten, die während einer Strahlentherapie bei Kopf-Hals-Tumoren zwischen normaler Supportivtherapie und zusätzlicher Akupunktur randomisiert worden waren. In der Kontrollgruppe gab es weder Schein-Akupunktur noch andere, einen ähnlichen Zeitaufwand erlaubende Elemente menschlicher Zuwendung. Schmerzintensitäten und Analgetikaverbrauch waren in der Akupunktur-Gruppe signifikant niedriger, das Schmerzniveau insgesamt sehr niedrig (maximaler Schmerz median 0,90 versus 1,96; p<0,001).

> **Wertung**
> Wenn's nicht arg wehtut, wirkt die vermehrte Zuwendung mit den Nadeln Wunder.

Zur Akupunktur bei der Stammzelltransplantation wurde die Zweitauswertung einer Studie aus den USA von 2018 publiziert, die damals im prädefinierten Endpunkt (MD Anderson Symptom Inventory) nicht signifikant war (n=60). Unter dem Einsatz von Sham-Akupunktur in der Kontrollgruppe finden sich Belege für einen verminderten Schmerzmittelbedarf [7]. Da es sich nicht um einen primären Endpunkt handelt, muss man das Ergebnis mit gewissen Vorbehalten betrachten.

6 Opioide und Obstipation

Die Opioid-bedingte Obstipation (OIC) ist ein die Patienten häufig belastendes Symptom, das in der Regel eine medikamentöse Symptomkontrolle zum Beispiel mit Laxantien oder in Einzelfällen peripheren Opioid-Antagonisten erforderlich macht. In einer retrospektiven Untersuchung an 297 Tumorpatienten wurde nun der Zusammenhang zwischen der täglichen Opioiddosis (orales Morphinäquivalent, OME) und der selbstberichteten Obstipation (gemessen mit einer 11-teiligen Likert-Skala) in einem longitudinalen Setting mit 5 Visiten untersucht [26]. Dabei wurde das Vorhandensein einer klinisch relevanten Obstipation ab einem Score ≥3 definiert. In den demographischen Variablen (Alter, Geschlecht, Vorhandensein von Metastasen) unterschieden sich die beiden Gruppen mit und ohne (Score 0–2) Obstipation nicht. Die mittlere OME stieg in beiden Gruppen während der 5 aufeinanderfolgenden Erhebungszeitpunkte an (Patienten mit Obstipation von 133 auf 197 OME; Patienten ohne Obstipation von 76 auf 138 OME), die Schmerzintensität sank. Der Obstipationsscore korrelierte nur zu

Beginn, später nicht oder nur niedrig in beiden Gruppen mit dem OME. Der Anteil von Patienten in beiden Gruppen, die während der Erhebungszeitpunkte routinemäßig Laxantien bekamen, lag in der Obstipationsgruppe zwischen 48% und 77%, in der Vergleichsgruppe zwischen 26% und 55%.

Allenfalls ein geringer Zusammenhang zwischen OME und dem OIC-Score ließ sich an einzelnen Erhebungstagen nachweisen.

> **Wertung**
>
> In dieser Studie wird lediglich gezeigt, dass die selbstberichtete Obstipation nicht nur ein Resultat der OME ist; andere Faktoren, die im Rahmen der Studie nicht untersucht wurden (Komedikation, Chemotherapie etc.), müssen bei der Beurteilung und Entscheidung zu einer Behandlung mit berücksichtigt werden.

Periphere Morphin-Antagonisten (PAMORAs) sind wichtige Medikamente zur Therapie und Prophylaxe der Opioid-induzierten Obstipation. In der MOTION-Studie wurde doppelblind randomisiert geprüft, ob Methylnaltrexon die Opioid-induzierte Obstipation (OIC) bei Intensivpatienten lindern könnte [25]. Bei nur 84 Patienten sind nur eingeschränkte Aussagen möglich. Die Zeit bis zum Stuhlgang ohne weitere Abführmaßnahmen (Time to rescue-free laxation) sprach nur im Trend, fernab der Signifikanz, für den PAMORA. Unglücklicherweise verstarben im PAMORA-Arm auch mehr Patienten, was aber auch nach externer Beurteilung nicht mit dem Studienpräparat in Zusammenhang gebracht wurde.

> **Wertung**
>
> Die Studie ist unglücklich gelaufen und nicht genügend gepowert, um einen möglicherweise vorhandenen kleinen Nutzen nachzuweisen.

7 Indometacin-Spray zur Behandlung der oralen Mukositis

In einer japanischen RCT wurde ein 0,25%iges Indomethazin-Spray (0,2 mg Indometacin pro Hub) gegenüber einem Placebo-Spray in der Behandlung der oralen Mukositis nach Chemotherapie beziehungsweise Radiotherapie untersucht [23]. Primärer Outcome-Parameter war die aktuelle Schmerzintensität im BPI; darüber hinaus wurden mehrere Nahrungsmittel-bezogene Items des EORTC als sekundäre Outcome-Parameter herangezogen. Die Parameter wurden zu 5 Zeitpunkten (zwischen 15 und 240 Minuten nach Applikation) erfasst. Die Schmerzintensität nach 30 Minuten im Vergleich zur Baseline sank in der Verum-Gruppe um 1,85 Punkte, während in der Placebo-Gruppe die Schmerzreduktion nur 0,59 Punkte betrug (p<0,01); auch der Unterschied zwischen beiden Gruppen nach 30 Minuten war mit einer Differenz von −1,26 Punkten statistisch signifikant. Der Responderanteil (25% beziehungsweise 33% Schmerzreduktion) lag in der Verum-Gruppe statistisch signifikant höher; hinsichtlich des Anteils an Patienten mit einer 50%igen Reduktion konnte kein Unterschied nachgewiesen werden.

2 Items aus dem EORTC-Erhebungsbogen („Schlucken von Flüssigkeiten", „Probleme beim Sprechen") fielen nach 30 Minuten für die Verum-Gruppe signifikant besser aus. Allerdings war den Patienten während der gesamten Erhebungsdauer von 4 Stunden eine Nahrungsaufnahme nicht gestattet, was die Aussage dieses Parameters erheblich schmälert. Darüber hinaus scheint trotz der Signifikanz in Bezug auf die Schmerzreduktion die klinische Relevanz bei einer mittleren Schmerzreduktion von <2 Punkten fraglich.

Wertung

Indometacin-Spray kann zu einer Reduktion der Schmerzen bei oraler Mukositis führen. Es stellt aber lediglich eine Alternative beziehungsweise Ergänzung zu der bisher üblichen Therapie mit zum Beispiel Opioiden dar. Die zur äußeren Anwendung zugelassenen Fertigarzneimittel sind derzeit nicht lieferbar und hätten eine deutlich höhere Konzentration pro Hub. Man bräuchte also einen kreativen Apotheker.

8 Durchbruchschmerzen

Die Arbeitsgruppe von Sebastiano Mercadante hat aus eigenen Patientenkollektiven nach unterschiedlichen Kriterien retrospektive Auswertungen zu Durchbruchschmerzen (BTP) publiziert. Patienten mit eher geringer Basismedikation (<60 mg orale Morphin-Äquivalente) beurteilten ihren Hintergrundschmerz auf der Numerischen Rating-Skala (NRS) im Mittel mit 2,7. Die mittlere Anzahl von Schmerzepisoden lag bei 4,1 [22]. Unbehandelte Episoden dauerten im Mittel 47 Minuten, vielfach wurden bei BTP Nicht-Opioide verwendet, nur 1/5 der Patienten erhielt schnell wirksame Fentanylpräparate. Mehr als die Hälfte der Patienten war mit der Situation unzufrieden.

Eine weitere Erhebung betrachtete BTP bei viszeralen Tumorschmerzen [21]. Hier war auffällig, dass bei 30% situativ getriggerte Schmerzen auftraten, bei der Hälfte nach Nahrungsaufnahme.

Postprandiale Schmerzen waren von eher geringerer Intensität und zeigten eine gewisse Assoziation mit Oxycodon/Naloxon (p=0,003), die wiederum von unklarer Kausalität ist. Haben mehr Menschen mit GI-Problemen das Präparat erhalten?

In einem weit ausholenden Ansatz wurden über 4000 Datensätze von Patienten mit Durchbruchschmerzen einem maschinellen Lernprogramm übergeben, das in Bezug auf die BTP 12 Cluster identifizierte [24]. Die Pointe ist, dass daraus resultierend anhand einiger weniger Merkmale sehr unterschiedliche Empfehlungen für die Dosierung der Bedarfsmedikation (Bedarf zu Basal-Ratios von 15%–50%) gegeben werden. Für die Zuordnung steht ein Online-Tool zur Verfügung (https://mancapaolo.shinyapps.io/UCBM_BTcPclusters), mit dem man experimentieren kann. Dabei zeigen sich schnell die Limitierungen des Modells, zum Beispiel ist die intravenöse Gabe von Hydromorphon gar nicht vorgesehen.

> **Wertung**
>
> Es würde verwundern, wenn sich das 12-Cluster-Modell durchsetzen würde.

9 Einzelsubstanzen

9.1 Buprenorphin

Eine Übersichtsarbeit von Gudin und Fudin charakterisiert Buprenorphin als partiellen Agonisten mit sehr hoher Bindungsaffinität für den µ-Opioid-Rezeptor (OPRM1), des Weiteren als Antagonisten mit hoher Bindungsaffinität für die Delta- und Kappa-Opioid-Rezeptoren (OPRD1 und OPRK1) sowie als einen Agonisten mit geringer Bindungsaffinität für den Opioidrezeptor-like-1-Rezeptor (OPRL1).

Die Autoren weisen darauf hin, dass aus ihrer Sicht der experimentellen Daten ein partieller Agonismus am µ-Opioid-Rezeptor nicht zu einer nur partiellen Analgesie führt, sondern zu einer Analgesie, die derjenigen von ausschließlichen Agonisten gleichkommt [10]. Die Autoren gehen im Vergleich zu anderen Opioiden von Unterschieden in der Aktivierung an spinalen und zerebralen Opioid-Rezeptoren aus und sehen darin die Vorteile in Bezug auf klassische opioid- bedingte Nebenwirkungen wie Euphorie, Abhängigkeit oder Atemdepression. Gedanklich ist also die hohe Rezeptoraffinität von der der Rezeptoraktivierung zu trennen und letztere von der Lokalisation (und unterschiedlichen Splicing-Varianten?) abhängig.

9.2 Oliceridin

Mit Oliceridin kommt ein neuer partieller Opioid-Agonist (oder auch ein funktioneller Agonist) auf den Markt, die Zulassung seitens der FDA ist bereits erfolgt.

Opioide entwickeln ihre Wirkung über eine Vielzahl von Signalkaskaden [16, 29]. Hierzu zählen sowohl die Aktivierung der G-Protein-vermittelten Transduktion als auch die Beta-Arrestin-Gen-vermittelten Wirkungen. Die Beta-Arrestin-Kaskade ist nach gängiger, aber nicht unumstrittener Einschätzung [15] unter anderem für die Opioid-induzierte Atemdepression sowie gastrointestinale Nebenwirkungen verantwortlich. Oliceridin gehört – wie andere noch in der Entwicklung befindliche Substanzen (SR17918, PZM21) – zur Klasse der μ-Rezeptor-Agonisten mit überwiegender Wirkung auf die G-Protein-Transduktion und geringerer Wirkung über die Beta-Arrestin-Kaskade. Dieser differenzierte Wirkmechanismus sollte zumindest in der Theorie zu einer verbesserten analgetischen Wirkung bei gleichzeitiger Reduktion der Opioid-bedingten Nebenwirkungen führen. Ob diese Substanzgruppe nun eher als partieller Opioid-Agonist oder doch eher als funktioneller Agonist einzuordnen ist, ist derzeit noch Gegenstand der wissenschaftlichen Diskussion [3].

Erste klinische Erfahrungen resultieren vornehmlich aus zwei Phase-III-Studien, APOLLO-1 und APOLLO-2. In der APOLLO-1-Studie wurde Oliceridin in unterschiedlichen Dosierungen in Form einer Patienten-kontrollierten IV-Analgesie (PCIA) mit Morphin zur postoperativen Schmerztherapie nach Bunionektomie untersucht. Hier zeigte sich der analgetische Effekt sehr schnell und im höheren Dosisbereich (0,35 beziehungsweise 0,5 mg) 1 mg Morphin nicht unterlegen. Die Analyse respiratorischer Ereignisse ergab einen Vorteil im niedrigeren Dosisbereich von Oliceridin (0,1 beziehungsweise 0,35 mg) im Vergleich zu Morphin. Auch Übelkeit und Erbrechen war in der Oliceridin-Gruppe niedriger. Studienabbrüche aufgrund von Nebenwirkungen waren bei der Morphin-PCIA höher. Die Ergebnisse der zweiten Studie (APOLLO-2) nach Abdominoplastik belegten im Wesentlichen die der ersten Studie. In einer offenen Beobachtungsstudie (ATHENA) kam Oliceridin bei 768 Patienten zum Einsatz, die zu 94% zuvor operiert worden waren. Orthopädische, kolorektale und gynäkologische Eingriffe waren die häufigsten Operationen. Auch hier bestätigten sich der schnelle Wirkeintritt und die gute Effektivität, jedoch lag der Anteil der Patienten mit Nebenwirkungen (31% Übelkeit, 11% Obstipation, 10% Erbrechen) deutlich höher als noch in den Vorläuferstudien [4]. Wichtig zu wissen scheint, dass keine Dosisanpassung bei Nierenfunktionsstörungen sowie einer Leberfunktionsstörung (Child-Pugh 5–9) vorzunehmen ist. Nur schwere Leberfunktionsstörungen scheinen eine reduzierte Initialdosis und vorsichtige Dosistitration erforderlich zu machen. Der gleichzeitige Einsatz von CYP2D6- beziehungsweise CYP3A4-Inhibitoren führt zu einer verlängerten Wirkung und gegebenenfalls gesteigerten Nebenwirkungen, wohingegen die Induktion von CYP3A4 durch zum Beispiel Carbamazepin oder Glukokortikoide die Plasmakonzentration von Oliceridin reduzieren kann und somit auch zu einem verringerten therapeutischen Effekt führen kann. Auch ist die Entstehung eines Serotonin-Syndroms bei der Kombination mit selektiven Serotonin-Reuptake-Hemmern (auch zum Beispiel TCAs, Tramadol, 5-HT-3-Antagonisten) möglich.

Die Zulassung durch die FDA erfolgte für den kurzfristigen intravenösen Einsatz bei Patienten mit moderaten bis starken Schmerzen. Vorerst darf die Substanz nur in Krankenhäusern oder vergleichbaren Einrichtungen zum Einsatz kommen.

Wertung

Mit Oliceridin betritt eine neue, durchaus interessante Substanz die Bühne. Jedoch lassen die bisherigen Studien noch viele Fragen offen und der Einsatz ist, nicht zuletzt aufgrund der momentan nur zur Verfügung stehenden parenteralen Applikationsform, in der Akutschmerztherapie (inklusive der postoperativen Therapie) zu rechtfertigen. Der Einsatz zur Tumorschmerztherapie steht, wenn überhaupt, noch in weiterer Ferne.

9.3 Neues Gabapentin-Derivat

Die Gabapentinoide Gabapentin und Pregabalin gehören als Wirkstoffe zu den Antikonvulsiva und wirken bei neuropathischen Schmerzen. Der Name legt einen Angriffspunkt am GABA-Rezeptor nahe, es scheint sich aber eher um eine Bindung an die Alpha-2-delta-Untereinheit des spannungsabhängigen Calciumkanals zu handeln und somit den depolarisationsabhängigen Calciumeinstrom zu hemmen und dadurch die Freisetzung exzitatorischer Neurotransmitter zu modulieren. Mirogabalin ist ein von Daiichi Sankyo entwickeltes Medikament mit identischem Angriffspunkt, aber deutlich höherer Affinität als Pregabalin.

In der MIROP-Studie wurden 152 Patienten mit neuropathischen Schmerzen von Pregabalin auf Mirogabalin umgestellt [13]. Gegenüber den Ausgangswerten reduzierte sich die mittlere VAS (Δ15,7 mm; p<0,0001) bis zum Studienende.

Die äquianalgetische Dosis von 30 mg Mirogabalin entspricht 600 mg Pregabalin und mehr als 1200 mg Gabapentin bei asiatischen Patienten [12].

Wertung

Ob eine höhere Potenz zu besseren Therapieergebnissen führt oder nur niedrigere Dosen erlaubt, ist derzeit nicht beurteilbar. Frühere Studien zu Fibromyalgie waren ohne Erfolg geblieben. Im pubchem-Register des NCBI finden sich Hinweise auf weitere, aktuell rekrutierende Studien, zum Beispiel in der Indikation der Chemotherapie-induzierten Neuropathie.

10 Interaktionen von Opioiden

Im Rahmen des Programms „Klug entscheiden" wurde 2021 (als Nummer 4 der Publikation) eine Warnung aufgenommen, die den CYP3A4-abhängigen Stoffwechsel von Opioiden zum Gegenstand hat. Aufgeführt werden Oxycodon, Fentanyl und Tramadol (man möchte ergänzen: Methadon). Der gleichzeitige Einsatz von starken Inhibitoren oder Induktionen kann zu gefährlichen (Neben-)Wirkungsverstärkungen oder problematischer Wirkungsabschwächung führen. Als Beispiele für erstere werden die Makrolide Clarithromycin und Erythromycin sowie die Triazolantimykotika angeführt [11]. Auf das Interaktionspotenzial von Cannabinoiden, speziell Cannabidiol auch über CYP3A4, wurde im Vorjahr hingewiesen [18]. Will man den Interaktionsproblemen am CYP3A4 aus dem Weg gehen, bleiben im Bereich der Opioide vor allem Morphin, Hydromorphon und eventuell Tapentadol.

Weitere Warnhinweise bei „Klug entscheiden" im Ärzteblatt beziehen sich zum Teil ebenfalls auf schmerztherapeutische Fragen. Hinweise gibt es zu folgenden Kombinationen:
1. für die Makrolide wegen der QT-Zeitverlängerung auf die Kombination mit Citalopram/Escitalopram;
2. ACE-Hemmer und Sartane sollen nicht miteinander oder mit Renin-Inhibitoren (zum Beispiel Aliskiren) kombiniert werden;
3. keine NSAR in Kombination mit Diuretika und RAS-Blocker (Risiko für ANV), besonders bei alten Patienten;
4. kein Rifampicin zu DOAKs;
5. NSAR und Glukokortikoide gleichzeitig nur mit PPI.

11 Drogenscreening bei Tumorpatienten in der Langzeitbehandlung

Die Arbeitsgruppe um Bruera führte einen Urintest auf Opioide und andere (illegale) Drogen bei ambulanten Patienten durch, die aufgrund einer Tumorerkrankung mit Opioiden behandelt wurden [1, 2]. Die Testung erfolgte entweder nach dem Zufallsprinzip (n=212) oder aufgrund des Bestehens eines klinischen Verdachts auf Beigebrauch (n=88). In beiden Gruppen fanden sich in einem hohen Prozentsatz (Zufallsgruppe: 28%; Verdachtsgruppe: 43%) weitere nicht verordnete Substanzen, darunter neben verschiedenen Opioiden auch Amphetamine und Kokain sowie Cannabinoide. Als Risikofaktoren für einen Beigebrauch wurden die bereits in vielen Studien benannten Faktoren jüngeres Alter, männliches

Geschlecht und Angststörung identifiziert. Überraschenderweise waren bei 19% (Zufallsgruppe) beziehungsweise 28% (Verdachtsgruppe) keine Opioide im Urin nachweisbar, was den Verdacht auf illegale Weiterverkäufe der verordneten Substanzen nahelegte. In einer weiteren retrospektiven Erhebung derselben Arbeitsgruppe mit einem etwas größeren Anteil von Patienten aus der Zufallsgruppe (n=552) wurden die Ergebnisse der ersten Studie im Wesentlichen bestätigt. Mit der Begründung, dass in der Zufallsgruppe Beigebrauch signifikant früher auffällig wurde, wird diese Vorgehensweise bei Patienten mit Tumorschmerzen gerechtfertigt.

> **Wertung**
>
> Beigebrauch und in seltenen Fällen auch Nichteinnahme von verschriebenen Substanzen inklusive von Opioiden ist ein Phänomen, das immer wieder bei Patienten beschrieben wird. Das Ausmaß dessen und letztendlich auch die empfohlenen Maßnahmen scheinen aber vor allem ein US-amerikanisches Problem darzustellen.

12 Cannabis Begleiterhebung und mehr

Schmidt-Wolf und Cremer-Schaeffer haben weitere Zwischenauswertungen der Begleiterhebung zur Anwendung von Cannabisprodukten publiziert [28]. In die Publikationen eingeflossen sind etwas mehr als 10 000 Datensätze aus Behandlungen zwischen Sommer 2017 und Mai 2020. Die Publikation im Ärzteblatt befasst sich ausschließlich mit den Daten zu Dronabinol.

Bei weniger als 1/5 der Patienten war die primäre Indikation eine bösartige Neubildung (1831 Patientinnen, 18% des Kollektivs, medianes Alter 63 Jahre, 48% Männer, 80% Dronabinol). Bei 989 dieser Personen wurde die Therapie vor Ablauf eines Jahres abgebrochen, davon sind 562 verstorben. Weitere Patienten mit Tumorerkrankung verbergen sich wohl in den Gruppen mit anderen Primärindikationen (Schmerzpatienten 905, Spastik 38, Anorexie/Wasting 491 und Übelkeit/Erbrechen allein 227, in Summe also >1661 zusätzlich, damit vermutlich knapp 3500, da die weiteren Primärindikationen nicht aufgeschlüsselt sind). Insgesamt ist also davon auszugehen, dass etwa 1/3 der Patienten eine neoplastische Erkrankung im Hintergrund hat. Die Absolutzahl ist im Verhältnis zur jährlichen Inzidenz und Letalität (circa 500 000 beziehungsweise 200 000) von Krebserkrankungen mit vermutlich <1% verschwindend gering. Etwa 1/3 der Patienten (insgesamt) bricht die Therapie innerhalb 1 Jahres ab, bei Hauptindikation Schmerz: 34%, bei Spastik: 25%, bei Anorexie/Wasting: 57%. Der Altersdurchschnitt bei den Therapieabbrechern (median 63 Jahre) lag deutlich höher als der von Personen, die mehr als 1 Jahr mit einem Cannabis-Arzneimittel therapiert wurden (median 54 Jahre). Häufigster Abbruchgrund war mit 39% die nicht ausreichende Wirkung (Schmerz 45%, Spastik 40%, Anorexie/Wasting 16,7%), in 25% der Fälle erfolgte der Abbruch aufgrund von Nebenwirkungen, in 21%, weil der Patient/die Patientin verstarb, in 3%, weil keine weitere Therapienotwendigkeit bestand.

Die wahrgenommenen Erfolgsraten werden für das onkologische Kollektiv nur unscharf dargestellt (häufigste Angabe „moderat verbessert", also „deutlich verbessert" nicht führend!). Man wünscht sich mehr Angaben, die aber vermutlich wenig weiterhelfen würden, da die Erhebung ja auch nicht zu standardisierten Zeitpunkten erfolgte. In der Publikation zu Dronabinol wird über 684 Patienten mit Neoplasien berichtet, die wegen Schmerzen behandelt worden waren (etwa 10% der Dronabinol-Patienten, etwa 14% der Schmerzpatienten mit Dronabinol). In der Subgruppe der Patienten mit Tumorerkrankungen und Schmerzen wurde die Wirkung wie folgt bewertet: „deutlich verbessert" 28%, „moderat verbessert" 42% und „unverändert" 27 %. Nahezu 700 weitere Patienten mit Neoplasien erhielten Dronabinol zur Behandlung von Anorexie und/oder Übelkeit. In Abbildung 1 sind die Ergebnisse grafisch wiedergegeben.

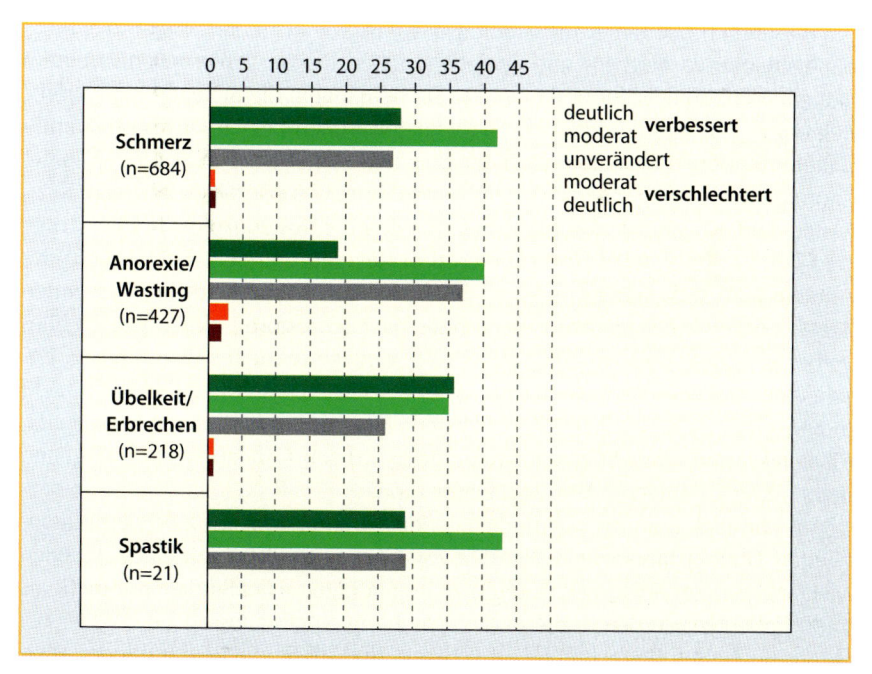

Abbildung 1: *Wirkung von Dronabinol zur Bekämpfung unterschiedlicher Beschwerden von Tumorpatienten. Adaptiert nach [28].*

> **Wertung**
>
> Sind die Schmerzen höher, scheint die Zufriedenheit mit einer moderaten Verbesserung höher als bei einer geringen Schmerzsymptomatik.

Die Autoren weisen darauf hin, dass eigentlich weit mehr Einträge in der Datenbank vorliegen müssten. Eine genaue Abschätzung ist nicht möglich, die Zahl müsste vermutlich mehr als doppelt so hoch sein. Die Gebühr zur Abrechnung der Antragsstellung wurde 27000-mal abgerechnet. Auffällig ist auch, dass die Anteile der ärztlichen Fachgruppen zwischen Antragstellung und Eintrag in die Datenbank stark divergieren. Die Hälfte der Einträge stammt von Anästhesisten, die aber zumindest bei der Barmer weniger als ¼ der Verordnungen verantworten. Sind sie generell besonders pflichtbewusst? Besonders motiviert? Vielleicht auch überzeugt von der Therapie?

Diese angesichts des Designs der Verordnung über die Begleiterhebung erwartbaren Unschärfen machen auch nach Ansicht der Autoren sehr deutlich, dass diese Erhebung keine kontrollierte (verblindete!) Studie ersetzen kann.

Wesentlich deutlicher hinsichtlich des Nutzens beziehungsweise des nicht nachgewiesenen Nutzens und der potenziellen Risiken äußern sich in einem aktuellen Editorial Maier und Glaeske. Sie bemängeln die fehlende Indikationsbegrenzung für den Einsatz von getrockneten Blüten beziehungsweise Arzneimitteln mit den Wirkstoffen Dronabinol oder Nabilon [19]. Dies habe zu einer enormen Kostensteigerung in den letzten 4 Jahren von 600% (ca. 220 Mio. €) zu Lasten der GKV geführt, wobei die Haupttreiber der Kostenexplosion sogenannte „No-label-Verordnungen" von Blüten und Rezepturen seien. Ein Großteil der Anträge auf Verordnung von Cannabinoiden werde mit dem nichtssagenden Label „chronische Schmerzen" begründet, eine „Diagnose", hinter der sich alles verbergen kann (oder auch nichts!). Die Datenlage ist auch weiter hin sehr bescheiden und weist eher darauf hin, dass der Einsatz von Cannabinoiden nicht indiziert ist, als dass es klare evidenzbasierte Empfehlungen zu deren Einsatz gibt. Risikofak toren einer möglicherweise fragwürdigen Cannabisverordnung sind unter anderem jüngeres Alter und Depression.

Im Hinblick auf eine zugrundeliegende Tumorerkrankung und damit assoziierten Tumorschmerz ist der Einsatz von Cannabinoiden nach einer aktuellen Metaanalyse von Boland et al. kaum zu rechtfertigen. Fünf Studien mit mehr als 1400 Patienten wurden in dieser Untersuchung eingeschlossen [5]. Weder bei der kombinierten Betrachtung von Phase-II- und -III-Studien noch bei der alleinigen Betrachtung von Phase-III-Studien zeigte sich ein statistisch signifikanter Unterschied in der Schmerzreduktion im Vergleich zu Placebo. Jedoch traten statistisch signifikant mehr Nebenwirkungen in der Verum-Gruppe auf (Schläfrigkeit, p<0,001; OR 2,69; Schwindel, p=0,05, OR 1,58).

> **Wertung**
>
> Die Begleiterhebung trägt wenig zum Wissen über Cannabinoide bei. Dem Ziel, harte Daten zu generieren, stehen grundsätzliche und erwartbare methodische Mängel entgegen (fehlende Verblindung, keine harte Durchsetzung der Meldepflicht, keine definierten Zeitpunkte zur Erfolgskontrolle, keine a priori definierte Auswertungsstrategie, damit keine belastbare Statistik). Diese sind nicht den Autoren anzulasten, sondern den vorausgehenden politischen Entscheidungen geschuldet. Man kann über weitere verzerrende Faktoren spekulieren. Die Annahme ist plausibel, dass Ärzte mit einer stark positiven Einstellung eher melden, als solche, die von Patienten oder deren Angehörigen zur Antragstellung mehr oder weniger gedrängt wurden. In der Onkologie spielen Cannabinoide (u. E. zu Recht) eine untergeordnete Rolle. Höheres Alter ist mit häufigerem Abbruch assoziiert, was auch unserem Eindruck entspricht. – Für das Ende des laufenden Jahres ist zu beachten, dass für alle sich nach dem 31.12.2021 in Therapie Befindenden bis spätestens zum 31.3.2022 ein weiterer Erhebungsbogen ausgefüllt werden muss. – Fasst man allerdings die aktuelle Metaanalyse sowie das Editorial von Maier und Glaeske zusammen, so ergibt sich mit der Indikation zur Schmerzreduktion für den Einsatz von Cannabinoiden keine Indikation und insbesondere vom No-label-use von Blüten(extrakten) und ähnlichem wird abgeraten.

13 Versprechen der „exzellenten Symptomkontrolle" gut beraten?

Mercadante et al. [20] befragten Patienten zu deren Zielen in Bezug auf Symptome und unterschieden zwei Gruppen, High und Low personalisierte Symptomziele (HPSG und LPSG). Mit High sind hier irritierenderweise aber die bescheideneren Ziele (die Zufriedenheit mit immer noch hohen Werten auf einer 10er-Skala) gemeint. Patienten mit höheren Ausgangswerten für Symptome waren mit einer Besserung auf Werte ≥4 häufiger zufrieden als Patienten, die ihre Symptome ohnehin schon in diesem Bereich skalierten.

14 Methadon-Umstellung parenteral zu oral

In einer randomisierten Studie wurden zwei verschiedene Umstellungen von parenteralem auf orales Methadon verglichen [9]. Es wurden 39 auswertbare Patienten entweder mit 1:2 oder 1:1,2 umgestellt. Erfolg war definiert als keine Toxizität bei guter Schmerzkontrolle nach 72 Stunden. Die Patienten lagen vor der Umstellung im Median bei 23–24 mg. Mit der 1:1,2-Strategie war die Erfolgsrate höher (12/21 versus 18/18 Patienten; p=0,001). Methadon-Nebenwirkungen wurden bei 12 Patienten im Verhältnis 1:2 beobachtet (hauptsächlich Neurotoxizitätssymptome) versus 2 im Verhältnis 1:1,2 (p<0,005).

> **Wertung**
>
> Man darf also von einer Bioverfügbarkeit in diesem Dosisbereich von etwas mehr als 80% ausgehen. Wegen der langsamen Mobilisierung aus den tiefen Kompartimenten (beziehungsweise der langsamen Anreicherung im Falle der Überdosierung) sollte jede Methadonumstellung über einen etwas längeren Zeitraum beobachtet werden.

15 Literatur

[1] Arthur J et al. (2020) Random vs Targeted Urine Drug Testing Among Patients Undergoing Long-term Opioid Treatment for Cancer Pain. JAMA oncology; 6 (4):580–81

[2] Arthur JA et al. (2021) Random urine drug testing among patients receiving opioid therapy for cancer pain. Cancer; 127 (6):968–75

[3] Azevedo Neto J et al. (2020) Biased versus Partial Agonism in the Search for Safer Opioid Analgesics. Molecules; 25 (17)

[4] Bergese SD et al. (2019) ATHENA: A Phase 3, Open-Label Study Of The Safety And Effectiveness Of Oliceridine (TRV130), A G-Protein Selective Agonist At The µ-Opioid Receptor, In Patients With Moderate To Severe Acute Pain Requiring Parenteral Opioid Therapy. J Pain Res 14;12:3113–3126

[5] Boland EG et al. (2020) Cannabinoids for adult cancer-related pain: systematic review and meta-analysis. BMJ Support Palliat Care; 10 (1):14–24

[6] Coyne CJ et al. (2021) Cancer pain management in the emergency department: a multicenter prospective observational trial of the Comprehensive Oncologic Emergencies Research Network (CONCERN). Supportive care in cancer; 29 (8): 4543–4553

[7] Deng G et al. (2020) Reduction of Opioid Use by Acupuncture in Patients Undergoing Hematopoietic Stem Cell Transplantation: Secondary Analysis of a Randomized, Sham-Controlled Trial. Pain medicine; 21 (3):636–42

[8] Dymackova R et al. (2021) Effect of Acupuncture in Pain Management of Head and Neck Cancer Radiotherapy: Prospective Randomized Unicentric Study. J Clin Med; 10 (5)

[9] González-Barboteo J et al. (2021) Switching Ratio from Parenteral to Oral Methadone 1:1.2 Is Safer Compared with Ratio 1:2 in Patients with Controlled Cancer Pain: A Multicenter Randomized-Controlled Trial (RATIOMTD-010810). Journal of palliative medicine; 24 (3):382–390

[10] Gudin J et al. (2020) A Narrative Pharmacological Review of Buprenorphine: A Unique Opioid for the Treatment of Chronic Pain. Pain and therapy; 9 (1):41–54

[11] Hasenfuß G et al. (2021) Klug entscheiden – No-Gos bei Medikamentenkombis. Deutsches Ärzteblatt; 118 (12):A 630–A 33

[12] Kim JY et al. (2021) Mirogabalin: could it be the next generation gabapentin or pregabalin? The Korean journal of pain; 34 (1):4–18
[13] Kimura Y et al. (2021) Switching From Pregabalin to Mirogabalin in Patients with Peripheral Neuropathic Pain: A Multi-Center, Prospective, Single-Arm, Open-Label Study (MIROP Study). Pain and therapy; 10: 711–727
[14] Klepstad P et al. (2011) Influence from genetic variability on opioid use for cancer pain: a European genetic association study of 2294 cancer pain patients. Pain; 152 (5):1139–45
[15] Kliewer A et al. (2020) Morphine-induced respiratory depression is independent of β-arrestin2 signalling. Br J Pharmacol; 177(13):2923–31
[16] Lambert D et al. (2020) Approval of oliceridine (TRV130) for intravenous use in moderate to severe pain in adults. BJA; 125 (6):e473–e74
[17] Lautenbacher S et al. (2017) Age changes in pain perception: A systematic-review and meta-analysis of age effects on pain and tolerance thresholds. Neuroscience & Biobehavioral Reviews; 75:104–113
[18] Madden K et al. (2020) Clinically Significant Drug-Drug Interaction Between Methadone and Cannabidiol. Pediatrics; 145 (6)
[19] Maier C et al. (2021) Green Rush – schlimmer als befürchtet? : Daten zur Fehlversorgung mit medizinischem Cannabis. Schmerz; 35 (3):185–87
[20] Mercadante S et al. (2020) The lower the expectations in controlling the symptoms of advanced cancer patients, the better the clinical response. International Journal of Clinical Practice; e13703
[21] Mercadante S et al. (2019) Breakthrough Cancer Pain in Patients With Abdominal Visceral Cancer Pain. JPSM; 57 (5):966–970
[22] Mercadante S et al. (2021) The Prevalence and Characteristics of Breakthrough Cancer Pain in Patients Receiving Low Doses of Opioids for Background Pain. Cancers; 13 (5):1058
[23] Nagaoka H et al. (2021) Effects of an Indomethacin Oral Spray on Pain Due to Oral Mucositis in Cancer Patients Treated With Radiotherapy and Chemotherapy: A Double-Blind, Randomized, Placebo-Controlled Trial (JORTC-PAL04). J Pain Symptom Manage; 62(3):537–544
[24] Pantano F et al. (2020) Breakthrough Cancer Pain Clinical Features and Differential Opioids Response: A Machine Learning Approach in Patients With Cancer From the IOPS-MS Study. JCO Precision Oncology; 4:1339–1349
[25] Patel P. B. et al. (2020) Methylnaltrexone for the treatment of opioid-induced constipation and gastrointestinal stasis in intensive care patients. Results from the MOTION trial. Intensive care medicine; 46 (4):747–55
[26] Roeland EJ et al. (2020) More opioids, more constipation? Evaluation of longitudinal total oral opioid consumption and self-reported constipation in patients with cancer. Supportive Care in Cancer; 28 (4):1793–97
[27] Sachau J et al. (2021) The serotonin receptor 2A (HTR2A) rs6313 variant is associated with higher ongoing pain and signs of central sensitization in neuropathic pain patients. EJP; 25 (3):595–611
[28] Schmidt-Wolf G et al. (2021) Zwischenergebnisse der Cannabisbegleiterhebung zu Dronabinol. Dtsch Arztebl Int 118 (10):177–78. DOI: 10.3238/arztebl.m2021.0125

[29] Tan HS et al. (2021) Oliceridine: A Novel Drug for the Management of Moderate to Severe Acute Pain – A Review of Current Evidence. Journal of pain research; 14:969–979
[30] Tervonen H et al. (2021) Patterns of opioid use in older people diagnosed with cancer in New South Wales, Australia. Drug Saf 30(3):360–370
[31] Wells RE et al. (2020) Attention to breath sensations does not engage endogenous opioids to reduce pain. Pain; 161 (8):1884–93
[32] Yennurajalingam S et al. (2021) Genetic Factors associated with Pain Severity, Daily Opioid Dose Requirement, and Pain Response among Advanced Cancer Patients receiving Supportive Care. JPSM; 62 (4):785–795
[33] Yoon S. L. et al. (2021) Pain, symptom distress, and pain barriers by age among patients with cancer receiving hospice care: Comparison of baseline data. Journal of Geriatric Oncology; 12 (7):1068–1075

Palliativmedizin und angrenzende Fragestellungen

Ulrich Schuler[1], Rainer Sabatowski, Barbara Schubert

1	**Moderne Therapien und Prognose**	664
1.1	Einfluss des Performance Status bei ICI-Therapie	664
1.2	Patientenalter und ICI-Therapie Prognose	664
1.3	Cannabinoide und ICI-Therapie	665
1.4	Pankreas: Memorial Sloan Kettering Prognostic Score (MPS)	666
2	**Prognose und Hoffnung**	667
2.1	Zerstört Advance Care Planning die Hoffnung?	667
2.2	Palliativmedizin: Prognostische Bewusstheit	668
2.3	Hoffnung auf Reanimation?	668
2.4	Hoffnung auf Intensivtherapie (ohne Reanimation)?	669
2.5	Entscheidung zur Intensivtherapie bei onkologischen Patienten	670
3	**Frühe Integration**	673
4	**Symptomlinderung**	674
4.1	Orphan-Symptoms / seltene Symptome	674
5	**Handlungsempfehlung – Einsatz sedierender Medikamente in der Spezialisierten Palliativversorgung**	676
6	**Sterbewünsche und Suizidwünsche**	679
6.1	Todesgedanken und Sterbewünsche bei deutschen Patienten	679
6.2	SEER-Daten zu Suiziden von Patienten mit Neoplasien	681
6.3	Was bedeutet der sozioökonomische Status?	682
7	**Film- und Buchdiskussionen bei der ASCO-Jahrestagung 2021**	682
8	**Literatur**	684

[1] Für die Mitarbeit am Manuskript danke ich Simone Hickl.

1 Moderne Therapien und Prognose

Im Journal of Palliative Medicine publizierten Wiesenthal et al. schon vor zwei Jahren in „Top Ten Tips", was Palliativmediziner über Immuntherapien wissen müssten. Bei deutlich günstigerer Verträglichkeit im Vergleich zu Chemotherapie stehen frühere Vorbehalte gegenüber tumorgerichteter Therapie auf dem Prüfstand, und die Autoren [29] resümieren: „Patienten können gleichzeitig für ein Hospiz geeignet und Kandidaten für eine Immuntherapie sein." Die Suche nach palliativmedizinisch relevanten prognostischen oder besser prädiktiven Faktoren geht weiter.

1.1 Einfluss des Performance Status bei ICI-Therapie

Es gibt bei weit fortgeschrittener Erkrankung, Lymphopenie oder hohem Alter sicher Grenzen des Sinnvollen, die schrittweise erarbeitet werden müssen. Aus palliativmedizinischer Perspektive könnte man mit einem gewissen Zynismus anmerken, dass heutzutage nahezu jeder eine ICI- Therapie bekommt, bevor er friedlich entschlafen darf. Eine auf der ASCO-Tagung 2021 präsentierte (Abstract 12028) retrospektive Auswertung aus den USA legt nahe, dass man bei schlechtem Performance Status zumindest in Bezug auf eine Kombinationstherapie mit Ipilimumab und Nivolumab die Erwartungen nicht zu hoch ansetzen darf [1].

Verglichen wurden Patienten mit gutem Performance Status (Gruppe A, ECOG PS 0–1, n=113) und schlechtem Performance Status (Gruppe B, ECOG PS ≥2, n=16). Bei heterogenen Grunderkrankungen erlaubt die rein zahlenmäßige Imbalance zwischen diesen beiden Gruppen keine weitreichenden Schlüsse. Das Outcome war in Gruppe B deutlich schlechter, was aber nicht an immunabhängigen Nebenwirkungen (irAE) lag, denn wenn ein anerges Immunsystem keine Wirkung mobilisieren kann, macht es auch keine Nebenwirkungen).

1.2 Patientenalter und ICI-Therapie Prognose

Eine britische Studie [19] analysierte retrospektiv Daten von 2049 Patienten, die entweder eine Mono- oder ICI-Kombinationstherapie erhalten hatten. In den drei Altersgruppen (>75, 50–75 und <50 Jahre) ergaben sich im Grunde keine wesentlichen Unterschiede in Wirkungen und Nebenwirkungen. Lediglich bei isolierter Betrachtung der Monotherapien war die Gesamtzahl der irAEs in der >75-Jahre-Gruppe etwas höher (36% versus ~26%), nicht jedoch bei den höhergradigen Toxizitäten.

Tabelle 1: Hazard Ratio für Tod nach Altersgruppen nach ICI-Therapie (mit Konfidenzintervall) in der Erst- und Zweitlinie. Adaptiert nach [10].

	Patienten ≥75 Jahre	Patienten <75 Jahre
Erstlinie	0,78 (CI 0,61–0,99)	0,84 (CI 0,71–1,00)
Zweitlinie	1,02 (CI 0,77–1,36)	0,68 (CI 0,61–0,75)

Schon voll publiziert [10] ist eine französische Metaanalyse von 15 Studien, in der 906 Patienten ≥75 Jahre mit 8741 in jüngeren Altersgruppen verglichen wurden (Tab. 1). Es lagen die üblichen Tumorentitäten (NSCLC, Niere, Melanom, HNO, Magen) und 5 verschiedene Wirkstoffe vor. Während in der jüngeren Gruppe ein signifikanter Überlebensvorteil gezeigt wurde, war der Trend in der höheren Altersgruppe nicht signifikant. Lediglich in der Erstlinientherapie war eine Signifikanz zu erkennen.

In einer weiteren retrospektiven Auswertung eines kleineren Kollektivs von 279 Patienten aus Spanien [18] berichten die Autoren bei Patienten >75 Jahre über eine höhere Sterblichkeit in Zusammenhang mit der Toxizität der Behandlung (4% versus 20 %; p=0,02) und ein schlechteres medianes Überleben (29 versus 23 Monate). Allerdings war das Kollektiv der >75-Jährigen mit nur 29 Personen sehr klein.

> **Wertung**
>
> Die Daten der größeren Erhebung sind beruhigend, müssen jedoch vor dem Hintergrund diskutiert werden, dass in den Studien und auch der „real world" in den höheren Altersgruppen doch eine stärkere Selektion der Patienten vorliegen könnte.

1.3 Cannabinoide und ICI-Therapie

2019 wurde über eine retrospektive Auswertung aus Israel berichtet, die für Patienten mit Nivolumab beim Gebrauch von Cannabinoiden einen nachteiligen Einfluss auf die Ansprechrate zeigte (nicht auf PFS oder OS). Inzwischen liegen zwei weitere kleine Serien vor, die ähnliches beschreiben [2, 3].

Die prospektive Beobachtungsstudie von Bar-Sela et al. aus Israel mit 102 Patienten (68 ICI und 34 ICI plus Cannabis) ist voll publiziert. Der Gebrauch von Cannabis war mit einer signifikanten Verkürzung der Zeit bis zur Tumorprogression und Verringerung des Gesamtüberlebens assoziiert [2]. Eine Gruppe aus Detroit [3] beschreibt bei der ASCO-Jahrestagung 2021 eine Serie von 104 Patienten. Sie erhielten von 2014–2018 mindestens 2 Monate lang eine ICI-Therapie; 28 berichteten über Cannabiskonsum (23 als Arzneimittel, 5 in freiem Konsum). In der heterogenen Gruppe (Tumor, ICI-Substanzen) hatten Patienten ohne Cannabiskonsum ein signifikant längeres Gesamtüberleben im Vergleich zu Konsumenten: 40 Monate versus 16 Monate; p=0,004.

Wertung

Es kann natürlich unterschiedlichste Einflussfaktoren geben, die die Ergebnisse mit erklären. In den Studien spielt eventuell Patientenselektion eine Rolle. Greift wer mehr Schmerzen hat eher zu Cannabis? Ist die Compliance schlechter? Außerhalb der Studien mag ein Publikations-Bias von Bedeutung sein. Eine retrospektive Auswertung eines Negativ-Ergebnisses dürfte kaum gedruckt werden. Trotzdem sollte man zur Vorsicht raten. Erklärende Argumente über eine Immunmodulation sind eben auch plausibel.

1.4 Pankreas: Memorial Sloan Kettering Prognostic Score (MPS)

Auch unter konventionellen Therapiemodalitäten wäre eine validere Prognoseeinschätzung wünschenswert. Wie vielfach berichtet, diskriminiert die Neutrophilen-Lymphozyten-Ratio (NLR) nicht nur bei Immuntherapien unterschiedliche Prognosegruppen.

Lebenthal und Mitautoren analysierten das Überleben von Patienten mit einem metastasierten Adenokarzinom des Pankreas, die zwischen 2011 und 2014 erstdiagnostiziert wurden. In einem einfachen multivariaten Modell mit

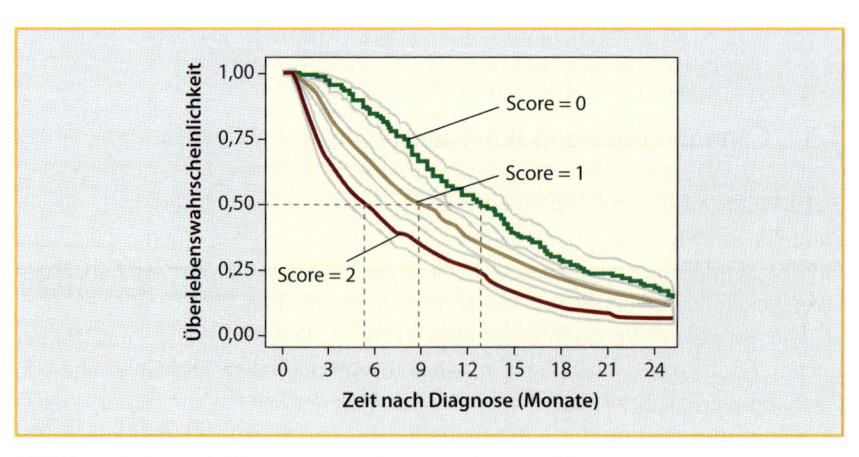

Abbildung 1: *Memorial Sloan Kettering Prognostic Score (MPS).*

lediglich NLR und Albumin als Parameter vermochten sie eine starke Differenzierung von 3 Prognose-Gruppen darzustellen [11]. Der Charme des Scores liegt darin, dass sowohl für das Albumin-Level ≥4 g/dL als auch für die NLR ≤4 die Zahl 4 die magische Grenze darstellt (Abb. 1): Score 0 entspricht einem Albuminspiegel von ≥4 g/dL und einer NLR ≤4 g/dL. Score 1 entspricht entweder einem Albuminspiegel von <4 g/dL oder einer NLR > 4 g/dL. Score 2 entspricht einem Albuminspiegel von <4 g/dL und einer NLR >4 g/dL.

2 Prognose und Hoffnung

2.1 Zerstört Advance Care Planning die Hoffnung?

Ein stereotypes Vorurteil gegen die Palliativmedizin ist, dass deren kommunikative Themen den Betroffenen die Hoffnung rauben würde. Auf der ASCO-Jahrestagung 2021 wurde eine weitere Studie vorgestellt [6], die darauf hindeutet, dass dieser Eindruck falsch ist. Die Daten beziehungsweise der Analyse-Ansatz ist zum Teil schon publiziert und befasst sich mit der Frage, ob bestimmte Kriterien der Vorausschauenden Versorgungsplanung (ACP) mit der Hoffnung des Patienten assoziiert sind. Einer ersten Querschnittsstudie [7] folgen nun Daten, die auch einen longitudinalen Verlauf beinhalten. Es handelt sich um Ausgangsdaten einer randomisierten Studie (NCT02712229), die wohl in Bezug auf die eigentliche Intervention noch nicht publiziert ist.

Als Elemente von Advance Care Planning wurden erfasst: (a) mit dem Onkologen über das Ende des Lebens gesprochen zu haben; (b) eine Patientenverfügung verfasst zu haben; (c) einen Bevollmächtigten bestimmt zu haben. Hoffnung wurde mit dem Herth Hope Index erfasst (HHI, Range 12–48, höhere Werte sprechen für mehr Hoffnung). Bei den 672 Patienten mit fortgeschrittener Krebserkrankung fand sich prima facie kein Unterschied im Grad der Hoffnung in Abhängigkeit vom Vorliegen oder Nichtvorliegen der genannten Elemente. Greift man das Erstellen einer Patientenverfügung heraus, erscheint nach multivariater Anpassung dieser Faktor sogar mit einem höheren HHI (ΔHHI 1,31, p=0,030) assoziiert.

> **Wertung**
>
> Vorausschauende Planung und Hoffnung müssen keine Gegensätze sein. Der „Beleg" für eine sogar positive Assoziation wirkt aber statistisch etwas gekünstelt. War das so geplant? Wie viele Tests wurden gemacht? Wurde für multiples Testen korrigiert? Dafür wenig beeindruckender p-Wert. Andererseits kann an dieser Stelle durch geschulte Kommunikation viel verbessert werden. Dinge strukturiert und geplant zu haben, kann für Patienten auch entlastend sein.

2.2 Palliativmedizin: Prognostische Bewusstheit

Eine Untersuchung aus den USA [14] befasste sich bei der ASCO-Jahrestagung mit der prognostischen Bewusstheit von 541 betagten (>70 Jahre) Patienten mit nicht heilbarer Krebserkrankung (wohl NCT02107443). In Bezug auf die Heilbarkeit hatten 59% der Patienten unrealistische Vorstellungen, in Bezug auf mögliche Überlebenszeiten 41% der Befragten [14]. Eine unrealistische Einschätzung war mit geringerer Nutzung von hospizlichen Strukturen assoziiert (AOR 0,30; 95%CI 0,16–0,59), Krankenhauseinweisungen waren häufiger, wenn die zeitliche Prognoseeinschätzung zur Einstufung durch den Behandler diskordant war (AOR 1,64; 95%CI 1,01–2,66).

Die Untersuchung bestätigt ältere Daten und wirft immer wieder die gleichen Fragen auf. Liegt es an unzureichender Kommunikation? Ist die Macht der Verdrängung zu groß? Oder ist die einfache Befragung ungeeignet, ein tief im Inneren vorhandenes Wissen um die Limitierung der Prognose einem vorbeikommenden Medizin-Promovenden in den Fragebogen zu diktieren? Gespräche über Prognose sind etwas hoch Intimes [25]. Das psychoonkologische Konzept der double awareness lässt sicher auch Spielraum für mehrere Einschätzungen.

Wertung

Der massive Einfluss einer fehlenden prognostischen Bewusstheit auf die Nutzung der Infrastruktur zeigt allerdings, dass es in diesem Kollektiv nicht nur um eine unzureichende Erhebung geht. Bessere Kommunikation, in dieser Altersgruppe auch mit Angehörigen, ist erforderlich, wird aber das Problem nicht völlig eliminieren.

2.3 Hoffnung auf Reanimation?

Für die Aufklärung über einen Reanimationsverzicht bei fortgeschrittenen Krebserkrankungen sind immer wieder Daten interessant, die die Erfolgschancen von realen Wiederbelebungs-Situationen widergeben. Malapatti und Mitautoren analysierten Daten der Nationwide Inpatient Sample Database in USA [16]. Ein Anteil von 0,47% von etwas mehr als 2 Millionen Aufnahmen von Patienten mit metastasierter Krebserkrankung ging mit einer Reanimation im Krankenhaus einher.

Die Sterblichkeit im stationären Verlauf lagen lag bei 81,8% und damit etwa 13% höher als bei den Patienten ohne metastasierter Krebserkrankung und Reanimation. Neben ethnischer Zugehörigkeit (Afroamerikaner und Hispanics) war die Aufnahme am Wochenende mit höherer Mortalität assoziiert. Mit geringerer Sterblichkeit verbunden waren weibliches Geschlecht, elektive Aufnahme und HNO-Tumoren als primäre Lokalisation. Von den Überlebenden waren 44% im Anschluss in andere Einrichtungen verlegt worden, annehmbar also nicht entlassungsfähig. Aufenthalte der Patienten mit metastasierter Erkrankung endeten zu 7,7% mit dem Tod (ohne Reanimation), das heißt in sehr vielen Situationen muss es entweder Festlegungen gegeben haben (ärztliche Entscheidung einer fehlenden Indikation oder vorausschauender Verzicht durch den Patienten), eine solche Reanimation gar nicht erst zu versuchen, oder es waren unerwartete Todesfälle ohne entsprechende Überwachung. Das heißt etwa jeder 20. verstorbene Patient mit metastasierter Erkrankung wurde reanimiert.

Bereits 2019 wurde eine Studie aus Taiwan publiziert [13], die 3446 Patienten mit metastasiertem Malignom untersuchte, die während eines stationären Aufenthaltes reanimationspflichtig wurden. Bis zur Entlassung überlebten hier etwas weniger (etwa 17,2%). Selbst unter denjenigen, die bis zur Entlassung überlebten, erhielten nur 10,1% eine weitere Krebstherapie. Das mediane Überleben der Entlassenen lag bei 22 Tagen (!).

Wertung

Man muss in der US-Studie davon ausgehen, dass nur selektiv reanimiert wurde. Aussagen über das Vorliegen von DNR-Entscheidungen sind in der Datenbank nicht registriert (persönliche Mitteilung Malapatti). Funktionelle Outcomes sind nicht berichtet, die Daten aus Taiwan verheißen nichts Gutes. – Für die Beratungssituation ist im Einzelfall schwer ableitbar, was man sagen soll. Dass es mindestens in 4 von 5 Fällen nicht funktioniert? Dass eine weitere Therapie danach nur von 1,7% erreicht wird? – Rechnet man die Patienten ein, bei denen man sich aus guten Gründen schon vorher gegen eine Reanimation entschieden hatte, werden die Quoten noch schlechter. Man darf also für die Aufklärung davon ausgehen, dass es sich um ein Best-case-Szenario handelt.

2.4 Hoffnung auf Intensivtherapie (ohne Reanimation)?

Zur Einschätzung der Sinnhaftigkeit einer Intensivtherapie sind neben den kurzfristigen Erfolgen vor allem natürlich die langfristigen Chancen von Bedeutung. Eine französische Gruppe [4] unter Mitautorenschaft von Elie Azoulay analysierte den Verlauf von 622 Pa tienten (Alter 62 [53–70]), von denen auf der Intensivstation 22,2% (n=138) verstarben. Unter den 470 Überlebenden betrug die 1-Jahres-Mortalität wiederum 41,3% (95%CI 36–45,9; n=167), lag also für das Gesamtkollektiv etwa bei 50%. Mit besserem Outcome waren assoziiert eine Therapie nach 2010 und eine bei Aufnahme bereits abgeschlossene Therapie. Tabelle 2 stellt die Hazard Ratios in Bezug auf das Überleben dar.

Das „ohne Reanimation" in der Überschrift sollte nicht allzu wörtlich genommen werden. Es dient der Kontrastierung zum vorhergehenden Abschnitt. Die

Tabelle 2: Hazard Ratios für das Überleben in Bezug zu einzelnen Kriterien. Adaptiert nach [4].

Kriterium	HR (95%CI)	p-Wert
Performance Status ≥2	1,58 (1,08–2,31)	0,019
Stadium lokalisiert lokal fortgeschritten metastasiert	 1 1,88 (1,02–3,45) 2,23 (1,35–3,67)	 0,002 0,003
Neu gestellte Krebsdiagnose	2,02 (1,28–3,20)	0,003
Onkologische Therapie nach ITS-Entlassung durchgeführt vor ITS-Aufnahme abgeschlossen nicht durchgeführt	 1 0,75 (0,32–1,72) 5,34 (3,49–8,18)	 0,49 <0,0001
Entscheidung, lebenserhaltende Maßnahmen während des ITS-Aufenthalts einzustellen/nicht durchzuführen	2,34 (1,50–3,65)	0,0002
ITS-Aufnahme nach 2010	0,53 (037–0,76)	0,0005

ITS Intensivstation

Ergebnisse heben sich deutlich voneinander ab, sind aber auch in sicher sehr unterschiedlichen Kollektiven erhoben. Es dürfte Situationen geben, in denen eine ITS-Therapie noch sinnvoll, eine Reanimation dagegen nicht mehr zielführend ist.

> **Wertung**
>
> Im Vergleich zu den Daten nach Reanimation sind die Überlebensraten einer ITS-Aufnahme deutlich besser, wobei sich die Kollektive vermutlich sehr unterscheiden. Entscheidender Parameter für die Langzeitprognose ist, ob eine tumorgerichtete Therapie wieder aufgenommen werden kann.

2.5 Entscheidung zur Intensivtherapie bei onkologischen Patienten

In vielen Köpfen steht die Intensivmedizin in Bezug auf onkologische Patienten im latenten Verdacht der Übertherapie. Das andere Extrem der kritischen Betrachtung ist der Vorwurf, dass Patienten mit einer neoplastischen Erkrankung in ungerechtfertigter Weise durch eine Entscheidung gegen intensivmedizinische Maßnahmen diskriminiert werden könnten.

Das ICU-Trial-Konzept

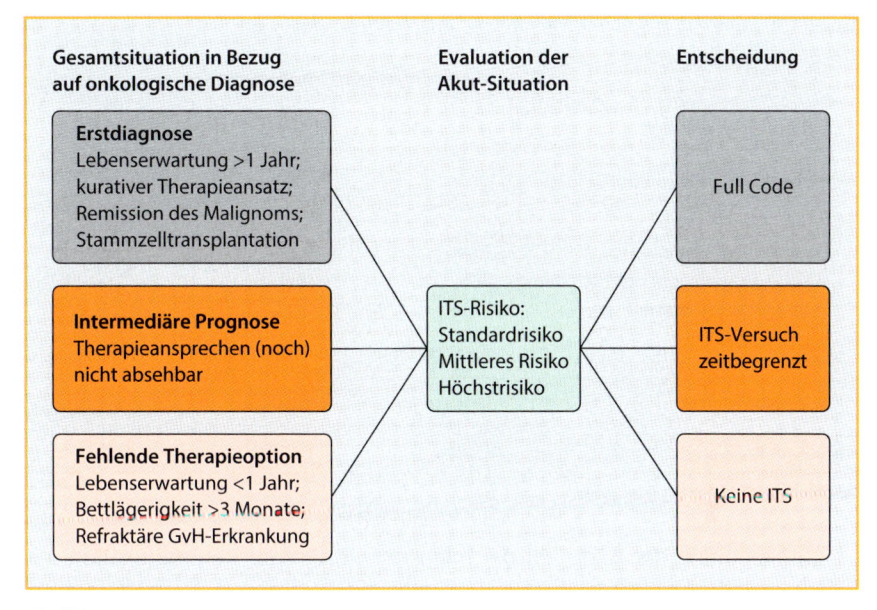

Gesamtsituation in Bezug auf onkologische Diagnose	Evaluation der Akut-Situation	Entscheidung
Erstdiagnose Lebenserwartung >1 Jahr; kurativer Therapieansatz; Remission des Malignoms; Stammzelltransplantation		Full Code
Intermediäre Prognose Therapieansprechen (noch) nicht absehbar	ITS-Risiko: Standardrisiko, Mittleres Risiko, Höchstrisiko	ITS-Versuch zeitbegrenzt
Fehlende Therapieoption Lebenserwartung <1 Jahr; Bettlägerigkeit >3 Monate; Refraktäre GvH-Erkrankung		Keine ITS

Abbildung 2: *Das ICU-Trial-Konzept. Adaptiert nach [12, 15].*

Dies macht in vielen Fällen die Entscheidung, ob eine Intensivtherapie noch indiziert sei, schwierig und konfliktbeladen. Schon vor Jahren haben französische Autoren das ICU-Trial-Konzept vorgestellt [12], eine Vorgehensweise, die auch in aktuellen Empfehlungen zugrunde gelegt wird (Abb. 2) [15].

Bei näherer Beschäftigung mit der Struktur wird deutlich, dass dies nicht als Kochbuchmedizin umgesetzt werden kann. Was bedeutet Lebenserwartung <1 Jahr? Im Median erreichbar? Als nicht denkbares Maximum? Als wahrscheinliches Minimum? Trotz dieser Einschränkungen taugt das Modell, Entscheidungen zu strukturieren.

In einer aktuellen US-amerikanischen Studie [5] wurde der Frage unter dem Begriff des time-limited trials (TLT) in einem Vorher-nachher-Vergleich nachgegangen. Zwischen Juni 2017 und Dezember 2019 wurden Patienten, die aufgrund fortgeschrittener Erkrankungen ein Risiko für nicht sinnvolle ICU-Behandlungen hatten, anhand von Kriterien der Society of Critical Care Medicine identifiziert (Tab. 3).

Die Intervention bestand darin, Ärztinnen und Ärzte darin zu schulen, TLTs als Standard-Ansatz in der Kommunikations- und Versorgungsplanung in Besprechungen mit Angehörigen zu verwenden. Endpunkte waren die Qualität der Familienbesprechungen und die Dauer des Aufenthalts auf der Intensivstation. Ein Drittel der Patienten hatte ein Malignom als Grundkrankheit.

Tabelle 3: *Kommunikation und Versorgung. Adaptiert nach [5].*

	Vor Intervention	Nach Intervention	Statistik
Eingebrachte Patienten	113 (54,1%)	96 (45,9%)	
Anteil Patienten mit Familientreffen	60%	96%	p<0,01
Besprechungsinhalte – Risiken und Vorteile ITS – Werte, Präferenzen des Patienten – Marker für Verbesserungen	 35% 47% 21%	 95% 98% 88%	 jeweils p<0,01
Mediane Verweildauer, Tage (IQR)	8,7 (5,7–18,3)	7,4 (5,2–11,5)	p=0,02
Mortalität	58,4%	58,3%	n.s.
Beatmung	85,8%	72,9%	

Die Schulung der Ärzte auf der Intensivstation in der Kommunikation mit Familienmitgliedern kritisch kranker Patienten zur Planung von deren Versorgung war mit einer verbesserten Qualität der Familienbesprechungen und einer reduzierten Intensität und Dauer der Be handlungen auf der Intensivstation assoziiert.

In einem pragmatischen Review zu Patienten mit Malignomen auf Intensivstationen diskutieren Reddy und Botz noch weitere Kategorien, die bei der Aufnahme empirisch Anwendung finden [21]. Auch hier gilt die längerfristige Bettlägerigkeit als ein weitgehendes Ausschlusskriterium, zwischen selbstverständlicher Maximaltherapie (Frühstadien; in Remission) und dem ICU-Trial wird unterschieden. Wenn neue Therapieformen das Ansprechen schwer beurteilbar machen, wird die Indikation als „exceptional" beschrieben. Aufnahmen auf Druck von Patienten und Angehörigen werden nicht ganz passend als „heroic" klassifiziert. Im engeren Sinn nicht dringliche Indikationen, die aber in der Praxis vorkommen, sind für die Autoren die prophylaktische Aufnahme (wegen drohender Tumorlyse, Einflussstauung und ähnlichem), die „frühe" Aufnahme, um die Entwicklung von schwereren Komplikationen und die Anwendung intensiverer Therapieverfahren zu vermeiden (nicht invasive Beatmung und ähnliches). Um solche Therapieangebote zu realisieren, wird auch eine „palliative" Indikation zur Aufnahme gesehen, mit zum Beispiel NIV als Obergrenze der Therapie. Als „In-ICU non-ICU care" werden Kurzaufenthalte für Prozeduren (ZVK-, Drainage-Anlage und ähnliches) bezeichnet. Interessant ist, dass auch „terminale" Aufnahmen auf die ITS beschrieben werden. Dies wird zwar als kontrovers diskutiert bezeichnet, aber es scheint in den USA Institutionen zu geben, wo dies der beste Ort für eine anspruchsvollere symptomlindernde Therapie ist.

> **Wertung**
>
> ICU-Trial beziehungsweise time-limited trial sind Begrifflichkeiten, die ihre Rolle in der Indikationsstellung verfestigt haben. Das Konzept in Familienkonferenzen zu tragen ist ein wichtiger Schritt. Mehr Publikationen zu Kriterien der Beendigung des Trials, zur Kommunikation in dieser Situation und zur Bewertung durch die betroffenen Angehörigen wären zu wünschen.

3 Frühe Integration

Eine randomisierte Studie aus der Schweiz [8] konnte die hohen Erwartungen an eine einmalige Palliativkonsultation in einer randomisierten Untersuchung nicht belegen.

Es sollte eine einzelne (!), strukturierte, frühe Palliativintervention, die zu einer üblichen onkologischen Versorgung hinzugefügt wurde, in Bezug auf Stress und gesundheitsbezogene Lebensqualität untersucht werden, wobei der Vergleichszeitpunkt 6 Monaten nach Studieneintritt war.

Die multizentrische, randomisierte, kontrollierte Studie rekrutierte 150 Patienten mit unterschiedlichen Neoplasie-Diagnosen. Der primäre Endpunkt war die Veränderung des Leidensdrucks der Patienten, bewertet mit dem National Comprehensive Cancer Network Distress Thermometer.

Die Ergebnisse zeigten aber keinen wesentlichen Effekt der frühen palliativmedizinischen Intervention, weder auf den Leidensdruck der Patienten noch auf die gesundheitsbezogene Lebensqualität.

> **Wertung**
>
> Die Studie war zumindest überambitioniert. Anders als bei anderen Frühintegrationsstudien erfolgte hier die Auswertung protokollgerecht. Wenn frühere Integration substanzielle Effekte zeigen soll, so bedarf es zumindest einer kontinuierlicheren professionellen Unterstützung.

An anderer Stelle scheiterte eine Studie der Arbeitsgruppe von Temel [27]. In einer multizentrischen, randomisierten Studie zur frühzeitigen integrierten palliativen und onkologischen Versorgung bei Patienten mit fortgeschrittener Krebserkrankung wurde eine frühe Integration (n=195) versus die übliche onkologische Versorgung (n=196) randomisiert.

Der primäre Endpunkt war die Veränderung der Lebensqualität vom Ausgangswert bis zur Woche 12 (gemessen mit FACT-G). Die Rate an fehlenden Daten war so hoch, dass eine reguläre Auswertung nicht erfolgen konnte, nur

49,3% (n=193/391) haben die entsprechen den Bögen ausgefüllt. Die Durchführung war ebenfalls suboptimal, da 29 der 195 Interventionspatienten bis Woche 12 keine Palliative-Care-Besuche hatten.

Die Schlussfolgerung der Autoren ist: Diese Studie unterstreicht die Schwierigkeiten bei der Durchführung von multizentrischen Studien zur unterstützenden Pflege bei Patienten mit fortgeschrittener Krebserkrankung.

Wertung

Bei Pharma-Studien würde man trotzdem eine differenzierte Auswertung erwarten, gerne gestaffelt nach „intention to treat" und „as treated". Weiterhin hat man den Eindruck, dass vor allem publiziert wird, was ins Bild der eigenen Fachgruppe passt. In clinical trials.gov wird als 10. sekundärer Endpunkt der Studie „Overall Survival (Time Frame: Up to 3 years)" aufgeführt. Ein gruppenspezifisches Überleben wird weder als „intent to treat" noch als „as treated" ausgewertet. Zufall?

4 Symptomlinderung

4.1 Orphan-Symptoms / seltene Symptome

Eine rein italienische Arbeitsgruppe der ESMO stellte eine Leitlinie zu seltenen Symptomen zusammen [23]. Die frei zugängliche Arbeit referiert und reflektiert die eher anekdotischen Berichte zu den Symptomen Muskelkrämpfe, Myoklonus, Geschmacksveränderungen, Xerostomie, Husten, Schluckauf, rektaler Tenesmus und das Restless-Legs-Syndrom (Tab. 4).

Wertung

Bei vielen nicht so häufigen Symptomen ist die Evidenz dünn. Gelegentlich gerät man in die Situation, auch auf einer solchen Basis entscheiden zu müssen. Hierfür sei aber ausdrücklich auf die Originalpublikation [23] verwiesen, dort findet sich ein wenig mehr an Informationen.

Tabelle 4: Anregungen für einige Orphan-Symptome. Adaptiert nach [23].

Symptom	Diskutierte Medikamente (Auswahl)
Muskelkrämpfe	Naftidrofuryl (Dusodril) Amlodipin bei Vismodegib(Erivedge)-induzierten Muskelkrämpfen Chinin (Limptar) (Magnesium auf Placebo-Niveau)
Myoklonus	Neuroleptika vermeiden, Opioidwechsel oder Dosisreduktion; eventuell Benzodiazepine
Geschmacksveränderungen	Zink im Falle des Mangels substituieren
Xerostomie	Pilocarpin
Trockener Husten	Nach Codein eventuell Inhalation von Cromoglycin? Dropropizin (beziehungsweise Dipropizin) (Handelsname: Larylin Husten-Stiller®)
Schluckauf	Hinweis unter anderem auf gelegentlich ursächliche Rolle von Dexamethason; Wechsel/Reduktion. Ansonsten Baclofen, Gabapentin, Haloperidol, Midazolam
Rektaler Tenesmus	Diltiazem oral 4-mal 30 mg, Methadon eventuell topisch? Nifedipin 10–20 mg bis 2-mal/d Bei Strahlenproktitis auch Sucralfat-Einläufe
Restless-Legs-Syndrom	Ursächlich neben anderem Eisenmangel. Gabapentin/Pregabalin Rotigotine TTS (Neupro) 1–3 mg/24 h Pramipexole 0,125 mg, titrieren bis 0,75 mg/d Ropinirole (Dopaminagonist) 0,25 titrieren bis 4 mg/d Clonazepam?

5 Handlungsempfehlung – Einsatz sedierender Medikamente in der Spezialisierten Palliativversorgung

Am 26. April 2021 wurden die Ergebnisse einer mehr als dreijährigen Arbeit des Forschungsverbunds SedPall veröffentlicht [20]. Vertreter der Palliativmedizin aus Erlangen, Nürnberg und München sowie vom Institut für Geschichte und Ethik der Medizin der Universität Halle-Wittenberg und vom Lehrstuhl für Strafrecht, Strafprozessrecht, Wirtschafts- und Medizinstrafrecht der Universität Erlangen-Nürnberg haben nach intensiver Recherche, unter Nutzung einer Vielzahl von Experteninterviews, retrospektiven Fallanalysen und nach einem mehrstufigen Konsentierungsprozess das Thema der palliativen Sedierung in Bezug auf ihre Umsetzung in der Praxis analysiert. Zu den Themen Indikation, Intention und Zweck, Entscheidungsprozess zur gezielten Sedierung, Aufklärung und Einwilligung, Medikation und Formen der Sedierung, Monitoring und Überwachung, Umgang mit Flüssigkeit und Ernährung, Fortsetzung sonstiger Maßnahmen, Begleitung der Zugehörigen und Unterstützung im Team werden Empfehlungen für die Behandlungspraxis ausgesprochen.

Dabei ist zu berücksichtigen, dass zu deren Umsetzung die strukturellen Voraussetzungen der spezialisierten Palliativversorgung zugrunde gelegt werden.

Insbesondere ethische Reflexionen und die Auseinandersetzung mit den juristischen Rahmenbedingungen nehmen neben den fachlichen Themen Raum ein. Wenngleich die Handlungsempfehlungen nicht den Status einer Leitlinie erfüllen, so wird die Handlungsempfehlung doch ein Instrument zur Qualitätsbestimmung der Palliativversorgung sein.

Einige Einzelheiten:
Begrifflich wird von „gezielter" Sedierung gesprochen, wenn diese abgegrenzt werden soll von einer Sedierung, die sich auch aus der Behandlung (etwa von stärksten Schmerzen, Krampfanfällen oder Delir) als Nebeneffekt ergibt.

Die Sedierungstiefe wird anhand der RASS-PAL-Skala beurteilt, einer Modifikation der Richmond Agitation-Sedation-Scale (Tab. 5), die in den vergangenen Jahren auch in Studien zur Delirbehandlung Verwendung fand. Verringertes Bewusstsein ist mit Werten <0 dargestellt: leicht sediert entspräche −1 bis −2, tief sediert ≤3, Agitation mit Werten von +1 bis +4.

Erfrischend klar ist die Abgrenzung von den Begriffen „Symptombehandlung" und „Therapie", da die Sedierung durch eine *generelle* Einschränkung der Fähigkeit zur Selbstwahrnehmung wirkt. Also nicht selektiv gegen ein Symptom

Tabelle 5: *Die RASS-PAL-Skala zur Beurteilung der Tiefe der Sedierung. Adaptiert nach [20].*

+4	streitlustig	Offene Streitlust, gewalttätig, Gefahr für das Personal (zum Beispiel wirft Gegenstände) und/oder versucht aus dem Bett oder vom Stuhl aufzustehen
+3	sehr agitiert	Zieht an Schläuchen oder Kathetern oder entfernt diese (zum Beispiel i.v./s.c.-Zugang; O2-Schlauch); aggressiv und/oder versucht aus Bett oder vom Stuhl aufzustehen
+2	agitiert	Häufige ungezielte Bewegung, und/oder versucht aus dem Bett oder vom Stuhl aufzustehen
+1	unruhig	Gelegentliche ungezielte Bewegung aber Bewegungen nicht aggressiv oder lebhaft
0	aufmerksam und ruhig	
–1	schläfrig	Nicht ganz aufmerksam, bleibt aber auf Ansprache wach (Augen öffnen/Blickkontakt; mindestens 10 Sekunden)
–2	leichte Sedierung	Erwacht kurz mit Blickkontakt auf Ansprache hin (weniger als 10 Sekunden)
–3	mäßige Sedierung	Irgendeine Bewegung (Augen oder Körper) oder Augen-öffnen auf Ansprache (aber kein Blickkontakt)
–4	tiefe Sedierung	Keine Reaktion auf Ansprache, aber irgendeine Bewegung (Augen oder Körper) oder Augen-öffnen auf leichte Berührung
–5	nicht erweckbar	Keine Reaktion auf Ansprache oder leichte Berührung

und nicht therapeutisch im Sinne der Beeinflussung des pathogenetischen Prozesses.

Ebenfalls klar sind die Abgrenzungen zur „Beruhigung" mit einem Bewusstseinsgrad >0, zur peri-interventionellen Sedierung und gegenüber Begriffen wie Koma, Sopor, die eine krankheitsbedingte Bewusstseinsveränderung beschreiben.

Dem „Existenziellen Leid", einem Leid, das sich umfassend auf die Tatsache bezieht, dass und wie man lebt, werden mehrere relativierende Aussagen gegenübergestellt. Es ist kein Phänomen, das auf Palliativsituationen beschränkt und nicht zwingend mit Sterbewünschen assoziiert ist. Existenzielles Leiden wird als alleinige Indikation für eine tiefe kontinuierliche Sedierung bis zum Tod nicht akzeptiert; hier wird vorübergehende Sedierung eingefordert.

Eine Entscheidung über eine Flüssigkeitsgabe sei getrennt von der Entscheidung über gezielte Sedierung zu treffen. An dieser Stelle könnte insbesondere in der Situation einer im existenziellen Leiden begründeten Sedierung eine Unschärfe auftreten. Andere Handlungsleitlinien sind expliziter: „Auch die kontinuierliche, nicht symptomgesteuerte Sedierung bis zum Tod bei gleichzeitigem Verzicht auf Nahrungs- und Flüssigkeitszufuhr vor Beginn der Sterbephase ist eine aktive Tötung." [26].

Die Abläufe werden stringenter ersichtlich in einer Publikation in der DMW [24], an der zwei Autoren der DGP-Handlungsempfehlung beteiligt sind. Dem Titel entsprechend werden die Entscheidungs- und Dokumentationsschritte sequenziell, Schritt für Schritt abgearbeitet:

„Schritt 0":	Vorab-Besprechen der Möglichkeit einer Sedierung (im Kontext von Vorausplanung).
Schritt 1:	Indikationsstellung/Entscheidungsfindung.
Schritt 2:	Aufklärung und Einwilligung. Als Ausnahme wird deutlich gemacht, dass in Krisensituationen Maßnahmen der Symptomlinderung (inklusive sedierender Maßnahmen, falls nötig) den Behandlungsstandard darstellen und daher ohne Einwilligung durchgeführt werden können, sollte der Patient nicht mehr einwilligungsfähig sein und ein Vertreter nicht verfügbar.
Schritt 3:	Dokumentation bei Beginn der Sedierung.
Schritt 4:	Beginn der Sedierung. Dieser Abschnitt beinhaltet eine reflektierte Empfehlung zur Arzneimittelauswahl und Dosierung. Midazolam wird in akuten Krisensituationen anders dosiert (5–10 mg, gegebenenfalls wiederholt) als bei einem elektiveren Beginn der Sedierung (10–20 mg in 24 h, gegebenenfalls vorher Bolus von 1–5 mg).
Schritt 5:	Überwachung und Anpassung der Therapie.
Schritt 6:	Weitere Betreuung und Dokumentation während der Sedierung. Hierzu gehören Aspekte der Kommunikation mit Angehörigen, aber auch pragmatische Fragen wie die Anpassung der Pflegeabläufe an die veränderte Bewusstseinslage, Entscheidung über Harnableitung und ähnliches.
Schritt 7:	Abschluss der Betreuung. Hierzu gehört – wie bei jedem anderen Todesfall auf der Palliativstation – das nochmalige Gesprächsangebot an die Angehörigen.

In der aktuell wieder zunehmenden Diskussion um die Suizidassistenz ist eine genaue Positio nierung in Fragen der Sedierung am Lebensende wichtig, aber auch für Gespräche im Kontext der Vorausplanung, der Prognoseaufklärung und bei Thematisierung von Ängsten vor dem Sterben. Die konkrete Durchführung mag vor allem Thema der spezialisierten Palliativmedizi ner bleiben, Kenntnisse sind von jedem Onkologen zu fordern.

Wertung

Beide Publikationen ergänzen sich und sind wichtige Lektüre für palliativ und onkologisch Tätige. Die Begrifflichkeit der „gezielten Sedierung" statt palliativer Sedierung ist eine Bereicherung.

6 Sterbewünsche und Suizidwünsche

6.1 Todesgedanken und Sterbewünsche bei deutschen Patienten

Krebs ist mit einem erhöhten Risiko für einen Suizid verbunden. Vehling et al. untersuchten Subtypen von Todesgedanken, Todeswünschen, suizidaler Ideation und suizidalem Verhalten und deren Assoziation mit psychischen Störungen sowie demographischen und krankheitsbezogenen Merkmalen [28]. In einer Querschnittstudie mit 2141 Patienten mit Krebserkrankungen wurde die 4-Wochen-Prävalenz von Todeswünschen (passiver Lebensüberdruss, suizidale Absichten, Suizidpläne, vorangegangene Suizidversuche) sowie deren Assoziationen mit psychischen Erkrankungen, Charakteristika der onkologischen Erkrankung sowie demografischen Faktoren erfasst.

Eingesetzt wurde ein standardisiertes diagnostisches Interview (CIDI-O [9]), Tumorcharakteristika und Behandlungsintention wurden aus dem jeweiligen Klinikinformationssystem entnommen. Die Daten stammen aus einer bereits veröffentlichten epidemiologischen Studie an verschiedenen deutschen Kliniken, deren Hauptintention es war, die Prävalenz psychischer Störungen zu erfassen [17].

Anhand von Latent-Class-Analysen werden drei Gruppen identifiziert, die sich in Ausprägung der Todeswünsche unterscheiden (Abb. 3).

Klasse 1 (89% des Samples) berichten weder Todeswunsch noch Suizidalität, Klasse 2 (6,9%) geben zwar einen Todeswunsch, aber keine suizidalen Gedanken oder Impulse an, während in Klasse 3 (4,1%) suizidale Gedanken, Absichten und Pläne auftreten.

Personen in Klasse 2 und 3 waren jünger und lebten seltener mit einem (Ehe-) Partner zusammen, zudem zeigte sich ein höherer Frauenanteil als in Referenzklasse 1. In Klasse 2 litt ein höherer Patientenanteil an einer unheilbaren Erkrankung, während in Klasse 3 sogar ein geringerer Prozentsatz unheilbar erkrankt

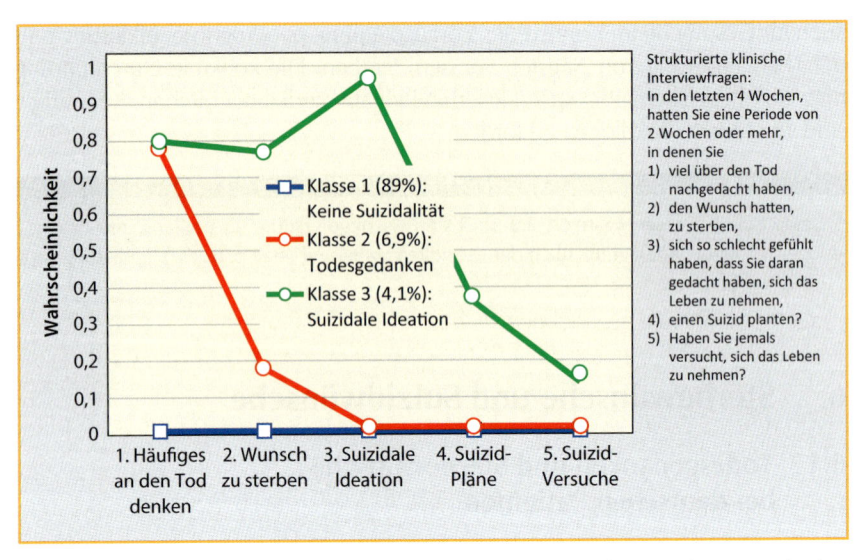

Abbildung 3: Wahrscheinlichkeitsprofil von Todesgedanken, Todeswünschen, Suizidgedanken und Verhalten über die latenten Klassen hinweg. Adaptiert nach [9, 17, 28].

war als in Klasse 1. Personen in Klasse 2 und 3 hatten ähnlich hohe Odds Ratios für das Vorhandensein einer psychischen Erkrankung, welche wiederum deutlich über denen der Klasse 1 lagen.

Wertung

Man wünscht sich aktuelle Daten aus Deutschland, die man in Beziehung setzen könnte zur gegenwärtigen Diskussion um die Suizidassistenz. Die größte Einschränkung besteht primär darin, dass das Kollektiv nur zu 23% an einer fortgeschrittenen unheilbaren Erkrankung litt. Interessant ist, dass in der Studie die Häufigkeit des Vorliegens einer psychischen Erkrankung sich nicht unterschied bei Patienten mit Todeswunsch ohne Suizidabsichten und denen, die sowohl einen Todeswunsch als auch Suizidideen hatten. Auch wenn eine Krebserkrankung mit erhöhtem Risiko für vollendeten Suizid einhergeht [30], zeigt die vorliegende Arbeit die Notwendigkeit einer differenzierten Exploration eines geäußerten Todeswunsches über einen rein wissenschaftlichen Kontext hinaus. Analog der S3-Leitlinie Palliativmedizin ist ein geäußerter Todeswunsch mehrheitlich nicht Ausdruck einer psychischen Erkrankung, sondern kann vielmehr Ausdruck existenziellen Leides sein und entsprechend klinische Maßnahmen nach sich ziehen.

6.2 SEER-Daten zu Suiziden von Patienten mit Neoplasien

Nachfolgend die Daten aus der Studie von Zaorsky, die auf US-amerikanischen SEER-Daten beruht (Tab. 6). Dargestellt sind die Hazard Ratios seit Diagnosestellung in Bezug auf die Subgruppenzugehörigkeit der Patienten mit onkologischen Erkrankungen, die sich suizidiert haben [30]. Nicht aufgeführt ist die ethnische Zugehörigkeit: Weiße sind gegenüber Afroamerikanern und anderen Ethnien deutlich überrepräsentiert.

Wenn man nun die Klasse 3 (deutsche Patienten) assoziativ den (amerikanischen) Suizidierten gegenüberstellt, beschränken sich die Gemeinsamkeiten auf den Familienstand (gefährdet sind Menschen ohne Partner). Klare Unterschiede

Tabelle 6: *Hazard Ratios in Bezug auf demografische und krankheitsassoziierte Faktoren bei Patienten mit neoplastischen Erkrankungen und Suizid. Adaptiert nach [30].*

Referenzgruppe	Vergleichsgruppe	Hazard Ratio (95%CI)	p-Wert
Alter: <40 Jahre	40–49	1,63 (1,49–1,78)	<0,0001
	50–59	1,55 (1,43–1,68)	
	60–69	1,77 (1,64–1,91)	
	70–79	2,05 (1,90–2,22)	
	80+	2,19 (2,01–2,39)	
Geschlecht: Weiblich	Männlich	5,53 (5,27–5,80)	<0,0001
Familienstand: Verheiratet	Unverheiratet	1,73 (1,67–1,80)	<0,0001
	Unbekannt	1,24 (1,16–1,33)	
Stadium: Metastasiert	Regional	0,62 (0,58–0,66)	<0,0001
	Lokalisiert	0,64 (0,60–0,68)	
	Unstaged/unbekannt	0,77 (0,72–0,82)	
Diagnose-Jahr: 1973–1980	1981–1990	1,01 (0,94–1,08)	<0,0001
	1991–2000	0,68 (0,64–0,73)	
	2001–2010	0,58 (0,54–0,62)	
	2011–2014	0,60 (0,55–0,66)	
Operiert: Ja	Nein	1,26 (1,20–1,31)	<0,0001

bestehen in dem Überwiegen der Männer und der Patienten mit fortgeschrittener Erkrankung bei den amerikanischen Suizid-Patienten.

6.3 Was bedeutet der sozioökonomische Status?

Ein häufig gehörtes Argument gegen den ärztlich assistierten Suizid ist es, dass durch die Legalisierung Menschen erpressbar würden und damit die sozialen Schwachen besonderen Risiken ausgesetzt seien. Hierfür ist eine Studie aus Kanada von Interesse [22].

Da in Nordamerika Patienten mit niedrigem sozioökonomischem Status tendenziell einen schlechteren Zugang zu medizinischer Versorgung haben, könnte das Problem besonders akzentuiert sein. In einer populationsbasierten Fall-Kontroll-Studie wurde der sozioökonomische Status von Erwachsenen untersucht, die zwischen Juni 2016 und Mai 2019 gestorben sind. Patienten konnten palliativmedizinische Betreuung ohne finanzielle Belastung in Anspruch nehmen.

Insgesamt starben 50 096 Palliativpatienten, von denen 920 ärztliche Sterbehilfe (MAID) erhielten, 49 176 nicht. Medizinische Sterbebegleitung war bei Patienten mit niedrigem sozioökonomischem Status (166 von 11008; 1,5%) weniger häufig als bei Patienten mit hohem sozioökonomischem Status (227 von 9277; 2,4%). Auffällig war, dass Männer und Frauen gleich vertreten waren, Frauen also im Vergleich zu den US-amerikanischen Suizid-Raten (ohne ärztliche Hilfe) vermutlich mehr MAID in Anspruch nahmen. Weniger unerwartet war ein starkes Stadt-/Landgefälle, MAID ist ein urbanes Phänomen.

Eingeschränkt ist die Aussagekraft der Studie möglicherweise durch die Bestimmung des sozioökonomischen Status, der auf einem etablierten Algorithmus beruht, der letztlich auf der Wohnumgebung beruht (Einheiten von etwa 500 Personen), dem also keine sicheren individuellen Daten zugrunde liegen.

7 Film- und Buchdiskussionen bei der ASCO-Jahrestagung 2021

Dem Online-Format geschuldet gab es beim ASH-Meeting 2020 keine literarische Ecke. Der ASCO Book Club wählte dieses Mal ein Buch von 2016 *A Series of Catastrophes & Miracles* von Mary Elizabeth Williams. Die Journalistin und Buchautorin erkrankte an einem Melanom und wurde 2012 im Rahmen einer Kombinations-Immuntherapie-Studie erfolgreich behandelt. Sie berichtet aus der eigenen körperlichen und emotionalen Erfahrung über die Bedeutung für die Familie und die minderjährigen Kinder, von Selbsthilfegruppen und mit Blick auf unterschiedliche Schicksale von der unterschiedlichen Behandlungen anderer

Krebsarten. Die Erzählpassagen sind unterbrochen von verständlich geschriebenen Passagen zur Krebsentstehung und -therapie. Es ist keine hohe Literatur, aber ein Buch durchaus mit Anspruch und einigem Humor. Wenn sie nach der Diagnose der Metastasierung schreibt: „We get doctors asking us if we're in pain, an unspoken ‚jet' [is] dangling from their lips", fühlt man sich als palliativ tätiger Onkologe ertappt. Das Buch ist nicht ins Deutsche übersetzt. Medizin-Studenten könnte es in mehrfacher Weise eine Hilfe sein. Neben relevantem Wortschatz kann man viel über das amerikanische Gesundheitswesen, die Gesellschaft an sich sowie über den Ablauf klinischer Studien lernen. Auch als Laien-Einführung über Grundzüge der Tumor(immun)-Therapie ist es durchaus noch aktuell. Erfahrbar wird die Polarität zwischen erlebter Erkrankung, deren psychosozialen Konsequenzen und wissenschaftlich zu fassender Krankheit.

Mit einer Art Filmforum wird ein Film über Hospizarbeit vorgestellt *The Nurse with the Purple Hair*. Der Regisseur Sean Sexton Cunningham, bisher bekannt durch Horrorfilme, hatte bei einer Fan-Convention Michelle Lasota, eine Hospiz-/Palliativ-Schwester kennengelernt. „Movie death meets real death" gab den Anstoß zur Zusammenarbeit.

In dem 45-Minuten-Projekt[2] berichten neben der Pflegekraft weitere Mitarbeiter eines Hospiz-Teams von ihrer Arbeit. Das Ganze ist eher an Basics orientiert und ist ein guter Einstieg für Menschen, die bisher kaum Berührungspunkte mit dem Themenfeld hatten. Wenn die Sozialarbeiterin erzählt, sie bearbeite genau die drei Themenfelder, die bei einer Dinner-Konversation nichts verloren haben – Sterben, Beziehungen und Sex, Finanzen –, so ist das nett pointiert erzählt. Das Narrativ über Aufbahrung von Verstorbenen ruft die Wichtigkeit der Situation in Erinnerung. Die Aufgabe ist „to create an image which they will have for the rest of their life".

Der Film ist sehr amerikanisch, viel „I love you", viel amerikanisch-fromme Spiritualität. Gelegentlich fragt man sich, ob die Innigkeit der geschilderten Beziehungen zwischen Personal und Sterbenden nicht etwas die professionelle Distanz vermissen lässt.

Den Film kann man sich ansehen, er taugt als Einführung für Laien und Betroffene. Dass er auf einem nationalen wissenschaftlichen Forum als Diskussionsgrundlage dient, verwundert dann doch etwas. Die öffentlich-rechtlichen Medien in Deutschland produzieren Vergleichbares immer wieder. Zuletzt zum Beispiel „Hoffnung Palliativmedizin – selbstbestimmt sterben" auf 3Sat[3].

---

[2] Man kann sich den Film kostenlos ansehen (ca 45min), es gibt deutsche und englische Untertitel (empfohlen). https://www.thenursewiththepurplehair.com/watch-film/

[3] https://www.3sat.de/wissen/wissenschaftsdoku/210218-sendung-wido-104.html, zugreifbar bis 2026.

8 Literatur

[1] Abughanimeh OK et al. (2021) Can patients with advanced malignancy and poor performance status benefit from nivolumab plus ipilimumab as a palliative treatment? J Clin Oncol; 39 (15):12028–28
[2] Bar-Sela G et al. (2020) Cannabis Consumption Used by Cancer Patients during Immunotherapy Correlates with Poor Clinical Outcome. Cancers; 12 (9):2447
[3] Biedny A et al. (2020) The effect of concomitant cannabinoids during immune checkpoint inhibitor treatment of advanced stage malignancy. J Clin Oncol; 38 (15):e15064-e64
[4] Borcoman E et al. (2020) One-year survival in patients with solid tumours discharged alive from the intensive care unit after unplanned admission: A retrospective study. Journal of Critical Care; 57:36–41
[5] Chang DW et al. (2021) Evaluation of Time-Limited Trials Among Critically Ill Patients With Advanced Medical Illnesses and Reduction of Nonbeneficial ICU Treatments. JAMA Intern Med; 181(6):786–794
[6] Cohen M et al. (2021) The impact of advance care planning on hope among patients with advanced cancer. J Clin Oncol; 39 (15):12029
[7] Cohen MG et al. (2021) Is Advance Care Planning Associated With Decreased Hope in Advanced Cancer? JCO oncology practice; 17 (2):e248–e256
[8] Eychmüller S et al. (2021) Single early palliative care intervention added to usual oncology care for patients with advanced cancer: A randomized controlled trial (SENS Trial). Palliative medicine; 35 (6)
[9] Hund B et al. (2014) Adaptation des Composite International Diagnostic Interview (CIDI) zur Erfassung komorbider psychischer Störungen in der Onkologie: das CIDI-O. Psychother Psychosom Med Psychol; 64 (03/04):101–107
[10] Landre T et al. (2020) Immune Checkpoint Inhibitors for Patients Aged ≥ 75 Years with Advanced Cancer in First- and Second-Line Settings: A Meta-Analysis. Drugs & aging; 37 (10):747–54
[11] Lebenthal JM et al. (2021) Prognostic value of the Memorial Sloan Kettering Prognostic Score in metastatic pancreatic adenocarcinoma. Cancer; 127 (10):1568–75
[12] Lecuyer L. et al. (2007) The ICU trial: a new admission policy for cancer patients requiring mechanical ventilation. Crit Care Med; 35 (3):808–14
[13] Lee MR et al. (2019) Outcome of stage IV cancer patients receiving in-hospital cardiopulmonary resuscitation: a population-based cohort study. Scientific reports; 9 (1):9478
[14] Loh KP et al. (2021) Prognostic understanding, hospitalization, and hospice use among older patients with advanced cancer. J Clin Oncol; 39 (15):12037. https://ascopubs.org/doi/abs/10.1200/JCO.2021.39.15_suppl.12037
[15] Lueck C et al. (2021) Der Krebspatient auf der Intensivstation. Medizinische Klinik – Intensivmedizin und Notfallmedizin; 116 (2):104–10
[16] Malapati S et al. (2021) Outcomes of in-hospital cardiopulmonary resuscitation for cardiac arrest in adult patients with metastatic solid cancers: A Nationwide Inpatient Sample database analysis from 2012 to 2014. Cancer; 127 (12):2148–57

[17] Mehnert A et al. (2014) Four-week prevalence of mental disorders in patients with cancer across major tumor entities. J Clin Oncol; 32 (31):3540–6
[18] Mendez M et al. (2021) Immunotherapy toxicity in patients over 65 years. J Clin Oncol; 39 (15):12027
[19] Olsson-Brown AC et al. (2021) Real-world outcomes in older adults treated with immunotherapy: United Kingdom multicenter series of 2,049 patients. J Clin Oncol; 39 (15):12026
[20] Ostgathe C et al. für den Forschungsverbund SedPall (2021) Handlungsempfehlung zum Einsatz sedierender Medikamente. https://www.dgpalliativmedizin.de/images/210422_Broschu%CC%88re_SedPall_Gesamt.pdf
[21] Reddy DRS et al. (2021) Triage and Prognostication of Cancer Patients Admitted to the Intensive Care Unit. Crit Care Clin; 37 (1):1–18
[22] Redelmeier DA et al. (2021) Association of socioeconomic status with medical assistance in dying: a case-control analysis. BMJ open; 11 (5):e043547
[23] Santini D et al. (2020) Management of orphan symptoms: ESMO Clinical Practice Guidelines for diagnosis and treatment(†). ESMO open; 5 (6):e000933
[24] Schildmann E et al. (2021) Sedierung in der Palliativversorgung – Schritt für Schritt. Dtsch Med Wochenschr; 146 (11):763–68
[25] Schuler U et al. (2020) Hoffnung und@ double awarenes" in der palliativen Onkologie. Forum; 35:219–22
[26] Schweizerische Akademie der Medizinischen Wissenschaften (SAMW) (2018) Umgang mit Sterben und Tod. Bern
[27] Temel JS et al. (2020) Multisite, Randomized Trial of Early Integrated Palliative and Oncology Care in Patients with Advanced Lung and Gastrointestinal Cancer: Alliance A221303. JPM; 23 (7):922–29
[28] Vehling S et al. (2021) Thoughts of death and suicidality among patients with cancer: Examining subtypes and their association with mental disorders. Psycho-oncology; 1–9
[29] Wiesenthal AC et al. (2018) Top Ten Tips for Palliative Care Clinicians Caring for Cancer Patients Receiving Immunotherapies. JPM; 21 (5):694–99
[30] Zaorsky NG et al. (2019) Suicide among cancer patients. Nature communications; 10 (1):207

Autorinnen, Autoren und Herausgeber

Dr. med. Nael Alakel
Universitätsklinikum Carl Gustav Carus
Medizinische Klinik I
Hämatologie/Onkologie
Fetscherstraße 74
01307 Dresden

Prof. Dr. med. Gerhard Ehninger
GEMoaB Monoclonals GmbH
Tatzberg 47
01307 Dresden

Prof. Dr. med. Christoffer Gebhardt
Universitätsklinikum Hamburg-Eppendorf
Klinik und Poliklinik für Dermatologie
und Venerologie
Martinistraße 52
20246 Hamburg

Prof. Dr. med. Bernd Kasper
Sarkom-Zentrum am
Interdisziplinären Tumorzentrum Mannheim
Universitätsmedizin Mannheim
Theodor-Kutzer-Ufer 1–3
68167 Mannheim

Prof. Dr. med. Rainer Ordemann
MHP Münchner Hämatologie Praxis
Partnerschaft und Gemeinschaftspraxis
Max-Lebsche-Platz 31
81377 München

Prof. Dr. med. Thomas Otto
Städtische Kliniken Neuss
Lukaskrankenhaus GmbH
Urologische Klinik
Preußenstraße 84
41464 Neuss

Prof. Dr. med. Stephan Petrasch
MVZ am Marienhospital Wesel
Pastor-Janßen-Straße 2
46483 Wesel

Prof. Dr. med. Christoph Röllig
Universitätsklinikum Carl Gustav Carus
Medizinische Klinik I
Hämatologie/Onkologie
Fetscherstraße 74
01307 Dresden

Prof. Dr. med. Rainer Sabatowski
Universitätsklinikum Carl Gustav Carus
Universitäts-SchmerzCentrum (USC)
Fetscherstraße 74
01307 Dresden

Dr. med. Philippe Schafhausen
Universitätsklinikum Hamburg-Eppendorf
Hubertus-Wald-Tumorzentrum
Universitäres Cancer Center Hamburg
(UCCH)
Martinistraße 52
20246 Hamburg

Prof. Dr. med. Johannes Schetelig
Universitätsklinikum Carl Gustav Carus
Medizinische Klinik I
Hämatologie/Onkologie
Fetscherstraße 74
1307 Dresden

Dr. med. Barbara Schubert
Krankenhaus St.-Joseph-Stift
Wintergartenstraße 15/17
01307 Dresden

Priv.-Doz. Dr. med. Ulrich Schuler
Universitätsklinikum Carl Gustav Carus
Medizinische Klinik I
Universitäts-PalliativCentrum
Fetscherstraße 74
01307 Dresden

Dr. med. Katja Sockel
Universitätsklinikum Carl Gustav Carus
Medizinische Klinik I
Hämatologie/Onkologie
Fetscherstraße 74
01307 Dresden

Prof. Dr. med. Michael Weller
Neurologische Klinik und Poliklinik
Universitätsspital Zürich
Frauenklinikstraße 26
CH-8091 Zürich
Schweiz

Priv.-Doz. Dr. med. Anja Welt
Universitätsklinikum Essen
Klinik für Innere Medizin (Tumorforschung)
Hufelandstraße 55
45122 Essen

Prof. Dr. med. Dominik Wolf
Universitätsklinik für Innere Medizin V
Anichstraße 35
A-6020 Innsbruck
Österreich

Prof. Dr. med. Martin Wolf
Klinikum Kassel GmbH
Medizinische Klinik V
Hämatologie und Onkologie
Möncheberstraße 41-43
34125 Kassel